# Dujardin-Beaumetz et Yvon

# Formulaire

PARIS

OCTAVE DOIN EDITEUR

1

# OCTAVE DOIN

## ÉDITEUR

## 8, PLACE DE L'ODÉON, PARIS

## EXTRAIT DU CATALOGUE GÉNÉRAL

### DICTIONNAIRES

DICTIONNAIRE ABRÉGÉ DE MÉDECINE, de chirurgie, de pharmacie et des sciences physiques, chimiques et naturelles, par Ch. Robin, membre de l'Institut et de l'Académie de médecine, professeur à la Faculté de médecine de Paris. 1 vol. gr. in-8 jésus de 1,050 pages imprimées à deux colonnes : Broché, 16 fr. — Relié en maroquin, plats toile, 20 fr.

DICTIONNAIRE DE THÉRAPEUTIQUE, de matière médicale, de pharmocologie, de toxicologie et des eaux minérales, par Dujardin-Beaumetz, membre de l'Académie de médecine et du Conseil d'hygiène et de salubrité de la Seine, médecin de l'hôpital Cochin, paraissant par fascicules de 180 pages, petit in-4 à deux colonnes, avec de nombreuses figures dans le texe.

SONT EN VENTE

Tome Ier (fascicules 1 à 5), 25 fr. — Tome II (fascicules 6 à 10), 25 fr. — Tome III (fascicules 11 à 15), 25 fr.

*L'ouvrage sera complet en quatre volumes. Le tome IV paraitra comme les trois premiers en 5 fascicules. Il parait quatre fascicules par an. Tous les fascicules se vendent séparément.* 5 fr.

DICTIONNAIRE DES SCIENCES ANTHROPOLOGIQUES, *Anatomie, Craniologie, Archéologie préhistorique, Ethnographie (Mœurs, Lois, Arts, Industrie), Démographie, Langues, Religions,* publié sous la direction de MM. A. Bertillon, Coudereau, A. Hovelacque, Issaurat, André Lefèvre, Ch. Letourneau, de Mortillet, Thulié et E. Véron.

Avec la collaboration de MM. Bellici, J. Bertillon, Bordier, L. Buchner, A. de la Calle, Carthaillac, Chantre, Chervin, Chudzinski, Collineau, Mathias Duval, Keller, Kuhff, Laborde, J.-L. de Lanessan, Manouvrier, P. Mantegazza, Mondière, Picot, Pozzi, Girard de Rialle, Mme Clémence Royer, de Quatrefages, Salmon, Schaaahrusen, Topinard, Varambey, Julien Vinson, Carl Vogt, Zaborowoski, etc., etc.

Première partie (A-H) *livraisons* 1 à 12.—1 beau vol. petit in-4° de 560 pages, imprimé à deux colonnes, avec de nombreuses figures dans le texte, 15 fr.

*L'ouvrage sera complet en 24 livraisons.*

Les livraisons 13 à 19 (H-P), commençant la deuxième partie, sont parues. Prix de chaque livraison : 1 fr. 25

# DOCTEUR RANQUE

## DE LA FACULTÉ DE MÉDECINE DE PARIS

### MEMBRE DE LA SOCIÉTÉ FRANÇAISE DE PHYSIQUE

*PRÉPARATION PERMANENTE*

AUX BACCALAURÉATS ET AUX EXAMENS

**DU DOCTORAT EN MÉDECINE**

Du 1er Novembre 1884 au 1er Août 1885, sur **85** élèves qui se sont présentés ayant suivi le cours, **79** ont été reçus.

Du 1er Novembre 1885 au 15 Juillet 1886, sur **103** élèves qui se sont présentés ayant suivi le cours, **93** ont été reçus.

## Le Docteur RANQUE

Reçoit tous les Jours, de midi à une heure

*PARIS — 13, RUE CHAMPOLLION, 13 — PARIS*

# ANATOMIE — PHYSIOLOGIE — EMBRYOLOGIE

ATLAS d'anatomie topographique du cerveau et des localisations cérébrales, par E. GAVOY, médecin principal à l'hôpital militaire de Versailles. 1 magnifique volume in-4° en carton contenant 18 planches chromolithographiques (8 couleurs), exécutées d'après nature, représentant de grandeur naturelle toutes les coupes du cerveau, avec 200 pages de texte.
En carton, 36 fr. — Relié sur onglets en maroquin rouge, tête dorée, 42 fr.

AUFFRET (Ch.), professeur d'anatomie et de physiologie à l'école de médecine navale de Brest. ancien chef des travaux anatomiques. — Manuel de dissection des régions et des nerfs. 1 vol. in-18, cart. diamant, de 471 pages. avec 60 figures originales dans le texte, exécutées, pour la plupart d'après les préparations de l'auteur. 7 fr.

BALBIANI, professeur au Collège de France. — Cours d'embryogénie comparée du Collège de France. De la génération des vertébrés, recueilli et publié par F. HENNEGUY, préparateur du cours, revu par le professeur. 1 beau vol. grand in-8 avec 150 figures dans le texte et 6 planches chromolithographiques hors texte. 15 fr.

BRIEGER, professeur assistant à l'Université de Berlin, Microbes, Ptomaïnes et Maladies, trad. par MM. ROUSSY et WINTER, avec une préface de M. le prof. HAYEM. 1 vol. in-18 de 250 pages. 3 fr. 50

CADIAT (O.), professeur agrégé à la Faculté de médecine de Paris. Cours de Physiologie professé à la Faculté. 1882-1883. Petit in-4° de 250 pages. Avec des dessins autographiés. 9 fr.

CARNOY (le chanoine J.-B.), docteur ès sciences naturelles, professeur à l'université de Louvain. — La Biologie cellulaire, étude comparée de la cellule dans les deux règnes, 1er fascicule : 1 vol. de 300 pages avec 141 figures dans le texte. 12 fr.

*L'ouvrage sera publié en trois fasci-*cules payables séparément. — On peut dès maintenant souscrire à l'ouvrage complet pour 25 fr.

DEBIERRE, professeur agrégé à la Faculté de médecine de Lyon. — Manuel d'Embryologie humaine et comparée. 1 vol. in-18, cartonné diamant, de 800 pages, avec 321 figures dans le texte et 8 planches en couleur hors texte. 8 fr.

DUVAL (Mathias), membre de l'Académie de médecine, professeur à la Faculté de Paris, professeur à l'Ecole des beaux-arts. — Leçons sur la Physiologie du Système nerveux (Sensibilité), recueillies par P. DASSY, revues par le professeur. In-8 de 130 pages, avec 30 figures dans le texte. 3 fr.

FOSTER et LANGLEY. — Cours élémentaire et pratique de physiologie générale, traduit sur la 5e édition anglaise par F. PRIEUR. 1 vol. in-18 jésus de 450 pages avec 115 figures. 5 fr.

JULIEN (Alexis), répétiteur d'anatomie. — Aide-mémoire d'anatomie (muscles, ligaments, vaisseaux, nerfs), avec figures, cartonnage toile. 3 fr. 50

KLEIN (E.), professeur adjoint d'anatomie générale et de physiologie à l'Ecole médicale de Saint-Bartholomew's Hospital (Londres). — Nouveaux éléments d'histologie. traduits sur la 2e édition anglaise. et annotés par G. VARIOT, préparateur des travaux pratiques d'Histologie à la Faculté de médecine de Paris, chef de clinique à l'hôpital des Enfants-Malades, et précédés d'une préface de M. le professeur Ch. ROBIN. 1 vol. in-18 jésus, cartonné diamant, de 540 pages avec 185 figures dans le texte. 8 fr.

LEE ET HENNEGUY. — Traité des méthodes techniques de l'Anatomie microscopique, avec une préface de M. le professeur RANVIER. 1 vol. in-8, de 500 pages. 12 fr.

OCTAVE DOIN, ÉDITEUR, 8, PLACE DE L'ODÉON, PARIS

DUJARDIN-BEAUMETZ. — (Voyez *Dictionnaire de thérapeutique*.)

LAVERAN (A.), médecin principal, professeur à l'Ecole de médecine militaire du Val-de-Grâce.—**Traité des fièvres palustres**, avec la description des microbes du paludisme. Un beau vol. in-8, de 558 pages avec figures dans le texte. 10 fr.

LEWIS (Richard). — **Les microphytes du sang** et leurs relations avec les maladies. 1 vol. in-18, avec 39 figures dans le texte. 1 fr. 50

MONIN (E.), secrétaire de la Société d'hygiène. — **L'hygiène de la Beauté.** Formulaire cosmétique. 3e mille, 1 vol. in-18, cartonné diamant, de 250 pages. 3 fr. 50

PAULIER (A.-B.), ancien interne des hôpitaux de Paris. — **Manuel de thérapeutique et de matière médicale.** 2e *édition*, revue, très corrigée et augmentée. 1 beau vol. in-18 de 1,300 pages, avec 150 figures intercalées dans le texte. 12 fr.

PAULIER (A.-B.).— **Manuel d'hygiène publique privée** et ses applications thérapeutiques. 1 fort vol. in-18, de 800 pages. 8 fr.

PAULIER (A.-B.) et F. HETET, professeur de chimie légale à l'Ecole navale de Brest, pharmacien en chef de la marine. — **Traité élémentaire de médecine légale, de toxicologie et de chimie légale.** 2 vol. in-18, formant 1,350 pages, avec 150 figures dans le texte et 24 planches en couleur hors texte. 18 fr.

RÉGIS (E.), ancien chef de clinique des maladies mentales à la Faculté de médecine de Paris. — **Manuel pratique de médecine mentale**, avec une préface de M. BALL, professeur de clinique des maladies mentales de la Faculté de médecine de Paris. 1 vol. in-18 jésus, cartonné diamant, de 640 pages. 7 fr. 50

RITTI (Ant.), médecin de la maison nationale de Charenton. — **Traité clinique de la Folie à double forme** (Folie circulaire, délire à formes alternes). Ouvrage couronné par l'Académie de médecine. 1 vol. in-8, de 400 pages. 8 fr.

VULPIAN (A.), ancien doyen de la Faculté de médecine, membre de l'Institut et de l'Académie de médecine, médecin de l'hôpital de la Charité, etc. — **Maladies du système nerveux.** Leçons professées à la Faculté de médecine de Paris, recueillies par le Dr BOURCERET, ancien interne des hôpitaux, revues par le professeur, *Maladies de la Moelle*. 1 vol. grand in-8. 16 fr.

VULPIAN (A.). — **Maladies du système nerveux**, leçons professées à la Faculté de médecine de Paris. Deuxième volume : *Maladies de la Moelle* (fin). 1 vol. grand in-8 de 800 pages. 16 fr.

VULPIAN. — **Leçons sur l'action physiologique des substances toxiques et médicamenteuses.** 1 vol. in-8 de 700 pages. 13 fr.

VULPIAN (A.). — **Clinique médicale de l'hôpital de la Charité.** Considérations cliniques et observations, par le Dr F. RAYMOND, médecin des hôpitaux, revues par le professeur. — RHUMATISME, MALADIES CUTANÉES, SCROFULES, MALADIES DU CŒUR, DE L'AORTE ET DES ARTÈRES, DE L'APPAREIL DIGESTIF, DU FOIE, DE L'APPAREIL GÉNITO-URINAIRE, DE L'APPAREIL RESPIRATOIRE, MALADIES GÉNÉRALES, EMPOISONNEMENTS CHRONIQUES, SYPHILIS, MALADIES DU SYSTÈME NERVEUX. 1 fort vol. in-8, de 958 pages. 14 fr

OCTAVE DOIN, ÉDITEUR, 8, PLACE DE L'ODÉON, PARIS

# PATHOLOGIE DES PAYS CHAUDS

ARCHIVES DE MÉDECINE NA VALE. — Recueil fondé par le Cte DE CHASSELOUP-LAUBAT, ministre de la marine et des colonies, publié sous la surveillance de l'inspection générale du service de santé. Directeur de la rédaction : M. TREILLE, médecin en chef. Les *Archives de médecine navale* paraissent le 15 de chaque mois par cahier de 80 pages, avec figures dans le texte et planches hors texte.

France et Algérie, 14 fr.; étranger, 17 fr.

*Les abonnements partent du 1er janvier de chaque année et ne sont reçus que pour un an.*

BÉRENGER-FÉRAUD (L.-J.-B.), directeur du service de santé de la marine, membre correspondant de l'Académie de médecine. — **Traité théorique et clinique de la Dysenterie**, diarrhée et dysenterie aiguës et chroniques. 1 fort vol. in-8, de 800 pages.      12 fr.

BÉRENGER-FÉRAUD (L.-J.-B.). — **Traité clinique des maladies des Européens aux Antilles** (Martinique), 2 vol. in-8 de 1.193 pages.      16 fr.

BUROT (P.), médecin de 1re classe de la marine. — **De la Fièvre dite bilieuse inflammatoire à la Guyane**. Application des découvertes de M. PASTEUR à la pathologie des pays chauds. 1 vol. in-8, de 535 pages, avec 5 planches hors texte, dont une coloriée.      10 fr.

CORRE (A.). médecin de 1re classe de la marine, professeur agrégé à l'Ecole de médecine navale de Brest. — **Traité des Fièvres bilieuses et typhiques des pays chauds**, 1 beau vol in-8 de près de 600 pages, avec 35 traces de température dans le texte.      10 fr.

CORRE (A.). — **De l'Etiologie et de la prophylaxie de la fièvre jaune**, In-8, avec une planche en couleur.      4 fr.

CORRE (A.) et LEJANNE. — **Résumé de la matière médicale et toxicologique coloniale**. 1 vol. in-18, de 200 pages, avec figures dans le texte.      3 fr. 50

JOUSSET (A.), ancien médecin de la marine. — **Traité de l'acclimatement et de l'acclimatation**, 1 beau vol. in-8 de 450 pages, avec 16 planches hors texte.      10 fr.

MAUREL (E.), médecin de 1re classe de la marine. — Contribution à la pathologie des pays chauds. — **Traité des maladies paludéennes à la Guyane**. In-8, 212 pages.      6 fr.

MOURSOU (J.), médecin de 1re classe de la marine. — **De la fièvre typhoïde dans la Marine et dans les Pays chauds**. 1 vol. in-8, de 310 pages.      6 fr.

ORGEAS, médecin de la marine. — **Pathologie des races humaines et le problème de la colonisation**. Etudes anthropologiques et économiques. 1 vol. in-8 de 420 pages.      9 fr.

# PATHOLOGIE EXTERNE

## ET MÉDECINE OPÉRATOIRE

CHALOT, professeur à la Faculté de médecine de Montpellier. — Nouveaux éléments de chirurgie opératoire. 1 vol. in-18, cartonné diamant, de 750 pages avec 498 figures dans le texte. 8 fr.

CHAVASSE, professeur agrégé au Val-de-Grâce. — Nouveaux éléments de petite chirurgie. *Pansements, Bandages* et *Appareils.* 1 vol. in-18, cartonné diamant, de 900 pages avec 525 figures . . . . . 9 fr.

POULET (A.), médecin-major, professeur agrégé au Val-de-Grâce, lauréat de l'Académie de médecine, membre correspondant de la Société de chirurgie, et H. BOUSQUET, médecin-major, professeur agrégé au Val-de-Grâce, lauréat de la Société de chirurgie. — Traité de pathologie externe. 3 vol. grand in-8 formant 3,114 pages avec 716 figures intercalées dans le texte. Prix : broché, 50 fr. » ; relié en maroquin, 57 fr. 50.

POULET (A.). — Traité des corps étrangers en chirurgie. *Voies naturelles : tube digestif, voies respiratoires, organes génito-urinaires de l'homme et de la femme, conduit auditif, fosses nasales, canaux glandulaires.* 1 vol. in-8 de 800 pages, avec 200 gravures intercalées dans le texte . . . . . . . 14 fr.

SCHREIBER (J.), ancien professeur libre à l'Université de Vienne, etc. — Traité pratique de massage et de gymnastique médicale. 1 vol. in-18, cartonné diamant, de 360 pages, avec 117 figures dans le texte. Prix. . . . . . . . . 7 fr.

VAILLARD (L.), professeur agrégé au Val-de-Grâce. — Manuel pratique de vaccination animale. Technique. Procédés de conservation du vaccin. 1 vol. in-18, cartonné toile, avec figures dans le texte et 2 pl. en couleur hors texte . . . . . . 2 fr. 50

# PATHOLOGIE INTERNE

## HYGIÈNE ET MATIÈRE MÉDICALE

BARDET et ÉGASSE. — Formulaire des nouveaux remèdes. 2e année 1887. 1 vol, in-18, cartonné de 350 pages. 4 fr.

BLONDEL (R.), préparateur à la Faculté de médecine de Paris. — Le Droguier de la Faculté de médecine de Paris. — Histoire naturelle. — Diagnose. — Matière médicale. — Action physiologique et emploi thérapeutique des substances qui le composent. 1 vol. in-18, cartonné diamant, de 600 pages avec 300 figures dans le texte. (Sous presse.)

CAMPARDON (Ch.). — Guide de thérapeutique aux eaux minerales et aux bains de mer, avec une préface du docteur DUJARDIN-BEAUMETZ, membre de l'Académie de médecine, etc. 1 vol. in-18, cartonné diamant. 5 fr.

CANDELLÉ (Dr Henri), ancien interne des hôpitaux de Paris, membre de la Sociélé d'hydrologie médicale. — Manuel pratique de médecine thermale. 1 vol. in-18 jésus de 450 pages, cartonné diamant. 6 fr.

DELMAS (Paul). — Manuel d'hydrothérapie. 1 vol. in-18, cartonné diamant, de 600 pages, avec 39 figures dans le texte, 9 tableaux graphiques et 60 tracés sphygmographiques hors texte. 6 fr.

DUCHESNE (L.), ancien interne des hôpitaux de Paris, membre de la Société de thérapeutique, de la Société de médecine pratique de Paris, etc., etc. — Aide-mémoire et formulaire du médecin praticien. 1 vol. petit in-18, cartonné, de 380 pages. 3 fr. 50

DUCHESNE (L.) et Ed. MICHEL. — Traité élémentaire d'hygiène à l'usage des lycées, collèges, écoles normales primaires, etc., 3e édition. 1 vol. in-18 de 225 pages, cartonné toile. 3 fr.

DUJARDIN-BEAUMETZ, membre de l'Académie de médecine, médecin de l'hôpital Cochin, membre du Conseil d'hygiène et de salubrité de la Seine. — Leçons de clinique thérapeutique, contenant le traitement des maladies du cœur et de l'aorte, de l'estomac et de l'intestin, du foie et des reins, du poumon et de la plèvre, du larynx et du pharynx, des maladies du système nerveux, le traitement des fièvres et des maladies générales. 3 vol. grand in-8, de 800 pages chacun, avec figures dans le texte et planches chromolithographiques hors texte, 4e édition entièrement remaniée. 48 fr.

DUJARDIN-BEAUMETZ. — Conférences thérapeutiques de l'hôpital Cochin, 1884-1885. Les nouvelles médications. 1 vol. in-8, de 216 pages avec figures, 2e édition, cart. 7 fr.; broché, 6 fr.

DUJARDIN-BEAUMETZ. — Conférences thérapeutiques de l'hôpital Cochin, 1885-1886. L'Hygiène alimentaire, 1 vol. de 240 pages avec figures, et une planche en chromo hors texte, br. 6 fr. cart. 7 fr.

# VOIES URINAIRES

## MALADIES VÉNÉRIENNES ET DE LA PEAU

**Atlas des maladies des voies urinaires**, par F. GUYON, professeur de pathologie externe à la Faculté de médecine de Paris, membre de l'Académie de médecine, chirurgien de l'hôpital Necker, et P. BAZY, chirurgien des hôpitaux de Paris, membre de la Société anatomique et de la Société clinique. 2 vol. in-4 contenant 700 pages de texte et 100 planches chromolithographiques dessinées *d'après nature* et représentant les différentes affections des voies urinaires, la plupart de *grandeur naturelle.*

*L'ouvrage paraît par livraison de 10 planches avec le texte correspondant.—Il sera complet en 10 livraisons*

Prix de chaque livraison, 12 fr. 50

*Le tome 1er (livraisons 1 à 5) est en vente. Un magnifique volume de 400 pages avec planches et table des matières.*

En carton, 62 fr. 50. Relié sur onglets en maroquin rouge, tête dorée, 70 fr.

**BERLIOZ** (F.), professeur à l'école de médecine de Grenoble. — **Manuel pratique des maladies de la peau**, 1 vol. in-18, cartonné de 470 pages.                6 fr.

**DELFAU** (Gérard), ancien interne des hôpitaux de Paris. — **Manuel complet des maladies des voies urinaires et des organes génitaux.** 1 fort vol. in-18 de 1,000 pages, avec 150 figures dans le texte. 11 fr.

**HILLAIRET** (J.-B.), médecin honoraire de l'hôpital Saint-Louis, membre de l'Académie de médecine, du Conseil d'hygiène et de salubrité de la Seine, etc., et GAUCHER (E.), médecin des hôpitaux de Paris, ancien interne de l'hôpital Saint-Louis. — **Traité théorique et pratique des maladies de la peau.**

Tome Ier : *Anatomie et physiologie de la peau; Pathologie générale; Dermatoses inflammatoires communes,* 1 beau vol. gr. in-8 de 670 pages, avec figures dans le texte et 8 planches chromolithographiques hors texte exécutées d'après nature.                17 fr.

*L'ouvrage sera complet en deux volumes : le tome II qui contiendra 12 planches hors texte, est actuellement sous presse.*

**LANGLEBERT**, ancien interne des hôpitaux de Paris. — **Traité pratique des maladies des organes sexuels.** 1 vol. in-18 jésus, cartonné diamant de 600 pages avec figures dans le texte.                7 fr.

**RIZAT** (A.). — **Manuel pratique et complet des maladies vénériennes.** 1 vol. in-18, cartonné de 600 pages, avec 24 planches en couleur, dessinées et coloriées d'après nature, représentant les différentes affections syphilitiques chez l'homme et chez la femme.                11 fr.

**YVON** (P.), ancien interne des hôpitaux de Paris. — **Manuel clinique de l'analyse des urines.** 2e *édition*, revue et augmentée. 1 vol. in-18, cartonné diamant, de 320 pages, avec figures dans le texte et 4 planches hors texte.                6 fr.

# ACCOUCHEMENTS

## MALADIES DES FEMMES ET DES ENFANTS

BOURGEOIS (A.), médecin de la garde républicaine. — Manuel d'hygiène et d'éducation de la première enfance. 1 vol. in-18 de 180 pages. . . 2 fr.

BUDIN (P.), professeur agrégé à la Faculté de médecine de Paris. — Obstétrique et gynécologie. Recherches expérimentales et cliniques. 1 beau vol. gr. in-8 de 720 p. avec 101 fig. dans le texte et 13 planches lithographiques et en couleur hors texte . . . . . . . 15 fr.

BUDIN (P.). — Mécanisme de l'accouchement normal et pathologique et recherches sur l'insertion vicieuse du placenta, les déchirures du périnée, etc., par J. Mattews DUNCAN, président de la Société obstétricale d'Edimbourg, traduit de l'anglais. In-8 de 520 pages, avec figures intercalées dans le texte. Broché, 12 fr. — Cartonné, 13 fr.

CADET DE GASSICOURT, médecin de l'hôpital Sainte-Eugénie. — Traité clinique des maladies de l'Enfance : Leçons professées à l'hôpital Sainte-Eugénie. 2° *édition*, revue et corrigée, 3 vol. grand in-8 formant 1,800 pages avec 220 fig. 36 fr.

CORRE (A.). — Manuel d'accouchement et de pathologie puerpérale. 1 vol. in-18 de 650 pages, avec 80 figures dans le texte et 4 planches en couleur hors texte.
Broché, 5 fr. — Cartonnage diamant, tranches rouges, 6 fr.

ELLIS (Edward), médecin en chef honoraire de l'hôpital Victoria pour les enfants malades, de l'hôpital de la Samaritaine pour les femmes et les enfants, ancien assistant de la chaire d'obstétrique au collège de l'Université de Londres. — Manuel pratique des maladies de l'enfance, suivi d'un formulaire complet de thérapeutique infantile, traduit de la quatrième édition anglaise par le Dr WAQUET, et précédé d'une préface de M. le Dr CADET DE GASSICOURT, médecin de l'hôpital Sainte-Eugénie. 1 fort vol. in-18 de 600 pages, 5 fr. Cartonné diamant, tranches rouges. . . . . . . 6 fr.

2

GODLESKI (A.). — La Santé de l'enfant, guide pratique de la mère de famille. 1 joli vol. in-12 de 210 pages. . . . 2 fr. 50

LAWSON TAIT, président de la Société de gynécologie de Londres, chirurgien de l'hôpital des femmes de Birmingham. — Traité des maladies des ovaires, suivi d'une étude sur quelques progrès récents de la chirurgie abdominale et pelvienne. (Enlèvement des annexes de l'utérus : cholécystotomie, hépatotomie, etc.), traduit de l'anglais avec l'autorisation de l'auteur, par le Dr Adolphe OLIVIER, ancien interne des hôpitaux de la Maternité de Paris, membre de la Société obstétricale et gynécologique de Paris, etc. Précédé d'une préface de M. O. TERRILLON, professeur agrégé à la Faculté de médecine de Paris, chirurgien des hôpitaux. 1 beau vol. grand in-8 de 500 pages, avec 58 figures dans le texte. 12 fr.

PLAYFAIR (W.-S.), professeur d'obstétrique et de gynécologie à King's College, président de la Société obstétricale de Londres. — Traité théorique et pratique de l'Art des Accouchements, traduit de l'anglais et annoté par le Dr VERMEIL. 1 beau vol. grand in-8 de

900 pages, avec 208 figures dans le texte . . . . . . 15 fr.

RODRIGUES DOS SANTOS, directeur de la Maternité de Rio-Janeiro. — Clinique obstétricale, précédée d'une préface de M. A. PINARD, professeur agrégé à la Faculté de médecine de Paris. Tome I. Un vol. in-8° de 400 pages avec 57 figures. 10 fr.

SCHULTZE (B.-S.), professeur de gynécologie à l'Université d'Iéna. — Traité des déviations utérines, traduit de l'allemand et annoté par le Dr F.-J. HERRGOTT, professeur de clinique obstétricale à la Faculté de médecine de Nancy. 1 beau vol. in-8° de 470 pages, avec 120 figures dans le texte . . . . . . 10 fr.

SINÉTY (L. de). — Traité pratique de gynécologie et des maladies des femmes, 2e édition, revue corrigée et augmentée de près de 200 pages. 1 beau vol. in-8° de 1,000 pages, avec 181 figures dans le texte. 15 fr.

TRIPIER (A.). — Leçons cliniques sur les maladies des femmes. Thérapeutique générale et applications de l'électricité à ces maladies. 1 vol. in-8° de 600 pages avec figures dans le texte. . 10 fr.

2.

# HISTOIRE DE LA MÉDECINE
## ET OUVRAGES ADMINISTRATIFS

AUDET, médecin major à l'Ecole spéciale militaire de Saint-Cyr. — **Manuel pratique de Médecine militaire.** 1 joli vol. in-18, cartonné diamant, avec planches hors texte. 5 fr.

BARNIER médecin de 1re classe de la marine. — **Aide-Mémoire du Médecin de la Marine.** In-8 de 2 fr. 50

GUARDIA (J.-M.). — **Histoire de la médecine,** d'Hippocrate à Broussais et ses successeurs. 1 vol. in-18 de 600 pages, cartonné diamant. 7 fr.

PETIT (A.), médecin aide-major de 1re classe, attaché à la division du service de santé du 16e corps d'armée. — **Guide du médecin et du pharmacien de réserve de l'armée territoriale et du médecin auxiliaire.** 1 joli vol. in-18. Deuxième édition revue et corrigée de 200 pages, avec figures dans le texte. 3 fr. 50

ROBERT (A.), médecin principal, professeur agrégé au Val-de-Grâce, membre correspondant de la Société de chirurgie. — **Traité des manœuvres d'ambulance et des connaissances militaires pratiques,** à l'usage des médecins de l'armée active, de la réserve et de l'armée territoriale. 1 beau vol. grand in-8° de 640 pages, avec 253 figures dans le texte. 13 fr.

# MINÉRALOGIE ET PALÉONTOLOGIE

JAGNAUX (R.), membre de la Société minéralogique de France et de la Société des Ingénieurs. — **Traité de Minéralogie appliquée** aux arts, à l'industrie, au commerce et à l'agriculture, comprenant les principes de cette science, la description des minéraux, des roches utiles et celle des procédés industriels et métallurgiques auxquels ils donnent naissance, à l'usage des candidats à la licence, des ingénieurs, des chimistes, des métallurgistes, des industriels, etc., etc. Un très fort volume gr. in-8 de 900 pages, avec 460 figures dans le texte. 20 fr.

PORTES (L.), pharmacien en chef de l'hôpital de Lourcine. — **Manuel de minéralogie.** 1 vol. in-18 jésus, cartonné diamant, de 366 pages avec 66 figures intercalées dans le texte. 5 fr.

ZITTEL (Karl), professeur à l'Université de Munich, et SCHIMPER (Ch.), professeur à l'Université de Strasbourg. — **Traité de Paléontologie,** traduit de l'allemand par Ch. BARROIS, maître de conférences à la Faculté des sciences de Lille. 3 vol. gr. in-8 de 700 à 800 pages chacun, avec 1,800 figures dans le texte.

Le tome I — *Paléozoologie,* 1 vol. in-8 de 770 pages, avec 563 figures dans le texte, est en vente. 37 fr. 50

Le Tome II — *Paléozoologie* (fin), 900 pages avec 1.109 figures dans le texte. 45 fr.

Le tome III — *Paléobotanique.* (Sous presse.)

# FORMULAIRE PRATIQUE

DE

## THÉRAPEUTIQUE ET DE PHARMACOLOGIE

ÉVREUX, IMPRIMERIE DE CHARLES HÉRISSEY

# FORMULAIRE

## PRATIQUE

### DE

## THÉRAPEUTIQUE ET DE PHARMACOLOGIE

### PAR

## DUJARDIN-BEAUMETZ

MEMBRE DE L'ACADÉMIE DE MÉDECINE ET DU CONSEIL D'HYGIÈNE ET DE
SALUBRITÉ DE LA SEINE, MÉDECIN DE L'HÔPITAL COCHIN

### ET

## P. YVON

Pharmacien de 1ʳᵉ classe, ex-interne des hôpitaux de Paris
Membre de la Société de Pharmacie

## PARIS

## OCTAVE DOIN, ÉDITEUR

8, PLACE DE L'ODÉON, 8

—

1887

# PRÉFACE

En cédant au désir exprimé par plusieurs de mes élèves qui réclamaient de moi un Formulaire, je ne me doutais pas des difficultés que pouvait soulever un pareil travail.

Je dus d'abord trouver un collaborateur qui voulût bien se charger de la partie pharmaceutique, de beaucoup la plus importante ; je fis choix de M. Yvon, qui a apporté dans cette œuvre l'appui de son grand savoir, de son activité scientifique et de sa parfaite honorabilité.

Puis il nous fallut chercher les combinaisons les plus favorables pour rendre ce formulaire aussi pratique que possible. Nous sommes partis, M. Yvon et moi, de ce principe qu'on ne lit pas un formulaire, mais qu'on le consulte. Nous avons donc résumé de la manière la plus concise et la plus brève les renseignements les plus utiles au médecin dans la pratique, et cela sous la forme d'un livre qu'il peut feuilleter à chaque instant.

Pour éviter des recherches trop multipliées, nous n'avons pas fait de table à ce Formulaire, mais nous avons placé par ordre alphabétique toutes les matières qui y sont contenues. Des lettres, imprimées en tête de chaque page, comme dans un dictionnaire, rendent plus faciles et plus rapides les recherches ; seulement, comme ces lettres se répétaient dans chacune des parties de cet ouvrage, nous avons coloré différemment les tranches de chacune de ces parties pour les rendre distinctes l'une de l'autre.

Les six parties que comporte ce Formulaire ont un inégal développement. La part de beaucoup la plus considérable a été faite bien entendu au Formulaire pharmaceutique. Mais je dois aller au-devant d'un reproche que l'on pourrait m'adresser sur le peu de développement que j'ai donné au Formulaire thérapeutique. C'est qu'il m'a paru impossible de résumer en quelques lignes la pratique médicale et ce que l'on a pu faire pour l'hygiène thérapeutique, les eaux minérales, les empoisonnements et l'examen des urines, on ne pouvait l'appliquer à la clinique thérapeutique. Je me suis donc borné à fournir quelques indications et à donner quelques formules qui me paraissaient le plus utiles à connaître.

Pour le Formulaire pharmaceutique, deux voies nous étaient tracées. Dans l'une nous pouvions, en nous limitant aux formules les plus usuelles, restreindre considérablement l'étendue de ce Formulaire ; dans l'autre, au contraire, nous lui donnions un plus grand développement en fournissant pour le même médicament un grand nombre de formules ; c'est cette dernière voie que nous avons choisie. Nous avons pensé que ce qui était le plus utile pour le praticien, c'était d'avoir un grand nombre de formules à sa disposition, ce qui lui permettait de modifier selon les indications et selon les besoins, les formes des médicaments qu'il prescrit.

Dans une pareille œuvre, la typographie joue un rôle considérable. C'est notre éditeur, M. O. Doin, qui s'est chargé de ce soin, et on peut dire qu'il a accompli un véritable tour de force en accumulant sous cette forme élégante la quantité considérable de renseignements que renferme ce Formulaire.

Malgré les soins minutieux que nous avons mis à faire l'un et l'autre nos corrections, il faut toujours compter avec de nombreuses erreurs typographiques; nous prions nos confrères de vouloir bien les excuser et nous les signaler pour que, dans les éditions qui paraitront chaque année de ce Formulaire, nous puissions parfaire notre œuvre.

Nous espérons que ce Formulaire rendra quelques services aux médecins et que ce petit volume leur fournira rapidement les indications les plus urgentes dans l'exercice de leur art.

Août 1887.

DUJARDIN-BEAUMETZ.

# FORMULAIRE PRATIQUE

DE

## THÉRAPEUTIQUE ET DE PHARMACOLOGIE

---

Ce Formulaire est divisé en six parties qui se distinguent les unes des autres par une coloration spéciale de la tranche du livre. Ce sont :

1° Formulaire pharmaceutique. . . . . . Coloré en *rouge.*
2° Hygiène thérapeutique. . . . . . . Id. *jaune.*
3° Eaux minérales. . . . . . . . . Id. *violet.*
4° Formulaire thérapeutique. . . . . . Id. *vert.*
5° Empoisonnements. . . . . . . . Id *noir.*
6° Examen des urines. . . . . . . . Id. *bleu.*

Dans chacune de ces parties, sauf pour l'examen des urines, les matières sont placées par ordre alphabétique; des lettres placées en tête de chaque page permettent d'arriver facilement au mot que l'on cherche.

---

# PREMIÈRE PARTIE

---

## FORMULAIRE

# DE PHARMACOLOGIE

---

Cette première partie comprend les chapitres suivants :

1° **Notions préliminaires et art de formuler** ;

2° **Formulaire magistral** ;

3° **Formulaire spécial pour les injections sous-cutanées** ;

4° **Formulaire spécial pour l'antisepsie.**

---

# NOTIONS PRÉLIMINAIRES

## ET

# ART DE FORMULER

---

## POIDS ET MESURES

Le système *métrique* ou *décimal* est le seul qui soit aujourd'hui employé en France. Tous les chiffres de nos formules exprimeront donc soit des *grammes* (gr.), soit des *centimètres cubes* (c.c.)

Nous croyons cependant utile d'indiquer la correspondance des poids anciens avec les nouveaux.

### POIDS ANCIENS

| EXPRESSION GRAPHIQUE | RAPPORTS NUMÉRIQUES | RAPPORTS DÉCIMAUX | RAPPORTS USUELS |
|---|---|---|---|
| | | gr. c. | gr. c. |
| ℔ | La livre correspondant à 16 onces........ | 489.503 | 500 |
| | 1/2 livre                = 8 onces........ | 244.752 | 250 |
| | 1/4 livre ou quarteron   = 4 onces........ | 122.376 | 120 -125 |
| | 1/2 quart                = 2 onces........ | 61.188 | 60 |
| ℥ | L'once........................ | 30.594 | 30 |
| | 1/2 once........................ | 15.287 | 15 |
| ʒ | 1 gros ou 72 grains.................... | 3.824 | 4 |
| | 1/2 gros........................ | 1.912 | 2 |
| ℈ | 1 scrupule........................ | 1.274 | |
| | 1/2 scrupule........................ | 0.637 | |
| GR ou g | 1 grain........................ | 0.053 | 0, 05 |
| β | 1/2 grain (1) ........................ | 0.025 | 0.025 |

1/2 grain faible 0,02 ; fort 0,03.

### CORRESPONDANCE DES POIDS ANGLAIS AVEC LE GRAMME

| Livre | Once | Drachme | Scrupule | Grain |
|---|---|---|---|---|
| 453 gr. 592 | 28 gr. 34 | 3 gr. 888 | 1 gr. 296 | 0 gr. 0648 |

**Mesure de capacité**. — Le litre ou 1000 c. et ses subdivisions : ces mesures sont peu employées en pharmacie : presque tous les éléments d'une formule sont indiqués en *poids*.

### CORRESPONDANCE DES MESURES ANGLAISES AVEC LE LITRE

| Gallon | Pinte | Fluidonce | Fluidrachme | Minim |
|---|---|---|---|---|
| 4 lit. 543 | 0 lit. 578 | 28 cc. 39 | 3 cc. 54 | 0 cc. 059 |

### ÉVALUATION EN POIDS DES DIVERSES QUANTITÉS DÉSIGNÉES SOUS LES NOMS SUIVANTS

| | Poids |
|---|---|
| Une cuillerée à café d'eau . . . . . . . . . . | 5 gr. |
| —         à bouche . . . . . . . . . . | 20 — |
| Un verre ou 8 cuillerées à bouche . . . . . . | 160 — |
| Une poignée de semences d'orge. . . . . . . | 80 — |
| —         de lin . . . , . . . | 50 — |
| —     de farine de lin . . . . . . . . | 100 — |
| Une pincée de fleurs (camomille — guimauve) . . | 2 — |
| —     — arnica — mauve . . . . . | 1 — |

Il est très important pour le médecin de connaître la contenance exacte en cuillerées à *bouche*, à *dessert* et à *café*, des fioles de pharmacie. Presque toujours, en effet, il prescrit de prendre par cuillerées la potion ou le sirop qu'il ordonne ; et il arrive presque toujours aussi que le nombre de cuillerées prises par le malade n'est point celui qui aurait dû exister théoriquement. Cela tient à plusieurs causes : d'abord, que les nombres indiqués par le Codex sont des nombres théoriques et pas du tout pratiques ; ensuite, que ces nombres sont indiqués pour l'eau et non pour les préparations pharmaceutiques. De plus la contenance de la cuiller varie suivant les fabricants. On trouve bien des cuillers qui contiennent 20 grammes d'eau, il y en a même beaucoup, mais il faut les emplir complètement ; ce qui n'est pas commode pour administrer un médicament à un malade, surtout s'il est alité. Il en résulte qu'une potion dure rarement le temps qu'avait pensé le médecin et qu'il n'est jamais fixé sur les doses que prendra le malade. Pour éviter cet inconvénient, nous conseillons de consulter le tableau suivant, emprunté à l'art de formuler de l'un de nous (1) ; livre auquel nous ferons quelques emprunts :

### POIDS PRATIQUE DES DIVERSES CUILLERÉES DES MÉDICAMENTS

| | CUILLER | | |
|---|---|---|---|
| | A bouche ou potage | A dessert ou entremets | à café |
| Liquides aqueux et vins . . | 16 gr. | 12 gr. | 4 gr. |
| Liquides alcooliques à 60°. | 12 | 9 | 3 |
| Juleps gommeux — Potions. | 18 | 13,5 | 4,5 |
| Sirops. . . . . . . . . | 21 | 16 | 5 |
| Huiles. . . . . . . . . . | 12 | 9 | 3 |

(1) *Traité de l'art de formuler*, par P. Yvon. — Asselin et Houzeau, éditeurs.

CONTENANCE EN CUILLERÉES A BOUCHE, A DESSERT ET A CAFÉ, DES FIOLES DE PHARMACIE

POUR LES PRINCIPAUX TYPES DE MÉDICAMENTS

| CONTENANCE en grammes des fioles de pharmacie | SOLUTIONS Typ. sol. d'arséniate de soude. — d'iodure de potassium. | | | POTIONS — JULEPS Julep gommeux. | | | SIROPS Sirop de Tolu. | | | TEINTURES ET HUILES Teinture de quinquina. | | |
|---|---|---|---|---|---|---|---|---|---|---|---|---|
| | CUILLERÉES | | | CUILLERÉES | | | CUILLERÉES | | | CUILLERÉES | | |
| | à bouche | à dessert | à café | à bouche | à dessert | à café | à bouche | à dessert | à café | à bouche | à dessert | à café |
| Poids de la cuillerée | 16 gr. | 12 gr. | 4 gr. | 18 gr. | 13 gr. 5 | 4 gr. 5 | 21 gr. | 16 gr. | 5 gr. | 12 gr. | 9 gr. | 3 gr. |
| GR. | | | | | | | | | | | | |
| 1 | » | » | 1 | » | » | » | » | » | » | » | » | 1 fort |
| 8 | » | » | 2 | » | » | 2 faible | » | « | 1/2 | 3/4 | 1 | 3 faible |
| 15 | 1 faible | 1 faible | 4 faible | 1 faible | 1 fort | 3 + 1/3 | 3/4 | 1/2 | 3 | 1 fort | 1 + 1/2 | 5 |
| 24 | 1 + 1/2 | 1 fort | 6 | 1 + 1/3 | 1 + 1/3 | 5 + 1/3 | 1 fort | 1 | 5 | 2 | 2 + 1/2 | 8 |
| 30 | 2 faible | 2 | 7 | 1 + 2/3 | 2 faible | 6 + 2/3 | 1 + 1/2 | 1 + 1/2 | 6 | 2 + 1/2 | 3 + 1/3 | 10 |
| 45 | 3 | 2 + 1/2 | 11 | 2 + 1/2 | 2 fort | 10 | 2 fort | 2 faible | 9 | 5 | 5 | 15 |
| 60 | 4 fort | 4 | 15 | 3 | 3 + 1/3 | 13 | 3 fort | 3 faible | 12 | 6 | 6 + 1/2 | 20 |
| 90 | 5 + 1/2 | 5 | 22 | 5 | 4 + 1/2 | 20 | 4 + 1/3 | 4 + 1/2 | 18 | 7 + 1/2 | 10 | 30 |
| 125 | 7 + 1/2 | 7 + 1/2 | 31 | 7 | 7 faible | 28 | 6 | 5 + 1/2 | 25 | 10 + 1/2 | 19 | 42 |
| 155 | 10 | 10 + 1/2 | 39 | 8 + 1/2 | 9 | 34 + 1/2 | 8 faible | 8 | 31 | 13 | 17 | 52 |
| 187 | 11 + 1/2 | 13 | 47 | 10 | 11 + 1/2 | 41 + 1/2 | 9 | 9 + 1/2 | 37 + 1/2 | 15 + 1/2 | 21 | 62 |
| 210 | 13 | 15 + 1/2 | 52 + 1/2 | 12 | 14 | 46 + 1/2 | 10 | 11 + 1/2 | 42 | 17 + 1/2 | 23 | 70 |
| 250 | 15 | 17 + 1/2 | 62 + 1/2 | 14 | 15 + 1/2 | 55 + 1/2 | 12 | 15 + 1/2 | 50 | 21 | 28 | 83 |
| 310 | 19 + 1/2 | 21 | 77 + 1/2 | 17 | 18 + 1/2 | 69 | 15 | 19 + 1/2 | 62 | 26 | 34 + 1/2 | 103 |
| 333 1/2 bout. | 21 | 26 | 83 | 18,5 | 24 | 74 | 16 | 22 | 66 + 1/2 | 27 + 1/2 | 37 | 111 |
| 375 | 23 | 27 + 1/2 | 94 | 21 | 25 | 83 | 18 | 28 + 1/2 | 75 | 31 | 41 + 1/2 | 125 |
| 500 1/2 litre | 31 | 31 | 125 | 28 | 28 | 111 | 24 | 31 | 100 | 41 + 1/2 | 55 + 1/2 | 166 + 1/2 |
| 750 Bout. | 47 | 41 + 1/2 | 187 + 1/2 | 42 faible | 37 | 166 + 1/2 | 36 | 47 | 150 | 62 + 1/2 | 83 fort | 250 |
| 1000 Litre | 62 + 1/2 | 62 + 1/2 | 250 | 55 + 1/2 | 55 + 1/2 | 222 | 47 + 1/2 | 63 | 200 | 83 | 111 | 333 |

Au moyen de ce tableau le médecin voit de suite quelle quantité en poids il doit prescrire pour avoir tant de cuillerées, il peut, par exemple, résoudre facilement le problème suivant :

Il ne doit venir voir son malade que dans douze heures : et il veut lui donner une potion renfermant par cuillerée *à bouche un* centigramme de kermès, quel poids de julep formulera-t-il ?

En consultant le tableau dans la division *potions* et en prenant la colonne des *cuillerées à bouche*, il trouve, en descendant la ligne verticale, le nombre 12 ; sur cette ligne horizontale, à gauche il trouve le nombre 210, ce qui lui indique qu'il devra formuler un julep gommeux de 210 grammes avec 12 centigrammes de kermès.

**Dosage des médicaments par gouttes.** — Ce mode de dosage très employé pour les médicaments actifs ne présente d'exactitude que si les gouttes sont comptées avec un tube *calibré*, dont le diamètre *extérieur* est de *trois millimètres*. Dans ces conditions 20 gouttes d'eau distillée, à la température de 15 degrés, pèsent *un gramme*.

### NOMBRE DE GOUTTES NÉCESSAIRE POUR PESER UN GRAMME

| | |
|---|---:|
| Acide azotique officinal | 23 |
| —    —    alcoolisé | 54 |
| — chlorhydrique officinal | 21 |
| — cyanhydrique médicinal à 1/100.. | 20 |
| — sulfurique officinal. | 26 |
| —    alcoolisé (Eau de Rabel). | 54 |
| Alcool à 90° | 61 |
| — à 60° | 52 |
| Alcoolature d'aconit. feuilles et racines. | 53 |
| Ammoniaque | 22 |
| Chloroforme | 56 |
| Perchlorure de fer, solution officinale | 20 |
| Créosote de hêtre | 43 |
| Ether sulfurique. | 90 |
| — alcoolisé (liqueur d'Hoffmann). | 72 |
| Glycérine | 25 |
| Gouttes de Baume | 53 |
| — noires anglaises | 37 |
| Huile de croton | 48 |
| Laudanum Rousseau | 35 |
| —    Sydenham | 33 |
| Liqueur de Fowler à 1/100°. | 23 |
| Teinture d'aconit (feuilles et racines). | 53 |
| — belladone colchique | 53 |
| — digitale, valériane et opium | 53 |
| Teinture d'iode | 61 |
| — noix vomique | 57 |

**Densité.** — La densité est un caractère important qui est souvent indiqué. Nous ferons usage, mais plus rarement et en les spécifiant bien, des chiffres fournis par l'aréomètre de Baumé, dont la graduation est arbitraire : pour l'alcool les chiffres seront ceux de l'alcoomètre centesimal de Gaz-Lussac.

**Art de formuler.** — Après avoir fait son diagnostic, le médecin doit formuler. Le Codex met à sa disposition tous les médicaments *officinaux* qui se trouvent préparés d'après une formule invariable, et qu'il lui suffit de désigner en fixant la dose. Mais souvent il doit ou modifier les formules du Codex ou en faire de nouvelles ; il fera composer un médicament *magistral*.

Les formes pharmaceutiques sont très nombreuses et présentent chacune des avantages et des inconvénients ; les plus employées sont les poudres, les tisanes, les potions, vins, extraits, sirops, pastilles, pilules et granules, pommades, suppositoires et lavements.

Les *poudres* représentent le médicament dans toute sa pureté et avec toute son énergie d'action; le dosage est toujours rigoureux, on les administre délayées dans un liquide ou enveloppées dans du pain azyme (cachets).

Les *potions* constituent la forme pharmaceutique la plus employée : on peut les accommoder à tous les goûts ; l'administration est facile et le dosage exact si l'on prend les précautions que nous avons indiquées plus haut.

Les *vins* sont de bons véhicules médicamenteux ; ils contiennent tout à la fois les principes solubles dans l'eau et dans l'alcool : les *extraits* représentent, sous un petit volume, tous les principes solubles des plantes débarrassées des matières inertes. Pour les administrer on les convertit en *sirops* ou *pilules* Les *capsules* et *perles* offrent un excellent moyen d'administrer les liquides volatils, ou ceux dont l'odeur ou la saveur sont désagréables. Les *suppositoires* et *lavements* offrent la possibilité de faire absorber par le rectum diverses substances médicamenteuses : le suppositoire présente l'avantage de pouvoir être introduit sans aucun préparatif et facilement conservé.

Un certain nombre d'autres considérations doit guider le médecin pour le choix de la forme pharmaceutique. Très souvent, il est appelé dans un cas urgent, et doit avant tout aviser à l'indication thérapeutique la plus pressante. S'il doit prescrire un médicament agissant *promptement* et qui puisse être *rapidement* absorbé : qu'il choisisse la forme liquide ; par exemple qu'il prescrive le sulfate de quinine en potion au lieu de l'employer en pilules.

Chaque forme pharmaceutique présente des avantages et des inconvénients, le médecin doit bien les connaître et en tenir compte dans ses prescriptions, afin de se conformer, autant que possible, aux goûts et souvent aux caprices du malade : si la gravité de la maladie nécessite plusieurs visites par jour, le médecin ne devra prescrire que de petites quantités de médicaments afin de pouvoir en modifier facilement soit le dosage, soit la nature. S'il se trouve en face d'une affection chronique, qui exige l'emploi du médicament pendant un temps assez long, il choisira une forme pharmaceutique susceptible d'une longue conservation (sirops, pilules, poudres). Dans les grandes villes le médecin peut prescrire indifféremment tous les médicaments ; le pharmacien les a sous la main, ou peut se les procurer facilement. Il n'en est pas de même dans les petites localités ou les campagnes. La nuit il ne faut jamais formuler des préparations longues ou délicates, et surtout de remèdes nouveaux. Tous les médicaments actifs et urgents sont *officinaux ;* la première préoccupation du médecin doit être d'agir promptement. Il y a enfin des considérations relatives aux malades et qui ont bien leur importance. La maladie frappe indifféremment le pauvre et le riche, et les mêmes soins doivent être prodigués à tous les deux. Il y a cependant, au point de vue du traitement des nuances délicates que le médecin doit savoir apprécier, sans en rien laisser paraître. Il y a là une question de tact et de dignité professionnelle dont l'application judicieuse constitue une des grandes difficultés de la médecine pratique. Parmi les médicaments il y en a que l'on doit employer quand même, malgré leur prix élevé, et que l'on ne peut remplacer par des succédanés, par exemple le *sulfate de quinine*. Mais il n'en est pas toujours ainsi. Une purgation est-elle nécessaire, le médecin pourra très bien tenir compte de l'état de fortune du malade ; aux uns il prescrira une *limonade au citrate de magnésie*, aux autres une bouteille d'eau *de Sedlitz* ou même une quantité équivalente de *sulfate de magnésie :* l'effet thérapeutique obtenu, sera le même dans les trois cas, et souvent le médecin aura la satisfaction d'avoir épargné à son client une dépense inutile. Il existe enfin un certain nombre de médicaments qui, en raison de leur prix élevé, doivent être proscrits de la médecine du pauvre ; je veux parler des spécialités pharmaceutiques ; heureusement le praticien pourra toujours les remplacer par d'autres qu'il formulera.

**Posologie.** — On désigne sous le nom de *dose* la quantité pondérale de médicament qu'il faut administrer pour produire l'effet thérapeutique désiré. Nous indiquons à chaque substance les limites minima et maxima. L'action d'un médicament varie parfois suivant la dose employée ; ainsi l'*émétique* agit comme *vomitif* à la dose de 5 à 15 centigrammes ; si on l'administre à la dose de 30 à 60 centigrammes, la tolérance s'établit et le médicament devient *contro-stimulant.*

Le calomel agit comme purgatif à la dose de 10 centigrammes à 1 gramme ; à faible dose, 1 à 5 centigrammes, il est employé comme antisyphilitique ; toujours à dose faible, 5 à 10 centigrammes, mais divisé par prises de 5 milligrammes à 5 centigrammes au plus, administré à des intervalles réguliers, toutes les demi-heures par exemple, il agit comme purgatif d'un effet toujours certain sans que le médecin soit exposé à voir survenir des accidents qui suivent quelquefois l'administration de ce médicament à hautes doses.

L'effet d'un médicament peut aussi varier suivant le mode d'administration : l'émétique agit comme *vomitif* à la dose de 5 à 10 centigrammes, administré aux mêmes doses ; mais en *lavage*, c'est-à-dire dissous dans une grande quantité d'eau, il devient *purgatif :* l'*ipéca* pris en nature est *vomitif ;* mais en décoction, il devient *antidiarrhéique.*

L'action d'un médicament peut encore être influencée par un certain nombre de particularités tenant au malade.

En première ligne nous placerons l'*âge :* plus le malade sera jeune et moins les doses devront être élevées : passé un certain âge, il faudra diminuer ces doses. Nous ne pouvons mieux faire que de reproduire ici le tableau dressé par Gaubius et qui se trouve dans tous les ouvrages classiques :

| | | |
|---|---|---|
| Au-dessous d'un an . . . . . . . | 1/16 à | 1/20 |
| Au-dessus d'un an . . . . . . . | 1/15 | 1/12 |
| — de 2 ans . . . . . . . | 1/8 | |
| — 3 ans . . . . . . . | 1/6 | |
| — 4 ans . . . . . . . | 1/4 | |
| — 7 ans . . . . . . . | 1/3 | |
| — 14 ans . . . . . . . | 1/2 | |
| De 20 à 60 ans. . . . . . . . . | 1 | |

Au-dessus de ce dernier âge, 60 ans, on suit la gradation inverse.

Les doses maxima et minima que nous avons indiquées sont pour l'adulte et doivent par conséquent être prises égales à l'unité.

Il ne faut pas accepter ces données sans restriction et s'y conformer d'une façon absolue ; les exceptions sont presque aussi nombreuses que la règle. Il y a des médicaments qui sont supportés bien plus facilement par les enfants que par les adultes, le *calomel* par exemple ; on peut dès lors leur administrer à doses plus élevées. On considère les femmes comme un peu plus sensibles que les hommes à l'action de médicaments.

Le médecin doit toujours tenir compte du tempérament du malade; très souvent en effet, il n'y a pas entre l'âge et l'*habitus* le rapport que l'on est habitué à trouver. Les antécédents doivent également être pris en sérieuse considération : le climat du pays; le milieu dans lequel vit le malade peuvent également fournir au praticien des indications qu'il ne doit pas négliger; dans un pays marécageux où règne habituellement la fièvre il faudra forcer les doses de sulfate de quinine. Il est souvent nécessaire de tenir compte de l'état moral du sujet, de sa pusillanimité, des idées préconçues.

**Habitude, tolérance.** — Lorsqu'un individu fait pendant longtemps usage du même médicament, son organisme finit par s'y habituer, et, pour continuer à obtenir l'effet voulu, il faut élever progressivement les doses. Prenons pour exemple l'opium Au début, 2 à 5 centigrammes ont une action très énergique, peu à peu il faut élever la dose, et l'on a vu cette dose atteindre jusqu'à 10 grammes par jour et plus.

La *tolérance* n'est pas du tout la même chose. Reveil la définit : *un défaut de réaction de l'organisme contre un agent plus ou moins toxique.*

Par exemple le *tartre stibié :* cette substance administrée à la dose de 5 centigrammes agit comme vomitif. Lorsqu'on la donne à doses plus élevées et à des intervalles très rapprochés, l'organisme finit très rapidement par la tolérer; elle ne cause plus de vomissements, et étant absorbée, elle produit des effets thérapeutiques différents. La tolérance résulte quelquefois de l'*habitude ;* mais souvent aussi elle s'établit d'emblée.

La force d'*habitude* augmente d'autant plus que l'usage du médicament est continué plus longtemps; la *tolérance* cesse souvent tout à coup sans cause appréciable, et l'effet premier du médicament reparaît.

Très peu de médicaments sont susceptibles d'être tolérés ; on s'habitue à un très grand nombre.

Pour ces derniers M. le professeur Bouchardat a donné les règles suivantes :

1° On ne s'habitue point aux substances qui agissent comme *poisons* sur tous les êtres de l'échelle organique ;

2° On s'habitue au contraire à celles qui, tout en étant *poison* pour l'individu auquel on les administre, n'agissent point comme tel sur quelques autres.

**Idiosyncrasies.** — On désigne par ce mot l'aptitude plus ou moins grande des divers individus à ressentir l'effet des médicaments.

Quelques tempéraments sont d'une susceptibilité exagérée ; d'autres sont entièrement réfractaires.

Les particularités que l'on peut observer sont extrêmement nombreuses, on peut les classer en deux catégories.

*Idiosyncrasies pour les doses.* — Certains sujets sont abondamment purgés avec une faible dose d'huile de ricin ou de sulfate de magnésie, 10 à 15 grammes; chez d'autres il faudra porter cette dose à 50 ou 60 grammes pour produire le même effet.

Deux à 3 centigrammes d'opium procureront à l'un un calme et un repos suffisant; pour un autre 10 à 15 centigrammes seront nécessaires.

Les révulsifs et même les vésicants seront sans action sur certaines

1.

peaux; sur d'autres ils produiront un effet exagéré, et l'on devra employer tous les moyens usités en pareils cas pour modérer leur action.

2º *Idiosyncrasies pour les effets produits.* — Lorsqu'on s'adresse à des médicaments de composition complexe, comme l'opium, l'effet produit sur l'économie est la résultante de tous les effets partiels. Certains tempéraments éprouvent d'une façon beaucoup plus vive, un de ces effets au détriment des autres, et dès lors la résultante n'est plus celle que l'on observe habituellement : c'est ainsi que l'opium, même à doses très faibles, agite certains individus au lieu de les calmer, il va même jusqu'à leur donner des convulsions.

Quelquefois il se produit des effets insolites, dont la persistance rend impossible l'emploi du médicament.

Par exemple, l'iodure de potassium produira un coryza intense ; le bromure une éruption cutanée ; l'application d'un vésicatoire produit une violente cystite.

Pour qu'un médicament soit absorbé, il faut qu'il soit mis en contact avec une muqueuse, ou porté directement dans l'intérieur des tissus : de là, un certain nombre de modes d'administration que l'on peut classer dans l'ordre suivant, au point de vue de la rapidité d'absorption et par suite de l'énergie d'action :

1º Absorption pulmonaire.
2º    —    par injections hypodermiques.
3º    —    par le tissu cellulaire dénudé.
4º    —    rectale.
5º    —    par les gencives et les muqueuses de l'œil.
6º    —    stomacale.
7º    —    par la peau.

**Association des médicaments.** — Les médicaments que fournissent au médecin les trois règnes ne sont pas suffisants pour répondre à toutes les indications thérapeutiques ; très souvent il est obligé d'augmenter ou de diminuer l'énergie d'une substance, de modifier son action ; de l'accommoder au tempérament et à l'idiosyncrasie du malade. Pour atteindre ce but, il a recours à l'*association*, c'est-à-dire qu'il administre le médicament en question, mélangé avec un ou plusieurs autres, de manière à obtenir un effet tout autre que s'il l'employait seul.

On peut, en associant les médicaments, avoir pour but les résultats suivants :

1º *Augmentation de l'énergie* (addition d'extrait de quinquina à une décoction de cette substance).

2º *Diminution ou suppression d'une action irritante* (association du savon à l'aloès ou à la scammonée).

3º *Correction de l'effet secondaire d'un médicament* (association de la magnésie ou de la rhubarbe aux préparations ferrugineuses).

4º *Obtention simultanée de plusieurs effets* (sulfate de soude et émétique).

5º *Obtention d'un effet qui ne pourrait être obtenu par aucune des substances prise isolément* (ipécacuanha et opium, poudre de Dower).

**Des incompatibilités.** — Il y a incompatibilité entre *deux* ou *plusieurs* substances, lorsqu'elles peuvent constituer par leur association un mélange défectueux, soit pour la forme, soit pour les résultats physiologiques auxquels son administration donnerait lieu. Il y a quatre sortes d'incompatibilité :

1° *Incompatibilité physique* (véhicule employé en quantité insuffisante pour dissoudre un sel).

2° *Incompatibilité pharmaceutique* (le camphre ramollit un certain nombre de substances ; ne pas faire argenter de pilules contenant de l'iode, du mercure, etc.).

3° *Incompatibilité physiologique* (prescription simultanée des toniques et de l'eau de Vichy, association de l'opium à un vomitif).

4° *Incompatibilité chimique*. — Ce groupe est le plus important de tous ; il comprend un nombre considérable d'erreurs que le médecin doit éviter d'une façon absolue ; car, si celles que nous avons signalées peuvent jusqu'à un certain point compromettre sa réputation, celles dont il nous reste à parler peuvent avoir de sérieux inconvénients pour le malade, lui faire courir les plus grands dangers et causer quelquefois sa mort.

La règle *unique* et *absolue* (à moins qu'on n'ait en vue cette réaction), est la suivante :

*Il ne faut jamais associer des substances qui par une réaction mutuelle peuvent donner naissance à des composés nouveaux.*

Nous indiquerons à chaque médicament les principales substances incompatibles.

**Manière de formuler.** — L'énumération des soins dont le médecin conseille d'entourer le malade peut être faite oralement ; mais celle des médicaments nécessite toujours la transcription d'une *ordonnance* ou *prescription*.

Cette ordonnance peut comprendre une ou plusieurs formes pharmaceutiques et sera divisée en trois parties pour chacune d'elles :

1° L'*inscription*, constituée par l'énumération des diverses substances qui doivent entrer dans la composition du médicament ;

2° La *souscription* qui donne quelques détails sur la manière d'effectuer la préparation ;

3° L'*instruction* qui est destinée au malade et lui indique le mode d'emploi du médicament.

Il n'y a d'indispensable que l'*inscription* et l'*instruction*. La *souscription* manque le plus souvent : elle n'a du reste sa raison d'être, que dans le cas où le médecin juge utile d'indiquer un *modus operandi* tout à fait spécial et en vue d'obtenir un résultat particulier. Ordinairement il suffit de tracer au-dessous de l'inscription les lettres F.S.A. : *fac* ou *fiat secundum artem*.

Lorsqu'après avoir examiné le malade, le médecin se dispose à faire sa prescription, il devra tout d'abord recommander le silence aux personnes qui l'entourent, et ,surtout éviter qu'on lui adresse à ce moment des questions qui peuvent le troubler et lui faire commettre des erreurs qui, pour être dites d'inattention, n'en sont pas moins susceptibles d'être fort graves dans leurs conséquences. Nous ne saurions trop insister sur ce point : il est de la plus haute importance, et chaque praticien a bien à se reprocher quelques erreurs de ce genre, toujours causées par l'interruption inopportune de l'entourage.

Autre détail qui peut paraître parfaitement puéril, mais qui a bien aussi son importance : que le médecin ne se serve pas de crayon, et surtout qu'il écrive lisiblement. Combien de fois n'est-il pas arrivé au pharmacien de ne pouvoir déchiffrer une ordonnance écrite avec un crayon ! Combien de fois, brusquement arraché au sommeil, n'a-t-il pas été obligé d'étudier une ordonnance avant de pouvoir l'exécuter !

Les abréviations jointes à la mauvaise écriture sont très souvent une cause d'erreur ou d'inexactitude dans l'exécution d'une ordonnance.

Si le médecin ne se sert pas de papier timbré à ses initiales ou mieux avec son nom ou son adresse, il devra *signer lisiblement*. Cette précaution est *indispensable;* elle permet au pharmacien d'aller lui demander un renseignement, de lui faire part d'une incompatibilité, et surtout de ne délivrer qu'à bon escient certains médicaments qui ne peuvent sortir de chez lui que sous la responsabilité d'un docteur.

Souvent des individus malades ou autres ont pu se procurer de l'émétique, par exemple, sur simple présentation du nom de cette substance placé au-dessus d'une signature illisible, alors que cette substance leur était invariablement refusée s'ils venaient la demander eux-mêmes.

Dans les grandes villes surtout, où le nombre des médecins est assez considérable pour que leur signature ne soit pas connue de tous les pharmaciens, les abus de ce genre sont très fréquents.

Aujourd'hui beaucoup de médecins ont adopté l'usage du papier portant leur nom et leur adresse ainsi que nous l'indiquions en commençant. Il serait bien à désirer que cette pratique se généralisât. Il est encore bon qu'ils indiquent le nom du malade lorsque des raisons de convenance ne s'y opposent point. Cela permet au pharmacien de retrouver le malade dans le cas d'une indication oubliée, ou même d'une erreur commise.

Nous avons à faire quelques observations relatives à l'*inscription :*

1º Chaque substance devra être désignée par son nom scientifique, et jamais par sa dénomination vulgaire.

2º Lorsqu'un acide forme plusieurs sels avec la même base, il faut bien spécifier celui que l'on veut prescrire.

3º Si le métal a deux oxydes, il faut bien distinguer: sels de protoxyde ou proto-sels; sels de bi-oxyde ou persels.

4º Les noms devront être écrits en entier et sans aucune abréviation, surtout s'il s'agit de substances douées de propriétés énergiques.

5º L'indication de la dose est ordinairement faite en chiffres, il suffit d'indiquer la place des grammes au moyen des initiales gr. ou du mot écrit en entier. Quelques praticiens écrivent le poids en toutes lettres; c'est une excellente précaution qui devrait toujours être prise, lorsqu'il s'agit des subdivisions du gramme.

6º Lorsqu'il s'agit de substances vénéneuses, la prescription doit être signée, datée, et *énoncer en toutes lettres la dose desdites substances ainsi que le mode d'administration du médicament.* (Ordonnance du 29 octobre 1846.)

7º Toutes les fois que le médecin voudra prescrire une quantité *atteignant* et surtout *dépassant* la dose maximum, il devra écrire cette quantité en *toutes lettres*, la souligner, et même insister en ajoutant : *je dis telle dose.*

8º Lorsqu'on prescrit par gouttes, il faut écrire ce mot en toutes lettres, et ne pas se contenter des initiales, qui pourraient être confondues avec celles du gramme. Il est bon de se servir des chiffres romains pour indiquer le nombre de gouttes.

9º Il ne faut jamais écrire deux noms de médicaments sur la même ligne.

10º Il faut toujours bien spécifier si le médicament est destiné à *l'usage externe.*

# FORMULAIRE MAGISTRAL

---

Nous avons suivi pour ce formulaire l'ordre alphabétique. Les alcaloïdes sont placés à la suite des plantes dont ils sont tirés : *atropine* après *belladone*, *morphine* après *opium*, etc. Les substances chimiques sont placées suivant la partie qui constitue l'élément le plus actif dans le médicament. Les *bromures de potassium et de sodium* à *bromure*, le *sulfate de quinine* à *quinine*, etc.

L'annotation arithmétique est faite pour les grammes, centigrammes, milligrammes ; le nombre de gouttes est marqué en chiffres romains.

# ABRÉVIATIONS ET RENSEIGNEMENTS DIVERS

| | | | |
|---|---|---|---|
| āā. | De chaque. | Part. empl. | Partie employée. |
| AFHD. | Ancien formulaire Hôtel-Dieu. | P. E. | Parties égales. |
| Ag. ou agit. | Agitez. | Ph. All. | Pharmacopée allemande. |
| Alc. | Alcool ou alcoolique | Ph. Brit. | Pharmacopée britannique. |
| A l'ext. | A l'extérieur. | | |
| A l'int. | A l'intérieur. | Ph. Ed. | Pharmacopée Edimbourg. |
| Cod. | Codex. | | |
| Crist. | Cristallisé. | Pil. | Pilules. |
| Cuil. | Cuillerée. | Pos. | Posologie. |
| Dens. | Densité. | Pot. | Potion. |
| Eth. | Ethéré. | Prép. pharm. | Préparations pharmaceutiques. |
| Ext. | Extrait. | | |
| F. s. a. | Fac ou fiat secundum artem. | Prép. us. | Préparations usuelles. |
| F. | Fac ou faites. | Princ. act. | Principe actif. |
| F. H. C. P. | Formulaire hôpitaux civils de Paris. | Prop. | Propriétés. |
| F. H. M. | Formulaire hôpitaux militaires. | Prop. thér. | Propriétés thérapeutiques. |
| Gout. | Gouttes. | Q. V. | Quantum volueris. |
| Gr. ou gra. | Gramme. | Sir. | Sirop. |
| H. | Heures. | Syn. | Synonyme. |
| Inc. Incpt. | Incompatible. | Teint. | Teinture. |
| Inf. | Infuser ou infusion. | Tis. | Tisane. |
| M. ou Mêl. | Mêlez. | T. les H. | Toutes les heures. |
| M. S. A. | Misce secundum artem. | Us. ext. | Usage externe. |
| | | Us. int. | Usage interne. |
| | | V. ou Voy. | Voyez. |
| Milligr. | Milligramme. | | |

La solubilité est indiquée tantôt par rapport à *une* partie de la substance soluble dans *tant* de partie de véhicule (1 gr. se dissout dans 16 gr. d'eau), tantôt par rapport à 100 gr. de véhicule (100 gr. d'alcool dissolvent tant de substance).

Lorsqu'il existe plusieurs préparations de la même substance, le pharmacien, en cas de non indication, délivrera la moins active.

---

## ABRÉVIATIONS DES NOMS D'AUTEURS

| | | | |
|---|---|---|---|
| Bouch. | Bouchardot. | Mial. | Mialhe. |
| Cad. | Cadet. | Ric. | Ricord. |
| Dorv. | Dorvault. | Soub. | Soubeiran. |
| Duj-Beau. | Dujardin-Beaumetz. | Syd. | Sydenham. |
| Guib. | Guibourt. | Trouss. | Trousseau. |

---

## OBSERVATION TRÈS IMPORTANTE

Considérant le grand nombre de sels alcaloïdes usités aujourd'hui, la société de Pharmacie de Paris vient d'émettre le vœu suivant :

Il est utile, afin d'éviter les erreurs dans l'exécution des prescriptions, que les médecins écrivent en premier lieu, le nom de l'Alcaloïde puis, entre parenthèses, celui de l'Acide.

*Exemple* : QUININE (Chlorhydrate). — MORPHINE (Sulfate).

# A

**ABSINTHE.** — *Artemisia absinthium*, Synanthérées. — *Syn.* Aluyne, grande absinthe, absinthe amère.

**Part. empl.** Feuilles.

**Princ. act.** — 1° Essence d'absinthe. — 2° Absinthine ou amer d'absinthe.

**Propr.** — Tonique stimulant, emménagogue, fébrifuge, vermifuge.

**Posologie.** — Alcoolat d'absinthe, 10 à 20 gr.; — Alcoolat composé, 10 à 20 gr.; — Eau distillée d'absinthe, 25 à 100 gr.; — Extrait aqueux, 0 gr. 20 à 2 gr.; — Huile essentielle, 0 gr. 50 à 1 gr.; — Poudre, 2 à 5 gr.; — Sirop, 50 à 100 gr.; — Teinture, 10 à 20 gr.; — Tisane, 5 gr. par lit.; — Vin, 30 à 125 gr.

**Incomp.** — Sels de fer, de zinc, acétate de plomb.

### BIÈRE D'ABSINTHE.

| | |
|---|---|
| Absinthe (feuilles) | 15 gr. |
| Bière | 1 litre. |

*A prendre par verre, 1 à 4 par jour.*

### ELIXIR STOMACHIQUE DE STOUGHTON.

| | | |
|---|---|---|
| Sommités sèches d'absinthe | | |
| Chamædrys | ãã | 25 gr. |
| Racine de gentiane | | |
| Ecorce d'oranges amères | | |
| Racine de rhubarbe | | |
| Aloès du Cap | | 5 — |
| Ecorce de cascarille | | 5 — |
| Alcool à 60° | | 1000 — |

*5 à 20 gr. dans un peu d'eau.*

### ELIXIR TONIQUE DE GENDRIN.

| | | |
|---|---|---|
| Eau distillée de menthe ou vin de Malaga | | 250 gr. |
| Extrait de cascarille | | |
| — d'absinthe | ãã | 5 — |
| — de gentiane | | |
| — de myrrhe | | |
| Fleurs de camomille | | 6 — |

| | |
|---|---|
| Ecorce d'oranges amères | 10 gr. |
| Sous-carbonate de potasse | 15 — |

*F. s. a. 1 cuillerée à café, dans un 1/2 verre d'eau, 1/4 d'heure avant chaque repas.*

### FUMIGATION EMMÉNAGOGUE.

| | | |
|---|---|---|
| Absinthe | ãã | 20 gr. |
| Armoise incisée | | |
| Eau bouillante | | 1000 — |

*F. s. a. et dirigez la vapeur sur les parties sexuelles.*

### ESPÈCES VERMIFUGES.

| | | |
|---|---|---|
| Tanaisie | | |
| Absinthe | ãã P.E. | |
| Camomille | | |
| Semen-contra | | |

### VIN AROMATIQUE AMER (Récamier).

| | |
|---|---|
| Absinthe | 15 gr. |
| Ményanthe | 15 — |
| Semences de cardamome | 8 — |
| Vin blanc | 250 — |

*1 petit verre avant le repas.*

**— MARITIME.** — *Artemisia maritima*

**Propr.** — Vermifuge.

**Prép. us.** — Infusé. 5 à 10 gr. dans une tasse de lait ou d'eau : en lavement, 5 à 20 gr. contre les oxyures.

### SIROP VERMIFUGE DE CRUVEILHIER.

| | | |
|---|---|---|
| Séné | | |
| Rhubarbe | | |
| Semen-contra | ãã | 5 gr. |
| Mousse de Corse | | |
| Tanaisie | | |

| | | |
|---|---|---|
| Petite absinthe | ãã | 5 gr. |
| Absinthe maritime | | |
| Eau, q. s. pour recueillir 250 gr. | | |
| Sucre, q. s. | | |

*Faites fondre : par cuillerée à bouche chaque matin.*

ACE — 16 —

## ACANTHE.— *Acanthus mollis.* — Acanthacées.
**Part. empl.** — Autrefois feuilles.
**Propr. thér.** — Emollient.

## ACÉTANILINE (Voy. *Anti-fébrine*).

## ACÉTIQUE (acide) ($C^2H^4O^2$).

### — CRISTALLISABLE OU MONOHYDRATÉ.
**Propr. thér.** A *l'int.* stimulant en inspiration; à *l'ext.* caustique et vésicant (vésicatoire de Beauvoisin) antiseptique.
**Form.** — *Sels anglais.* Sulfate de potasse imprégné d'acide acétique.

SOLUTION ANTISEPTIQUE.
Acide acétique    20 gr.
Eau    100 —

VINAIGRE AROMATIQUE ANGLAIS.
Acide acétique cristallisable    100 gr.

Camphre    10 gr.
Huile volatile de cannelle
Huile volatile de girofles    ãã    0 gr. 20 cent.
de Lavande    0 gr. 10 cent.

### — DU COMMERCE. — *Syn.* Acide pyroligneux. *Dens.* 1, 060.

### — VINAIGRE OFFICINAL. — *Vinaigre de vin.*
**Propr. thér.** — Stimulant de l'appétit, antipyrétique (lotions vinaigrées) — astringent — antiseptique.
**Prép. us.** : vinaigre aromatique — sirop de vinaigre framboisé. Vinaigre antiseptique ou des 4 voleurs.

INJECTION CONTRE LA SUPPURATION DU CARCINOME UTÉRIN.
Vinaigre blanc    300 gr.
Teinture d'eucalyptus    45 —
Acide salicylique    1 —
Salicylate de soude    20 —
*M. s. a. 1 à 5 cuillerées à bouche pour 1 litre d'eau tiède.*

LIMONADE AU VINAIGRE.
Vinaigre blanc    30 gr.
Sirop de sucre    100 —
Eau    1000 —
VINAIGRE CAMPHRÉ.
Camphre    10 gr.
Acide acétique cristallisable    10 —
Vinaigre    400 —
*Antiseptique.*

## ACÉTONE. — $C^2H^6O$ — D, = 0.814. Soluble dans tous les liquides.
**Prop. thér.** — Anesthésique — anthelmintique.
**Posologie.** — 15 à 30 gouttes 3 à 4 fois par jour comme anthelmintique, dans une infusion aromatique tiède.

POTION.
Acétone    2 gr.
Alcoolé d'oranges    5 —
Sirop d'écorce d'oranges    30 —

Eau de tilleul    120 gr.
*Par cuillerées à bouche, contenant* 0,20 *d'acétone.*

## ACHE. — *Apium graveolens.* — Ombellifères. *Syn.* Persil ou Celeri des marais.
**Part. empl.** — Racine, feuilles, séminoïdes.
**Princ. act.** — 1° Huile volatile ; 2° matière sucrée analogue à la mannite.
**Propr. thér.** — Excitant, diurétique.

**Prép. us.** — Fait partie des cinq racines apéritives et entre dans la composition du sirop de ce nom.

**Dose.** — Infusé, 15 à 20 p. 1000.

## ACONIT. — *Aconitum napellus.* — Renonculacées. *Syn.* Capuchon, Pistolet, Casque de Jupiter, Char de Vénus.

**Part. empl.** — Fleurs, racines, feuilles.

**Princ. act.** — Aconitine (*amorphe et cristallisée*).

**Propr.** — Vénéneux, stupéfiant employé contre rhumatisme chronique, goutte, gravelle, névralgies, paralysies — emménagogue, antiherpétique, antisyphilitique.

**Prép. us. et doses.** — Alcoolature de feuilles d'aconit, 1 à 5 gr.; — Alcoolature de racines, 5 à 30 gouttes; — Extrait de feuilles, 5 à 30 cent.; — Extrait de racines, 1 à 5 cent.; — Poudre de feuilles, 5 à 30 cent.; — Poudre de racines, 1 à 10 cent.; — Saccharure d'aconit, 1 à 4 gr.; — Sirop d'aconit (feuilles), 1 à 2 cuillerées à bouche; — Teinture de feuilles, 2 à 5 gr.; — Teinture de racines, 5 à 30 gouttes; — Teinture éthérée de feuilles, 2 à 3 gr.

MIXTURE ANESTHÉSIQUE.

| | |
|---|---|
| Teinture d'aconit | 40 gr. |
| Teinture de Coca | 20 — |
| Chloroforme | 10 — |

*M. contre névralgies, en frictions sur les gencives.*

MIXTURE ANTIGASTRALGIQUE (J. Simon).

| | |
|---|---|
| Teinture de colombo | 10 gr. |
| — de belladone | 5 — |
| — d'aconit | 5 — |
| Elixir parégorique | 5 — |

*M. 5 à 10 gouttes avant chaque repas.*

MIXTURE CALMANTE (Gueneau de Mussy).

| | |
|---|---|
| Alcoolat de mélisse composé | 4 gr. |
| Alcoolature d'aconit | 2 — |
| Chloroforme | 1 — |

*M.*

MIXTURE CONTRE LA CÉPHALALGIE.

| | |
|---|---|
| Bromure de potassium | 3 gr. 50 centigr. |
| Teinture de racine d'aconit | X gouttes |
| Eau distillée | 125 gr. |

*Faites dissoudre, à prendre en une fois.*

PILULES D'ACONIT (Biett).

| | |
|---|---|
| Extrait alcoolique d'aconit | 2 gr. |
| Poudre de guimauve | Q. s. |

*F. s. a. 50 pilules, 1 à 4 par jour.*

PILULES D'ACONIT (Devergie).

| | |
|---|---|
| Extrait hydro-alcoolique d'aconit | 0 gr. 50 centigr. |
| Conserve de roses | Q. s. |

*F. s. a. 20 pilules, 2 à 4 par jour.*

PILULES D'ACONIT MERCURIELLES.

| | |
|---|---|
| Extrait d'aconit | 0 gr. 05 centigr. |
| Bichlorure d'hydrargyre | 0 — 05 — |

*F. 10 pilules, 2 par jour.*

POTION D'ACONIT.

| | |
|---|---|
| Alcoolature d'aconit | 1 à 4 gr. |
| Eau distillée de mélisse | 100 — |
| Sirop diacode | 30 — |

*M. par cuillerées.*

POTION D'ACONIT ET SULFATE QUININE.

| | |
|---|---|
| Bi-sulfate de quinine | 2 gr. |
| Alcoolature d'aconit | 4 — |
| Eau | 120 — |

*F. s. a. à prendre par cuillerées dans les 24 heures.*

POTION CONTRE LA CÉPHALALGIE.

| | |
|---|---|
| Alcoolature d'aconit | 1 gr. |
| Sirop de fleurs d'oranger | 30 — |
| Eau | 100 — |
| Alcoolat de mélisse | 10 — |

*Par cuillerées toutes les heures.*

POTION CONTRE LA COQUELUCHE (de Beaufort).

| | |
|---|---|
| Iodure de potassium | 0 gr. 90 centigr. |
| Alcoolature d'aconit | 0 — 75 — |
| Sirop de baume de Tolu | 60 — |

*F. dissoudre, 1 à 8 cuillerées à café par jour suivant les âges.*

POTION CONTRE LA DYSENTERIE.

| | |
|---|---|
| Extrait alcoolique d'aconit | 0 gr. 10 centigr. |
| Eau | 100 — |
| Sirop diacode | 30 — |

*M. par cuillerées à bouche dans les 24 heures.*

### POTION CONTRE L'ENROUEMENT.

| | |
|---|---|
| Infusion de fruits pectoraux | 100 gr. |
| Alcoolature d'aconit | XX à XXX gouttes |
| Sirop de baume de Tolu } ãā | 15 gr. |
| Sirop de codéine } | |

*F. s. a. à prendre dans la journée.*

### POTION CONTRE LA GOUTTE AIGUË.

| | | |
|---|---|---|
| Teinture de semences de colchique | X à XV gouttes | |
| Teinture de digitale | X | — |
| Alcoolature d'aconit | XV | — |
| Hydrolat de laitue | 80 gr. | |
| Sirop des 5 racines | 20 | — |

*F. s. a. par cuillerées de 2 en 2 heures.*

### POMMADE A L'EXTRAIT D'ACONIT (Turnbull).

| | |
|---|---|
| 1. Extrait alcoolique d'aconit | 3 gr. |
| Axonge | 8 — |
| M. | |

| | |
|---|---|
| 2. Extrait alcoolique d'aconit | 3 gr. |
| Ammoniaque | X. gouttes |
| Axonge | 12 gr. |

### POMMADE CONTRE SCIATIQUE (Debourge).

| | |
|---|---|
| Pommade stibiée | 40 gr. |
| Extrait d'aconit | 5 — |
| M. | |

### PRÉSERVATIF CONTRE LA COQUELUCHE.

| | |
|---|---|
| Eau gommeuse | 200 gr. |
| Extrait d'aconit | 0 — 05 centign. |
| Eau de laurier-cerise | 4 — |
| Sirop d'ipécacuanha | 30 — |

*Par cuillerées à café d'heure en heure chez l'enfant; à bouche chez l'adulte.*

### SIROP D'ACONIT (Ferrand).

| | |
|---|---|
| Alcoolature d'aconit | 100 gr. |
| Sirop de sucre | 1000 — |

*M. 1 à 2 cuillerées à bouche par jour.*

— **ACONITINE**. — ($C^{33}H^{43}AzO^{12} = 645$), à peine soluble dans l'eau froide, soluble alcool, éther, benzine.

**Propr. thér.** — Sédatif puissant, affections nerveuses, tics douloureux, névralgies faciales, dilate la pupille.

**Prép. et posologie.** — Aconitine *amorphe*, 1 à 3 milligr.; — aconitine *cristallisée* 4 fois plus active que l'autre. — 1/4 à 1 milligr. par jour. *(Écrire la dose en toutes lettres et souligner.)*

**Azotate d'aconitine cristal.** *(Même posologie).* — Les granules renferment 1/4 de milligr. d'aconitine cristallisée, et 1 milligr. d'aconitine amorphe.

### LIQUEUR D'ACONITINE (Turnbull).

| | |
|---|---|
| Aconitine amorphe | 1 gr. |
| Alcool rectifié | 8 — |

*Faites dissoudre : en frictions sur la face ou derrière l'oreille.*

### PILULES D'ACONITINE.

| | |
|---|---|
| Aconitine amorphe | 0 gr. 05 |
| Réglisse | 1 — |
| Sirop simple | Q. s. |

*F. 25 pil. contenant 2 milligr. d'aconitine.*

### PILULES CONTRE LA MIGRAINE (Hervez de Chégoin).

| | |
|---|---|
| Aconitine amorphe | 0 gr. 010 milligr. |
| Sulfate de quinine | 1 — |
| Acide tannique | 1 — |

*M. pour 20 pilules; 1 ou 2 par jour.*

### PILULES CONTRE LA NÉVRALGIE FACIALE (Laborde).

| | |
|---|---|
| Sulfate de quinine | 0 gr. 20 centigr. |
| Azotate d'aconitine cristallisée | 0 — 1/4 milligr. |
| Extrait de quinquina | Q. s. |

*Pour une pilule; 2 à 3 de ces pil. en 24 h.*

### POMMADE D'ACONITINE (Turnbull).

| | |
|---|---|
| Aconitine amorphe | 1 gr. |
| Alcool à 85° | 2 — |
| Axonge | 40 — |

*M. Dose : 1 à 2 gr. en frictions.*

### POMMADE CONTRE LA SCIATIQUE (Oppolzer)

| | |
|---|---|
| Aconitine amorphe | 1 gr. |
| Axonge | 100 — |

*M. frictions loco dolente.*

### TEINTURE D'ACONITINE (Bouchardat).

| | |
|---|---|
| Aconitine amorphe | 0 gr. 10 centigr. |
| Alcool à 80° | 100 — |

*A l'int. doses : 5 décigr. à 1 gr. en potion;*

*A l'ext. doses : 2 à 10 gr. en frictions.*

**ACORE.** — *Acorus calamus, acore odorant, roseau aromatique.* Aroïdées.
**Part. empl.** — Rhizome.
**Propr. thér.** — Stomachique, amer et stimulant.
**Prép. pharm. et posologie.** 1° poudre, 1 à 4 gr.; 2° infusé, 20 pour 1000; 3° sirop 25 à 100 gr.

**ACTINOMERIS HÉLIANTHOIDES.** — Composées.
*Syn.* Diabetes Weed.
**Part. empl.** — Racine.
**Prép. pharm. et posologie.** — Teinture éthérée 4 à 6 gr. par jour dans hydropisie, cystite chronique, affections calculeuses.

**ADONIS VERNALIS.** — Renonculacées.
**Part. empl.** — Tige et feuilles,
**Princ. act.** — Acide aconitique et adonidine.
**Propr. thér.** — Régularise les battements du cœur, augmente la pression artérielle, augmente également la quantité d'urine.
**Prép. pharm. et posol.** — Infusion, 20 gr. pour 1000; 200 gr. dans les 24 h.; extr. aqueux et alcoolique 1 gr. à 1 gr. 10 par 24 h.

**— ADONIDINE.** — Glucoside de l'*Adonis vernalis* — Soluble dans eau et alcool, insoluble dans éther anhydre, chloroforme, essence de térébenthine, benzine.
**Prép. et posologie.** — Tannate d'adonidine 1 à 2 centigr. par jour. — Adonidine 5 à 15 milligr. par jour, en pilules.

**AEGLE MARMELOS.** — Rutacées.
**Part. empl.** fruit.
**Princ. act.** — Acide tannique, huile essentielle, principe amer et balsamique.
**Prop. thér.** — Stimulant dans les diarrhées atoniques, les dysenteries, la constipation.
**Prép. pharm. et posologie.**

| 1. Extrait liquide | 30 à 60 gr. | 3. Mixture | Pulpe du fruit | 60 gr. |
|---|---|---|---|---|
| *Par jour.* | | | Eau | 120 — |
| 2. Extrait mou | 2 à 4 — | | Sucre | 60 — |
| *En 3 fois par jour.* | | | *A prendre en 2 fois.* | |

**AETHUSA CYNAPIUM.** — V. *Petite Ciguë.*

**AGARIC.** — *Polyporus* ou *Boletus officinalis.* Champignons.
*Syn.* Agaric blanc, agaric purgatif, polypore.
**Princ. act.** Résine amère.
**Propr. thér.** — Purgatif, drastique, hydragogue; employé contre les sueurs des phthisiques.
**Prép. pharm. et posologie.** — Poudre 0 gr. 25 à 1 gr. 25; extrait: 0, gr. 05 à 0 gr. 20.

| PILULES D'AGARIC BLANC OPIACÉES (Rayer). | | PILULES D'AGARIC ET QUININE. | |
|---|---|---|---|
| Agaric blanc pulv. | 0 gr. 15 centigr. | Agaric blanc | 1 gr. |
| Extrait d'opium | 0 — 03 — | Tannate de quinine | 1 — |
| | | Extrait de gentiane | Q. s. |
| *M. pour 1 pil. 1 à 2 le soir contre sueurs des phthisiques.* | | *M. p. 20 pil. — 4 le soir contre sueurs colliquatives des phthisiques.* | |

POUDRE (Bamberger.)

| | |
|---|---|
| Agaric blanc | 0 gr. 80 centigr. |
| Sucre | 5 — 00 — |

Div. en 6 doses ; 2 doses avant de se coucher contre sueurs des phthisiques.

## AGARIC DU CHÊNE. — *Polyporus fomentarius* ou *ignia rius. Syn.* Agaric ou amadou non salpêtré.
**Propr. thér.**— Sert à arrêter le sang des sangsues et des hémorrhagies légères.

## AIGREMOINE. — *Agrimonia eupatoria.* (Rosacées.) *Syn.* Eupatoire.
**Part. empl.** Feuilles et sommités.
**Princ. act.** — Tannin, huile essentielle.
**Propr. thér.** — Astringent léger.
**Prép. pharm. et posologie.** — *A l'int.* Infusion (feuilles) 5 à 15 gr. p. 500 d'eau. Extrait : 2 à 4 gr., poudre 4 à 8 gr.
*A l'ext.* En fomentations, cataplasmes, gargarismes, injections 30 gr. pour 300 d'eau.
**Incomp.** — Sels de fer.

## AIL. — *Allium. sativum.* Liliacées. *Syn.* — Ail cultivé.
**Part. empl.** bulbes
**Princ. act.** — Huile volatile sulfureuse, sulfure d'allyle.
**Prép. thér.** — Excitant, rubéfiant.
**Prép. pharm. et posologie.** — *A l'int.* oxymel 30 à 60 gr. : sirop 30 à 60 gr. en potion ; teinture alcoolique 10 à 15 gr. ; *à l'ext.* comme rubéfiant et vésicant — vinaigre des 4 voleurs.

## AIRELLE. — *Vaccinium myrtillus.* Ericacées. Syn. Myrtille, raisin de bois, brimbelle.
**Part. empl.** — Feuilles, fruits.
**Princ. act.** — Acide quinique (Zwenger).
**Prop. thér.** — Antidiarrhéique.
**Prép. thérap. et posologie.** — Poudre, 4 gr. toutes les 2 ou 3 h.; extrait, 1 à 2 gr., *par jour en pilules ;* — teinture (Reisse), avec baies récentes, 100 gr., alcool à 56°, 1000 gr. *1 verre à liqueur par jour ; —* Sirop : 5 gr d'extrait, sirop de sucre 1000 gr.—*2 à 6 cuillerées à bouche par jour.*

## ALBUMINE. — Blanc d'œuf, soluble dans l'eau, coagulable par la chaleur, l'acide azotique et l'alcool.
**Prop. thér.** — Antidiarrhéique, antidote des poisons minéraux.
**Prép. pharm.** — Eau albumineuse : 4 blancs d'œuf dans un litre d'eau.
**Incomp.** — Acides, alcool,

LINIMENT ALBUMINEUX CONTRE LES CONTUSIONS (Christison).

| | |
|---|---|
| Blanc d'œuf | āā parties égales. |
| Esprit-de-vin | |

*M. en agitant : Contre excoriations à la suite de contusions.*

POTION ALBUMINEUSE (Ricord).

| | |
|---|---|
| Eau distillée de laitue | 60 gr. |
| Sp. thébaique | 30 — |
| Blanc d'œuf | 1 ou 2 |

*M. à prendre dans la journée contre la diarrhée.*

## ALCALI VOLATIL. — V. *Ammoniaque liquide.*

# ALCOOL. — $C^2H^6O = C^2H^5,OH$. Syn. alcool éthylique, alcool ordinaire, esprit-de-vin.

**Propr. thér.** — *A l'ext.* Antifermentescible, antipudride, irritant, stimulant.

*A l'int.* Empêche la dénutrition, stimulant du système nerveux, tonique.

**Prép. pharm.** — Entre dans la composition de nombreuses préparations (alcoolats, alcoolatures).

### LAVEMENT STIMULANT.

| | | |
|---|---|---|
| Vin blanc | | |
| Eau-de-vie | ãã | 100 gr. |
| Eau chaude | | |

### LIMONADE ALCOOLIQUE (F. H. P.).

| | |
|---|---|
| Alcool à 90° | 60 gr. |
| Sp. tartrique | 60 — |
| Eau | 880 — |
| M. | |

### MIXTURE ALCOOLIQUE (Dorvault).

| | | |
|---|---|---|
| Eau-de-vie de Cognac | ãã | 90 gr. |
| Eau distillée de cannelle | | |
| Jaunes d'œufs | | n° 2 |
| Sucre blanc pulv. | | 15 gr. |

Battez le tout ensemble. — Doses : 20 à 60 gr.

### AUTRE :

| | |
|---|---|
| Elixir de Garus | 30 à 50 gr. |
| Infusion de thé | 120 — |

Par cuillerées.

### POTION ALCOOLIQUE (Trastour).

| | |
|---|---|
| Eau | 100 gr. |
| Eau-de-vie de Cognac | 80 — |
| Sp. de quinquina | 30 — |

M. par cuillerées à bouche d'heure en heure.

### POTION ALCOOLIQUE (Jaccoud).

| | |
|---|---|
| Vin rouge | 100 gr. |
| Alcoolé de cannelle | 8 — |
| Ext. aqueux de quinquina | 3 à 4 — |
| Cognac | 30 à 100 — |
| Sp. d'éc. d'or. | 30 -- |

M. par cuillerées à bouche toutes les 2 h.

### POTION ALCOOLIQUE (phthisie).

| | |
|---|---|
| Eau-de-vie | 100 gr. |
| Teint. de cannelle | 5 — |
| Sp. simple | 45 — |
| Eau | 50 — |

M. par cuillerées à bouche toutes les heures.

### POTION CONTRE LA PNEUMONIE (Gubler).

| | |
|---|---|
| Alcool à 85° | 50 gr. |
| Eau | 50 — |
| Sp. d'éc. d'or. am. | 50 — |

M. une cuillerée à bouche toutes les 2 h.

### POTION CORDIALE (Cod.)

| | |
|---|---|
| Banyuls | 110 gr. |
| Sp. d'éc. d'or. amères | 40 — |
| Teinture de cannelle | 10 — |

M. par cuil. à bouche toutes les 2 h.

### POTION DE PETER (phthisie).

| | |
|---|---|
| Ext. de quinquina | 4 gr. |
| Cognac | 40 — |
| Julep | 100 — |

M. par cuil. à bouche toutes les 2 h.

### POTION DE TODD (Cod.).

| | |
|---|---|
| Eau-de-vie ou rhum | 40 gr. |
| Sp. simple | 38 — |
| Teint. de cannelle | 5 — |
| Eau distillée | 75 — |
| M. | |

### PUNCH (Bouchardat).

| | |
|---|---|
| Thé | 10 gr. |
| Eau bouillante | 250 — |

F. infuser, passez, ajoutez :

| | |
|---|---|
| Rhum ou cognac | 150 — |
| Sp. simple | 150 — |
| Citron coupé | n° 1 |

M. une tasse à café tous les 1/4 d'heure.

### SIROP DE PUNCH (Dorvault).

| | |
|---|---|
| Sucre | 1500 gr. |
| Eau | 800 — |
| Thé Hyswen | 8 — |
| Acide citrique | 1 — |
| Citron frais | n° 1 |
| Rhum Jamaïque | 1500 — |

Pour préparer le punch.

| | | |
|---|---|---|
| Sp. punch | ãã | part. égales. |
| Eau bouillante | | |

# ALKÉKENGE. — *Physalis alkekengi.* Solanées. — Syn. Coqueret, cerise d'hiver ou de Juif. — **Part. empl.** Baies, tiges, feuilles.

**Princ. act.** — Physaline (Dessaignes et Chautard),

**Prop. thér.** — Diurétique, fébrifuge.

**Prép pharm. et posol.** — *A l'int.* Extrait : 4 à 6 gr. ; Poudré : 5 à 20 gr. ; Vin : 15 à 30, diurétique, 60 à 100, fébrifuge ; *A l'ext.* Lotions, fomentations, injections calmantes, 60 à 120 gr. par 1000 gr. d'eau.

PILULES ANTIGOUTTEUSES (Laville).

| | | |
|---|---|---|
| Extrait d'alkékenge | 3 parties. | |
| Sol. de silicate de soude à 80° | 1 — | |

Poudre de chamœdris     Q. s.

*Diviser en pilules de 30 cent. 4 à 10 par jour.*

## ALOÈS.

**ALOÈS.** — Suc extrait de plusieurs espèces d'*aloès*, famille des Liliacées. 1° Aloès socotrin (*aloe socotrina*); 2° aloès des Barbades (*Aloe vulgaris et aloe sinuata*); 3° Aloès du Cap (*aloe ferox, horridá, spicata, linguiformis*).

**Part. empl.** — Suc épaissi des feuilles.

**Princ. act.** — Aloïne.

**Prop. thérap.** — Purgatif, drastique, emménagogue, anthelmentique, tonique.

**Prép. pharm. et posol.** — *A l'int.* Extrait : 0 gr. 05 à 0 gr. 25, tonique ; — 0 gr. 15 à 0 gr. 50 purgatif. — Poudre : 0 gr. 05 à 0 gr. 25, tonique ; — 0 gr. 15 à 1 gr. 50 purgatif ; — Teinture simple : 5 à 20 gr. ; — Teinture composée : 5 à 20 gr. *A l'ext.* Teinture et soluté hydro-alcoolique.

COLLYRE DE BRUN (Cadet).

| | |
|---|---|
| Aloès hépatique en poudre | 4 gr. |
| *F. bouillir dans :* | |
| Vin blanc | 30 — |
| *Ajoutez :* | |
| Eau de rose | 30 — |
| Teinture de safran | XXX gouttes. |

COLLYRE CONTRE TAIE DE LA CORNÉE (Boerhaave).

| | |
|---|---|
| Aloès socotrin | 0 gr. 03 centigr. |
| Calomel | 0 — 03 — |
| Sucre | 4 — |
| *En insufflations.* | |

GLYCÉROLÉ D'ALOÈS (Chausit, Simon).

| | |
|---|---|
| Aloès des Barbades pulv. | 10 gr. |
| Glycérine | 100 gr. |
| F. | |

GRAINS DE SANTÉ (Cadet).

| | |
|---|---|
| Aloès socotrin | 100 gr. |
| Jalap | 100 — |
| Rhubarbe | 25 — |
| Sirop d'absinthe | Q. s. |

*F. s. a. pilules de 15 centigr. 1 à 2 par jour.*

GRAINS DE VIE (Mésué).

| | |
|---|---|
| Aloès socotrin | 30 gr. |
| Roses rouges | 10 — |
| Mastic | 10 — |
| Sirop d'absinthe | Q. s. |

*F. s. a. pilules de 15 centigr.*

INJECTION DÉTERSIVE (Gaubius).

| | |
|---|---|
| Miel rosat | 30 gr. |
| Aloès | 0 — 5 décigr. |
| Sel ammoniac | 0 — 2 — |
| Eau distillée de fenouil ou de roses | 200 — |

*M. 2 à 4 injections par jour.*

LAVEMENT D'ALOÈS (Aran).

| | |
|---|---|
| Aloès du Cap | |
| Savon médicinal   ãã | 2 à 10 gr. |
| Eau bouillante | 100 — |

LAVEMENT ALOÉTIQUE.

| | |
|---|---|
| Poudre d'aloès | 5 gr. |
| Soluté de savon à 1/10 | 250 — |
| *F. dissoudre.* | |

ONGUENT DIGESTIF ANTISEPTIQUE (Boerhaave).

| | |
|---|---|
| Térébenthine | 50 gr. |
| Jaune d'œuf | n° 1 |
| Onguent basilicum | 50 gr. |
| Aloès | 10 — |
| *M.* | |

PILULES D'ALOÈS (Cod.).

*Un décigramme par pilule, 1 à 2 pilules avant les repas.*

PILULES D'ALOÈS COMPOSÉES (Ph. Dub.).

| | |
|---|---|
| Aloès | 12 gr. |
| Extrait de gentiane | 6 — |
| Essence carvi | 1 — |
| Poudre de guimauve | Q. s. |

*F. s. a. pilules de 15 centigr.*

PILULES ALOÉTIQUES SAVONNEUSES (Cod.).

Aloès  
Savon médicinal } āā 0 gr. 1 décigr.

*M. p. 1 pilule. 2 à 6 pilules..*

PILULES ALOÉTIQUES SAVONNEUSES (Burdach).

Aloès  
Calomel à la vapeur } āā 0 g. 5 centigr.  
Savon médicinal

*M. p. 1 pilule. 1 à 5 pilules (anthelmintique).*

### PILULES AMÈRES (Gall).

Extrait de trèfle d'eau  
— de rhubarbe } āā 3 gr.  
Poudre d'aloès 2 —  
Poudre de rhubarbe Q. s.

*M. et F. s. a. pilules de 15 cent. — 3 par jour.*

### PILULES ANTE CIBUM

Aloès du Cap 10 gr.  
Extrait de quinquina 5 —  
Poudre de cannelle 2 —  
Sirop d'absinthe 3 —

*F. s. a. 100 pilules. 1 ou 2 avant le repas.*

### PILULES ANTIBILIEUSES (Dixon).

Aloès 10 gr.  
Scammonée 10 —  
Rhubarbe 10 —  
Émétique 1 —

*F. pilules de 15 cent. 2 à 3 par jour.*

### PILULES ANTIBILIEUSES (Harvey).

Aloès 10 gr.  
Racine de Jalap 10 —  
Rhubarbe 10 —  
Extrait de coloquinte 10 —  
Sirop de neprun Q. s.

*F. s. a. pilules de 20 cent. 1 à 4*

### PILULES DE BONTIUS (Cod.).

Aloès des Barbades  
Gomme-gutte } āā 10 gr.  
Gomme ammoniaque  
Vinaigre blanc Q. s.

*Pour pilules de 0 g. 20. 3 à 6 par jour.*

### PILULES DRASTIQUES (Bouchardat).

Scammonée d'Alep grise 2 gr.  
Gomme-gutte 2 —  
Coloquinte en poudre 2 —  
Aloès des Barbades 1 —

*F. s. a. pilules de 10 cent. 2 à 3 par repas.*

### PILULES ÉCOSSAISES D'ANDERSON (Cod.).

Aloès des Barbades 0 gr. 08 centigr.

Gomme-gutte 0 gr. 08 centigr.  
Essence d'anis 0 — 004 milligr.  
Miel blanc Q. s.

*M pour 1 pilule. 2 à 6 pilules*

### PILULES DE FOTHERGILL.

Aloès 30 gr.  
Scammonée 30 —  
Extrait de coloquinte 30 —  
Antimoine diaphorétique lavé Q. s.

*Divisez en pilules de 10 centigr. 4 à 8 par jour.*

### PILULES DE HOLLOWAY.

Aloès 4 gr.  
Rhubarbe 1 — 70 centigr.  
Poivre 0 — 45 —  
Safran 0 — 20 —  
Sulfate de soude 0 — 20 —

*F. s. a. 144 pilules.*

### PILULES IMMORTELLES (Bouchardat).

Aloès 5 gr.  
Jalap 10 —  
Emétique 1 —  
Sirop de gomme Q. s.

*F. s. a. 72 pilules. 1 à 2 par jour.*

### PILULES LAXATIVES.

Aloès socotrin 0 gr. 01 centigr.  
Extrait de belladone  
Feuille de belladone pulvérisées } āā 0 — 01 centigr.

*M. p. 1 pilule. 1 pilule matin et soir.*

### PILULES PURGATIVES ET TONIQUES.

Aloès 4 gr.  
Sulfate de fer 6 —  
Poudre de cannelle 12 —  
Conserve de roses Q. s.

*F. s. a. Des pilules de 0 gr. 25 centigr. Dose 2 à 3.*

### PILULES PURGATIVES DE MORISSON (Bosredon).

No 1. Aloès 0 gr. 07 centigr.  
Crème de tartre soluble  
Extrait de séné } āā 0 gr. 035 milligr.

*M. p. 1 pilule. 1 à 4 par jour.*

No 2. Aloès 0 gr. 04 centigr.  
Crème de tartre soluble 0 — 02 —  
Jalap pulvérisé 0 — 02 —  
Coloquinte pulvérisée 0 — 03 —  
Gomme-gutte 0 — 03 —

*M. p. 1 pilule. 1 à 4.*

### PILULES PURGATIVES (Peter).

Aloès 0 gr. 05 centigr.  
Myrrhe 0 — 025 milligr.  
Safran pulvérisé 0 — 012 —  
Conserve de roses 0 — 07 centigr.

*M. pour 1 pilule. 1 à 2 (stomachique). 2 à 10 (purg.)*

PILULES PURGATIVES (Peter).

| Aloès socotrin | 0 gr. 05 centigr. |
| Jalap pulvérisé | 0 — 05 — |
| Scammonée pulvérisée | 0 — 05 — |
| Gomme-gutte | 0 — 05 — |
| Calomel à la vapeur | 0 — 05 — |

*M. p. 1 pilule. 1 à 6 par jour.*

PILULES PURGATIVES (Trousseau).

| Aloès | 0 gr. 05 centigr. |
| Extrait de rhubarbe | 0 — 05 — |
| Gomme-gutte | 0 — 05 — |
| Extrait de coloquinte | 0 — 01 — |
| Extrait de jusquiame | 0 — 02 — |
| Essence d'anis | 0 — 004 milligr. |

*M. pour 1 pilule arg. 1 par jour.*

PILULES DE RUFUS.

| Aloès | 0 gr. 1 décigr. |
| Myrrhe | 0 — 05 centigr. |
| Safran | 0 — 025 mill. |
| Sirop d'absinthe | Q. s. |

*M. p. 1 pilule. 1 à 10 pilules par jour (purgatif).*

PILULES TONI-PURGATIVES.

| Oxyde de fer noir | 4 gr. |
| Aloès socotrin | 3 — |
| Extrait de quinquina | Q. s. |

*F. pilules de 15 centigr. 2 à 4 gr. par jour.*

SUPPOSITOIRE ALOÉTIQUE (Cod.).

| Beurre de cacao | 5 gr. |
| Aloès | 0 — 50 centigr. |

SUPPOSITOIRE PURGATIF (Bouch.).

| Aloès | 1 gr. |
| Chlorure de sodium | 1 — |
| Miel | Q. s. |

TEINTURE D'ALOÈS COMPOSÉE. Elixir de longue vie (Cod.).

*Dose de 5 à 20 gr.*

# ALSTONIA SCHOLARIS. — Apocynacées. — Part. empl. — Ecorce.

**Princ. act.** — Ditamine, Echitamine.

**Prop. thérap.** — Tonique, anthelmintique, antipériodique, fébrifuge.

**Prép. pharm. et pos.** — A l'int. 1° Poudre : 20 à 25 gr. ; anthelmintique.

| 2° Alcoolé. | Ecorce d'alstonia scholaris | 100 gr. | 3 à 6 gr. |
| | Alcool à 60° | 500 gr. | |
| 3° Infusion. | Ecorce concassée | 25 gr. | 30 à 60 gr. |
| | Eau bouillante | 300 gr. | par jour. |

# ALUMINE. — Al² O³ — Syn. Oxyde d'aluminium.

**Prop. thérap.** — Astringent.

**Prép. pharm.** — Sulfate et nitrate d'alumine, à l'ext. en collyres, injections.

COLLYRE CONTRE L'OPHTALMIE PURULENTE (Clot-Bey).

| Sulfate d'alumine | |
| Sulfate de zinc | āā part. ég. |
| Eau distillée | Q. s. |

*Dissolvez les sels jusqu'à saturation.*

INJECTION ASTRINGENTE ANTISEPTIQUE

| Sulfate d'alumine | 2 gr. |
| Hydrate de chloral | 1 — |
| Eau distillée | 100 — |

*F. dissoudre, contre l'otorrhée.*

LOTION CONTRE LE PRURIT VULVAIRE. (Gill et Winckel).

| Nitrate d'alumine | 1 gr. 50 centigr. |
| Eau distillée | 120 — |

*F. dissoudre, 2 ou 3 lotions tièdes par jour.*

PILULES ASTRINGENTES.

| Sulfate d'alumine | 0 gr. 30 centigr. |
| Cachou | 1 — |

*F. s. a. 6 pil., à prendre dans les 24 h.*

SOLUTÉ ALUMINEUX BENZOINÉ (Mentel).

| Sulfate d'alumine | 10 gr. |
| Eau | 20 — |
| Hydrate d'alumine en gelée | Q. s. |
| Benjoin pulv. | 1 gr. |

*Astringent (10 p. 100); hémostatique (pur).*

# ALUN (SO⁴)³ Al² SO⁴ K² + 24H²O. — Syn. Sulfate double

d'alumine et de potasse. — 1 gramme se dissout dans 10 gr. d'eau froide et 2 gr. 50 de glycérine, insoluble dans l'alcool.

**Propr. thér.** — Astringent, styptique.

**Prép. pharm. et posologie.** — *A l'int.* Poudre : 0 gr. 1 à 0 gr. 50, jusqu'à 12 dans coliques de plomb. *A l'ext.* Poudre : en injections, lotions.

**Incompatibilités.** — Alcalis et leurs carbonates ; sels de plomb, de chaux, émétique, infusés astringents, le lait.

### BAIN ASTRINGENT CONTRE BRULURES (Mest).

| | |
|---|---|
| Alun | 200 gr. |
| Eau | 6 à 8 seaux. |
| Lait caillé | 1 seau |

### BLANC D'ŒUF ALUMINEUX.

| | |
|---|---|
| Alun pulvérisé | 0 gr. 05 décigr. |
| Blanc d'œuf | n° 1 |
| Eau de roses | 40 — |

### BOLS ASTRINGENTS.

| | |
|---|---|
| Conserve de roses | 5 gr. |
| Ext. de ratanhia | 2 — |
| Alun | 0 — 5 décigr. |
| Opium | 0 — 1 — |
| Poudre de cachou | Q. s. |

*F. s. a. 20 bols. 2 toutes les 3 ou 4 h.*

### COLLUTOIRE ASTRINGENT.

| | |
|---|---|
| Alun pulvérisé | 2 à 4 gr. |
| Miel | 25 — |

### COLLUTOIRE ASTRINGENT.

| | |
|---|---|
| Poudre d'alun | 5 à 10 gr. |
| Miel rosal | 30 — |

### COLLYRE ALUMINEUX.

| | |
|---|---|
| Alun | 1 gr. |
| Eau de rose | 60 — |

### EAU ALUMINEUSE COMPOSÉE.

| | |
|---|---|
| Alun crist. | |
| Sulfate ferreux crist. | āā 3 gr. |
| Eau chaude | 100 — |

### EAU D'ALUN COMPOSÉE (Injection de Pringle).

| | |
|---|---|
| Alun cristallisé | 15 gr. |
| Sulfate de zinc | 12 — |
| Eau chaude | 1000 — |

### EAU HÉMOSTATIQUE (Pagliari).

| | |
|---|---|
| Benjoin | 1 gr. |
| Alun cristallisé | 2 — |
| Eau | 20 — |

### EAU HYGIÉNIQUE (Jeannel).

| | |
|---|---|
| Alun cristallisé | 15 gr. |
| Sulfate de fer | 1 — |

| | |
|---|---|
| Sulfate de cuivre | 1 gr. |
| Eau de Cologne | 10 — |
| Eau | 1000 — |

### GARGARISME ASTRINGENT (Cod.).

| | |
|---|---|
| Roses rouges sèches | 10 gr. |
| Eau bouillante | 250 — |
| Alun cristallisé | 5 — |
| Mellite de roses | 50 — |

*F. infuser les roses dans eau ; passez avec expression, et ajoutez l'alun et le mellite.*

### GARGARISME ASTRINGENT (Bennati).

| | |
|---|---|
| Alun | 10 gr. |
| Eau d'orge | 150 — |
| Miel rosat | 30 — |

### GARGARISME ASTRINGENT.

| | |
|---|---|
| Infusion de roses | 250 gr. |
| Alun | 8 — |
| Teinture d'opium 1 à | 2 — |
| Miel rosat | 30 — |

*Agitez.*

### GARGARISME ASTRINGENT.

| | |
|---|---|
| Décoction de feuilles de ronces | 200 gr. |
| Alun | 2 à 8 — |
| Miel rosat | 40 — |

### GARGARISME ASTRINGENT (Pressat).

| | |
|---|---|
| Alun | 16 gr. |
| Tannin | 4 — |
| Miel blanc | 32 — |
| Eau distillée de roses | 64 — |

*Agitez.*

### GARGARISME DÉTERSIF (Pringle).

| | |
|---|---|
| Alun | 10 gr. |
| Infusion de roses | 120 — |
| Miel rosat | 60 — |

### INJ. ALUMINEUSE POUR URÈTHRE (Ricord).

| | |
|---|---|
| Eau distillée de rose | 200 gr. |
| Alun | 1 — |

### INJ. CALMANTE ASTRINGENTE (Gaillard).

| | |
|---|---|
| Stramonium | 15 gr. |
| Eau bouillante | 1000 — |
| Alun | 15 — |

### INJ. VAGINALE D'ALUN (Ricord).

| | |
|---|---|
| Alun | 10 à 50 gr. |
| Eau | 1000 — |

2

## LAVEMENT ALUNÉ CONTRE DYSENTERIE.

| | |
|---|---|
| Alun | 8 à 12 gr. |
| Ext. de valériane | 4 — |
| Laudanum | 1 — |
| Amidon | 30 — |
| Décoction de guimauve | 500 — |

### LIMONADE ALUMINEUSE.

| | |
|---|---|
| Alun | à 5 gr. |
| Sirop citrique | 50 — |
| Eau | 1000 — |

### LOTION ASTRINGENTE (Guépin).

| | |
|---|---|
| Alcool camphré | 20 gr. |
| Alun | 2 — |
| Eau distillée | 120 — |

### PETIT-LAIT ALUNÉ.

| | |
|---|---|
| Alun | 1 à 2 gr. |
| Petit-lait | 1 litre |

### PILULES ALUNÉES D'HELVÉTIUS (Cod.).

| | |
|---|---|
| Alun pulv. | 1 décigr. |
| Sang-drag. pulv. Miel } āā | 0 gr. 05 cent. |

*M. p. 4 pil. 8 à 20 pil. par jour.*

### PILULES ALUN ET THRIDACE (Récamier).

| | |
|---|---|
| Alun | 1 gr. |
| Thridace | 1 — |

*F. s. a. 20 pil. — 1 à 6 par jour.*

### PILULES ASTRINGENTES (Cullen).

| | |
|---|---|
| Poudre de sang-dragon. | 10 gr. |
| — d'alun | 5 — |
| Conserve de roses | Q. s. |

*F. s. a. 50 pil. à prendre dans la journée.*

### PILULES ASTRINGENTES (Debreyne).

| | |
|---|---|
| Alun pulv. Cachou } āā | 0 gr. à 0 gr. 20 |

*M. p. 1 pil. — 10 à 12 pil. par jour.*

### PILULES ASTRINGENTES (Récamier).

| | |
|---|---|
| Alun pulv. | 0 gr. 06 centigr. |
| Cachou | 0 — 12 — |
| Opium brut | 0 — 02 — |
| Sp. de roses rouges | Q. s. |

*M. p. 1 pil. — 1 pil. toutes les deux heures.*

### PILULES CONTRE PERTES HÉMORRHOIDALES (Buchholtz).

| | |
|---|---|
| Alun en poudre | 3 gr. |
| Ext. de ratanhia | 3 — |
| Conserve de roses | 6 — |
| Cachou en poudre | 6 — |
| Sp. de tormentille | Q. s. |

*F. s. a. 60 pil. 2 matin et soir*

### PILULES TODIQUES ASTRINGENTES.

| | |
|---|---|
| Extrait de quinquina | 10 gr. |
| Alun pulvérisé | 10 — |
| Poudre de cannelle | Q. s. |

*Pour 100 pilules 5 à 10 par jour.*

### POMMADE ANTIHÉMORRHOIDALE (Mallez.).

| | |
|---|---|
| Extrait de sureau | 1 gr. |
| Alun calciné | 0 — 50 centigr. |
| Onguent populeum | 16 — |

### POMMADE ANTIPRURIGINEUSE (Gibert).

| | |
|---|---|
| Alun | 1 gr. |
| Camphre | 0 — 75 centigr. |
| Axonge | 30 — |

### POMMADE CONTRE ENGELURES NON ULCÉRÉES (Mayet).

| | |
|---|---|
| Alun calciné | 2 gr. 50 centigr. |
| Iodure de potassium | 1 — |
| Laudanum de Rousseau | 1 — |
| Pommade rosat | 2 — 50 centigr. |
| Axonge | 15 — |

*M. onctions matin et soir sur les engelures.*

### POTION ALUMINEUSE CONTRE LES HÉMORRHAGIES UTÉRINES PASSIVES

| | |
|---|---|
| Alun | 4 à 6 gr. |
| Infusion de roses | 150 — |
| Sp. de sucre Sp. diacode } āā | 20 — |

*Par cuillerées.*

### POTION ASTRINGENTE.

| | |
|---|---|
| Alun pulv. | 2 à 4 gr. |
| Eau distillée | 140 — |
| Sp. simple | 60 — |

*M. 1 cuil. à bouche toutes les h.*

### POTION ASTRINGENTE.

| | |
|---|---|
| Alun pulv. | 0 gr. 5 décigr. |
| Extrait de ratanhia | 5 — |
| Infusé de roses rouges 1/100 | 150 — |
| Sp. de roses rouges Sp. de cachou } āā | 30 — |
| Eau de Rabel | XV gouttes. |

*M. par cuil. à bouche toutes les heures.*

### POUDRE ALUNÉE (Perrin).

| | |
|---|---|
| Alun en poudre Sucre en poudre } āā | 10 gr. |

*M. en insufflations.*

### POUDRE ALUN CINNAM. (Jahn).

| | |
|---|---|
| Alun | 5 gr. |
| Poudre de cannelle | 20 — |
| Opium purifié | 0 gr. 10 centigr. |

*F. s. a. poudre divisée en 4 doses, 1 dose toutes les 4 h.*

POUDRE ALUNÉE (Récamier).

| | |
|---|---|
| Alun en poudre | 10 gr. |
| Amidon | 100 — |

M. contre excoriations du vagin.

POUDRE D'ALUN ET CACHOU.

| | | |
|---|---|---|
| Alun pulvérisé | | |
| Cachou id. | āā | PÉ |

M.

POUDRE ASTRINGENTE OPIACÉE.

| | | |
|---|---|---|
| Alun | | |
| Sucre | āā | 10 gr. |
| Opium | | 0 gr. 2 décigr. |

En 20 paquets, 2 à 3 par jour.

POUDRE D'AMIDON ET DE QUINQUINA ALUNÉE (Jacquot).

| | |
|---|---|
| Amidon | 50 gr. |
| Quinquina en poudre | 100 — |
| Alun en poudre | 20 — |

M.

POUDRE CONTRE VÉGÉTATIONS VÉNÉRIEN-NES (Vidal).

| | |
|---|---|
| Alun | 2 gr. |
| Poudre de Sabine | 1 gr. |

POUDRE POUR PRÉVENIR LES ENGELURES (Baudot).

| | |
|---|---|
| Borate de soude | 15 gr. |
| Alun | 10 — |
| Benjoin | 10 — |

| | |
|---|---|
| Moutarde | 60 gr. |
| Racine d'Iris | 50 — |
| Son | 50 — |
| Son d'amande | 150 — |

En lotions avec un peu d'eau.

PRISES CONTRE L'HÉMOPTYSIE (Oppolzer).

| | |
|---|---|
| Alun | 4 gr. |
| Chlorhydrate de mor-phine | 0 — 05 centig. |
| Sucre blanc pulv. | 4 — |

M. et divisez en 12 prises. 1 prise chaque heure.

PRISES CONTRE L'HÉMOPTYSIE (Bamber-ger).

| | |
|---|---|
| Alun | 1 gr. |
| Feuilles de digitale | 0 — 20 centigr. |
| Chlorhydrate de mor-phine | 0 — 05 — |
| Sucre blanc | 5 — |

M. et divisez en 6 doses. 1 paquet toutes les 2 heures.

SOLUT. ALUNÉE CONTRE HÉMORRHAGIES (Scudamore).

| | |
|---|---|
| Infusion de roses rouges | 150 gr. |
| Alun | 10 — |

SOLUTON D'ALUN POUR INHALATIONS (Ficber).

| | |
|---|---|
| Alun cristallisé 0 gr. 50 centigr. à 4 gr. | |
| Eau | 100 — |

F. dissoudre.

**AMADOU.** — Agaric de chêne. *Polyporus fomentarius* ou *igniarius*. Champignons. — *Syn.* Agaric des chirurgiens. Amadou non salpêtré.

**Prop. thérap.** — Sert à arrêter le sang des hémorrhagies légères et des piqûres de sangsues.

**Amadou nitré** — Sert à la confection des moxas.

**AMANDES.** — Fruit de l'amandier. — *Amygdalus communis.* Rosacées. Deux variétés.

1° AMANDES AMÈRES.

**Princ. act.** — Huile, émulsine ou synaptase, amygdaline.

**Prop. thér.** — Fébrifuges et tæniafuges.

**Prép. pharmac. et posol.** — *A l'int.* 1° Eau distillée 1 à 10 gr. par jour. — 2° Lait d'amandes amères (4 à 6 gr. d'amandes).— 3° Huile essentielle *purifiée*, 1 à 5 centigr.— 4° Non purifiée, 1 à 3 centigr. *A l'ext.* Huile essentielle non purifiée, 2 à 4 gr.— Eau distillée, en lotions, etc.

**Incompatibilités.** — Acides minéraux, sulfate de fer, soufre, chlore, nitrate d'argent, iodures, oxydes de mercure, calomel et proto-chlorure de mercure.

CATAPLASME D'AMANDES AMÈRES DE RÉVEIL

| | |
|---|---|
| Poudre de tourteau d'a-mandes amères | Q. v. |

Eau tiède (35°)     Q. s.

*Contre les douleurs vives des adé-nites, des névralgies, de la migraine*

ÉMULSION FÉBRIFUGE.

| Amandes amères | 10 gr. |
| Eau | 100 — |
| Sp. de sucre | 30 — |

*A prendre en une fois.*

LAIT D'AMANDES AMÈRES.

| Amandes douces | } ãã | 4 à 6 gr. |
| Amandes amères | | |
| Eau de rivière filtrée | 500 — |
| Sucre | 60 — |

LOTION D'AMANDES COMPOSÉE (Hermann)

| Amandes blanchies | 30 gr. |
| Hydrolat de fl. d'oranger | 60 — |
| — de roses | 250 — |

*Faites une émulsion et ajoutez*

| Chlorhydrate d'ammonia- | |
| que | 4 gr. |
| Teint. de benjoin | 8 — |

POMMADE A L'ESSENCE D'AMANDES AMÈRES.

| Essence d'amandes | } ãã | 5 — |
| amères | | |
| Beurre de cacao | | |

*M. a. s. Une friction toutes les heures pour les douleurs névralgiques, dans le glaucôme et l'iritis.*

### 2º AMANDES DOUCES.

**Princ. act.** — Huile, émulsine, amandine.

**Prop. thérap.** — Emollientes.

**Prépar. pharm et posol.** — *A l'int.* 1º Emulsion; — 2º Sirop d'amandes douces (sirop d'orgeat); — 3º Huile : 15 à 30 gr. ; *A l'ext.* Q. v.

LINIMENT CALCAIRE (Codex).

*Pour brûlures.*

LINIMENT OLÉO-CALCAIRE OPIACÉ (contre crevasses du mamelon).

| Eau de chaux | 18 gr. |
| Huile d'amandes dou- | |
| ces | 12 — |
| Ext. d'opium | 0 — 10 centigr. |

LINIMENT CONTRE LES CREVASSES DU SEIN (Van Holsbeeck).

| Huile de cade | 7 gr. |
| Huile d'amandes douces | 6 — |
| Glycérine | 6 — |
| M. | |

LINIMENT CONTRE LES GERÇURES, CREVASSES DU SEIN ET DES MAINS.

| Beurre de cacao | 7 gr. |
| Huiles d'amandes douces | 5 — |
| Oxyde de zinc | } ãã | 0 — 10 centigr. |
| Borate de soude | | |
| Essence de bergamote | VIII gouttes. |
| F. s. a. un liniment. | |

LOOCH (Codex).

*Excipient de saveur agréable, mais de conservation difficile.*

PATE AMYGDALINE (Pâte à looch).

| Amandes douces | 27 gr. |
| — amères | 3 — |
| Sucre blanc | 30 — |
| Eau distillée de fl. d'oran- | |
| ger | 10 — |

*50 gr. pour 1 looch.*

PATE D'AMANDES (cataplasme).

| Amandes douces pulv. | 1000 gr. |
| Farine de riz | 100 — |
| Iris de Florence | 100 — |
| Acajou pulvérisé | 20 — |
| Savon en poudre | 20 — |
| Essence de roses | Q. s. |
| M. | |

POMMADE CONTRE LES GERÇURES.

| Raisin frais bien mûr | 250 gr. |
| Huile d'amandes | 500 — |
| Cire blanche | 250 — |
| Orcanetta | 20 — |
| Essence de roses | Q. s. |

**AMBRE GRIS.** — *Syn.* Ambre vrai. Insoluble dans l'eau, soluble dans l'alcool à froid, mais surtout à chaud. — **Princ. act.** ambréine.

**Propr. thér.** — Stimulant général, surtout du système nerveux, aphrodisiaque, stomachique, employé en parfumerie.

**Prépar. pharm. et posol.** — *A l'int.* Poudre 0,25 à 1 gr. } inusité.
— Teinture 2 à 10 gr. }

— Jaune. — *Syn.* Succin. Inusité aujourd'hui.

**AMIDON.** — Fécule amylacée d'un grand nombre de Graminées et de Légumineuses, $C^6H^{10}O^5$. *Blé, Riz, Maïs, Pommes de terre (fécule).*

**Propr. thérap.** — Analeptique. Emollient.

**Prép. pharm. et posol.** — *A l'int.* En gelée, 60 p. 1000. *A l'ext.*
En lavements 30 p. 1000; en glycéré, en bain.

**Incomp.** Acides, alcalis.

### BAIN D'AMIDON.

| | |
|---|---|
| Amidon de froment | 500 gr. |
| Eau | 1000 — |

*Versez dans le bain.*

### CATAPLASME DE FÉCULE.

| | |
|---|---|
| Fécule de pomme de terre | 100 gr. |
| Eau | 1000 — |

### GELÉE D'AMIDON.

| | |
|---|---|
| Amidon | 15 gr. |
| Eau bouillante sucrée | 500 — |

### INJECTION AMIDONNÉE

| | |
|---|---|
| Amidon | 50 gr. |
| Eau dist. de copahu | 50 — |
| Gomme pulv. | 10 — |

*4 à 8 inj. par jour.*

### INJECTION AMIDONNÉE

| | |
|---|---|
| Amidon | 20 gr. |
| Eau distillée | 100 — |

*4 à 8 injections par jour.*

### LAVEMENT D'AMIDON.

| | |
|---|---|
| Amidon | 15 gr. |
| Eau | 500 — |

### LOOCH D'AMIDON CONTRE DIARRHÉES REBELLES (Regnault).

| | |
|---|---|
| Blanc d'œuf | 30 gr. |
| Sirop de Tolu | 30 — |
| Amidon | 10 — |
| Cachou | 5 — |

### TISANE DE FÉCULE.

| | |
|---|---|
| Fécule de pommes de terre | 8 gr. |
| Eau | 1000 — |

## AMMONIAQUE. — $AzH^3$, *Syn.* Alcali volatil. — (Solution de gaz ammoniac dans l'eau distillée.) — Très soluble dans l'alcool.

**Prop. thérap.** — Stimulant diffusible, antiacide, antispasmodique, diaphorétique puissant. — Rubéfiant, caustique à l'extérieur.

**Prop. pharm. et pos.** — 5 à 20 gouttes à l'int. — 1° Alcoolat aromatique d'amm. 30 à 40 gouttes.—2° Eau de Luce. 10 à 20 gouttes.

**Incompatibilités.** — Acides, aluns, sels métalliques et organiques.

### ALCOOLÉ D'AMMONIAQUE.

| | |
|---|---|
| Ammoniaque liquide | 1 gr. |
| Alcool à 90° | 2 — |

*M. 5 décigr. à 2 gr. en potion.*

### AMMONIAQUE DILUÉE (Ph. Edimb.).

| | |
|---|---|
| Ammoniaque liquide. D. 0,92 | 1 gr. |
| Eau distillée | 3 — |

### BAIN STIMULANT (Jeannel).

| | |
|---|---|
| Ammoniaque liquide 0,92 | 200 gr. |
| Teinture de camphre concentrée | 200 — |
| Sel de cuisine | 3 kilos. |

*M. à l'eau du bain.*

### COLLYRE GAZEUX (Furnari).

| | |
|---|---|
| Eau distillée | 40 gr. |
| Ether sulfurique | 10 — |
| Ammoniaque | 10 — |

*M. appliquez sous l'œil (Bouch.).*

### EMBROCATION AMMONIACALE CONTRE MIGRAINE ESSENCE DE WARD (Angl.).

| | |
|---|---|
| Alcoolat de Lavande | 500 gr. |
| Liqueur d'ammoniaque | 185 — |

*Distillez et ajoutez :*

| | |
|---|---|
| Camphre | 60 |

*En compresses sur le front.*

### ESPRIT D'AMMONIAQUE (Ph.-Lond.).

| | |
|---|---|
| Alcool à 50° | 1500 gr. |
| Sel ammoniac | 150 — |
| Carbonate de potasse | 250 — |

*Distillez pour recueillir 750 gr.*
*Dose : 1 à 2 gr.*

### INJECTION AMMON. CONTRE L'AMÉNORRHÉE (Niseto).

| | |
|---|---|
| Décoction d'orge | 400 gr. |
| Mucilage de gomme | 20 — |
| Ammoniaque liquide | XL gouttes |

*4 injections par jour (Bouchardat).*

### LINIMENT AMMONIACAL (Cod.).

| | |
|---|---|
| Huile d'amandes | 9 gr. |
| Ammoniaque liquide à 0,92 | 1 — |

*M. stimulant-rubéfiant.*

### LINIMENT AMMONIACAL CAMPHRÉ(Ph.Ed.).

| | |
|---|---|
| Ammoniaque liquide à 0,90 | 1 gr. |
| Alcool camphré | 5 — |
| Alcoolat de romarin | 20 — |

*M.*

### LINIMENT AMMONIACAL CAMPHRÉ OPIACÉ.

| | |
|---|---|
| Ammoniaque liquide à 0,92 | 5 gr. |
| Huile camphrée | 30 — |
| Alcoolé d'extrait d'opium | 5 — |

*M.*

2.

### LINIMENT AMMONIACAL COMPOSÉ.

| | |
|---|---|
| Ammoniaque | 5 à 10 gr. |
| Chloroforme | 10 — |
| Baume de fioravanti | 100 — |

*Mêlez :*

### LINIMENT CAMPHRÉ COMPOSÉ (Ph. Br.).

| | |
|---|---|
| Ammoniaque liquide à 0,90 | 48 gr. |
| Camphre | 23 — |
| Essence de lavande | 1 — |
| Alcool à 85° | 118 — |

*M.*

### LINIMENT CAMPHRÉ OPIACÉ.

| | |
|---|---|
| Alcool camphré | 100 gr. |
| Ammoniaque liquide | 25 — |
| Laudanum de Rousseau | 10 — |

*F.*

### LINIMENT EXCITANT (Codex 66).

| | |
|---|---|
| Ammoniaque liquide à 0,92 | 1 gr. |
| Alcoolat de Fioravanti | 48 — |
| Huile d'amandes douces | 48 — |
| Alcool camphré | 13 — |

*M.*

### LINIMENT DE RICHARDIN (contre engelures).

| | |
|---|---|
| Camphre | 20 gr. |
| Ammoniaque liquide | 20 — |
| Alcool rectifié | 300 — |
| Essence de camomille | 3 — |
| — de genièvre | 3 — |

### LINIMENT VOLATIL CAMPHRÉ (Cod.).

| | |
|---|---|
| Huile camphrée | 90 gr. |
| Ammoniaque | 10 — |

*Contre rhumatismes.*

### LINIMENT STIMULANT (Magendie).

| | |
|---|---|
| Ammoniaque liquide à 0,92 | 4 gr. |
| Teinture de noix vomique | 15 — |

*M.*

### POTION ANTI-ACIDE (Chevallier).

| | |
|---|---|
| Eau distillée | 150 gr. |
| — de menthe | 20 — |
| Ammoniaque liquide | III gouttes |

*M. à prendre en 2 fois.*

### TISANE DIAPHORÉTIQUE.

| | |
|---|---|
| Ammoniaque | X à XX gouttes |
| Sirop de fleur d'oranger | 60 gr. |
| Infusion de bourrache | 950 — |

### TISANE.

| | |
|---|---|
| Ammoniaque liquide | 1 à 5 gr. |
| Sirop d'écorce d'oranges | 50 — |
| Infusion froide de camomille | 1000 — |

*M. par cuillerées toutes les heures.*

### LIQUIDE VÉSICANT (Guépin).

| | |
|---|---|
| Ammoniaque concentrée | 1 partie |
| Huile camphrée | 2 — |

### LIQUEUR AMMONIACALE ANISÉE (Ph. Germ.).

| | |
|---|---|
| Alcool | 96 gr. |
| Essence d'anis | 8 — |
| Ammoniaque pure | 24 — |

*M. s. a. 10 gouttes en 4 fois dans la journée.*

### LOTION AMMONIACALE (Raspail) ou EAU SÉDATIVE CAMPHRÉE.

| | |
|---|---|
| Ammoniaque liquide à 0,92 | 60 gr. |
| Alcool camphré | 10 — |
| Chlorure de sodium | 60 — |
| Eau distillée | 1000 — |

*Rubéfiant.*

### POMMADE DE GONDRET.

| | |
|---|---|
| Suif | 10 gr. |
| Axonge | 10 — |
| Ammoniaque à 0,92 | 30 — |

*Rubéfiant.*

### POTION AMMONIACALE (Cod.).

| | |
|---|---|
| Eau commune | 100 gr. |
| Sirop de sucre | 30 — |
| Ammoniaque liquide | |
| D. 0,92 | 5 décigr. à 1 — |

*M. à prendre en 3 ou 4 fois à 1/4 d'heure d'intervalle.*

### POTION AMMONIACALE CONTRE LE SPASME DE LA GLOTTE (Marotte).

| | |
|---|---|
| Ammoniaque | 1 gr. 50 |
| Laudanum de Sydenham | 1 — 50 |
| Eau | 125 — |

*M. par cuillerées toutes les 10 minutes.*

### POTION AMMONIACALE (Delacroix).

| | |
|---|---|
| Infusion de camomille froide | 125 gr. |
| Sirop d'écorce d'oranges | 25 — |
| Ether nitrique | 1 — |
| Ammoniaque | 1 — 5 décigr. |

*M. par cuillerées tous les 1/4 d'heure.*

### POTION CONTRE L'ENROUEMENT (de Beauregard).

| | |
|---|---|
| Ammoniaque liquide | X gouttes |
| Sirop d'erysimum | 45 gr. |
| Infusion de tilleul | 90 — |

*F. s. a. potion à prendre en une fois.*

### POTION CONTRE L'ÉPILEPSIE (Lém).

| | |
|---|---|
| Eau distillée de tilleul | 60 gr. |
| — de laurier-cerise | 10 — |
| Sirop de fleurs d'oranger | 30 — |
| Ammoniaque liquide | XII gouttes |

*M. 3 cuillerées par jour (Bouch.).*

POTIONS CONTRE LA PNEUMONIE (Bamberger).

**1.** Esprit ammoniacal anisé.    5. gr.

*5 gouttes dans de l'eau sucrée en une 1/2 heure.*

**2.** Esprit ammoniacal anisé    2 gr.
Eau distillée    150 —
Sirop d'écorce d'oranges amères   20 —

*M. une cuillerée à bouche toutes les 2 heures.*

**3.** Esprit ammoniacal anisé    2 gr.
Sirop de polygala    20 —
Infusion de racine d'ipéca 1 à 2 pour 150
*M. une cuillerée toutes les 1/2 heure.*

**4.** Eau distillée de mélisse    120 gr.
Esprit ammoniacal anisé    1 à 2 —
Teinture de lobélia    1 à 2 —
Sirop d'écorce d'oranges amères    50 gr.

*M. une cuillerée à café toutes les heures.*

## — ACÉTATE D'AMMONIAQUE. ($C^2H^3O^2,AzH^4$.) *Syn.* Esprit de Mindererus, vinaigre ammoniacal de Boerhaave. Soluble dans eau et alcool. On emploie la solution officinale contenant 1/5 de sel.

**Prop. thérap.** — Stimulant, diaphorétique, diurétique.
**Posologie.** — *A l'int.* 5 à 30 gr.
**Incompatibilités.** — Alcalis et acides.

### POTION A L'ACÉTATE D'AMMONIAQUE

Acétate d'ammoniaque    30 gr.
Eau de fleurs d'oranger    30 —
Infusion de tilleul    120 —
Sirop de sucre    60 —

*Par cuillerées à bouche.*

### POTION ANTISEPTIQUE.

Extrait aqueux de quinquina gris    2 à 8 gr.
Teinture de quinquina gris    5 —
Acétate d'ammoniaque    30 —
Hydrolat de fleurs d'oranger    5 —
Sirop simple    30 —
Eau    300 —

*M. 1 cuillerée à bouche toutes les heures.*

### POTION ANTISEPTIQUE.

Quinquina jaune    10 gr.
*F. infuser dans :*
Eau    200 —
*Passez et ajoutez :*
Bi-sulfate de quinine   0 gr. 50 centigr.
Sirop de quinquina    50 —
Acétate d'ammoniaque    10 à 20 —

*ar cuillerées toutes les heures.*

### POTION CONTRE LA CÉPHALALGIE (Wright).

Acétate d'ammoniaque liquide   15 gr.
Teinture d'écorce d'oranges amères    ⎱
Sirop d'écorce d'oranges amères    ⎰ āā   20 gr.
Eau distillée    50 —

*F. s. a. une potion, par cuillerées.*

### POTION CONTRE L'IVRESSE.

Acétate d'ammoniaque    10 gr.
Chlorure de sodium    4 —
Infusion concentrée de café    50 —
Sirop simple    20 —

*F. s. a. potion à prendre en 2 fois, à 1/4 d'heure d'intervalle.*

### POTION CONTRE LE CHOLÉRA INFANTILE (Parrot).

Acétate d'ammoniaque    2 gr.
Eau de chaux    30 —
Eau distillée    50 —
Sirop de coings    30 —

*M. par cuillerées.*

### POTION CONTRE LE CHOLÉRA (Desprez).

Chloroforme    1 gr.
Alcool    8 —
Acétate d'ammoniaque    10 —
Eau    110 —
Sirop de chlorhydrate de morphine    40 —

*Par cuillerées.*

### POTION CONTRE LE CHOLÉRA.

Liqueur de Hoffmann    9 gr.
Acétate d'ammoniaque    8 —
Teinture de cannelle    5 —
Cognac ou rhum    40 —
Hydrolat de mélisse    60 —
Sirop de menthe    30 —

*Par cuillerées toutes les 1/2 heure.*

### POTION DIAPHORÉTIQUE.

Acétate d'ammoniaque    10 à 15 gr.
Sirop de punch    50 —
Eau de tilleul    100 —

*Par cuillerée dans la journée.*

POTION DIAPHORÉTIQUE (Bouchardat).

| | |
|---|---|
| Acétate d'ammoniaque liquide | 15 gr. |
| Hydrolat de cannelle | |
| — de menthe | } āā 50 — |
| Sirop simple | |

*M. 1 cuillerée d'heure en heure.*

POTION DIAPHORÉTIQUE (Trousseau).

| | |
|---|---|
| Acétate d'ammoniaque | 8 gr. |
| Hydrolat de mélisse | 60 — |
| Sirop d'éther | 20 — |
| Sirop de fleurs d'oranger | 20 — |

*M. par cuillerées d'heure en heure.*

POTION CONTRE DYSMÉNORRHÉE (Delioux).

| | |
|---|---|
| Acétate d'ammoniaque | 5 à 10 gr. |
| Hydrolat d'oranger | 40 — |
| — de mélisse | 80 — |
| Sirop de safran | 30 — |

POTION CONTRE DYSMÉNORRHÉE
(Raciborski).

| | |
|---|---|
| Infusion de fleurs de sureau | 120 gr. |

| | |
|---|---|
| Acétate d'ammoniaque | 15 gr. |
| Sirop d'opium | |
| — de fleurs d'oranger | } āā 15 — |

*Par cuillerées toutes les 1/2 heures.*

POTION STIMULANTE (pneumonie).

| | |
|---|---|
| Acétate d'ammoniaque | 3 à 5 gr. |
| Extrait mou de quin- | |
| quina | 3 — |
| Potion cordiale | 150 — |

*Par cuillerées toutes les heures.*

POTION TONIQUE (pneumonie).

| | |
|---|---|
| Acétate d'ammoniaque | 10 gr. |
| Teinture de cannelle | 5 — |
| Extrait de quinquina | 2 — |
| Eau distillée de mélisse | 120 — |
| Sirop d'écorce d'oranges | |
| amères | 30 — |

*F. s. a. potion à prendre d'heure en heure.*

— **BROMHYDRATE D'AMMONIAQUE.** — V. *Bromure d'ammonium.*

— **CARBONATE D'AMMONIAQUE.** — *Syn.* Sesquicarbonate d'ammoniaque. $(CO^3)^3 (AzH^4)^4 H^2 + 2H^2O)$, alcali volatil concret — sel volatil d'Angleterre. = Soluble 4 parties d'eau.

**Prop. thérap.** — Stimulant diaphorétique énergique. Rubéfiant.

**Prép. pharm. et posol.** — A. *l'int.* 0, 05 à 2 gr. A *l'ext.* Sel de Preston, et sel volatil anglais.

CÉRAT DE ROCHOUX.

| | |
|---|---|
| Cérat simple | 40 gr. |
| Carbonate d'ammoniaque | |
| concret | 5 — |

ÉLIXIR ANTISCROFULEUX TEINTURE DE GENTIANE AMMONIACALE (Anc. Cod.).

| | |
|---|---|
| Racine de gentiane | 30 gr. |
| Carbonate d'ammoniaque | 8 — |
| Alcool à 56° | 1000 — |

FOMENTATION AMMONIACALE CAMPHRÉE (Ph. Allem.).

| | |
|---|---|
| Carbonate d'ammoniaque | 50 gr. |
| Eau | 3 — |
| Alcool camphré | 20 — |

MIXTURE ANTI-ASTHMATIQUE (Van Swieten).

| | |
|---|---|
| Carbonate d'ammoniaque | 5 gr. |
| Eau distillée de rue | 250 — |
| Sirop diacode | 50 — |

*Par cuillerées toutes les 10 minutes.*

POMMADE RÉSOLUTIVE (Guéneau de Mussy).

| | |
|---|---|
| Carbonate d'ammoniaque pul- | |
| vérisé | 5 gr. |
| Camphre pulvérisé | 1 — |
| Axonge | 30 — |

*M.*

POTION EXPECTORANTE (Delioux).

| | |
|---|---|
| Carbonate d'ammoniaque | 1 à 2 gr. |
| Eau-de-vie | 30 — |
| Eau de fleurs d'oranger | 40 — |
| Sirop de gomme | 25 — |
| — de baume de Tolu | 20 — |
| — de morphine | 15 — |

*F. s. a. potion à prendre par cuillerées.*

POTION EXPECTORANTE.

| | |
|---|---|
| Carbonate d'ammoniaque | 1 gr. |

*Faites dissoudre dans :*

| | |
|---|---|
| Eau de menthe poivrée | 100 — |

Ajoutez :
Sirop Desessartz .................... 20 gr.
  Par cuillerée.

POTION DIAPHORÉTIQUE (Bouchardat).

Carbonate d'ammoniaque 2 à 5 gr.
Rhum .................... 20 —
Eau commune .................... 100 —
Sirop simple .................... 20 —
  F. dissoudre ; glycosurie, à prendre
en 2 fois, le matin à jeun.

POTION STIMULANTE (Stahl).

Carbonate d'ammoniaque .... 8 gr.
Eau distillée .................... 200 —
Sirop de gomme ou guimauve 40 —
  F. dissoudre ; par cuillerées à bou-
che toutes les heures.

SIROP DIAPHORÉTIQUE (Cazenave).

Sous-carbonate d'ammoniaque : 10 gr.
Sirop sudorifique .................... 250 —
  1 à 4 cuillerées par jour.

SIROP DE PEYRILHE.

Eau .................... 1000 gr.
Feuilles de mélisse .................... 120 —
Follicules de séné .................... 15 —
  F. infuser :
Passez et prenez de cette
  infusion .................... 300 —
Sucre .................... 570 —
  F. dissoudre et ajoutez :
Carbonate d'ammoniaque .... 4 —
  Un 1/2 verre toutes les 6 heures,
dans syphilis.

## — CHLORYDRATE D'AMMONIAQUE. (AzH⁴Cl.) Sel ammoniac.

Chlorure d'ammonium. Soluble eau 3 parties, — peu dans l'alcool.

**Prop. thérap.** — Stimulant, diurétique, diaphorétique, fébrifuge, fondant.

**Prép. pharm. et posol.** — A l'int. 1 à 2 grammes. A l'ext. Lotions, gargarismes, collyres.

**Incompatibilité.** — Alcalis et leurs carbonates, acétate de plomb, azotate d'argent.

BOLS EXPECTORANTS.

Chlorhydrate d'am-
  moniaque .......... 0 gr. 15 centigr.
Soufre sublimé et lavé 0 — 25
Extrait d'erysimum .......... Q. S.
  F. s. a. un bol 1 toutes les heures.

CATAPLASME RÉSOLUTIF (Vogler).

Sel ammoniac .................... 15 gr.
Savon de Venise .................... 15 —
Poudre de jusquiame .................... 15 —
Farine de lin .................... 45 —
Eau chaude .................... Q. S.
  P. un cataplasme.

COLLYRE AMMONIACAL POUDRE DE
LEAYSON (ophtalmies chroniques).

Chaux éteinte .................... 32 gr.
Poudre de sel ammoniac .... 4 —
Poudre de charbon végétal .. 1 —
Poudre de cannelle .................... 1 —
Poudre de girofle .................... 1 —
Poudre de bol d'Arménie .... 2 —
  M. dans un flacon bouchant bien.

EMBROCATION RÉSOLUTIVE (Beasley).

Chlorhydrate d'ammoniaque 30 gr.
Vinaigre distillé .................... 50 —
Alcool rectifié .................... 50 —
Eau distillée .................... 500 —
  F. dissoudre ; en lotions dans con-
tusions.

FOMENTATION.

Chlorhydrate d'ammoniaque 10 gr.
Infusion de fleurs de sureau 200 —
Vinaigre scillitique .................... 50 —
  F. s. a.

FOMENTATION DE JUSTAMOND

Chlorhydrate d'ammoniaque 30 gr.
Esprit de romarin .................... 1 litre

FOMENTATION RÉSOLUTIVE (Bouchardat).

Sel ammoniac .................... 50 gr.
  F. dissoudre dans :
Vinaigre  ⎰
Alcool  ⎱ āā .................... 200 gr.

FOMENTATION RÉSOLUTIVE (Schmucker).

Chlorhydrate d'ammoniaque 10 gr.
Camphre .................... 3 —
Savon blanc .................... 6 —
Alcool à 36° C. .................... 140 —
  F. dissoudre.

FOMENTATION DE SEL AMMONIAC (Ricord).

Eau .................... 250 gr.
Sel ammoniac .................... 10 —
  Résolutif.

FOMENTATION AMMONIACALE FONDANTE
(Debreyne).

Sel ammoniac .................... 60 gr.
Eau-de-vie camphrée .................... 60 gr.
Eau .................... 1 litre

#### GARGARISME ANTISEPTIQUE.

| | |
|---|---|
| Sel ammoniac | 2 gr. |
| Alcool camphré | 20 — |
| Infusion de quinquina | 500 — |

#### GARGARISME STIMULANT (Quarin).

| | |
|---|---|
| Infusé de sauge 10/1000 | 250 gr. |
| Alcoolat de cochléaria | 24 — |
| Chlorhydrate d'ammoniaque | 8 — |
| Racine de pyrèthre pulvérisée | 6 — |

*F. macérer pendant 12 heures, passez, ajoutez :*

| | |
|---|---|
| Miel blanc | 15 — |

*F. dissoudre* (Cadet).

#### LOTION COMPOSÉE (Hermann).

| | |
|---|---|
| Amandes blanchies | 30 gr. |
| Hydrolat de fleurs d'oranger | 60 — |
| Hydrolat de roses | 250 — |

*F. une émulsion, passez, ajoutez ;*

| | |
|---|---|
| Chlorhydrate d'ammoniaque | 4 — |
| Teinture de benjoin | 8 — |

*Contre les gerçures.*

#### LOTION CONTRE LA COUPEROSE (Hilland).

| | |
|---|---|
| Chlorhydrate d'ammoniaque | 10 gr. |
| Eau distillée | 500 — |

*F. dissoudre.*

#### LOTION RÉSOLUTIVE.

| | |
|---|---|
| Chlorhydrate d'ammoniaque | 10 gr. |
| Eau | 500 — |
| Teinture d'arnica | 30 — |

#### MIXTURE RÉSOLUTIVE.

| | | |
|---|---|---|
| Chlorhydrate d'ammoniaque | } āā | 10 gr. |
| Teinture d'arnica | | |
| Infusé de rue | | 300 — |
| Vinaigre camphré | | 150 — |

#### PÉDILUVE AU CHLORHYDRATE D'AMMONIAQUE (Gru).

| | |
|---|---|
| Chlorhydrate d'ammoniaque | 250 gr. |
| Eau | Q. S. |

*Pour 1 pédiluve.*

#### POMMADE AU CHLORHYDRATE D'AMMONIAQUE CONTRE LA GALACTORRHÉE (Guéneau de Mussy).

| | |
|---|---|
| Chlorhydrate d'ammoniaque | 4 gr. |
| Extrait de ciguë | 4 — |
| Camphre | 1 — |
| Axonge | 30 — |

#### POMMADE RÉSOLUTIVE (Guéneau de Mussy).

| | |
|---|---|
| Chlorhydrate d'ammoniaque | 2 gr. |
| Camphre | 1 — |
| Axonge | 30 — |

*Onctions matin et soir.*

#### POMMADES RÉSOLUTIVES.

| | |
|---|---|
| 1. Axonge | 30 gr. |
| Chlorhydrate d'ammoniaque | 2 — |
| Iodure de plomb | 4 — |
| 2. Axonge | 30 — |
| Chlorhydrate d'ammoniaque | 4 — |
| Camphre | 1 — |
| Iodure de potassium | 4 — |

#### POTION ANTISTRUMEUSE (Guépin).

| | |
|---|---|
| Chlorhydrate d'ammoniaque | 30 gr. |
| Iodure de potassium | 5 — |
| Sirop antiscorbutique | 45 — |
| Hydrolat de tilleul | 100 — |

*F. s. a. une potion à prendre par cuillerée à café matin et soir.*

#### POUDRE CONTRE LES ENGORGEMENTS SCROFULEUX DU COU (Boinet).

| | |
|---|---|
| Sulfate de fer pulvérisé | 3 gr. |
| Chlorhydrate d'ammoniaque | 3 — |
| Fécule de pomme de terre | 250 — |

*En applications.*

#### SOLUTION DE CHLORHYDRATE D'AMMONIAQUE (hôp. du Midi).

| | |
|---|---|
| Chlorhydrate d'ammoniaque | 1 gr. |
| Eau | 20 — |

*F. dissoudre : en lotions.*

#### SACHET RÉSOLUTIF (contre le goitre).

| | | |
|---|---|---|
| Sel ammoniac | } āā | 50 gr. |
| Chaux éteinte | | |

**AMYGDALINE.** — Principe actif des amandes amères, $C^{20}Az^{27}AzO^{11}$. Soluble dans 12 poids d'eau et 148 d'alcool.

#### MIXTURE D'AMYGDALINE (Liebig et Woehler)

| | |
|---|---|
| Amandes douces | 8 gr. |
| Amygdaline | 1 — |
| Eau | Q. S. |

**AMYLE** (nitrite d').— *Syn.* Azotite d'amyle ; éther amylnitreux.
**Prop. thérap.** — Anesthésique.
**Posol.** — 4 à 10 gouttes en inhalations.
On le conserve en petites ampoules scellées aux deux extrémités.

**AMYLÈNE.** (C⁵H¹⁰.)

**Prop. thérap.** — Anesthésique.

**ANDIRA INERMIS.** — Légumineuses papilionacées.
**Part. empl.** — Écorce.
**Pr. act.** — Andirine.
**Prop. thérap.** — Anthelmintique.
**Prép. pharm. et posol.** — Décoction $\left\{ \begin{array}{l} \text{30 gr. d'écorces.} \\ \text{1 litre d'eau.} \end{array} \right.$
*Pour un adulte*, 4 cuillerées à soupe de décoction. — *Pour un adolescent*, 3 cuillerées. — En poudre de 0 gr. 25 à 1 gr. 50 pour adultes.

**ANÉMONE PULSATILLE.** — Renonculacées. *Syn.* Anemone pulsatilla, pulsatilla vulgaris.
**Part. empl.** — Racines, feuilles, fleurs.
**Pr. act.** — Anémonine, acide anémonique.
**Prop. thérap.** — Anti-amaurotique, antidartreux.
**Prép. pharm. et posol.** — *A l'int.* Alcoalature, 2 à 20 gouttes; — Eau distillée, 30 à 50 gr.; — Extrait alcoolique, 5 à 10 centigr.; — Extrait aqueux, 5 à 30 centigr.; — Poudre, 20 à 40 centigr.

COLLYRE DE GRAFFE.

| | |
|---|---|
| Anémone | 12 gr. |
| Eau bouillante | Q. S. |

*Pour faire* 180 *gr. d'infusion, ajoutez* :

| | |
|---|---|
| Sublimé corrosif | 0 gr. 05 centigr. |

*En instillation dans l'œil.*

MIXTURE DE PULSATILLE STIBIÉE (Rust.).

| | |
|---|---|
| Extrait de suc de pulsatille | 2 gr. |

Vin stibié                    1 —
*M. s. a.* 30 *à* 60 *gouttes*, 3 *fois par jour.*

PILULES ANTIAMAUROTIQUES (Rust.),

| | |
|---|---|
| Poudre de valériane | |
| — de fl. d'arnica | āā 8 gr. |
| — d'asa fœtida | 0 — 60 centig. |
| Émétique | 0 — 60 — |
| Extrait de pulsatille | 2 — |

*M. pour faire des pilules de* 0 *gr.* 10 *cent. 8 à* 10 *par jour.*

**ANETH.** *Anethum graveolens.* Ombellifères. *Syn.* Aneth odorant, fenouil puant, fenouil bâtard.
**Part. empl.** — Fruits, feuilles, sommités.
**Prop. thérap.** — Stimulant, stomachique.
**Prop. pharm. et posol.** — *A l'int.* Eau distillée, 30 à 100 gr. en potion. — Huile essentielle, 25 cent. à 1 gramme, en potion. Poudre 1 à 2 gr. *A l'ext.* Lotions, cataplasmes.

**ANGÉLIQUE** *Angelica archangelica.* — Ombellifères. *Syn.* Angélique des jardins. Herbe du Saint-Esprit.
**Part. empl.** — Racines, tiges, fruits.
**Prop. thérap.** — Stimulant, stomachique.
**Prép. pharm. et posol.** — Infusion de racine, 20 pour 1000. — Teinture 2 à 10 gr. en potion.

**ANGUSTURE** (vraie). — *Galipea* ou *Cusparia officinalis.* Rutacées. *Syn.* Angusture. — Cusparée.
**Part. empl.** — Écorce.
**Pr. act.** — Cusparine.
**Prop. thérap.** — Amer, fébrifuge.
**Posologie.** — 1 à 4 gr.

**Incompatibilités.** — Acides concentrés, infusés astringents, noix de galle, sulfates de cuivre et de fer.

POUDRE COMPOSÉE D'ANGUSTURE VRAIE (Thornann).

| Poudre d'angusture | |
|---|---|
| vraie | 1 gr. 20 centigr. |
| Poudre de cannelle | 0 — 30 — |

*M. d prendre en 2 fois dans la journée.*

VIN FÉBRIFUGE (Dorvault).

| Quina jaune | 135 gr. |
|---|---|
| Augusture vraie | 15 — |
| Alcool à 56° | 250 — |

*Laissez macérer 24 h. et ajoutez :*

| Vin blanc de Bourgogne | |
|---|---|
| acide | 1000 — |

60 d 125 gr. fébrifuge; 15 à 40, tonique.

VIN FÉBRIFUGE DE SÉGUIN.

| Teint. de quinquina jaune | 250 gr. |
|---|---|
| Teint. d'opium | 9 — |
| Quassia amara | 9 — |
| Angusture vraie | 16 — |
| Vin de Malaga | 1500 — |
| Vin de Pouilly blanc | 1500 — |

*M. s. a. 30 d 50 gr. dans fièvres intermittentes.*

**ANILINE.** (C⁶H⁷Az.) — *Syn.* Phénylamine, amidobenzine.

**Prop. thérap.** — Toxique ; agit sur le système nerveux central, contre chorée et éclampsie,

**Posologie.** — D'après Turnbulle 5 à 15 centigr. 3 fois par jour pendant 3 ou 4 semaines, dans eau additionnée d'un peu d'acide sulfurique.

**ANIS ÉTOILÉ.** V. Badiane.

— **VERT.** — *Pimpinella anisum.* Ombellifères.

**Part. empl.** — fruits.

**Pr. act.** — Huile essentielle.

**Prop. thér.** — Excitant carminatif.

**Prép. pharm. et posol.** — A *l'int.* Alcoolat, 1 à 15 gr.; — Huile volatile, 1 à 10 gouttes ; — Hydrolat, 100 gr. ; — Infusé, 10 pour 1000 gr. ; — Oleosaccharure, 2 à 10 gr. ; —Poudre, 1 à 4 gr.; — Sirop, 15 à 60 gr.

ALCOOLAT D'ANIS COMPOSÉ (Ph. Lond.),

| Fruits d'anis | | |
|---|---|---|
| — d'angélique | ãã . | 1 gr. |
| Alcool à 56° | 8 — | |

*F. macérer pendant 2 jours. Distillez au bain-marie ; 8 à 30 gr. par jour.*

BAUME DE SOUFRE ANISÉ.

| Soufre | 1 gr. |
|---|---|
| Essence d'anis | 4 — |

*6 à 8 gouttes en potion.*

MIXTURE ANTISPASMODIQUE (Green).

| Essence d'anis | XL gouttes |
|---|---|
| Teinture de valériane | 25 gr. |
| — d'opium | 3 — |
| Magnésie carbonatée | 4 à 6 — |
| Eau de menthe | 75 — |

*M. par cuillerées d café toutes les heures.*

MIXTURE ROUGE DE STANDERT.

| Essence d'anis | XXIV gouttes |
|---|---|
| Essence de menthe | XX — |
| Teinture de rhubarbe | 45 gr. |
| Teinture d'opium | 4 gr. |
| Rhubarbe pulv. | 8 — |
| Carbonate de magnésie | 16 — |
| Eau distillée | 750 — |

*M. 3 d 6 cuillerées par jour.*

POTION ANISÉE (Bouch.).

| Alcoolat d'anis | 10 gr. |
|---|---|
| Potion gommeuse | 150 — |

POTION ANISÉE.

| Essence d'anis | V à XV gouttes |
|---|---|
| Alcool à 60° | 10 gr. |
| Sp. de gomme | 30 — |
| Eau | 120 — |

*M. s. a.*

POTION ANTISPASMODIQUE.

| | |
|---|---|
| Essence d'anis | X gouttes |
| Éther sulfurique | XX — |
| Laudanum de Sydenham | XII — |
| Sp. diacode | 50 gr. |
| Infusion de Badiane | 150 — |

*M. s. a.*

POTION CARMINATIVE (Ainslie).

| | |
|---|---|
| Essence d'anis | XII gouttes |
| Sucre blanc | 4 gr. |
| Teinture de gingembre | 8 — |
| Eau dist. de menthe poivrée | 250 — |

*M. 15 à 60 gr. par jour.*

# ANTHRACÈNE.

($C^{14}H^{10}$), acétylodiphénylène et ($C^{15}H^{12}$) paranaphtaline. Insoluble eau, peu soluble alcool, très soluble essence de térébenthine.

**Prop. thérap.** — Antiprurigineux (?).

SOLUTION.

| | |
|---|---|
| Anthracène | 1 partie |
| Essence de térébenthine | 5 parties |

POMMADE.

| | |
|---|---|
| Anthracène | 1 partie |
| Axonge | 10 parties |

# ANTHRAKOKALI.

— Simple ou soufré. *Syn.* Carbure de potassium.

**Prop. thérap.** — Antiscrofuleux, affections cutanées.

**Posologie et prép. pharm.** — *A l'int.* Poudre 15 à 30 centigr. *A l'ext.* Pommade, 1 gr. pour 20 d'axonge.

POMMADE D'ANTHRAKOKALI (Gibert).

| | |
|---|---|
| Anthrakokali | 1 gr. |
| Axonge | 30 — |

*M. s. a.*

POUDRE D'ANTHRAKOKALI.

| | |
|---|---|
| Anthrakokali | 0 gr. 10 centigr. |
| Poudre de réglisse | 0 — 25 centigr. |

*Pour 1 prise 2 à 3 par jour.*

# ANTIFÉBRINE ou ACÉTANILIDE.

($C^8H^9AzO$) soluble 160 parties d'eau froide, 3 gr. 1/2 alcool, 6 gr. éther, 7 gr. chloroforme.

**Prop.** — Antithermique, nervin.

**Posol.** — 0 gr. 50 à 3 grammes, mais jamais plus de 0 gr. 50 par dose en surveillant l'action.

En paquets ou mieux cachets de 0 gr. 25 à 0 gr. 50 centigr.

ÉLIXIR D'ACÉTANILIDE.

| | |
|---|---|
| Acétanilide | 5 gr. |
| Elixir de Garus | 170 — |

*0 gr. 50 par cuillerée à bouche.*

# ANTIMOINE

(oxyde blanc d'). — *Syn.* Antimoine diaphorétique lavé ; biméta-antimoniate de potasse, $Sb^2O^6KH$.

**Prop. thérap.** — Contro-stimulant. Expectorant.

**Prép. pharm. et posol.** — 1 à 6 gr. en potion.

**Incompat.** — Acides, sels acides, crème de tartre, sulfures et chlorures solubles.

LOOCH CONTRO-STIMULANT (Trousseau).

| | |
|---|---|
| Looch blanc du Codex | 150 gr. |
| Antimoine diaph. lavé | 4 à 6 — |

*M. par cuillerées toutes les 2 heures.*

POTION BÉCHIQUE.

| | |
|---|---|
| Oxyde blanc d'antimoine | 4 gr. |
| Infusion d'Hysope | 90 — |
| Sirop de baume de tolu | 20 — |

Sirop de morphine       20 gr.
*F. s. a. à donner par cuillerées toutes les heures.*

### POTION CONTRO-STIMULANTE.

Antimoine diaph. lavé    4 gr.
Extrait thébaïque      0 — 05 centig.
Hydrolat de laitue      75 —
Hydrolat de laurier-cerise 15 —
Sirop de polygala      20 —
*F. s. a. à donner par cuillerées.*

### POTION EXPECTORANTE (Roger).

Oxyde blanc d'antimoine    0 gr. 50.
Sirop de digitale      10 —
Julep gommeux      60 —
*M. à donner par cuillerées toutes les 2 heures.*

### POUDRE ANTIMONIALE DE JAMES.
#### (Anc. Codex).

Oxyde blanc d'antimoine    1 gr.
Phosphate de chaux      2 —
*M. 5 décigr. à 5 gr.*

— **ANTIMOINE** (protochlorure d'). — *Syn.* beurre d'antimoine.

**Prop. thérap**. — Caustique énergique attire facilement l'humidité et se liquéfie à l'air : on emploie le *deliquium* comme caustique.

**Incompat**. — Eau.

#### CAUSTIQUE OU PATE ANTIMONIALE DE CANQUOIN.

Chlorure d'antimoine      30 gr.
Chlorure de zinc      60 —
Farine de froment      150 —

— **ANTIMOINE** (pentasulfure d') — *Syn.* Soufre doré d'antimoine, $Sb^2S^5$.

**Prop. thérap**. — Expectorant, contro-stimulant, antiherpétique, diaphorétique.

**Prép. pharm. et posol**. — 0 gr. 05 centigr. à 1 gr. en pilules.

**Incompat**. — Les mêmes que pour l'oxyde blanc.

#### PILULES DE PLUMMER.

Soufre doré d'antimoine 0 gr. 03 centigr.
Calomel à la vapeur    0 — 03 —
Extrait de réglisse      Q. s.
*M. pour 1 pilule. 1 à 5 par jour.*

#### PILULES PURGATIVES ANTIMONIÉES
#### (Gintrac.).

Calomel à la vapeur    0 gr. 04 centig.
Scammonée pulvérisée   0 — 02 —
Soufre doré d'antimoine 0 — 01 —
Extrait de fumeterre {āā 0 — 06 —
Extrait de ményanthe {

#### PILULES DE PLUMMER.
*M. pour 1 pilule. 1 pilule le matin à jeun.*

#### POUDRE ALTÉRANTE DE PLUMMER.

Calomel à la vapeur    } āā P. E.
Soufre doré d'antimoine }
*M. 3 à 5 décigr. par jour.*

#### POUDRE ANTI-CATARRHALE (Hop. allem.).

Soufre sublimé et lavé   8 gr.
Crème de tartre soluble 24 —
Soufre doré d'antimoine 0 — 80 centigr.
*M. et divisez en 16 paquets. 1 à 3 par jour.*

## ANTIMOINE (sulfure naturel d').

#### TISANE DE FELTZ AU SULFURE.

Racine de salsepareille    60 gr.
Colle de poisson      10 —
Sulfure d'antimoine naturel   80 —
Eau      2000
*F. s. a. Antisyphilitique. 1 à 4 verres par jour.*

#### PILULES AU SULFURE D'ANTIMOINE
#### (Kunckel).

Sulfure d'antimoine    0 gr. 07 centig.
Extrait de douce-amère 0 — 14 —
*M. pour 1 pilule. 1 à 2 par jour.*

Pour les autres préparations d'antimoine, *V. Émétique* et *Kermès*.

**ANTIPYRINE.** — *Oxyméthylquinizine méthylée — Diméthyloxyquinizine ;* très soluble, eau — ($C^{11}H^{12}Az^2O$).

**Prop. thérap.** — Antithermique.

**Posologie.** — De 2 à 6 et 8 gr. en cachets.

| INJECTION HYPODERMIQUE (Muchari). | | POTION. | |
|---|---|---|---|
| Chlorhydrate d'antipyrine | 1 gr. | Limonade citrique | 120 gr. |
| Eau | 120 — | Antipyrine | 4 — |
| SOLUTION POUR INJECTION HYPODERMIQUE. | | *A prendre en 4 fois.* | |
| Eau | 10 gr. | | |
| Antipyrine | 2 — 50 centigr. | POTION. | |
| *Chaque centim. cube renferme* | | Eau | 120 gr. |
| *0 gr. 25 d'antipyrine.* | | Sirop de menthe | 30 — |
| LAVEMENT. | | Antipyrine | 10 — |
| Eau tiède | 120 gr. | *M. par cuillerées à bouche. Chaque* | |
| Jaune d'œuf | n° 1 | *cuillerée renferme 1 gr. de médica-* | |
| Antipyrine | 2 à 4 gr. | *ment.* | |

**APIINE.** — Matière gélatineuse retirée du persil. (V. ce mot.)

**APIOL.** — Liquide huileux extrait du persil ($C^{12}H^{14}O^4$). Insoluble dans eau. Soluble dans éther et alcool.

**Prop. thérap.** — Antipériodique, emménagogue, fébrifuge.

**Prép. pharm. et posol.** — 15 à 20 centig. matin et soir dans une capsule gélatineuse.

**APOCODÉINE** ($C^{18}H^{19}AzO^2$).

**Prop. thérap.** — Comme l'apomorphine, vomitif. Expectorant.

**Prép. pharm. et posol.** — Chlorhydrate d'apocodéine, 1° en in hypoderm. 15 à 20 mm., 2° en potion, 1 à 4 centigr.

INJECTION HYPODERMIQUE.

Chlorhydrate d'apocodéine　0 gr. 30 centigr.
Eau distillée　　　　　　　20 —

*1/2 cent. à 1 cub., soit 15 à 22 mm. du médicament.*

**APOCYNUM CANNABINUM.** — *Chanvre du Canada.* Apocynacées.

**Part. empl.** — Racine.

**Princ. act.** — Apocynine.

**Propr. thérap.** — Eméto-cathartique, diurétique.

**Prép. pharm. et posol.** — 1° poudre, 1 à 2 gr., purgatif;

2° Décoction { Racine sèche　15 gr. / Eau　　　　750 gr. } 30 à 60 gr. 2 fois par jour.

3° Extrait aqueux 60 à 70 centigr. en 3 fois, purgatif.

4° Teinture { Racine　　　　1 partie. / Alcool à 57°　10 — } 30 centigr. à 3 gr.

**APOMORPHINE.** ($C^{17}H^{17}AzO^2$.) Soluble dans eau, alcool, éther, chloroforme et benzine.

**Prop. thérap.** — Emétique non irritant, contro-stimulant, expectorant.

**Prép. pharm. et posol.** — Chlorhydrate d'apomorphine. Dose?
1 centigr. à 1 centigr. 1/2 en inject. hypodermique.
2° 10 à 30 milligr. en lavement, potion.

POTION EXPECTORANTE (Juratz).

| | |
|---|---|
| Chlorhydrate d'apomor- | |
| phine | 0 gr. 01 à 3 centigr. |
| Eau distillée | 120 gr. |
| Acide chlorhydrique | V gouttes |
| Sirop simple | 30 gr. |

*M. cuillerée d bouche toutes les 2 h.*

SOLUTION POUR INJECTION HYPODERMIQUE (Siebert).

| | |
|---|---|
| Chlorhydrate d'apomorphine | 1 décigr. |
| Eau distillée | 10 gr. |

*F. dissoudre. Vomitif.*

## ARACHIDE. — *Arachis hypogea.* Légumineuses.

**Part. empl.** — Semences.
**Princ. act.** — Huile grasse.
**Prop. thérap. de l'huile.** — Succédané de l'huile d'olives et d'amandes douces.

## ARBUTINE. — Glycoside des feuilles de l'Uva Ursi ; arctostaphylos Uva Ursi (Ericacées). Soluble dans eau, alcool, éther.

**Prop. thérap.** — Diurétique.
**Prép. pharm. et posol.** — 60 à 80 cent. en 4 fois dans la journée. Diurétique.

## ARENARIA RUBRA. — Cariophyllées. *Syn.* Sabline rouge.

**Part. empl.** — Toute la plante.
**Prop. thérap.** — Diurétique.
**Prép. pharm. et posol.** — A *l'int.* 1° Extrait aqueux, 1 gr. à 2 gr.
2° En infusion, 30 gr. par 1000.

SOLUTION (F. Vigier).

| | |
|---|---|
| Extrait aqueux d'arenaria | 10 gr. |
| Glycérine pure | 5 — |
| Eau distillée | 85 — |

*M. 5 cuillerées par jour.*

PILULES (Bertherand).

| | |
|---|---|
| Extrait aqueux d'arenaria | 5 gr. |
| Poudre de réglisse | Q. s. |

*Pour 25 pilules, 5 à 6 avant chaque repas.*

SIROP (Bertherand).

| | |
|---|---|
| Plante entière avant floraison | 40 gr. |
| Eau | 250 — |
| *F. s. a. réduire d* | 200 — |
| *Ajoutez :* sucre | 400 — |

*6 à 7 cuillerées par jour.*

## ARGENT (AZOTATE D'). (AgOAzO⁵.) Soluble eau, 1 partie ; glycérine q. v. ; alcool, 10. *Syn.* Nitrate d'argent.

$$AgOAzO^5$$

**Prop. thérap.** — Tonique, antispasmodique, hydragogue (chorée et épilepsie), cathérétique, antiphlogistique.
**Prép. pharm. et posol.** — A *l'int.* 0,01 à 0,10 centigr. A *l'ext.* — Lavements 0,05 à 0,10 (enfants), 0,25 à 0,30 (adultes). — Injections — collyres — 0,50 à 1 gr. p. 100.
**Incompat.** — Alcalis et leurs carbonates, chlorures, bromures, iodures, cyanures solubles, sulfates, phosphates, acides tartrique, chlorhydrique, matières organiques, lumière.

## CAUSTIQUE ARGENTIQUE (Cazenave).

| | |
|---|---|
| Poix blanche | 15 gr. |
| Cire blanche | 8 — |
| Huile d'amandes douces | 2 — |

*F. liquéfiez et ajoutez :*

Nitrate d'argent fondu pulvérisé 25 gr.

## COLLYRE AU NITRATE D'ARGENT.

| | |
|---|---|
| Nitrate d'argent | 0 gr. 025 à 0 gr. 1 |
| Eau distillée | 20 — |
| 2 à 3 gouttes. | |

## COLLYRE AU NITRATE D'ARGENT (Desmares).

| | |
|---|---|
| Nitrate argent | 0 gr. 50 centig. |
| Eau distillée | 10 gr. |

*F. s. a. en instillations toutes les 1/2 heures.*

## COLLYRE AU NITRATE D'ARGENT (Velpeau).

| | |
|---|---|
| Nitrate d'argent | 2 gr. |
| Eau distillée | 30 — |

## COLLYRES AU NITRATE D'ARGENT (Galezowski).

| | |
|---|---|
| 1. Nitrate d'argent cristallisé | 0 gr. 25 centig. |
| Eau distillée | 10 gr. |
| 2. Nitrate d'argent cristallisé | 0 gr. 50 centig. |
| Eau distillée | 10 — |

## COLLYRE CONTRE OPHTALMIEPU RIFORME (Réveillé-Parise).

| | |
|---|---|
| Nitrate d'argent | 0 gr. 10 à 20 centigr. |
| Eau distillée | 30 gr. |

*F. s. a. en instillations répétées.*

## COLLYRE CONTRE OPHTALMIE DES NOUVEAU-NÉS.

| | |
|---|---|
| Glycérine | 30 gr. |
| Nitrate d'argent | 0 — 10 à 20 centigr. |

## COLLYRE CONTRE LA TUMEUR LACRYMALE (de Graefe).

| | |
|---|---|
| Nitrate d'argent cristallisé | 1 gr. |
| Eau distillée | 50 — |

## CRAYONS DE BARRAL.

| | |
|---|---|
| Azotate d'argent | 10 gr. |
| Azotate de potasse | 10 à 50 — |
| F. s. a. | |

## CRAYON DE NITRATE D'ARGENT MITIGÉ.

| | |
|---|---|
| 1. Nitrate d'argent | 1 gr. |
| Nitrate de potasse | 1 — |
| 2. Nitrate d'argent | 1 — |
| Nitrate de potasse | 2 — |

## INJECTION ABORTIVE (Diday).

| | |
|---|---|
| Eau distillée | 20 gr. |
| Nitrate d'argent | 0 — 45 centigr. |

### AUTRE.

| | |
|---|---|
| Azotate d'argent | 0 gr. 30 centig. |
| Eau distillée | 30 gr. |

## INJECTIONS ARGENTIQUES (Ricord).

| | |
|---|---|
| 1. Eau distillée | 500 gr. |
| Nitrate d'argent | 1 à 2 — |
| 2. Eau distillée | 100 — |
| Nitrate d'argent | 0 gr. 50 centig. |

## INJECTION ARGENTIQUE (Serres).

| | |
|---|---|
| Nitrate d'argent | 0 gr. 1 décigr. |
| Eau distillée | 250 gr. |

*(Catarrhe chronique de la vessie.)*

## INJECTION CONTRE LA BLENNHORRÉE (Diday).

| | |
|---|---|
| Nitrate d'argent | 0 gr. 40 à 0 gr. 60 |
| Eau distillée | 20 — |

## INJECTION CONTRE LA CYSTITE CHRONIQUE (Mercier).

| | |
|---|---|
| Nitrate d'argent cristallisé | 0 gr. 30 cent. |
| Eau distillée | 125 gr. |

## INJECTION VÉSICALE (Gros).

| | |
|---|---|
| Eau distillée | 120 gr. |
| Nitrate d'argent | 0 gr. 20 à 0 — 40 |
| Teinture de jusquiame | 6 — |
| F. s. a. | |

## LAVEMENT AU NITRATE D'ARGENT.

| | |
|---|---|
| Nitrate d'argent | 0 gr. 05 à 0 gr. 15 cent. |
| Eau distillée | 120 — |
| Glycérine | 30 — |

## LAVEMENT AU NITRATE D'ARGENT (Trousseau).

| | |
|---|---|
| Nitrate d'argent | 0 gr. 05 à 0 gr. 15 centig. |
| Eau distillée | 150 — |

## LAVEMENT ALBUMINO-ARGENTIQUE (Delioux).

| | |
|---|---|
| Blanc d'œuf | no 1 |
| Eau distillée | 250 gr. |

*Dissolvez, filtrez :*

| | |
|---|---|
| Azotate d'argent | 0 gr. 10 à 0 gr. 30 |

*Dissolvez, ajoutez :*

| | |
|---|---|
| Chlorure de sodium | 0 gr. 10 à 0 gr. 30 |

## LOTION CATHÉRÉTIQUE (Cullerier).

| | |
|---|---|
| Azotate d'argent cristallisé | 0 gr. 1 |
| Eau distillée | 100 — |
| S. | |

### NITRATE ACIDE D'ARGENT (Croq).

Argent                       1 gr.
Acide nitrique à 35°       10 —
   *F. dissoudre.*

### PILULES DE NITRATE D'ARGENT (Boudin).

Nitrate d'argent       0 gr. 5 décigr.
Mie de pain            10 gr.
   *F. s. a. 50 pilules 2 pilules par jour.*

### PILULES D'AZOTATE D'ARGENT COMPOSÉES (Mérat, Guib.).

Extrait d'opium      1 gr. 20 centigr.
Camphre            1 — 50 —
Musc               0 — 75 —
Azotate d'argent      0 — 10 —
   *M. p. 30 pilules. 1 à 3 par jour.*

### PILULES D'AZOTATE D'ARGENT (Trousseau).

Azotate d'argent cristallisé 0 gr. 2 décigr.
Eau distillée
Gomme arabique pulvérisée { āā Q. s.
   *M. p. 10 pilules 1 à 3 par jour.*
*Diarrhées rebelles.*

### PILULES DE NITRATE D'ARGENT.

Nitrate d'argent      0 gr. 50 centig.
Poudre de gluten     1 —
Extrait de chiendent   Q. s.
   *Pour 50 pilules contenant chacune
1 centig. de nitrate.*

### PILULES DE NITRATE D'ARGENT (Am. Vée).

Nitrate d'argent      0 gr. 20 centig.
Nitrate de potasse    0 — 20 —
Mucilage de gomme arabique Q. s.
   *F. s. a. 20 pilules (Dorv.).*

### PILULES DE NITRATE D'ARGENT ET DE PHOSPHORE.

Nitrate d'argent cristal-
  lisé             0 gr. 50 centig.
Phosphore          0 — 05 —
Haschich           0 — 30 —
Mie de pain frais         Q. s.
   *F. 20 pilules.*

### POMMADE ANTIOPHTALMIQUE (Velpeau).

Nitrate d'argent      0 gr. 10 cent.
Axonge            8 —
   *M.*

### POMMADE ANTIOPHTALMIQUE (Guthrie).

Nitrate d'argent fondu  0 gr. 03 centig.
Acétate de plomb     0 — 25 —
Axonge           30 —
   *F. s. a.*

### POMMADE AU NITRATE D'ARGENT CONTRE TUMEURS BLANCHES (Jobert).

Ntrate d'argent         4 gr.
Axonge            30 —
   *M. en friction à la dose de 1 gr.*

### POMMADE AU NITRATE (Fricke).

Nitrate d'argent
   0 gr. 60 centigr. à 1 gr. 20 centigr.
Baume du Pérou     0 — 10 —
Pommade à l'oxyde de
  zinc            15 — 00 —

### AUTRE (O. Callaghen).

Azotate d'argent         1 gr.
Oxyde rouge de mercure   2 —
Iodure de plomb         3 —
Vaseline             12 —
   *F. s. a.*

### POTION ARGENTIQUE BROMURÉE (Deniau).

Azotate d'argent     0 gr. 5 décigr.
Bromure potassium   1 — 25 centig.
Sirop de sucre      120 —
Hydrolat de menthe  100 —
Eau distillée        780 —
Blanc d'œuf         n° 1
   *F. s. a. (Bouch.).*

### POTION AU NITRATE D'ARGENT.

Nitrate d'argent 0 gr. 02 à 0 gr. 05 centig.
Eau distillée         100 —
Glycérine           20 —
   *M. par cuillerées dans les 24
heures.*

### POTION AU NITRATE D'ARGENT (Trousseau)

Azotate d'argent cristallisé 1 à 2 centigr.
Eau distillée         30 gr.
Sirop              20 —
   *M. à prendre par cuillerées à café
dans les 24 heures.*

### POUDRE CAUSTIQUE CONTRE L'OTORRHÉE (Bonnafont).

Azotate d'argent fondu )
Talc               } āā P. E.
Lycopode         )
   *M. en insufflations.*

### SOLUTION D'AZOTATE D'ARGENT CAUSTIQUE (Trousseau).

Azotate d'argent cristallisé  1 gr.
Eau distillée         10 —
   *Angine diphtérique. Croup.*

### SOLUTION NITRATE ARGENT CONTRE BALANITE AVEC PHIMOSIS (Ricord).

Eau distillée         250 gr.
Nitrate d'argent       1 —

SOLUTION CONTRE BALANO-POSTITE

Nitrate d'argent 0 gr. 30 à 0 gr. 50 centig.
Eau distillée                100  —

SOLUTION CONTRE L'ECZÉMA DE LA TÊTE.

Nitrate d'argent          0 gr. 25 centig.
Eau distillée             30  —

SOLUTION CONTRE PHTHISIE LARYNGÉE
(Graves).

Nitrate d'argent          0 gr. 60 centig.
Eau distillée             30  —

SOLUTION CONTRE PLAQUES MUQUEUSES
(Fournier).

Nitrate d'argent          0 gr. 50 centig.
Eau distillée             75  —

SOLUTION NITRATE ARGENT (Biett).

Nitrate d'argent              2 gr.
Eau distillée                25  —
Contre rupia, impetigo.

SUPPOSITOIRES URÉTHRAUX (Ultzmann).

Nitrate d'argent          0 gr. 10 centigr.
Beurre de cacao           2 —
Contre pollutions et spermatorrhée.

TOPIQUE CONTRE L'ORCHITE BLENHORRA-
GIQUE (Girard).

Nitrate d'argent              1 gr.
Eau distillée                100  —
Appliquer compresses imbibées de
la solution.

— 2o **CHLORURE D'ARGENT** (AgCl). Soluble dans les chlorures
et hyposulfites alcalins, insoluble dans eau.
   **Prop. thér.** — Drastique puissant, antiépileptique, antiscrofuleux.
   **Prép. pharm. et posol.** — A l'int., en pilules à la dose de
15 cent. ; A l'ext., en pommade.

PILULES AU CHLORURE D'ARGENT.

Chlorure d'argent      10 gr.
Extrait d'opium        0 gr. 05 centigr.
Conserve de roses      Q. s.
   F. s. a. 100 pilules. 1 à 5 pilules par
jour.

PILULES CHLORO-ARGENTIQUES (Mialhe).

Azotate d'argent cristallisé 0 gr. 01 cent.
Chlorure de sodium        0 — 04  —
Amidon                    0 — 03  —
Gomme arabique pulv.      0 — 01  —
Eau                       Q. s.

M. p. 1 pilule. 1 à 10 pilules par
jour.

PILULES DE CHLORURE D'ARGENT
(Socquet).

Azotate d'argent          0 gr. 03 centig.
Chlorhydrate d'ammo-
niaque                    0 — 06  —
Extrait de gentiane       Q. s.
   M. p. 1 pilule. 1 à 3 par jour.

POMMADE AU CHLORURE D'ARGENT.

Chlorure d'argent          0 gr. 30 centi
Axonge                    20 —

— 3o **IODURE D'ARGENT** (AgI). Insoluble dans l'eau, peu soluble
dans l'ammoniaque.
   **Prop. thér.** — Antigastralgique, antisyphilitique (?).
   **Prép. pharm. et posologie.** — 0,01 en pilules.

PILULES D'IODURE D'ARGENT.

Iodure d'argent          0 gr. 50 centigr.
Extrait de salsepareille Q. s.
   F. s. a. 30 pilules. 1 par jour.

— 4o **PROTOXYDE D'ARGENT** (Ag²O). — Syn. Oxyde d'argent.
Soluble dans ammoniaque, soluble dans 3000 parties d'eau
   **Prop. thérap.** — Employé dans métrorrhagies et épilepsie.
   **Prép. pharm. et posologie.** — 0,02 à 0,10 en pilules.

PILULES A L'OXYDE D'ARGENT.

Oxyde d'argent              2 gr.
Carbonate de fer            2 gr.
Extrait de valériane        Q. s.
   F. s. a. 100 pilules. 1 à 5 par jour.

## ARISTOLOCHE. — V. *Serpentaire.*

## ARMOISE. — *Artemisia vulgaris.* Synanthérées. *Syn.* Ceinture ou couronne de Saint-Jean.

**Part. empl.** — Feuilles, racines, fleurs.
**Princ. act.** — Huile volatile.
**Prop. thérap.** — Tonique, stimulant, emménagogue, antihystérique.
**Prép. pharm. et posologie.** — *A l'int.* — Eau distillée, 30 à 150 gr. comme véhicule de potion ; — extrait, 2 à 4 gr. ; — infusion, 10 gr. pour 1000 ; — poudre, 2 à 8 gr.; — sirop, 30 à 60 gr.
**Incomp.** — Sulfates de fer et de zinc.

### ÉLECTUAIRE D'ARMOISE COMPOSÉ.

| | |
|---|---|
| Poudre d'armoise | 2 à 15 gr. |
| — d'absinthe | 4 gr. |
| Sirop de safran | Q. s. |

*F. s. a. à prendre le soir.*

### ESPÈCES EMMÉNAGOGUES.

| | |
|---|---|
| Sommités d'armoise | |
| Racine de valériane | |
| Absinthe | ãã 10 gr. |
| Feuilles d'ambroisie du Mexique | |
| Safran | 0 gr. 50 cent. |

*M. 4 gr. en infusion pour 1 litre d'eau bouillante.*

### FUMIGATION D'ARMOISE.

| | |
|---|---|
| Armoise | 50 gr. |
| Eau | 1000 — |

### FUMIGATION EMMÉNAGOGUE (Gallois).

| | |
|---|---|
| Sommités d'armoise | |
| Absinthe incisée | ãã 50 gr. |
| Racine de valériane | 30 — |
| Eau bouillante | 2000 — |

### LAVEMENT D'ARMOISE.

| | |
|---|---|
| Armoise | 20 gr |
| Eau | 500 — |

### PILULES D'ARMOISE

| | |
|---|---|
| Extrait d'armoise | 1 gr. |
| Poudre d'armoise | Q. s. |

*F. s. a. 10 pilules. 1 à 5 par jour.*

### POUDRE DE BRESLER ANTIÉPILEPTIQUE.

| | |
|---|---|
| Poudre de racine d'armoise | 50 gr. |
| Sucre en poudre | 200 — |

*M. 4 cuillerées à café par jour.*

### POUDRE EMMÉNAGOGUE (Gallois).

| | |
|---|---|
| Feuilles d'armoise pulvérisées | |
| Feuilles de mille-feuilles pulvérisées | ãã 2 gr 50 c. |
| Safran pulvérisé | 1 gr. 25 centigr |

*M. et divisez en 5 paquets, 1 tous les soirs.*

## ARNICA. — *Arnica montana.* Synanthérées. *Syn.* Tabac des Vosges, Plantain des Alpes, Bétoine des montagnes, Herbe aux chutes, Herbe aux pêcheurs.

**Part. empl.** — Fleurs.
**Pr. act.** — Arnicine, cytisine, acide gallique.
**Prop. thér.** — Stimulant énergique du système nerveux, fébrifuge; vomitif.
**Prép. pharm. et pos.** — *A l'int.* — infusé, 2 à 5 gr. pour 1000, — Poudre, 0, 25 à 0 50. *A l'ext.* — Teinture, 1 à 2 gr. ; — infusé, 2 à 4 gr. 1000.
**Incomp.** — Acétates de plomb, acides minéraux, sulfates de fer et de zinc.

### BOLS STIMULANTS.

| | |
|---|---|
| Poudre de Meum | |
| — d'arnica | ãã 10 gr. |
| Sirop d'anis | Q. s. |

*M. pour 10 bols 2 à 6 par jour.*

### INFUSION D'ARNICA COMPOSÉE (Ph. Esp.).

| | |
|---|---|
| Feuilles d'arnica | |
| Fleurs d'arnica | ãã 4 gr. |
| Eau | 750 — |
| Sirop de citron | 60 — |

*M. à prendre en 4 doses.*

### LOTION CONTRE L'ORCHITE.

| | |
|---|---|
| Teinture d'arnica | 10 gr. |
| Eau | 60 — |

*M.*

### POTION D'ARNICA (Hanner).

| | |
|---|---|
| Teinture d'arnica | 5 gr. |
| Eau | 100 — |
| Sirop de polygala | 15 — |

*Par cuillerées toutes les 2 heures.*

### POUDRE EXPECTORANTE ET EMMÉNAGOGUE (Berens).

| | |
|---|---|
| Poudre d'arnica | 2 gr. 50 centigr. |
| — de camphre | 0 — 50 — |
| — de sel ammoniac | 10 — |
| — de sucre | 30 — |

### TEINTURE D'ARNICA AROMATIQUE.

| | | |
|---|---|---|
| Fleurs d'arnica | | 50 gr. |
| Cannelle | | |
| Girofle | ãã | 10 — |
| Gingembre | | |
| Anis | | 100 — |
| Alcool | | 1 litre. |

*F. macérer 8 jours. Passez 2 ou 3 cuillerées par jour dans un verre d'eau sucrée.*

### TEINTURE ÉTHÉRÉE D'ARNICA.

| | |
|---|---|
| Fleurs d'arnica pulvérisées | 100 gr. |
| Ether sulfurique alcoolisé | 500 — |

*F. s. a. 1 à 2 gr.*

### TOPIQUE CONTRE LE FURONCLE (Hall).

| | |
|---|---|
| Teinture de fleurs d'arnica | 10 gr. |
| Acide tannique | 5 — |
| Poudre de gomme acacia | 5 — |

*F. dissoudre.*

## ARSENIC (As.). Inusité.

## — IODURE D'ARSENIC.

### LIQUEUR DE DONOVAN-FERRARI.

| | |
|---|---|
| Iodure d'arsenic | 0 gr. 20 centigr. |
| Eau distillée | 120 gr. |
| Bi-iodure de mercure | 0 gr. 40 centigr. |
| Iodure de potassium | 4 gr. |

*F. s. a. 4 à 100 gouttes.*

### POMMADE A L'IODURE D'ARSENIC.

| | |
|---|---|
| Iodure d'arsenic | 0 gr. 15 centigr. |
| Axonge | 25 gr. |

*M. en frictions de 2 à 4 gr.*

### POTION (Donovan).

| | |
|---|---|
| Liqueur de Donovan | 4 gr. |
| Sirop de gingembre | 15 — |
| Eau | 80 — |

## SULFURES D'ARSENIC. — (V. *Orpiment.*)

### ÉPILATOIRE DE PLENK.

| | |
|---|---|
| Chaux vive en poudre | 18 gr. |
| Amidon | 40 — |
| Sulfure d'arsenic | 4 — |

*M.*

— **RÉALGAR**. 1° *Sulfure rouge d'arsenic* (AsS³). — *Syn.* Réalgar, arsenic rouge ; insoluble eau ; soluble alcalis.
**Prop. thérap. et prép. pharm. et posol.** — Inusité.

— **ORPIMENT**. — 2° *Sulfure jaune d'arsenic* (As²S³). — *Syn.* Orpin, arsenic jaune ; insoluble eau, alcool, éther.
**Prop. thérap.** — A été employé comme fébrifuge, épilatoire.
**Prép. pharm. et posol.** — A l'*ext.*

### ÉPILATOIRE DE PLENCK.

| | |
|---|---|
| Chaux vive en poudre | 48 gr. |
| Amidon — | 40 — |
| Sulfure d'arsenic en poudre | 4 — |

*M. et avec Q. s. d'eau faites une pâte molle.*

### MIXTURE CATHÉRÉTIQUE OU COLLYRE DE LANFRANC.

| | | |
|---|---|---|
| Orpiment | | 15 gr. |
| Verdet | | 10 — |
| Myrrhe | ãã | 5 gr. |
| Aloès | | |

3.

*Tritures dans :*

| | | | |
|---|---|---|---|
| Eau de roses | | } | |
| Eau de plantain | āā 190 gr. | | |
| Vin blanc | 1000 gr. | | |

*Agitez chaque fois. Toucher les plaies avec un pinceau imbibé du collyre.*

RUSMA, PATE ÉPILATOIRE DES TURCS.

| | |
|---|---|
| Chaux vive | 40 gr. |
| O.piment | 5 — |

*Pulvérisez. Délayez dans :*

| | |
|---|---|
| Blancs d'œuf | } āā Q. s. |
| Lessive des savonniers | |

*En applications.*

## ACIDE ARSÉNIEUX. $(As^2O^3.)$ — *Syn.* Arsenic blanc, *metallum album.* 1 partie d'acide arsénieux opaque se dissout dans 80 p. d'eau, 5 p. glycérine, 141 p. alccol.

**Prop. thérap.** — Antinévralgique, antiherpétique, antisyphilitique, fébrifuge, contre affection des voies respiratoires, escharotique.

**Posologie.** — 2 à 10 milligr.

**Incomp.** — Hydrosulfates, eau de chaux, azotate d'argent, décoctés astringents.

**Form. pharmaceutiques.** — Granules à *un* miligramme; solution (liqueur de Boudin) à 1 millième; pilules arsenicales ou asiatiques, 1 milligr. par pilule; *us. extér.*, poudre arsenicale (frère Côme) 1/8.

GRANULES DE DIOSCORIDE (Mentel).

| | |
|---|---|
| Acide arsénieux | 0 gr. 10 centigr. |
| Mannite pure | 4 gr. |
| Miel | Q. s. |

*F. 100 granules. 5 à 10 par jour.*

LAVEMENT ARSENICAL (Boudin).

| | |
|---|---|
| Solution arsenicale (Boudin) | 50 gr. |
| Eau tiède | 50 — |

PATE ARSENICALE DU FRÈRE CÔME (forte)
OU ROUSSELOT.

| | |
|---|---|
| Arsenic blanc | 1 gr. |
| Cinabre | 5 — |
| Eponge calcinée | 2 — |

*Pulvérisez. 1/8 d'arsenic.*

PILULES ARSENICALES ASIATIQUES.

| | |
|---|---|
| Acide arsénieux | 0 gr. 50 centigr. |
| Poivre noir pulvérisé | 5 gr. |
| Gomme arabique pulvérisée | 1 — |
| Eau commune | Q. s. |

*M. et F. 100 pilules. 1 à 2 par jour. 5 milligr. d'acide arsén. par pilule.*

PILULES DE BARTON (Soubeiran).

| | |
|---|---|
| Arsenic blanc porphyrisé | 0 gr. 10 centig. |
| Opium brut | 0 — 10 — |
| Savon médicinal | 1 — 40 — |

*M. et F. 30 pilules. 2 à 5 par jour.*

PILULES TONI-DIGESTIVES (Martin-Damourette).

| | |
|---|---|
| Acide arsenieux | 0 gr. 001 milligr. |
| Fève Saint-Ignace pulvérisée | 0 — 01 centigr. |
| Rhubarbe pulvérisée | 0 — 10 — |

*Pour une pilule. Dose : 1 à 3 avant les repas.*

POMMADE ARSENICALE CONTRE PARASITES.

| | |
|---|---|
| Axonge | 30 gr. |
| Poudre de Rousselot | 5 — |
| Essence de bergamotte | 1 gr. |
| M. | |

POTION ARSENICALE (Boudin).

| | |
|---|---|
| Solution arsenicale (Boudin) | 25 gr. |
| Vin rouge | 50 — |
| Sirop simple | 25 — |

*M. à prendre en 5 fois toutes les 1/2 heures.*

POUDRE ARSENICALE (Dupuytren).

| | |
|---|---|
| Acide arsénieux | 0 gr. 4 décigr. |
| Calomel | 32 gr. |
| M. | |

POUDRE ARSENICALE (Cazenave).

| | |
|---|---|
| Oxyde blanc d'arsenic pulvérisé | 0 gr. 50 centigr. |
| Sulfure de mercure | 2 gr. 50 — |
| Poudre de charbon-animal | 0 gr. 50 centigr. |

POUDRE ARSENICALE (Justamond).

| | |
|---|---|
| Oxyde blanc d'arsenic pulvérisé | 20 gr. |
| Antimoine cru pulvérisé | 40 — |
| M. | |

POUDRE ESCHAROTIQUE DE DUBOIS (faible).

| | |
|---|---|
| Cinabre porphyrisé | 16 gr. |

Sang-dragon 8 gr.
Arsenic blanc porphyrisé 1 —
M. 1/25 arsenic.

**POUDRE DE FONTANEILLES.**

Arsenic blanc porphyrisé 0 gr. 1 décigr.
Mercure doux porphyrisé 0 — 9 —
Opium brut pulvérisé 0 — 1 —
Gomme arabique pulv. 1 — 8 —

Sucre 4 gr. 5 décigr.
M. Divisez en 24 paquets. 1 par jour.

**SOLUTION ARSENICALE (Boudin).**

Acide arsénieux 1 gr.
Eau distillée 1000 —
50 gr. représentent 5 centigr.

**— ARSÉNIATE D'AMMONIAQUE.** — Soluble dans l'eau ; contient 62 p. 100 d'acide arsénieux.
**Prop. thérap.** — V. Arséniate de soude.
**Dose.** — Deux à six milligrammes.

**SOLUTÉ ARSENICAL (Bazin).**

Arséniate d'ammoniaque 0 gr. 05 centigr.
Eau distillée 300 gr.
De 1 à 2 cuillerées à bouche par jour.

**SOLUTÉ ARSENICAL (Biett).**

Arséniate d'ammoniaque 0 gr. 50 centigr.
Eau distillée 250 gr.
II à XX gouttes par jour.

**— ARSÉNIATE D'ANTIMOINE.** — Insoluble eau, ce médiment forme la base des granules dits antimoniaux.
Les granules d'arséniate d'antimoine sont dosés à un milligramme.

**— ARSÉNIATE DE POTASSE** (AsO⁴,K²H+7H²O). — *Syn.* Biarséniate de potasse, sel arsenical de Macquer. Très soluble dans l'eau ; peu employé.
**Prop. thérap.** — Affections cutanées et des voies respiratoires.
**Posol.** — A l'int. 0 gr. 002 à 0 gr. 006 milligr.
**Incompat.** — Sels de chaux solubles, eaux calcaires, kermès, magnésie et ses sels ; oxydes de fer et leurs sels. Pour les formules, v. Arséniate de soude.

**— ARSÉNIATE DE SOUDE** (AsO⁴Na²H,7H²O). — Une partie est soluble dans 4 parties d'eau, 60 parties d'alcool à 90°, 2 parties de glycérine.
**Prop. thérap.** — Employé contre les affections cutanées et celles des voies respiratoires.
**Posol.** — A l'int. de 0 gr. 002 à 0 gr. 010 milligr. — granules à 0 gr. 001 milligr. (Codex). A l'ext. Pommades 1/15. — Bains, 10 gr. pour un bain.

**BAIN ARSENICAL (Gueneau de Mussy).**

Arséniate de soude 2 à 10 gr
Eau Q. s.
Pour un bain.

**LIQUEUR SODIQUE ARSENICALE (Ph. Brit.).**

Arséniate de soude 0 gr. 26 centigr.
Eau distillée 28 — —
F. s. a. Contient 10 fois plus d'arséniate que la liqueur de Pearson.

**PILULES D'ARSÉNIATE DE SOUDE (Biett.).**

Arséniate de soude 0 gr. 005 milligr.
Extrait de ciguë 0 — 05 centigr.
Pour une pilule 1 à 2 par jour.

**PILULES ARSENICALES (Guibout).**

Arséniate de soude 0 gr. 001 milligr.
Extrait de gentiane 0 — 10 centigr.
Pour une pilule 4 à 8 par jour.

**SIROP D'ARSÉNIATE DE SOUDE (Bouchut).**

Arséniate de soude 1 gr.
Eau distillée 20 —
Sirop de sucre 4000 —
Cinq milligr. par cuillerées à bouche. 1 à 2 par jour.

**SIROP ARSENICAL FERRUGINEUX (Yvon).**

Arséniate de soude 0 gr. 120 milligr.
Pyrophosphate de fer
et de soude 12 gr.

Eau de fleurs d'o-
ranger    50 gr.
Alcool à 90°    50 —
Sirop simple    2400 —

*Chaque cuillerée d bouche contient 0 gr. 10 centigr. de sel ferrique et 0 gr. 001 milligr. d'arséniate de soude.*

**SOLUTION ARSENICALE (Pearson).**

Arséniate de soude    0 gr. 05 centigr.
Eau distillée    30 —

*XII gouttes contiennent 0 gr. 001 milligr. d'arséniate de soude. Depuis quelques gouttes jusqu'à 3 gr. par jour.*

N. B. — Un gramme d'arséniate de soude ne correspond qu'à 0 gr. 32 cent. d'acide arsénieux, les préparations d'arséniate sont donc bien moins actives ; il ne faut pas l'oublier lorsqu'on les substitue les unes aux autres.

— **ARSÉNITE DE POTASSE**. — Ce sel est très soluble dans l'eau. On emploie seulement la solution aqueuse désignée sous le nom de *liqueur de Fowler* et que l'on prépare avec : acide arsénieux, 1 gr. ; carbonate de potasse pur, 1 gr. ; eau distillée, 95 gr. ; alcoolat de mélisse composé, 3 gr.

Cette liqueur renferme *un centième de son poids d'acide arsénieux*, elle est donc beaucoup plus active que la liqueur de Pearson.

Dose, II à XV gouttes.

**SAVON ARSENICAL, SAVON DE BÉCŒUR.**

Acide arsénieux    32 gr.
Carbonate de potasse    12 —
Eau distillée    32 —
Savon de Marseille    32 —
Chaux vive    4 —
Camphre    1 —

*Sert aux naturalistes pour conserver les dépouilles d'animaux.*

**SOLUTION ARSENICALE (Devergie).**

Acide arsénieux    0 gr. 10 centigr.
Carbonate de potasse    0 — 10 —

Alcoolat de mélisse    0 — 50 —
Eau distillée    500 —

*Contient par gramme 0 gr. 02 centig. d'acide arsénieux : c'est-à-dire 50 fois, moins active que la liqueur de Fowler. Dose 1 à 10 gr.*

**SOLUTION D'ARSÉNITE DE POTASSE BROMÉ**
(Liqueur de Clémens).

Acide arsénieux    1 gr.
Carbonate de potasse    1 —
Brôme    2 —
Eau distillée    93 —

*Dose : III à IV gouttes par jour.*

**ASA FŒTIDA.** — *Ferula Asa Fœtida.* — Ombellifères.

**Part. empl.** — Gomme résino.

**Prop. thérap.** — Incisif, antispasmodique puissant, emménagogue et vermifuge.

**Prépar. pharm. et posologie.** — *A l'int.* — Poudre, 1/2 à 2 gr ; — alcoolé et éthérolé, 1 à 4 gr. ; en lavements, 2 à 4 gr.

**Incomp.** — Emulsion d'amandes amères, eau de laurier-cerise, préparations prussiques.

**EMPLATRE D'ASA FŒTIDA ANTIHYSTÉRIQUE (Guibourt).**

Galbanum    20 gr.
Asa fœtida
Poix blanche } āā    10 —
Cire jaune
*F. s. a.*

**ÉMULSION OU LAIT D'ASA FŒTIDA**
(Ph. Lond.).

Asa fœtida    10 gr.
Eau commune    300 —
*50 à 100 grammes en potion.*

**GOUTTES ANTIHYSTÉRIQUES (Ph. Allem.).**

Teinture d'asa fœtida    15 gr.
Teinture de castoreum    12 —
Teinture d'extrait d'opium    4 —

*M. 1 à 2 grammes en potion.*

**LAVEMENT D'ASA FŒTIDA.**

Asa fœtida    5 gr.
Jaune d'œuf n° 1
Décoction de guimauve    250 —
*F. s. a.*

## LAVEMENT D'ASA FŒTIDA (Miller).

| | |
|---|---|
| Asa fœtida | 4 à 8 gr. |
| Savon | 4 à 8 — |
| Décoction de guimauve | 90 — |
| F. s. a. | |

## LAVEMENT CONTRE LA DYSMÉNORRHÉE

| | |
|---|---|
| Asa fœtida | 4 gr. |
| Jaune d'œuf | 20 — |
| Laudanum de Sydenham | 1 — |
| Extrait de valériane | 2 — |
| Décocté de guimauve | 100 — |
| F. s. a. | |

## LAVEMENT, CONSTIPATION NERVEUSE (Lippich).

| | |
|---|---|
| Asa fœtida | 6 gr. |
| Vinaigre ordinaire | 15 — |
| Miel | 60 — |
| Décoction d'orge | 150 gr. |
| Jaune d'œuf | Q. s. |
| F. s. a. pour 1 lavement. | |

## LAVEMENT VERMIFUGE (Raspail).

Aloès }
Tabac } āā 0 gr. 15 centigr.
Asa fœtida }

| | |
|---|---|
| Huile camphrée | 10 — |
| Eau | 500 — |
| F. s. a. | |

## MIXTURE ANTIHYSTÉRIQUE (Ph. Lond.).

| | |
|---|---|
| Asa fœtida | 1 gr. |
| Eau distillée de menthe | 12 — |
| Teinture de valériane ammo- niacale | 2 — |
| Teinture de castoreum | 3. — |
| Ether sulfurique | 1 — |
| 1 cuillerée à café toutes les heures. | |

## MIXTURE ANTISPASMODIQUE (Bouch.).

| | |
|---|---|
| Ammoniaque liquide | 5 gr |
| Teinture de castoreum } āā | 20 — |
| Teinture d'asa fœtida } | |

*Une demi-cuillerée dans un verre d'eau sucrée à prendre par cuillerées.*

### PILULES D'ASA FŒTIDA

| | |
|---|---|
| Asa fœtida | 10 gr. |
| Savon médicinal | Q. s. |
| M. et F. 50 pilules. 1 toutes les heures. | |

### PILULES ANTISPASMODIQUES.

Asa fœtida }
Galbanum } āā 2 gr.
Myrrhe }
Thériaque } 1 —
*M. et F. 40 pilules. 2 à 4 par jour.*

## PILULES ANTISPASMODIQUES (Ph. Lond.).

| | |
|---|---|
| Aloès socotrin pulvérisé | 1 gr. |
| Asa fœtida | 1 — |
| Savon médicinal desséché | 1 — |
| Confection de roses | Q. s. |
| F. s. a. 20 pilules. 1 à 4 par jour. | |

## PILULES ANTISPASMODIQUES (Rayer).

Extrait de valériane }
Asa fœtida }
Galbanum } āā 1 gr.
Castoreum }
*F. s. a. 18 pilules. 3 par jour.*

## PILULES ANTISPASMODIQUES (Debreyne).

Camphre }
Asa fœtida } āā 0 gr. 01 centigr.
Extrait de belladone . 0 — 02 —
*M. pour 1 pilule. 1 à 6 par jour.*

## PILULES ANTICARDIALGIQUES (Albers).

| | |
|---|---|
| Asa fœtida | 40 gr. |
| Oxyde de bismuth } | |
| Huile volatile de valériane } | āā 5 — |
| Conserve de roses | Q. s. |
| P. pilules de 1 décigr. 5 à 10 toutes les 2 heures. | |

## PILULES D'ASA FŒTIDA FERRUGINEUSES (Heim).

| | |
|---|---|
| Asa fœtida | 7 gr. 50 centigr. |
| Fér porphyrisé } | |
| Castoreum } | āā 2 — 50 — |
| Extrait de quassia | Q. s. |
| Pour 150 pilules. Dose : 3 à 4 par jour. | |

## PILULES CONTRE LA CHORÉE.

| | |
|---|---|
| Asa fœtida | 5 gr. |
| Extrait de valériane | 5 — |
| Oxyde de zinc | 1 — |
| Castoreum | 3 — |
| Extrait de belladone | 0 — 40 centigr. |
| F. s. a. 80 pilules. 1 à 2 matin et soir. | |

## PILULES CONTRE LA DYSMÉNORRHÉE.

| | |
|---|---|
| Asa fœtida | 0 gr. 10 centig. |
| Safran pulvérisé | 0 — 10 — |
| Extrait de valériane | 0 — 05 — |
| Extrait d'opium | 0 — 01 — |
| M. pour 1 pilule. 3 à 5 par jour. | |

## PILULES SÉDATIVES.

| | |
|---|---|
| Sulfate de morphine | 0 gr. 005 milligr. |
| Asa fœtida | 0 gr. 01 centig. |
| M. pour 1 pilule. 1 à 5 par jour. | |

## PILULES DE SCHMUCKER.

| | |
|---|---|
| Gomme sagapenum | 30 gr. |
| Galbanum | 30 — |

| | | |
|---|---|---|
| Savon médicinal | 30 | gr. |
| Rhubarbe | 30 | — |
| Emétique | 1 | — |
| Suc de réglisse | 30 | — |

*F. s. a. pilules de 0,60*

POMMADE D'ASA FŒTIDA.

| | | |
|---|---|---|
| Asa fœtida en poudre | 4 | gr. |
| Vaseline | 40 | — |

*M.*

POTION D'ASA FŒTIDA (Millar).

| | | |
|---|---|---|
| Asa fœtida | 8 | gr. |
| Acétate d'ammoniaque | 30 | — |
| Eau de menthe | 90 | — |
| Sirop de safran | 30 | — |

*F. s. a. à prendre par cuillerées.* (Bouch.)

TEINTURE ÉTHÉRÉE D'ASA FŒTIDA (Cod.).

| | | |
|---|---|---|
| Asa fœtida | 1 | gr. |
| Ether alcoolisé, D. 0,758 | 5 | — |

*1 à 8 gr. en potion.*

## ASPERGES. — *Asparagus officinalis.* Asparaginées.

**Part. empl.** — Rhizome et jeunes pousses (turions).
**Pr. act.** — Asparagine.
**Prop. thérap.** — Mucilagineux, amer, diurétique, apéritif.
**Prép. thér. et posol.** — Asparagine, 15 centigr. par jour. — infusé, 20 gr. p. 1000 par jour ; — sirop, 10 à 50 gram.

## ATROPINE. — V. *Belladone.*

## AUNÉE. — *Inula Helenium.* Synanthérées. *Syn.* Inule, œil-de-cheval.

**Part. empl.** — Racine.
**Pr. act.** — Inuline.
**Prop. thér.** — Tonique, excitant, diaphorétique.
**Prép. pharm. et posol.** — *A l'int.* — Conserve, 4 à 16 gr. ; — Décocté 5 p. 100 (en lotions) ; — extrait, 5 décigr. à 4 gr. ; — poudre, 2 à 10 gr. ; — teinture, 5 à 20 gr. ; — vin, 30 à 125 gr.

PILULES D'AUNÉE ET DE SCILLE.

| | | |
|---|---|---|
| Extrait d'aunée | 10 | gr. |
| Scille en poudre | 1 | — |

*F. s. a. 50 pilules. 2 à 4 par jour.*

PILULES EXPECTORANTES (Corput).

| | | |
|---|---|---|
| Gomme ammoniaque | | |
| Extrait d'aunée | ãã | 4 gr. |
| Soufre lavé | | |
| Extrait de marrube | | Q. |

*F. s. a. pilules de 1 décigr.*

## AVOINE. — *Avena sativa.* Graminée.

**Part. empl.** — Semences. — La semence *mondée* ou décortiquée constitue le *gruau* qui est employé en tisane, 20 p. 1000 ; la *farine* d'avoine est adoucissante et analeptique, c'est un excellent aliment pour l'enfant. (Duj. Beaumetz.)

## AYA-PANA. — Eupatoriées.

**Part. empl.** — Feuilles et sommités.
**Prép. thér.** — Sudorifique.

TISANE SUDORIFIQUE (Cameras).

| | | |
|---|---|---|
| Feuilles d'aya-pana | 30 | gr. |
| Semences d'anis | 4 | — |
| Eau bouillante | 800 | — |

*2 ou 3 tasses par jour.*

## AZADIRACHTA INDICA.

**Part. empl.** — Ecorce.
**Pr. act.** — Margosine (principe amer cristallin).

**Prop. thérap.** — Tonique, astringent, antipériodique.
**Prép. pharm. et posol.** — A *l'int.* — Décoction, 80 gr. p. 1000, 45 à 90 gr. toutes les deux heures ; — poudre, 4 gr. ; — teinture, 2 à 8 gr.
A *l'ext.* Cataplasmes de feuilles.

**AZEDARAC.** — *Syn.* Margousier.
**Part. empl.** Azadirine, — l'écorce de racine ; les feuilles et les fruits sont vermifuges.

**AZOTIQUE** (acide). — V. *Nitrique* (acide).

# B

**BADIANE.** — *Illicium anisatum.* — Magnoliacées. *Syn.* Anis étoilé, anis de la Chine.
**Part. empl.** — Fruits.
**Princ. act.** — Huile grasse et huile volatile.
**Prop. thérap.** — Stimulant, stomachique.
**Prép. pharm. et pos.** — A *l'int.* Poudre, 1 à 4 gr. ; infusion chaude, 10 gr. par litre. ; alcoolat, 5 à 20 gr.

**BARDANE.** — *Lappa communis (Arctium lappa).* — Synanthérées. *Syn.* Glouteron, herbe aux teigneux, dogue.
**Part. empl.** — Racines, semences, feuilles.
**Princ. act.** — Matière oléagineuse verdâtre qui n'a pas encore été étudiée. — Inuline..
**Prép. thér.** — Sudorifique.
**Prép. pharm. et posol.** — A *l'int.* — Poudre, 5 à 10 gr. ; — extrait, 1 à 5 gr.

LOTION CONTRE DÉMANGEAISONS DARTREUSES.

| Racine de bardane | āā | 25 gr. |
| — de patience | | |
| Feuille de coca | | 10 — |
| Eau | | Q. s. |

Pour un litre de décocté.

TISANE ANTIHERPÉTIQUE.

| Racine de bardane | | |
| — de patience | | |
| — de saponaire | āā | 4 gr. |
| Ecorce d'orme pyram. | | |
| Tige de douce-amère | | |
| Eau | | 1000 — |

| Sirop de fumeterre | 100 — |

F. s. d. par verres dans les 24 heures.

TISANE SUDORIFIQUE.

| Bardane | āā | 20 gr. |
| Patience | | |

Faites infuser dans :
| Eau | 1000 — |

Ajoutez :
| Sirop de sucre | 100 — |
| Acétate d'ammoniaque | 20 — |

A prendre dans la journée. Traitement de la Charité (coliques de plomb).

**BARYUM** (chlorure de) BaCl. — Soluble dans trois parties d'eau, un peu dans l'alcool.

**Prop. thérap.** — Antiscrofuleux.
**Posologie.** — 1 à 3 décigr.
**Incompat.** — Sulfates solubles.
**Antidote.** — Vomitifs, sulfates solubles.

### COLLYRE BARYTIQUE.

| | |
|---|---|
| Chlorure de baryum | 1 gr. |
| Eau distillée de laurier-cerise | 50 — |
| Mucilage de semences de coings | 50 — |
| Teinture d'opium | 2 — |

*F. dissoudre ; en instillations toutes les heures.*

### MIXTURE ANTISCROFULEUSE (Hufeland).

| | | |
|---|---|---|
| Chlorure de baryum | | |
| Sulfate ferreux | āā | 2 gr. |
| Hydrolat de cannelle | | |
| Sirop d'écorces d'oranges | āā | 50 — |

*8 à 16 gr. par cuillerées en potion. Agitez.*

### MIXTURE BARYTIQUE (Lauth).

| | |
|---|---|
| Chlorure de baryum | 36 gr. |
| Elixir de Whytt | 300 — |
| Eau distillée | 1000 — |

*F. dissoudre. 1 à 5 gr. en potion.*

### PILULES ANTISCROFULEUSES.

| | |
|---|---|
| Chlorure de baryum | 0 gr. 5 décigr. |

| | |
|---|---|
| Extrait de gentiane | 0 gr. 5 décigr. |
| Poudre de quinquina | Q. s. |

*F. 100 pilules. 4 par jour.*

### PILULES FONDANTES (Righini).

| | |
|---|---|
| Masse de Vallet | 6 gr. |
| Chlorure de baryum | 1 — |
| Résine de jalap | 3 — |

*F. s. a. 36 pilules.*

### POTION AU CHLORURE DE BARYUM.

| | |
|---|---|
| Chlorure de baryum | 0 gr. 1 décigr. |
| Eau distillée | 170 — |
| Eau de cannelle | 20 — |
| Sirop de diacode | 50 — |

*M. 3 à 4 cuillerées par jour.*

### SOLUTION CHLORURE DE BARYUM (Lisfranc).

| | |
|---|---|
| Chlorure de baryum | 0 gr. 30 centigr. |
| Eau distillée | 120 gr. |

*F. dissoudre. 1 cuillerée à bouche toutes les heures.*

## — IODURE DE BARYUM. — Pommade d'iodure de baryum.

### POMMADE D'IODURE DE BARYUM.

| | |
|---|---|
| Axonge benzoïnée | 100 gr. |
| Iodure de baryum | 1 — |

## BELLADONE. — *Atropa belladona.* Solanées. — *Syn.* Morelle-furieuse, Belle-dame.

**Part. empl.** — Feuilles, racines, semences.
**Princ. act.** — Atropine.
**Prop. thérap.** — Narcotique.
**Prép. pharm. et pos.** — *A l'int.* — Alcoolature, 5 à 30 gouttes ; — emplâtre belladoné ; — extrait aqueux, 0,02 à 0,15 ; — alcoolique de semences, 0,01, 0,10 ; — extrait avec le suc, 0,02 à 0,15 ; — huile, Q. V. en frictions ; — pommade belladonée. ; — poudre de racines, 0,02, 0,10 ; — Poudre, 0,05, 0,20 ; — Sirop, 10 à 20 gr. ; — Teinture alcoolique, 5 à 30 gouttes ; — Teinture éthérée, 5 à 30 gouttes.
**Incompat.** — Préparations qui contiennent à l'état libre ou peuvent fournir de l'iode ou du chlore.

### CÉRAT BELLADONÉ.

| | |
|---|---|
| Extrait de belladone | 5 à 10 gr. |
| Cérat de Galien | 40 — |

*M.*

### COLLYRE BELLADONÉ (Velpeau).

| | |
|---|---|
| Extrait de belladone | 0 gr. 50 centigr. |
| Acétate de plomb | 0 — 20 — |

| | |
|---|---|
| Eau distillée de laitue | 100 gr. |

### EMPLATRE FONDANT (Boinet).

| | | |
|---|---|---|
| Extrait de belladone | | |
| Extrait de ciguë | āā | 4 gr. |
| Iode pulvérisé | | 1 — |
| Emplâtre de Vigo | | 16 — |

ÉPITHÈME ANTICANCÉREUX (Richter).

| | |
|---|---|
| Extrait de ciguë | 15 gr. |
| Extrait de jusquiame | 7 — |
| Poudre de belladone | 2 — |
| Acétate d'ammoniaque | Q. s. |

M.

GARGARISME (Jos. Gruber).

| | |
|---|---|
| Teinture de belladone | 0 gr. 80 centlg. |
| Sel ammoniac | 5 gr. |
| Eau distillée | 400 — |
| Sirop d'écorces d'oranges | 20 — |

M. toutes les 2 heures dans les affections de la partie moyenne de l'oreille.

GLYCÉRÉ ANTINÉVRALGIQUE (Ricord).

Extrait de belladone
— de jusquiame } ãã 4 gr.
Glycérine 30 —

M. 3 frictions par jour sur le testicule atteint de névralgie.

GLYCÉROLÉ D'EXTRAIT DE BELLADONE.

| | |
|---|---|
| Extrait de belladone | 1 gr. |
| Glycéré d'amidon | 10 — |

M. s. a.

GOUTTES CALMANTES (Bamberger).

| | |
|---|---|
| Teinture de belladone | X gouttes |
| Eau de laurier-cerise | 5 gr. |

M. 5 gouttes, 3 fois par jour contre la cardialgie et le pyrosis.

GOUTTES CONTRE LA COQUELUCHE (J. Simon).

Teinture de belladone
Alcoolature de racine } ãã 5 gr.
d'aconit

M. 10 gouttes matin et soir.

JULEP CALMANT EXPECTORANT.

| | |
|---|---|
| Oxyde blanc d'antimoine | 1 gr. à 2 gr. |
| Extrait de belladone | 0 — 05 centigr. |
| Sirop d'opium | 30 — |
| Julep gommeux | 150 — |

F. s. a. par cuillerées toutes les heures.

LAVEMENT BELLADONÉ (Ricord).

| | |
|---|---|
| Extrait alcoolique de belladone | 0 gr. 10 |
| Infusion de camomille | 125 — |

M.

LOTIONS CALMANTES (V. Ammon).

| | |
|---|---|
| Feuilles de belladone | 2 à 4 gr. |

F. infuser dans :

| | |
|---|---|
| Eau | 200 — |

Passez et ajoutez :
Eau distillée de laurier cerise 2 à 6 gr.
En lotions ou fomentations.

MIXTURE ANTINÉVRALGIQUE (Liégard).

Extrait de belladone 0 gr. 60 centigr.
— de jusquiame
— de stramonium } ãã 1 gr.
Hydrolat de laitue 2 —
— de laurier-cerise 12 —

M. 6 à 15 gouttes. 3 fois par jour.

ONGUENT MERCURIEL BELLADONÉ.

| | |
|---|---|
| Extrait de belladone | 4 gr. |
| Onguent napolitain | 30 — |

F. s. a.

PILULES ANTIASTHMATIQUES (Bouchardat).

| | |
|---|---|
| Extrait de belladone | 1 gr. |
| Myrrhe | |
| Ipéca } ãã | 2 — |

Pour 36 pilules. 3 par jour.

PILULES ANTIÉPILEPTIQUES (Hart.).

| | |
|---|---|
| Lactate de zinc | 0 gr. 20 centigr. |
| Extrait de belladone | — 5 — |

F. s. a. 1 pilule avant chaque repas.

PILULES ANTIÉPILEPTIQUES (Ball).

| | |
|---|---|
| Extrait de belladone | 0 gr. 40 centig. |
| Oxyde de zinc | 1 — |

Pour 4 pilules. 1 par jour.

PILULES ANTINÉVRALGIQUES (Sandras).

| | |
|---|---|
| Extrait de belladone | 0 gr. 015 milligr. |
| Chlorhydrate de morphine | 0 — 005 — |

M. pour 1 pilule. 1 toutes les heures.

PILULES CALMANTES (Ricord).

| | |
|---|---|
| Extrait de belladone | 0 gr. 30 centigr. |
| — de valériane | 4 gr. |

F. s. a. 30 pilules.

PILULES CONTRE CONSTIPATION (Contaret).

| | |
|---|---|
| Extrait de belladone | 0 gr. 50 centig. |
| Extrait de rhubarbe | 0 — 50 — |
| Poudre de guimauve | Q. s. |

F. 20 pilules. 1 le soir en se couchant.

PILULES CONTRE LA COQUELUCHE (Bouchut).

| | |
|---|---|
| Belladone pulvérisée | 1 gr. |
| Oxyde de zinc | 1 — |
| Extrait de serpolet | 2 — |

F. s. a. 40 pilules. 1 à 6 par jour.

## PILULES CONTRE LA DYSMÉNORRHÉE (Green).

Extrait de belladone 0 gr. 50 centig.
Camphre 4 —
Sulfate de quinine 2 —

F. 30 *Pilules*. 1 *toutes les 2 heures.*

## PILULES CONTRE L'ÉPILEPSIE (Leuret).

Extrait de belladone 1 gr.
Extrait de stramonium 1 —
Camphre 0 gr. 5 décigr.
Opium — 5 —

F. s. a. 100 *pilules.* 5 à 15 *pilules par jour.*

## PILULES CONTRE L'ÉPILEPSIE (Trousseau).

Extrait de belladone 0 gr. 01 centigr.
Poudre de belladone 0 — 01 —

Pour 1 *pilule.* 1 à 4 à *prendre le soir.*

## PILULES CONTRE L'INCONTINENCE D'URINE.

Extrait de belladone 0 gr. 60 centigr.
Poudre de noix vomi-
   que 1 — 20 —
— fer réduit 1 — 20 —
Extrait de quinquina Q. s.

Pour 60 *pilules* 1 à 4 *par jour.*

## PILULES CONTRE L'INCONTINENCE D'URINE (Fauvel).

Extrait de belladone 0 gr. 05 centigr.
Camphre 1 gr.
Castoreum 1 —

F. s. a. 10 *pilules.* 1 *tous les soirs.*

## PILULES CONTRE L'HYSTÉRIE (Debreyne).

Camphre 12 gr.
Asa fœtida 12 —
Extrait de belladone 3 —
— aqueux thébaïque 1 —
Sirop de gomme Q. s.

F. s. a. 120 *pilules.* 1 à 6 *pilules par jour.*

## PILULES CONTRE L'INCONTINENCE D'URINE NOCTURNE (Blache).

Extrait de belladone 0 gr. 01 centigr.
Poudre de racine id. 0 gr. 01 à 2 —

F. 1 *pilule*; à *donner le soir.*

## PILULES CONTRE LA MIGRAINE (Fort).

Belladone pulvérisée 0 gr. 30 centig.
Sulfate de quinine 2 —
Extrait de digitale 0 — 10 —
Extrait de valériane 2 —
Miel Q. s.

M. *pour* 20 *pilules.* 4 *avant l'accès.*

## PILULES CONTRE LA SPERMATORRHÉE (Gallois).

Extrait de belladone 0 gr. 10 centig.
Lupulin ⎫ āā 0 — 60 —
Camphre ⎭

Pour 10 *pilules.* 2 à 5 *par jour.*

## POMMADE ANTIHÉMORRHOÏDALE (Debreyne).

Extrait de belladone 4 gr.
— d'opium 0 — 60 centig.
Onguent populeum 30 —

M. s. a.

## POMMADE ANTIRHUMATISMALE (G. de Mussy).

Extrait de belladone 4 gr.
— de jusquiame 6 —
— d'opium 2 —
Axonge 50 —

M.

## POMMADE BELLADONÉE DE CUNIER.

Extrait de belladone 1 gr.
Huile de foie de morue 2 —

M. *contre la photophobie.*

## POMMADE CALMANTE.

Extrait de belladone 2 à 4 gr.
— d'opium 1 —
Onguent populeum 30 —

F. s. a.

## POMMADE CONTRE FISSURE A L'ANUS (Gallois).

Extrait de belladone ⎫
Acétate neutre de ⎬ āā 5 gr.
  plomb ⎭
Axonge 30 —

M. s. a.

## POMMADE FONDANTE (Ricord).

Extrait de belladone ⎫
Camphre ⎬ āā 4 gr.
Laudanum de Rous- ⎭
  seau
Onguent mercuriel double 30 —

M.

## POMMADE MERCURIELLE BELLADONÉE (Velpeau).

Extrait de belladone 4 gr.
Onguent napolitain 80 —

M. *contre engorgements lympha-tiques.*

## POTION ANTIASTHMATIQUE (Debreyne).

Extrait de belladone ⎫ āā 0 gr. 10 cent.
Kermès minéral ⎭

Sirop de capillaire } āā 25 gr.
Oymel scillitique
Infusion de tilleul        100 —
*M. par cuillerées à bouche toutes les 1/2 heures.*

### POTION BELLADONÉE EXPECTORANTE.

Extrait de belladone
    0 gr. 25 centigr. à 1 gr. 10 centigr.
Kermès minéral
    0 gr. 05 centigr. à 0 gr. 20 centigr.
Sirop de Desessartz   50 —
Infusé de polygala      5 —
Eau                    150 —
    *F. s. a. par cuillerées.*

### POTION DE BELLADONE ET D'ACONIT

Teinture de belladone X à XXX gouttes
Sirop d'aconit              30 gr.
Infusé de fleurs pectorales 150 —
    *F. s. a.*

### POTION CONTRE LA COQUELUCHE.

Teinture de drosera        2 gr.
    — de belladone         1 —
Sirop diacode             20 —
Eau de tilleul            130 —
    *F. s. a. par cuillerées.*

### POTION CONTRE LA COQUELUCHE (Bouchut).

Extrait de belladone   0 gr. 50 centig.
    — de ciguë         0 — 20 —
Tannin pur             0 — 30 —
Infusion de séné          60 —
Eau distillée de fenouil 30 —
Sirop de guimauve        25 —
    *M. par 1/2 cuillerée à bouche toutes les 2 heures.*

### POTION CONTRE LA COQUELUCHE (Jeannel).

Sirop de belladone        30 gr.
Eau de laurier-cerise     15 —
Eau distillée de tilleul 100 —
    *M. 1 cuillerée à bouche toutes les 2 heures.*

#### AUTRE (Levrat).

Hydrolat de laitue       125 gr.
    — d'oranger            8 —
Sirop de pivoine          50 —
    — de belladone          8 —
Ammoniaque liquide      VI gouttes
    *Par cuillerée toutes les heures.*

### POUDRE ANTIASTHMATIQUE (Debreyne).

Poudre de racine de belladone     4 gr.
Poudre de scille         3 —
Kermès minéral           1 —
Fleur de soufre } āā     12 —
Poudre d'aunée
    *Pour 20 paquets. 3 par jour.*

### POUDRE CONTRE LA CHORÉE (Réveil).

Poudre de racine de belladone  0 gr. 12 centig.
    — de castoreum      0 — 24 —
Armoise pulvérisée        3 —
Racine de valériane pulvérisée  3 —
Sucre pulvérisé           6 —
    *M. pour 20 prises. 4 par jour.*

### POUDRE CONTRE LA COQUELUCHE (Sandras).

Poudre de racine de belladone  0 gr. 05 centigr.
Sucre                    25 —
    *M. pour 1 prise. 2 à 3 prises par jour.*

### POUDRE CONTRE LA COQUELUCHE (Brochin).

Fleurs de narcisse des prés  2 gr.
Racine de belladone pulvérisée  1 —
Oxyde de zinc sublimé     2 —
    *M. et divisez en 36 paquets. 1 toutes les 4 heures.*

### POUDRE CALMANTE.

Extrait d'opium } āā 20 centigr.
    — de belladone
Sucre vanillé            5 gr.
    *M. s. a. et F. 10 prises. 1 ou 2 par jour.*

### POUDRE CONTRE LA COQUELUCHE (Hecker).

Poudre de racine de belladone  0 gr. 08 centigr.
Musc pulvérisé          0 — 30 —
Camphre pulvérisé       0 — 30 —
Sucre blanc pulvérisé    2 —
    *M. et divisez en 8 paquets. 1 à 5 par jour.*

### POUDRE CONTRE LA COQUELUCHE (Kopp).

Poudre de racine de belladone  0 gr. 15 centigr.
Poudre d'ipécacuanha    0 — 20 —
Soufre lavé et sublimé   2 —
Sucre de lait pulvérisé  2 —
    *M. et divisez en 12 paquets. 1 à 3 par jour.*

### POUDRE CONTRE LA TOUX (G. de Mussy).

Poudre de gomme arabique  9 gr.
Poudre de racine de belladone   1 —
    *M. 10 à 12 prises par jour.*

### POUDRE CONTRE LE SPASME DE LA VESSIE (Beyran).

Poudre de racine de belladone    1 gr.

Poudre de cubèbe 20 gr.
Camphre pulvérisé 1 —

*Pour 30 prises. 1 à 2 matin et soir.*

#### POUDRE DIGESTIVE (Bamberger).

1. Extrait de belladone 0 gr. 05 centig.
Bicarbonate de soude 5 —
Sucre blanc 5 —

*Pour 6 doses. 1 matin et soir.*

2. Extrait de belladone 0 gr. 10 centig.
Sous-nitrate de bismuth 0 — 50 —
Sucre blanc 0 — 50 —

*Pour 6 doses. 1 matin et soir.*

#### POUDRE DE KAHLEISS (Foy).

Poudre de racine de bel-
ladone 0 gr. 2 décigr.
Poudre de Dower 0 — 5 —
Sucre 15 —
Soufre lavé 3 —

*M. et divisez en 20 paquets. 1 pa-
quet toutes les 3 heures pour un enfant de deux ans contre la coqueluche.*

#### SIROP CALMANT (Dubail, Bouch.).

Extrait d'opium 0 gr. 15 centigr.
Extrait de belladone 0 — 10 —
Sirop de capillaire du
Canada 90 —

*F. s. a. 3 cuillerées à café par jour.*

#### SIROP CONTRE LA COQUELUCHE (Archambault).

Extrait de belladone 0 gr. 20 centigr.
Sirop d'opium ⎫
Sirop de fleurs d'o- ⎬ āā 30 gr.
ranger ⎭

*F. dissoudre. 1 cuillerée à café ma-
tin et soir.*

#### SIROP CONTRE LA COQUELUCHE (Roger).

Musc pulvérisé 0 gr. 10 centig.
Sirop de belladone 20 —

*M. par cuillerées à café matin et
soir.*

#### SIROP CONTRE LA COQUELUCHE (Trousseau).

Sirop d'éther ⎫
— d'opium ⎪
— de belladone ⎬ āā 20 gr.
— de fleurs d'o- ⎪
ranger ⎭

*M. 10 à 20 gr. par jour, par cuil-
lerées à café.*

#### SIROP CONTRE LA GRIPPE (Dezautière).

Sirop de coquelicot 25 gr.
Teinture de belladone 5 —

*F. s. a. 3 à 6 cuillerées à café par
jour (Bouch.).*

#### SOLUTION GLYCÉRINÉE.

Extrait de belladone 1 gr.
Glycérine 10 —

*Usage externe.*

#### SOLUTION DE GODELLE.

Extrait de belladone 0 gr. 15 centigr.
Eau distillée 30 gr.

*2 ou 3 gouttes matin et soir.*

#### SUPPOSITOIRES D'EXTRAIT DE BELLADONE

Extrait de belladone 0 gr. 50 centigr.
Beurre de cacao 50 —

*Pour 10 suppositoires.*

#### SUPPOSITOIRES CALMANTS (Duj.-Beaumetz).

Extrait d'opium 0 gr. 02 centig.
— de belladone 0 — 01 —
Beurre de cacao 5 —

*M. pour 1 suppositoire.*

#### TOPIQUE BELLADONÉ (Sordet).

Extrait de belladone 50 gr.
Éther sulfurique 100 —

*M. s. a. pour faciliter la réduction
des hernies étranglées.*

#### TOPIQUE RÉSOLUTIF ET SÉDATIF (Diday).

Extrait de belladone 6 gr.
Teinture d'iode 6 —

*M. épididymites.*

#### TOPIQUE OU TAMPON STUPÉFIANT (Trousseau).

Extrait de belladone 0 gr. 10 centig.
Teinture d'opium 0 — 05 —

*M. contre douleurs de l'utérus.*

**ANIPORTE** ($C^{17}H^{23}AzO^3$). —Soluble eau 1/500, alcool 8, éther, 60, glycérine 43.

**Prop. thérap.** — Antispasmodique, antinévralgique, antirhumatismale, calmant, dilate la pupille.

**Prép. pharm.** — A l'int. 1/2 à 2 mm. en potions, sirops, pilules, granules à un milligr. A l'ext. 1 gr. pour 100, en collyre.

Incompat. — Tannin, iode, chlore, brome, et autres incompat. des alcaloïdes.

HUILE D'ATROPINE.

Atropine 0 gr. 10 centigr.
Huile d'amandes douces 100 —

*Usage externe.*

POMMADE D'ATROPINE.

Atropine 0 gr. 05 à 0 gr. 30 centigr.
Vaseline 30 gr.
M.

POMMADE CONTRE NÉVRALGIES FACIALES.

Atropine 0 gr. 10 centigr.
Vératrine 0 — 05 —
Baume nerval 15 —

*M. 3 onctions par jour.*

SIROP D'ATROPINE.

Atropine 0 gr. 05 centig.
Eau 10 —
Acide chlorhydrique I goutte
*Ajoutez.* Sirop simple 1000 gr.

*M. 1 cuillerée d bouche contient 1 milligr. 20 à 30 gr. en potion.*

TEINTURE D'ATROPINE (Bouchardat).

Atropine 1 gr.
Alcool à 90° 200 —

*F. dissoudre. 1 à 5 gouttes dans une potion.*

**ATROPINE** (sulfate d'). — $(C^{17}H^{23}AzO^3)^2$. $SO^4.H^2$. — Très soluble eau, soluble alcool, peu soluble éther.

COLLYRE AU SULFATE D'ATROPINE (Abadie).

Sulfate neutre d'atropine 0 gr. 05 centig.
Eau distillée bouillie 30 —

COLLYRE AU SULFATE D'ATROPINE (Desmarres).

Sulfate d'atropine 0 gr. 02 centig.
Eau distillée 10 —

COLLYRE (Galezowski).

Sulfate d'atropine 0 gr. 02 centig.
Sulfate de zinc 0 — 05 —
Eau distillée 10 —

GLYCÉROLÉ (Muller).

Sulfate d'atropine 0 gr. 10 centig.
Glycérolé d'amidon 15 —

PILULES CONTRE LA TOUX (Vindevogel).

Sulfate d'atropine 0 gr. 01 cent.
Chlorhydrate de morphine 0 — 10 —

Extrait de gentiane et poudre Q. s.

*M. pour 10 pilules. 1 à 2 le soir.*

POMMADE AU SULFATE D'ATROPINE.

Sulfate d'atropine 0 gr. 10 centig.
Carbonate de potasse 0 — 10 —
Iodure de potassium 0 — 50 —
Cérat 10 —
M.

SOLUTION HYPODERMIQUE (Duj.-Beaumetz).

Sulfate d'atropine 0 gr. 01 cent.
Chlorhydrate de morphine 0 — 10 —
Eau de laurier-cerise 20 —

*M. 1 centi. cube contient 1/2 milligr. de sulfate d'atropine et 5 milligr. de sel de morphine. 1 à 2 cent. cubes.*

— **ATROPINE** (valérianate d') $C^{17}H^{23}AzO^3,C^5H^{10}O^2 + H^2O$. — Très soluble eau, soluble alcool, peu soluble éther.

POTION.

Valérianate d'atropine 0 gr. 1/2 milligr.
Sirop de sucre 20 —
Eau distillée de tilleul 120 —

*M. par cuillerée à bouche dans les 24 heures.*

**BENJOIN** *du Styrax benzoin.* — Alibousier, benjoin. Ébénacées. Soluble dans alcool et éther.

**Princ. act.** — Huile volatile. — Acide benzoïque.
**Prop. thérap.** — Excitant balsamique.
**Prép. pharm. et posol.** — *A l'int.* — Poudre, 5 décigr. à 2 gr.; — teinture, 2 à 10 gr.

### EAU HÉMOSTATIQUE (Pagliari).

| | |
|---|---|
| Benjoin | 250 gr. |
| Alun | 500 — |
| Eau | 5 kil. |

*F. bouillir pendant 6 heures, filtrez.*

### FUMIGATION AROMATIQUE.

| | |
|---|---|
| Benjoin | Q. v. |

*Projeter sur des charbons ardents.*

### LAIT VIRGINAL.

| | |
|---|---|
| Teinture de benjoin | 10 gr. |
| Eau de roses ou de mélilot ou lait d'amandes | 400 — |

*M. et agitez.*

### POUDRE ANTICATARRHALE (Meyer).

| | |
|---|---|
| Résine de benjoin pulvérisée | 5 gr. |
| Soufre sublimé et lavé | 5 — |
| Oléo-saccharure de fenouil | 5 — |
| Guimauve pulvérisée | 20 — |

*M. et divisez en 20 paquets.*

### POMMADE CONTRE ENGELURES ULCÉRÉES (Orosi).

| | |
|---|---|
| Teinture de benjoin | 4 gr. |
| Glycérine | 8 — |
| Huile de lin | 15 — |
| Cire jaune | 8 — |
| Essence de lavande | 1 — 50 cent. |

*M.*

### POMMADE CONTRE LES CREVASSES DU MAMELON.

| | |
|---|---|
| Beurre de cacao | 30 gr. |
| Vaseline | 10 — |
| Teinture de benjoin | 10 — |
| Oxyde de zinc | 5 — |
| Essence de roses | II gouttes |

*F. s. a.*

### POUDRE FUMIGATOIRE (Guibourt).

| | |
|---|---|
| Encens | |
| Mastic | ãã P. É. |
| Benjoin | |
| Genièvre | |

*M. Q. s. sur des charbons ardents.*

# BENZOIQUE (acide) ($C^7H^6O^2$). — Une partie se dissout dans 400 d'eau et 2,5 d'alcool, éther 3, glycérine 10. *Syn.* Fleurs de benjoin, hydrate d'oxyde de benzoïle.

**Prop. thérap.** — Stimulant, diurétique, diaphorétique.

**Prép. pharm. et posol.** — *A l'int.* 0,2 à 1,5.

### MIXTURE BENZOÏQUE (Bouchardat).

| | |
|---|---|
| Acide benzoïque | 1 à 5 gr. |
| Phosphate de soude | 10 — |
| Eau distillée | 100 — |
| Sirop simple | 30 — |

*M. à prendre par cuillerées dans les 24 heures.*

### AUTRE (Ure).

| | |
|---|---|
| Acide benzoïque | 1 gr. 25 centigr. |
| Bicarbonate de soude | 4 — |
| Phosphate de soude | 6 — |
| Eau de cannelle | 150 — |
| Teinture de jusquiame | 5 — |

*F. s. a.*

### PILULES ANTICATARRHALES (Paris).

| | |
|---|---|
| Acide benzoïque | 0 gr. 75 centigr. |
| Extrait de pavot | 1 — |

*F. s. a. 6 pilules par jour.*

### PILULES EXPECTORANTES.

| | |
|---|---|
| Acide benzoïque | 2 gr. |
| Gomme ammoniaque | 2 — |
| Savon médicinal | Q. s. |

*F. s. a. 20 pilules. 4 à 8 dans les 24 heures.*

### POTION BENZOÏQUE.

| | |
|---|---|
| Acide benzoïque | 5 gr. |
| Potion gommeuse | 125 — |

*Agitez : par cuillerées à bouche dans les 24 heures.*

### POTION CONTRE LA CYSTITE CHRONIQUE (Gosselin).

| | |
|---|---|
| Acide benzoïque | 1 à 3 gr. |
| Glycérine neutre | 4 à 6 — |
| Julep gommeux | 150 — |

*F. s. a. à prendre par cuillerées dans les 24 heures. Agitez.*

### POUDRE BENZOÏQUE ASTRINGENTE.

| | |
|---|---|
| Acide benzoïque | |
| Tannin | ãã 1 gr. |
| Sucre | 10 — |

*Divisez en 20 paquets. 1 toutes les 2 heures à la période de déclin de la coqueluche.*

— **BENZOATE D'AMMONIAQUE** ($C^7H^5O^2,AzH^4$). — Ce sel est le sel neutre, il est très soluble dans l'eau ; à l'air et en solution

aqueuse il perd une partie de son ammoniaque et se convertit en benzoate acide.

Mêmes propriétés et mode d'emploi que le benzoate de soude.

**— BENZOATE DE SOUDE** ($C^7H^5O^2$,Na). — Très soluble dans
l'eau ; peu soluble dans l'alcool.

**Prop. thérap.** — Très efficace contre la diathèse urique ; la goutte,
également préconisé contre la coqueluche, le muguet, la diphtérie.

**Prép. pharm. et posol.** — En cachets, solution, sirop, pilules.
Dose de 0 gr. 50 centigr. à 2 gr.

COLLUTOIRE CONTRE LE MUGUET.

| | |
|---|---|
| Benzoate de soude | 10 gr. |
| Miel blanc | 10 — |
| Teinture de myrrhe | 2 — |

*M.*

PILULES DIALYTIQUES (Bonjean).

| | |
|---|---|
| Benzoate de soude | 5 gr. |
| Silicate de soude | 2 gr. 50 centigr. |
| Extrait alcoolique de | |
| colchique | 1 — 50 — |
| — d'aconit | 3 gr. |
| Savon médicinal | 5 — |

*Pour 100 pilules. 1 à 4 par jour.*

POTION CONTRE LA COQUELUCHE.

| | |
|---|---|
| Benzoate de soude | 5 gr. |
| Eau de fleurs d'oranger | 10 — |
| Eau distillée de tilleul | 70 — |
| Sirop de Dessesartz | 30 — |

*Par cuillerées à café toutes les
heures.*

POUDRE CONTRE LA GOUTTE (Briau).

| | |
|---|---|
| Benzoate de soude | 3 gr. |
| Chlorhydrate d'ammoniaque | 2 — |

*M. de 0 gr. 50 centigr. à 4 gr. par
jour ; s'il y a constipation on ajoute
2 gr. de poudre de séné.*

SIROP.

| | |
|---|---|
| Benzoate de soude | 10 gr. |
| Sirop de Térébenthine ou de | |
| Tolu | 390 — |

*0 gr. 50 centigr. par cuillerées à
bouche.*

SIROP DIALYTIQUE (Bonjean).

| | |
|---|---|
| Benzoate de soude | 30 gr. |
| Silicate de soude | 50 — |
| Sirop de gomme | 1000 — |

*1 à 2 cuillerées par jour.*

SOLUTION.

| | |
|---|---|
| Benzoate de soude | 10 gr. |
| Eau de fleurs d'oranger | 20 — |
| Eau distillée | 270 — |

*0 gr. 50 centigr. par cuillerées à
bouche. On peut ajouter 10 gr. de bicarbonate de soude.*

**BENOITE.** — *Geum urbanum* (Rosacées). — *Syn.* Herbe de
Saint-Benoit, sanicle des montagnes, cariophyllée ou racine de giroflée,
galiotte.

**Part. empl.** — Rhizome.
**Princ. act.** — Tannin, geïne.
**Prop. thérap.** — Stimulant, astringent.
**Prép. pharm. et posol.** *A l'int.* — Poudre, 4 à 10 gr. ; — décoc-
tion (30 gr. de racine p. 1000 d'eau).
**Incompat.** — Alcalis, carbonates, sels métalliques, etc., comme
pour le tannin.

POUDRE ASTRINGENTE DE VOGEL.

| | | |
|---|---|---|
| Benoite | | |
| Gomme arabique | ãã | 12 gr. |
| Kino | | |
| Cannelle | ãã | 4 — |
| Sucre pulvérisé | | 15 — |

**BENZINE** ($C^6H^6$). — Benzène, hydrure de phényle, peu soluble
eau, soluble alcool et éther.

Prop. thérap. — Parasiticide.

Prép. pharm. et posol. — A l'ext. En lotions.

# BENZOATES. — V. aux *Bases*.

# BERBERIS. — V. *Epine-Vinette*.

# BEURRE BROMO-IODÉ.

BEURRE BROMO-IODÉ (Trousseau).

| | |
|---|---|
| Beurre frais | 125 gr. |
| Iodure de potassium | 0 — 05 centigr. |
| Bromure de potassium | 0 — 20 — |
| Chlorure de sodium | 2 — |

*On étale sur le pain.*

— D'ANTIMOINE. V. *Antimoine* (Chlorure d').

# BIÈRES MÉDICINALES. Voir aux *Médicaments*.

**BISMUTH** (sous-azotate de) ($BiAzO^4H^2O$). — *Syn.* Sous-nitrate de bismuth, blanc de fard, magistère de bismuth. Insoluble eau, soluble acide azotique.

**Prop. thérap.** — Antidiarrhéique, affections de l'estomac, antiseptique.

**Prép. pharm. et posol.** — A l'int. 0,50 à 4 gr. 8 gr. et 10 gr. 10 à 30 p. 200 en *injections*.

**Incompat.** — Sulfures solubles, kermès, soufre.

BOLS AU BISMUTH (Duj.-Beaumetz).

| | |
|---|---|
| Sous-nitrate de bismuth | ⎱ āā 5 gr. |
| Diascordium | ⎰ |

*Pour 20 bols à prendre dans la journée.*

BOLS CONTRE LA GASTRO-ENTÉRITE (Cox.).

| | |
|---|---|
| Sous-nitrate de bismuth | 4 gr. |
| Racine de colombo pulvérisée | 12 — |
| Gomme pulvérisée | 8 — |

*F. s. a. 20 bols. 8 par jour.*

GLYCÉROLÉ AU SOUS-NITRATE DE BISMUTH.

| | |
|---|---|
| Sous-nitrate de bismuth | 10 gr. |
| Glycérine pure | 100 — |

GLYCÉROLÉ AU SOUS-NITRATE DE BISMUTH (Guyon).

| | |
|---|---|
| Sous-nitrate de bismuth | ⎱ |
| Oxyde de zinc | ⎰ āā 5 gr. |
| Glycéré d'amidon | 60 — |

M.

INJECTION AU SOUS-NITRATE DE BISMUTH.

| | |
|---|---|
| Sous-nitrate de bismuth | 10 gr. |
| Eau de roses | 200 — |

*Agitez.*

LAVEMENT AU SOUS-NITRATE DE BISMUTH (Monneret).

| | |
|---|---|
| Sous-nitrate de bismuth | 20 gr. |
| Eau gommeuse à 1/20 | 60 — |

MIXTURE ANTI-DIARRHÉIQUE (Caffe).

| | |
|---|---|
| Phosphate de chaux pulvérisé | 10 gr. |
| Mie de pain de froment | 20 — |
| Sous-nitrate de bismuth | 5 — |
| Sirop de ratanhia | 60 — |
| Teinture de cannelle | 5 — |
| Laudanum de Sydenham | 1 — |

*M. A prendre en 3 ou 4 fois dans la journée.*

MIXTURE ANTIDIARRHÉIQUE (Delioux).

| | |
|---|---|
| Sous-nitrate de bismuth | 1 gr. |
| Extrait d'opium | 0 — 10 centig. |

*M. pour 1 paquet. 1 paquet toutes les heures.*

MIXTURE AU SOUS-NITRATE DE BISMUTH (Trousseau).

| | |
|---|---|
| Bismuth | ⎱ |
| Bicarbonate de soude | ⎰ āā 2 gr. |
| Laudanum de Sydenham | V gouttes |
| Mucilage de gomme | 100 gr. |

*M. à prendre en 2 fois, 1/4 d'heure avant chaque repas.*

PASTILLES AMÉRICAINES (Patterson).

| | |
|---|---|
| Sous-nitrate de bismuth | 50 gr. |
| Magnésie hydratée | 50 — |
| Sucre en poudre fine | 450 — |
| Mucilage | Q. s. |

*Aromatisez ad libitum*
*F. s. a. 500 tablettes.*

PILULES ANTIGASTRALGIQUES (Millet).

Sous-nitrate de bismuth 6 gr.
Chlorhydrate de morphine 0 — 15 centigr.
Rhubarbe de Chine pulvérisée 3 —
Thridace Q. s.
F. s. a. 30 pilules. 2 par jour.

PILULES CONTRE LA GASTRALGIE (Jadioux).

Sous-nitrate de bismuth 2 gr.
Extrait de valériane 2 —
F. s. a. 18 pilules. 1 ou 2 par jour.

PILULES DE SOUS-NITRATE DE BISMUTH OPIACÉES (H. P.).

Extrait d'opium 0 gr. 01 centigr.
Sous-nitrate de bismuth 0 — 50 —
Diascordium 0 — 15 —
Mucilage épais de gomme arabique Q. s.
M. pour 1 pilule. 1 ou 2 toutes les 2 heures.

POTION AU SOUS-NITRATE DE BISMUTH (Mascarel).

Sous-nitrate de bismuth }
Gomme adragante } 1 gr.
Eau distillée de laitue 120 —
Sirop simple 30 —
M. par cuill. d'heure en heure, pour les enfants.

POTION ANTIDIARRHÉIQUE (Duj.-Beaumetz).

Sous-nitrate de bismuth 10 gr.
Laudanum de Sydenham X gouttes
Hydrolat de menthe X —
Infus. de bistorte 70 gr.
Sirop de ratanhia 30 —
F. s. a. Une potion à donner en 3 fois.

PRISES CONTRE LA GASTRORRHÉE DES TUBERCULEUX (Peter).

Sous-nitrate de bismuth 10 gr.
Opium brut pulvérisé 0 — 10 centigr.
M. et divisez en 5 paquets. 1 paquet avant chaque repas.

POUDRE ABSORBANTE ANTIACIDE.

Sous-nitrate de bismuth 25 à 50 centigr.
Magnésie calcinée 10 —
Opium brut pulvérisé 3 —
M. pour 1 prise. 1 avant chaque repas.

POUDRE ANTIDIARRHÉIQUE (Trousseau).

Sous-carbonate de fer 0 gr. 10 centigr.
Yeux d'écrevisse 2 —

Sous-nitrate de bismuth 3 —
Sucre blanc 3 —
Œnolé de Sydenham 1 goutte
M. pour 1 paquet à donner toutes les 2 ou 3 heures.

POUDRE ANTIDIARRHÉIQUE.

Sous-nitrate de bismuth 5 gr.
Rhubarbe de Chine pulvérisée 1 — 50 centigr.
Simarouba pulvérisé 2 —
M. pour 10 paquets. 2 à 3 par jour.

POUDRE ANTIDIARRHÉIQUE.

Craie préparée 10 gr.
Sous-nitrate de bismuth 10 —
Opium brut pulvérisé 0 — 20 centigr.
M. pour 10 paquets. 1 paquet 1 heure avant chaque repas.

POUDRE ANTIDIARRHÉIQUE (Rayer).

Sous-nitrate de bismuth 4 gr.
Quinquina jaune pulvérisé 2 —
Charbon végétal pulvérisé 4 —
M. pour 20 paquets. 2 à 3 par jour.

POUDRE ANTIDYSPEPTIQUE.

Sous-nitrate de bismuth 1 gr. 50 centigr.
Quinquina jaune pulvérisé 1 — 50 —
Colombo pulvérisé 1 —
Opium brut pulv. 0 — 40 —
M. pour 10 paquets. 1 paquet 1 heure après chaque repas.

POUDRE ANTIGASTRALGIQUE.

Sous-nitrate de bismuth 5 gr.
Rhubarbe pulvérisée 0 — 50 centigr.
Valériane 0 — 50 —
Colombo 0 — 50 —
M. pour 5 paquets. 1 paquet au repas.

POUDRE ANTISPASMODIQUE (Bouch.).

Sous-nitrate de bismuth 1 gr.
Magnésie }
Sucre } āā 0 gr. 50 centigr.
M. et F. 20 doses. 1 à 6 par jour.

POUDRE CONTRE LE CORYZA (Ferrier)

Chlorhydrate de morphine 0 gr. 10 centigr.
Gomme pulvérisée 8 —
Sous-nitrate de bismuth 24 —
M. priser la moitié du mélange en 24 heures.

POUDRE CONTRE LE CORYZA (Yvon).

Sous-nitrate de bismuth 20 gr.
Tannin 4 —

4

Benjoin pulvérisé . 10 gr.
Chlorhydrate de morphine  0 — 15 centigr.
F.

POUDRE CONTRE L'HERPÈS (Fournier).

Sous-nitrate de bismuth  4 gr.
Calomel   | āā   1 gr.
Oxyde de zinc |
M.

POUDRE CONRE LA LEUCORRHÉE (Gallard).

Amidon pulvérisé  40 gr.
Sous-nitrate de bismuth  10 —
M.

POUDRE CONTRE LE PRURIT VULVAIRE (G. de de Mussy).

Poudre de lycopode  30 gr.

Sous-nitrate de bismuth  10 gr.
Racine de belladone pulvérisée  2 —
M.

SIROP ANTIDIARRHÉIQUE (Parrot).

1. Sirop de coings ou de grande consoude  100 gr.
Sous-nitrate de bismuth  2 —
M. 1 cuillerée d café avant les tétées.

2. Sirop de grande consoude   }   āā   50 gr.
Eau de chaux   }
Sous-nitrate de bismuth  8 —
M. 1 cuillerée d café avant les tétées.

— **BISMUTH** (carbonate de). — *Syn.* Sous-carbonate de bismuth, insoluble dans l'eau : mêmes propriétés que le sous-azotate et en plus antiacide.
On l'emploie aux mêmes doses.

— **BISMUTH** (sous-chlorure de). — Mêmes propriétés et mêmes doses que le sous-azotate.

— **BISMUTH** (salicylate de). — Mêmes propriétés que le sous-azotate, a été préconisé dans la fièvre typhoïde.
Dose : 4 à 10 gr., en prises ou en cachets.

MÉLANGE POUR ANTISEPSIE INTESTINALE (Bouchard).

Charbon  50 gr.
Sucre  25 —
Napthol B. .  2 — 50 centigr.
Salicylate de bismuth  2 — 50 —
*A prendre dans les 24 heures.*

**BISTORTE.** — *Polygonum Bistorta.* Polygonées. — *Syn.* Serpentaire mâle et femelle, feuillote, renouée.
**Part. empl.** — Racines.
**Princ. act.** — Tannin.
**Prop. thérap.** — Astringent.
**Prép. pharm. et posol.** — Décocté (20 p. 1000). Extrait, 1 à 4 gr. en pilules.
**Incompat.** — Sels de fer, d'alumine, gélatine, émulsions.

ESPÈCES ASTRINGENTES.

Racines sèches de bistorte  34 gr.
Tormentille  32 —
Écorce de grenade .  32 —
M.

**BITTERA.** — *Bittera febrifuga.* — Rutacées. *Syn.* Bois amer.
**Part. empl.** — Bois.
**Prin. act.** — Bittérine.
**Prop. thérap.** — Fébrifuge, tonique, amer.

**Prop. pharm. et posol.** — *A l'int.* — Extrait aqueux de bittera, 2 gr. à 2 gr. 50 en pilules ; — poudre de bois, 4 à 6 gr. en 4 paquets ; — bittérine, 60 à 70 centigr. ; — teinture alcoolique, 4 cuillerées.

**BLACK DROPS.** — *Syn.* Gouttes noires anglaises (Codex). — Voir *Opium.*

**BLANC DE BALEINE.** — *Syn.* Spermaceti, cétine, ambre blanc. Insoluble eau, soluble alcool, éther, huiles.
**Prép. thérap.** — Béchique, adoucissant.
**Prép. pharm. et posol.** — *A l'int.* 2 à 8 gr. Inusité *à l'ext.* Entre dans la composition du cold-cream et d'un certain nombre de pommades..

CÉRAT AU BLANC DE BALEINE (Ph. Lond.).

| | |
|---|---|
| Blanc de baleine | 1 partie |
| Cire blanche | 4 — |
| Huile d'olives | 8 — |
| *F. fondre.* | |

COLD-CREAM (Codex).

— **DE CÉRUSE.** — V. *Carbonate de plomb.*

— **D'ŒUF.** — V. *Albumine.*

— **DE ZINC.** — V. *Oxyde de zinc.*

**BOLDO.** — *Pneumus Boldus.* Monimiacées.
**Part. empl.** — Feuilles.
**Princ. act.** — Boldine.
**Prop. thérap.** — Stimulant, tonique. Affections du foie.
**Prép. pharm. et posol.** — *A l'int.* — Huile essentielle (perles), 0,20 à 0,50 ; — teinture, 1 à 2 gr. ; — vin, 20 à 30 gr.

| SIROP DE BOLDO. | | VIN DE BOLDO (Duj.-Beaumetz). | |
|---|---|---|---|
| Feuilles contusées | 100 gr. | Feuilles contusées de boldo | 30 gr. |
| Eau bouillante | 1000 — | Alcool à 90° | 60 — |
| *Laissez infuser 6 heures ; ajoutez :* | | Vin de Madère | 1 litre |
| Sucre blanc | 1850 — | *M. s. a.* | |

**BORIQUE** (acide) 2(BoO³H³). — 1 gr. se dissout dans 25 gr. d'eau, 5 de glycérine, 16 d'alcool à 90°.
**Prop. thérap.** — Sédatif, fondant, antifermentescible.
**Prép. pharm. et posol.** — *A l'int.* 0,25 à 2 gr. *A l'ext.*, en injections, en pommades, en lotions.

| EAU BORIQUÉE (Reliquet). | | ONGUENT BORIQUÉ (Lejeune). | |
|---|---|---|---|
| Acide borique | 40 gr. | Acide borique pulvérisé | 6 gr. |
| Eau distillée *bouillie* | 1000 — | Cire | 3 — |
| | | Paraffine | 6 — |
| CHARPIE BORIQUÉE (Lister). | | Huile d'amandes douces | 21 — |
| | | *F. fondre.* | |
| Acide borique | ãã Q. s. | POMMADE A L'ACIDE BORIQUE. | |
| Eau bouillante | | Acide borique pulvérisé | 4 gr. |
| *Imbibez la charpie, et laissez sécher.* | | Axonge benzoïnée ou vaseline | 30 — |
| | | *M.* | |

**— BORATE D'AMMONIAQUE.** — A peu près inusité.

**— BORATE DE POTASSE.** — A peu près inusité.

**— BORATE DE SOUDE** ($Bo^4O^7Na^2+10H^2O$). — Soluble 22 parties eau, 2 parties glycérine ; insoluble alcool. — *Syn.* Sous-borate de soude.

**Prop. thérap.** — Dialytique, fondant, astringent, résolutif.

**Posol.** — *A l'int.* 0 gr. 50 centigr. à 4 gr. et plus. *A l'ext.* 2 à 4 gr. p. 100 en solution.

**Incompat.** — Acides forts, chlorures de chaux, de magnésie, de potasse ; sulfates.

COLLUTOIRE BORATÉ.

| Borate de soude | | |
|---|---|---|
| Miel blanc | ãã P. É. | |
| M. | | |

COLLUTOIRE BORATÉ.

| Borate de soude | 10 gr. |
|---|---|
| Bicarbonate de soude | 5 — |
| Sirop de mûres | 30 — |
| F. s. a. | |

COLLUTOIRE BORATÉ (Cod.).

5 gr. pour 20 de miel rosat.

COLLUTOIRE CONTRE ANGINE SCARLATINEUSE (Roger).

| Borate de soude | 6 gr. |
|---|---|
| Miel blanc | 12 — |
| M. | |

COLLUTOIRE CONTRE APHTHES.

| Borate de soude | 4 à 8 gr. |
|---|---|
| Teinture de myrrhe | 8 — |
| Sirop de mûres | 60 — |
| F. dissoudre. | |

COLLUTOIRE CONTRE MUGUET.

| Bicarbonate de soude | 4 gr. |
|---|---|
| Borate de soude | 2 — |
| Sirop de mûres | 20 — |

*F. dissoudre.* 3 ou 4 applications par jour.

COLLUTION CONTRE MUGUET (G. Sée).

| Glycérine pure | 20 gr. |
|---|---|
| Amidon | |
| Borate de soude | ãã 4 — |
| F. s. a. | |

COLLUTOIRE CONTRE PHARYNGITE CHRONIQUE (Vidal).

| Borate de soude | 10 gr. |
|---|---|
| Hydrolat de laurier-cerise | 25 — |
| Glycérine | 15 — |
| F. s. a. | |

COLLUTOIRE DÉTERSIF.

| Borax | 1 gr. |
|---|---|
| Miel rosat | |
| Sirop de mûres | ãã 20 — |
| Décoction de ronces | 100 — |
| M. | |

COLLUTOIRE DÉTERSIF (Pringle).

| Infusion de roses rouges | 150 gr. |
|---|---|
| Borate de soude | 8 — |
| Miel rosat | 30 — |

*F. dissoudre ; toucher plusieurs fois par jour les amygdales enflammées.*

COLLYRE BORATÉ.

| Borax | 1 gr. |
|---|---|
| Eau distillée de mélilot | 50 — |
| Eau distillée | 50 — |
| F. s. a. | |

COLLYRE BORATÉ (Desmarres).

| Eau distillée | 120 gr. |
|---|---|
| Eau distillée de laurier-cerise | 5 — |
| Borax | 0 gr. 10 à 50 centigr. |

*Dissolvez. Filtrez. A employer tiède.*

COLLYRE CONTRE BLÉPHARITE (Sichel).

| Borate de soude | 1 gr. |
|---|---|
| Mucilage de coings | 10 — |
| Hydrolat de laurier-cerise | 5 — |
| Eau distillée | 100 — |

*F. dissoudre.* 3 à 8 instillations ou fomentations.

EAU BRUNE (Warlomont).

| Borate de soude | 10 gr. |
|---|---|
| Extrait de jusquiame | 5 — |
| Décoction d'althœa | 180 — |

*F. dissoudre. En compresses contre ophthalmies.*

GARGARISME BORATÉ (F. H. M.).

| Borate de soude | 5 gr. |
|---|---|
| Eau | 200 — |
| Mellite de roses | 30 — |
| F. dissoudre. M. | |

### GARGARISME BORATÉ (Gubler).

Borate de soude    10 gr.
Eau chaude    00 —
  *F. dissoudre. Ajoutez*
Alcoolé de pyrèthre  |
Essence de menthe  | āā X gouttes
  *F. s. a.*

### GARGARISME BORATÉ (H. P.).

Borate de soude    8 gr.
Gargarisme émollient    no 1
  *F. dissoudre à chaud.*

### GARGARISME DÉTERSIF.

Infusion de sauge    125 gr.
Borate de soude    6 —
Teinture de myrrhe    6 —
Sirop de mûres    32 —
  *F. s. a.*

### GARGARISME (Mackensie).

Borax    5 gr.
Teinture de myrrhe    5 —
Oxymel    50 —
Infusion de sureau    200 —
  *F. s. a.*

### GLYCÉRÉ DE BORAX (Blache).

Borax pulvérisé    1 gr.
Glycérine ou glycéré d'amidon    3 —
  *M.*

### LIQUEUR CONTRE APHTHES.

Borax en poudre    5 gr.
Tannin    2 —
Glycérine    60 —
  *Touchez les aphthes avec un pinceau.*

### LOTION ANTIPRURIGINEUSE (Neigs).

Borate de soude    10 gr.
Sulfate de morphine    0 gr. 40 centigr.
Eau distillée de roses    200 —
  *F. dissoudre. 2 ou 3 lotions par jour.*

### LOTION CONTRE COUPEROSE SCROFULEUSE (Bazin).

Borate de soude
    0 gr. 50 centigr. à 2 gr.
Sous-carbonate
  de soude    0 — 50    — à 15 —
Glycérine pure    10    — à 15 —
Eau distillée 300 —
  *F. dissoudre. 2 ou 3 lavages par jour.*

### LOTION CONTRE L'ACNE SEBACEA (Hillairet).

Borate de soude    15 gr.
Ether sulfurique    50 —

Eau    250 gr.
  *F. dissoudre.*

### LOTION CONTRE LE PITYRIASIS (Mialhe).

Sous-borate de soude    10 gr.
Alcool    125 —
Hydrolat de roses    125 —
  *F. dissoudre. 2 lotions par semaine.*

### LOTION CONTRE LES EXCORIATIONS.

Borate de soude    4 gr.
Alcool    5 —
Eau distillée    90 —
  *F. dissoudre.*

### LOTION CONTRE PRURIT VULVAIRE (Guéneau de Mussy).

Borax pulvérisé    5 gr.
Hydrolat de laurier-cerise    25 —
Décoction de feuilles de mauve 500 —
  *F. s. a. plusieurs lotions par jour.*

### LOTION DE BORATE DE SOUDE.

Borate de soude    2 gr.
Lait de benjoin    40 —

### LOTION DE BORAX CAMPHRÉE.

Borate de soude    5 à 10 gr.
Alcool camphré    20 —
Eau distillée    500 —
  *F. dissoudre.*

### LOTION DE BORAX COMPOSÉE (Johnson).

Borate de soude    8 gr.
Craie précipitée    30 —
Esprit-de-vin    90 —
Eau distillée de roses    90 —
  *F. dissoudre.*

### MÉLANGE CONTRE GERÇURES (Brinton).

Borax    3 gr.
Glycérine pure    40 —
Eau    150 —

### PASTILLES DE BORAX.

Borax pulvérisé    0 gr. 15 centigr.
Sucre blanc    1 —
Gomme adragante    0 — 01 —
Eau distillée de fleurs
  d'oranger    Q. s.
  *M. pour 1 pastille. 5 à 10 par jour.*

### POTION CONTRE GRAVELLE.

Borate de soude    0 gr. 50 centigr.
Bicarbonate de soude    0 — 60 —
Eau gazeuse    150 —
Sirop d'écorces d'oranges amères    50 —
  *F. dissoudre. A prendre dans la journée.*

4.

## POUDRE LITHONTIPTIQUE (Druitt).

| | | |
|---|---|---|
| Borax pulvérisé | 1 gr. | |
| Bicarbonate de soude pulvérisé | } | ãã 0 gr. 50 centigr. |
| Azotate de potasse pulvérisée | } | |

*Pour 1 paquet. 3 paquets par jour.*

### REMÈDE CONTRE LA GOUTTE (Turck).

Lessive de soude caustique à 8° 10 litres
*Saturez avec :*
Alumine en gelée                Q. s.
*Ajoutez :*

| | |
|---|---|
| Gomme arabique | 200 gr. |
| Térébenthine de Chio | 200 — |
| Huile d'olives | 100 — |
| Alcool à 36° saturé de camphre | 250 — |
| Jaune d'œuf | n° 1 |

(Dorv.)

### SIROP BORATÉ (Trousseau.)

| | |
|---|---|
| Borax | 15 gr. |
| Sirop de sucre | 300 — |

*M. s. a. 1 cuillerée à café 7, 8, 10 fois par jour, en ayant soin de ne pas boire immédiatement.*

### SOLUTION BORATÉE.

| | |
|---|---|
| Borax | 30 gr. |
| Emulsion d'amandes | 480 — |
| Eau distillée de laurier-cerise | 20 — |

*F. s. a.*

### SOLUTION CONTRE COUPEROSE ARTHRITIQUE (Bazin).

| | |
|---|---|
| Borate de soude | 0 gr. 25 centigr. à 0 gr. 50 centigr. |
| Glycérine pure | 10 — |
| Eau distillée | 300 — |

*F. dissoudre.*

### SOLUTION CONTRE ECZÉMA CAPITIS.

| | |
|---|---|
| Eau de Cologne | 120 gr. |
| Acide phénique | 4 — |
| Borax | 5 — |
| Glycérine | 60 — |

### SOLUTION CONTRE LES ÉPHÉLIDES.

| | |
|---|---|
| Borate de soude | 10 gr. |
| Bi-chlorure de mercure | 0 — 50 centigr. |
| Alcool de lavande | 30 — |
| Eau | 120 — |

*F. s. a.*

### TOPIQUE CALMANT (Delcour).

| | |
|---|---|
| Poudre de safran | 0 gr. 50 centigr. |
| Borax porphyrisé | 1 — |
| Glycéré d'amidon | 10 — |
| Teinture de myrrhe | X gouttes |

*F. s. a.*

### TOPIQUE CONTRE ENGELURES.

| | |
|---|---|
| Baume du Pérou | 15 — |
| Vaseline | 30 — |

*F. s. a.*

## BORNÉOL. — V. *Camphre.*

## BOUILLON BLANC. — V. *Molène.*

## BOULES DE MARS ou DE NANCY (Cod.). — V. *Fer.*

## BOURGEONS DE SAPIN. — V. *Pin sylvestre.*

## BOURGÈNE. — V. *Nerprun.*

## BOURRACHE. — *Borrago officinalis.* Borraginées.
**Part. empl.** — Feuilles et fleurs.
**Prop. thérap.** — Rafraîchissant, dépuratif, sudorifique, diurétique.
**Prép. pharm. et posol.** — *A l'int.* — Infusé 5 à 10 p. 1000 ; — extrait, 1 à 4 ; — hydrolat, 50 à 125 ; — sirop, 10 à 50 ; — suc, 50 à 100.

## BROMURE DE POTASSIUM (KBr). — Soluble, 2 p. eau, 4 de glycérine, peu soluble alcool, insoluble éther et chloroforme.
**Prop. thérap.** — Fondant, sédatif général, affections nerveuses.
**Prép. pharm. et posol.** — *A l'int.* 1 à 4 gr. jusqu'à 10. Sirop, gr. par 20 gr. *A l'ext.* En pommade.
**Incompat.** — Comme pour l'iodure de potassium.

COLLUTOIRE BROMURÉ.

| | |
|---|---|
| Bromure de potassium | 1 gr. |
| Mellite simple | 8 — |

*F. dissoudre ; en badigeonnage.*

GLYCÉRÉ DE BROMURE DE POTASSIUM
(Matice).

| | |
|---|---|
| Glycérine | 20 gr. |
| Bromure de potassium | 4 — |

*M. 1 cuillerée pour un quart de lavement.*

INHALATION CONTRE LA LARYNGITE TUBERCULEUSE (Fauvel).

| | |
|---|---|
| Bromure de potassium | 10 gr. |
| Chlorhydrate de morphine | 0 — 10 centigr. |
| Hydrolat de laurier-cerise | 50 — |
| Eau distillée | 450 — |

*F. dissoudre. 2 pulvérisations de 5 minutes par jour.*

POMMADE BROMURÉE (Guéneau de Mussy).

| | |
|---|---|
| Bromure de potassium | 2 gr. |
| Cérat | 20 — |
| Camphre | 0 — 20 centigr. |

*F. s. a.*

POMMADE BROMURÉE (Magendie).

| | |
|---|---|
| Bromure de potassium | 1 gr. |
| Axonge | 15 — |

*M.*

POMMADE BROMURÉE (Magendie).

| | |
|---|---|
| Bromure de potassium | 2 gr. |
| Brome | 1 — |
| Axonge | 50 — |

*M.*

POTION BROMURÉE.

| | |
|---|---|
| Bromure de potassium | 2 à 4 gr. |
| Eau de laitue | 100 — |
| Sirop de laurier-cerise | 30 — |

*F. s. a. par cuillerées à bouche dans les 24 heures.*

POTION DE BROMURE DE POTASSIUM CONTRE LES CONVULSIONS (J. Simon).

| | |
|---|---|
| Bromure de potassium | 1 gr. |
| Musc | 0 — 20 centigr. |
| Hydrolat de tilleul | |
| Hydrolat de fleurs d'oranger | āā 50 — |
| Sirop simple | 20 — |

*F. s. a. par cuillerées à café tous les 1/4 d'heure.*

PRISES ANTI-APHRODISIAQUES.

| | |
|---|---|
| Bromure de potassium | 1 gr. 50 centigr. |
| Extrait de nymphœa | 3 — |
| Sucre | 8 — |

*M. divisez en 12 paquets. 1 paquet toutes les 2 ou 3 heures.*

SIROP DE BROMURE DE POTASSIUM (Cod.).

*Chaque cuillerée renferme 1 gr. de bromure. 2 à 3 par jour.*

SOLUTION BROMURÉE CONTRE LA COQUELUCHE (Wintsebert).

| | |
|---|---|
| Bromure de potassium | 5 gr. |
| Eau distillée | 100 — |

*F. dissoudre, en pulvérisations dans la gorge.*

ADMINISTRATION DU BROMURE A PETITES DOSES.

| | |
|---|---|
| Bromure de potassium | 10 gr. |
| Eau distillée de laurier-cerise | 20 — |
| Eau distillée | 130 — |

*1 gr. de sel par cuillerée à bouche.*

SIROP.

| | |
|---|---|
| Bromure de potassium | 20 gr. |
| Sirop de laurier-cerise | 180 — |

*2 gr. par cuillerée à bouche.*

| | |
|---|---|
| Bromure de potassium | 20 gr. |
| Sirop d'écorces d'oranges amères | 180 — |

*2 gr. par cuillerée à bouche.*

ADMINISTRATION DES BROMURES A HAUTES DOSES

*Solution*

| | | | | |
|---|---|---|---|---|
| Bromure de potassium. . | 10 gr. | 15 gr. | 20 gr. |
| —          sodium. . | 10 | 15 | 20 |
| —          ammonium . | 10 | 15 | 20 |
| Eau. . . . . . . . | 300 | 300 | 300 |

1.5 de sel p. cuill.   2 gr. de sel p. cuill.   3 gr. de sel p. cuill.

| | | | |
|---|---|---|---|
| Bromure de potassium | 95 gr. | Bromure de sodium | 5 gr. |
| —      d'ammonium | 10 — | Bicarbonate de potasse | 1 — |

Teinture de séné ⎫
— de jalap ⎬ āā  5 gr.
— de rhubarbe ⎭
Teinture de colombo ⎫
— d'écorces d'o- ⎬ āā  15 —
ranges amères ⎭
Eau  550 —

*Contient 3 gr. de bromures par cuillerée à bouche. Usage prolongé.*

Iodure de potassium  3 gr.
Bromure de potassium  20 —
— d'ammonium  10 —
Bicarbonate de potasse  2 —
Sirop d'écorces d'oranges
amères  60 —
Teinture de séné ⎫
— de jalap ⎬ āā  15 —
— de colombo ⎭

Eau  125 gr.
*Contient par cuillerée à bouche 2 gr. 25 de bromures et 0 gr. 25 d'iodures.*

Iodure de potassium  6 gr.
— d'ammonium  6 —
Bromure de sodium  12 —
— de potassium  12 —
— d'ammonium  12 —
Carbonate d'ammoniaque  4 —
Teinture de colombo  15 —
Eau  250 —
*Par cuillerée à bouche. 2 gr. 25 de bromures et 0 gr. 75 d'iodures.*
*Ces deux dernières formules s'emploient lorsqu'on soupçonne une affection syphilitique.*

— **BROMURE DE SODIUM** (NaBr). — Très soluble dans l'eau, insoluble alcool, éther, chloroforme.

**Prop. thérap.** ⎫
**Prép. pharm. et posol.** ⎬ Comme le bromure de potassium, mais mieux toléré.
**Incompat.** ⎭

**BROME** (Br). — Soluble eau 30, soluble alcool ; très soluble éther,
**Prop. thérap.** Fondant, résolutif, révulsif, désinfectant.
**Prép. pharm. et posol.** — A *l'int.* 0,05 à 0,50.

ALCOOL DE BROME (Ph. E. U.).

Brome  1 gr.
Alcool à 90°  10 —
*M. en lotions. 1 ou 2 gr. dans 100 gr. d'eau.*

LOTION ANTISCROFULEUSE.

Brome  1 à 3 gr.
Eau distillée  250 —
*M.*

POMMADE DE MAGENDIE.

Brome  VI gouttes
Bromure de potassium  2 gr.
Axonge  40 —
*M.*

POTION BROMÉE (Ozanam).

Eau bromée  5 à 50 centigr.
Potion gommeuse  150 —
*F. s. a. à prendre dans la journée.*

POTION BROMO-BROMURÉE (Ozanam).

Eau distillée  150 gr.
Solution aqueuse de brome  X gouttes
Bromure de potassium 0 gr. 50 centigr.
*M. 1 cuillerée à bouche toutes les heures.*

SOLUTION AQUEUSE DE BROME (Ozanam).

Brome pur  0 gr. 05 centigr.
Eau distillée  30 —
*F. dissoudre et conservez dans l'obscurité. 1 goutte d'heure en heure dans une cuillerée à bouche d'eau.*

**BROMURE D'AMMONIUM** (AzH⁴Br). — *Syn.* Bromhydrate d'ammoniaque, — très soluble eau, peu soluble alcool.
**Prop. thérap.** — Employé contre la coqueluche et comme le bromure de potassium. Mêmes formules.
**Prép. pharm. et posol.** — A *l'int.* 0,50 à 5 gr. en solut.
**Incompat.** — Les mêmes que pour le bromure de potassium.

**BROU DE NOIX.**

BROU DE NOIX (teinture de).

Brou de noix  1 partie.
Alcool à 70° c.  2 —
*F. macérer 15 jours. Filtrez, pansement des plaies.*

**BROMURE DE CAMPHRE.** V. *Camphre monobromé*.

**BRUCINE.** — V. *Noix vomique*.

**BRYONE.** — *Bryonia alba* (Cucurbitacées). — *Syn.* Couleuvrée, vigne blanche, navet du diable, etc.
- **Part. empl.** — Racine.
- **Princ. act.** — Bryonine.
- **Prop. thérap.** — Purgatif, rubéfiant (inusité).
- **Prép. pharm. et posol.** — *A l'int.* 1° Poudre, 1 à 2 gr. en pilules ; 2° alcoolature, 2 à 4 gr. ; 3° bryonine, 0,01 à 0,02.

**BUCHU.** *Diosma crenatum.* Diosmées (Rutacées). — *Syn.* Bucco.
- **Part. empl.** — Feuilles.
- **Princ. act.** — Huile essentielle.
- **Prop. thérap.** — Diurétique puissant, sudorifique, antispasmodique.
- **Prép. pharm. et posol.** — *A l'int.* 1° Poudre, 1 gr. 1,50 ; — 2° infusé (10 p. 1000), 60 à 240 gr. ; — 3° teinture, 4 à 8 gr. ; — 4° vin, 50 à 100 gr.

**BURANHEM.** — V. *Monesia*.

**BUIS.** — *Buxus sempervirens* (Euphorbiacées).
- **Part empl.** — Bois, racine, écorce de la racine, feuilles.
- **Princ. act.** — Buxine (succédané du sulfate de quinine).
- **Prop. thérap.** — Sudorifique, purgatif.
- **Prop. pharm. et posol.** — Décocté (50 p. 1000).

**BUSSEROLE.** — *Arbutus* ou *Arctostaphyllos uva-ursi* (Ericinées).
- **Part. empl.** — Feuilles.
- **Princ. act.** — Arbutine.
- **Prop. thérap.** — Astringent, léger diurétique.
- **Prép. pharm. et posol.** — 1° Infusé (10 p. 1000) ; — 2° Poudre, 1 à 5 gr.
- **Incompat.** — Albumine, émulsions, gélatine, sels de fer.

| SACCHAROLÉ D'UVA-URSI. | | SIROP D'UVA-URSI (Debauvais). | |
|---|---|---|---|
| Extrait d'uva-ursi | 10 gr. | Sucre | 90 gr. |
| Sucre | 90 — | Extrait d'uva-ursi | 20 — |
| *Par paquets de 10 grammes.* | | Sirop de petit-houx | 1000 — |
| | | *F. s. a. Dose : 30 à 60 gr.* | |

# C

**CACAO**, amande du Theobroma cacao. — Byttnériacées, tonique : base du chocolat.

— **CACAO** (Beurre de). — Sert à la confection des suppositoires. — Cosmétique.

**CACHOU.** — Suc astringent fourni par l'*Acacia catechu* (Légumineuses) et l'*Areca catechu* (Palmiers). — Soluble eau froide, alcool.

**Princ. act.** — Tannin.

**Prop. thérap.** — Tonique, astringent.

**Prép. pharm. et posol.**— A *l'int.*— Poudre, 0,50 à 8 gr. ;— teinture (au 1/5), 30 gr. ; — sirop, 20 à 100 gr. ; — pastilles contenant 0,10 de cachou ; — grains 0,5 à 2 gr. ;— extr. A *l'ext.* 2 à 4 gr. p. 100 en injections.

**Incompat.** — Emétique, sels de fer, alcaloïdes, émulsions, substances albumineuses.

ALCOOLÉ CONTRE LA GINGIVITE (Jeannel).

| | |
|---|---|
| Alcool à 85⁰ | 8 gr. |
| Cachou pulvérisé | 10 — |
| Benjoin pulvérisé | 2 — |
| Essence de menthe | 1 — |

*F. macérer 24 heures et filtrez.* 1 *d* 4 *gr.*

ÉLECTUAIRE ASTRINGENT (Gallois).

| | |
|---|---|
| Diascordium | 15 gr. |
| Cachou pulvérisé | 10 — |
| Sous-nitrate de bismuth | 10 — |
| Opium brut pulvérisé | 0 — 50 centigr. |
| Sirop de coings | Q. s. |

*M. s. a.* 5 *bols gros comme une noisette dans la journée.*

GARGARISME ASTRINGENT (Kocker).

| | |
|---|---|
| Infusion de sauge | 100 gr. |
| Teinture de cachou | 8 — |
| Miel clarifié | 30 — |

*M. s. a.*

INFUSION DE CACHOU COMPOSÉE (Bouch.).

| | |
|---|---|
| Extrait de cachou | 24 gr. |
| Cannelle concassée | 4 — |
| Eau bouillante | 500 — |

*F. infuser pendant 1 heure, passez.*

INJECTION ANTIBLENNHORHAGIQUE (Robert).

| | |
|---|---|
| Eau distillée | 100 gr. |
| Cachou pulvérisé | 10 — |

*M. s. a.* 3 *ou* 4 *injections par jour.*

INJECTION ASTRINGENTE.

| | | |
|---|---|---|
| Cachou en poudre | } āā | 5 gr. |
| S.-nit. de bismuth | | |
| Eau de roses | | 200 — |

*Triturez et agitez.*

LAVEMENT ASTRINGENT.

| | |
|---|---|
| Cachou pulvérisé | 2 à 10 gr. |
| Eau chaude | 250 — |

*M.*

OPIAT ANTIBLENNORHAGIQUE (Caspard).

| | |
|---|---|
| Amandes douces pulvérisées | 24 gr. |
| Guimauve pulvérisée | 4 — |
| Cachou pulvérisé | 2 — |
| Baume de copahu | 12 — |

*M. s. a.* 4 *gr.* 3 *ou* 4 *fois par jour.*

PILULES ASTRINGENTES.

| | | |
|---|---|---|
| Cachou | | 6 gr. |
| Extrait de ratanhia | } āā | 3 — |
| Alun | | |
| Opium | | 0 — 50 centigr. |
| Conserve de cynorrhodos | | Q. s. |

*M. et F. s. a.* 40 *pilules.* 1 *d* 2 *par jour.*

POTION ANTIDIARRHÉIQUE (Gallois).

| | |
|---|---|
| Eau de chaux | 100 gr. |
| Teinture d'opium | XV gouttes |

POTION ANTIDYSENTÉRIQUE (Gallois).

| | |
|---|---|
| Teinture de cachou | 35 gr. |
| Laudanum de Rousseau | 4 — |
| Eau distillée de cannelle | 120 — |
| Sirop simple | 25 — |

*M. par cuillerées à bouche après chaque selle.*

POTION STYPTIQUE (Cadet de Gassicourt).

Infusion de roses rouges 160 gr.
Sirop de roses ⎱ āā 30 —
Sirop de cachou ⎰
Extrait de ratanhia 2 —
Eau de Rabel XV gouttes
Alun pulvérisé 0 — 50 centigr.

*M. s. a. par cuillerées à bouche toutes les 1/2 heures.*

POUDRE ASTRINGENTE (Gallois).

| | |
|---|---|
| Cachou pulvérisé | 8 gr. |
| Kino pulvérisé | 4 — |
| Extrait de ratanhia pulvérisé | 4 — |
| Cannelle pulvérisée | 2 — |
| Muscade pulvérisée | 2 — |

*M. 1 à 3 gr. contre diarrhée chronique.*

POUDRE HÉMOSTATIQUE (Jeannel).

| | |
|---|---|
| Cachou pulvérisé | 1 gr. |
| Colophane pulvérisée | 4 — |
| Gomme arabique pulvérisée | 1 — |

*M.*

POUDRE CONTRE SALIVATION MERCURIELLE (Panas).

Cachou pulvérisé ⎱ āā 15 gr.
Quinquina jaune pulvérisé ⎰
Tannin 2 —
Alun 1 —
Essence de menthe Q. s.

*M. s. a. en frictions sur les gencives.*

TEINTURE ANTISCORBUTIQUE (Copland).

| | |
|---|---|
| Cachou | 25 gr. |
| Myrrhe | 15 — |
| Quinquina gris | 8 — |
| Baume du Pérou | 6 — |
| Alcoolat de cochléaria | 45 — |
| Alcool à 36° | 300 — |

*M. s. a. dentifrice.*

TISANE ASTRINGENTE (Debreyne).

| | |
|---|---|
| Cachou concassé | 4 gr. |
| Cannelle de Ceylan concassée | 4 — |
| Eau bouillante | 1000 — |

*F. infuser. Edulcorez avec 50 gr. de sirop de ratanhia. 30 à 100 gr. d'heure en heure.*

TISANE CACHOU.

| | |
|---|---|
| Cachou concassé | 10 gr. |
| Eau bouillante | 1000 — |

*F. infuser pendant 1 heure, passez.*

TISANE CACHOU (A. Martin).

| | |
|---|---|
| Cachou concassé | 6 à 20 gr. |
| Eau bouillante | 950 — |
| Sirop de ratanhia | 60 — |

*M.*

TISANE RIZ ET CACHOU (Bouch.).

Tisane de riz ⎱ āā 500 gr.
Tisane de cachou ⎰
Sirop de consoude 60 —

VIN ASTRINGENT.

| | |
|---|---|
| Teinture de cachou | 8 gr. |
| Vin rouge | 100 — |

*M. 50 à 100 gr.*

## CACHUNDÉ (Pastilles dites). — Stomachique, aphrodisiaque.

FORMULE (Dorvault).

| | |
|---|---|
| Terre bolaire | 50 gr. |
| Succin | 25 — |
| Musc | 3 — |
| Ambre gris | 3 — |
| Bois d'aloès | 16 — |
| Carbonate de magnésie | 23 — |
| Santal citrin | 5 — |
| Santal rouge | 100 — |
| Mastic | 3 — |
| Acore vrai | 3 — |
| Galanga | 3 — |
| Cannelle | 3 — |
| Aloès | 3 — |
| Rhubarbe | 3 — |
| Myrobolans | 3 — |
| Absinthe | 3 — |
| Ivoire calciné | 90 — |

*Porphyrisez ces substances, ajoutez :*

| | |
|---|---|
| Vin muscat | 50 gr. |
| Hydrolat de roses | 25 — |

*M. ajoutez :*

| | |
|---|---|
| Sucre | 2400 — |
| Mucilage de gomme adragante | Q. s. |

*F. s. a. pastilles de 6 décigr. 6 à 8 par jour.*

## CADE (Huile de). — Huile pyrogénée provenant de la distillation du bois des genévriers.

**Prop. thérap.** — Parasiticide, résolutive.

**Prép. pharm. et posol.** — *A l'int.* De quelques gouttes à 1 ou 2 gr. *A l'ext.* En pommades, en liniments.

LINIMENT CONTRE LES GERÇURES DU SEIN

| | |
|---|---|
| Huile de cade | 2 gr. |
| Huile d'amandes douces | 4 — |
| Glycérine | 30 — |

M.

PILULES CONTRE LE PSORIASIS (Bazin).

| | |
|---|---|
| Huile de cade | 4 gr. |
| Extrait de douce-amère | 8 — |
| Acide arsénieux | 0 — 05 centigr. |
| Poudre de guimauve | Q. s. |

*F. s. a.* 80 *pilules. de* 1 d 15 *par jour.*

POMMADE A L'HUILE DE CADE (Devergie).

| | |
|---|---|
| Axonge | 2 parties, |
| Huile de cade | 1 |

*F. s. a.*

MÉLANGES CONTRE L'ECZÉMA (Bazin).

| | | |
|---|---|---|
| 1. Huile d'amandes douces | | 60 gr. |
| Huile de cade | | 15 — |
| 2. Mucilage de semences de coings | | 30 — |
| Huile de cade | | 4 — |
| 3. Glycérine | | 30 — |
| Huile de cade | | 1 — |

*F. s. a.*

POMMADE CONTRE L'ECZÉMA DES MAINS
(Guillot).

| | |
|---|---|
| Axonge | 30 gr. |
| Carbonate sodique | 2 à 4 — |
| Huile de cade | 2 à 4 — |
| Goudron | 2 à 4 — |

M.

POMMADE CONTRE LA TEIGNE.

| | |
|---|---|
| Axonge | 10 gr. |
| Huile de cade | 1 — |

M.

## CADMIUM (Iodure de) (CaI²).

**Prop. thérap.** — Vomitif, résolutif.
**Prép. pharm. et posol.** — *A l'int.* 0 gr. 15 à 0 gr. 30. *A l'ext.* A 1/10 en pommades, comme l'iodure de plomb.

POMMADE A L'IODURE DE CADMIUM.

| | |
|---|---|
| Axonge récente | 10 parties |
| Iodure de cadmium | 1 |

*Triturez et mêlez.*

## —CADMIUM (Sulfate de) (SO⁴Cd). — Soluble eau, peu soluble dans l'alcool.

**Prop. thérap.** — Astringent.
**Prép. pharm. et posol.** — *A l'ext.* En collyre, injection, pommade, comme le sulfate de zinc.

COLLYRE (Fronmüller).

| | |
|---|---|
| Sulfate de cadmium | 0 gr. 20 centigr. |
| Eau distillée de roses | 45 — |
| Laudanum de Syden- ham | 2 à 6 — |

*En instillations par gouttes.*

COLLYRE AU SULFATE DE CADMIUM.

| | |
|---|---|
| Eau distillée | 30 gr. |
| Sulfate de cadmium | |
| 0 gr. 02 centig. 1/2 à 0 gr. 20 centigr. | |

INJECTION (Gazeau).

| | |
|---|---|
| Eau distillée | 100 gr. |
| Sulfate de cadmium | 0 — 07 centigr. |
| Sous-nitrate de bis- muth | 7 — |

INJECTION AU SULFATE DE CADMIUM.

| | |
|---|---|
| Eau distillée | 30 gr. |
| Sulfate de cadmium | |
| 0 gr. 05 à 0 — 50 centigr. | |

POMMADE AU SULFATE DE CADMIUM.

| | |
|---|---|
| Axonge | 15 gr. |
| Sulfate de cadmium | 0 — 10 centigr. |

## CAFÉ. — Du *Cofea arabica* (Rubiacées).

**Princ. act.** — Caféine.
**Prop. thérap.** — *Torréfié :* Tonique, excitant. Non *torréfié :* Antidiarrhétique, fébrifuge.
**Prép. pharm. et posol.** — En infusion, en décoction, en sirop.

BOISSON ANTINARCOTIQUE (Swiedaur).

| Vinaigre de vin | 50 gr. |
| Café torréfié | 20 — |

*F. bouillir, ajoutez :*

| Sucre | 10 — |

*2 cuillerées chaudes toutes les 4 heures.*

CAFÉ PURGATIF (Bouchardat).

| Feuilles de séné | 10 gr. |
| Eau bouillante | 125 — |

*F. infuser et avec ce liquide préparez une tasse de café ordinaire.*

CAFÉ PURGATIF (Parisel).

| Infusion de café | 60 gr. |
| Sirop de sucre | 25 — |
| Scammonnée | 0 — 80 centigr. |
| Citrate de soude | 25 — |
| Gomme pulvérisée | 8 — |

*M. s. a.*

MIXTURE CONTRE LA COQUELUCHE (Laborde).

| Infusion de café noir | 125 gr. |
| Sirop de sucre | 125 — |
| Narcéine | 0 — 12 centigr. |
| Acide acétique | Q. s. |

*M. s. a. par cuil. à café.*

POTION AU CAFÉ.

| Café torréfié | 10 gr. |
| Sirop simple | 30 — |
| Eau bouillante | Q. s. |

*F. infuser le café, ajoutez le sirop par tasses.*

POTION PURGATIVE AU CAFÉ (Dorvault).

| Café torréfié | 15 gr. |
| Feuilles de séné | 10 — |

| Eau bouillante | 120 gr. |
| Sulfate de magnésie | 15 — |
| Sirop simple | 30 — |

*A prendre en une fois.*

SIROP ANTINÉVRALGIQUE (Cadet de Gassicourt).

| Café faiblement torréfié | 250 gr. |
| Eau bouillante | 350 — |
| Sucre blanc | 700 — |
| Cinchonine | 0 — 40 centigr. |
| Sulfate de morphine | 0 — 30 — |

*M. s. a. 1 à 2 cuillerées à bouche.*

SIROP DE CAFÉ IODURÉ (Calvo).

| Sirop de café | 500 gr. |
| Iodure de potassium | 16 — |

*F. dissoudre.*

SIROP PURGATIF AU CAFÉ (Lallier).

| Séné | |
| Café torréfié } āā | 100 gr. |
| Eau bouillante | Q. s. |

*Pour 250 gr. d'infusé. Ajoutez :*

| Sucre | 500 gr. |

*M. s. a. 30 à 100 gr.*

TISANE DE CAFÉ (Bouchardat).

| Café torréfié | 50 gr. |
| Eau bouillante | 500 — |
| Eau-de-vie | 50 — |

*M. s. a. empoisonnements par l'opium.*

TISANE DE CAFÉ AU QUINQUINA (Hôp. Paris).

| Café torréfié | 20 gr. |
| Eau bouillante | 1000 — |
| Extrait de quinquina gris | 4 — |

**CAFÉINE** [$C^7H^7(CH^3)Az^4O^4$]. — *Syn.* Théine. Soluble eau 100, alcool 25, éther 300. Chloroforme 9.

**Prop. thérap.** — Succédané de la digitale, diurétique, antinévralgique, antiasthmatique.

**Prép. pharm. et posol.** — Employée seule ou sous forme de sels : bromhydrate, citrate, valérianate de caféine. 0,25 à 1 gr. par jour en cachets, en potion, en pilules, en injections hypodermiques.

INJECTION HYPODERMIQUE (Tanret).

| 1. Caféine | 2 gr. 50 centigr. |
| Benzoate de soude | 2 — 95 — |
| Eau distillée Q. s. pour 10 cent. cubes. |

*Chaque centimètre cube renferme 0,25 de caféine.*

| 2. Caféine | 4 gr. |
| Salicylate de soude | 3 — 10 centigr. |
| Eau distillée Q. s. pour 10 cent. cubes. |

*Chaque cent. cube contient, 0 gr. 40 de caféine.*

PAQUETS ANTINÉVRALGIQUES (Braun).

| Caféine 0 gr. 05 à | 0 gr. 10 centigr. |
| Sucre blanc | 0 — 50 — |

*M. pour 1 paquet. 3 paquets par jour.*

3

LAVEMENT AU CITRATE DE CAFÉINE
(Hannon).

Citrate de caféine      0 gr. 25 centigr.
Eau      400 —

PAQUETS DE VALÉRIANATE DE CAFÉINE
CONTRE LA COQUELUCHE (Cadet de Gassicourt).

Valérianate de caféine    0 gr. 40 centigr.
Sucre pulvérisé      4 —

M. pour 24 paquets. 2 à 3 par jour
suivant l'âge de l'enfant.

POTION DE CAFÉINE.

Caféine 0 gr. 75 centigr. à    1 gr.
Benzoate de soude      1 —
Eau de tilleul      30 —
Eau de laitue      60 —
Sirop des cinq racines      30 —

M. par cuillerées à bouche.

POTION CONTRE LA MIGRAINE (Hannon).

Infusion de thé      150 gr.
Sirop de citrate de caféine    30 —

M. s. a. à prendre en 2 fois et en
2 jours.

POTION DIURÉTIQUE (Gubler).

Caféine      0 gr. 50 centigr.
Sirop de menthe      30 —
Hydrolat de mélisse    90 —

F. s. a. à prendre par cuillerées en
24 heures.

POUDRE ANTINÉVRALGIQUE (Bamberger).

Sulfate de quinine     0 gr. 50 centigr.
Citrate de caféine     0 — 50 —
Sucre blanc      5 —

M. et divisez en 6 doses. 4 par jour.

POUDRE DE CITRATE DE CAFÉINE (Van
der Corput).

Citrate de caféine     0 gr. 80 centigr.
Sucre      30 —

M. pour 10 prises contre la migraine.

SIROP AU CITRATE DE CAFÉINE (Hannon).

Citrate de caféine      4 gr.
Sirop de sucre alcoolisé    120 —

M. 1 à 2 cuillerées à bouche, contre
la migraine.

SIROP DE CAFÉINE (Bouchardat).

Caféine      5 gr.
Sirop de sucre alcoolisé    120 —

M. par cuillerées à café. Agitez.

SIROP DE VALÉRIANATE DE CAFÉINE.

Valérianate de caféine   1 gr. 50 centigr.
Eau-de-vie      20 —
Sirop de café      250 —

M. 2 à 3 cuillerées à café par jour
suivant l'âge.

SOLUTION DE CAFÉINE (Tanret).

Caféine      7 gr.
Benzoate de soude      7 —
Eau      250 —

M. chaque cuillerée à bouche contient 0 gr. 50 centigr. de caféine.

**CAINÇA.** — Racine du *Chiococca racemosa* (Rubiacées).
Princ. act. — Emétine.
Prop. thérap. — Vomitif, purgatif.
Prép. pharm. et posol. — A l'int. Infusé 20 p. 1000. — Poudre, 1 à
2 gr. en pilules. — Extrait, 1 à 5 décigr. — Teinture, 5 à 20 gr.

PILULES DE CAINÇA.

Extrait de cainça      5 gr.
Poudre de cainça      Q. s.

F. s. a. 40 pilules. 2 à 4 par jour.

POTION.

Cainça      109 gr.
F. infuser dans :
Eau      150 —
Passez et ajoutez :
Éther nitrique alcoolisé    5 —
Sirop de genièvre      25 —

Par cuillerées.

TISANE DE CAINÇA.

Cainça      20 gr.
F. infuser dans :
Eau      1000 —

VIN DE CAINÇA.

Cainça      50 gr.
Vin de malaga      500 —

F. macérer pendant 8 jours. Filtrez.
— Par cuillerées dans la journée.

**CAJEPUT** (Huile ou essence de). Obtenue par la distillation
des feuilles d'espèces du genre *Melaleuca* (Myrtacées).
Prop. thérap. — Stimulant diffusible, analgésique.
Prép. pharm. et posol. — A l'int. 10, 20, 40, 50 gouttes dans

une infusion aromatique. *A l'ext.* Associée à différents baumes, en frictions.

PILULES.

Huile de cajeput    1 gr.
Extrait de gentiane    3 —
Poudre de feuilles d'oranger    Q. s.
*Pous 5 pilules. 2 à 5 par jour.*

POUDRE ANTIÉPILEPTIQUE DE RAGOLO.

Valériane    2 gr.

Sel ammoniac    0 gr. 20 centigr.
Magnésie    0 — 20 —
Huile de cajeput    0 — 20 —
*M. pour 1 prise. 3 par jour.*
*On peut remplacer par la poudre de feuilles d'oranger soit la magnésie, soit le sel ammoniac.*

**CALABAR** (Fève de). V. *Fève de Calabar.*

**CALCIUM** (Benzoate de) $(C^7H^5O^2)^2Ca + 4H^2O$. — *Syn.* Benzoate de chaux. 1 partie se dissout dans 20 parties d'eau froide, et dans une faible proportion d'eau bouillante.

**Prop. thérap.** — Employé contre la goutte, la gravelle, la diathèse urique.

**Prép. pharm. et posol.** — *A l'int.* 2 décigr. à 2 gr.

**Incompat.** — Acides et sulfates solubles.

SIROP DE BENZOATE DE CHAUX.

Benzoate de chaux    10 gr.
Sirop de tolu ou de térébenthine    400 —
*0 gr. 50 centigr. de sel par cuillerée à bouche de 20 gr.*

— **CALCIUM** (Carbonate de) $(CO^3Ca)$. — *Syn.* Carbonate de chaux, craie préparée. Insoluble eau et alcool.

**Prop. thérap.** — Antidiarrhéique, antiacide, absorbant.

**Prép. pharm. et posol.** — *A l'int.* 1 à 10 gr.

**Incompat.** — Acides.

MIXTURE DE CRAIE (Ph. Brit.).

Carbonate de chaux    7 gr.
Gomme arabique pulvérisée    7 —
Sirop simple    20 —
Eau distillée de cannelle    280 —
*F. s. a. 1 cuillerée à bouche toutes les 2 ou 3 heures.*

MIXTURE DE CRAIE (Ph. Lond.).

Carbonate de chaux lavé    10 gr.
Eau distillée de cannelle    60 —
Sirop simple    40 —
Laudanum de Sydenham    IV gouttes
*M. par cuillerées.*

— **CALCIUM** (Chlorure de) $(CaCl^2)$. — Il se dissout dans le 1/4 de son poids d'eau à froid, très soluble alcool.

**Prop. thérap.** — Purgatif, employé surtout comme antiscrofuleux.

**Prép. pharm. et posol.** — *A l'int.* 4 gr.

**Incompat.** — Acides borique, azotique, oxalique, sulfurique ; sulfates, alcalis et leurs carbonates.

EAU ANTISCROFULEUSE (Righini).

Chlorure de calcium    4 gr.
Sirop de mousse de Corse    50 —
Eau distillée    350 —
*M. à prendre en 3 fois dans la journée.*

EAU DE CHLORURE DE CALCIUM (Ph. Lond.).

Chlorure de calcium    125 gr.
Eau distillée    300 —
*F. dissoudre. Par gouttes.*

— **CALCIUM** (Oxyde de) $(CaO)$. — *Syn.* Chaux. 1 partie se dissout dans 781 d'eau à 15°. Insoluble alcool, chloroforme, éther, glycérine.

**Prop. thérap.** — Antidiarrhéique, antiacide, antialbuminurique, caustique.

**Prép. pharm. et posol.** — *A l'int.* Eau de chaux, 10 à 60 gr.

(antidiarrhéique), 5 à 10 gr. (antialbuminurique). *A l'ext.* Chaux éteinte, chaux vive, — eau de chaux, 30 à 100 gr. en lavements.

**Incompat.** — Acides, sels acides, carbonates solubles, infusés, sels de mercure.

#### GLYCÉRÉ DE SUCRATE DE CHAUX.

| | |
|---|---|
| Chaux vive | 80 gr. |
| Sucre pulvérisé | 160 — |
| Glycérine | 160 — |
| Eau | Q. s. |

*Pour faire un litre. M. la chaux et le sucre, et ajoutez peu à peu 100 gr. d'eau. Filtrez après 24 heures. Ajoutez la glycérine et Q. s. d'eau pour faire un litre.*

#### LAVEMENT ANTIDIARRHÉIQUE.

| | |
|---|---|
| Eau de chaux | 100 à 200 gr. |
| *Ad. libit.* | |
| Laudanum | X à XX gouttes |

#### LAVEMENT ANTIDIARRHÉIQUE (Trousseau).

| | |
|---|---|
| Eau de chaux | 200 gr. |
| Décocté de riz | 300 — |
| Laudanum de Sydenham | 1 — |
| *M.* | |

#### LINIMENT OLÉO-CALCAIRE (Codex).

10 *gr. d'eau de chaux pour* 10 *d'huile.*

#### LINIMENT OLÉO-CALCAIRE OU GLYCÉRÉ DE SUCRATE DE CHAUX.

| | |
|---|---|
| Huile d'olives ou d'arachides | 2 parties |
| Glycéré de saccharate de chaux | 1 — |
| *M. en agitant.* | |

#### POMMADE CONTRE LA TEIGNE (Mahon).

| | |
|---|---|
| Chaux éteinte | 3 gr. |
| Carbonate sodique | 6 — |
| Axonge | 30 — |
| *M.* | |

#### SIROP DE SACCHARATE DE CHAUX (Dorvault).

| | |
|---|---|
| Eau de chaux | 1 gr. |
| Sucre blanc | 2 — |

*F. dissoudre à froid dans un flacon bien bouché. Diarrhée des enfants. 15 à 90 gr. par cuillerées dans du lait.*

## CHAUX (Chlorure de). — *Syn.* Chlorure d'oxyde de calcium, hypochlorite de chaux. 2 variétés : Chlorure de chaux sec et chlorure de chaux liquide (soluté du précédent dans l'eau). 1 p. 45 (Cod.)..

**Prop. thérap.** — Désinfectant.

**Incompat.** — Acides, sels acides, opium, albumine, gélatine.

#### COLLUTOIRE ANTISEPTIQUE (Angelot). (Guersant).

| | |
|---|---|
| Chlorure de chaux | 1 gr. |
| *F. dissoudre dans :* | |
| Eau de gomme | 60 — |
| *Ajoutez* | |
| Sirop d'écorces d'oranges amères | 10 — |

#### GARGARISME CHLORURÉ.

| | |
|---|---|
| Chlorure de chaux | 8 |
| Eau | 500 — |

*Triturez, filtrez, ajoutez :*

| | |
|---|---|
| Miel clarifié | 50 — |

#### GARGARISME CHLORURÉ (Gallois).

| | |
|---|---|
| Chlorure de chaux liquide | 12 gr. |
| Mellite de roses | 25 — |
| Eau distillée | 150 — |
| *M. et filtrez.* | |

#### INJECTION DE CHLORURE DE CHAUX.

| | |
|---|---|
| Chlorure de chaux | 1 gr. |
| Laudanum de Sydenham | 2 — |
| Eau | 200 — |
| *M. et filtrez.* | |

#### LOTION ANTISEPTIQUE (F. H. M.).

| | |
|---|---|
| Chlorure de chaux sec à 90° | 5 gr. |
| Alcoolé de camphre | 5 — |
| Eau | 100 — |

*Délayez le chlorure dans l'eau ; filtrez : Ajoutez l'alcoolé de camphre.*

#### LOTION ANTIHERPÉTIQUE (Derheims).

| | |
|---|---|
| Chlorure de chaux | 30 gr. |
| Eau | 1000 — |

*Triturez dans un mortier et filtrez.*

#### LOTION OPIACÉE CHLORURÉE (Gallois).

| | |
|---|---|
| Chlorure de chaux | 4 gr. |
| Opium pulvérisé | 6 — |
| Eau distillée | 150 — |

*F. dissoudre et filtrez.*

#### POMMADE BORATÉE AU CHLORURE DE CHAUX (Beasley).

| | |
|---|---|
| Chlorure de chaux | 2 gr. |
| Borate de soude | 2 — |
| Axonge récente | 30 — |

*M. après avoir délayé le chlorure et le borate dans un peu d'eau.*

POUDRE DÉSINFECTANTE (Collin).

Chlorure de chaux sec      20 gr.
Alun calciné      10 —
M.

SOLUTION DE CHLORURE DE CHAUX ALCOO-
LISÉE (pour la bouche).

Chlorure de chaux
   sec      12 gr.

*F. dissoudre dans :*

Eau distillée      50 gr.

*Filtrez et ajoutez :*

Alcool de coclhéaria    50 —
Huile essentielle
   de menthe      V gouttes

*1/2 cuillerée à café dans un verre
d'eau pour se laver la bouche.*

— **CHAUX** (Hypophosphite de) $(PhH^2O^2)^2Ca$. — Soluble eau, mais
difficilement.

**Prop. thérap.** — Antirachitique, fortifiant.

**Prép. pharm. et posol.** — *A l'int.* 10 centigr. à 50 centigr. en
cachets. — Sirop.

SIROP D'HYPOPHOSPHITE DE CHAUX.

Hypophosphite de chaux      5 gr.
Sirop de sucre      445 —
   — de fleurs d'oranger      50 —
   *M. 1 cuillerée à bouche représente
0 gr. 20 d'hypophosphite de chaux. 10
à 50 gr. ou 1/2 cuillerée à 2 cuillerées 1/2 par jour.*

FORMULE DE CHURCHILL.

Hypophosphite de chaux      1 gr.
Eau distillée      30 —
Sucre blanc      64 —
Eau de chaux      6 —
   *F. fondre à une douce chaleur. Fil-
trez. 10 à 50 gr.*

— **CHAUX** (Chlorhydrophosphate de). — Solution chlorhydrique
de phosphate de chaux.

**Prop. thérap.** — Antirachique fortifiant.

**Prép. pharm. et posol.** — *A l'int.* 50 centigr. à 5 gr.

**Incompat.** — Sels alcalins, bicarbonate de soude, sulfates solubles.

SIROP DE CHLORHYDROPHOSPHATE DE
CHAUX (Codex).

   *20 gr. de ce sirop (1 cuillerée à bou-
che) contiennent 0 gr. 25 de phosphate bicalcique.*

SOLUTION DE CHLORHYDROPHOSPHATE
(Codex).

   *20 gr. (1 cuillerée à bouche) repré-
sentent 0 gr. 25 de phosphate bibasique.*

— **CHAUX** (Lactophosphate de). — Solution lactique de phosphate
de chaux.

**Prop. thérap.**
**Prép. pharm. et posol.** } Comme le chorhydrophosphate.
**Incompat.**

SIROP DE LACTO-PHOSPHATE DE CHAUX
(Cod.).

*Comme le sirop de chlorhydro-
phosphate.*

SOLUTION DE LACTO-PHOSPHATE DE CHAUX
(Cod.).

*Comme la solution de chlorhydro-
phosphate.*

— **CHAUX** (Phosphate acide de) $(PhO^4)^2CaH^4$. — *Syn.* Phosphate
monocalcique, bi-phosphate de chaux. Très soluble eau.

**Prop. thérap.**
**Prép. pharm. et posol.** } Comme les précédents.
**Incompat.**

SIROP CODEX.

   *1 cuillerée à bouche contient 0 gr. 40
de sel et correspond à 0 gr. 25 de phosphate bibasique.*

SOLUTION.

*Même dosage que le sirop.*

— **CHAUX** (Phosphate bicalcique de) $(PhO^4)^2Ca^2H^2$). — *Syn.* Phosphate neutre. Insoluble eau et alcool.

**Prop. thérap.** — Absorbant, antidiarrhéique, antirachitique.
**Prép. pharm. et posol.** — *A l'int.* Poudre, 1 à 10 gr.

— **CHAUX** (Phosphate tribasique de) $(Pho^4)^2Ca^3$. — *Syn.* Phosphate tricalcique, phosphate des os. Insoluble eau et alcool.

**Prop. thérap.**
**Prép. pharm. et posol.** } Comme le précédent.

| PHOSPHATE DE CHAUX GÉLATINEUX. | SIROP. | |
|---|---|---|
| *Phosphate tribasique non desséché insoluble eau : s'administre en suspension dans un véhicule approprié.* | Phosphate de chaux gélatineux | 75 gr. |
| | Sirop simple | 925 — |
| | Alcoolat de citron | 5 — |

**CALCIUM** (Sulfure de) (CaS). Insoluble eau.
**Prop. thérap.** — Antipsorique.
**Prép. pharm. et posol.** — *A l'ext.* 6 à 8 gr. en pommade.

| SOLUTION DE SULFURE DE CALCIUM (Armée belge). | | 1 *litre en lotion avec frictions contre la gale.* |
|---|---|---|
| Chaux vive | 1 partie | |
| Soufre sublimé | 2 — | POMMADE ANTIHERPÉTIQUE (Debreyne). |
| Eau | 12 — | Sulfure de calcium pulvérisé 10 gr. |
| *Éteignez la chaux; délayez-la dans l'eau ; ajoutez le soufre ; faites bouillir et agitez jusqu'à réduction à 10. Laissez refroidir, décantez.* | | Axonge 100 — |
| | | Essence de thym 1 — |
| | | M. 6 à 8 gr. |

— **CALCIUM** (Sulfure sulfuré de). — *Syn.* Hydrosulfate de chaux : dépilatoire énergique que l'on étend sur l'endroit désigné. On peut mélanger avec de la poudre d'amidon pour en atténuer l'*action*.
V. à *Protochlorure de mercure.*

# CALOMEL $(Hg^2Cl^2)$. — *Syn.* Protochlorure de mercure, calomel à la vapeur, calomelas, etc. Insoluble eau, alcool, corps gras.

**PRÉCIPITÉ BLANC** : c'est du protochlorure de mercure préparé par voie humide ; on le réserve pour l'usage externe : le calomel est préparé par voie sèche.
**Prop. thérap.** — Altérant, anthelmintique, diaphrorétique, fondant, sialagogue, purgatif, antisyphilitique.
**Prép. pharm. et posol.** — 1 à 10 décigr. (purgatif) ; 1 à 5 centigr. (altérant, antisyphilitique), en pilules, prises, ou frictions sur les gencives ; — tablettes (Cod.) contenant chacune 5 centigr. de calomel. *A l'ext.* en collyre, en *pommade* à 1/10° (Cod.).
**Incompat.** — Acides, alcalis, chlorures, bromures, iodures solubles, poudres métalliques, fer..., sulfure d'antimoine ; looch et lait aux amandes amères, eau de laurier cerise, cyanures, etc.

| BISCUITS VERMIFUGES (Sulot). | | F. *fondre,* M. *ulcérations syphilitiques de l'urèthre.* |
|---|---|---|
| Calomel à la vapeur | 0 gr. 3 décigr. | |
| Pâte ad hoc. | Q. s. | CALOMEL A DOSES RÉFRACTÉES. |
| *Pour 1 biscuit.* | | |
| BOUGIES MERCURIELLES (Dorvault). | | Calomel 0 gr. 10 centigr. |
| Calomel (précipité blanc) | 1 gr. | Sucre blanc en poudre 1 — |
| Cire blanche | 20 — | M. *pour* 10 *paquets.* 1 *toutes les* |
| Beurre de cacao | 2 — | *heures.* |

CALOMEL ET DIGITALE.

Calomel | de 0 gr. 05 à 0 gr. 10 centigr.
Digitale |
Sucre                          0 — 50  —

*Pour une prise.*

CALOMEL OPIACÉ (Desmarres).

Calomel                    0 gr. 30 centigr.
Opium en poudre            0 — 30  —
Sucre de lait              2 —

*M. et divisez en 6 paquets. — Pleu-
résie-hépatite.*

CHOCOLAT PURGATIF (Charles Pierquin).

Racine de jalap pulvérisée        25 gr.
Calomel porphyrisé                15 —
*M. et incorporez dans :*
Chocolat de santé chaud          250 gr.
*F. s. a. tablettes de 6 décigr. 1 ou 2
par jour.*

LAVEMENT AU CALOMEL.

Calomel                    0 gr. 25 centigr.
Mucilage de graine
  de lin ou décocté
  de guimauve             125 —

PILULES ANTHELMINTIQUES (Chaussier).

Calomel à la vapeur      0 gr. 02 centigr.
Semen-contra pulvérisé. 0 — 08   —
Camphre                  0 — 03   —
Sirop simple             Q. s.
*M. pour 1 pilule. 2 à 8 le soir en
se couchant.*

PILULES ANTIPHLOGISTIQUES (Siebel).

Calomel à la vapeur      0 gr. 10 centigr.
Extrait de belladone     0 — 15   —
*F. s. a. 10 pilules. 2 à 4 par jour.*

PILULES ANTIRHUMATISMALES.

Calomel à la vapeur      0 gr. 05 centigr.
Poudre de digitale       0 — 07   —
Extrait d'opium          0 — 05   —
*F. s. a. 1 pilule. à prendre le soir.*

PILULES DE CALOMEL COMPOSÉES (Ph.Brit.).

Calomel          )
Sulfure d'anti-  |
  moine    pul-  } ãã  0 gr. 02 centigr.
  vérisé         |
Huile de ricin   )
Résine de gaïac        0 — 04   —
*M. pour 1 pilule. 1 à 5 antisyphili-
tique : 5 à 20 purgatif.*

PILULES DE CALOMEL CONTRE LA CONS-
TIPATION HABITUELLE (Lay).

Calomel   |
Piperin   } ãã   0 gr. 75 centigr.
Extrait de noix vomique
                         0 — 20   —
Sulfate de quinine       1 — 50   —
*Pour 30 pilules. 1 matin et soir.*

PILULES CALOMEL ET RHUBARBE.

Calomel                         1 gr.
Extrait de rhubarbe             3 —
Poudre de rhubarbe              Q. s.
*Pour 50 pilules. 2 à 3 par jour.*

PILULES DE SAVON COMPOSÉES (Radius).

Calomel à la vapeur    0 gr. 03 centigr.
Résine de jalap   )
Savon   médici-   } ãã  0 — 06   —
  nal.            )
*M. pour 1 pilule. 2 à 6 par jour.*

PILULES PURGATIVES ANTIMONIÉES
(Gintrac).

Calomel à la vapeur    2 gr.
Scammonée d'Alep pul-
  vérisée              1 —
Soufre doré d'antimoine 0 — 60 centigr.
Extrait de fu-  )
  meterre       |
Extrait de mé-  } ãã   4 —
  nyanthe       )
*F. s. a. 60 pilules. 1 le matin.*

PILULES VERMIFUGES (Bouch.).

Semen-contra pulvérisé        10 gr.
Calomel à la vapeur            5 —
Extrait d'absinthe            Q. s.
*M. et F. 75 pilules. 2 à 10 suivant l'âge.*

POMMADE ANTIDARTREUSE (Hardy).

Calomel                        1 gr.
Acide tannique              2 ou 3 —
Axonge                        30 —
*M.*

POMMADE CONTRE FISSURE A L'ANUS
(Salmon).

Calomel                  0 gr. 25 centigr.
Axonge                   4 —
*M.*

POUDRE ANTHELMINTIQUE.

Poudre d'absinthe  |
Semen-contra       } ãã 10 gr.
Calomel                        5 —
*Depuis 0 gr. 50 jusqu'à 2 gr.*

POUDRE PURGATIVE (Brande).

| | |
|---|---|
| Calomel à la vapeur | 0 gr. 05 centigr. |
| Scammonée pulvérisée | ā̄ 0 — 10 — |
| Jalap pulvérisé | |
| Sucre blanc | 0 — 20 — |

*M. pour 1 paquet. 1 paquet toutes les 2 heures jusqu'à effet.*

POUDRE VERMIFUGE.

| | |
|---|---|
| Poudre de jalap | 0 gr. 50 centigr. |
| Calomel | 0 — 15 — |

*M. et F. 3 doses égales. 1 par jour.*

POUDRE VERMIFUGE ET PURGATIVE DE BULL (Cadet).

| | |
|---|---|
| Calomel | 2 gr. |
| Poudre de rhubarbe | 2 — |
| — scammonée | 2 — |
| — sucre | 6 — |

0 gr. 30 centigr. à 0 gr. 60 centigr. pour enfants 2 à 4 gr. pour adultes.

PRISES CONTRE LES DOULEURS OSTÉO-COPES (Péter).

| | |
|---|---|
| Calomel à la vapeur | 0 gr. 02 centigr. |
| Sucre pulvérisé | 2 — |

*M. et divisez en 20 prises. Prendre 10 dans la journée.*

PRISES PURGATIVES AU CALOMEL (H. Roger).

| | |
|---|---|
| Calomel à la vapeur | 0 gr. 10 centigr. |
| Scammonée d'Alep pulvérisée | 0 — 30 |
| Sucre de lait pulvérisé | 4 — |

*M. et divisez en 10 prises. 1 toutes les heures jusqu'à effet.*

V. à *Mercure* pour les autres formules.

# CAMOMILLE-ROMAINE. — *Anthemis nobilis* (Synanthérées).

**Part. empl.** — Capitules. Succédanés. C. puante, C. des champs, C. commune d'Allemagne.

**Princ. act.** — Anthémine (?). Huile volatile.

**Prop. thérap.** — Stomachique, carminatif, nervin, antispasmodique.

**Prép. pharm. et posol.** — *A l'int.* — Extrait, 25 centigr à 1 gr. ; — huile volatile, 1 à 10 gouttes ; — hydrolat, 25 à 100 gr. ; — infusé, 5 p. 1000 ; — poudre, 1 à 8 gr. ; — sirop, 10 à 50 gr. *A l'ext.* Huile de camomille, q. v. en frictions. Huile de camomille camphrée à 1/10.

# CAMPHRE. Essence retirée du *Laurus camphora* (Laurinées) ($C^{10}H^{10}O$). — Alcool campholique (Berthelot) ($C^{17}H^{17},OH$). Insoluble eau, très soluble essences, alcool, éther.

**Prop. thérap.** — Calmant, antispasmodique, antiseptique, vermifuge, diaphorétique, résolutif, antiaphrodisiaque.

**Prép. pharm. et posol.** — *A l'int.* Poudre, 5 centigr. à 8 gr., en pilules, potions — Eau camphrée 2 p. 1000 — *A l'ext.* Alcool (100 p. 900) — eau-de-vie (100 p. 3900) — éther (1 p. 9) — huile (50 p. 450), vinaigre (25 p. 1000) — pommade (30 p. 10 de cire et 90 d'axonge) — en frictions, liniments, pommades, etc.

**Incompat.** — Résines, gommes-résines, musc, etc., ramollit un très grand nombre de substances.

ALCOOLÉ DE CAMPHRE SAFRANÉ (Hager).

| | |
|---|---|
| Esprit de camphre (camphre 1, alcool à 56° 12) | 23 gr. |
| Alcoolé de safran | 1 — |

*M. 2 à 10 gr. en potion.*

BOLS ANTISPASMODIQUES.

| | |
|---|---|
| Poudre de castoreum | 5 gr. |
| Poudre de camphre | 1 — |
| Extrait d'opium | 0 gr. 05 centigr. |
| Sirop de sureau | Q. s. |

*F. 12 bols. 2 toutes les 6 heures.*

BOUGIES CAMPHRÉES (Jeannel).

| | |
|---|---|
| Beurre de cacao | 25 gr. |
| Cire blanche | 1 — |
| Camphre pulvérisé | 1 — |

*F. s. a.*

### EAU CAMPHRÉE (Cod.).

| | |
|---|---|
| Camphre pulvérisé | 1 gr. |
| Eau distillée | 1000 — |

*F. s. a. 10 à 20 gr. en potion.*

### EAU GAZEUSE CAMPHRÉE.

| | |
|---|---|
| Eau gazeuse | 1000 gr. |
| Camphre pulvérisé | 0 — 50 centigr. |

*Par verre.*

### ÉMULSION SÉDATIVE (Bouch.).

| | |
|---|---|
| Émulsion sucrée | 500 gr. |
| Camphre divisé avec jaune d'œuf | 0 — 50 centigr. |
| Sirop de sulfate de morphine | 20 — |

*F. s. a. par cuillerée toutes les heures.*

### GARGARISME ANTISEPTIQUE.

| | |
|---|---|
| Acide borique | 2 gr. |
| Teinture de quinquina | 20 — |
| Décoction de quinquina | 250 — |

*Ajoutez :*

| | |
|---|---|
| Alcool camphré | 10 — |
| Sirop citrique | 50 — |

*F. s. a.*

### LAVEMENT ANTISEPTIQUE.

| | |
|---|---|
| Camphre | 1 à 2 gr. |
| Jaune d'œuf | n° 1 |
| Décoction d'écorce de chêne | 250 — |
| Essence de Winter-Green | V gouttes |

### LAVEMENT CAMPHRÉ (Bouchardat).

| | |
|---|---|
| Camphre | 0 gr. 25 centigr. à 1 gr. |
| Jaune d'œuf n° 1 | |
| Décoction de guimauve | 500 — |

*F. s. a.*

### LAVEMENT CAMPHRÉ OPIACÉ (Ricord).

| | |
|---|---|
| Camphre | 0 gr. 50 centigr. |
| Extrait d'opium | 0 — 05 — |
| Jaune d'œuf | n° 1 |
| Eau tiède | 200 — |

*F. émulsion.*

Voir à l'article *Ammoniaque* plusieurs préparations où le camphre est employé.

### LINIMENT CAMPHRÉ (Ph. Brit.).

| | |
|---|---|
| 1. Camphre | 28 gr. |
| Huile d'olive | 102 — |
| 2. Camphre | 99 — |
| Essence de lavande | 3 — |
| Ammoniaque | 130 — |
| Alcool | 355 — |

### LINIMENT CAMPHRÉ OPIACÉ.

| | | |
|---|---|---|
| Huile camphrée | āā | 30 gr. |
| Essence de térébenthine | | |
| Teinture d'opium | | 10 — |

*F. s. a.*

### LINIMENT RUBÉFIANT (Lewin).

| | |
|---|---|
| Semences de moutarde noire pulvérisées | 180 gr. |
| Essence de térébenthine | 360 — |

*F. digérer 4 jours, filtrez, ajoutez :*

| | |
|---|---|
| Camphre pulvérisé | 120 gr. |

### LINIMENT VOLATIL CAMPHRÉ.

| | |
|---|---|
| Camphre | 4 gr. |
| Ammoniaque | 8 — |
| Huile blanche | 60 — |

### MIXTURE ANTICHOLÉRIQUE (Oppolzer).

| | |
|---|---|
| Camphre | 1 gr. |
| Éther acétique | 12 — |
| Teinture d'opium | 3 — |

*X à XV gouttes.*

### PILULES ANTISEPTIQUES (Dupuytren).

| | |
|---|---|
| Camphre en poudre | 1 gr. 30 centigr. |
| Musc en poudre | 0 — 40 — |
| Extrait d'opium | 0 — 10 — |
| Sirop simple | Q. s. |

*F. s. a. 6 pilules à prendre dans la journée.*

### PILULES ANTISPASMODIQUES (Dubois).

| | |
|---|---|
| Extrait de quinquina | 3 gr. |
| Cachou | 4 — |
| Camphre | 4 — |
| Asa fœtida | 1 — 30 centigr. |
| Extrait de genièvre | Q. s. |

*M. et F. pilules de 0 gr. 25 centigr. 3 par jour.*

### PILULES CONTRE POLLUTIONS NOCTURNES (Robert).

| | |
|---|---|
| Camphre | 3 gr. |
| Seigle ergoté | 4 — |

*F. s. a. 50 pilules 1 matin et soir.*

### PILULES CAMPHRÉES (Ricord).

| | | |
|---|---|---|
| Camphre | āā | 3 gr. |
| Thridace | | |

*F. 20 pilules. 5 ou 6 par jour.*

### PILULES CONTRE DYSMÉNORRHÉE (Pigeaux).

| | |
|---|---|
| Opium brut | 0 gr. 05 centigr. |
| Camphre | 0 — 50 — |

*M. et F. 2 pilules. 1 le matin.*

5.

### POTION ANTISEPTIQUE CAMPHRÉE.

| | | |
|---|---|---|
| Quinquina calisaya | ǎǎ 10 | gr. |
| Serpentaire de Virginie | | |
| F. bouillir dans eau | 200 | — |
| Passez et ajoutez : | | |
| Alcool camphré | 10 | gr. |
| Acétate d'ammoniaque | 15 | — |
| Sirop de quinquina | 40 | — |

Par cuillerées.

### POTION GOMMEUSE CAMPHRÉE (Hôp. de de Paris).

| | | |
|---|---|---|
| Camphre pulvérisé | 0 gr. 50 centigr. | |
| Gomme pulvérisée | 5 | — |
| Potion gommeuse | 125 | — |

M. s. a. par cuillerées toutes les heures (ténesme vésical).

### TEINTURE ODONTALGIQUE (Brandes).

| | | |
|---|---|---|
| Camphre pulvérisé | 6 | gr. |
| Pyrèthre pulvérisée | 8 | — |
| Opium pulvérisé | 2 | — |
| Essence de girofles | 1 | — |
| Alcool à 90° | 100 | — |

M. s. a.

### TEINTURE DE CAMPHRE OPIACÉE (Ph. Brit.).

| | | |
|---|---|---|
| Opium pulvérisé | 2 gr. 40 | centigr. |
| Acide benzoïque | 2 — 40 | — |
| Camphre | 1 — 80 | — |
| Essence d'anis | 2 — | |
| Alcool à 90° | 600 — | |

M. 15 à 60 gouttes pour calmer les quintes de toux.

### TOPIQUE D'AMIDON CAMPHRÉ.

| | | |
|---|---|---|
| Amidon | 60 | gr. |
| Camphre | 2 à 10 | — |

M.

### TOPIQUE CONTRE L'ÉRYSIPÈLE (Cavazzani).

| | | |
|---|---|---|
| Camphre | 1 | gr. |
| Acide tannique | 1 | — |
| Ether sulfurique | 8 | — |

F. dissoudre.

### TOPIQUE CONTRE L'ÉRYSIPÈLE (Léon Labbé).

| | | |
|---|---|---|
| Ether sulfurique | 100 | gr. |
| Camphre pulvérisé | 100 | — |

F. dissoudre.

— **CAMPHRE** (Bromure de) ($C^{10}H^{15}OBr$). — *Syn.* Camphre monobromé.

**Prop. thérap.** — Antispasmodique, sédatif, hypnotique.

**Prép. pharm. et posol.** — 50 centigr. à 1 gr. 50 en pilules ou dragées.

### INJECTION HYPODERMIQUE (Bourneville).

| | | |
|---|---|---|
| Camphre monobromé | 3 | gr. |
| Alcool | 35 | — |
| Glycérine | 22 | — |

30 à 40 gouttes en injection.

## CANCHALAGUA. — *Erythræa chilensis* (Gentianées).
**Part. empl.** — Sommités fleuries.
**Princ. act.** — Erythro-centaurine.
**Prop. thérap** — Fébrifuge, antiictérique, antipleurétique.
**Prép. pharm. et posol.** — Infusé, 4 à 8 gr. par tasse.

## CANNE DE PROVENCE. — *Arundo donax* (Graminées).
**Part. empl.** — Rhizome.
**Prop. thérap.** — Réputé antilaiteux.
**Prép. pharm. et posol.** — Infusé, 20 p. 1000.

## CANNELLE DE CEYLAN. — *Cinnamomum Zeylanicum* ou *Laurus cinnamomum* (Laurinées).
**Part. empl.** — Ecorce.
**Princ. act.** — Huile volatile, tannin.
**Prop. thérap.** — Excitant, stimulant, antispasmodique.
**Prép. pharm. et posol.** — A l'int. Poudre, 5 décigr. à 5 gr. ; — eau distillée, 10 à 60 gr. dans une potion ; — tisane, 8 gr. pour 1000 ;

teinture, 10 gr. dans une potion ; — alcoolat, 5 à 15 gr. ; — essence, 1 à 2 gouttes — sirop, 30 à 60 gr. dans une potion.

### BOL STOMACHIQUE (Parmentier).

| | |
|---|---|
| Magnésie décarbonatée 0 gr. 40 centigr. | |
| Safran en poudre | 0 — 30 — |
| Cannelle pulvérisée | 0 — 10 — |
| Sirop de sucre | Q. s. |

*F. s. a. 1 bol à prendre dans la journée* (Cad.).

### OLÉO-SACCHARURE DE CANNELLE.

| | |
|---|---|
| Essence de cannelle | 1 gr. |
| Sucre blanc | 20 — |

*Triturez : 1 à 10 gr.*

### POTION ALCOOLIQUE (Gallois).

| | |
|---|---|
| Teinture de cannelle | 5 gr. |
| Sirop simple | 45 — |
| Eau distillée | 50 — |
| Eau-de-vie | 100 — |

*M. s. a.*

### POTION CONTRE LA MÉTRORRHAGIE

| | |
|---|---|
| Teinture de cannelle | 25 gr. |
| Hydrolat de cannelle | 150 — |
| Éther acétique | 5 — |
| Sirop d'écorce d'oranges amères | 30 — |

*M. à prendre dans les 24 heures.*

### POTION CORDIALE (Delioux).

| | |
|---|---|
| Alcoolé de cannelle | 10 gr. |
| Vin de Malaga | 60 — |
| Hydrolat de menthe | 30 — |
| — de mélisse | 30 — |
| Sirop d'écorce d'oranges amères | 20 — |

*M. s. a.*

### POTION CORDIALE (Cod. 66).

| | |
|---|---|
| Alcoolat de cannelle | 15 gr. |
| Confection d'hyacinthe | 5 — |
| Sirop d'œillet | 30 — |
| Eau distillée de menthe } āā | 60 — |
| — de fleurs d'oranger } | |

*M.*

### POTION TONIQUE (Jaccoud).

| | |
|---|---|
| Teinture de cannelle | 8 gr. |
| Extrait de quinquina | 2 à 4 — |
| Sirop d'écorces d'oranges amères | 30 — |
| Cognac vieux | 30 à 80 — |
| Vin rouge vieux | 125 — |

*M. s. a.*

### POUDRE ANTICHLOROTIQUE (Bamberger).

| | |
|---|---|
| Lactate de fer 0 gr. 50 centigr. à 1 gr. | |
| Sucrate de fer | 2 — |
| Oléo-saccharure de cannelle | 2 — |

*F. 6 doses à 2 par jour.*

### POUDRE DE CANNELLE COMPOSÉE (Ph. Britan.).

*Poudre diaromaton anglaise*

| | |
|---|---|
| Cannelle Ceylan pulvérisée | 8 gr. |
| Muscade râpée | 6 — |
| Safran desséché | 6 — |
| Girofle | 3 — |
| Cardamome | 2 — |
| Sucre | 250 — |

*M. 10 à 50 gr.*

### POUDRE DE CANNELLE COMPOSÉE.

| | |
|---|---|
| Cannelle pulvérisée | 5 gr. |
| Poudre de petit cardamome | 3 — |
| Poudre de gingembre | 2 — |
| — d'angélique | 2 — |

*M. 0 gr. 20 centigr. à 1 gr.*
*On peut faire un opiat avec Q. s. de sirop de gentiane ou d'écorces d'oranges.*

### POUDRE DE CANNELLE COMPOSÉE (Ph. Lond.).

| | |
|---|---|
| Cannelle | 4 gr. |
| Cardamome | 3 — |
| Gingembre | 2 — |
| Poivre long | 1 — |

*M. 0 gr. 05 centigr. à 1 gr.*

### POUDRE CONTRE DIARRHÉE.

| | |
|---|---|
| Carbonate de chaux } āā | 30 gr. |
| Phosphate de chaux } | |
| Extrait sec de ratanhia | 10 — |
| Poudre de cannelle | 10 — |
| — d'opium | 1 — |

*Divisez en paquets de 1 gr. 1 à 10 par jour.*

### POUDRE STIMULANTE (Bouchardat).

| | |
|---|---|
| Gingembre pulvérisé | 10 gr. |
| Cannelle pulvérisée | 20 — |
| Anis pulvérisé | 40 — |
| Cascarille pulvérisée | 10 — |

*M. et divisez en paquets de 0 gr. 6 décigr. — 1 ou 2 par jour.*

### POUDRE STOMACHIQUE (Bossu).

| | |
|---|---|
| Fer réduit | 2 gr. |
| Poudre de cannelle | 1 — |
| Poudre de gentiane | 1 — |
| Magnésie calcinée | 1 — |

*M. pour 20 paquets, 2 par jour.*

VIN DE CANNELLE COMPOSÉ (Hôp. Paris).

| | | |
|---|---|---|
| Vin rouge | 100 | gr. |
| Alcoolé de cannelle | 8 | — |
| Alcoolat de mélisse | 6 | — |
| Sirop simple | 30 | — |

*M. s. a.*

VIN CORDIAL (Mayet).

| | | |
|---|---|---|
| Cannelle | 10 | gr. |
| Poivre noir }āā | 2 | — |
| Cardamome | | |
| Quinquina gris | 30 | — |
| Racine de ratanhia | 20 | — |
| Vin de Lunel | 1000 | — |

*F. a. s. 2 verres à madère par jour.*

## CANTHARIDES. — *Cantharis vesicatoria* ou *Meloe vésicatorius.* Insecte coléoptère.

**Princ. act.** — Cantharidine.

**Prop. thérap.** — Stimulant, vésicant.

**Prép. pharm. et posol.** — *A l'int.* Poudre 0 gr., 02 à 0 gr., 05 cent. — Teinture alcoolique, éthérée, 1 à 10 gouttes. — Extrait alcoolique, aqueux, — acétique, 0 gr.,005 à 0 gr.,010 milligr. — Huile cantharidée à 1/10. — *A l'ext.* Mêmes préparations employées en onguents, vésicatoires, pommades, huile, papiers.

BAUME DE GILÉAD E SALOMON (Angl.).

| | | |
|---|---|---|
| Cardamome | 30 | gr. |
| Cannelle | 30 | — |
| Baume de la Mecque | 2 | — |
| Teinture de cantharides | 1 | — |
| Alcool à 21º | 500 | — |
| Sucre | 250 | — |

*M. 1 cuillerée à café dans du vin.*

COLLODION CANTHARIDAL.

| | | |
|---|---|---|
| Cantharides pulvérisées | 400 | gr. |
| Ether sulfurique | 100 | — |
| — acétique | 100 | — |
| Acide acétique | 10 | — |

*Épuisez par déplacement. Ajoutez :*

| | | |
|---|---|---|
| Coton-poudre | 10 | gr. |

*M.*

EMPLATRE PERPÉTUEL DE JANIN (Cad.).

| | | |
|---|---|---|
| Mastic | | |
| Térébenthine } āā | 90 | gr. |
| Emplâtre diachylum | | |
| gommé } āā | 15 | — |
| Euphorbe pulvérisé | | |
| Cantharides pulvérisées | 30 | — |

*F. s. a. en applications. 5 à 6 par jour.*

LINIMENT AMMONIACAL CANTHARIDÉ (Bouchardat).

| | | |
|---|---|---|
| Huile camphrée | 90 | gr. |
| Teinture de cantharides | 30 | — |
| Ammoniaque | 10 | — |

LITHONTRIPTIQUE DE TULP (Soub.).

| | | |
|---|---|---|
| Cantharides | 5 | gr. |
| Petit cardamome | 3 | — |
| Alcool | 40 | — |
| Acide nitrique | 20 | — |

*F. macérer et filtrez. 12 gouttes dans un 1/2 verre d'eau sucrée.*

MIXTURE CANTHARIDIENNE OPIACÉE (Rayer).

| | | |
|---|---|---|
| Solution de gomme | 125 | gr. |
| Teinture de cantharides | XII | gouttes |
| Laudanum de Sydenham | X | — |

*M. à prendre par cuillerées en 24 heures* (Dorvault).

MIXTURE DIURÉTIQUE (Rayer).

| | | |
|---|---|---|
| Infusion de raifort | 125 | gr. |
| Teinture de cantharides | VIII | gouttes |
| Laudanum de Sydenham | XII | — |
| Sirop simple | 16 | gr. |

*M. en 3 doses dans les 24 heures.*

PAPIER ÉPISPASTIQUE (Vée).

| | | |
|---|---|---|
| 1. Cantharides | 620 | gr. |
| Axonge | 6 | kilos |
| Cire très blanche | 2 | — |
| 2. Cantharides | 1 | kilo |
| Onguent de morelle | 8 | — |
| Cire blanche | 2 | — |
| 3. Cantharides | 1500 | gr. |
| Axonge colorée par l'orcanette | 8 | kilos |
| Cire blanche | 2 | — |

*F. s. a. on étend sur du papier.*

PASTILLES DE CANTHARIDES (Meisner).

| | | |
|---|---|---|
| Fer réduit | 10 | gr. |
| Poudre de cantharides | 0 — 50 | centig. |
| Sucre en poudre | 200 | — |
| Mucilage à la vanille | Q. s. | |

*F. s. a. 200 tablettes 1 à 3 par jour.*

### POMMADE CONTRE L'ALOPÉCIE (Dupuytren).

| | |
|---|---|
| Acétate de plomb | 4 gr. |
| Baume du Pérou | 8 — |
| Alcool à 21° | 30 — |
| Teinture de cantha- | |
| rides | 1 — 20 centigr. |
| Teinture de girofles | 0 — 75 — |
| — de cannelle | 0 — 75 — |
| Moelle de bœuf | 125 — |
| Pommade à la rose | 125 — |
| Huile d'olives | Q. s. |

### POMMADE CONTRE L'ALOPÉCIE (Schneider).

| | |
|---|---|
| Suc de citron | 4 gr. |
| Extrait de quinquina | 8 — |
| Teinture de cantha- | |
| rides | 4 — |
| Huile de cade | 2 — 30 centigr. |
| Essence de berga- | |
| mote | X gouttes |
| Moelle de bœuf | 60 gr. |

*M. s. a.*

### POMMADE CONTRE L'ALOPÉCIE (Ph. Germ.).

| | |
|---|---|
| Axonge balsamique | 300 gr. |
| Suc de citron | 6 — |
| Teinture de cantharides | 2 — |
| Essence de citron | 10 — |

M.

### POMMADE STIMULANTE (Cap.).

| | |
|---|---|
| Extrait alcoolique de | |
| cantharides | 0 gr. 50 centigr. |
| Huile rosat | 4 — |
| Moelle de bœuf pu- | |
| rifiée | 60 — |

| | |
|---|---|
| Essence de citron | XL gouttes |

*F. s. a. (alopécie).*

### POUDRE CONTRE AMÉNORRHÉE.

| | |
|---|---|
| Cantharides pulvérisées 1 gr. | |
| Oxyde noir de fer | |
| Aloès pulvéri- | āā 1 — 50 centigr. |
| sée | |
| Poudre de cannelle | 5 — |

*Divisez en 50 paquets. 1 à 2 par jour.*

### TABLETTES DE GINGSENG.

| | |
|---|---|
| Sucre en poudre | 2500 gr. |
| Vanille en poudre | 610. — |
| Gingseng | 80 — |

*Mêlez et ajoutez :*

| | |
|---|---|
| Teinture de can- | |
| tharides | 10 — |
| Huile essentielle de | |
| cannelle | XXV gouttes |
| Teinture d'ambre | |
| concentrée | X — |
| Mucilage de gomme | |
| adragante | Q. s. |

*F. s. a. tablettes de 1 gr. 5 à 6 par jour.*

### VÉSICATOIRE LIQUIDE (Bidet).

| | |
|---|---|
| Cantharides | 1000 gr. |
| Chloroforme | Q. s. |
| Cire | 5 — |

*Pour faire 1000 gr. de produit.*

### VIN DE CANTHARIDES (Bouch.).

| | |
|---|---|
| Cantharides | 1 gr. |
| Vin blanc | 500 — |

*F. s. a. 1 ou 2 cuillerées dans un verre d'eau sucrée.*

## CAPILLAIRES DU CANADA ET DE MONTPELLIER. — *Adiantum pedatum* et *Adiantum capillus veneris* ou *capillaire de Montpellier* (Fougères).

**Part. empl.** — La plante.

**Prop. thérap.** — Pectoral et adoucissant.

**Prép. pharm. et posol.** — Tisane ou hydrolé, 10 p. 1000. Sirop, 30 à 60 gr.

### CRÈME PECTORALE DE TRONCHIN.

| | |
|---|---|
| Beurre de cacao | 60 gr. |
| Sucre pulvérisé | 15 — |
| Sirop de Tolu | |
| — de capillaire | āā 30 — |

*M. 5 à 10 gr. toutes les 2 heures.*

### SIROP PECTORAL ANGLAIS.

| | |
|---|---|
| Capillaire du Canada | |
| Capsules de Pavot | āā 128 gr. |
| Racine de guimauve | |
| Jujubes | 500 — |
| Dattes | 1000 — |
| Eau | Q. s. |

*Faites une décoction, ajoutez*

| | |
|---|---|
| Sucre | 4000 — |

*F. s. a.*

## CAPSICUM. — Solanées.
**Part. empl.** — Fruit.
**Princ. act.** — Capsicine.
**Prop. thérap.** — Stimulant.
**Prép. pharm. et posol.** — *A l'int.* extrait aqueux, 0,30 à 0,60 — teinture alcoolique, 10 à 30 gouttes. — *A l'ext.* Teinture alcoolique en frictions.

COLLYRE CONTRE L'AMAUROSE (Beasley).

| | |
|---|---|
| Capsicum | 0 gr. 40 centigr. |
| Eau distillée | 240 — |

*F. macérer a froid pendant 3 heures et filtrez. 2 à 3 gouttes en instillation.*

GARGARISME (Copland).

| | |
|---|---|
| Teinture de capsicum | 6 gr. |
| Acide chlorhydrique | 2 — |
| Miel | 20 — |
| Infusion de, roses rouges | 150 — |

*M. s. a.*

GARGARISME CONTRE L'ENROUEMENT (Graves).

| | |
|---|---|
| Teinture de capsicum | 3 à 10 gr. |
| Décoction de quinquina | 160 — |

*M. s. a.*

LOTION CONTRE LA CHUTE DES CHEVEUX (Sigmund).

| | |
|---|---|
| Teinture de capsicum | 10 gr. |
| Alcool fort | 100 — |

*M. (syphilis).*

PILULES ANTIDYSPEPTIQUES (Green).

| | |
|---|---|
| Nitrate d'argent | 0 gr. 60 centigr. |
| Capsicum pulvérisé | 2 — |
| Sulfate de quinine | 2 — |
| Extrait de houblon | Q. s. |

*F. s. a. 40 pilules. 2 ou 3 par jour.*

PILULES DE CAPSICUM (Alègre).

1. Extrait aqueux
de capsicum · · · 0 gr. 40 centigr.
*F. s. a. 10 pilules à prendre par jour.*

2. Capsicum pulvérisé 0 gr. 10 centigr.
Poudre de réglisse } ãã Q. s.
Miel

*M. pour 1 pilule. 5 à 20 par jour en 2 fois. (Contre hémorrhoïdes.)*

PILULES DE CAPSICUM FERRUGINEUSES (Schneider).

| | |
|---|---|
| Capsicum pulvérisé | 1 gr. |
| Ethiops martial | 15 — |
| Cannelle } ãã | 5 — |
| Colombo | |
| Extrait de camomille | Q. s. |

*F. s. a. pilules de 0 gr. 10. centigr. 5 à 10 par jour. (Dorv.)*

POMMADE CONTRE LA CHUTE DES CHEVEUX (Sigmund).

| | |
|---|---|
| Teinture de capsicum | 5 gr. |
| — de benjoin | 5 — |
| Onguent populeum | 48 — |

*M. (syphilis).*

POUDRE CONTRE L'AMYGDALITE

| | |
|---|---|
| Alun pulvérisé | 6 gr. |
| Teinture de capsicum | 2 — |

*F. sécher et pulvérisez. En applications.*

## CARBOAZOTIQUE (acide). — Voy. *Picrique* (acide).

## CARBOLIQUE (acide). — Voy. *Phénique* (acide).

## CARBONE (sulfure de). (CS²) très peu soluble eau.
**Prop. thérap.** — Antiseptique, désinfectant, révulsif.
**Prép. pharm. et posol.** — *A l'int.* 1 à 3 gr. en potion, en lavements gazeux. *A l'ext.* en sinapisme.

EAU SULFOCARBONÉE (Duj-Beaumetz).

| | |
|---|---|
| Sulfure de carbone | 10 gr. |
| Eau distillée | 500 — |
| Essence de menthe | IV gouttes |

*Agiter et laisser déposer.*
*F. s. 5 à 15 cuillerées à bouche dans un peu de lait. Avoir soin de renouveler l'eau à mesure que l'on en puise dans la bouteille.*

LAVEMENTS GAZEUX.

*Acide carbonique chargé de vapeurs de sulfure de carbone.*

TEINTURE DE SULFURE DE CARBONE.

| | |
|---|---|
| Alcoolat de menthe | 50 gr. |
| Sulfure de carbone | 10 — |

*M. 5 à 10 gouttes dans du lait, 3 fois par jour.*

# CARBONIQUE (acide). $CO^2$.

**Prop. thérap.** — Contro-stimulant, antivomitif, anesthésique local.

**Prop. pharm. et posol.** — A *l'int.* en dissolution dans l'eau; eau gazeuse, eau de Seltz. A *l'ext.* douches locales.

EAU DE SELTZ ARTIFICIELLE (Lefort).

| Chlorure de calcium fondu | 0 gr. 540 milligr. |
|---|---|
| — de magnésium | 0 — 057 — |
| — de sodium | 0 — 902 — |
| Carbonate de soude cristallisé | 1 — 677 — |
| Limaille de fer porphyrisée | 0 — 006 — |
| Eau à 5 vol. d'acide carbonique | 625 — — |

*Introduisez les sels dans 1 bouteille munie d'un siphon; remplissez d'eau gazeuse.*

LAVEMENTS D'ACIDE CARBONIQUE ET DE SULFURE DE CARBONE.

*Appareil du Dr Bardet.*

LIMONADE GAZEUSE EN POUDRE.

| Sucre râpé | | 3 gr. |
|---|---|---|
| Acide citrique | paquet bleu | 50 — |
| Bicarbonate de soude (paquet blanc) | | 2 — |

*F. dissoudre le sucre et l'acide dans 1000 grammes d'eau, ajoutez le sel.*

POTION ANTIVOMITIVE DE RIVIÈRE (Codex).

1. Potion alcaline ou n° 1. 2 gr. de bicarbonate de potasse pour 65 de liquide.
2. Potion acide ou n° 2. 2 gr. d'acide citrique pour 65 de liquide.

*Pour boire, mêlez dans un verre une cuillerée de chacune de ces potions ou donnez 1 cuillerée de la potion n° 1, et puis une autre de la potion n° 2.*

POTION DE DEHAEN.

| Carbonate de chaux | 2 gr. |
|---|---|
| Sirop de limons | 30 — |
| Liqueur d'Hoffmann | XII gouttes |
| Laudanum de Sydenham | 18 — |
| Eau de menthe | 30 gr. |
| — de mélisse | 100 — |

*M. à prendre par cuillerées contre les vomissements spasmodiques.*

POTION EFFERVESCENTE DE BOERHAAVE (Gaubius).

| Suc récent de citron | 15 gr. |
|---|---|
| Bon vin rouge | 30 — |
| Bicarbonate de potasse pulvérisé | 4 — |

*M. la poudre dans la liqueur et avaler au moment de l'effervescence.* (Bouch.).

POUDRE GAZOGÈNE.

| Bicarbonate de soude (paquet bleu) | 4 gr. |
|---|---|
| Acide tartrique pulvérisé (paquet blanc) | 4 — |

*M. en versant dans 1 bouteille d'eau que vous bouchez aussitôt.*

POUDRE GAZOGÈNE ACIDE (Jeannel).

| Bicarbonate de soude pulvérisé | 25 gr. |
|---|---|
| Sucre blanc | 200 — |
| Acide tartrique pulvérisé | 24 — |
| Essence de citrons | II gouttes |

*M. 1 cuillerée délayée dans 1 verre d'eau d'heure en heure.*

POUDRE GAZOGÈNE ALCALINE. SODA-POWDERS.

| Bicarbonate de soude pulvérisé (paquet bleu) | 2 gr. |
|---|---|
| Acide tartrique pulvérisé (paquet blanc) | 1 — 3 décigr. |

*F. dissoudre le paquet blanc dans un verre d'eau, ajoutez le paquet bleu 2 à 3 prises.*

POUDRE GAZOGÈNE NEUTRE.

| Bicarbonate de soude pulvérisé (paquet bleu). | 2 gr. |
|---|---|
| Acide tartrique pulvérisé (paquet blanc) | 2 — |

*Comme la poudre précédente.*

# CARDAMOMES. — Amomacées.

**Part. empl.** — Fruits.

**Prép. thérap.** — Stimulant, stomachique.

**Prop. pharm. et posol.** — A *l'int.* poudre, 0 gr., 20 à 2 gr.

# CARICA PAPAYA. — *Bixacées.*

**Part. empl.** — Suc laiteux fourni par toute la plante.

**Princ. act.** — Papaïne.

**Prop. thérap.** — Vermifuge. Digestif.

**Prép. pharm. et posol.** — A *l'int.* 1° suc laiteux, 1 cuillerée à bouche dans du miel, — papaine, 10 à 40 centigr. contre la dyspepsie sous forme de vin, sirop, élixir, cachets, dragées.

## CARRAGAHEEN. — *Fucus crispus.* Algue marine. *Syn.* Mousse perlée, mousse d'Irlande.

**Part. empl.** — La plante entière.

**Prop. thérap.** — Béchique, adoucissant, analeptique.

**Prép. pharm. et posol.** — A *l'int.* décocté, 5 p. 1000, — gelée 25 p. 150. A *l'ext.* cataplasmes.

GELÉE DE CARRAGAHEEN.

| | |
|---|---|
| Carragaheen | 10 gr. |
| Eau Q. s. pour obtenir | |
| gelée | 150 — |
| *Passez et ajoutez :* | |
| Sirop de cerises | 50 — |
| Acide tartrique | 0 — 30 centigr. |
| Eau laurier-cerise | 5 — |

SACCHARURE DE CARRAGAHEEN.

| | |
|---|---|
| Carragaheen | 1 gr. |
| Sucre | 4 — |

LAIT ANALEPTIQUE (Thodantes).

| | |
|---|---|
| Lait de vache | 1 litre |
| Garragaheen incisé | 5 gr. |
| Sucre blanc | 30 — |
| Cannelle contusée | 1 gr. 50 centigr. |

*F. bouillir 10 minutes et passez avec expression.*

## CARVI. — *Carum carvi* (Ombellifères).

**Part. empl.** — Seminoïdes.

**Princ. act.** — Huile essentielle.

**Prop. thérap.** — Stomachique, carminatif, diurétique.

**Prép. pharm. et posol.** — Semences 2 à 4 gr. ⎫
Huile essentielle 4 à 6 gouttes ⎬ Inusité.

## CASCARA SAGRADA. — Ecorce du rhamnus purshiana (Rhamnacées).

**Prop. thérap.** — Purgatif.

**Prép. pharm. et posol.** — Poudre, 0 gr., 50 à 0 gr., 75 centigr. en cachets. Extrait fluide (représentant son poids de plante) 6 à 8 gr. en potion.

ELIXIR.

| | | |
|---|---|---|
| Extrait fluide de cascara | 90 | gr. |
| Glycérine | 90 | — |
| Essence d'orange | VI | gouttes |
| — de cannelle | II | — |
| Alcool et eau | Q. | s. |

*1 verre à liqueur à chaque repas.*

POTION LAXATIVE.

| | | |
|---|---|---|
| Extrait fluide de cascara Sa- | | |
| grada | 8 | gr. |
| Sirop simple | 30 | — |

*M. 3 à 4 cuillerées à café par jour.*

POTION STOMACHIQUE ET LAXATIVE.

| | | |
|---|---|---|
| Teinture de noix vomique | 2 | gr. |
| Extrait fluide de cascara | 20 | — |
| Sirop simple | 15 | — |
| Eau de laurier-cerise | 15 | — |
| Eau distillée | 100 | — |

*M. 3 à 4 cuillerées à café par jour.*

## CASCARILLE. — *Croton eleutheria* (Euphorbiacées). *Syn.* Chacrille, quinquina aromatique.

**Part. empl.** — Ecorce.

**Princ. act.** — Cascarilline.

**Prop. thérap.** — Tonique, excitant, fébrifuge, antiémétique.

**Prép. pharm. et posol.** — A *l'int.* Poudre 1 à 4 gr. — Teinture 4 à 30 gr. — Infusé 10 p. 1000.

MIXTURE CONTRE LES SUEURS DES PHTHISIQUES (Graves).

| | |
|---|---|
| Infusion de cascarille | 90 gr. |
| Sulfate de quinine | 0 — 10 centigr. |

| | |
|---|---|
| Acide sulfurique dilué | 2 gr. |
| Teinture de jusquiame | 1 — 50 centigr. |

*F. s. a. à donner en 3 fois dans la journée.*

**CASSE.** — *Cassia fistula* (Légumineuses).
**Part. empl.** — Fruit.
**Prop. thérap.** — Laxatif.
**Prép. pharm. et pos.** — Extrait de casse, 20 à 30 gr. — conserve de casse 30 à 60 gr. — pulpe 40 à 60 gr.

TISANE DE CASSE.

| | |
|---|---|
| Extrait de casse | 10 gr. |
| Eau | 1000 — |

*M. à prendre par tasses.*

**CASTOREUM.** — Produit oléagineux provenant du castor *Castor fiber*.
**Prop. thérap.** — Antispamodique, emménagogue.
**Prép. pharm. et pos.** — *A l'int.* Poudre 0 gr., 05 à 15 décigrammes — teinture alcool. 2 à 5 gr. — teinture éthérée, 2 à 5 gr., — hydrolat 10 à 60 gr. *A l'ext.* Huile en onctions.

ELIXIR FÉTIDE DE FULDE.

| | | |
|---|---|---|
| Alcool rectifié | | 150 gr. |
| Castoreum | | 20 — |
| Asa fœtida | | 10 — |
| Esprit de corne de cerf | āā | 5 — |
| Opium | | |

*F. digérer 4 jours. Filtrez. 4 gr. en potion.*

POUDRE ANTISPASMODIQUE.

| | |
|---|---|
| Poudre de castoreum | 5 gr. |
| — de cannelle | 1 — |
| — sucre | 10 — |

*F. s. a. 20 paquets.*

**CEDRON.** *Simaba cedron.* — Simaroubées.
**Part. employées.** — Semences.
**Prép.** — Fébrifuge.
**Pos.** — Poudre 0 gr. 50 à 1 gr. en cachets.
**Princ. actif.** — Cédrine (Tanret).
Une espèce voisine, le *Simaba waldivia*, renferme la waldivine (toxique).

**CÉRAT** (Codex). — Le cérat jaune est fait avec la cire *jaune ;* le cérat *simple* ou *sans eau* avec : *huile d'amandes* 30 ; *cire blanche* 10. Pour tous les autres cérats médicamenteux, voir au nom de la *substance*.

**CENTAURÉE** (petite). — *Erythrœa centaurium* (Gentianées).
*Syn.* Herbe au centaure, herbe à Chiron, herbe à la fièvre.
**Part. empl.** — Sommités fleuries.
**Princ. act.** — Erythrocentaurine.
**Prop. thérap.** — Tonique, stomachique, fébrifuge.
**Prép. pharm. et pos.** — Extrait 2 à 4 gr., infusé 10 p. 1000. Poudre 2 à 10 gr.

APOZÈME TONIQUE AMER.

| | | |
|---|---|---|
| Gentiane | āā | 5 gr. |
| Centaurée | | |
| Eau | | 500 — |
| Sirop de quinquina | | 50 — |

*M. à prendre par petites tasses.*

ELECTUAIRE FÉBRIFUGE.

| | | |
|---|---|---|
| Poudre de centaurée | āā | 50 gr. |
| — de quina jaune | | |
| — d'absinthe | | |
| Sirop de menyanthe | | Q. s. |

*F. s. a. 5 gr. matin et soir.*

**CERFEUIL.** — *Chœrophyllum sativum* (Ombellifères).
**Part. empl.** — Toute la plante.
**Prop. thérap.** — Diurétique, emménagogue, antihémorrhoïdal.

Prép. pharm. et pos. — Décocté 10 p. 1000 par tisane, 20 p. 1000 pour injections.

**CERISES.** — Fruit du cerisier. *Cerasus vulgaris* (Rosacées).
Part. empl. — Fruits et pédoncules.
Prop. thérap. — Diurétique.
Prép. pharm. — *A l'int.* Sirop de cerises, tisane de queues de cerises, 10 p. 100.

**CÉROÈNE** (emplâtre). — Codex, emplâtre à la poix, antirhumatismal.

## CÉROMEL D'AITKEN.

| | |
|---|---|
| Miel | 400 gr. |
| Cire | 100 — |

*F. liquéfier et mêlez. Ulcères sanieux.*

**CÉRUSE.** — V. *Carbonate de plomb.*

**CÉTRARIN.** — Principe actif du lichen d'Islande. (Voir ce mot.)

**CÉVADILLE.** — *Schœnocaulon officinale* (Colchicacées).
Part. empl. — Fruit et semences.
Princ. act. — Vératrine.
Prop. thérap. — Excitant, irritant, vénéneux, parasiticide.
Prép. pharm. et posol. — *A l'int.* 0 gr., 10 à 0 gr., 30 centigr. (V. *Vératrine.*) *A l'ext.* poudre (poudre des capucins).

POMMADE DE SIGMUND.

| | |
|---|---|
| Poudre de cévadille | 40 gr. |
| Axonge | Q. s. |

*M. s. a.*

**CHAMŒDRYS-GERMANDRÉE.** — *Teucrium chamœdrys.* Petit chêne (Labiées).
Part. empl. — plante fleurie.
Prop. thérap. — Excitant, amer, tonique.
Prép. pharm. et posol. — *A l'int.* Extrait de chamœdrys, 2 à 5 gr. — Infusé 20 p. 1000.

**CHANVRE INDIEN.** — *Cannabis indica* (Urticées).
Part. empl. — Sommités fleuries.
Princ. act. — Cannabine ou haschischine.
Prop. thérap. — Hypnotique (?), antispasmodique : anesthésique local.
Prép. pharm. — Extrait 0 gr., 05 à 0 gr., 50 centig. en pilules — teinture 2 à 10 gr. en potion.

| POTION CALMANTE (Berthier). | | POTION (Michel). | |
|---|---|---|---|
| Extrait alcoolique | 0 gr. 25 centigr. | Teinture de chanvre indien | 2 gr. |
| Infusion légère de café 60 | — | Sirop de sucre | 30 — |
| Sucre | Q. s. | Eau | 120 — |
| *M. à prendre en 2 ou 3 fois le soir.* | | *M. 1 cuillérée à bouche toutes les 5 ou 6 heures contre les métrorrhagies.* | |

SOLUTION DE CANNABINE.

| | |
|---|---|
| Cannabine | 1 gr. |
| Alcool | 9 — |

*Pour badigeonner la gencive avant l'avulsion d'une dent.*

TOPIQUE CONTRE LES CORS ET VERRUES.

| | |
|---|---|
| Acide salicylique | 1 gr. |
| Cannabine | 0 — 25 centigr. |
| Alcool à 90 | 1 — |
| Ether à 62 | 2 — 50 — |
| Collodion élastique | 5 — |

## CHARBON. — Charbon végétal (seul employé en médecine). Le charbon animal est utilisé comme *décolorant* et *désinfectant*.

**Prop. thérap** — Absorbant, antiputride, désinfectant.

**Prép. pharm. et posol.** — A *l'int.* poudre, 1 cuillerée. A *l'ext.* poudres et opiats dentifrices, cataplasmes.

CATAPLASME DE CHARBON (Cazenave).

*On soupoudre un cataplasme de farine de lin avec du charbon ou un mélange de charbon et de quinquina pulvérisés.*

ÉLECTUAIRE CARBONÉ.

| | |
|---|---|
| Charbon de bois lavé et porphyrisé | 10 gr. |
| Magnésie calcinée | 1 — |
| Miel blanc | Q. s. |

*M. 4 à 25 gr.*

OPIAT DENTIFRICE.

| | |
|---|---|
| Charbon de saule pulvérisé | 2 gr. |
| Chlorate de potasse pulvérisé | 1 — |
| Hydrolat de menthe | Q. s. |

*M. gingivite chronique.*

POUDRE CONTRE PYROSIS (Heim).

| | |
|---|---|
| Charbon pulvérisé | 25 gr. |

| | |
|---|---|
| Quassia | āā 4 gr. |
| Magnésie pulvérisée | |

*F. s. a. 2 cuillerées à café par jour.*

AUTRE.

| | |
|---|---|
| Charbon pulvérisé | 10 gr. |
| Magnésie calcinée | 5 — |
| Poudre noix vomique | 0 — 40 centigr. |

*F. s. a. 20 paquets. 2 par jour.*

POUDRE DENTIFRICE (Codex).

| | |
|---|---|
| Charbon pulvérisé | 20 gr. |
| Quinquina gris pulvérisé | 10 — |
| Essence de menthe. | 1 — |

*M. Gingivite chronique.*

TABLETTES DE CHARBON (Cod.).

| | |
|---|---|
| 0 gr. 25 centigr. par tablette : dose | 5 à 20 gr. |

## CHARDON-BÉNIT. — *Centaurea benedicta* (Synanthérées).

**Part. empl.** — Sommités fleuries.

**Princ. act.** — Cnicin, vomitif inusité.

**Prop. thérap.** — Amer, stomachique.

**Prép. pharm. et posol.** — Infusion 15 à 30 gr. p. 1000. Poudre 1 à 4 gr.

## CHAUX. — V. *Calcium* (oxyde de).

## CHÉLIDOINE. — *Chelidonium majus* (Papavéracées). *Syn.* herbe à l'hirondelle, grande éclaire, felouque.

**Part. empl.** — Suc de toute la plante, surtout de la racine.

**Princ. act.** — Chélidonine ($C^{19}H^{17}Az^3O + H^2O$).

**Prop. thérap.** — Purgatif, escharotique.

**Prép. pharm. et posol.** — A *l'int.* Extrait 0 gr., 25 centigr. à 1 gr. — poudre de racine 2 à 3 gr. — A *l'ext.* suc de la plante, hydrolat.

PILULES PURGATIVES (Rath.).

| | |
|---|---|
| Extrait de chélidoine | āā 0 gr. 75 centigr. |
| Extrait de rhubarbe | |

| | |
|---|---|
| Calomel à la vapeur | 0 gr. 15 centigr. |
| Résine de jalap | 0 — 40 — |
| Poudre de rhubarbe | Q. s. |

*F. s. a. 15 pilules, 5 toutes les heures jusqu'à effet (Bouch.).*

## CHÊNE. — *Quercus robur* (Amentacées).

**Part. empl.** — Écorce.

Princ. act. — Tannin.
Prop. thérap. — Astringent.
Prép. pharm. et posol. — A l'ext. Décocté (50 p. 1000). Gargarismes, injections, lotions.
Incompat. — Comme le tannin.

## CHÉNOPODE. — *Chenopodium ambrosioides* (Chénopodées).

Part. empl. — Sommités fleuries. *Syn.* thé du Mexique, ambroisie du Mexique.
Prop. thérap. — Antispasmodique.
Prép. pharm. et posol. — A l'int. Infusion, 8 à 10 p. 1000.

TISANE DE CHÉNOPODE (Rilliet, Barthez). | *Ajoutez.*

| | | |
|---|---|---|
| Chenopodium ambrosioides | 4 gr. | Sirop de fleurs d'oranger 50 gr. |
| F. infuser dans eau | 500 — | *Contre la chorée de l'enfance.* |

## CHICORÉE. — *Chicorium Intybus* (Synanthérées). *Syn.* Intybe.

Part. empl. — Feuilles fraiches et sèches, racine.
Prop. thérap. — Amer, dépuratif, tonique, stomachique.
Prép. pharm. et posol. — A l'int. Extrait 1 à 5 gr. — Infusé feuilles 10 p. 1000, racines 20 p. 1000, — sirop simple et composé 10 à 50 gr. — suc dépuré 50 à 250 gr.

## CHIENDENT. — *Triticum repens* (Graminées). *Syn.* petit chiendent.

Part. empl. — Rhizome.
Princ. act. — Sels de potasse.
Prop. thérap. — Diurétique.
Prép. pharm. et posol. — A l'int. Extrait, *ad libitum*, infusé 20 p. 1000.

## CHLORAL. ($C^2HCl^3O$.) Aldéhyde trichlorée, trichloraldéhyde.

Très soluble, eau, alcool, éther.
Prop. thérap. — Caustique.
Prép. pharm. et posol. — Inusité.

— CHLORAL (ALCOOLATE de). Mêmes propriétés et mode d'emploi que l'hydrate, la saveur est un peu moins âcre.

— CHLORAL (HYDRATE de). $C^2HCl^3 H^2O$, très soluble dans l'eau.
Prop. thérap. — Narcotique, anesthésique, antiputride.
Prép. pharm. et posol. — 1 à 5 gr. en potion, solution, — sirop, 1 gr. pour 20 : — capsules et perles gélatineuses. A l'ext. 2 p. 100, en lotions, injections, lavements.
Incompt. — Alcalis et carbonates alcalins.

| COLLUTOIRE (Jeannel). | | | HUILE DE FOIE DE MORUE AU CHLORAL. | | |
|---|---|---|---|---|---|
| Hydrate de chloral | 4 gr. | | Hydrate de chloral | 10 gr. | |
| Glycérine pure | 20 — | | Huile de foie de morue | 100 — | |
| M. | | | *M. 1 à 2 cuillerées le soir.* | | |
| COLLUTOIRE CONTRE GINGIVITE (Pinard). | | | INJECTION ANTIBLENNORRHAGIQUE (Pasqua). | | |
| Alcoolat de cochlearia ⎱ āā 15 gr. | | | Hydrate de chloral | 1 gr. 50 centigr. | |
| Hydrate de chloral ⎰ | | | Hydrolat de roses | 125 — — | |
| M. | | | *M. Deux injections par jour.* | | |

#### INJECTION INTRAVEINEUSE (Oré, Vulpian).

Chloral hydraté     10 gr.
Eau    10 gr. à 100 —
*M.*

#### INJECTION CONTRE LE CANCER UTÉRIN (Martineau).

Hydrate de chloral    10 gr.
Essence d'eucalyptus   1 —
Alcool    50 —
Eau    1000 —
*M.*

#### INJECTION CONTRE L'OZÈNE (Créquy).

Hydrate de chloral    5 gr.
Eau    500 —
*M.*

#### LAVEMENT CONTRE LES CONVULSIONS.

Musc    0 gr. 20 centigr.
Camphre    1 —
Hydrate de chloral 30 centig. à 50 centigr.
Jaune d'œuf n° 1.
Eau    150 gr.
*F. s. a.*

#### LAVEMENT (Dujardin-Beaumetz).

Chloral hydraté    5 gr.
Eau    50 —

*Dans un verre de lait additionné d'un jaune d'œuf.*

#### LAVEMENT (Gallois).

Hydrate de chloral   2 à 5 gr.
Hydrolat de laitue   150 —
Mucilage de gomme adragante Q. s.
*F. s. a.*

#### LOTION CONTRE LE PITYRIASIS (Martineau).

Hydrate de chloral    30 gr.
Liqueur de Van-Swieten   100 —
Eau    500 —
*Quand le prurigo a disparu.*

Hydrate de chloral    25 —
Eau    500 —
*M. s. a.*

#### LOTION CONTRE LE PRURIT (Vidal).

Hydrate de chloral   5 à 10 gr.
Eau    250 —
*M.*

#### LOTION CONTRE LE PRURIT VULVAIRE (Gellé).

Chloral hydraté    10 gr.
Eau distillée    1000 gr
*M. s. a.*

#### LOTION CONTRE LES SUEURS FÉTIDES (Ortega).

Hydrate de chloral    1 gr.
Eau distillée    100 —
*M. s. a.*

#### POMMADE CONTRE LE PRURIT (Bulkley).

Camphre    4 gr.
Hydrate de chloral    4 —
Onguent rosat    30 —
*F. s. a.*

#### POMMADE CONTRE L'URTICAIRE (Bulkley).

Hydrate de chloral ⎫
Gomme pulvérisée ⎬ āā   4 gr.
Camphre pulvérisé ⎭
Cérat    30 —
*F. s. a.*

#### POTION ANESTHÉSIQUE (Bouchut).

Hydrate de chloral   2 à 4 gr.
Sirop de groseilles ⎫ āā   25 gr.
Eau ⎭
*M. à prendre en une fois.*

#### POTION ANESTHÉSIQUE (Trélat).

Hydrate de chloral    4 gr.
Sirop de morphine    40 —
*M. à prendre 35 à 40 minutes avant une opération.*

#### POTION (Bouchardat).

Chloral hydraté   2 à 5 gr.
Eau distillée    150 —
Sirop de sucre    30 —
*A prendre en deux ou trois fois dans les 24 heures.*

#### POTION CALMANTE (Dieulafoy).

Sirop de chloral ⎫
Sirop de morphine ⎬ 80 gr.
Eau distillée de tilleul ⎭
Eau de fleur d'oranger   10 —
*M.*
*Une cuillerée à bouche toutes les 3 heures.*

#### POTION CONTRE LA COQUELUCHE (Lorey).

Hydrate de chloral    5 gr.
Sirop d'écorces d'oranges amères 15 —
Eau distillée    150 —
*De 1 a 3 petites cuillerées selon l'âge de l'enfant.*

#### POTION CONTRE LA DYSPNÉE CARDIAQUE (G. Sée).

Iodure de potassium   1 gr. 25 centigr. à 2 gr.
Hydrate de chloral   2 gr. à 4 —
Julep gommeux    120 —
*M. Une cuillerée toutes les 2 heures.*

### SIROP DE FOLLET.

| | | |
|---|---|---|
| Hydrate de chloral | 60 | gr. |
| Alcool à 65° | 50 | — |
| Eau distillée | 380 | — |
| Sucre blanc | 760 | — |
| Essence de menthe | XX | gouttes |

*M. s. a. chaque cuillerée à bouche contient 1 gr. de chloral, chaque cuillerée à café 0 gr. 25 centigr. 1 à 5 cuillerées par jour.*

### SOLUTION ANTISEPTIQUE. (Martineau).

| | | |
|---|---|---|
| Solution d'hydrate de chloral au 100° | 500 | gr. |
| Alcoolé d'essence d'encalyptus | 50 | — |
| M. | | |

### SOLUTION CONTRE L'AMYGDALITE (Chitwood).

| | | |
|---|---|---|
| Hydrate de chloral | 4 | gr. |
| Glycérine pure | 30 | — |
| M. s. a. | | |

### SOLUTION CONTRE LE CANCER UTÉRIN (Fleischer).

| | | |
|---|---|---|
| Hydrate de chloral | 8 | gr. |
| Eau distillée | 90 | — |
| M. | | |

### SOLUTION CONTRE LES ULCÈRES ATONIQUES (Vallin).

| | | |
|---|---|---|
| Hydrate de chloral | 1 | gr. |
| Glycérine | 30 | — |
| Eau distillée | 20 | — |
| M. s. a. | | |

— **CHLORAL CROTONIQUE.** ($C^4H^3Cl^3O$.) *Syn.* Croton chloral. En présence de l'eau il donne comme le chloral un hydrate solide, peu soluble dans l'eau froide, assez soluble dans l'eau chaude, soluble dans l'alcool et l'eau additionnée de glycérine.

**Prop. thérap.** — Anesthésique du cerveau, hypnotique.

**Prép. pharm. et posol.** — *A l'int.* 0 gr.,50 à 1 gr.

**Incompat.** — Comme le chloral.

### MIXTURE ANTINÉVRALGIQUE (Bardet).

| | | |
|---|---|---|
| Croton-chloral | 4 | gr. |
| Alcool à 90° | 40 | — |
| Eau de laurier-cerise | 30 | — |
| Essence de menthe | IV | gouttes |
| Eau distillée | 50 | gr. |

*M. 1/4 dans un lait de poule sucré, ou bien par cuillerées à café toutes les 1/2 heures dans du lait sucré.*

### PILULES (Weill).

| | | |
|---|---|---|
| Croton-chloral | } | |
| Poudre de réglisse | } āā | 1 gr. |
| Conserve de roses | } | |

*Pour 20 pilules, à prendre en 4 ou 5 fois.*

### POTION (Weill).

| | | |
|---|---|---|
| Croton-chloral | 2 | gr. |
| Glycérine chaude | 6 | — |
| Extrait de réglisse | 4 | — |
| Eau | 45 | — |
| Sirop de sucre | 45 | — |

*M. par cuillerées à café dans du lait sucré toutes les 1/2 heures.*

### POTION (Worms).

| | | |
|---|---|---|
| Croton-chloral | 1 | gr. |
| Glycérine pure | 60 | — |
| Eau | 60 | — |
| Essence de menthe | III | gouttes |
| Sirop simple | 25 | gr. |

*Triturez le croton chloral dans la glycérine et dans l'eau.*
*Par cuillerées à café toutes les 1/2 heures.*

### SOLUTION HYPODERMIQUE (Léoni).

| | | |
|---|---|---|
| Croton-chloral | 1 gr. 60 centigr. | |
| Glycérine | 16 | — |
| Eau de laurier-cerise | 16 | — |

*M. et triturez. Chaque centimètre cube représente 0 gr. 05 centigr. de croton-chloral. Cette solution est irritante.*

**CHLORATE DE POTASSE** ($ClO^3K$). Une partie se dissout dans 17 d'eau à 15°; 30, 3 de glycérine; insoluble, alcool, éther, chloroforme. *Syn.* Sel de Berthollet.

**Prop. thérap.** — Employé contre le scorbut, croup, affections vénériennes, etc.

**Prép. pharm. et posol.** — *A l'int.* 0 gr., 5 à 4 et 8 gr. — tablettes contenant 0 gr., 10 centigr. de sel. *A l'ext.* en solution.

COLLUTOIRE AU CHLORATE DE POTASSE.

| | |
|---|---|
| Chlorate de potasse | 5 gr. |
| Eau | 30 — |
| Sirop de mûres | 50 — |

*F. s. a.*

### GARGARISME (Cod.).

| | |
|---|---|
| Chlorate de potasse | 5 gr. |
| Eau | 250 — |
| Sirop de mûres | 50 — |

### GARGARISME (F. H. M.).

| | |
|---|---|
| Chlorate de potasse | 5 |
| Mellite simple | 30 — |
| Eau | 200 — |

*M.*

### GARGARISME (Griffith).

| | |
|---|---|
| Chlorate de potasse | 8 gr. |
| Teinture de perchlorure de fer | 15 — |
| Sirop simple | 90 — |
| Eau distillée | 60 — |

*F. s. a. 1 cuillerée à café dans un verre d'eau.*

### GARGARISME ANTISEPTIQUE (Jeannel).

| | |
|---|---|
| Chlorate de potasse | 10 gr. |
| Eau | 250 — |
| Mellite de roses | 50 — |
| Acide chlorhydrique | 2 — |

*M.*

### GARGARISME CONTRE STOMATITE MERCU-RIELLE (Gosselin).

| | |
|---|---|
| Chlorate de potasse | 14 gr. |
| Laudanum de Sydenham | 1 — |
| Hydrolat de laurier-cerise } āā 15 — | |
| Eau distillée } | |

*F. s. a.*

### GARGARISME CONTRE STOMATITE ULCÉRO-MEMBRANEUSE (Jaccoud).

| | |
|---|---|
| Chlorate de potasse | 6 gr. |
| Alcoolature de cochlearia | 30 — |
| Sirop de quinquina | 60 — |
| Décoction de quinquina | 250 — |

*F. s. a. toutes les 2 ou 3 heures.*

### GLYCÉRÉ DE CHLORATE DE POTASSE (Martinet).

| | |
|---|---|
| Glycérine | 10 gr. |
| Chlorate de potasse | 1 — |

*M. agitez.*

### OPIAT DE CHLORATE DE POTASSE (Dethan).

| | |
|---|---|
| Phosphate de chaux pulvé-risée | 8 parties |
| Crème de tartre pulvérisée | 4 — |
| Alun pulvérisé | 1 — |
| Chlorate de potasse pulvérisé | 2 — |
| Iris | 2 — |

| | |
|---|---|
| Carmin } | |
| Miel } āā | Q. s. |
| Essence de menthe } | |

*F. s. a.*

### PASTILLES DE CHLORATE DE POTASSE A LA GOUTTE.

| | |
|---|---|
| Chlorate de potasse | Q. v. |
| Sucre | Q. s. |

*F. s. a. des pastilles à la goutte de 0 gr. 50 centigr. environ.*

### POTION AU CHLORATE DE POTASSE (H. P.).

| | |
|---|---|
| Potion gommeuse | 125 gr. |
| Chlorate de potasse | 4 — |

*F. dissoudre.*

### POTION CONTRE ANGINE SCARLATINEUSE (Roger).

| | |
|---|---|
| Chlorate de potasse | 1 gr. |
| Sirop de mûres | 30 — |
| Hydrolat de laitue | 60 — |

*F. s. a. à prendre dans la journée.*

### POTION CONTRE DIPHTÉRIE (Waldenburg).

| | |
|---|---|
| Chlorate de potasse | 5 gr. |
| Teinture éthérée de perchlorure de fer | 5 — |
| Sirop de framboises | 25 — |
| Eau | 150 — |

### POTION CONTRE CROUP (Hôp. des enfants).

| | |
|---|---|
| Emétique | 0 gr. 10 centigr. |
| Sirop d'ipéca | 30 — |
| Oxymel scillitique | 10 — |
| Chlorate de potasse | 4 — |
| Infusion de polygala | 150 — |

*M. par cuillerées à bouche.*

### POTION CONTRE PHAGÉDÉNISME (Gallois).

| | |
|---|---|
| Chlorate de potasse | 2 gr. |
| Iodure de potassium | 10 — |
| Sirop de quinquina | 50 — |
| Eau distillée | 150 — |

*F. dissoudre. 1 à 2 cuillerées par jour.*

### POTION CONTRE STOMATITE MERCURIELLE (Herpin).

| | |
|---|---|
| Chlorate de potasse | 2 à 6 gr. |
| Sirop de limons ou de framboises | 30 — |
| Eau simple | 150 — |

*F s. a.*

### POUDRE CONTRE L'OZÈNE (Debout).

| | |
|---|---|
| Sous-nitrate de bismuth | 10 gr. |
| Chlorate de potasse | 1 — |

*M.*

SOLUTION CONTRE ACNÉ ROSACEA (Gallois).

| | |
|---|---|
| Chlorate de potasse | 4 gr. |
| Eau distillée | 100 — |

*F. dissoudre : humecter les pustules cautérisées préalablement avec :*

| | |
|---|---|
| Acide chlorhydrique | 2 gr. |
| Alcool rectifié | 5 à 20 — |

SOLUTION CONTRE L'OZÈNE.

| | | |
|---|---|---|
| Chlorate de potasse | } āā | 5 gr. |
| Acide borique | | |
| Eau | | 150 — |

*F. dissoudre, aspirations fréquentes.*

TABLETTES DE CHLORATE DE POTASSE.

| | |
|---|---|
| Chlorate de potasse pulv. | 95 gr. |
| Gomme adragante | 5 — |

*Pour 100 tablettes.*

**— CHLORATE DE SOUDE.** Même propriété et mode d'emploi que le sel de potasse — beaucoup plus soluble dans l'eau, 3 parties d'eau.

**CHLORE** (Cl). 1 litre d'eau en dissout 2 lit. 156 à 20°. C'est le chlore liquide employé en médecine.

**Prop. thérap.** — Désinfectant.

**Prép. pharm. et posol.** — A *l'int.* 10 gr. en potion. A *l'ext.* 50 gr. p. 1000.

FOMENTATION CONTRE ENGELURES

| | |
|---|---|
| Chlore liquide | 50 gr. |
| Eau de fontaine | 1000 — |
| M. | |

POTION AU CHLORE.

| | |
|---|---|
| Chlore liquide | 20 gr. |
| Eau filtrée | 200 — |
| Sirop de sucre blanc | 50 — |

*M. à prendre par cuillerées.*

**CHLORHYDRIQUE** (acide) (HCl). 1 litre d'eau dissout 460 litres de gaz chlorhydrique.

**Prop. thérap.** — Excitant, tonique, antiseptique, caustique.

**Prép. pharm. et posol.** — A *l'int.* 1 à 2 gr., en solution — en limonade 2 p. 1000. A *l'ext.* 2 à 4 gr. en gargarisme — 2 p. 100 en pédiluves.

**Incompat.** — Alcalis et leurs carbonates, sels d'argent, de plomb, protosels de mercure.

BAIN ACIDE.

| | |
|---|---|
| Acide chlorhydrique | 1 kilogr. |
| Eau pour un bain | Q. s. |
| M. | |

COLLUTOIRE (Stoerk).

| | |
|---|---|
| Miel rosat | 60 gr. |
| Sirop de violettes | 30 — |
| Acide chlorhydrique | XXX gouttes |
| M. | |

COLLUTOIRE CHLORHYDRIQUE.

| | |
|---|---|
| Acide chlorhydrique | 1 gr. |
| Miel rosat | 10 — |
| M. | |

GARGARISME CHLORHYDRIQUE.

| | |
|---|---|
| Acide chlorhydrique | 1 gr. |
| Miel rosat | 30 — |
| Eau | 250 — |
| M. | |

LIMONADE CHLORHYDRIQUE.

| | |
|---|---|
| Acide chlorhydrique | 2 à 4 gr. |
| Sirop de sucre | 60 — |
| Eau | 940 — |

LOTION CHLORHYDRIQUE (Cazenave).

| | | |
|---|---|---|
| Acide chlorhydrique | } āā XXV gouttes | |
| Acide nitrique | | |
| Eau distillée | 300 — | |

*M. contre lichen, eczéma.*

PÉDILUVE (Codex 66).

| | |
|---|---|
| Acide chlorhydrique | 100 gr. |
| Acide nitrique ou eau Régale | 30 — |
| Eau chaude | 20 litres |

*M. engorgements du foie et de la rate.*

POTION ANTIDYSPEPTIQUE (Trousseau).

| | |
|---|---|
| Potion gommeuse | 125 gr. |
| Acide chlorhydrique | 1 — |

*M. par cuillerées.*

## CHLOROFORME (CHCl³).

**CHLOROFORME** (CHCl³). *Syn.* Formène trichloré; chlorure de méthyle bichloré, peu soluble, eau 1 p. 100, soluble, alcool et éther, toutes proportions : insoluble glycérine.

**Prop. thérap.** — Anesthésique, antispasmodique.

**Prép. pharm. et posol.** — *A l'int.* 1 à 4 gr. en potions. *A l'ext.* en liniments, en pommades.

BAUME ANTINÉVRALGIQUE.

| | |
|---|---|
| Chlorhydrate de morphine | 1 gr. |
| Chloroforme | 10 — |
| Teinture de benjoin | 20 — |
| Teinture de digitale | 20 — |
| Alcool à 80° | 60 — |

*M. s. a. placer un tampon imbibé dans l'oreille.*

CHLOROFORME AMMONIACAL (Richardson).

| | | |
|---|---|---|
| Chloroforme | | |
| Liqueur ammoniacale de Dzondi | ãã | P. E. |

*M. en inhalations.*

CHLOROFORME GÉLATINISÉ (Ruspini).

| | | |
|---|---|---|
| Chloroforme | ãã | P. E. |
| Blanc d'œuf | | |

*Agitez.*

EAU CHLOROFORMÉE (Vigier).

| | |
|---|---|
| Eau distillée | 1000 gr. |
| Chloroforme | 10 — |

*M. 100 à 150 gr.*

CHLOROFORMÉE (eau) SATURÉE. — Agitez de l'eau avec du chloroforme ; décantez (Regnauld et Lasègue).

| | |
|---|---|
| Eau chloroformée saturée | ãã 150 gr. |
| Eau | |

*1 cuillerée à bouche le matin, à midi et le soir.*

| | |
|---|---|
| Eau chloroformée saturée | 150 gr. |
| Eau de menthe | 30 — |
| Eau | 120 — |

*Par cuillerée à bouche.*

| | |
|---|---|
| Eau chloroformée saturée | 150 — |
| Teinture de badiane | 5 — |
| Eau | 145 — |

*Par cuillerées à bouche.*

ÉLIXIR CHLOROFORMIQUE (Bouchut).

| | |
|---|---|
| Chloroforme | 1 gr. |
| Alcool à 85° | 8 — |
| Sirop simple | 30 — |

*M. 20 à 60 gr.*

GLYCÉROLÉ DE CHLOROFORME (Debout).

| | | |
|---|---|---|
| Chloroforme | | |
| Teinture de safran | ãã | |
| Glycérine | | 30 — |

GLYCÉRÉ DE CHLOROFORME.

| | |
|---|---|
| Chloroforme | 2 gr. |

| | |
|---|---|
| Glycérine | 15 gr. |

*M. 5 à 30 gr. Par cuillerées à café dans de l'eau sucrée.*

LAVEMENT AU CHLOROFORME (Bouchut).

| | |
|---|---|
| Chloroforme | 2 gr. |
| Alcool à 85° | 16 — |
| Eau | 250 — |

*M.*

LAVEMENT AU CHLOROFORME (Aran).

| | |
|---|---|
| Chloroforme | 1 à 2 gr. |
| Gomme arabique pulvérisée | 8 — |
| Jaune d'œuf | n°. 1 |
| Eau | 125 gr. |

*Délayer le chloroforme dans le jaune d'œuf, la gomme dans l'eau et mélanger.*

LINIMENTS ANTINÉVRALGIQUES (Gallois).

| | |
|---|---|
| 1. Huile morphinée | 22 gr. |
| Teinture d'aconit | 6 — |
| Chloroforme | 3 — |

*M. et agitez.*

| | |
|---|---|
| 2. Chloroforme | 15 — |
| Teinture d'aconit | 15 — |
| Teinture d'opium camphrée | 15 — |
| Alcool camphré | 5 — |

*M. agitez.*

| | |
|---|---|
| 3. Chloroforme | 3 gr. |
| Extrait de belladone | 2 — |
| Glycérine | 15 — |

*F. s. a. agitez.*

LINIMENT AU CHLOROFORME.

| | |
|---|---|
| Baume de Fioravanti | 32 gr. |
| Chloroforme | 8 — |

*M.*

LINIMENT AU CHLOROFORME (Ph. Brit.).

| | |
|---|---|
| Chloroforme | 10 gr. |
| Liniment camphré | 60 — |

*M.*

LINIMENT CALMANT.

| | |
|---|---|
| Chloroforme | 10 gr. |
| Laudanum de Rousseau | 10 — |
| Baume de Fioravanti | 30 — |

LINIMENT CHLOROFORMÉ (Cod.).

| | |
|---|---|
| Chloroforme | 1 gr. |
| Huile d'amandes | 9 — |

6

#### LINIMENT CHLOROFORMÉ RÉVULSIF (Laborde).

| | |
|---|---|
| Essence de térébenthine | 250 gr. |
| Chloroforme | } āā  8 — |
| Laudanum de Rousseau | |

*M. en agitant.*

#### MIXTURE ODONTALGIQUE (Magitot).

| | |
|---|---|
| Chloroforme | } āā  2 gr. |
| Créosote | |
| Laudanum de Sydenham | |
| Teinture de benjoin | 10 — |

*M. s. a. Contre les caries doulou-reuses.*

#### MIXTURE CONTRE FISSURES A L'ANUS (Trousseau).

| | |
|---|---|
| Alcool | 5 gr. |
| Chloroforme | 10 — |

*M.*

#### POMMADE AU CHLOROFORME (Bourdon).

| | |
|---|---|
| Cire blanche | 15 gr. |
| Huile d'amandes douces | 5 — |
| Axonge | 20 — |
| Chloroforme | 12 — |
| Acétate de morphine | 0 — 10 centigr. |

#### LINIMENT RUBÉFIANT ET CALMANT (Mayet).

| | |
|---|---|
| Ammoniaque liquide. | 5 gr. |
| Chloroforme | 10 — |
| Camphre | 15 — |
| Teinture d'opium | 5 — |
| Alcool à 90° | 75 — |

#### POMMADE AU CHLOROFORME (Cod.).

| | |
|---|---|
| Chloroforme | 2 gr. |
| Cire blanche | 1 — |
| Axonge | 17 — |

*F. s. a. Contre le prurit.*

#### POTION (Tourasse).

| | |
|---|---|
| Chloroforme | 1 gr. |
| Alcool à 90° | 8 — |
| Hydrolat de laurier-cerise | 10 — |
| Hydrolat de laitue | 120 — |
| Sirop de fleurs d'oranger | 30 — |

*F. s. a. Par cuillerées.*

#### POTION AU CHLOROFORME (Hôp. de Paris)

| | |
|---|---|
| Chloroforme | 0 gr. 50 centigr. |
| Alcool à 85° | 2 — |
| Julep gommeux | 115 — |

*M. s. a. par cuillerées.*

#### POTION AU CHLOROFORME (Bennett).

| | |
|---|---|
| Chloroforme | 0 gr. 50 centigr. |
| Camphre | 0 — 25 — |
| Ether sulfurique | 1 — 50 — |
| Teinture de myrrhe | 1 — 50 — |
| Mucilage de gomme arabique | 8 — |
| Eau camphrée | 50 — |

*M. A prendre par cuillerées (té-nesme utérin) (Bouch.).*

#### POTION CALMANTE POUR LES ENFANTS.

| | |
|---|---|
| Eau chloroformée saturée | 50 gr. |
| Eau de fleur d'oranger | 50 — |
| Eau de tilleul | 50 — |
| Bromure de potassium | 1 — |
| Bromure de sodium | 1 — |
| Sirop diacode | 20 — |

#### POTION CONTRE LE HOQUET.

| | |
|---|---|
| Huile d'amandes douces | 60 gr. |
| Sirop diacode | 30 — |
| Chloroforme | XX gouttes |
| Sirop de menthe | 12 gr. |

*M. Par cuillerées à café.*

#### POTION NARCOTIQUE (de Beurmann).

| | |
|---|---|
| Eau chloroformée saturée | 60 gr. |
| Eau de fleur d'oranger | 60 — |
| Sirop de morphine | 30 — |

#### SIROP DE CHLOROFORME.

| | |
|---|---|
| Chloroforme pur | 3 gr. |
| Alcool pur | 120 — |
| Sirop simple | 300 — |

*M. s. a. 1 à 3 cuillerées à bouche dans un peu d'eau sucrée. Chaque cuillerée contient 0 gr. 15 centigr. de chloroforme.*

## CHROMIQUE (acide) ($CrO^3$). Très soluble eau.
**Incompat.** — Alcool — substances organiques.
**Prop. thérap.** — Caustique.
**Prép. pharm. et posol.** — A l'ext. Solution aqueuse à P. E. (Cod.) ou le deliquium — solution faible à 1/10.

## CHRYSOPHANIQUE (acide). — *Syn.* Acide rhubarbarique, acide rhéique, rhéine, lapathine : peu soluble eau, soluble alcool. éther, chloroforme.
**Prop. thérap.** — Purgatif énergique, inusité.

Prép. pharm. et posol. — A *l'ext*. En solution chloroformique ou éthérée, en pommade.

### INJECTION HYPODERMIQUE.

| | |
|---|---|
| Acide chry-sophanique | 0 gr. 0005 à 0 gr. 001 mil. |
| Eau distillée | 1 — |

M. *Eczéma, psoriasis.*

### POMMADE CHRYSOPHANIQUE.

| | |
|---|---|
| Acide chrysophanique | 3 à 6 gr. |
| Axonge benzoïnée ou vaseline | 100 — |

M. *Psoriasis.*

### POMMADE CONTRE LES ÉPHÉLIDES DE GROSSESSE (Neumann).

| | |
|---|---|
| Acide chrysophanique | 1 gr. |
| Axonge ou vaseline | 40 — |
| M. | |

### SOLUTION CHLOROFORMIQUE (Besnier).

| | |
|---|---|
| Acide chrysophanique | 10 gr. |
| Chloroforme | 100 — |

Agitez. *Psoriasis.*

### SOLUTION CONTRE LES ÉPHÉLIDES ET DÉMANGEAISONS DU CUIR CHEVELU (Yvon).

| | |
|---|---|
| Acide chrysopha-nique | 0 gr. 15 centigr. |
| Sublimé corrosif | 0 — 30 — |
| Alcool à 60° | 150 — |
| Essence de berga-mote | 2 — |

M. *et filtrez.*

### TRAUMATICINE SIMPLE.

| | |
|---|---|
| Gutta-percha | 10 gr. |
| Chloroforme | 100 — |

Faites *dissoudre. Décantez.*

### TRAUMATICINE A L'ACIDE CHRYSOPHANIQUE.

| | |
|---|---|
| Acide chrysophanique | 10 gr. |
| Traumaticine simple | 100 — |

*Agitez.*

On peut aussi faire une dissolution saturée (1/30) *d'acide chrysophanique dans l'éther : après application et évaporation on recouvre de traumaticine simple* (E. Besnier).

## CICUTINE. — V. Ciguë.

## CIGUËS. — Ombellifères. 1° *Conium maculatum* (ciguë commune); 2° *Cicuta aquatica* (ciguë, vireuse); 3° *ethusa cynapium* (petite ciguë).

Part. empl. Feuilles et fruits.

Princ. act. Cicutine.

Prop. thérap. — Fondant.

Prép. pharm. et posol. — A *l'int*. Poudre 0,05 cent. à 1 gr. — extrait aqueux 0 gr. 10 à 0 gr. 25 centigr. — extrait avec fécule 0,05 à 20 centigr. — extrait alcoolique 0, 05 à 0, 20 centigr. — teinture alcoolique X à XXX gouttes — alcoolature et teinture éthérée, V à XX gouttes. — A *l'ext*. les préparations précédentes — emplâtre par coction — avec l'extrait 3/4 — infusé 25 à 50 p. 1000.

### BAUME CICUTÉ.

| | |
|---|---|
| Ether cicuté | 100 gr. |
| Axonge | 200 — |

F. *évaporez l'éther et incorporez le résidu à l'axonge.*

### CATAPLASME DE CIGUË (Trousseau).

| | |
|---|---|
| Poudre de ciguë | 200 gr. |
| Eau chaude | Q. s. |

F. *s. a. Phtisie pulmonaire.*

### EMPLATRE DE CIGUË (Planche).

| | |
|---|---|
| Extrait alcoolique de ciguë | 45 gr. |
| Résine élémi | 10 — |
| Cire blanche | 5 — |
| F. s. a. | |

### EMPLATRE DE RANQUE.

| | |
|---|---|
| Emplâtre de ciguë | 50 gr. |
| — de diachylon gommé | 50 — |

Ramollissez, *ajoutez :*

| | |
|---|---|
| Poudre de thériaque | 40 — |
| Camphre | 10 — |
| Soufre en poudre | 2 — |

F. *s. a.*

### PILULES DE CIGUË (Stork).

| | |
|---|---|
| Extrait de suc non dépuré de ciguë | 5 gr. |
| Poudre de feuilles de ciguë | 5 — |

F. *s. a.* 50 *pilules.* 1 à 4 par jour.

PILULES DE CIGUË IODURÉES.

Extrait de suc non dépuré
de ciguë ................ 5 gr.
Iodure de potassium .... 10 —
Poudre de guimauve ..... Q. s.
F. s. a. 50 *pilules toluisées.* 1 à 10
*par jour.*

PILULES DE CIGUË IODO-FERRÉES.

*Même formule en remplaçant l'io-
dure de potassium par 5 gr. d'iodure
de fer.*

PILULES DE CIGUË (Velpeau).

Poudre de semences de ciguë ... 2 gr.
Thridace ................. 6 —
Réglisse pulvérisée ...... Q. s.
F. s. a. 50 *pilules.* 2 à 8 *par jour.*

PILULES CICUTÉES (Guillermond).

*Pilules dragéifiées faites avec les
semences de ciguë.*

PILULES FONDANTES (Laboulbène).

Poudre de ciguë .......... 1 gr.
Extrait de ciguë ......... 1 —
Mucilage ................. Q. s.
F. s. a. 20 *pilules.* 3 à 6 *par jour.*

POMMADE CALMANTE.

Extrait de ciguë ......... 4 gr.

Extrait de stramonium ⎱
— de jusquiame ⎰ āā 2 gr.
— de belladone ..... 1 —
Onguent populeum ....... 30 —

POMMADE DE LABOULBÈNE.

Extrait de suc dépuré de ciguë 10 gr.
Cérat ................... 40 —
M.

POMMADE FONDANTE (Bazin).

Extrait de ciguë ⎱ āā 7 gr.
Iodure de plomb ⎰
Axonge .................. 60 —
M. *Ganglions engorgés et doulou-
reux.*

POMMADE FONDANTE (J. Simon).

Extrait de ciguë ⎱
— de belladone ⎰ āā 4 gr.
Iodure de potassium ⎰
Axonge .................. 32 —
F. s. a. *En frictions sur les gan-
glions strumeux engorgés.*

SOLUTION POUR INJECTIONS.

Alcool de semences de ciguë 100 gr.
Eau de chaux ........... 900 —
*Filtrez.*

**CICUTINE.** ($C^{16}H^{17}Az$.) *Syn.* Conicine, peu soluble eau, soluble alcool et éther.

**Prop. thérap.** — Stupéfiant, antispasmodique.

**Prép. pharm. et posol.** — 1 à 5 milligr. — granules à 1 milligr.

BAUME DE CONICINE.

Cicutine ............. XX gouttes.
Chl. de morphine ..... 0 gr. 10 centigr.
Baume Nerval ......... 45 —
*En frictions.*

MIXTURE DE CONICINE.

Conicine ............. III gouttes.
Alcool à 60° ......... 15 gr.
M. V à XV *gouttes.* 3 *fois par jour.*

**— CICUTINE (BROMHYDRATE DE)** ($C^{16}H^{17}AzHBr$.). Soluble 2 parties d'eau et alcool.

**Prop. thérap.** — Antispasmodique.

**Prép. pharm. et posol.** — 1 à 10 centigr. en potions ou en granules — 1 à 2 centig. en injections hypodermiques.

GRANULES.

Bromhydrate de cicutine ... 2 gr.
Sucre de lait ⎱
Sirop de gom- ⎰ āā Q. s. pour 1000 —
me ⎰
F. s. a. 1000 *granules. Chaque gra-
nule contient 0 gr. 002 milligr. de sel.*

INJECTION (Duj.-Beaumetz).

Bromhydrate de cicu-
tine cristallisé ..... 0 gr. 50 centigr.
Alcool ............... 1 — 50
Eau de laurier-cerise 23 —
M.

SIROP (Duj.-Beaumetz).

| | |
|---|---|
| Bromhydrate de cicutine | 1 gr. |
| Sirop simple | 999 — |

10 gr. renferment 0 gr. 01 centigr. de sel. 2 à 4 cuillerées à café en 24 heures.

SOLUTION.

| | |
|---|---|
| Bromhydrate de cicu-tine | 0 gr. 20 centigr. |
| Eau de menthe | 50 — |
| Eau distillée | 250 — |

M. Une cuillerée à bouche renferme 0 gr. 01 centigr. de sel.

## CINABRE. — Voir *Sulfure rouge* de mercure.

## CINCHONICINE.— *Syn.* Cinchonidine. Voir *Quinquina.*

## CITRIQUE (acide) ($C^6H^8O^7,H^2O$.). Soluble dans son poids d'eau froide, soluble alcool.

**Prop. thérap.** — Tempérant.

**Prép. pharm. et posol.** — 2 à 6 gr. en limonade, potion, sirop 10 p. 1000.

**Incompat.** — Alcalis, carbonates alcalins, émulsions, lait, etc.

LIMONADE CITRIQUE.

| | |
|---|---|
| Sirop d'acide citrique | 100 gr. |
| Eau | 900 — |

M.

LIMONADE CITRIQUE.

| | |
|---|---|
| Acide citrique | 1 gr. |
| Eau aromatique de citrons | 30 — |
| Sirop simple | 60 — |
| Eau | 900 — |

M.

LIMONADE CITRIQUE (H. P.).

| | |
|---|---|
| Sirop d'acide citrique gom-meux | 60 gr. |
| Eau | 1000 — |
| Alcoolat de citrons | 1 — |

M.

LIMONADE SÈCHE (Guib.).

| | |
|---|---|
| Acide citrique | 5 gr. |
| Sucre | 150 — |
| Essence de citrons | X gouttes |

M. Une cuillerée par verre d'eau.

LIMONADE VINEUSE.

Limonade citrique contenant 250 gr. de vin rouge par litre.

SIROP CITRIQUE GOMMEUX (H. P.).

| | |
|---|---|
| Acide citrique | 2 gr. |
| Gomme arabique | 6 — |
| Eau distillée | 10 — |
| Sirop de sucre | 82 — |

F. s. a. 50 à 60 gr. pour 1000 gr.

## CITRON. — *Citrus medica.* (Aurantiacées.)

**Part. empl.** — Fruit.

**Princ. act.** — Acide citrique, huile essentielle.

**Prop. thérap.** — Rafraîchissant, astringent, antiseptique.

**Prép. pharm. et posol.** — Alcoolature de zestes de citrons, 2 à 15 gr., — suc de citron 60 à 120 gr., — oléosaccharure 1/10.

**Incompat.** — Comme l'acide citrique.

CITRONADE ORDINAIRE.

2 citrons pour 1000 gr. d'eau.

LIMONADE CUITE.

2 citrons p. 1000 gr. d'eau bouillante.

## COALTAR. — Goudron extrait de la houille.

**Prop. thérap.** — Désinfectant.

**Prép. pharm. et posol.** — Lotions, injections, poudre.

COALTAR SAPONINÉ (Lebeuf et Codex).

| | |
|---|---|
| Coaltar | 100 gr. |
| Teinture de saponine | 2400 — |

F. Désinfectant : pur, à 1/5, ou à 1/20.

COALTAR PULVÉRISÉ (Magnes Lahens).

| | |
|---|---|
| Coaltar | 1 partie |
| Charbon de bois en poudre fine | 2 — |

GLYCÉRÉ DE COALTAR (Chausit).

| | |
|---|---|
| Coaltar | 1 gr. |
| Glycérine | 10 — |

F. digérer pendant 1 heure.

COALTAR SAPONIFIÉ (Demeaux).

| | |
|---|---|
| Coaltar | |
| Savon coupé } ãã | P. E. |
| Alcool à 85° | |

F. chauffer au B.-M. jusqu'à solution.

6.

POUDRE DE COALTAR (Corne, Demeaux).

Plâtre ou farine 100 parties
Coaltar 1 à 4 —
M.

POUDRE (Devergie).

Coaltar 1 partie
Amidon 30 —
M. contre la sueur fétide des pieds.

POUDRE (Adrian et Deschamps).

Chaux vive 100 parties
Chlorhydrate d'ammoniaque 100 —
Eau 300 —
Coaltar 150 —
Sable fin 2000 —
F. déliter la chaux, versez le coaltar sur 1000 parties de sable. Ajoutez la chaux au chlorhydrate d'ammoniaque, et triturez avec le reste du sable.

## COCA. — *Erythroxylum coca* (Erythroxylées.)

**Part. empl.** Feuilles.

**Princ. act.** — Cocaïne.

**Prop. thérap.** — Stomachique, calmant et nutritif, excitant.

**Prép. pharm. et posol.** — A l'int. Poudre de feuilles, 4 à 6 gr. en électuaire, en pastilles, cachets — extrait hydro-alcoolique 2 à 4 gr., en potion — teinture alcoolique 5 à 15 gr., — élixir et vin 15 à 30 gr., — infusion 5 à 10 p. 1000.

ÉLIXIR DE COCA (Fournier).

Feuilles de coca pulvérisées 10 gr.
Alcool à 85° 70 —
Sucre blanc 30 —
Eau 30 —
M.

ELIXIR DE COCA.

Teinture de coca 400 gr.
Eau distillée 400 —
Sucre 300 —
M.

POTION CONTRE PARAPLÉGIE (Verardini).

Feuilles de coca 2 à 5 gr.
Seigle ergoté 1 à 2 —
F. infuser dans :

Eau bouillante 100 gr.
Passez et ajoutez :
Sirop d'écorces d'oranges 25 —

VIN DE COCA COMPOSÉ (Yvon).

Feuilles de coca 50 gr.
Thé noir 10 —
Eau bouillante 200 —
Vin de Lunel 1800 —
Sirop simple 100 —
Alcool à 90° 60 —

VIN DE COCA.

Teinture de coca 100 gr.
Frontignan 900 —
M. 1 verre à bordeaux avant le repas.

## COCAINE ($C^{17}H^{21}AzO^4$), peu soluble eau, soluble alcool et éther, huiles et vaseline. On emploie le chlorhydrate et le sulfate.

**Prop. thérap.** — Anesthésique, analgésique.

**Prép. pharm. et posol.** — A l'int. 0 gr. 05 à 0 gr. 10 centigr. en solution, injection hypodermique. A l'ext. Solution de 2 à 10 p. 100.

COLLYRE ANTISEPTIQUE A LA COCAÏNE (Jeannel).

Chlorhydrate de cocaïne 0 gr. 50 centigr.
Bichlorure de mercure 0 — 002 milligr.
Eau distillée chaude 10 — —
F. dissoudre, filtrez. Instillations, badigeonnages entre les paupières.

GARGARISME ANALGÉSIQUE.

Feuilles de coca 2 gr.
Eau bouillante 200 —
Laissez infuser, passez, ajoutez :
Chlorhydrate de cocaïne 0 gr. 30 centigr.
Miel rosat 20 —

OLÉATE DE COCAÏNE.

Acide oléique 10 gr.
Cocaïne 1 —
Triturez jusqu'à parfaite dissolution. Employé en nature ou incorporé à l'axonge.

SOLUTION DE CHLORHYDRATE DE COCAÏNE (forte).

Chlorhydrate de cocaïne 1 gr.
Eau distillée 20 —
F. dissoudre. Anesthésie locale. Injections hypodermiques.

SOLUTION DE CHLORHYDRATE DE COCAÏNE (faible).

Chlorhydrate de cocaïne 1 gr.
Eau distillée 50 —
F. dissoudre.

| VASELINE A LA COCAÏNE. | |
|---|---|
| Vaseline | 20 gr. |
| Cocaïne | 1 — |
| M. | |

POTION A LA COCAÏNE (Duj.-Beaumetz).

| Chlorhydrate de cocaïne | 0 gr. 50 centigr. |
|---|---|
| Eau | 300 — |

*Deux cuillerées à soupe toutes les 4 heures.*

## COCHLEARIA. — *Cochlearia officinalis.* (Crucifères.) Syn.

Herbe au scorbut, h. aux cuillers.

**Part. empl.** — Feuilles, sommités fleuries, semences.

**Prop. thérap.** — Antiscorbutique, stimulant.

**Prép. pharm. et posol.** — À *l'int.* Alcoolat simple et composé 10 à 30 gr., — conserve 50 gr., — eau distillée Q. V. — extrait 2 à 5 gr., — infusé 20 à 50 p. 1000, — sirop 20 à 60 gr., — suc exprimé 30 à 200 gr., — teinture 10 à 30 gr., — vin 3 à 100 gr.

BIÈRE ANTISCORBUTIQUE (Cod.).

| Cochléaria | 30 gr. |
|---|---|
| Raifort récent | 60 — |
| Bourgeons de sapin | 30 — |
| Bière nouvelle | 2000 — |

*F. macérer pendant 3 ou 4 jours, filtrez.*

GARGARISME ANTISCORBUTIQUE (Cod. 66).

| Espèces amères | 5 gr. |
|---|---|
| Eau bouillante | 250 — |
| Mellite simple | 60 — |
| Teinture antiscorbutique | 30 — |

MIXTURE ANTISCORBUTIQUE.

| Sirop antiscorbutique | 50 gr. |
|---|---|

| Alcoolat de cochléaria | āā 10 gr. |
|---|---|
| Teinture de quinquina | |
| M. | |

POTION ANTISCORBUTIQUE.

| Alcoolat de cochléaria | 10 gr. |
|---|---|
| Eau de menthe | 150 — |
| Sirop de raifort composé | 50 — |
| Acide citrique | 2 — |

*M. 1 cuillerée toutes les heures.*

VIN DE COCHLÉARIA COMPOSÉ (Sundelin).

| Cochléaria | 50 gr. |
|---|---|
| Semences de moutarde contusées | 12 — |
| Vin blanc | 300 — |

*F. macérer 2 jours et ajoutez :*

| Ether chlorhydrique alcolisé | 6 — |
|---|---|

## CODÉINE. — V. *Opium.*

## COING (Fruit du). — *Cydonia vulgaris.* (Rosacées.)

**Part. empl.** — Semences.

**Prop. thérap.** — Astringent léger.

**Prép. pharm. et posol.** — À *l'int.* Mucilage de semences dans quantité suffisante d'eau pour boisson, — sirop 50 à 100 gr.

## COLCHIQUE. — *Colchicum autumnale.* (Colchicacées.) Syn.

Narcisse d'automne, safran bâtard ou des prés, tue-chien, vieillotte.

**Part. empl.** — Bulbes, semences, fleurs.

**Princ. act.** — Colchicine.

**Prop. thérap.** — Drastique, diurétique, antigoutteux, antirhumatismal.

**Prép. pharm. et posol.** — À *l'int.* alcoolature de bulbe 2 à 6 gr., — alcoolature de fleurs 2 à 6 gr., — extrait de semences 0 gr. 01 à 0 gr. 10 centigr., — poudre 0 gr. 05 à 0 gr. 30 centigr., — sirop 10 à 30 gr., — teinture de semences 1 à 5 gr., — vin de bulbe 10 à 30 gr., — vin de semences 5 à 10 gr., — vinaigre colchique 5 à 10 gr.

EAU DIURÉTIQUE GAZEUSE (Deschamps).

| Sulfate de magnésie | āā 4 gr. |
|---|---|
| Vinaigre de colchique | |

*Introduisez dans 1 bouteille munie d'un siphon que vous remplirez d'eau gazeuse. 2 a 5 verres par jour.*

EAU MÉDICINALE (Husson).

Bulbes de colchique frais    50 gr.

*F. macérer pendant 5 à 6 jours dans*

Alcool à 36° ou vin de Xérès   100 —

*Filtrez et conservez. XX à LX gouttes dans 1 verre d'eau sucrée dans la journée.*

### EXTRAIT ACÉTIQUE DE COLCHIQUE (Ph. Lond.).

Bulbes frais de colchique    370 gr.
Acide pyroligneux    75 —

*Pilez les bulbes, ajoutez peu à peu l'acide; passez, exprimez; filtrez, faites évaporer au B.-M. — 0,05 à 0,30 centigr. en pilules.*

### LAVEMENT A LA TEINTURE DE COLCHIQUE (Fontaine).

Teinture de colchique    6 à 8 gr.
Eau distillée    150 —
M.

### MIXTURE ANTIGOUTTEUSE (Fiévée).

Teinture de bulbes de colchique    10 gr.
Teinture de semences de colchique    5 —
Sirop de limons ou autre    100 —

*M. Par cuillerées à bouche dans une tasse d'infusion de mélisse. Médicament actif; à surveiller.*

### MIXTURE ANTIGOUTTEUSES (Giordano).

Vin de semences de colchique    12 gr.
Teinture d'opium    2 —

*M. XX gouttes 3 fois par jour.*

### MIXTURE DIURÉTIQUE (Hildebrand).

Teinture de semences de colchique    10 gr.
   — de digitale    10 —
Ether nitrique alcoolisé    2 —

*M. XX gouttes toutes les 3 heures.*

### MIXTURE ANTIGOUTTEUSE (Charrier).

Alcoolature de fleurs de colchique   }
Rhum ou cognac   }  āā  P. E.

*2 à 10 gr. par jour.*

### PILULES ANTIGOUTTEUSES (Bouchardat).

Extrait de coloquinte composé    0 gr. 60 centigr.
Extrait acétique de colchique    0 — 60 —
Extrait d'opium    0 — 06 —

*F. s. a. 10 pilules. 1 à 6 par jour.*

### PILULES ANTIGOUTTEUSES (Becquerel).

Sulfate de quinine    0 gr. 15 centigr.
Extrait de digitale    0 — 02 —
Semences de colchique pulvérisées    0 — 05 —

*Pour 1 pilule. 2 a 3 par jour.*

### PILULES ANTIGOUTTEUSES (Gallois).

Sulfate de quinine    3 gr.
Extrait alcoolique d'aconit    0 gr. 50 centigr.
   — de semences de colchique    0 — 50 —
   — de belladone    0 — 20 —

*M. et F. 20 pilules. 1 à 4 par jour.*

### PILULES ANTIGOUTTEUSES (Halfort).

Extrait acétique de colchique   }
Extrait de coloquinte composé   }  āā  0 gr. 10 centigr.
Poudre de Dower   }

*M. pour 1 pilule. 1 pilule matin et soir (Cad.).*

### PILULES ANTIGOUTTEUSES (Hayet).

Sulfate de quinine    1 gr. 20 centigr.
Poudre de digitale    0 — 50 —
Extrait de colchique    2 gr.
Poudre de quinquina    Q. s.

*F. s. a. 40 pilules 1 pilule matin et soir.*

### PILULES D'EXTRAIT DE COLCHIQUE (Scudamore).

Extrait acétique de colchique    10 gr.
Poudre de guimauve    Q. s.

*Pour 100 pilules. 1 à 5 par jour.*

### POTION ANTIRHUMATISMALE (Delioux).

Teinture de semences de colchique    5 gr.
Alcoolature d'aconit    2 —
Sirop d'opium    30 —
Eau gommeuse 5/100    170 —

*M. 2 à 4 cuillerées à bouche pendant la nuit.*

### POTION ANTIRHUMATISMALE (Jeannel).

Iodure de potassium    2 gr.
Teinture de colchique    2 —
Sirop de fleurs d'oranger    30 —
Eau distillée    90 —

*M. Par cuillerées dans la journée.*

### POTION COLCHIQUE.

Infusé de sureau    120 gr.
Teinture de semences de colchique    2 à 5 —
Eau distillée de laurier-cerise    5 —
Sirop diacode    30 —

*M. 1 cuillerée à bouche toutes les 2 heures.*

### POTION DIURÉTIQUE (Graves).

Vinaigre de colchique    9 gr.
Acétate de morphine    0 — 03 centigr.
Nitrate de potasse    2 —
Hydrolat de laitue    100 —
    — de lau-
    rier-cerise    10 —
Sirop simple    30 —
    *F. s. a.* 1 *cuillerée toutes les heures.*

### POTION CONTRE GOUTTE AIGUË (Gallois).

Teint. de semences de
    colchique    X à XV gouttes
Teinture de digitale    X —
Alcoolature d'aconit    XV —
Hydrolat de laitue    80 gr.
Sirop des cinq racines    20 —
    *M. Par cuillerées toutes les 2 heures.*

### POTION CONTRE GOUTTE AIGUË (Gallois).

Feuilles de digitale pul-
    vérisées    0 gr. 25 centigr.
Eau bouillante    80 —
    *F. infuser, filtrez, ajoutez :*
Teint. de semences de colchi-
    que    X à XV gouttes
Bromure de potassium    2 gr.
Sirop diacode    20 —
    *F. s. a. Une potion à donner par cuillerées toutes les 2 heures.*

### POTION CONTRE GOUTTE AIGUË (Charcot).

Vin de colchique    4 gr.
Eau distillée    120 —
    *M. A prendre en 3 fois dans les 24 heures.*

### POUDRE ANTIGOUTTEUSE (Haden).

Poudre de semences de colchique 3 gr.
Sulfate de potasse    4 —
Bicarbonate de potasse    3 —
    *M. pour 20 paquets. 1 à 2 par jour.*

### SACCHARURE DE COLCHIQUE.

Suc de fleurs ou de bulbes de
    colchique    1 gr.
Sucre    3 —
    *Faites sécher à l'étuve : pulvérisez :*
2 à 10 gr. par jour.

### SIROP ANTIGOUTTEUX (Gallois).

Extrait de gaïac    10 gr.
Teint. alcool. de semences
    de colchique    } āā 5 —
Teint. de digitale
Sirop de sucre    1000 —
    *F. s. a.* 2 *ou* 3 *cuillerées à bouche dans un verre d'infusion de feuilles de frêne. Augmenter la dose jusqu'à* 12 *cuillerées.*

### SPÉCIFIQUE ANTIGOUTTEUX (Reynold).

Vin de Xérès    500 gr.
Bulbes de colchique    250 —
Rhum    30 —
    *XX gouttes dans un verre d'eau.*

### TEINTURE DE COLCHIQUE COMPOSÉE (Blasius).

Teinture de semences
       de colcique    } āā 12 gr.
    — de gaïac
    *XXX à XL gouttes. Rhumatismes chroniques.*

### AUTRE (Œsterlen).

Teinture de semences
    de colchique    } āā 10 gr.
Liqueur ammoniacale
    anisée
Teinture digitale    5 —
    *XX à XXX gouttes. Contre hydropisie.*

### VIN ANTIRHUMATISMAL (Delioux).

Teint. de semences de colchique 25 gr.
Teint. de feuilles d'aconit    12 —
    — de digitale    5 —
Vin blanc    1000 —
    *M. filtrez 8 à 30 gr. matin et soir dans une tasse de thé.*

### VIN CONTRE LA GOUTTE (d'Anduran).

Alcoolat. de bulbes de colchique 5 gr.
Vin blanc    100 —
    *M. 10 à 20 gr. par jour.*

### VIN DE COLCHIQUE (F. H. M).

Teint. de semences de colchique 1 gr.
Vin blanc    100 —
*M.*

## COLCHICINE. — Soluble alcool et chloroforme, insoluble eau.

**Prop. thérap.** — Antigoutteux, antirhumatismal.

**Prép. pharm. et posol.** — *A l'int.* 0 gr. 004 à 0 gr. 006 milligr.

### GRANULES DE COLCHICINE (Houdé).

Colchicine cristallisée    0 gr. 060 milligr.
Sucre de lait    4 —
Gomme arabique    0 — 50 centigr.
Sirop de sucre    1 —
    *M et F. s. a.* 60 *granules.* 4 *à* 6 *dans les* 24 *heures.*

### VIN DE COLCHICINE CRISTALLISÉE (Houdé).

Colchicine cristallisée    0 gr. 050 millig.
Vin de grenache    230 —
    *F. dissoudre. Une cuillerée à café renferme,* 0 gr. 001 *milligr. de colchicine* 2 *à* 5 *par jour.*

**COLCOTHAR.** — V. *Oxyde rouge de fer.*

**COLLODION.** — Solution de fulmi-coton dans un mélange d'alcool et d'éther. (Codex.)

**Prop. thérap.** — Agglutinatif, antiphlogistique, excipient de médicaments actifs. Le collodion élastique contient 1/15 de son poids d'huile de ricin.

COLLODION ÉLASTIQUE (Yvon).

| | |
|---|---|
| Fulmi-coton | 30 gr. |
| Ether à 62° | 330 — |
| Térébenthine de Venise | 15 — |
| Huile de ricin | 20 — |
| Alcool à 90° | 125 — |

**COLOMBO.** — *Cocculus palmatus* (Ménispermées.)

**Part. empl.** — Racine.

**Princ. act.** — Colombine, berbérine.

**Prop. thérap.** — Tonique, stomachique puissant.

**Prép. pharm. et posol.** — *A l'int.* extrait 0 gr. 20 à 1 gr., — infusé 10 p. 1000, — poudre 0 gr. 50 à 4 gr., — teinture 5 à 15 gr., — vin 50 à 100 gr.

APOZÈME CONTRE LA DYSENTERIE CHRONIQUE (Delioux).

| | |
|---|---|
| Racine de colombo | 4 gr. |
| Racine de rhubarbe | 1 — |
| Eau bouillante | 200 — |

*F. infuser* 12 *heures. A prendre à jeun.*

MIXTURE ANTIGASTRALGIQUE (J. Simon).

| | |
|---|---|
| Teinture de colombo | 10 gr. |
| — de belladone | 5 — |
| — d'aconit | 5 — |
| Elixir parégorique | 5 — |

*M. V à X gouttes avant chaque repas.*

MIXTURE CONTRE L'INAPPÉTENCE (Fonssagrives).

| | |
|---|---|
| Alcoolé de colombo | 50 gr. |
| Alcoolé de noix vomique | 60 — |

*M. Une cuillerée à café dans de l'eau à chacun des principaux repas.*

PILULES (Ewald).

| | | |
|---|---|---|
| Extrait de colombo | | |
| — fiel de bœuf | ãã | 4 gr. |
| Poudre de rhubarbe | | |

*F. s. a.* 100 *pilules. 6 à 10 par jour.*

POTION (Wendt).

| | |
|---|---|
| Extrait de colombo | 1 à 2 gr. |
| Décoction de jalap | 100 — |

| | |
|---|---|
| Sirop de fenouil | 30 gr. |

*Par cuillerées à café. Diarrhée chronique des enfants.*

POTION AU COLOMBO (Gallois).

| | |
|---|---|
| Colombo pulvérisé | 4 gr. |
| Laudanum de Sydenham | 1 — |
| Sirop de coings | 30 — |
| Eau | 150 — |

*Infusez le colombo dans l'eau bouillante, filtrez et ajoutez le laudanum et le sirop. — A prendre par cuillerées dans la journée contre la diarrhée.*

POUDRE STOMACHIQUE (Ph. Wurtemb.).

| | |
|---|---|
| Colombo | |
| Oléo-saccharure de cannelle | ãã P. E. |

*Pulvérisez, M. à 2 gr. avant les repas.*

TISANE DE COLOMBO.

| | |
|---|---|
| Colombo | 4 gr. |
| Eau bouillante | 500 — |
| Sirop d'écorces d'oranges amères | 50 — |

VIN TONIQUE AMER (Gallois).

| | |
|---|---|
| Extrait de colombo | 2 gr. |
| — de quassia | 2 — |
| Vin de Malaga | 500 — |

*Dissolvez et filtrez, 2 cuillerées une demi-heure avant chacun des deux principaux repas, pour stimuler l'appétit.*

**COLOPHANE.** — Résidu de la distillation lorsqu'on prépare l'essence de térébenthine. Insoluble eau, soluble alcool, éther, benzine.

**Prop. thérap.** — Hémostatique, sert à la confection d'emplâtres.

**Prép. pharm. et posol.** — *A l'ext.* Poudre.

POUDRE HÉMOSTATIQUE (Bonafoux).

| Colophane en poudre | 100 gr. |
|---|---|
| Gomme arabique pulv. } āā 25 — | |
| Poudre de cachou | |
| M. | |

SPARADRAP A LA COLOPHANE (V. Garn.).

| Emplâtre simple | 1000 gr. |
|---|---|
| Colophane | 300 — |
| Huile d'amandes douces | 300 — |

*F. chauffer jusqu'à coloration jaune foncé.*

# COLOQUINTE. — Fruit du *Cucumis colocynthis*. (Cucurbi-tacées.)

**Part. empl.** — Fruit.

**Princ. act.** — Colocynthine.

**Prop. thérap.** — Purgatif, drastique très violent.

**Prép. pharm. et posol.** — *A l'int.* extrait 0,10 à 0,30 centigr., — poudre 0,20 à 0,75 centig. *A l'ext.* infusion, en lavement ; — teinture 3 à 5 gr. en liniments.

**Incompat.** — Alcalis, sels de fer.

EXTRAIT DE COLOQUINTE COMPOSÉ
(Ewald).

| Extrait alcoolique de coloquinte | 3 gr. |
|---|---|
| Aloès pulvérisé | 10 — |
| Résine de scammonée | 8 — |
| Extrait de rhubarbe | 5 — |

*0 gr. 10 centigr. à 0 gr. 50 centigr. en pilules comme purgatif.*

EXTRAIT DE COLOQUINTE COMPOSÉ
(Ph. Lond.).

| Pulpe de coloquinte | 36 gr. |
|---|---|
| Aloès pulvérisé | 74 — |
| Scammonée pulvérisée | 25 — |
| Semences de cardamone pulv. | 25 — |
| Savon médicinal | 15 — |
| Alcool à 56° | 700 — |

*F. un extrait au B.-M. avec la dissolution filtrée de toutes les substances dans l'alcool. — 0 gr. 10 centigr. à 0 gr. 60 centigr. en pilules comme purgatif énergique.*

LINIMENT DE COLOQUINTE (Heim).

| Teinture de coloquinte | 15 gr. |
|---|---|
| Huile de ricin | 45 — |

*M. Une cuillerée à café soir et matin en onctions sur le ventre pour obtenir un effet purgatif.*

LIQUEUR CONTRE LA GOUTTE (Laville).

| Vin de Malaga | 800 gr. |
|---|---|
| Alcool pur | 100 — |
| Extrait alcoolique de coloquinte | 10 — |
| Quinium | 15 — |

*F. s. a. 2 à 15 gr. dans un demi-verre d'eau sucrée.*

PILULES ANTIBILIEUSES (Barclay).

| Extrait de coloquinte composé | 8 gr. |
|---|---|
| Résine de jalap | 4 — |

| Savon amygdalin | 6 gr. |
|---|---|
| Gayac | 12 — |
| Emétique | 0 gr. 4 décigr. |
| Essence de genièvre } | |
| — de carvi } āā IV gouttes | |
| — de romarin } | |
| Sirop de nerprun | Q. s. |

*F. s. a. 20 pilules. 5 à 6 par jour.*

PILULES DE COLOQUINTE COMPOSÉES
(Trousseau).

| Extrait de colo-quinte } | |
|---|---|
| Aloès } āā 1 gr. | |
| Gomme-gutte } | |
| Extrait de jusquiame | 0 — 25 centigr. |

*F. s. a. 20 pilules 1 le soir.*

PILULES COLOQUINTE COMPOSÉES
(Codex).

*Chaque pilule contient 0 gr. 05 centigr. de coloquinte, 1 à 4 par jour.*

AUTRES (Ewald).

| Extrait de coloquinte composé } | |
|---|---|
| } āā 2 gr. | |
| Savon médicinal } | |
| Essence de camomille | II gouttes |

*F. s. a. 30 pilules. 1 à 2 par jour.*

AUTRES (Fothergill).

| Extrait de colo-quinte } | |
|---|---|
| Aloès } āā 3 gr. | |
| Scammonée } | |
| Tartre stibié | 0 — 20 centi |

*F. s. a. 50 pilules. 1 par jour*

PILULES PURGATIVES DIURÉTIQUES
(Franck).

Extrait de coloquinte
composé       1 gr.
Poudre de gomme-gutte 1 —
Calomel pulvérisé     0 — 50 centigr.
Sirop de gingembre    Q. s.

*M. et F.* 12 *pilules.* 6 *le matin et* 6 *le soir dans l'hydropisie* (Bouch.).

POMMADE COLOQUINTE (Chrestien).

Axonge                 30 gr.
Coloquinte en poudre     2 à 5 —

*M. en frictions sur l'abdomen pour purger.*

TEINTURE DE COLOQUINTE ANISÉE (Dahlberg):

Coloquinte            8 gr.
Badiane             4 —
Alcool            100 —

*X à XX gouttes.*

VIN DE COLOQUINTE (Bouchardat).

Coloquinte           5 gr.
Vin de Malaga     150 —

*F. macérer pendant* 4 *jours.* 1 *cuillerée toutes les heures jusqu'à effet purgatif.*

## CONCOMBRE. — *Cucumis sativus.* (Cucurbitacées.)

**Part. empl.** — Pulpe.
**Prop. thérap.** — Adoucissant.
**Prép. pharm. et posol.** — *A l'ext.* Suc en pommade.

POMMADE DE COMCOMBRES (Codex).

*Emolliente, adoucissante.*

## — CONCOMBRE SAUVAGE OU PURGATIF. *Momordica elaterium* (Cucurbitacées). *Syn.* Giclet.

**Part empl.** — Fruit dont on exprime le suc.
**Princ. act.** — Elatérine.
**Prop. thérap.** — Purgatif violent.
**Prép. pharm. et posol.** — *A l'int.* extrait d'elaterium avec fécule (formule française) 0 gr. 05 à 0 gr. 10 centigr. extrait de suc pur (formule anglaise) 0 gr. 005 mill. à 0 gr. 015 mill.

PILULES DRASTIQUES OPIACÉES (Langley).

Extrait d'elaterium          1 gr.
Opium pulvérisé          1 —

*F. s. a.* 20 *pilules.* 1 *toutes les heures contre les coliques saturnines.*

## ÉLATÉRINE ($C^{20}H^{28}O^5$.) Insoluble eau, peu soluble éther, soluble alcool éthylique bouillant, sulfure de carbone, chloroforme.

**Prop. thérap.** — Purgatif drastique.
**Prép. pharm. et posol.** — *A l'int.* teinture 35 à 40 gouttes.

PILULES COMPOSÉES.

Élatérine 0 gr. 005 milligr. à 0 gr. 01 cent.
Aloès               0 — 05
Extrait de jusquiame     0 — 20

*M. pour une pilule.*

POUDRE D'ÉLATÉRINE (Bright).

Élatérine           0 gr. 10 centigr.
Crème de tartre soluble 20 —

*M. et F.* 30 *paquets.* 1 *toutes les* 3 *ou* 4 *heures pour obtenir une purgation sans coliques.*

POUDRE D'ÉLATÉRINE COMPOSÉE
(Ph. Angl.).

Élatérine           1 partie
Sucre de lait        39 —

*M. après avoir pulvérisé.* 0 *gr.* 08 *centigr. à* 0 *gr.* 35 *centigr. par jour.*

TEINTURE D'ÉLATÉRINE (Morus).

Élatérine         0 gr. 05 centigr.
Alcool           30 —
Acide nitrique      0 — 20 —

*F. s. a.* 35 *à* 40 *gouttes dans un demi-verre d'eau sucrée.*

## CONSOUDE. — *Symphytum officinale* ou *consolida* (Borraginées). *Syn.* grande consoude, oreilles d'âne ou de vache, langue de vache, herbe aux coupures.

Part. empl. — Racine.

Princ. act. — Tannin (en très petite quantité).

Prop. thérap. — Astringent léger.

Prép. pharm. et posol. — A l'int. infusé 20 p. 1000, sirop *ad libitum.*

# CONVALLARIA MAIALIS. — Voir *Muguet.*

## COPAHU. — *Syn.* Baume de copahu, provient d'incisions faites dans le tronc de plusieurs arbres de la famille des Cæsalpiniées et du genre Copaifera, mais surtout du *Copaifera officinalis.*

Princ. act. — Acide copahivique.

Prop. thérap. — Anticatarrhal. Antiblennorhagique.

Prép. pharm. et posol. — A l'int. baume de copahu-opiat (Codex) — 5 à 20 gr. — capsules, pilules, potions, etc. A l'ext. baume de copahu en pansements, — eau distillée de copahu, en injections.

BOLS ASTRINGENTS FERRUGINEUX
(Soc. de pharm. de Bord.).

| Copahu solidifié par la magnésie | | āā 0 gr. 25 centigr. |
| Poudre de cubèbe | | |
| Goudron | | āā 0 gr. 05 centigr. |
| Ethiops martial | | |
| Magnésie calcinée | | Q. s. |

*M. pour 1 bol. 10 à 40 par jour en 6 ou 8 fois.*

BOLS ASTRINGENTS SIMPLES (Soc. de pharm. de Bord.).

| Copahu solidifié par la magnésie | | āā 0 gr. 25 centigr. |
| Poudre de cubèbe | | |
| Goudron | 0 — 05 — | |
| Magnésie calcinée | Q. s. | |

*M. pour 1 bol. 10 à 40 par jour en 6 ou 8 fois.*

BOLS BALSAMIQUES (Debreyne).

| Copahu | | āā 0 gr. 20 centigr. |
| Oléo-résine de térébenthine | | |
| Cachou | | āā 0 gr. 25 centigr. |
| Extrait de quinquina. | | |
| Poudre de réglisse | Q. s. | |

*M. pour 1 bol. 6 à 18 par jour en 6 fois.*

BOLS DE COPAHU AU MATICO (Favrot).

| Copahu | 1 gr. |
| Essence de matico | 0 — 05 centigr. |
| Magnésie calcinée | Q. s. |

*F. un bol gélatinisé. 5 à 20 par jour en 6 fois.*

CAPSULES DE COPAHU (Raquin).

| Copahu | 0 gr. 30 centigr. |
| Magnésie calcinée | Q. s. |

*Pour une capsule entourée de gluten. 10 à 30 par jour en 6 ou 8 fois.*

CAPSULES COPAHU GOUDRON
(Ricord, Favrot).

| Copahu pur | 220 gr. |
| Goudron de Norwège | 20 — |
| Magnésie calcinée | 15 — |

*F. s. a. 400 capsules. 15 par jour.*

COPAHU SOLIDIFIÉ.

| Baume de copahu | 16 gr. |
| Magnésie hydratée | 1 — |

*M. 10 à 20 gr. par jour en 3 fois.*

EAU DISTILLÉE DE COPAHU (Dorvault).

| Copahu | Q. v. |
| Eau commune | Q. s. |

*Distillez jusqu'à ce que l'essence cesse de passer ; séparez l'essence par décantation. 150 à 200 gr. par jour en injections.*

ÉLECTUAIRE DE COPAHU FERRÉ.

| Copahu. | | āā 50 gr. |
| Poivre cubèbe pulv. | | |
| Hydrocarbonate de magnésie | 3 — | |
| Oxyde noir de fer | 1 — | |

*M. le copahu avec l'oxyde de fer, ajoutez les deux autres substances. 10 à 40 gr. en 6 ou 8 fois.*

ÉMULSION COPAHU (Codex).

| Baume de copahu | 20 gr. |
| Alcool à 90o | 100 — |
| Teinture de Panama | 100 — |
| Eau | 780 — |

ÉMULSION COPAHU (H. P.).

| Copahu | | |
| Eau distillée de laitue | | |
| — — de fleur d'oranger | | āā 30 gr. |
| Sirop diacode | | |
| Gomme arabique pulvérisée | 8 — | |

*F. s. a. 3 à 6 cuillerées par jour en 3 fois.*

7

## ÉMULSION COPAHU OFFICINALE
### (Jeannel).

| | |
|---|---|
| Oléo-résine de copahu | 40 gr. |
| Carbonate sodique cristallisé pulvérisé | 20 — |
| Eau distillée | 140 — |

*M. agitez. 5 à 15 gr. par jour en 6 ou 8 fois.*

## INJECTION BALSAMIQUE ANTIBLEN-NORRHAGIQUE (Jeannel).

| | |
|---|---|
| Émulsion de copahu officinale | 25 gr. |
| Eau distillée | 75 — |
| Laudanum de sydenham | XII gouttes |

*M.*

## INJECTION COPAHU (Clerc).

| | |
|---|---|
| Copahu | 1 gr. |
| Eau | 120 — |
| Jaune d'œuf | Q. s. |

*Pour faire une émulsion. 5 ou 6 injections par jour.*

## INJECTIONS D'EAU DISTILLÉE DE COPAHU CONTRE BLENNORRHÉE (Langlebert).

1. Eau distillée de copahu    100 gr.
Teinture d'iode    XV à XX gouttes

*M. 3 injections par jour.*

2. Eau distillée de copahu    100 gr.
Sulfate de zinc    0 — 40 centigr.
Oxyde de zinc porphyrisé    4 à 6 —

*F. s. a. Une solution trouble. 4 ou 6 injections par jour.*

## LAVEMENT AU COPAHU (Velpeau, Ricord).

| | |
|---|---|
| Copahu | 15 à 30 gr. |
| Jaune d'œuf nº 1 | |
| Décocté de guimauve | 200 — |
| Laudanum de Sydenham | 1 — |

*Dans le cas où le copahu ne peut pas être donné par la bouche.*

## OPIAT ANTIBLENNORRHAGIQUE (Beyran).

| | |
|---|---|
| Copahu pur | 30 gr. |
| Magnésie calcinée | 3 — |
| Cachou pulvérisé | 5 — |
| Cubèbe en poudre | 40 — |
| Essence de menthe — de cannelle } āā | V gouttes |

*M. De 1/2 cuillerée à café à 4 par jour (Ewald).*

## OPIAT COPAHU ET CUBÈBE (Jeannel).

| | |
|---|---|
| Oléo-résine de copahu | 25 gr. |
| Poivre cubèbe pulvérisé | 50 — |
| Essence de menthe | 1 — |

*M. 12 à 30 gr. par jour en 6 ou 8 fois.*

## OPIAT COPAHU ET FER.

| | |
|---|---|
| Copahu | 10 gr. |
| Poivre cubèbe | 20 — |
| Tartrate ferrico—potassique | 2 — |
| Sirop de ratanhia | Q. s. |

*F. s. a. 5 à 20 gr. Blennorhagie avec anémie.*

## OPIAT DE LARREY.

| | |
|---|---|
| Térébenthine de copahu } Sucre } āā | 200 gr. |
| Gomme arabique | 50 — |
| Laque carminée | 5 — |
| Eau de menthe poivrée | Q. s. |

*F. s. a. 5 à 10 gr. matin et soir. Gonorrhées rebelles.*

## PILULES DE GALL. CONTRE CATARRHE VÉSICAL (Foy).

| | |
|---|---|
| Copahu } Térébenthine de Bordeaux } āā | 10 gr. |
| Magnésie | Q. s. |

*F. 100 pilules. 9 à 12 par jour en 3 fois.*

## PILULES DE COPAHU (F. H. M. Cod. 66).

| | |
|---|---|
| Oléo-résine de copahu | 16 gr. |
| Magnésie calcinée | 1 — |

*M. 4 à 20 gr. en bols de 0 gr. 4 décigr. à 0 gr. 5 décigr.*

## POTION ANTIBLENNORRHAGIQUE (Langlebert).

| | |
|---|---|
| Eau distillée de copahu | 300 gr. |
| — de laurier-cerise | 10 — |
| Sirop simple | Q. s. |

*M. A prendre en 1 ou 2 jours.*

## POTION CHOPART (Codex).

*3 ou 6 cuillerées par jour. Chaque cuillerée contient 3 gr. de copahu.*

## POTION CONTRE DIPHTÉRIE (Bergeron).

| | |
|---|---|
| Baume de copahu 0 gr. 50 centig. à 2 gr. | |
| Alcool | 10 — |
| Hydrolat de menthe | 100 — |
| Sirop d'écorces d'oranges amères | 20 — |

*F. s. a. Par cuillerée toutes les 2 heures.*

## POTION ÉMULSIVE AU COPAHU (Dorvault).

| | |
|---|---|
| Eau distillée de menthe | 125 gr. |
| Carbonate sodique cristallisé | 2 — |
| Copahu | 30 — |
| Sirop de gomme | 30 — |
| Ether sulfurique | 2 — |

*M. et agitez, 1 cuillerée à bouche 6 à 8 fois par jour.*

SUPPOSITOIRE AU COPAHU (Colombat).

| | |
|---|---|
| Copahu solidifié | |
| Beurre de cacao | ãã 3 gr. |
| Extrait d'opium | 0 — 02 centigr. |

*Pour un suppositoire.* 1 *le matin et* 1 *le soir. Blennorrhées et leucorrhées chroniques* (Ewald).

## COQUE DU LEVANT. — Fruit de *l'Anamirta cocculus* (Ménispermées).

**Part. empl.** — Fruit.

**Princ. act.** — Ménispermine, picrotoxine.

**Prop. thérap.** — Antiépileptique, anthelminthique, parasiticide.

**Prép. pharm. et posol.** — Préparations de picrotoxine : — 1 à 2 milligr. pour les enfants — 3 à 6 milligr. pour les adultes, en granules ou solution.

SOLUTION.

| | |
|---|---|
| Picrotoxine | 0 gr. 03 centigr. |
| Alcool | 10 — |
| Eau distillé | 110 — |

*M. Une demi-cuillerée à café en deux fois.*

TEINTURE (Planat de Volorville).

| | |
|---|---|
| Coque du Levant | 100 gr. |
| Alcool rectifié | 500 — |

*F. s. a.* 2 *gouttes par jour, en augmentant jusqu'à* 30.

## COQUELICOT. — *Papaver rhæas* (Papavéracées). *Syn.* Pavot rouge, ponceau.

**Part. empl.** — Fleurs.

**Prop. thérap.** — Béchique, adoucissant.

**Prép. pharm. et posol.** — A *l'int.* conserve, — infusé 5 à 10 p. 1000. — Sirop, en solution.

## CORAIL. — *Corallium rubrum* (Coralliens, zoophytes).

**Prop. thérap.** — Employé comme dentifrice.

**Prép. pharm. et posol.** — A *l'ext.* poudre.

POUDRE DENTIFRICE DÉCOLORANTE.

| | |
|---|---|
| Chlorure de chaux | 10 gr. |
| Phosphate de chaux | 30 — |
| Poudre de savon | 5 — |
| Corail | 10 — |

*M. exactement.*

## CORIANDRE. — *Coriandrum sativum* (Ombellifères).

**Part. empl.** — Séminoïdes.

**Prop. thérap.** — Carminatif, excitant, stomachique.

**Prép. pharm. et posol.** — Infusé 10 p. 1000.

ESPÈCES CARMINATIVES OU QUATRE SEMENCES CHAUDES (Cod.).

| | | |
|---|---|---|
| Fruits d'anis | | |
| — de carvi | ãã | P. E. |
| Fruit de coriandre | | |
| — de fenouil | | |

*M.* 10 *gr. pour* 1 *litre de tisane.*

## CORNE DE CERF du *Cervus elaphus.* (Mammifères ruminants.) *Syn.* bois de cerf, cornichon de cerf.

**Princ. act.** — Gélatine, phosphate de chaux.

**Prop. thérap.** — Adoucissant, antidiarrhéique.

**Prop. thérap. et posol.** — A *l'int.* corne de cerf *râpée ;* — gelée (Codex); — corne de cerf *calcinée,* — on emploie de préférence le phosphate de chaux.

DÉCOCTION BLANCHE DE SYDENHAM.

| | |
|---|---|
| Corne de cerf calcinée porphyrisée | 10 gr. |
| Mie de pain blanc | 20 — |
| Gomme arabique | 10 — |
| Sucre blanc | 60 — |
| Eau distillée de fleur d'oranger | 10 — |
| Eau | 1000 — |

*F. s. a., antidiarrhéique. Dose ad libitum. Le Codex remplace la corne de cerf par le phosphate tri-calcique.*

GELÉE DE CORNE DE CERF (Codex).

250 gr. de corne de cerf râpée pour 2000 gr. d'eau.
*Dose ad libitum.*

GELÉE DE CORNE DE CERF ÉMULSIONNÉE (Guibourt).

| | |
|---|---|
| Gelée de corne de cerf | 260 gr. |
| Amandes douces mondées | 30 — |
| Sucre | 15 — |
| Eau de fleur d'oranger | 4 — |
| Alcoolature de citron | XII gouttes |

*F. s. a. Doses : ad libitum.*

## COTO. — *Palicurea densiflora.* (Rubiacées.)

**Part. empl.** — Écorce.
**Princ. act.** — Cotoïne.
**Prop. thérap.** — Stimulant stomachique.
**Prép. pharm. et posol.** — A *l'int.* Poudre de cotoïne 0,15 à 0,20 centigr., — teinture de coto au dixième, 4 à 10 gouttes par heure, chez l'enfant, 15 à 30 gouttes chez l'adulte.

PILULES DE COTOÏNE.

| | |
|---|---|
| Poudre de cotoïne | 1 gr. 20 centigr. |
| Extrait de gentiane | 4 — |
| Poudre de réglisse | Q. s. |

*F. 40 pilules. 4 à 6 par jour.*

POTION DE TEINTURE DE COTO.

| | |
|---|---|
| Eau | 100 gr. |
| Eau de laurier-cerise | 20 — |

Jaune d'œuf nº 1.

| | |
|---|---|
| Teinture de coto | LX gouttes. |
| Sirop simple | 20 gr. |

*M. s. a. par cuillerées à bouche en 24 heures.*

POUDRE DE COTOÏNE.

Poudre de cotoïne 0 gr. 20 centigr.
*Divisez en 4 doses. 1 toutes les 3 heures.*

## COURGE. — V. *Potiron.*

## COUSSO. — *Brayera anthelminthica.* Rosacées.

**Part. empl.** — Fleurs.
**Princ. act.** — Résine.
**Prop. thérap.** — Tæniafuge par excellence,
**Prép. pharm. et posol.** — A *l'int.* poudre de fleurs 15 à 20 gr, en infusion, — résine 0,50 à 2 gr.

APOZÈME DE COUSSO (Cod.).

20 gr. de poudre pour 150 gr. d'eau.
*A prendre en une fois sans avoir passé.*

COUSSO GRANULÉ.

| | |
|---|---|
| Cousso en poudre | 16 gr. |
| Sucre | 32 — |
| Granulez | |

DÉCOCTION DE COUSSO (F. H. M.).

| | |
|---|---|
| Fleurs de cousso | 40 gr. |
| Sucre blanc | 30 — |
| Eau | 1000 — |

*F. sécher le cousso ; pulvérisez avec le sucre.*
*F. bouillir à petit feu jusqu'à réduction de 500.*
*Passez, exprimez. A prendre en 2 ou 3 fois.*

## CRÉOSOTE. — Produit de la distillation du goudron de hêtre.

Une partie est soluble dans 80 à 90 d'eau à 15° ; facilement soluble dans l'alcool, l'éther et les huiles grasses et très peu soluble dans la glycérine.

**Prop. thérap.** — Antiémétique, antispasmodique, antiexpectorant, astringent, stimulant, parasiticide, odontalgique.

**Prép. pharm. et posol.** — A l'int. 1 à 2 gr. A l'ext. 0,50 p. 100.

**Incompat.** — Eau albumineuse.

BAUME ACOUSTIQUE CRÉOSOTÉ (Bouch.).

| | |
|---|---|
| Alcoolat de mélisse composé | 10 gr. |
| Huile d'amandes douces | 20 — |
| Fiel de bœuf | 40 — |
| Créosote | X gouttes |

*F. s. a.*

COLLUTOIRE A LA CRÉOSOTE (Pauleon).

| | |
|---|---|
| Infusion de sauge | 200 gr. |
| Créosote | 1 — |

*M. en agitant. Pour toucher les ulcérations accompagnant la salivation mercurielle.*

EAU CRÉOSOTÉE.

| | |
|---|---|
| Créosote | 1 gr. |
| Eau | 100 — |

*M. Pansement des plaies.*

ÉLIXIR CRÉOSOTÉ.

| | |
|---|---|
| Créosote | 10 gr. |
| Alcool à 80° | 300 — |
| Sirop de gentiane | 700 — |

ÉLIXIR CRÉOSOTÉ (Dujardin-Beaumetz).

| | |
|---|---|
| Créosote | 3 gr. |
| Alcool | 100 — |
| Vin de Banyuls | 300 — |
| Sirop de sucre | 100 — |

*M. 1 cuillerée à bouche matin et soir dans un verre d'eau édulcorée avec du sirop de groseilles.*

GARGARISME CRÉOSOTÉ (Green).

| | |
|---|---|
| Créosote | 1 gr. |
| Alcoolé de lavande composé | 12 — |
| — de myrrhe | 12 — |
| — de capsicum annuum | 6 — |

*M. et ajoutez :*

| | |
|---|---|
| Sirop simple | 24 — |
| Eau | 150 — |

*M.*

GLYCÉRINE CRÉOSOTÉE.

| | |
|---|---|
| Créosote pure | 1 gr. |
| Alcool | 4 — |
| Glycérine | 60 — |

*M. Attouchement dans la laryngite tuberculeuse*

GLYCÉRINE CRÉOSOTÉE (Guibert).

| | |
|---|---|
| Glycérine | 125 gr. |
| Créosote | XII gouttes. |

*F. dissoudre et agitez.*

HUILE DE FOIE DE MORUE CRÉOSOTÉE.

| | |
|---|---|
| Créosote | 1 à 2 gr. |
| Huile de foie de morue | 150 — |

*M. 1 à 2 cuillerées à bouche par jour.*

LIQUIDE DÉSINFECTANT A LA CRÉOSOTE

| | |
|---|---|
| Créosote | } āā 10 gr. |
| Acide acétique cristallisable | |
| Alcool méthylique | 40 — |
| Eau | 3800 — |

*M.*

LOTION CONTRE LA FIÈVRE TYPHOIDE (Laveran).

| | |
|---|---|
| Créosote | 5 gr. |
| Eau | 500 — |

*M. en agitant.*

ONGUENT CRÉOSOTÉ.

| | |
|---|---|
| Créosote | 0 gr. 025 à 0 gr. 050 milligr. |
| Vaseline | 60 — |

*Triturez et M. Pansement des plaies de mauvaise nature.*

PILULES DE CRÉOSOTE.

| | |
|---|---|
| Créosote de hêtre | 4 gr. |
| Poudre de guimauve | 4 — |
| Magnésie calcinée | 4 — |

*Pour 80 pilules contenant 0 gr. 05 centigr. de créosote.*

PILULES CRÉOSOTÉES (Fuchs).

| | |
|---|---|
| Créosote | 1 gr. |
| Acétate de plomb | } āā 0 — 30 centigr. |
| Poudre d'opium | |
| Extrait de quinquina | Q. s. |

*Pour 50 pilules. 2 à 4 par jour (Phthisie).*

PILULES CRÉOSOTÉES.

| | |
|---|---|
| Créosote | 1 gr. |
| Cire blanche | 1 — |
| Poudre d'opium | 0 — 20 centigr. |
| — girofles | 2 — |
| Mucilage de gomme | Q. s. |

*Pour 30 pilules. 10 par jour.*

POMMADE CONTRE ENGELURES (Devergie).

| | |
|---|---|
| Axonge | 30 gr. |
| Créosote | |
| Sous-acétate de plomb liquide | } āā X gouttes. |
| Extrait thébaïque | 0 gr. 10 centigr. |

*F. s. a.*

**POMMADE CRÉOSOTÉE (Ph. Lond.).**

| | |
|---|---|
| Créosote | 1 gr. |
| Axonge | 15 — |

*M. Ulcères putrides.*

**POTION CONTRE TYPHUS EXENTH.**
**(Murchisson).**

| | |
|---|---|
| Créosote | |
| Acide acétique } | ãã 0 gr. 40 centigr. |
| Ether sulfurique | |
| alcoolisé } | ãã 15 — |
| Sirop de sucre | |
| Eau | 210 — |

*Par cuillerée à bouche.*

**POTION CRÉOSOTÉE (Pécholier).**

| | |
|---|---|
| Créosote | III gouttes |
| Eau | 90 gr. |
| Eau de fleurs d'oranger | 30 — |
| Essence de citron | II gouttes |

*M. Par cuillerées à bouche toutes les 2 heures.*

**RHUM CRÉOSOTÉ (Reliquet).**

| | |
|---|---|
| Créosote au hêtre | 5 gr. |
| Rhum | 500 — |

**VIN CRÉOSOTÉ (Bouchard-Gimbert).**

| | |
|---|---|
| Créosote | 13 gr. 50 centigr. |
| Teinture de gentiane | 20 — |
| Alcool de Montpellier | 250 — |
| Vin de Malaga pour faire un litre | Q. s. |

*M. 1 à 2 cuillerées à soupe dans un verre d'eau le matin à jeun, et le soir, 0,20 par cuill. à bouche.*

**VIN CRÉOSOTÉ (Dujardin-Beaumetz).**

| | |
|---|---|
| Créosote | 18 gr. |
| Alcool de Montpellier | 250 — |
| Sirop de sucre | 100 — |
| Vin de Malaga pour faire un litre. | |

*M. Chaque cuillerée contient 0 gr. 30 centigr. de créosote; à donner dans un verre d'eau sucrée.*

**CRESSON.** — *Nasturtium officinale.* (Crucifères.) *Syn.* Cresson de fontaine.

**Part. empl.** — Feuilles.
**Princ. act.** — Huile essentielle.
**Prop. thérap.** — Antiscorbutique, sialagogue.
**Prép. pharm. et posol.** — *A l'int.* suc 100 à 150 gr.

**— CRESSON DE PARA.** *Spilanthus oleraceus.* (Synanthérées.) *Syn.* Spilanthe.

**Part. empl.** — Capitules.
**Prop. thérap.** — Odontalgique, sialagogue, antiscorbutique.
**Prép. pharm. et posol.** — *A l'int.* alcoolat et alcoolature 5 à 10 gr.

**PARAGUAY-ROUX.**

| | |
|---|---|
| Feuilles de cresson de Para | 40 gr. |
| Feuilles d'inula bifrons | 10 — |
| Pyrèthre | 16 — |
| Alcool à 86° | 80 — |

*F. macérer 15 jours dans l'alcool. Exprimez et filtrez.* — *Odontalgique.*

**TEINTURE COMPOSÉ (Ph. Germ.).**

| | |
|---|---|
| Feuilles de cresson de Para | 200 gr. |
| Pyrèthre | 100 — |
| Alcool à 86° | 400 — |

*F. macérer 3 jours, et filtrez.*

**CROTON TIGLIUM.** (Euphorbiacées.) *Syn.* Graine de Tilly, des Moluques, petits pignons d'Inde.

**Part. empl.** — Semences.
**Princ. act.** — Crotonol, acide crotonique.
**Prop. thérap.** — Purgatif très violent, anthelminthique, révulsif énergique.
**Prép. pharm. et posol.** — *A l'int.* huile 1 ou 2 gouttes. — *A l'ext.* huile 6 à 8 gouttes, en frictions.

**CRAYON D'HUILE DE CROTON.**

| | |
|---|---|
| Huile de croton | 20 gr. |
| Cire | 10 — |
| Beurre de cacao | 10 — |

**EMPLATRE DE CROTON (Chomel).**

| | |
|---|---|
| Emplâtre diachylon gommé | 8 gr. |
| Huile de croton | 2 — |

*F. s. a.*

**ÉMULSION PURGATIVE.**

| | |
|---|---|
| Huile de croton | I à II gouttes. |
| — de ricin | 10 — |
| Gomme arabique | 5 — |
| Sirop d'orgeat | 25 — |
| Eau | 100 — |

*a.*

**LAVEMENT DE TABAC ET DE CROTON.**

| | |
|---|---|
| Huile de croton tiglium | V gouttes |
| Feuilles de tabac sèches | 5 gr. |
| Gomme arabique | 10 — |
| Eau bouillante | 150 — |

*F. infuser le tabac dans l'eau pendant 10 minutes ; passez. F. un mucilage avec la gomme et Q. s. d'infusé. — Ajoutez l'huile de croton. M. peu à peu le reste de l'infusé.*

**LINIMENT PURGATIF (Bouch.).**

| | |
|---|---|
| Carbonate de soude | 0 gr. 50 centigr. |

*Triturez dans un mortier de verre. Ajoutez peu à peu :*

| | |
|---|---|
| Alcoolat de menthe | 10 gr. |
| Huile de croton | 0 — 50 centigr. |

*En frictions sur l'abdomen.*

**LINIMENT RÉVULSIF.**

| | |
|---|---|
| Huile de croton | 1 gr. |
| Huile d'olives | 5 — |
| M. | |

**LOOCH PURGATIF.**

| | |
|---|---|
| Looch blanc | 120 gr. |
| Huile de croton | I à II gouttes |

*M. 1 cuillerée à bouche d'heure en heure.*

**MIXTURE PURGATIVE (Chomel).**

| | |
|---|---|
| Huile d'amandes douces | 60 gr. |
| Sirop de gomme | 60 — |
| Huile de croton | |
| (II gouttes) | 0 gr. 05 centigr. |

**PILULES CROTON.**

| | |
|---|---|
| Huile de croton | |
| (I goutte) | 0 gr. 025 milligr. |

| | |
|---|---|
| Mie de pain | Q. s. |

*M. pour 1 pilule.*

**PILULES DRASTIQUES.**

| | |
|---|---|
| Huile de croton | I à II gouttes. |
| Savon amygdalin | ) |
| Poudre de guimauve | } āā 1 gr. |

*Pour 10 pilules.*

**PILULES HYDRAGOGUES (Schlessier).**

| | |
|---|---|
| Huile de croton | IV gouttes |
| Gomme-gutte | ) |
| Extrait coloquinte | } āā 0 gr. 10 centigr. |
| Guimauve pure | Q. s. |

*Pour 10 pilules. 1 à 2 par jour.*

**POTION PURGATIVE (Bossu).**

| | |
|---|---|
| Résine de scammonée | ) āā 0 gr. 25 centigr. |
| Résine de jalap | ) |
| Huile de croton | II gouttes |
| Sirop de chicorée composé | 40 gr. |
| Eau distillée de menthe | 100 — |
| Eau distillée de fleurs d'oranger. | 4 — |

*M. par trituration les résines et l'huile avec le sirop : ajoutez peu à peu les eaux distillées. Par cuillerées à bouche toutes les 1/2 heure.*

**TEINTURE D'HUILE DE CROTON TIGLIUM (Bouch.).**

| | |
|---|---|
| Huile de croton | 1 gr. |
| Alcool rectifié | 30 — |

*F. s. a. XV à XX gouttes dans un véhicule convenable. XX gouttes contiennent à peu près une goutte d'huile.*

**— CROTON CHLORAL. — V. *Chloral*.**

## CUBÈBE. — *Piper cubeba* ou *Cubeba officinarum* (Pipéracées).

*Syn.* Poivre à queue.

**Part. empl.** — Fruit.

**Princ. act.** — Cubébine.

**Prop. thérap.** — Stimulant stomachique, antigonorrhéique, antiblennorhagique.

**Prép. pharm. et posol.** — A *l'int.* extrait oléo-résineux 1 à 3 gr., — infusé 20 p. 1000, — opiat 10 à 25 gr., — poudre 8 à 30 gr.

NOTA. — Pour un certain nombre de formules, où l'on peut faire entrer le cubèbe nous renvoyons à l'art. *Copahu*.

**BOLS DE CUBÈBE.**

| | |
|---|---|
| Cubèbe pulvérisé | 1 gr. |
| Cire fondue | Q. s. |

**ÉLECTUAIRE ANTIBLENNORRHAGIQUE.**

| | |
|---|---|
| Poudre de cubèbe | 100 gr. |
| Copahu | Q. s. 30 à 50 — |
| Essence de menthe | 2 — |

*M. 10 gr. par jour en 3 fois dans du pain azyme.*

**ÉLECTUAIRE CUBÈBE (Fournier).**

| | |
|---|---|
| Cubèbe pulvérisé | 16 à 30 gr. |
| Sirop de goudron | Q. s. |

*F. des bols à prendre en 6 ou 8 fois dans la journée.*

### ESSENCE CONCENTRÉE DE CUBÈBE.

| | |
|---|---|
| Alcool rectifié à 33° | 300 gr. |
| Extrait oléo-résineux de cubèbe | 100 — |

*M. 5 à 15 gr. en perles.*

### EXTRAIT ALCOOLIQUE DE CUBÈBE (Puche).

| | |
|---|---|
| Cubèbe pulvérisé | q. v. |
| Alcool à 22° | q. s. |

*F. s. a. pour obtenir un poids d'extrait liquide égal à celui de la poudre employée.*

### INJECTION DE CUBÈBE (Will).

| | |
|---|---|
| Cubèbe concassé 30 à 60 | gr. |
| Eau bouillante | 500 — |

*F. infuser et filtrez, ajoutez :*

| | |
|---|---|
| Extrait de belladone | 0 — 20 centigr. |

*Faire dissoudre. 3 à 4 injections par jour.*

### LAVEMENT DE CUBÈBE (Velpeau).

| | |
|---|---|
| Cubèbe en poudre | 25 gr. |
| Décocté de racine de guimauve 250 | — |
| M. | |

### OPIAT ANTIBLENNORRH. (Diday).

| | |
|---|---|
| Baume de copahu | 12 gr. |
| Poivre cubèbe | 18 — |
| Poudre de jalap | 3 — |
| Gomme-gutte | 0 — 30 centigr. |
| Sirop de roses pâles | Q. s. |

*M. f. s. a. un opiat à prendre en 2 ou 3 fois dans la journée.*

### PILULES CONTRE BLENNORRHÉE ET POLLUTIONS (Sigmund).

| | |
|---|---|
| Camphre | 0 gr. 40 centigr. |
| Extrait de cubèbes | 5 — |
| Poudre — | Q. s. |

*Pour 50 pilules, 3 matin et soir.*

### SACCHARURE DE CUBÈBE (Delpech).

| | |
|---|---|
| Extrait oléo-résineux de cubèbe 1 partie | |
| Sucre | 9 — |

*M. 2 gr. par jour dans du lait. Contre croup (Bergeron, J. Moreau).*

### SIROP DE CUBÈBE (Puche).

| | |
|---|---|
| Sirop simple | 300 gr. |
| Extrait alcool. liquide de cubèbe | |
| (Puche) | 300 — |

*M. 120 gr. par jour, ou 6 cuillerées à bouche.*

---

**CUIVRE** (acétate de) composition variable. *Syn.* Sous-acétate de cuivre, acétate basique de cuivre, verdet gris. Une partie est incomplètement soluble dans 13 d'eau à 15°, 15 d'alcool à 90°, 10 de glycérine ; insoluble éther et chloroforme.

**Prop. thérap.** — Escharotique.

**Prép. pharm. et posol.** — A *l'int.* 0 gr., 005 milligr. à 0 gr., 01 centig. — A *l'ext.* poudre en emplâtres, etc.

### BAUME VERT DE METZ (Soubeiran).

| | | |
|---|---|---|
| Huile de lin | | |
| — d'olive | āā | 180 gr. |
| — de laurier | | |
| Oléo-résine de térébenthine | | 60 — |

*F. fondre à une douce chaleur. Ajoutez :*

| | |
|---|---|
| Aloès pulvérisé | 8 gr. |
| Sulfate de zinc pulvérisé | 6 — |
| Verdet pulvérisé | 12 — |

*M. dans un flacon. Ajoutez :*

| | |
|---|---|
| Essence de genièvre | 15 — |
| Girofle | 4 — |

*Agiter avant de s'en servir. Ulcérations rebelles*

### COLLYRE AZURÉ (Scarpa).

| | |
|---|---|
| Acétate de cuivre cristallisé | 0 gr. 10 centigr. |
| Chlorhydrate d'ammoniaque | 1 — 20 — |
| Eau de chaux | 125 — |

*F. dissoudre. Filtrez. 2 instillations par jour (Foy).*

### EMPLATRE D'ACÉTATE DE CUIVRE, CIRE VERTE (Codex).

25 gr. de verdet sur 200 gr. de préparation, employé contre les cors.

### EMPLATRE CONTRE CORS (Baudot).

| | |
|---|---|
| Cire blanche pure | 16 parties |
| Emplâtre de poix | 8 — |
| Galbanum en larmes | 8 — |

*F. fondre, passez, ajoutez :*

| | |
|---|---|
| Acétate de cuivre porphyrisé | 8 — |
| Essence de térébenthine | 1 — |
| Créosote | 2 — |

*Délayez ces 3 substances dans l'emplâtre retiré du feu, agitez. En applications sur le cor trempé et coupé.*

MIEL ESCHAROTIQUE, ONGUENT EGYPTIAC
(Codex).

1 *partie de sous-acétate de cuivre
pour 1 de vinaigre et 2 de miel.*

MIXTURE CATHÉRÉTIQUE OU COLLYRE DE
LANFRANC (Codex).

| | | |
|---|---|---|
| Aloès | ⟩ āā | 5 gr. |
| Myrrhe | | |
| Verdet | | 10 — |
| Sulfure jaune d'arsenic | | 15 — |
| Eau distillée de rose | | 380 — |
| Vin blanc | | 1000 — |

*Agitez. Pour toucher les ulcérations.*

POUDRE ESCHAROTIQUE DE HUNTER
(Ph. Esp.).

Verdet pulvérisé ⟩ āā    P. E.
Sabine pulvérisée

*M. Couvrir les végétations des organes génitaux.*

— **CUIVRE** (oléo-stéarate de).

POMMADE DE JEANNEL.

Oléo-stéarate de cuivre    1 gr.
Axonge    40 —

*M. Impetigo, en onctions sur les parties malades du cuir chevelu.*

— **CUIVRE** (oxyde noir de). — *Syn.* Bioxyde de cuivre.
**Prop. thérap.** — Fondant, tænifuge (?).
**Prép. pharm.** — A *l'int.* poudre 0 gr., 20 à 0 gr., 80 centigr. (Inusité en France.) A *l'ext.* poudre 0 gr., 50 à 1 gr. en frictions.

POMMADE (Mosler).

Oxyde noir de cuivre    10 gr.
Vaseline    50 —
*M. 2 frictions par jour contre l'induration chronique des glandes.*

POMMADE CONTRE AMAUROSE (Sichel).

Oxyde noir de cuivre    1 gr.
Axonge    10 —

SOLUTION D'ACÉTATE DE CUIVRE
(Lafargue).

Acétate de cuivre cristallisé    0 gr. 10 centigr.
Eau distillée    300 —

*F. dissoudre. Prurigo, hyperesthésie générale de la peau. 1 cuillerée à bouche représente 0 gr. 005 milligr. d'acétate. 1 cuillerée dans l'eau sucrée une heure avant chaque repas.*

TOPIQUE ANTISYPHILITIQUE (Cirillo).

Miel égyptiac    10 gr.
*Délayez dans :*
Eau    80 —

*En applications 2 ou 3 fois par jour au moyen d'une compresse sur les ulcères syphilitiques.*

*M. 4 onctions par jour sur le front et les tempes.*

POMMADE CONTRE ZONA (Glones).

Oxyde noir de cuivre    0 gr. 75 centigr. à 4 gr.
Pommade rosat    30 —
*M. Onctions légères soir et matin.*

— **CUIVRE** (sulfate de) (So⁴Cu+5H²O). *Syn.* Couperose bleue, vitriol bleu. Une partie est soluble dans 4 d'eau à 15°; 3,33 de glycérine, insoluble alcool et éther.
**Prop. thérap.** — Antispasmodique, fébrifuge, vomitif, astringent, caustique.
**Prép. pharm. et posol.** — A *l'int.* 0 gr., 005 millig. à 0 gr., 02 cent. (antispasmodique, fébrifuge), — 0 gr., 10 à 0 gr., 30 centigr. (vomitif). — A *l'ext.* 0 gr., 05 à 0,20 centigr. p. 20 gr. en pommades, solutions, collyres, etc.
**Incompat.** — Sulfures, sels de plomb, décoctés astringents, borax, alcalis et leurs carbonates.

COLLYRE ASTRINGENT RÉSOLUTIF
(Debreyne).

Sulfate de cuivre    1 gr.
Eau distillée de roses 130 —
Sulfate de morphine  0 — 10 centigr.

*F. dissoudre. 1 instillation par jour.*

COLLYRE.

Sulfate de cuivre crist.  0 gr. 20 centigr.
Eau distillée    120 —

7.

#### COLLYRE CONTRE CONJONCTIVITES CHRONIQUES (Sichel).

| | |
|---|---|
| Sulfate de cuivre | 0 gr. 05 centigr. |
| Eau distillée | 10 — |
| Laudanum de Sydenham VI gouttes | |

*M.*

#### COLLYRE DÉTERSIF (Helvetius).

| | |
|---|---|
| Sulfate de cuivre | |
| Alun cristallisé | āā 1 gr. |
| Azotate de potasse | |
| Camphre pulvérisé | 0 — 04 centigr. |
| Eau distillée | 200 — |

*F. dissoudre en triturant ; filtrez.*

#### COLLYRE PIERRE DIVINE.

| | |
|---|---|
| Pierre divine | 1 gr. |
| Eau de roses | 250 — |

#### COLLYRE SULFATE DE CUIVRE (Debreyne).

| | |
|---|---|
| Sulfate de cuivre 0 gr. 25 centigr. à 1 gr. | |
| Eau distillée | 30 — |

*F. dissoudre.*

#### COLLYRE SULFATE DE CUIVRE (F. H. M.)

| | |
|---|---|
| Sulfate de cuivre | 1 gr. |
| Teinture d'opium | 4 — |
| Eau distillée | 300 — |

*F. dissoudre. M.*

#### CRAYONS CAUSTIQUES (Bouillon).

| | |
|---|---|
| Sulfate de cuivre pulv. | |
| Gutta-percha | āā , P. E. |

*F. fondre la gutta-percha, et ajoutez le sulfate.*

#### CRAYONS ESCHAROTIQUES (H. P.).

| | |
|---|---|
| Sulfate de cuivre pulv. | 10 gr. |
| Alun pulv. | |
| Azotate de potasse pulv. | āā 5 — |

*M. F. fondre et coulez dans une lingotière.*

#### CRAYONS SULFATE DE CUIVRE (F. H. M.).

| | |
|---|---|
| Sulfate de cuivre en poudre fine 15 gr. | |
| Gomme du Sénégal blanche et choisie | 1 — |
| Eau distillée | 1 — |

*F. avec la gomme et l'eau une solution épaisse, incorporez le sulfate de cuivre.*

#### EAU STYPTIQUE D'ALIBOUR (Cad.).

| | |
|---|---|
| Sulfate de cuivre | 10 gr. |
| — de zinc | 35 — |
| Camphre | 5 — |
| Safran en poudre | 2 — |
| Eau de pluie ou de rivière | 11 litres |

*M., agitez, laissez reposer 24 heures, décantez. Ophtalmies chroniques. Souvent on ajoute de l'eau.*

#### GLYCÉROLÉ AU SULFATE DE CUIVRE.

| | |
|---|---|
| Glycérolé d'amidon | 50 gr. |
| Sulfate de cuivre | 0 gr. 50 à 1 gr. |
| *M.* | |

#### INJECTION ANTICATARRHALE (Triquet).

| | |
|---|---|
| Sulfate de cuivre | 1 gr. |
| Miel rosat | 30 — |
| Eau distillée de roses | 100 — |

*F. dissoudre, catarrhe aigu de l'oreille.*

#### INJECTION ANTILEUCORRHÉIQUE (Nélaton).

| | |
|---|---|
| Sulfate de cuivre cristallisé | 1 gr. |
| Eau commune | 200 — |

*F. dissoudre.*

#### LIQUEUR DE SCHMALZ.

| | |
|---|---|
| Sulfate de cuivre | |
| — de zinc | āā 3 gr. |
| Verdet | |
| Mellite de roses | 20 — |
| Eau | 40 — |

*F. dissoudre dans l'eau les sulfates; triturez le verdet avec la solution; ajoutez le mellite. Cathérétique. Injection dans les trajets fistuleux.*

#### LIQUEUR DE VILLATE (Codex).

| | |
|---|---|
| Sous acétate de plomb liquide | 30 gr. |
| Sulfate de cuivre | |
| — de zinc | āā 15 |
| Vinaigre blanc | 200 — |

*Agitez; comme la liqueur précédente.*

#### PIERRE DIVINE (Codex).

| | |
|---|---|
| Azotate de potasse | 100 gr. |
| Sulfate de cuivre | 100 — |
| Alun | 100 — |
| Camphre pulvérisé | 5 — |

#### POMMADE OPHTALMIQUE (Desmarres).

| | |
|---|---|
| Sulfate de cuivre | 1 gr. |
| Beurre frais ou Vaseline | 20 — |
| Camphre | 2 — |

*M. sur le porphyre. 1 onction par jour.*

#### POMMADE SULFATE DE CUIVRE.

| | |
|---|---|
| Sulfate de cuivre | 2 à 8 gr. |
| Beurre frais ou Vaseline | 100 — |
| Camphre pulvérisé | 1 — |
| Extrait d'opium | 0 — 20 centigr. |

*M. sur un phorphyre.*

#### POTION CONTRE BRONCHITE FIBRINEUSE (Sauer).

| | |
|---|---|
| Eau | 180 gr. |
| Sulfate de cuivre | 0 — 50 centigr. |
| Extrait d'opium | 0 — 03 — |

*M. Par cuillerées à bouche toutes les heures.*

## POTION VOMITIVE.

| | |
|---|---|
| Sulfate de cuivre | 0 gr. 10 centigr. |
| Eau | 100 — |
| Sirop de menthe | 25 — |

*M. par cuillerée à bouche toutes les 10 minutes contre le croup.*

## POUDRE ANTIDIARRHÉIQUE (Esenman).

| | |
|---|---|
| Sulfate de cuivre | 0 gr. 015 milligr. |
| Opium | 0 — 005 — |
| Sucre en poudre | Q. s. |

*M. pour 1 paquet. 3 par jour.*

## POUDRE HÉMOSTATIQUE.

| | | |
|---|---|---|
| Sulfate de cuivre | | 25 gr. |
| Kino | } āā | 5 — |
| Alun | | |
| Colophane | | 20 — |

## SOLUTION ASTRINGENTE ESCHAROTIQUE (Heine).

| | | |
|---|---|---|
| Sulfate de de cuivre | } āā | 6 gr. |
| Sulfate de zinc | | |
| Eau distillée | | 125 — |

*F. dissoudre pour remplacer la liqueur de Villate.*

— **CUIVRE (SULFATE DE)** ammoniacal. $(SO^4Cu\ (AzH^3)^4 + H^2O.)$ 1 partie soluble 1 gr. 5 d'eau.

**Prop. thérap.** — Astringent, diurétique, antispasmodique.
**Prép. pharm. et posol.** — *A l'int.* 0 gr., 15 à 0 gr., 20 centigr.
**Incompat.** — Comme pour le sulfate de cuivre.

## PILULES CONTRE L'ÉPILEPSIE (Biett).

| | |
|---|---|
| Sulfate de cuivre ammoniacal | 1 gr. |
| Extrait de valériane | 5 — |

*F. s. a. 60 pilules. 1 à 4 par jour.*

## PILULES CUIVRIQUES (Swediaur).
## PILULES BLEUES ALLEMANDES.

| | |
|---|---|
| Mie de pain | 3 gr. |
| Sulfate de cuivre ammoniacal | 0 — 40 centigr. |

*F. 18 pilules. 2 ou 3 par jour.*

## POTION CONTRE LA NÉVRALGIE FACIALE ÉPILEPTIFORME (Féréol).

| | |
|---|---|
| Eau distillée | 100 gr. |
| Sirop de fleurs d'oranger | 30 — |

| | |
|---|---|
| Sulfate de cuivre ammoniacal | 0 — 15 centigr. |

*F. s. a. 3 à 4 cuillerées à chaque repas, le reste dans l'intervalle.*

## SOLUTION (Neumann).

| | |
|---|---|
| Sulfate de cuivre ammoniacal | 1 gr. 50 centigr. |
| Eau distillée | 25 — |

*2 à 5 gouttes par jour. Epilepsie chorée.*

## SOLUTION DE TROUSSEAU.

| | |
|---|---|
| Sulfate de cuivre ammoniacal | 2 gr. |
| Eau | 100 — |
| Sirop de sucre | 40 — |
| Laudanum de Sydenham | 5 — |

*F. s. a. 2 à 3 cuillerées à café par jour.*

**CUMIN.** — *Cuminum cyminum* (Ombellifères).
**Part. empl.** — Séminoïdes.
**Prop. thérap.** —           }  Comme l'anis.
**Prép. pharm. et posol.** —

**CURCUMA.** — *Curcuma longa* (Amomées). *Syn.* Souchet ou safran des Indes, racine de safran.
**Part. empl.** — Rhizome.
**Prop. thérap.** — Aromatique, excitant, diurétique.
**Prop. thérap.** — *A l'int.* Poudre (inusité).

**CYANHYDRIQUE** (acide) CyH. Soluble eau et alcool. *Syn.* Acide Prussique.
**Prép. thérap. posol.** — Sédatif.
**Prép. pharm. et posol.** — *A l'int.* Solution officinale au 1/100, V à XV gouttes. *A l'ext.* solution 1/100, 2 à 4 gr. pour 25 à 400.

N. B. L'acide cyanhydrique du Codex de 1884 est au *centième*. Celui du Codex de 1866 était au *dixième*.
**Incompat.** — Chlore et la plupart des sels métalliques, sulfures, oxydes, etc.

MÉLANGE POUR LOTIONS (Magendie).

| | |
|---|---|
| Acide hydrocyanique médicinal 1/10e | 4 gr. |
| Eau distillée de laitue | 500 — |
| M. | |

AUTRE.

| | |
|---|---|
| Acide cyanhydrique à 1/100 | 20 gr. |
| Lait d'amandes | 250 — |

POTION PRUSSIQUE.

| | |
|---|---|
| Infusion d'espèces béchiques | 100 gr. |
| Sirop de Tolu | 20 — |
| Acide cyanhydrique | XII gouttes |

M. A prendre par cuillerées

POTION PECTORALE (Magendie).

| | |
|---|---|
| Acide prussique médicinal | XV gouttes |
| Infusion de lierre terrestre | 100 gr. |
| Sirop de gomme | 30 — |

M. Par cuillerée toutes les 3 heures.

SIROP D'ACIDE CYANHYDRIQUE (Codex 1866).

1 gr. d'acide à 1/10 pour 199 gr. de sirop de sucre. 30 gr. dans une potion, n'est pas inscrit au nouveau Codex.

# CYANURE DE ZINC (CAz)² Zn. Insoluble eau et alcool, soluble ammoniaque.

**Prop. thérap.** — Sédatif.

**Prép. pharm. et posol.** — A l'int. 0 gr., 05 à 0 gr., 10 centigr. A l'ext. 0 gr., 20 centigr. p. 10 en pommade.

**Incompat.** — Acides, iodures, etc.

PILULES DE CYANURE DE ZINC (Lutton).

| | |
|---|---|
| Cyanure de zinc | 1 gr. |
| Guimauve en poudre | 5 — |
| Sirop de gomme | Q. s. |

F. s. a. 40 pilules. 1 à 4 par jour.

POMMADE DE CYANURE DE ZINC (Cunier).

| | |
|---|---|
| Cyanure de zinc | 0 gr. 20 centigr. |

| | |
|---|---|
| Graisse | |
| Beurre de cacao | āā 5 gr. |

F. s. a. En frictions tous les 1/4 d'heure.

POUDRE ANTISPASMODIQUE.

| | |
|---|---|
| Cyanure de zinc | 0 gr. 02 centigr. |
| Magnésie calcinée | 0 — 20 — |
| Cannelle | 0 — 15 — |

M. A prendre en 1 fois.

# CYANURE DE POTASSIUM (KCy). Très soluble eau. soluble 83 parties d'alcool à 90° et 3,12 de glycérine.

**Prop. thérap.** — Comme l'acide cyanhydrique.

**Prép. pharm. et posol.** — A l'int. 0 gr., 01 à 0 gr., 05 centigr. A l'ext. en collyre 0 gr., 20 p. 30 ; — en lotions, 1 p. 40.—N. B. Ce sel est très facilement altérable, ne l'employer qu'avec prudence, action inconstante.

**Incompat.** — Acides, iodures, sels de fer et de mercure.

CÉRAT CALMANT.

| | |
|---|---|
| Cyanure de potassium | 0 gr. 10 centigr. |
| Cérat | 30 — |
| M. | |

COLLYRE.

| | |
|---|---|
| Cyanure de potassium | 0 gr. 10 centigr. |
| Eau de laurier cerise | 30 — |

F. s. a.

MÉLANGE POUR LOTIONS (Biett).

| | |
|---|---|
| Cyanure de potassium | 0 gr. 50 cent. à 1 gr. |
| Emulsion d'amandes amères | 100 — |
| M. | |

MIXTURE PECTORALE (Magendie).

| | |
|---|---|
| Eau distillée de laitue | 60 gr. |
| Cyanure de potassium | 0 — 05 centigr. |
| Sirop de guimauve | 30 — |

M. Par cuillerées à café toutes les heures (Bouch.)

PILULES CALMANTES.

Chlorydrate de mor-
  phine . . . . . . . . . . . 0 gr. 25 centigr.
Cyanure de potassium 0 — 20 —
Asa fœtida . . . . . . . . . 4 —
Savon médicinal . . . . . Q. s.

  *Pour 30 pilules. 1 à 2 au coucher.*

POMMADE CONTRE LES DÉMANGEAISONS
(Hardy).

Cyanure de po-
  tassium 0 gr. 05 centigr. à 10 centigr.
Vaseline 30 gr.

  *M.*

POMMADE AU CYANURE DE POTASSIUM

Huile d'amandes douces . . . . 8 gr.
Cyanure de potassium . . . . . 6 —

Axonge . . . . . . . . . . . . . . . . . 2 gr.

POTION SÉDATIVE (Magendie).

Cyanure de potas-
  sium . . . . . . . . . . . 0 gr. 10 centigr.
Eau distillée de
  laitue . . . . . . . . . 60 —
Sirop de guimauve . . 30 —

  *M. 1 cuillerée à café toutes les*
  *2 heures.*

SOLUTION DE CYANURE DE POTASSIUM
(Roger).

Cyanure de potas-
  sium . . . . . . . . . . . 0 gr. 20 centigr.
Eau distillée . . . . . 100 —

  *F. dissoudre. En compresses.*

**CYNOGLOSSE.** — *Cynoglossum officinale* (Borraginées).
**Part. empl.** — Herbe, racine, écorce de la racine.
**Prop. thérap.** — Autrefois considérée comme antihémoptysique, antidiarrhéique, presque inusitée aujourd'hui.
**Prép. pharm. et posol.** — *A l'int.* poudre.

PILULES DE CYNOGLOSSE OPIACÉES (Codex).

*La pilule de 0 gr. 20 centigr. contient 0 gr. 02 centigr. d'extrait d'opium.*

**CYNORRHODON.** — Fruit du rosier sauvage, églantier sauvage (*Rosa canina*) (Rosacées).
**Prop. thérap.** — Astringent.
**Prép. pharm. et posol.** — *A l'int.* conserve. Doses *ad libitum.*

# D

**DAPHNE MEZEREUM.** —(*Daphnacées.*) *Syn.* Mezéréon, bois gentil.
**Part. empl.** — Écorce.
**Princ. act.** — Daphnéine.
**Prop. thérap.** — Antiherpétique, antipsorique, antisyphilitique.
**Prép. pharm. et posol.** — *A l'int.* écorce 4 à 5 gr. ; — Extrait alcoolique 0 gr., 08 à 0 gr., 12 centigr.

MIXTURE ANTISYPHILITIQUE (Cazenave).

| | |
|---|---|
| Sirop de daphné mezereum | 100 gr. |
| Sirop de Tolu | 250 — |
| Sous-carbonate d'ammoniaque | 10 — |

*M. Une cuillerée matin et soir.*

SIROP DE DAPHNÉ MEZEREUM (Cazenave).

| | |
|---|---|
| Extrait alcoolique de daphné mezereum | 0 gr. 10 centigr. |
| Sirop de sucre | 500 — |

*F. s. a. 40 à 60 gr. par jour.*

TISANE ANTIHERPÉTIQUE.

| | |
|---|---|
| Salsepareille | 30 gr. |
| Ecorce de daphné mezereum | 4 — |

| | |
|---|---|
| Bardane | |
| Patience | āā |
| Douce-amère | |

*F. infuser dans :*

| | |
|---|---|
| Eau | 1000 — |
| Sirop de saponaire | 60 — |

*Par demi-verre dans la journée.*

TISANE SUDORIFIQUE (Biett).

| | |
|---|---|
| Gaïac râpé | 30 gr. |
| Sassafras | 10 — |

*F. bouillir dans 1 litre 1/2 d'eau jusqu'à réduction à 1 litre. Ajoutez à la fin de l'ébullition :*

| | |
|---|---|
| Daphné mezereum | 2 — |

*2 verres matin et soir.*

# DATTIER. — *Phœnix dactylifera.* (Palmiers.)

**Part. empl.** — Fruits.

**Prop. thérap.** — Adoucissant, béchique, fait partie de quatre fruits pectoraux.

**Prép. pharm. et posol.** — A *l'int.* décocté 50 p. 1000, — pulpe *ad libitum.*

# DATURA STRAMONIUM. — (*Solanées.*) *Syn.* Stramoine, pomme épineuse.

**Part. empl.** — Racine, feuilles, semences.

**Princ. act.** — Daturine.

**Prop. thérap.** — Narcotique, antispasmodique.

**Prép. pharm. et posol.**—*A l'int.* alcoolature V à XXX gouttes ; — extrait alcoolique 0 gr., 01 à 0 gr., 10 centigr. ; — extrait aqueux 0 gr., 02 à 0 gr., 20 centigr. ;—poudre 0 gr., 05 centigr. à 1 gr. ;—sirop 10 gr. à 30 gr. ;—teinture alcoolique V à XXX gouttes ;—teinture éthérée V à XXX gouttes. A *l'ext.* huile Q. v. — Infusé 10 à 50 pour 1000.

CÉRAT DE DATURA.

| | |
|---|---|
| Extrait de datura | 1 gr. |
| Cérat | 9 — |

*M.*

CIGARETTES DE STRAMOINE (Codex).

*1 gr. de feuilles par cigarette.*

EMPLATRE DE DATURA (Planche).

| | |
|---|---|
| Extrait alcoolique de datura | 9 gr. |
| Résine élémi | 3 — |
| Cire blanche | 1 — |

*F. s. a.*

PILULES ANTINÉVRALGIQUES (Oesterler).

| | |
|---|---|
| Semences de stramonium | |
| — de belladone | āā 1 gr. |
| Sulfate de quinine | |

*F. s. a. 50 pilules. 1 à 4 par jour.*

PILULES ANTINÉVRALGIQUES (Trousseau).

| | |
|---|---|
| Extrait de stramoine | 0 gr. 50 centigr. |

| | |
|---|---|
| Extrait d'opium | 0 gr. 50 centigr. |
| Oxyde de zinc | 8 — |

*F. s. a. 40 pilules. De 1 à 8 en 24 heures.*

PILULES CONTRE L'ÉPILEPSIE (Leuret).

| | |
|---|---|
| Extrait de stramonium | 1 gr. |
| Extrait de belladone | 1 — |
| Camphre | 0 — 50 centigr. |
| Opium | 0 — 50 — |

*F. s. a. 10 pilules. 1 par jour en augmentant jusqu'à 15 et 20.*

SIROP DE DATURA (Codex).

*5 gr. de ce sirop contiennent 0 gr. 37 centigr. de teinture de datura.*

VIN DE SEMENCES (Ph. Batave).

| | |
|---|---|
| Semences de stramonium | 2 gr. |
| Alcool à 60° | 1 — |
| Vin de Malaga | 8 — |

*F. s. a.*

**DEXTRINE** $C^6H^{10}O^5$. Soluble dans l'eau, l'alcool dilué; insoluble dans l'alcool anhydre.

**Prop. thérap.** — Délayée avec quantité suffisante d'eau, elle peut servir à la confection des appareils inamovibles; a été employée contre l'eczéma.

SOLUTION CONTRE L'ECZÉMA (Devergie).

| | |
|---|---|
| Dextrine | 125 gr. |
| Eau bouillante | 1000 — |

*F. dissoudre. En compresses imbibées de la solution.*

**DIACHYLON** (emplâtre). — V. *Codex.*
**Prop. thérap.** — Adhésif.
La formule des hôpitaux de Paris est la suivante :

| | |
|---|---|
| Emplâtre simple | 48 gr. |
| Cire jaune | 3 — |
| Térébenthine | 3 — |
| Poix blanche | 3 — |
| Gomme ammoniaque | 1 — |
| Bdellium | 1 — |
| Galbanum | 1 — |
| Sagapenum | 1 — |

**DIAPHŒNIX** (électuaire). — V. *Turbith.*
**Prop. thérap.** — Employé contre la colique de plomb.
**Prép. pharm. et posol.** — *A l'int.* 4 à 30 gr. en potion.

**DIASCORDIUM** (électuaire). (Codex.)
**Prop. thérap.** — Antidiarrhéique.
**Prép. pharm. et posol.** — *A l'int.* 1 à 10 gr. en bols.
Formules voir à *Bismuth.*

**DICTAME.** — *Dictamnus origanum* (Labiées).
**Part. empl.** — Feuilles.
**Prop. thérap.** — Excitant, emménagogue, fait partie du diascordium et de la thériaque.
**Prép. pharm. et posol.** — *A l'int.* poudre (inusité).

**DIGITALE.** — *Digitalis purpurea* (Scrofulariées). *Syn.* grande digitale, digitale pourprée, gantelée, doigtier, gants de Notre-Dame.
**Part. empl.** — Feuilles.
**Princ. act.** — Digitaline : *amorphe* et *cristallisée* (Nativelle).
**Prop. thérap.** — Sédatif énergique du cœur, diurétique puissant.
**Prép. pharm. et posol.** — *A l'int.* alcoolature V à XXX gouttes; — extrait alcoolique 0 gr., 05 à 0 gr., 20 centigr. ; — extrait aqueux 0 gr., 10 à 0 gr., 30 centigr. ; — infusé 5 p. 1000 ; — macéré de 0 gr., 10 à 0 gr., 50 centigr. pour 150 gr. d'eau et plus ; — poudre 0 gr., 05 centigr. à 1 gr. ; — sirop 10 à 50 gr., (20 gr. = 0 gr., 50 centigr. de teinture); teinture alcoolique X à XL gouttes ; — teinture éthérée X à XL gouttes ; — vin (Hôtel-Dieu et Trousseau) 20 gr. contiennent 0 gr., 10 centigr. de digitale ; — dose 10 à 50 gr. — *A l'ext.* infusé 20 p. 1000.

| | |
|---|---|
| Teinture alcoolique. | en compresses ou lotions. |
| Teinture éthérée. | |

**Incompat.** — Sels de fer, d'argent et de plomb, décoctés astringents.

### CONSERVE DE DIGITALE.

| | |
|---|---|
| Feuilles fraiches de digitale | 1 gr. |
| Sucre blanc | 3 — |

*Triturez faites sécher à l'étuve. 0 gr. 50 centigr. à 4 gr. Dose.*

### EMPLATRE DE DIGITALE (Codex).

### FRICTIONS DIURÉTIQUES (Bouchardat).

| | | |
|---|---|---|
| Teinture de digitale | } āā | 50 gr. |
| Teinture de scille | | |

*M. En frictions sur l'abdomen.*

### INFUSION DE DIGITALE (Hirtz).

| | |
|---|---|
| Poudre de feuilles | 1 gr. 50 centigr. |
| Eau à 70° | 1000 — |

*F. infuser une 1/2 heure. A prendre dans la journée.*

### INFUSION DE DIGITALE (Jaccoud).

| | |
|---|---|
| Poudre de feuilles | 0 gr. 50 centigr. |
| Eau chaude | 120 — |
| Sirop de digitale | 30 — |

*F. infuser une 1/2 heure. A prendre dans la journée.*

### LAVEMENT DE DIGITALE.

| | |
|---|---|
| Poudre de digitale | 0 gr. 25 centigr. à 2 gr. |
| Eau bouillante | Q. s |

*F. infuser une 1/2 heure.*

### LAVEMENT DIURÉTIQUE (Bouchardat).

| | | |
|---|---|---|
| Digitale | } āā | 2 gr. |
| Scille | | |

*F. bouillir pendant 10 minutes dans :*

| | |
|---|---|
| Eau | Q. s. |

*Passez, ajoutez :*

| | |
|---|---|
| Laudanum de Rousseau | VI gouttes |

### MACÉRATION DIURÉTIQUE (Hérard).

| | |
|---|---|
| Digitale en poudre | 0 gr. 25 centigr. |
| Eau froide | 200 — |

*F. macérer 12 heures et filtrez. A prendre en 5 ou 6 fois dans la journée.*

### MIXTURE DIURÉTIQUE (Halle).

| | |
|---|---|
| Vin de colchique | 6 gr. |
| Teinture de digitale | 15 — |
| Iodure de potassium | 10 — |
| Sirop de salsepareille composé | 50 — |
| Eau distillée | 75 — |

*F. s. a. 3 à 4 cuillerées à café par jour.*

### OXYMEL DIURÉTIQUE (Gub. et...)

| | |
|---|---|
| Teinture alcoolique de digitale | 0 gr. |
| Extrait aqueux de seigle ergoté | 10 — |
| Acide gallique | 4 — |
| Bromure de potassium | 30 — |
| Hydrolat de laurier-cerise | 80 — |
| Sirop de cerises | 400 — |
| Oxymel scillitique | 515 — |

*F. s. a. 2 ou 3 cuillerées par jour dans de l'eau.*

### PILULES CONTRE MÉNINGITE TUBERCULEUSE (Golis).

| | |
|---|---|
| Poudre de digitale | 0 gr. 10 centigr. |
| Calomel | 0 — 06 |
| Oxyde de zinc | 0 — 12 |
| Extrait de chiendent | Q. s. |

*Pour 12 pilules. 6 à 12 par jour.*

### PILULES CONTRE LA PNEUMONIE (Millet).

| | | |
|---|---|---|
| Kermès | } āā | 0 gr. 20 centigr. |
| Extrait alcoolique de digitale | | |

*Pour 20 pilules. 1 toutes les heures*

### PILULES DIURÉTIQUES HYDRAGOGUES (Bouch.).

| | | |
|---|---|---|
| Digitale | | |
| Scille | } āā | 5 gr. |
| Scammonée | | |
| Sirop de gomme | | Q. s. |

*F. s. a. 100 pilules. 2 à 12 par jour.*

### PILULES DIURÉTIQUES (Oesterlen).

| | | |
|---|---|---|
| Feuilles de digitale | | 1 gr. |
| Extrait de scille | } āā | 1 — 5 |
| Térébenthine | | |
| Extrait de bourrache | | Q. s. |

*Pour 50 pilules. 1 à 10 par jour.*

### PILULES DE SCILLE ET DIGITALE.

| | | |
|---|---|---|
| Poudre de scille | | |
| — de digitale | } āā | 2 gr. |
| Extrait de genièvre | | |

*F. s. a. 40 pilules. 2 à 6 par jour.*

### AUTRES (Chomel).

| | | |
|---|---|---|
| Poudre de digitale | | 1 gr. |
| — de scille | } āā | |
| Fer porphyrisé | | 2 — |
| Extrait quina | | Q. s. |

*Pour 20 pilules. 2 à 6 par jour. Albuminurie chlorotique.*

### POTION (Schonlein).

| | |
|---|---|
| Feuilles de digitale | 2 gr. |

*Faites infuser dans :*

| | |
|---|---|
| Eau | 200 — |

*Passez et ajoutez :*

Azotate de potasse . . . . . . . . 4 —
Teinture de bulbes de colchique 8 —
Sirop des cinq racines . . . . . 30 —

*Par cuillerées. Rhumatismes et affections cardiaques.*

POTION CONTRE HEMOPHTISIES (Lebert).

Digitale . . . . . . . . 1 gr. 50 centigr.
Faites inf. dans eau 150 —
Extrait de ratanhia 2 à 4 —
— d'opium . . . . . 0 gr. 05 centigr.
à 0 gr. 10 centigr.
Sirop citrique . . . . . 30 —

*Par cuillerées.*

POTION CONTRE TOUX CONVULSIVE ET ASTHME (Choulant).

Digitale . . . . . . . . 2 gr.
Ipéca . . . . . . . . . 1 —

*Faites infuser dans :*

Eau : . . . . . . . 120 —

*Ajoutez :*

Sirop de guimauve . . 25 —
Liqueur ammoniacale
anisée . . . . . . 2 — 50 centigr.

*Par cuillerée.*

POTION DIURÉTIQUE SÉDATIVE (Bouchardat).

Digitale pourprée . . . . 5 gr.
Eau bouillante . . . . . 200 —

*F. infuser, passez, ajoutez :*

Nitrate de potasse . . . . . 8 —
Eau de laurier-cerise . . . 10 —
Sirop de guimauve . . . . 40 —

*M. 1 cuillerée toutes les 2 heures.*

POTION EXCITANTE (Harless).

Feuilles de digitale . . . . . 2 gr.
Ecorce de cascarille concassée 5 gr.
Eau bouillante . . . . . . 150 —

*F. infuser, passez, ajoutez :*

Esprit de Mindererus ⎫
Sirop de sucre ⎬ āā 20 —

*M. 3 à 4 cuillerées par jour.*

POTION SÉDATIVE.

Teinture de digitale X à XXX gouttes
— d'opium X à XV —
Sirop de fleurs d'oranger . . . 30 gr.
Infusé de tilleul . . . . . . 120 —

*M. Par cuillerées dans la journée.*

POUDRE DIURÉTIQUE.

Poudre de scille . . . 1 gr. 50 centigr.
Poudre de feuilles de
digitale . . . . . . 1 — 50 —

Nitrate de potasse pul-
vérisé . . . . . . . . 20 —

*M. et divisez en 15 paquets. — 1 ou 2 par jour.*

POUDRE DIURÉTIQUE ET LAXATIVE.

Sulfate de potasse pulvérisé . . 6 gr.
Crème de tartre soluble . . . . 6 —
Nitrate de potasse pulvérisé . . 6 —
Feuilles de digitale pulvérisées 1 —

*M. et divisez en 20 paquets. 1 à 3 par jour.*

POUDRE DIURÉTIQUE (Szerbeki).

Poudre de digitale . . . . . . 1 gr.
Poudre de scille . . . . . . . 1 —
Oléo-saccharure de genièvre . 10 —

*F. s. a. 20 doses. 1 toutes les heures.* (Bouch.)

SIROP DE DIGITALE (Codex).

*20 gr. correspondent à 50 centigr. de teinture ou à 33 centigr. d'extrait alcoolique. 15 à 60 gr. par jour.*

SIROP DE DIGITALE (Labélonye).

Extrait hydro-alcoolique de
feuilles sèches de digitale 2 gr.
Sirop de sucre . . . . . 1200 —

*F. s. a. 30 gr. de ce sirop contiennent 0 gr. 05 centigr. d'extrait.*

TEINTURE COMPOSÉE (Hildebrand).

Teinture de digitale ⎫
— de bubles de col- ⎬ āā 10 gr.
chique ⎭
Ether nitrique alcoolisé 1 gr. 50 centigr.

*XX gouttes matin et soir (Hydrothorax).*

VIN ANTIHYDROPIQUE (Bouyer).

Ecorce moyenne de sureau . . 50 gr.
Feuilles sèches de digitale . . 8 —
Acétate de potasse . . . . . 15 —

*F. macérer 48 heures dans :*

Alcool . . . . . . . . . Q. s.

*Ajoutez :*

Vin blanc . . . . . . . 800 gr.

*Clarifiez, filtrez, ajoutez :*

Sirop des 5 racines . . . . 130 —

*2 à 6 cuillerées à bouche dans la journée.*

VIN DIURÉTIQUE DE L'HOTEL-DIEU OU TROUSSEAU (Cod.).

Digitale . . . . . . . . . 5 gr.
Scille . . . . . . . . . . 15 —

Baies de genièvre 25 gr.
Acétate de potasse 50 —
Alcool 100 —
Vin blanc 900 —
20 gr. contiennent 1 gr. d'acétate de potasse et 0 gr. 10 centigr. de digitale.

VIN DIURÉTIQUE (Gallois).

Feuilles de diosma crenata 30 gr.
Feuilles sèches de digitale 10 —
Acétate de potasse 30 —
Vin blanc 1000 —
F. macérer les feuilles dans le vin pendant 8 jours, passez avec expression, faites fondre le sel de potasse, filtrez.

1 à 3 cuillerées dans de l'eau sucrée.

VIN DIURÉTIQUE (Granel).

Squames de scille } āā 8 gr.
Feuilles de digitale }
Cannelle fine 12 —
Acétate de potasse 15 —
Vin de Madère 500 —
F. s. a. 1 à 4 cuillerées à bouche le matin à jeun.

VINAIGRE DE DIGITALE (Boruss).

Feuilles de digitale 30 gr.
Vinaigre fort 250 —
F. digérer 3 jours, filtrés. 10 à 60 gouttes.

**DIGITALINE.** — Amorphe et cristallisée. On emploie surtout la première qui est presque insoluble dans l'eau, soluble dans l'alcool et le chloroforme, insoluble dans l'éther.

**Prop. thérap.** — Ralentit les battements du cœur, antiaphrodisiaque.

**Prép. pharm. et posol.** — A l'int. 1 milligr. à 5 milligr. pour la digitaline amorphe (Homolle); 1/4 milligr. à 1 milligr. pour la digitaline cristallisée (Nativelle).

N. B. En cas de non-indication, le pharmacien doit toujours délivrer la digitaline amorphe.

A l'ext. 0 gr., 05 centigr. pour 10 gr. d'axonge, en pommade.

**Incompat.** — Comme la digitale.

GOUTTES DE DIGITALINE.

Digitaline amorphe 0 gr. 01 centigr.
Alcool à 90° 3 — 50 —
XX gouttes contiennent 1 milligr.

GRANULES DE DIGITALINE (Homolle-Codex).

A un milligramme.
2 à 4 et 5 granules dans les 24 heures.

GRANULES DE DIGITALINE CRISTALLISÉE (Nativelle).

A 1/4 de milligr. de 1 à 4.

PILULES DE DIGITALINE ET DE SCILLE. (Bouch.).

Digitaline amorphe 0 gr. 05 centigr.
Poudre de scille 5 —
Scammonée d'Alep pulvérisée 5 —

Sirop de gomme Q. s.
Mêlez. F. s. a. 100 pilules.
2, puis 4, 6, 8 par jour.

POMMADE DE DIGITALINE.

Digitaline amorphe 0 gr. 05 à 0 gr. 10 centigr.
F. dissoudre dans alcool quelques gouttes. Incorporez dans :
Axonge balsamique 20 gr.

SIROP DE DIGITALINE (Hamolle et Quevenne).

Digitaline amorphe 0 gr. 10 centigr.
Alcool pour dissoudre la digitaline Q. s.
Sirop de sucre 1500 gr.
15 gr. ou une cuill. à bouche, contiennent 1 milligr. de digitaline. 2 à 5 cuillerées à bouche par jour.

**DIOSMA CRENATA.** — Buchu. Diosmées (Rutacées). Syn. Bucco.
**Part. empl.** — Feuilles.
**Prop. thérap.** Diurétique.
**Prép. pharm. et posol.** — A l'int. Infusé 10 p. 1000, — vin 50 gr. à 100 gr. (30 gr. de feuilles pour 1000).

VIN DIURÉTIQUE (Gallois).

| | |
|---|---|
| Feuilles de diosma crenata | 30 gr. |
| Feuilles sèches de digitale | 10 — |
| Acétate de potasse | 30 — |
| Vin blanc | 1000 — |

*F. s. a. 1 à 3 cuillerées à bouche. (V. Digitale.)*

**DITA** (écorce de). — *Alstonia scholaris* (Apocynées). Succédané du quinquina, inusité en Europe.

**DORADILLE.** — *Asplenium ceterach* (Fougères). Inusitée; faisait autrefois partie du groupe pharmaceutique des Capillaires.

**DOUCE-AMÈRE.** — *Solanum dulcamara* (Solanées). *Syn.* Morelle grimpante, vigne de Judée.
**Part. empl.** — Tige.
**Princ. act.** — Solanine et dulcamarine, dulcamarétine (Geissler).
**Prop. thérap.** — Diaphorétique, diurétique, dépuratif, sudorifique.
**Prép. pharm. et posol.** — *A l'int.* Extrait, inusité; infusé 20 p. 1000; — sirop 20 gr. à 1000 gr.

**DRACONTIUM FŒTIDUM.** — *Sothos* (Aroïdées).
**Part. empl.** — Rhizome.
**Prop. thérap.** — Narcotique, stimulant, antispasmodique.
**Prép. pharm. et posol.** — *A l'int.* Poudre 0 gr. 60 centigr. à 1 gr. 20 centigr. 3 ou 4 fois par jour.

**DROSERA.** — *Drosera rotundifolia.* Rosolis (Droséracées).
**Part. empl.** — Plante entière.
**Prop. thérap.** — Antispasmodique; employée contre la coqueluche, a été essayée contre la phtisie.
**Prép. pharm. et posol.** — *A l'int.* extrait, inusité; teinture et alcoolature V à XX gouttes.

**DUBOISIA MYOPOROIDES.** — (Solanacées.)
**Part. empl.** — Feuilles.
**Princ. act.** — Duboisine.
**Prop. thérap.** — Succédané de l'atropine, conseillée contre le goitre exophtalmique et les phénomènes nerveux de la maladie de Basedow.
**Prép. pharm. et posol.** — On emploie le sulfate de duboisine: *A l'int.* de 1/4 de milligr. à 1 milligr. *A l'ext.* 5 centigr. pour 10 gr. d'eau en collyre.

COLLYRE (Galezowski).

| | |
|---|---|
| Sulfate de duboisine | 0 gr. 005 milligr. |
| Eau distillée bouillie | 10 — |

GRANULES.

Sulfate de duboisine   0 gr. 005 milligr.
*F. s. a. 10 granules de 1/2 milligr.*

INJECTION HYPODERMIQUE (Dujardin-Beaumetz).

| | |
|---|---|
| Sulfate de duboisine | 0 gr. 01 centigr. |
| Eau distillée bouillie | 20 — |

*Chaque centimètre cube renferme 1/2 milligr. de sulfate de duboisine*

# E

**EAU-DE-VIE ALLEMANDE.** — V. Jalap.

**ÉCREVISSES.** — *Astacus fluvialis* (Crustacées décapodes).
**Part. empl.** — Concrétions calcaires de l'estomac, dites yeux d'écrevisses.
**Prop. thérap.** — Antiacide.
**Prép. pharm. et posol.** — *A l'int.* poudre, 4 à 6 gr. (inusitée aujourd'hui et remplacée par le phosphate tribasique de chaux).

**ÉLÉMI.** — Résine extraite de diverses espèces de *Burseracées*, surtout du *Canarium commune*.
**Prop. thérap.** — Entre dans la composition d'un grand nombre d'emplâtres et de baumes.
**Prép. pharm. et posol.** — *A l'ext.* employée par les pharmacopées étrangères en onguents à la dose de 1 partie pour 4 d'axonge.

| ONGUENT (Ph. Brit.). | | ONGUENT (Ph. Germ.). | |
|---|---|---|---|
| Élémi | 1 partie | Élémi | 1 partie |
| Axonge | 4 — | Essence de térébenthine | 1 — |
| *M. Stimulant en application sur les* | | Axonge | 4 — |
| *ulcères anciens et indolents.* | | M. | |

**ELLÉBORE BLANC.** — *Veratrum album* (Colchicacées).
*Syn.* Vératre, Varaire.
**Part. empl.** — Racine.
**Princ. act.** — Vératrine, contient en outre de la jervine et de l'acide jervique.
**Prop. thérap.** — Purgatif violent, émétique, sternutatoire, antirhumatismal, employé contre les maladies de peau.
**Prép. pharm. et posol.** — *A l'int.* poudre 0 gr., 03 à 0 gr., 10 cent.; — teinture X à XXX gouttes. — *A l'ext.* poudre 0 gr., 20 à 0 gr. 50 centigr. pour 30 gr. d'axonge.

| LOTION CONTRE EXANTHÈMES CHRONIQUES. | | POMMADE D'ELLÉBORE SOUFRÉE. | |
|---|---|---|---|
| Ellebore | 25 gr. | Ellébore pulvérisée | 4 gr. |
| *Infuser dans :* | | Nitrate de potasse | 0 — 50 centigr. |
| Eau chaude | 500 — | Soufre sublimé } āā 12 — | |
| *Passez et ajoutez :* | | Savon noir | |
| Teinture de capsicum | 10 — | Axonge | 36 — |
| LOTION D'ELLÉBORE (Swediaur). | | POMMADE DE PRINGLE (Bouch.). | |
| Ellébore blanc | 120 gr. | Racine d'ellébore blanc pulvé- | |
| *F. infuser dans :* | | risé | 10 gr. |
| Eau bouillante | 2000 — | Hydrochlorate d'ammoniaque | 5 — |
| *Passez. — Contre la gale, contre la* | | Axonge | 80 — |
| *teigne.* | | *Gale et prurigo.* | |

— **VÉRATRINE** ($C^{32}H^{52}Az^2O^8$). Insoluble eau à 15°, 1 partie se dissout dans 1000 d'eau à 100°, dans l'alcool en toutes proportions, dans 6,06 d'éther, dans 1,72 de chloroforme, dans 100 de glycérine.

**Prop. thérap.** — Antigoutteux, antirhumatismal, ralentit le pouls.

**Prép. pharm. et posol.** — A l'int. 10 à 25 milligr. A l'ext. en liniments, en pommades, etc.

**Incompat.** — Incompatibles généraux des alcaloïdes, tannin, iode, hlore, brome, iodures, etc.

PILULES DE VÉRATRINE (Magendie).

| | |
|---|---|
| Vératrine | 0 gr. 10 centigr. |
| Poudre de guimauve | 4 — |
| Extrait de chiendent | Q. s. |

*F. s. a. 25 pilules. 1 à 3 par jour. Chaque pilule contient 4 milligr. de vératrine. En ajoutant 0 gr. 25 centigr. d'extrait d'opium à la formule précédente, on obtient les pilules de vératrine opiacées.*

POMMADE CONTRE CARDIALGIE (Bohin).

| | |
|---|---|
| Vératrine | 0 gr. 15 centigr. |
| Extrait thébaïque | 0 — 75 — |
| Essence de térébenthine | 2 — |
| Essence de menthe | X gouttes |
| Axonge | 30 gr. |

*F. s. a.*

POMMADE CONTRE INCONTINENCE D'URINE (Rennard).

| | |
|---|---|
| Sulfate de morphine | 0 gr. 50 centigr. |
| Vératrine | 0 — 50 — |
| Axonge | 30 — |

*M.*

POMMADE CONTRE NÉVRALGIES (Bertrand).

| | |
|---|---|
| Vératrine | 0 gr. 30 centigr. |

| | |
|---|---|
| Chlorhydrate de morphine | 0 gr. 20 centigr. |
| Glycérolé d'amidon | 30 — |

POMMADE CONTRE NÉVRALGIES.

| | |
|---|---|
| Vératrine | 0 gr. 05 centigr. |
| Bisulfate de quinine | 1 — |
| Vaseline | 15 — |

*M.*

POMMADE DE VÉRATRINE.

| | |
|---|---|
| Vératrine | 0 gr. 05 centigr. |
| Axonge | 10 — |

*M.*

POTION A LA VÉRATRINE (Aran).

| | |
|---|---|
| Vératrine | 0 gr. 05 centigr. |
| Alcool à 85° c. | Q. s. |
| Eau distillée | 70 — |
| Sirop simple | 50 — |
| Hydrolat de fleurs d'oranger | 30 — |

*F. dissoudre. M. 1 cuillerée à bouche toutes les 2 heures.*

TEINTURE DE VÉRATRINE.

| | |
|---|---|
| Vératrine | 1 gr. |
| Alcool à 85° c. | 100 — |

*F. dissoudre. 1 gr. représente 1 centigr. de vératrine. 0 gr. 50 centigr. à 3 gr. en potion. Par cuillerées toutes les 2 ou 3 heures.*

— **ELLÉBORE NOIR**. — *Helleborus niger* (Renonculacées). *Syn.* Rose de Noël, d'hiver, herbe de feu.

**Part. empl.** — Racine.

**Princ. act.** — Elléborine, elléboréine.

**Prop. thérap.** — Emménagogue, purgatif, drastique violent, vermifuge.

**Prép. pharm. et posol.** — A l'int. Extrait  
Poudre } 0 gr., 25 à 1 gr.  
Teinture } Inusité.

PILULES DE BACHER (Anc. Cod.).

| | |
|---|---|
| Racine sèche d'ellébore noir | 500 gr. |
| Carbonate de potasse pulvérisé | 125 — |
| Alcool à 21° | 2000 — |
| Vin blanc | 2000 — |

*F. s. a. extrait ferme, et prenez*

| | |
|---|---|
| Extrait ci-dessus | 64 gr. |
| — de myrrhe | 64 — |
| Poudre de chardon bénit | 32 — |

*F. s. a. des pilules de 0 gr. 20 centigr. 1 à 2 (tonique), 3 à 5 (purgatif drastique).*

— **ELLÉBORE VERT**. *Helleborus viridis* (Renonculacées).

**Part. empl.** — Feuilles.

Princ. act. — Vératrine et elléborine.

Prop. thérap. — A été employé contre les maladies de la peau, ralentit le pouls.

Prép. pharm. et posol. — A l'int. extrait alcoolique, 0 gr., 02 à 0 gr., 04 centigr. (Oulmont.) Inusité. A l'ext. Inusité.

## ÉMÉTIQUE $(C^4H^4O^6)$, $(SbO)K + H^2O$. Syn. Tartrate de potasse et d'antimoine, tartre stibié. 1 partie est soluble dans 14 d'eau froide, dans 19 de glycérine; insoluble alcool, éther, chloroforme.

Prop. thérap. — Vomitif, purgatif, contro-stimulant, rubéfiant.

Prép. pharm. et posol. — A l'int. poudre 0 gr., 03 centigr. à 0 gr., 20 centigr., vomitif (dans un peu d'eau); — 0 gr., 05 centigr. à 0 gr., 10 centigr., purgatif dans beaucoup d'eau; — 0 gr., 40 centigr. à 0 gr., 75 centigr., contro-stimulant. — A l'ext. poudre (action prolongée), en pommades et emplâtres, pommades à 1/4 Codex.

Incompat. — Acides et sels acides, alcalis, carbonates, sulfates alcalins, astringents, infusions astringentes, quinquina, rhubarbe, cachou, tannin, sirop de gomme, eau de chaux, eau calcaire. L'opium diminue son action.

#### BOUILLON ÉMÉTO-CATHARTIQUE.

Émétique          0 gr. 05 à 0 gr. 10 centigr.
Sulfate de soude          20 — 30 —
Bouillon aux herbes 1000 —

F. dissoudre. Par demi-tasse toutes les heures.

#### EAU DE BANARÈS (Ph. Esp.).

Sulfate de magnésie   11 gr.
Émétique                  0 — 05 centigr.
Sulfate ferreux           0 — 30 —
Tartrate de potasse et
de soude                  0 — 60 —
Eau commune           1330 —

F. dissoudre. Filtrez. 100 à 200 gr. (résolutif), 200 à 350 gr. (laxatif).

#### EAU DE TREVEZ (Cadet).

Sulfate de magnésie 30 gr.
Émétique                  0 — 025 milligr.

Dissolvez dans :

Eau                       1000 —

#### EAU PURGATIVE (Vogt).

Tartre stibié             0 gr. 05 centigr.
Sulfate de magnésie   50 —
Sirop de nerprun        25 —
Eau                       200 —

Purgatif énergique employé dans les affections cérébrales.

#### EAU PURGATIVE ÉMÉTISÉE (F. H. M).

Sulfate de soude        30 gr.
Eau                       500 —

Émétique                  0 gr. 05 centigr.

F. dissoudre. — Par verres.

#### ÉMÉTIQUE CONTRE CROUP (Larroque).

Émétique                  0,05; 010; 0,15.
Eau                       100 gr.

A prendre dans l'espace d'une heure.

#### EMPLATRE STIBIÉ.

Il renferme 0 gr. 60 centigr à 2 gr. d'émétique étendu sur un emplâtre de poix de Bourgogne.

#### EMPLATRE STIBIÉ (Ricard).

Emplâtre de ciguë (largeur de la main).

Saupoudrez avec :

Émétique                  1 à 2 gr.

#### JULEP CONTRE LE CROUP (Jourd.).

Tartre stibié             0 gr. 10 centigr.
Sirop d'ipéca             60 —
Oxymel scillitique        12 —
Infusion de polygala 125 —

Par cuillerée à café.

#### JULEP CONTRO-STIMULANT (Laennec).

Émétique                  0 gr. 30 centigr.
Infusion de feuilles
d'oranger                 150 —
Sirop de gomme           40 —

Par cuilllerées tous les 1/4 d'heures.

#### JULEP ÉMÉTISÉ (Rasori).

Émétique                  0 gr. 30 centigr.

Infusion de feuilles
d'oranger          150 gr.
Sirop de sucre       40 —

1 *cuillerée toutes les heures.*

### LAVEMENT PURGATIF.

Feuilles de séné      15 gr.
Sulfate de soude cris-
talllisé              20 —
Émétique        0 — 20 centigr.
Eau                Q. s.

*Pour 500 gr. de colature. F. bouillir le sené et le sulfate de soude avec l'eau ; passez, exprimez, ajoutez l'émétique.*

### LAVEMENT STIBIÉ (Young).

Émétique        5 centigr. à 10 centigr.
Eau tiède ou mieux infusion
d'arnica                200 gr.

*F. dissoudre.*

### LIMONADE STIBIÉE.

Limonade tartrique        1000 gr.
Émétique        5 centigr. à 10 centigr.

*F. dissoudre. 1/2 verre toutes les 1/2 heures ou toutes les heures.*

### MÉDECINE DE NAPOLÉON (Corvisart).

Crème de tartre so-
luble                 30 gr.
Émétique        0 — 025 milligr.
Sucre                 60 —
Eau                 1000 —

*F. s. a. A prendre par verres.*

### PILULES ÉMÉTIQUE ET ALOÈS (Schroder).

Tartre stibié       0 gr. 25 centigr.
Aloès               4 —

*F. s. a. 60 pilules. Dose 2 à 3.*

### PILULES STIBIÉES.

Emétique        0 gr. 10 centigr.
Gomme-gutte     0 — 20 —
Poudre de séné  1 — 50 —
Extrait de rhubarbe   Q. s.

*Pour 30 pil. Dose 1 à 3.*

### POTION CONTRE BRONCHITE.

Emétique        0 gr. 05 centigr.
Sel ammoniac      5 —
Extrait de jusquiame  0 — 10 —
Sucre de réglisse    10 —
Eau                 200 —

*Par cuillerées.*

### POTION CONTRE LA CHORÉE (Gillette).

Potion gommeuse        125 gr.

Émétique        20 centigr. à 50 centigr.

*M. Par cuillerées à café toutes les heures ou toutes les 2 heures.*

### POTION CONTRE PNEUMONIE.

Émétique        0 gr. 10 centigr.
Sirop de Desessartz   30 —
Oxymel scillitique    10 —
Infusion de polygala  150 —

*M. Par cuillerées.*

### POTION CONTRO-STIMULANTE.

Tartre stibié       0 gr. 30 centigr.
Sirop de polygala } ãã 25 —
— diacode
Infusion de feuilles
d'oranger            200 —

### POTION ÉMÉTISÉE (Bouch.).

Emétique        0 gr. 40 centigr.
Infusion d'arnica    150 —
Sirop diacode        30 —

*M. Par cuillerée toutes les heures.*

### POTION STIBIÉE (Louis).

Émétique        0 gr. 30 centigr.
Infusion de tilleul
orangé               150 —
Sirop diacode        30 —

*M. Par cuillerée toutes les heures.*

### POTION STIBIÉE (Rayer).

Solution de gomme    125 gr.
Tartre stibié       0 — 15 centigr.
Sirop diacode        16 —

*M. Une cuillerée à bouche toutes les 2 heures.*

### POTION STIBIO-OPIACÉE (Peysson).

Émétique    0 gr. 05 à 0 gr. 50 centigr.
Teinture d'opium     XXX gouttes
Eau                 240 gr.
Sirop de fleurs d'o-
ranger               20 —

*F. s. a. Par cuillerée toutes les 1/2 heures.*

### POTION VOMITIVE

Émétique        0 gr. 10 centigr.
Alcoolat de menthe   5 —
Eau                 100 —
Sirop d'ipécacuanha  50 —

*M. En 3 fois, à 10 m. d'intervalle.*

### POUDRE STIBIÉE EXPECTORANTE.

Emétique        0 gr. 05 centigr.
Sel ammoniac      5 —
Suc de réglisse     10 —

*Divisez en 10 doses.*

POUDRE STIBIO-OPIACÉE.

| | | |
|---|---|---|
| Extrait d'opium en poudre | } 0 gr. 10 centigr. | |
| Emétique | | |
| Sucre | 120 gr. | |

*Divisez en 12 paquets. 1 le matin et 1 le soir dans un verre d'eau.*

POUDRE VOMITIVE.

| | |
|---|---|
| Ipécacuanha | 1 gr. 50 centigr. |
| Emétique | 0 gr. 05 à 0 — 10 — |

*M. et divisez en 3 paquets. 1 toutes les 10 minutes.*

SEL DE GUINDRE (Cadet).

| | |
|---|---|
| Sulfate de soude effleuri | 25 gr. |
| Nitrate de potasse | 0 — 50 centigr. |

| | |
|---|---|
| Émétique | gr. 025 milligr. |

*M. En une fois le matin à jeun.*

SPARADRAP STIBIÉ (Mialhe).

| | | |
|---|---|---|
| Poix blanche | | 40 gr. |
| Colophane | āā | 20 — |
| Cire | | |
| Térébenthine | āā | 5 — |
| Huile d'olive | | |
| Émétique | | 10 — |

*F. s. a.*

VIN ANTIMONIÉ-STIBIÉ (Cod.).

| | |
|---|---|
| Emétique | 1 gr. |
| Vin Malaga | 300 — |

*15 gr. contiennent 0 gr. 05 centigr. (un grain) d'émétique.*

**ENCENS.** — Fourni par le *Boswellia serrata* et le *Plossica papyracea* (Térébinthacées burseracées). Soluble en partie seulement dans alcool, soluble éther. *Syn.* Oliban.

**Prop. thérap.** — Entre dans la composition des pilules de cynoglosse et de la thériaque ; en poudre, employé contre la pustule maligne ; en fumigations contre les rhumatismes.

**Prép. pharm. et posol.** — A *l'int.* poudre 1 gr. A *l'ext.* poudre en fumigations et en pâtes.

ÉLECTUAIRE ANTIBLENNORRHAGIQUE.

| | | |
|---|---|---|
| Oliban pulvérisé | } āā | 15 gr. |
| Baume de copahu | | |
| Conserve de cynorrhodons | | 30 — |
| Sirop de baume de tolu | | Q. s. |

*F. s. a. un électuaire, dont on prendra 16 gr. en 2 ou 3 fois.*

ONGUENT DE L'ABBAYE DU BEC (Bouch.).

| | | |
|---|---|---|
| Poix de Bourgogne | | 250 gr. |
| Cire jaune | | 100 — |
| Poix-résine | } āā | 80 — |
| Poix navale | | |
| Axonge | | 240 — |
| Oliban en poudre | | 20 — |

*M. Contre les ulcères indolents.*

**ÉPINE-VINETTE.** — *Berberis vulgaris* (Berbéridées).
**Part. empl.** — Racine, feuilles, fruits.
**Princ. act.** — Berbérine.
**Prop. thérap.** — Fébrifuge.
**Prép. pharm. et posol.** — A *l'int.* extrait hydro-alcoolique (fait partie de la quinoïde (Armand), sirop *ad libitum*, suc *ad libitum*.

**ÉPONGE FINE.** — *Spongia officinalis* et *usitatissima* (Zoophytes spongiaires).
**Princ. act.** — Iode.
**Prop. thérap.** — Antigoitreuse, servant à dilater les plaies et certaines cavités naturelles.
**Prép. pharm. et posol.** — A *l'int.* éponge torréfiée 1 à 2 gr. A *l'ext.* éponge à la cire, éponge à la ficelle.

BOLS ANTISCROFULEUX (Bailly).

| | |
|---|---|
| Éponge calcinée | 1 gr. |
| Sulfate de potasse | 1 — |

Baume de soufre simple 0 gr. 50 centig.

*F. s. a. 10 pilules. 2 à 4 par jour (Cad.).*

COLLIER DE MORAND (Cad.).

Hydrochlorate d'ammo-niaque
Sel décrépité
Éponge calcinée
} āā 50 gr.

*Pulvérisez et M. répandez sur une corde de coton disposée en cravate, contre le goitre.*

POUDRE CONTRE LE GOITRE.

Poudre d'éponges torréfiées  20 gr.
Chlorhydrate d'ammoniaque  1 —
Charbon végétal  2 —

*M. 3 gr. par jour par prises de 1 gr.*

## ÉPURGE. — V. *Euphorbe.*

## ERGOT DE SEIGLE. — *Mycelium* du *Claviceps purpurea* (Champignons). *Syn.* Seigle ergoté.

**Prop. thérap.** — Provoque les contractions utérines, hémostatique, antipyrétique.

**Prép. pharm. et posol.** — *A l'int.* extrait (ergotine, 0 gr. 50 cent. à 4 gr.; — poudre 2 à 6 gr. (antipyrétique), — 2 gr. à 4 gr. (hémostastique), — 0 gr., 50 centigr. à 4 gr. (obstétrical).

BOLS SÉDATIFS (Desruelles).

Seigle ergoté  1 gr.
Extrait de jusquiame  0 — 05 centigr.
Nitrate de potasse  1 —
Camphre  0 — 15 —

*F. s. a. 40 bols. 2 toutes les 2 heures* (Bouch.).

EAU HÉMOSTATIQUE.

Seigle ergoté concassé  100 gr.
Eau bouillante  500 —

*Traitez par lixiviation. Ajoutez :*

Alcoolat de citron  5 —

*En applications.*

LAVEMENT AU SEIGLE ERGOTÉ.

Seigle ergoté  5 à 10 gr.

*F. bouillir 10 minutes dans :*

Eau  300 —

*Passez.*

MIXTURE AU SEIGLE ERGOTÉ (Dufrémy).

Élixir de Garus ou Chartreuse  50 gr.
Eau  50 —
Poudre récente d'ergot de seigle 2 à 4 —

*M. s. a. 1 cuillerée d bouche toutes les 4 heures.*

MIXTURE DE DEWES.

Seigle ergoté pulvérisé
Cannelle
} āā 2 gr.
Sucre  10 —

*M. En 3 fois dans un peu d'eau d 10 minutes d'intervalle pour exciter la contraction utérine, le col étant suffisamment dilaté.*

PAQUETS DE CHARCOT.

Poudre récente de seigle ergoté
0 gr. 20 à 0 gr. 30 centigr.

*Pour un paquet.*

PILULES ANTIHÉMOPTIOIQUES (G. de Mussy).

Ex. de ratanhia pulv.  4 gr.
Ergot de seigle  3 —
Digitale  0 — 50 centigr.
Extrait de jusquiame  0 — 25 —

*F. s. a. 20 pilules. 4 d 6 par jour.*

PILULES ANTIHÉMORRHAGIQUES (Hérion).

Ergot de seigle pulvérisé 1 gr.
Acide tannique  0 — 30 centigr.
Digitaline amorphe  0 — 01

*F. s. a. 10 pilules. 5 par jour.*

PILULES D'ERGOT ET DE DIGITALE.

Poudre de digitale  1 gr.
— de seigle ergoté  4 —
Extrait de chiendent  Q. s.

*F. s. a. 30 pilules. 6 d 8 par jour.*

PILULES D'ERGOT ET DE FER (Grimaud).

Limaille de fer  2 gr. 50 centigr.
Ergot de seigle  0 — 30 —

*M. pour 10 pilules.*

PILULES DE SEIGLE ERGOTÉ.

Poudre récente de seigle ergoté  2 gr.
Beurre de cacao  Q. s.

*M. et F. 10 pilules. 2 par jour.*

8

## PILULES DE SEIGLE ERGOTÉ (Robert).

| | |
|---|---|
| Seigle ergoté | 0 gr. 10 centigr. |
| Camphre | 0 — 05 — |
| Savon médicinal | Q. s. |

*M. p. 1 pilule.*

### PILULES HÉMOSTATIQUES (Aran).

| | |
|---|---|
| Digitale pulvérisée | 1 gr. |
| Seigle ergoté | 4 — |
| Sirop simple | Q. s. |

*F. s. a. 28 pilules. 6 à 10 par jour.*

### POTION CONTRE L'HÉMOPTYSIE (Lange).

| | |
|---|---|
| Seigle ergoté (extrait) | 1 gr. 50 centigr. |
| Acide tannique | 2 — |
| Eau distillée | 180 — |
| Sirop simple | 30 — |

*F. s. à. Par cuillerées dans les 24 heures.*

### POTION HÉMOSTATIQUE.

Seigle ergoté 4 gr.

*F. infuser dans :*

| | |
|---|---|
| Eau bouillante | 100 — |
| Sirop de digitale | 20 — |
| Sirop de Ratanhia | 30 — |

*M. Par cuillerée toutes les demi-heures.*

### POUDRE CONTRE LEUCORRHÉE.

| | |
|---|---|
| Seigle ergoté pulv. | 4 gr. |
| Carbonate de fer | 5 — |
| Poudre de cannelle | } ãã 1 gr. |
| Sucre vanillé | |

*M. et divisez en 20 paquets. 2 par jour, soir et matin.*

### POUDRE CONTRE LES HÉMOPTYSIES.

| | |
|---|---|
| Seigle ergoté pulvérisé | 5 gr. |
| Acide tannique | 2 — 50 — |

*M. et divisez en 10 paquets. 1 paquet matin et soir.*

### POUDRE CONTRE LA MÉTRITE CHRONIQUE (Gallard).

| | |
|---|---|
| Seigle ergoté pulvérisé | 20 centigr. à 25 centigr. |
| Carbonate de fer | |
| Colombo pulvérisé | } ãã 0 gr. 10 centigr. |
| Cannelle pulvérisée | |

*M. pour 1 paquet. 1 ou 2 par jour.*

### POUDRE OCYTIQUE (Schmidt).

| | |
|---|---|
| Seigle ergoté | |
| Borate de soude | } ãã 0 gr. 50 centigr. |
| Olé saccharure de camomille | |

*F. s. a. et divisez en 6 paquets. 1 tous les 1/4 d'heure.*

### PRISES CONTRE LES HÉMOPTYSIES (Gimbert).

| | |
|---|---|
| Sulfate de quinine | 0 gr. 50 centigr. |
| Seigle ergoté pulv. | 2 — |

*M. et divisez en 10 prises. 1 toutes les heures.*

### SIROP CONTRE LA COQUELUCHE (Greepenkerl).

Seigle ergoté concassé 0 gr. 50 centigr. à 2 gr.

*F. bouillir dans q. s. d'eau pour obtenir 32 gr. de colature. Ajoutez :*

Sucre blanc pulvérisé 48 gr.

*F. s. a. 1 cuillerée à café toutes les 2 heures.*

### VIN DE BALARDINI

| | |
|---|---|
| Seigle ergoté en poudre | 2 à 5 gr. |
| Vin blanc ou d'Espagne | 100 — |

*M. et agitez chaque fois. 1 cuillerée toutes les 10 minutes.*

## ERGOTINE. — Extrait aqueux de seigle ergoté.

**Prop. thérap.** — Comme l'ergot de seigle.
**Prép. pharm. et posol.** — 0 gr., 50 centigr. à 4 gr.

### COLLUTOIRE CONTRE LA PHARYNGITE CHRONIQUE (Darney).

| | |
|---|---|
| Ergotine | 1 gr. 20 centigr. |
| Teinture d'iode | 3 — |
| Glycérine | 24 — |

*F. dissoudre.*

### INJECTION HYPODERMIQUE (Bernard).

Ergotine 2 gr.

| | |
|---|---|
| Eau | 15 gr. |
| Glycérine | 15 — |

*F. dissoudre.*

### INJECTION HYPODERMIQUE ANTIHÉMORRHAGIQUE (Lucas-Championnière).

| | |
|---|---|
| Ergotine | 2 gr. |
| Glycérine | 15 — |
| Hydrolat de laurier-cerise | 15 — |

*F. dissoudre.*

INJECTION HYPODERMIQUE CONTRE LE PROLAPSUS DU RECTUM (Vidal).

| Ergotine | 1 gr. |
| Hydrolat de laurier-cerise | 5 — |

F. dissoudre.

LINIMENT CONTRE LA MÉTRITE (Dabney).

| Ergotine | 2 gr. |
| Extrait de belladone | 0 — 30 centigr. |
| Glycérine pure | |
| Eau distillée | ãã 16 — |

F. s. a.

OXYMEL DIURÉTIQUE (Gubler).

| Teinture alcoolique de digitale | 10 gr. |
| Extrait aqueux de seigle ergoté | 10 — |
| Acide gallique | 5 — |
| Bromure de potassium | 30 — |
| Hydrolat de laurier-cerise | 30 — |
| Sirop de cerises | 400 — |
| Oxymel scillitique | 515 — |

F. s. a. 2 ou 3 cuillerées par jour dans de l'eau.

PILULES CONTRE HÉMOPTHISIES (Lebert).

| Ergotine | | 1 gr. 20 centigr. |
| Tannin | ãã | |
| Extrait d'opium | 0 — 30 — |

Pour 20 pilules. Dose 2 à 10, la journée.

PILULES D'ERGOTINE (Arnal).

| Ergotine | 5 gr. |
| Poudre de réglisse | Q. s. |

F. s. a. 60 pilules. 6 à 10 par jour.

PILULES D'ERGOTINE ET DE RATANHIA.

| Extrait aqueux de seigle ergoté | 2 gr. |
| Extrait de ratanhia | 4 — |

F. s. a. 24 pilules. A prendre dans la journée.

PILULES D'ERGOT ET DE FER.

| Tartrate de fer | |
| Extrait aqueux d'ergot | ãã 0 gr. 20 centigr. |

F. s. a. 4 pilules. A prendre dans la journée.

PILULES D'ERGOT ET DE FER (Gallard).

| Carbonate de fer | |
| Ergotine | ãã 5 gr. |
| Extrait gommeux d'opium | 0 — 25 centigr. |

F. s. a. 60 pilules. 4 par jour.

POTION D'ERGOTINE.

| Ergotine | 1 à 4 gr. |
| Vin cordial | 100 — |
| Sirop d'éc. d'orang. am. | 30 — |

F. s. a. Par cuillerées dans la journée.

POTION CONTRE LA CYSTITE HÉMORRHOÏDALE (Molfese).

| Ergotine | 1 gr. |
| Eau distillée | 100 — |
| Sirop d'écorces d'oranges | 50 — |

F. s. a. 1 cuillerée à bouche toutes les 1/2 heures.

POTION CONTRE LA MÉTRORRHAGIE.

| Ergotine | 1 gr. |
| Teinture de digitale | XV gouttes |
| Infusion de roses de Provins | 90 gr. |
| Sirop de ratanhia | 30 — |

F. s. a. Par cuillerées toutes les 1/2 heures.

POUDRE CONTRE LA LEUCORRHÉE (Guipon).

| Sulfate de fer pulvérisé | 8 gr. |
| Sous-carbonate de fer | 12 — |
| Quinquina rouge pulvérisé | 4 — |
| Cannelle pulvérisée | 4 — |
| Ergotine | 4 — |

F. s. a. 1 ou 2 pincées avant les principaux repas.

SIROP D'ERGOTINE.

| Sirop de fleurs d'oranger | 200 gr. |
| Ergotine | 5 — |

F. s. a. 2 à 4 cuillerées à bouche par jour. Contient 0 gr. 50 d'ergotine par cuillerée.

SIROP HÉMOSTATIQUE (Lange).

| Ergotine | 5 — |
| Tannin | 2 gr. |
| Sirop de consoude | 200 — |

Par cuillerée à bouche.

SOLUTION TITRÉE D'ERGOT OU D'ERGOTINE POUR LES INJECTIONS HYPODERMIQUES.

| Ergot récent | 100 gr. |

Après traitement par l'eau acidulée (acide tartrique) précipitation par l'alcool, etc. (Voir Journal de Pharmacie 1877), on obtient 100 centimètres cubes d'un liquide inaltérable qui représente son poids d'ergot, et renferme le principe obstétrical et hémostatique de cette substance.

— **ERGOTININE.** — Alcaloïde cristallisé extrait de l'ergot par Tanret.

Dose : 1/4 de milligr. jusqu'à 1 milligr.

| SIROP D'ERGOTININE (Tanret). | | SOLUTION D'ERGOTININE POUR INJECTIONS HYPODERMIQUES (Tanret). | |
|---|---|---|---|
| Ergotinine | 0 gr. 05 centigr. | | |
| Acide lactique | 0 — 10 — | Ergotinine | 0 gr. 01 centigr. |
| Eau distillée | 5 — 00 — | Acide lactique | 0 — 02 — |
| Sirop de fleurs d'o-ranger | 995 — 00 — | Eau distillée de lau-rier-cerise | 10 — — |

1/4 de milligr. d'ergotinine par cuillerée à café.

1 milligr. par centim. cube.

## ERIGERON CANADENSE. (Composées.)

Part. empl. — Feuilles et sommités fleuries.
Prop. thérap. — Antidiarrhéique. — Antihémorrhagique.
Prép. pharm. et posol. — A l'int. infusion 1 gr., 50 centigr. pour 100 d'eau ; poudre 0 gr., 05 à 0 gr., 10 centigr. toutes les heures.

## ERYSIMUM. — Sisymbrium ou Erysimum officinale (Crucifères). Syn. Velar, tortelle, herbe aux chantres.

Part. empl. — Feuille et plante fleurie.
Prop. thérap. — Stimulant béchique, antiscorbutique, résolutif.
Prép. pharm. et posol. — A l'int. infusion 10 p. 1000 — sirop 30 à 60. gr.

SIROP D'ERYSIMUM COMPOSÉ (Cod.).

20 à 100 gr. (bronchites chroniques, enrouements).

## ESCARGOT OU LIMAÇON. — Helix pomatia. (Mollusque gastéropode.)

Prop. thérap. — Préconisé contre les affections de poitrine et les dartres.
Prép. pharm. et posol. — A l'int. :

Bouillon
Gelée
Pastilles
Pâte
Sacharolé
Sirop (Codex)
} ad libitum (peu employé).

## ESCULINE. — V. Marronnier d'Inde.

## ÉSÉRINE. — V. Fève de Calabar.

## ESSENCE DE TÉRÉBENTHINE ($C^{10}H^{16}$). Syn.

Huile essentielle de térébenthine, du Pinus maritima (Conifères). Insoluble eau, peu soluble alcool, très soluble éther, miscible aux huiles grasses et volatiles.
Prop. thérap. — Stimulant énergique, vermifuge ; conseillée contre le tétanos, la péritonite puerpérale, la salivation mercurielle ; antidote du phosphore, révulsif, rubéfiant.
Prép. pharm. et posol. — A l'int. 4 à 8 gr. en capsules, perles ; antidote du phosphore jusqu'à 30 gr. et 40 gr. A l'ext. en liniments.

(ÉMULSION.)

| Essence de térébenthine | 5 à 10 gr. |
| Jaune d'œuf | n° 1 |
| Sirop de menthe | 50 gr. |
| Eau | 100 — |

*Par cuillerées à bouche.*

ÉMULSION.

| Essence de térébenthine | 5 à 15 gr. |
| Poudre de gomme arabique | 5 à 15 — |
| Sucre pulvérisé | 50 — |
| Eau de menthe poivré | 100 — |

*Par cuillerées à bouche.*

MIXTURE DE DURANDE OU DE WHYTT.

| Essence de térébenthine | 15 gr. |
| Ether sulfurique | 30 — |

*2 à 4 gr. par jour.*

MIXTURE ODONTALGIQUE ANGLAISE.

| Essence de térébenthine | 30 gr. |
| Camphre | 8 — |

MIXTURE TÉRÉBENTHINÉE (Rayer).

| Emulsion d'amandes | 60 gr. |
| Sirop diacode | 20 — |
| Essence de térébenthine | 1 à 4 — |

## ÉTAIN. — *Stannum* (Sn).

**Prop. thérap.** — Anthelminthique.

**Prép. pharm. et posol.** — *A l'int.* Limaille } 5 à 30 gr.
poudre } inusité.

AMALGAME D'ÉTAIN.

| Etain pur | 3 gr. |
| Mercure | 1 — |

*F. fondre l'étain. Ajoutez le mercure. Pulvérisez après refroidissement, employé jadis comme tænifuge à la dose de quelques centigr. à 4 gr. par jour.*

## — ÉTAIN (CHLORURE D') (SnCl⁴). Liqueur fumante de *Libavius.*
*Syn.* Chlorure stannique.

**Prop. thérap.** — Antiseptique, employé contre les ulcères cancéreux.

**Prép. pharm. et posol.** — *A l'ext.* pommade, solution aqueuse.

POMMADE.

| Chlorure stannique | 5 à 10 gr. |
| Axonge | 30 — |

M.
*En 8 doses. 1 par jour en frictions.*

SOLUTION (Nauche).

| Chlorure stannique | 0 gr. 025 milligr. |
| Eau distillée | 500 — |

## ÉTHER ACÉTIQUE ($C^2H^3O^2$, $C^2H^5$). Soluble 14 parties
d'eau, soluble alcool et éther en toutes proportions.

**Prop. thérap.** — Comme l'éther sulfurique.

**Prép. pharm. et posol.** — *A l'int.* comme l'éther sulfurique (peu usité). *A l'ext.* en frictions, embrocations.

BAUME ACÉTIQUE CAMPHRÉ (Pelletier).

| Savon animal | 4 gr. |
| Ether acétique | 30 — |

*F. dissoudre au B.-M., ajoutez :*

| Camphre | 4 — |
| Huile volatile de thym | 0 — 4 décigr. |

*Filtrez.*
*En frictions.*

LOTION CONTRE CÉPHALGIE.

| Éther acétique | 10 gr. |
| Eau | 190 — |

POTION D'ÉTHER ACÉTIQUE.

| Potion gommeuse | n° 1 |
| Ether acétique | X à XXX gouttes |

*M. A prendre en 3 fois.*

## ÉTHER AMYL-NITREUX ($AzO^2$, $C^5H^{14}$). *Syn.* azotite
d'amyle, nitrite d'amyle.

**Prop. thérap.** — Antiasthmatique, antispasmodique.

8

Prép. pharm. et posol. — A *l'int*. II à XV gouttes en inhalations; on l'enferme dans de petites ampoules en verre.

## — ÉTHER AZOTEUX (AzO², C²H⁵). *Syn.* — Éther nitrique, peu soluble eau (1/50), très soluble alcool et éther ordinaires.

**Prop. thérap.** — Excitant, nervin, carminatif, diurétique, anesthésique.

**Prép. pharm. et posol.** — A *l'int*. X à LX gouttes. On l'emploie surtout mélangé à son volume d'alcool (éther nitrique alcoolisé). Sous cette forme, les Anglais l'emploient jusqu'à la dose de 30 gr. comme diurétique.

## — ÉTHER BROMHYDRIQUE. (C²H⁵Br.) *Syn.* Bromure d'éthyle. Insoluble eau, soluble en toutes proportions dans l'alcool et l'éther ordinaires.

**Prop. thérap.** — Anesthésique, antihystérique, antiépileptique.

**Prép. pharm. et posol.** — A *l'int* en inhalations réitérées (bon anesthésique général). A *l'ext.* en pulvérisations (anesthésie locale) est le seul anesthésique local qui permette l'emploi du thermo-cautère; on continue la pulvérisation pendant l'opération (Terrillon et Yvon).

## —ÉTHER IODHYDRIQUE (C²H⁵I). *Syn.* Iodure d'éthyle insoluble eau, très soluble alcool et éther.

**Prop. thérap.** — Antiasthmatique.

**Prép. pharm. et posol.** — A *l'int*. X à XL gouttes en inspirations; plusieurs fois par jour.

## —ÉTHER SULFURIQUE (C⁴H¹⁰O). *Syn.* Éther hydrique, éther vinique, oxyde d'éthyle. — 1 partie est soluble dans 9 parties d'eau à 15°, en toutes proportions dans l'alcool, insoluble chloroforme et glycérine.

**Prop. thérap.** — Excitant diffusible très énergique, antispasmodique, anesthésique général et local.

**Prép. pharm. et posol.** — A *l'int*. X à XL gouttes, en potion, sirop à 2 0/0 (Codex), perles; pur en injections hypodermiques. A *l'ext.* en pulvérisations.

LAVEMENT D'ÉTHER.

| | |
|---|---|
| Éther sulfurique | 4 gr. |
| Jaune d'œuf n° 1. | |
| Eau fraîche | 125 — |
| M. | |

LIQUEUR D'HOFFMANN. ÉTHER ALCOOLISÉ (Codex).

P. E. *d'éther et d'alcool.*
*Même emploi et mêmes doses que* l'éther.

POTION ANTISPASMODIQUE.

| | | |
|---|---|---|
| Eau | 100 | gr. |
| Sirop de fleurs d'oranger | 15 | — |
| Sirop diacode | 20 | — |
| Éther | 2 | — |

*M. 1 cuillerée toutes les heures.*

POTION ANTISPASMODIQUE.

| | | |
|---|---|---|
| Sirop de fleurs d'oranger | 30 | gr. |
| Eau distillée de menthe | 60 | — |
| — de tilleul | 60 | — |
| Éther sulfurique | 2 | — |
| *Ad libitum.* | | |
| Laudanum de Rousseau | X | gouttes |

*M. Par cuillerée toutes les heures.*

POTION ANTISPASMODIQUE CALMANTE.

| | | |
|---|---|---|
| Sirop de morphine | 20 à 40 | gr. |
| Eau distillée de tilleul | 150 | — |
| Éther sulfurique | 2 | — |

*M. A prendre par cuillerée.*

POTION ANTISPASMODIQUE (Cod.).

2 gr. d'éther pour 150.
*Par cuillerées à bouche.*

POTION ANTISPASMODIQUE (Delioux).

| | |
|---|---|
| Eau distillée de menthe | 20 gr. |
| — de fleurs d'oranger | 40 — |
| — de mélisse | 60 — |
| Sirop de Tolu | 30 — |
| Ether sulfurique | 2 — |

*M. 1 cuillerée toutes les 10 minutes*

POTION ANTISPASMODIQUE OPIACÉE
(F. H. M.).

| | |
|---|---|
| Eau aromatique de menthe | 60 gr. |
| Sirop simple | 30 — |
| Ether sulfurique alcoolisé | 2 — |
| Vin d'opium composé | 0 — 60 centigr. |

*F. s. a. Par cuillerée à bouche à intervalles plus ou moins éloignés.*

POTION ANTISPASMODIQUE OPIACÉE
(F. H. P.).

| | |
|---|---|
| Sirop d'opium | 15 gr. |
| — de sucre | 10 — |
| Eau de fleurs d'oranger | 15 — |
| Ether sulfurique | 1 — |
| Eau | 100 — |

*M. Par cuillerée toutes les heures.*

POTION DE RIVIÈRE ÉTHÉRÉE OPIACÉE
(Guibourt).

| | |
|---|---|
| Sirop de limons | 30 gr. |
| Suc de citron | 15 — |
| Eau distillée de fleurs d'oranger | 15 — |
| — de tilleul | 60 — |
| Laudanum de Sydenham | 6 — |
| Ether sulfurique | 1 — |

*M. ajoutez :*

| | |
|---|---|
| Bicarbonate de potasse | 2 — |

*A prendre en 3 ou 4 fois.*

# ETHIOPS ANTIMONIAL D'HUXHAM. — V. *Mercure.*

— **MARTIAL.** V. *Fer.*

— **VÉGÉTAL.** V. *Fucus vesiculosus.*

# EUCALYPTUS. — *Eucalyptus globulus* (Myrtacées). *Syn.* Arbre à la fièvre.

**Part. empl.** — Feuilles.

**Princ. act.** — Eucalyptol.

**Prop. thérap.** — Fébrifuge, antiphthisique, anticatarrhal.

**Prép. pharm. et posol.** — *A l'int.* alcoolature 4 à 16 gr. ; — extrait alcoolique 0 gr., 50 centigr. à 2 gr. ; — infusion 20 p. 1000 ; — perles d'essence 4 à 10 ; — poudre 4 à 16 gr. ; — sirop 30 à 100 gr. ; — teinture alcoolique 1 à 10 gr. *A l'ext.* infusion 10 p. 1000 ; — teinture alcoolique 5 à 10 gr.

CIGARETTES D'EUCALYPTUS.

Q. v.

INHALATIONS D'EUCALYPTUS.

| | |
|---|---|
| Huile essentielle d'eucalyptus | 5 gr. |
| Alcool à 90º | 25 — |
| Eau | 100 — |

*M. VI à LX gouttes dans la diphthérie laryngée.*

INHALATIONS CONTRE LA LARYNGITE
CHRONIQUE (Mosler).

| | |
|---|---|
| Essence de feuilles d'eucalyptus | 3 à 5 gr. |
| Alcool rectifié | 75 — |
| Eau distillée | 170 — |

*M. en agitant. 3 ou 4 pulvérisations de 10 à 15 minutes par jour.*

PESSAIRES (Ploan).

| | |
|---|---|
| Huile d'olive | XX gouttes |

| | |
|---|---|
| Essence | 5 gr. |
| Huile d'eucalyptus | 21 — |
| Cire blanche | 14 — |
| Beurre de cacao | 14 — |

*Pour 12 pessaires. Stimulant utérin et antiputride.*

POTION CONTRE LA GANGRÈNE PULMONAIRE (Bucquoy).

| | |
|---|---|
| Alcoolature d'eucalyptus | 2 gr. |
| Julep diacodé | 120 — |

*M. Par cuillerées dans les 24 heures.*

SOLUTION ANTISEPTIQUE (Martineau).

| | |
|---|---|
| Solution d'hydrate de chloral au 100º | 500 gr. |
| Alcoolé d'essence d'eucalyptus | 50 — |

*M.*

VIN D'EUCALYPTUS (Codex).

30 à 150 gr.

— **EUCALYPTOL**. — Mêmes propriétés que l'essence de cajeput et s'emploie comme elle.

**Prop. thérap.** — Stimulant, employé contre les bronchites chroniques.

**Prép. pharm. et posol.** — A *l'int.* 0 gr. 75 centigr. à 3 gr., en perles.

## EUPATORIUM CANNABINUM. (Synanthérées).

*Syn.* Eupatoire commune, herbe de Sainte-Cunégonde, origan des marais, origan aquatique.

**Prop. thérap.** — Employé autrefois à *l'int.* contre les obstructions et à *l'ext.* comme fondant sur les tumeurs du scrotum.

**Prép. pharm. et posol.** — Inusitée.

— **EUPATORIUM PERFOLIATUM** (Synanthérées). *Syn.* herbe à la fièvre, herbe parfaite.

**Part. empl.** — Feuilles.

**Prop. thérap.** — Tonique, purgatif, diurétique, sudorifique (États-Unis).

**Prép. pharm. et posol.** — A *l'int.* Décoction 30 gr. p. 750 d'eau, 120 à 150 gr. (éméto-cathartique) — poudre 0 gr. 30 centigr. à 2 gr. (tonique).

## EUPHORBE (gomme résine d'). — Provenant de 1° *Euphorbe officinale, Euphorbia officinarum ;* 2° *Euphorbe des Canaries, Euphorbia canariensis ;* 3° *Euphorbe des anciens, Euphorbia antiquorum* (Euphorbiacées).

**Prop. thérap.** — Purgatif, drastique violent, rubéfiant, vésicant, sternutatoire.

**Prép. pharm. et posol.** — A *l'int.* Poudre. A *l'ext.* Alcool et teinture 1 à 2 gr. sur un emplâtre. Poudre.

| EMPLATRE D'EUPHORBE. | | POMMADE D'EUPHORBE (Néligan). | |
|---|---|---|---|
| Poix blanche | 10 gr. | Euphorbe pulvérisée | 1 gr. |
| Térébenthine | 3 — | Axonge | 20 — |
| Euphorbe pulvérisée | 4 — | *M. pour enduire les mèches à introduire dans les trajets fistuleux.* | |
| *F. s. a.* | | | |

— **EUPHORBIA PILULIFERA** (Euphorbiacées).

**Part. empl.** — Plante entière.

**Prop. thérap.** — Antidyspnéique.

**Prép. pharm. et posol.** — A *l'int.* décocté 15 gr. p. 2000 + 50 gr. d'alcool ; — extrait aqueux 0 gr., 04 à 0 gr., 10 centigr. ; — teinture alcoolique X à XXX gouttes.

## ÉVONYMINE. — Extrait hydro-alcoolique de l'*Evonymus atropurpureus* — 3 variétés : brune, verte, liquide. On emploie surtout la brune.

**Prop. thérap.** — Laxatif, cholagogue.

**Prép. pharm. et posol.** — A *l'int.* 0 gr., 05 à 0 gr., 15 centigr.

| PILULES. | | PILULES (Blondeau). | |
|---|---|---|---|
| Evonymine brune | 1 gr. | Evonymine brune | 0 gr. 05 centigr. |
| Extrait de jusquiame | 0 — 20 centigr. | Extrait de jusquiame | 0 — 05 — |
| *Pour 20 pilules contenant chacune 0 gr. 05 centigr. 1 à 2 tous les soirs.* | | *Pour 2 pilules. 1 le matin et 1 le soir.* | |

# F

**FAAM.** — *Angrecum fragrans* (Orchidées). *Syn.* Faham, thé de l'île Bourbon ou de Madagascar.
  **Part. empl.** — Feuilles.
  **Princ. act.** — Coumarine.
  **Prop. thérap.** — Excitant.
  **Prép. pharm. et posol.** — *A l'int.* Infusion théiforme, 4 gr. p. 250 gr.

**FARINES.** — Voir au nom de la plante d'où est extraite la farine.

FARINES ÉMOLLIENTES (Anc. Cod.).

| Farine de lin | | |
|---|---|---|
| — de seigle | ãã | P. E. |
| — de riz | | |
| — d'orge | | |

FARINES RÉSOLUTIVES (Anc. Cod.).

| Farine de fenugrec | | |
|---|---|---|
| —⫯ de fèves | ãã | P. E. |
| — d'orobe | | |
| —⫯ de lupin | | |

## FÉCULE DE POMME DE TERRE. — V. *Pomme de terre*

**FENOUIL.** — *Fœniculum vulgare* (Ombellifères).
  **Part. empl.** — Feuilles, racines, séminoïdes.
  **Prop. thérap.** — Apéritif, carminatif, diurétique, parasiticide (?).
  **Prép. pharm. et posol.** — *A l'int.* Huile volatile I à X gouttes; — hydrolat 25 gr., à 50 gr.; — infusion 10 p. 1000. *A l'ext.* poudre 1 à 5 gr. — feuilles en cataplasmes — huile essentielle en pommade — poudre.

POMMADE.

| Huile essentielle de fenouil | XXX gouttes |
|---|---|
| Axonge | 120 gr. |

M.

POMMADE.

| Poudre de semences de fenouil | 4 gr. |
|---|---|

| Axonge | 30 gr. |
|---|---|

M.

SIROP DES 5 RACINES (Cod.).

100 *gr. de racine de fenouil pour* 3000 *d'eau.*
100 *gr. par jour pour tisanes.*

**FENUGREC.** — *Trigonella fœnum græcum* (Légumineuses Papilionacées).
  **Part. empl.** — Semences.
  **Prop. thérap.** — Entre dans les farines résolutives (v. ce mot), aphrodisiaque employé par les Arabes.
  **Prép. pharm. et posol.** — *A l'ext.* Farine en cataplasmes, huile de semences (peu usité).

**FER** (Fe.).
  **Prop. thérap.** — Spécifique de la chlorose.
  **Prép. pharm. et posol.** — *A l'int.* Fer réduit par l'hydrogène,

0 gr., 05 à 0 gr., 50 centigr. — Limaille de fer, 0 gr. 10 centigr. à 1 gr.

**Incompat.** — Tannin, écorce de chêne, cannelle, quinquina, cachou, alcalis et leurs carbonates.

### CHOCOLAT AU FER (Quévenne).

| | |
|---|---|
| Fer réduit | 25 gr. |
| Chocolat fin | 5000 — |

*M. s. a. et F. des tablettes de 40 gr. renfermant 0 gr. 20 centigr. de fer réduit.*

### CHOCOLAT FERRUGINEUX (Cod.)

*10 gr. de limaille de fer, pour 500 de chocolat.*

### DRAGÉES AU FER RÉDUIT (Bretonneau).

| | |
|---|---|
| Fer réduit | 0 gr. 16 centigr. |
| Sulfate de quinine | 0 — 01 — |
| Gingembre pulvérisé | 0 — 01 — |
| Extrait de quinquina jaune | 0 — 03 — |
| Extrait de rhubarbe composé | 0 — 03 — |
| Aloès socotrin | 0 — 004 millig. |

*M. pour 1 dragée. — 1 à 6 par jour.*

### DRAGÉES AU FER RÉDUIT (Quévenne).

| | |
|---|---|
| Fer réduit | 2 gr. |
| Sucre blanc | 18 — |

*F. s. a. 40 dragées contenant 0 gr. 05 1 à 5 par jour.*

### PILULES FERRUGINEUSES ALOÉTIQUES.

Limaille de fer porphyrisée 10 gr.

| | |
|---|---|
| Aloès socotrin pulvérisé | 5 gr. |
| Savon médic. | Q. s. |

*F. s. a. pilules 100 gr. 2 à 10 par jour.*

### PILULES FERRUGINEUSES (Andral).

| | |
|---|---|
| Poudre de digitale | 0 gr. 60 centigr. |
| Limaille de fer | 2 — |
| Thridace | 2 — |

*F. s. a. 36 pilules. 2 à 3 par jour.*

### PILULES MARTIALES.

| | |
|---|---|
| Limaille de fer porphyrisée | 4 gr. |
| Extrait de quassia | 2 — |
| Extrait d'absinthe | Q. s. |

*F. s. a. 40 pilules. 4 à 6 par jour en 2 fois.*

### POUDRE DE MARSEILLE (Dorvault).

| | | |
|---|---|---|
| Cachou | | |
| Fer | āā | 10 gr. |
| Sucre | | |

*M. 2 à 5 gr.*

### POUDRE DE RHUBARBE FERRUGINEUSE

| | | |
|---|---|---|
| Limaille de fer | | |
| Poudre de rhubarbe | āā | 5 gr. |
| — de quinquina | | |

*F. s. a. et divisez en 30 prises. Une prise par jour, jusqu'à 3 et 4.*

## — ACÉTATE DE FER (Pharm. allem., belge et russe).

### TEINTURE ÉTHÉRÉE D'ACÉTATE DE FER.

| | |
|---|---|
| Acétate de fer | 9 parties (en poids). |
| Alcool rectifié | 2 — |
| Ether acétique | 1 — |

## — ARSÉNIATE DE FER (AsO⁴HFe). *Syn.* Arséniate ferreux, — insoluble eau, soluble pyrophosphate de soude ou d'ammoniaque et dans le citrate des mêmes bases.

**Prop. thérap.** — Antichlorotique.

**Prép. pharm. et posol.** — *A l'int.* 0 gr., 01 à 0 gr., 20 centigr. (Duparc) en pilules de 0 gr., 01 centigr.; — en granules de 0 gr., 001 millig.

### SIROP ARSENICAL FERRUGINEUX

| | |
|---|---|
| Pyrophosphate de fer et de soude | 12 gr. |
| Arséniate de soude | 0 — 12 centigr. |
| Eau de fleurs d'oranger | 50 — |
| Alcool à 90° | 50 — |
| Sirop simple | 2400 — |

*Par cuillerée à bouche, 0 gr. 10 centigr. de sel de fer et 0 gr. 001 millig. d'arséniate.*

## — CARBONATE DE FER. (*Syn.* Sesquioxyde de fer hydraté). (V. ce mot).

— **CARBONATE DE FER** (Fe Co²). *Syn.* Proto-carbonate ferreux.
Insoluble eau pure.

**Prop. thérap.** — Ferrugineux.

**Posol.** — 0 gr. 20 centigr. à 1 gr.

PILULES AU CARBONATE DE FER (de Vallet, Cod.)

2 à 10 *par jour.*

PILULES DE BLAUD.

| | |
|---|---|
| Sulfate de fer pur | 15 gr. |
| Carbonate de potasse | 15 — |
| Miel | Q. s. |

*F. s. a.*100 *pilules.*

PILULES EMMÉNAGOGUES.

| | |
|---|---|
| Carbonate de fer | 4 gr. |
| Poudre de safran | 6 gr. |
| — d'aloès | 4 gr. |
| Extrait d'armoise | Q. s. |

*F. s. a.* 80 *pilules.* — 2 à 10 *par jour.*

PILULES EMMÉNAGOGUES (Sichel).

| | | |
|---|---|---|
| Gomme ammoniaque | | 5 gr. |
| Carbonate de fer | āā | 5 gr. |
| Aloès socotrin | | 5 — |

*F. s. a.* 50 *pilules.* 2 à 6 *par jour.*

POUDRE CONTRE AMÉNORRHÉE.

| | | |
|---|---|---|
| Carbonate de fer | | 5 gr. |
| Poudre de quinquina | | |
| Poudre de cannelle | āā | 2 — |
| Magnésie calcinée | | |

2 à 4 *gr. par jour.*

SIROP FERRUGINEUX (Ricord).

| | | |
|---|---|---|
| Sirop de tolu | | 500 gr. |
| Carbonate de fer | āā | 10 gr. |
| Extrait de ratanhia | | |

*M.* 4 à 6 *cuillerées.*

— **CHLORURES DE FER.**

1° *Chlorure ferreux* (FeCl³+4H²O). *Syn.* Protochlorure de fer.

**Prop. thérap.** — Très bon ferrugineux.

**Prép. pharm. et posol.** — A *l'int.* 0 gr., 10 à 0 gr. 30 centigr. en pilules de 0 gr. 10 centigr. (Codex).

**Incompat.** — Alcalis, carbonates alcalins.

MIXTURE TONIQUE DE HERGT (Bouch.).

| | |
|---|---|
| Protochlorure de fer | 0 gr. 20 centigr. |
| Musc | 0 — 25 — |
| Eau distillée | 60 — |
| Sirop d'écorces d'oranges | 30 — |

*F. s. a.* 1 *cuillerée toutes les heures.*

PILULES.

| | |
|---|---|
| Protochlorure de fer | 4 gr. |
| Aloès | 0 — 50 centigr. |
| Extrait de quinquina | 4 — |
| Savon médicinal | Q. s. |

*F. s. a.* 40 *pilules.* 4 à 10 *par jour.*

PILULES.

| | |
|---|---|
| Protochlorure de fer sec | 10 gr. |
| Guimauve pulvérisée | 5 — |
| Extrait de chiendent | Q. s. |

*F. s. a.* 100 *pilules. Toluiser.*

SIROP.

| | |
|---|---|
| Protochlorure de fer | 5 gr. |
| Sirop de gomme | 950 — |
| Sirop de fleurs d'oranger | 45 — |

*M.* 20 *gr. contiennent* 0 *gr.* 10 *centigr. de sel.*

2° *Chlorure ferrique* (Fe²Cl⁶). *Syn.* Sesquichlorure, perchlorure de fer. Soluble dans 2 parties d'eau, 4 d'alcool à 90° et 4 d'éther.

**Prop. thérap.** — Tonique, hémostatique puissant, coagulant.

**Prép. pharm. et posol.** — La solution officinale de perchlorure de fer, marque 1,26 au densimètre et renferme : eau 74, chlorure ferrique anhydre 26. A *l'int.* 1 gr. à 4 gr. A *l'ext.* Solution aqueuse de 1 à 20 pour 100. On emploie très rarement la solution officinale pure.

**Incompat.** — Alcalis et leurs carbonates, infusés astringents, tannin, gomme, mucilages, albumine, sels de mercure et d'argent, arséniates, arsénites, kermès, émétique.

### COLLODION FERRUGINEUX (Aran).

| | |
|---|---|
| Perchlorure de fer | 10 gr. |
| Collodion élastique | 90 — |

M.

### COTON HÉMOSTATIQUE (Jordan).

| | |
|---|---|
| Coton en rame | Q. v. |
| Solution offic. de perchlorure de fer | Q. s. |

### INJECTION COAGULANTE.

*Solution au maximum de concentration.*

### INJECTION DE PERCHLORURE DE FER (Deleau).

| | |
|---|---|
| Perchlorure de fer à 30° | 1 à 40 gr. |
| Eau | 1 litre |

### LAVEMENT DE PERCHLORURE DE FER.

| | |
|---|---|
| Perchlorure de fer à 30° | 1 à 2 gr. |
| Eau | 250 à 500 — |

### LIQUEUR DE PIAZZA.

| | | |
|---|---|---|
| Perchlorure de fer à 30° | āā | 1 gr. |
| Chlorure de sodium | | |
| Eau distillée | | 4 — |

*M. En injections interstitielles.*

### LOTION HÉMOSTATIQUE (H. P.).

| | |
|---|---|
| Solution de perchlorure de fer | 1 gr. |
| Eau | 10 — |

M.

### PILULES DE PERCHLORURE DE FER (Deleau).

| | |
|---|---|
| Perchlorure de fer liquide | 5 gr. |
| Poudre de guimauve | Q. s. |

*F. s. a. 100 pilules.*

### POMMADE DE PERCHLORURE DE FER.

| | |
|---|---|
| Perchlorure de fer liquide à 30° | 1 à 6 gr. |
| Axonge benzoïnée ou vaseline | 30 — |

M.

### POTION ASTRINGENTE (F. H. M.).

| | |
|---|---|
| Solution de perchlorure de fer à 30° | 0 gr. 50 centigr. |
| Sirop simple | 30 — |
| Eau distillée | 100 — |

M.

### POTION DE PERCHLORURE DE FER.

| | |
|---|---|
| Solution de perchlorure de fer D. 1,26. | 1 à 4 gr. |
| Eau distillée | 120 — |
| Sirop de fleurs d'oranger | 50 — |

*F. s. a. par cuillerées.*

### POTION CONTRE CROUP (Aubrun).

| | |
|---|---|
| Solution de perchlorure de fer | XX à XL gouttes |
| Eau | 1 cuillerée |

*M. 1 cuillerée à dessert toutes les 5 minutes.*

### POTION HÉMOSTATIQUE.

| | |
|---|---|
| Perchlorure de fer | 4 gr. |
| Eau de Rabel | 2 à 5 — |
| Sirop d'opium | 30 — |
| Eau | 120 — |

*Par cuillerées.*

### SIROP DE PERCHLORURE DE FER (Codex).

*1 cuillerée à bouche représente environ 0 gr. 30 centigr. de perchlorure de fer.*

20 à 100 gr.

### SOLUTION DE PERCHLORURE DE FER (Ph. Germ.).

| | |
|---|---|
| Perchlorure de fer cristallisé | 2 gr. |
| Eau distillée | 1 — |

### SOLUTION DE PERCHLORURE CONTRE CHANCRE (Rollet).

| | |
|---|---|
| Eau | 24 gr. |
| Perchlorure de fer à 30° | 12 — |
| Acide citrique | 4 — |

*F. s. a.*

### SOLUTION DE PERCHLORURE CONTRE ZONA (Lailler).

| | |
|---|---|
| Perchlorure de fer sublimé | 10 |
| Alcool à 90° | 40 — |

### SOLUTION DE PERCHLORURE DE FER POUR INHALATION (Ficher).

| | |
|---|---|
| Perchlorure de fer D. 1.26 | 0 gr. 10 centigr. à 2 gr. |
| Eau distillée | 100 — |

M.

### TEINTURE ALCOOLIQUE DE PERCHLORURE.

| | |
|---|---|
| Perchlorure de fer anhydre | 1 gr. |
| Alcool à 80° c. | 4 — |

*F. dissoudre.*

### TEINTURE DE BESTUCHEF.

| | |
|---|---|
| Perchlorure de fer desséché | 1 gr. |
| Liqueur d'Hoffmann | 7 — |

M.

### TOPIQUE CONTRE CHANCRE (Rollet).

| | | |
|---|---|---|
| Acide chlorhydrique | | 4 gr. |
| Acide citrique | āā | 4 gr. |
| Perchlorure de fer | | |
| Eau distillée | | 30 — |

*F. s. a.*

### 3° *Chlorure ferrico-ammonique* (Fe²Cl⁶4AzH⁴Cl+2H²O).

**PILULES (Frerichs).**

| | |
|---|---|
| Chlorure de fer ammo-niacal | 2 gr. |
| Sulfate de quinine | 2 — 50 centigr. |
| Aloès | 1 — 25 — |
| Extrait de chiendent | Q. s. |

*Pour 60 pilules. Dose 4 à 6 par jour.*

**PILULES CONTRE CHLOROSE (Behrends).**

| | |
|---|---|
| Chlorure de fer ammoniacal } āā 3 gr. | |
| Galbanum | |
| Asa fœtida | 6 — |
| Castoréum | 1 — |
| Extrait de gentiane | Q. s. |

*Pour 100 pilules. 3 à 5 matin et soir.*

### — CITRATES DE FER.

— 1° *Ferrique*. Citrate de sesquioxyde de fer. Soluble eau, quand il est récent.

**Prép. pharm. et posol.** — A *l'int.* 0 gr., 25 centigr. à 2 gr, inusité, on emploie le citrate ammoniacal.

**PASTILLES DE CITRATE DE FER (Bouch.).**

| | |
|---|---|
| Citrate de fer } āā 10 gr. | |
| Acide citrique | |
| Essence de citron | XX gouttes |
| Sucre granulé | 200 gr. |
| Eau | Q. s. |

*F. s. a. des pastilles à la goutte de 0 gr. 50 centigr. 5 à 6 par jour.*

**PILULES DE CITRATE DE FER.**

| | |
|---|---|
| Citrate de fer | 10 gr. |
| Extrait de rhubarbe | 4 gr. |
| Poudre de cannelle | Q. s. |

*F. s. a. 100 pilules. 2 à 6 par jour.*

**POUDRE FERRUGINEUSE ALCALINE.**

| | |
|---|---|
| Citrate de fer | 2 gr. |
| Bicarbonate de soude } āā 1 — | |
| Sucre vanillé | |

*Divisé en 10 doses. 2 par jour.*

— 2° *Citrate de fer ammoniacal*. Soluble eau, toutes proportions, insoluble alcool.

**Prép. pharm. et posol.** — A *l'int.* 0 gr., 30 à 1 gr., 50 centigr.

**Incompat.** — Acides minéraux, alcalis, astringents végétaux.

**ÉLIXIR AU CITRATE DE FER (Ph. de Bord.).**

| | |
|---|---|
| Citrate de fer ammoniacal | 3 gr. |
| Lactate ferreux | 1 — |
| Elixir de Garus | 200 — |

*F. dissoudre. 10 à 40 gr.*

**PASTILLES (Béral).**

| | |
|---|---|
| Sucre vanillé en poudre | 160 gr. |
| Citrate de fer ammoniacal | 2 — |
| Mucilage | Q. s. |

*F. s. a. 100 Pastilles.*

**PILULES.**

| | |
|---|---|
| Citrate de fer ammoniacal } 10 gr. | |
| Extrait de quinquina | |

*F. s. a. 100 des pilules argentées. 4 à 10.*

**SIROP DE CITRATE DE FER AMMONIACAL.**

| | |
|---|---|
| Citrate de fer | 10 gr. |
| Teinture de noix vomique | 5 — |
| Sirop d'écorces d'oranges amè-res | 385 — |

*F. s. a. 2 cuillerées par jour.*

**SIROP DE CITRATE DE FER AMMONIACAL (Codex).**

1 cuillerée renferme 0 gr. 50 centigr. de citrate. 1 à 3 cuillerées.

**VIN FERRUGINEUX (Cod.).**

20 gr. représentent 0 gr. 10 centigr. de citrate. 20 à 60 gr.

**VIN FERRUGINEUX BROMURÉ (Siredey).**

| | |
|---|---|
| Citrate de fer ammoniacal | 2 gr. |
| Bromure de potassium | 4 — |
| Vin de Malaga | 100 — |

*F. dissoudre. 1 cuillerée matin et soir.*

**VIN FERRUGINEUX (Whithe et Draper).**

| | |
|---|---|
| Citrate de fer ammoniacal | 105 gr. |
| Citrate d'ammoniaque | 30 — |
| Sherry | 5000 — |

*F. dissoudre, filtrez. 20 à 50 gr.*

— 3° *Citrate de fer et de quinine* (Ph. Brit., Belge, Germ.).
**Prop. thérap.** — Celles du fer et de la quinine.
**Prép. pharm. et posol.** — *A l'int.* 0 gr. 30 à 0 gr. 60 centigr.
en solution ou en pilules.
**Incompat.** — Alcalis et leurs carbonates, acide tannique, astrin-
gents végétaux.

— **HYDRATE FERRIQUE.** V. *Oxydes de fer hydraté.*

— **HYPOPHOSPHITE DE FER.** V. *Phosphates de fer.*

— **IODURE DE FER.** V. *Iode.*

— **LACTATE DE FER** $(C^3H^5O^3)^2Fe+3H^5O$. Soluble 50 parties
eau et 6 parties glycérine, insoluble alcool concentré.
**Prép. pharm. et posol.** — *A l'int.* 0 gr., 1 décigr. à 1 gr.
**Incompat.** — Alcalis et leurs carbonates, sulfures solubles, tannin,
décoctés astringents.

DRAGÉES DE LACTATE DE FER.

| Lactate de fer | 0 gr. 05 centigr. |
|---|---|
| Sucre pulvérisé | Q. s. |

*Pour 1 dragée. 1 à 6 matin et soir avant les repas.*

PASTILLES DE LACTATE DE FER (Cod.).

| Lactate de fer pulvérisé | 5 gr. |
|---|---|
| Sucre pulvérisé | 100 — |
| Sucre vanillé | 3 — |
| Mucilage de gomme adragante | Q. s. |

*F. 100 pastilles. 1 à 6.*

PILULES DE LACTATE DE FER.

| Lactate de fer | 5 gr. |
|---|---|

| Aloès | 0 gr. 50 centigr. |
|---|---|
| Extrait de rhubarbe Q. s. | |

*Pour 50 pilules 2 à 6 par jour.*

POUDRE.

| Lactate de fer | |
|---|---|
| Poudre de calamus | } āā 3 gr. |
| — de sucre | |

*Pour 10 doses. 1 à chaque repas.*

SIROP DE LACTATE DE FER.

| Lactate de fer | 5 gr. |
|---|---|
| Sirop de gentiane | 250 — |

*F. s. a. 2 à 4 cuillerées par jour.*

— **OXYDES DE FER.**
— 1° *Ferrique* $(Fe^2O^3)$. *Syn.* Sesquioxyde ou peroxyde de fer, colcothar. Insoluble dans les dissolvants ordinaires.
**Prép. pharm. et posol.** — *A l'int.* 0 gr., 10 à 0 gr., 30 centigr.,
peu employé. *A l'ext.* fait partie de l'onguent de Canet.

ONGUENT DE CANET (Codex).

*100 gr. de colcothar pour 400. Pansement des ulcères atoniques.*

— 2° *Ferrique hydraté.* *Syn.* Safran de Mars apéritif, improprement
sous-carbonate de fer. Mélange d'hydrate ferrique et de sous-carbonate de peroxyde de fer.
**Prép. pharm. et posol.** — *A l'int.* 0 gr. 10 à 0 gr., 50 centigr.

BOLS FERRUGINEUX (Velpeau).

| Safran de Mars apé-ritif | 0 gr. 10 centigr. |
|---|---|
| Extrait de valériane | 1 — |
| Racine de valériane pulvérisée | Q. s. |

*M. pour 1 bol. 2 à 6 par jour.*

ÉLECTUAIRE FERRUGINEUX (Jeannel).

| Safran de Mars apéritif | 8 gr. |
|---|---|
| Cannelle pulvérisée | 1 — |
| Quinquina jaune pulvérisé | 2 — |
| Miel blanc | 24 — |

*M. 2 à 10 pilules par jour avant le repas.*

PILULES TONIQUES ANTILEUCORRHÉIQUES
(Debréyne).

Safran de Mars apé-
ritif                    0 gr. 10 centigr.

Cachou                    0 gr. 10 centigr.
Aloès                    0 — 025 milligr.
Térébenthine de Venise Q. s.

*M. pour 1 pilule. 1 d 6 par jour.*

— 3° *Hydrate ferrique* ($Fe^2O^3$ $3H^2O$). Insoluble.
**Prop. thérap.** — Contre poison de l'acide arsénieux.
**Prép. pharm. et posol.** — A *l'int.* N'est plus employé aujourd'hui. On le remplace par la magnésie.

— 4° *Ferroso-ferrique* ($FeO,Fe^2O^3$). *Syn.* Oxyde noir de fer, éthiops martial. Insoluble.
**Prép. pharm. et posol.** — A *l'int.* 0 gr., 10 centigr. à 1 gr.

ÉLECTUAIRE FERRUGINEUX LAXATIF.

| | |
|---|---|
| Ethiops martial | 10 gr. |
| Cannelle pulvérisée | ãã 5 — |
| Quinquina jaune pulvérisé | |
| Racine de Jalap pulvérisée | 2 — |
| Miel blanc | 120 — |

*M. 5 d 10 gr. par jour avant les repas.*

OPIAT ANTICHLOROTIQUE.

Ethiops martial        1 gr.

Cannelle pulvérisée        1 gr.
Miel de Narbonne        25 —

*M. 1 à 4 cuillerées d café par jour avant les repas.*

PILULES.

Oxyde de fer noir        5 gr.
Extrait de rhubarbe        2 —
Poudre de rhubarbe        Q. s.

*M. et divisez en 40 pilules. 2 à 4 avant les repas.*

— **PHOSPHATES DE FER.** Au nombre de trois : hypophosphite, phosphate ferreux, pyrophosphates.
— 1° *Hypophosphite de fer* ($FeH^2$) ($PhO^2$)$^2$. Très soluble eau.
**Prép. pharm. et posol.** — A *l'int.* 0 gr., 25 à 0 gr., 50 cent.

SIROP (Wood).

| | |
|---|---|
| Sulfate de fer granulé | 31 gr. 20 centigr. |
| Hypophosphite de chaux pulv. | 21 — 19 — |
| Acide phosphorique dilué | 24 — |
| Eau | 46 — 62 — |
| Sirop simple | Q. s. |

*F. dissoudre le sulfate dans l'acide mêlé avec l'eau, triturez, exprimez. Filtrez et ajoutez 7 fois le volume de sirop simple.*

SIROP (Hardy).

| | |
|---|---|
| Hypophosphite de baryte | 71 gr. |
| Acide sulfurique à 66° | 25 — |
| Limaille de fer | Q. s. |
| Eau distillée | 250 — |
| Sucre | 600 — |

*F. s. a.*

SIROP (Carles).

| | |
|---|---|
| Sulfate de fer | 15 gr. |
| Hypophosphite de chaux | 9 — 17 centigr. |
| Eau distillée bouillie | 350 — |
| Sucre | 660 — |

— 2° *Phosphate ferreux* ($PhO^4$)$^2$ $Fe^3$. Insoluble eau. *Syn.* protophosphate de fer, phosphate ferroso-ferrique.
**Prép. pharm. et posol.** — A *l'int.* 0 gr., 25 à 0 gr., 50 centigr. On l'emploie surtout en dissolution dans l'acide chlorhydrique, sous forme de chlorhydrophosphate.

PILULES DE PHOSPHATE DE FER.

| | |
|---|---|
| Phosphate de soude sec | ãã 10 gr. |
| Sulfate de fer | |
| Miel | Q. s. |

*F. 100 pilules. 1 d 10 par jour.*

SIROP DE CHLORHYDRO-PHOSPHATE DE FER

| | |
|---|---|
| Chlorure ferreux | 5 gr. |
| Acide phosphorique médicinal | 5 — |
| Eau distillée | 350 — |
| Sucre concassé | 640 — |

*Dissolvez le chlorure dans l'eau, ajoutez l'acide phosphorique et faites fondre le sucre. 2 gr. représentent 0 gr. 10 centigr. de sel de fer. 3 à 4 cuillerées à bouche.*

**SOLUTION DE CHLORHYDRO-PHOSPHATE DE FER.**

| | |
|---|---|
| Chlorure ferreux | 5 gr. |
| Acide phosphorique médicinal | 5 — |
| Eau distillée | Q. s. |

*Pour 1 litre. 20 gr. renferment 0 gr. 10 centigr. de sel de fer.*

— 3° *Pyrophosphate de fer citro-ammoniacal.* Soluble eau, toutes proportions.

**Prép. pharm. et posol.** — *A l'int.* 0 gr., 10 à 0 gr., 50 centigr.

**DRAGÉES FERRUGINEUSES (Robiquet).**

| | |
|---|---|
| Pyrophosphate de fer citro-ammoniacal | 0 gr. 10 centigr. |
| Sucre pulvérisé | Q. s. |

*P. 1 dragée. 1 ou 2 matin et soir avant le repas.*

**DRAGÉES FERRUGINEUSES-MANNO BISMU-THÉES (Foucher d'Orléans).**

| | |
|---|---|
| Pyrophosphate de fer citro ammoniacal | 0 gr. 05 centigr. |
| Sous-nitrate de bismuth | 0 — 05 — |
| Manne en larmes purifiée | 0 — 25 — |

*Pour 1 dragée. 2 à 10 par jour.*

**SIROP FERRUGINEUX (Robiquet et Cod.).**

| | |
|---|---|
| Pyrophosphate de fer citro-ammoniacal | 10 gr. |
| Sirop simple | 900 — |
| Sirop de fleurs d'oranger | 100 — |

*F. s. a.*

**SIROP DE PYROPHOSPHATE DE FER (Cod.).**

*20 gr. représentent 0 gr. 20 centigr. de sel de fer. 10 à 80 gr.*

**VIN DE QUINQUINA FERRUGINEUX (Robiquet).**

| | |
|---|---|
| Phyrophosphate de fer citro-ammoniacal | 10 gr. |
| Extrait de quinquina gris | 5 — |
| Vin blanc | 1000 — |

*F. s. a. 1 à 2 cuillerées à bouche.*

— 4° *Pyrophosphate de fer et de soude.* Soluble eau, toutes proportions.

**Prép. pharm. et posol.** — *A l'int.* 0 gr., 20 centigr. à 1 gr.

**SIROP DE QUINQUINA FERRUGINEUX (Grimauld).**

| | |
|---|---|
| Pyrophosphate de fer et de soude | 1 gr. |
| Eau distillée | 30 — |
| Sucre blanc | 70 — |

*F. dissoudre le sel; F. un sirop par solution au B.-M.*

| | |
|---|---|
| Extrait hydro-alcoolique de quinquina rouge | 5 gr. |
| Alcool à 60° | 10 — |

*F. dissoudre. Filtrez, et mêlez au sirop. 20 gr. représentent 0 gr. 20 centigr. de sel de fer. 20 à 100 par jour.*

— **SULFATE DE FER** ($SO^4Fe+7H^2O$). *Syn.* Sulfate ferreux, couperose verte, vitriol vert. Une partie est soluble dans 2 parties d'eau à 15°, 4 de glycérine, insoluble alcool, chloroforme, éther.

**Prop. thérap.** — Astringent, tonique.

**Prép. pharm. et posol.** — *A l'int.* 0 gr., 05 à 0 gr., 50 centigr. *A l'ext.* p. 100, collyres, injections, etc.

**Incompat.** — Tannin, alcalis et carbonates, sels formant des sulfates insolubles, sulfures solubles, savons.

**EAU CHALYBÉE.**

| | |
|---|---|
| Sulfate de fer cristallisé | 0 gr. 05 centigr. |

*F. dissoudre dans :*

| | |
|---|---|
| Eau privée d'air | 500 — |

*Par petits verres.*

**MIXTURE OXALICO-MARTIALE (Gamburini).**

| | |
|---|---|
| Sulfate de fer | 0 gr. 50 centigr. |
| Acide oxalique | 0 — 25 — |
| Eau distillée | 180 — |
| Sirop de menthe | 30 — |

*Par cuillerée.*

## PILULES ALOÉTIQUES FERRUGINEUSES (Ed.).

| | | |
|---|---|---|
| Sulfate ferreux | | .6 gr. |
| Aloès | | |
| Poudre de cannelle | āā | 2 — |
| Extrait de rhubarbe | | Q. s. |

*F. s. a.* 80 *pilules. Dose* 1 à 4.

### PILULES DE KAMPF.

| | | |
|---|---|---|
| Sulfate de fer | | 4 gr. |
| Myrrhe | | |
| Galbanum | āā | 6 gr. |
| Extrait d'écorces d'oranges amères | | Q. s. |

*Pour* 120 *pilules.* 2 à 6 *par jour.*

### PILULES FÉBRIFUGES DE MARC.

| | | |
|---|---|---|
| Myrrhe pulvérisée | | 10 gr. |
| Carbonate de soude | | |
| Sulfate de fer | āā | 5 — |
| Sirop | | Q. s. |

*M. et F. des pilules de* 0 *gr.* 15 *centigr.* 3 à 8 *par jour.*

### PILULES DE FER ET MANGANÈSE.

| | |
|---|---|
| Sulfate de fer cristallisé | 75 gr. |
| — de manganèse | 25 — |
| Carbonate de soude cristallisé | 120 — |
| Miel | 60 — |
| Sirop de sucre | Q. s. |

*F. s. a. pilules de* 0 *gr.* 20 *centigr.* 2 à 10 *par jour.*

### PILULES TONI-ANTISPASMODIQUES.

| | | |
|---|---|---|
| Extrait de valériane | | |
| Protosulfate de fer | āā | 5 gr. |
| Carbonate de potasse | | |
| Sulfate de quinine | | 2 — |
| Poudre de valériane | | Q. s. |

*F. s. a.* 50 *pilules.* 1 à 4 *par jour.*

### PILULES TONI-PURGATIVES (Beasley).

| | |
|---|---|
| Sulfate de fer des-séché | 2 gr. |

| | | |
|---|---|---|
| Extrait de rhubarbe | 5 — | |
| Conserve de roses | 2 — | 50 centigr. |

*M. et divisez en* 40 *pilules.* 1 à 3. *par jour.*

### PILULES TONI-PURGATIVES (Brandes).

| | |
|---|---|
| Sulfate de fer | 1 gr. 25 centigr. |
| Carbonate de potasse | 1 — 25 — |
| Myrrhe | 4 — |
| Aloès socotrin | 2 — |

*M. et F.* 30 *pilules.* 2 à 3 *par jour.*

### POMMADE DE SULFATE DE FER.

| | |
|---|---|
| Sulfate de fer | 0 gr. 50 centigr. à 2 gr. |
| Axonge | 30 — |

*F. s. a.*

### POUDRE VERMIFUGE FERRUGINEUSE.

| | | |
|---|---|---|
| Sulfate de fer | | |
| Santonine | āā | 0 gr. 50 centigr. |
| Sucre vanillé | | 5— |

*Pour* 10 *doses.* 1 *le matin.*

### SIROP FERRUGINEUX (Lebert).

| | |
|---|---|
| Sulfate de fer | 1 gr. 50 centigr. |
| Iodure de potassium | 2 — |
| Eau de cannelle | 25 — |
| Sirop de sucre | 150 — |

2 à 3 *cuillerées.*

### SOLUTION CONTRE MENTAGRE(Dauvergne).

| | |
|---|---|
| Sulfate de fer cristallisé | 1 à 2 gr. |
| Eau | 8 — |

*F. dissoudre.*

### SOLUTION FERRUGINEUSE CONTRE ÉRY-SIPÈLE (Velpeau).

| | |
|---|---|
| Sulfate de fer | 60 gr. |
| Eau | 1000 — |

*F. fondre.*

## — TARTRATES DE FER.

— 1° *Tartrate ferreux.* Peu soluble eau.

**Prép. pharm. et posol.** — *A l'int.* Peu employé ; entre dans la composition du vin chalybé des anciennes pharmacopées.

### POUDRE GAZEIFÈRE FERRUGINEUSE DE QUÉNESVILLE (Codex).

20 *grammes pour* 1 *litre d'eau ou* 1 *cuillerée de café pour* 250 *gr.*

— 2° *Tartrate ferrico-ammonique* ($C^4H^4O^6$ FeO AzH$^4$+2H$^{20}$). Soluble en toutes proportions.

**Prép. pharm. et posol.** — *A l'int.* 0 gr., 50 centigr. à 4 gr.

| SIROP (Codex). | TABLETTES (Codex). |
|---|---|
| 1 *cuillerée à bouche renferme* 0 gr. 50 centigr. de tartrate. 10 à 40 gr. | *Chaque tablette renferme* 0 gr. 05 centigr. de tartrate de fer. |

— 3° *Tartrate ferrico-potassique* ($C^4H^4O^6$ FeOK). Soluble eau, toutes proportions; insoluble alcool.

**Prép. pharm. et posol.** — *A l'int.* 0 gr., 50 à 4 gr.

**Incompat.** — Acides minéraux, eau de chaux, préparations végétales astringentes.

### BOULES DE NANCY (Codex).

*Représentent un composé de tartrate de potasse, de tartrate ferreux et de tartrate ferrique, outre l'extrait des plantes aromatiques.*

### EAU DE BOULES DE NANCY.

| | |
|---|---|
| Boule de Nancy | n° 1 |
| Eau | 1000 gr. |

3 ou 4 *verres par jour à l'int.* — *en lotions, fomentations à l'ext.*

### EAU FERRÉE GAZEUSE (Mialhe).

| | |
|---|---|
| Tartrate ferrico-potassique | 1 gr. |
| Bicarbonate de soude | 5 — |
| Acide citrique | 4 — |
| Eau commune | 650 — |

*Introduisez dans l'eau le bicarbonate et le tartrate. Ajoutez l'acide. Bouchez, ficelez. 200 à 500 gr. par repas.*

### PILULES FERRUGINEUSES.

| | |
|---|---|
| Tartrate ferrico-potassique | 15 gr. |
| Extrait de ratanhia | 5 — |
| Conserve de roses | Q. s. |

*F. 100 pilules. 1 à 10 par jour.*

### PILULES FERRUGINEUSES CONTRE GASTRALGIE DES CHLORO-ANÉMIQUES (Huchard).

| | | |
|---|---|---|
| Tartrate ferrico-potassique | | 10 gr. |
| Extrait de gentiane. | | 8 — |
| Extrait de noix vomique | } āā | 0 — 25 centigr. |
| Extrait thébaïque | | |

*F. 100 pilules, 2 avant chaque repas.*

### PILULES TARTRATE FERRICO-POTASSIQUE.

| | |
|---|---|
| Tartrate ferrico-potassique | 10 gr. |
| Rhubarbe | 10 — |

*F. s. a. 100 pilules. 1 à 10.*

### PILULES FER ET QUINA.

| | |
|---|---|
| Tartrate de fer et de potasse | 10 gr. |
| Extrait de quinquina | 10 — |
| Miel | Q. s. |

*Pour 100 pilules.*

### POTION TARTRATE FERRICO-POT. ET QUINA.

| | | |
|---|---|---|
| Extrait de gentiane | 5 gr. | |
| Teinture de gentiane | 15 — | |
| Tartrate ferrico-potassique | 10 — | |
| Sirop simple | 70 — | |
| Acide citrique | 0 — 30 centigr. | |
| Eau distillée | 200 — | |

*F. s. a. 1 cuillerée 1/2 heure avant chaque repas.*

### SIROP FERRUGINEUX (Mialhe).

| | | |
|---|---|---|
| Tartrate ferrico-potassique | } āā | 15 gr. |
| Eau de cannelle | | |
| Sirop de sucre blanc | | 500 — |

*M. 1 à 2 cuillerées.*

### SIROP FERRUGINEUX (Prof. Jaccoud).

| | | |
|---|---|---|
| Tartrate ferrico potassique | | 2 gr. 50 centigr. |
| Rhum | } āā | 100 — |
| Sirop d'écorces d'oranges amères | | |

*F. dissoudre. 1 ou 2 cuillerées.*

### SIROP FERRUGINEUX AU TARTRATE FERRICO-POTASSIQUE (Codex).

*Chaque cuillerée à bouche contient 0 gr. 50 centigr. de sel.*

### SOLUTION FERRIQUE (Ricord).

| | |
|---|---|
| Eau distillée | 200 gr. |
| Tartrate ferrico-potassique | 30 — |
| M. | |

### VIN FERRUGINEUX OU CHALYBÉ.

| | |
|---|---|
| Tartrate ferrico-potassique | 5 gr. |
| Vin blanc ou autre. | 1000 — |

*Par petits verres.*

## — VALÉRIANATE DE FER.

**Prop. thérap.** — Celles de la valériane et des ferrugineux.
**Prép. pharm. et posol.** — A l'int. 0 gr., 10 à 0 gr., 50 centigr.

| PILULES DE VALÉRIANATE DE FER. | PILULES DE VALÉRIANATE DE FER CONTRE LA CHORÉE. |
|---|---|
| Valérianate de fer ⎤ āā  1 gr.<br>Castoreum      ⎟<br>Extrait de rhubarbe   Q. s.<br>*F. s. a.* 20 *pilules.* 2 *à* 10 *par jour.* | Extrait de jusquiame      2 gr.<br>Valérianate de fer.      4 —<br>*F. s. a.* 40 *pilules.* 3 *par jour.* |

## FÈVE DE CALABAR. — *Physostigma venenosum* (Légumineuses). *Syn.* Fèves d'épreuve.

**Part. empl.** — Graine.
**Princ. act.** — Esérine ou calabarine.
**Prop. thérap.** — Déprime les fonctions de la moelle, diminue la sensibilité réflexe, paralyse le cœur et les muscles inspirateurs, antimydriatique puissant, antagoniste de l'atropine.
**Prép. pharm. et posol.** — A *l'int.* poudre 0 gr., 05 à 0 gr.. 30 cent. A *l'ext.* extrait alcoolique 0 gr. 02 à 0 gr. 15 centigr. en collyre.

| GLYCÉRÉ D'EXTRAIT DE CALABAR (Giraldès). | papier *Berzelius de* 0 m. 1 *décim. de* |
|---|---|
| Extrait de calabar      1 gr.<br>Glycérine      5 —<br>*F. dissoudre.* 1 *goutte en instillation.* | *côté; laissez sécher, replongez et faites de nouveau sécher à l'air libre. Quadrillez le papier en autres carrés, dont chacun représentera* 0 *gr.* 002 *milligr. d'extrait.* 1/5 *ou* 1/4 *de cent. carré détermine une forte contraction de la pupille.* |

| PAPIER DE CALABAR (F. H. M.). (Hamburg). | |
|---|---|
| Extrait alcoolique de calabar      0 gr. 20 centigr<br>Eau distillée      2 —<br>Acide acétique      XX gouttes<br>*F. dissoudre. Plongez un carré de* | PAQUETS.<br>Extrait de fève de Ca-<br>labar      0 gr. 05 centigr.<br>Bromure de potassium 5 —<br>Sucre de lait      5 —<br>*Pour* 10 *doses.* 1 *à* 2 *par jour.* |

## ÉSÉRINE. — Peu soluble eau, soluble alcool, éther, chloroforme.

**Prop. thérap.** — Contracte la pupille comme la fève de Calabar.
**Prép. pharm. et posol.** — On emploie surtout le bromhydrate et le sulfate neutre. A *l'int.* bromhydrate 0 gr., 002 à 0 gr., 006 milligr. ; ésérine 0 gr., 001 à 0 gr., 004 milligr. ; — sulfate 0 gr., 001 à 0 gr., 004 mil.; — A *l'ext.* bromhydrate 1 gr. pr 100 ; — ésérine 1 gr. p. 200 ; — sulfate 1 gr. p. 200 en collyre.

| COLLYRE CONTRE MYDRIASE (Cusco). | COLLYRE AU SULFATE D'ÉSÉRINE |
|---|---|
| Sulfate d'ésérine      0 gr. 05 centigr.<br>Eau distillée      10 —<br>*M. I goutte dans l'œil malade.* | Sulfate d'ésérine      0 gr. 10<br>Eau distillée      20 —<br>*F. dissoudre.* |

| COLLYRE CONTRE MYDRIASE (De Arlt). | COLLYRE CONTRE L'HÉMÉRALOPIE (Galezowski). |
|---|---|
| Ésérine      0 gr. 05 centigr.<br>Eau distillée      5 —<br>*M. VI à VIII gouttes par jour.* | Bromhydrate d'ésérine 0 gr. 10 centigr.<br>Eau distillée de roses 10 —<br>*F. dissoudre.* 1 *ou* 2 *instillation par jour.* |

## FÈVE DE SAINT-IGNACE. — *Strychnos Ignatii* (Loganiacées).

**Part. empl.** — Semence.
**Princ. act.** — Strychnine, brucine, igasurine.

**Prop. thérap.** — Comme la noix vomique.

**Prép. pharm. et posol.** — Comme la noix vomique à doses plus faibles, 0 gr., 01 à 0 gr., 25 centigr. — V. *Noix vomique*.

**FICAIRE.** — *Ranonculus ficaria* (Renonculacées).
**Part. empl.** — Racines.
**Princ. act.** — Ficarine.
**Prop. thérap.** — Réputée autrefois antihémorrhoïdale.
**Prép. pharm. et posol.** — Inusitée aujourd'hui.

**FIEL DE BŒUF.** — *Syn.* Bile ou amer de bœuf.
**Prop. thérap.** — Amer, stomachique, vermifuge.
**Prép. pharm. et posol.** — *A l'int.* 1 à 10 gr. en pilules. Peu usité.

**FIGUIER.** — *Ficus carica* (Urticées).
**Part. empl.** — Fruit.
**Prop. thérap.** — Pectoral, émollient, laxatif. Fait partie des fruits pectoraux.
**Prép. pharm. et posol.** — *A l'int.* Décocté 50 p. 1000.

**FLEURS PECTORALES.** — Espèces pectorales; infusé 50 gr. p. 1000. Les fleurs pectorales sont ainsi composées : fleurs de mauve ; pied de chat ; pas-d'âne ; Pétales de coquelicot ; fleurs de bouillon blanc ; guimauve ; violettes. Parties égales.

**FOIE DE SOUFRE.** — Trisulfure de potassium.

**FOUGÈRE MALE.** — *Aspidium* ou *Nephrodium* Filix mas. *Fougères.*
**Part. empl.** — Rhizome.
**Princ. act.** — Matière grasse, soluble dans l'éther.
**Prop. thérap.** — Antihelmintique.
**Prép. pharm. et posol.** — *A l'int.* Huile éthérée 2 gr. à 8 gr. — poudre 30 gr. à 50 gr.

BOLS VERMIFUGES (Peschier).

| Extrait oléo-résineux de fougère mâle | 0 gr. 2 décigr. |
| Racine de fougère mâle pulvérisée | 0 — 5 — |
| Conserve de roses | Q. s. |

*M. pour 1 bol. 10 bols en une seule fois.*

CAPSULES D'EXTRAIT OLÉO-RÉSINEUX DE FOUGÈRE MALE (Trousseau).

| Extrait oléo-résineux de fougère mâle | 0 gr. 5 décigr. |

*Pour 1 capsule. 6 à 10 capsules.*
*1 capsule de 10 en 10 minutes.*

CAPSULES (Crequy).

| Extrait éthéré de fougère mâle | 8 gr. |
| Calomel | 0 — 80 centigr. |

*En capsules Le Huby.*

ÉLECTUAIRE ANTHELMINTIQUE (Ph. Bad., Belg.).

| Fougère mâle pulvérisée | 2 gr. |
| Racine de valériane pulvérisée | 2 — |
| Semen-contra pulvérisé | 2 — |
| Sulfate de potasse pulvérisé | 2 — |
| Miel | 16 — |

*M. 4 à 16 gr.*

MIEL DE FOUGÈRE (Dunglison).

| Extrait éthéré de fougère mâle | 2 gr. |
| Miel rosat | 16 — |

*Mêlez.*

PILULES D'EXTRAIT OLÉO-RÉSINEUX DE FOUGÈRE MALE (Mayet).

| Extrait éthéré de fougère mâle (Cod. 84) | 0 gr. 2 décigr. |
| Gomme arabique pulvérisée | 0 — 05 centigr. |
| Eau | 0 — 05 — |

Fougère mâle pulvérisée     Q. s.

*M. pour 1 pilule. 10 pilules le soir et 10 pilules le lendemain matin.*

### TÆNIFUGE NOUFFER.

Poudre de fougère mâle    6 à 12 gr.
Eau                           125 —

*M. En 1 fois le matin à jeun.*
*Une heure après, administrez le bol purgatif ci-après :*

Calomel à la vapeur     0 gr. 6 décigr.
Scammonée pulvérisée    0 — 6 —
Gomme-gutte          0 — 3 —
Miel                    Q. s.

*M. pour 4 bols* (Jourd.).

### TEINTURE DE BOURGEONS DE FOUGÈRE MALE (Peschier).

Bourgeons récents de fougère
    mâle                       500 gr.

Ether sulfurique          1000 gr.

*8 gr. dans un verre d'eau sucrée.*

### TISANE DE FOUGÈRE MALE (H. P.).

*Préparation par infusion* 20/1000

### TRAITEMENT DU TÆNIA PAR L'HUILE ÉTHÉRÉE DE FOUGÈRE (Coindet, Trousseau).

Huile éthérée de fou-
    gère mâle         2 gr. 5 décigr.
Calomel à la vapeur    2 — 5 —
Poudre de fougère
    récente              Q. s.

*F. s. a. pilules de 30 centigr.*
*Deux heures après la dernière dose on prescrit 60 gr. d'huile de ricin.*

## FRAGON ÉPINEUX. — *Ruscus aculeatus* (Asparaginées).
*Syn.* Petit houx.

**Part. empl.** — Rhizome.

**Prop. thérap.** — Diurétique léger, fait partie des cinq racines apéritives.

**Prép. pharm. et posol.** — *A l'int.* Décocté 20 p. 1000.

## FRAISIER. — *Fragaria vesca* (Rosacées).
**Part. empl.** — Rhizome, fruit.

**Prop. thérap.** — Astringent, diurétique, stimulant, aromatique.

**Prép. pharm. et posol.** — *A l'int.* Alcoolat de fraises, 10 gr. à 30 gr. — décocté de rhizome 20 p. 1000 — sirop de fraises, *ad libitum.*

## FRAMBOISIER. — *Rubus idæus* (Rosacées Fragariées).
**Part. empl.** — Fruit.

**Prop. thérap.** — Laxatif, diurétique, rafraichissant.

**Prép. pharm. et posol.** — *A l'int.* Alcoolat 10 gr. à 30 gr., — sirop *ad libitum*, — suc *ad libitum.*

### SIROP DE VINAIGRE FRAMBOISÉ

*P. e. de sirop de vinaigre et de sirop de framboises.*
*20 à 50 gr. en gargarismes, tisanes.*

### VINAIGRE DE FRAMBOISES.

Framboises            3 partie
Vinaigre blanc       2 —

*F. macérer 10 jours. Filtrez.*
*20 à 50 gr. en gargarismes, tisanes.*

## FRÊNE. — *Fraxinus excelsior* (Jasminées).
**Part. empl.** — Feuilles, écorce des rameaux.

**Princ. act.** — Mannite, fraxinine.

**Prop. thérap.** — Purgatif, fébrifuge.

**Prép. pharm. et posol.** — *A l'int.* Infusé de feuilles 15 à 25 p. 1000 (purgatif) — infusé d'écorce 10 à 15 p. 1000 (fébrifuge), — poudre de feuilles 1 gr.

## FRUITS PECTORAUX. — Dattes, jujubes, figues sèches, raisin sec, à part. ég. — décocté 50 p. 1000.

## FUCUS CRISPUS. — V. *Carragaheen.*

## — VESICULOSUS (Algues).
**Part. empl.** — Plante entière.

9.

**Prop. thérap.** — Préconisé contre l'obesité (Duchesne-Duparc).

**Prép. pharm. et posol.** — A l'int. Décocté 10 à 20 p. 1000, — extrait alcoolique 0 gr., 05 centigr. à 0 gr., 25 centigr. en pilules.

**FULIGOKALI.** — Préparé comme l'anthrakokali en substituant la suie au charbon.

**Prop. thérap.** — Antiscrofuleux, antipsorique.

**Prép. pharm. et posol.** — A l'int. Fuligokali simple ou sulfuré, 0 gr., 10 centigr. à 0 gr., 50 centigr. en pilules ou en sirop.

**FUMETERRE.** — *Fumaria officinalis* (Papavéracées).

**Part. empl.** — Plante fleurie.

**Prop. thérap.** — Tonique, dépuratif.

**Prép. pharm. et posol.** — Extrait 2 gr. à 10 gr. — infusé 20 p. 1000, — sirop 20 à 100, — suc dépuré 50 gr. à 250 gr.

SUC D'HERBES ORDINAIRE DÉPURATIF.

| Feuilles de chicorée | | |
| — de fumeterre | āā | P. E. |
| — de cresson | | |
| — de laitue | | |

Q. s. pour obtenir 120 gr. de suc d'herbes. Le matin à jeun en 1 fois.

TISANE DE FUMETERRE (Codex).
10 gr. pour 1000.
A prendre par verres.

**FUCHSINE.** — Chlorhydrate de rosaniline ($C^{20}H^{19}AzH^3Cl$). Soluble eau, peu soluble alcool, insoluble éther.

**Prop. thérap.** — Préconisé contre l'albuminurie.

**Prép. pharm et posol.** — A l'int. 0 gr., 05 à 0 gr. 40 centigr., suivant l'âge.

PILULES.

| Fuchsine | 05 centigr. à 10 centigr. |
| Extrait de chiendent | Q. s. |
| Poudre de guimauve | Q. s. |
| Pour 1 pilule. | |

POTION CONTRE L'ALBUMINURIE (Bouchut).

| Julep gommeux | 100 gr. |
| Fuchsine | 0 — 15 centigr. |
| Essence de menthe ou de badiane | Q. s. |
| M. à prendre par cuillerées à café dans les 24 heures. | |

# G

**GAÏAC.** — *Guajacum officinale* (Rutacées). *Syn.* Jasmin d'Afrique.

**Part. empl.** — Bois du tronc, résine.

**Princ. act.** — Acide gayacique.

**Prop. thérap.** — Stimulant, diaphorétique, antigoutteux, antirhumatismal.

**Prép. pharm. et posol.** — A l'int. Décocté 50 p. 1000 — extrait 1 gr. à 5 gr. — poudre 2 gr. à 10 gr. — sirop 20 gr. à 60 gr. A l'ext. teinture (eau-de-vie) 5 gr. à 10 gr. Dentifrice.

APOZÈME DE GAÏAC.

| Bois de gaïac râpé | | 25 gr. |
| Follicules de séné | | aa 5 — |
| Semences de fenouil | | |

Réglisse ... 10 gr.
Eau Q. s. pour 500 gr. de décocté. A prendre dans la journée.

### BOLS CONTRE LE RHUMATISME.

Bois de gaïac      6 gr. 60 centigr.
Poudre d'ipéca      0 — 30 —
Extrait d'opium      0 — 30 —
Conserve de cynor-
   rhodons      Q. s.

*F. s. a. 6 bols. 1 bol 2 fois par jour.*

### ÉLECTUAIRE ANTIRHUMATISMAL.
#### (Ph. Britann.).

Résine de gaïac      4 gr.
Racine de rhubarbe      8 —
Soufre sublimé      60 —
Muscade n° 1.
Crème de tartre      30 —
Miel blanc      500 —

*M. 10 à 30 gr. par jour, en 2 fois.*

### ÉLECTUAIRE DE GAÏAC COMPOSÉ (A. Fernandez).

Résine de gaïac      15 gr.
Rhubarbe pulvérisée      10 —
Crème de tartre pulvérisée      25 —
Soufre sublimé et lavé      50 —
Muscade pulvérisée n° 1.
Miel blanc      Q. s.

*M. 15 à 20 gr. matin et soir.*

### ELIXIR ANTIARTHRITIQUE (île de France).

Myrrhe      3 gr
Résine de gaïac      4 —
Aloès socotrin      4 —
Alcool à 52° c.      300 c.c.

*F. dissoudre séparément chaque substance dans 100 c.c. d'alcool. Mêlez les alcoolés; filtrez; 10 à 30 gr. tous le matins.*

### ELIXIR ANTIARTHRITIQUE. RATAFIA DES CARAÏBES. TEINTURE D'ÉMÉRIGON (Cadet).

Résine de gaïac      1 gr.
Tafia      45 —

*F. dissoudre; filtrez, 10 à 20 gr. tous les matins.*

### ÉLIXIR ANTIVÉNÉRIEN DE LEMORT (Cad.).

Résine de gaïac      10 gr.
Baume de copahu      30 —
Alcool à 90°      140 —
Essence de sassafras      2 —

*4 à 10 gr. par jour dans un véhicule approprié.*

### ÉMULSION DE RÉSINE DE GAÏAC. LAIT DE GAÏAC.

Résine de gaïac pulvérisée      1 à 2 gr.
Gomme arabique      5 —

Sirop d'orgeat      30 gr.
Eau commune      100 —

*Mêlez la résine avec la gomme. Ajoutez le sirop, en triturant, puis l'eau peu à peu. Une cuillerée à bouche toutes les 2 heures.*

### GOUTTES ANTIARTHRITIQUES (Græfe).

Alcoolé de potasse (pot. caus-
   tique 1. Alcool à 86° 6).      15 gr.
Teinture de gaïac ammoniacale      7 —
Opium brut      2 —

*F. macérer 4 jours, filtrez. X à XX gouttes 3 fois par jour.*

### GOUTTES DES JÉSUITES OU DE WALKER (Elixir antivénérien).

Résine de gaïac      200 gr.
Sassafras      150 —
Baume du Pérou      10 —
Alcool rectifié      1000 —

*F. s. a. une cuillerée à café dans 1 verre d'eau sucrée.*

### PILULES ANTIARTHRITIQUES (Græfe).

Kermès minéral      0 gr. 02 centigr.
Extrait d'aconit      0 — 02 —
   — de douce-
   amère      0 — 4 décigr.
Résine de gaïac      0 — 4 —
Baume du Pérou      Q. s.

*M. pour 1 pilule. 1 à 2 toutes les 3 ou 4 heures.*

### POUDRE ANTIRHUMATISMALE (Pereira).

Poudre de gaïac      4 gr.
Poudre de feuilles
   d'oranger      2 —
Acétate de morphine      0 — 04 centigr.

*M. et divisez en 6 prises. 1 prise toutes les 2 heures.*

### SIROP ANTIARTHRITIQUE (Dubois).

*D'une part :*

Salsepareille coupée et
   fendue      60 gr.
Gaïac râpé      60 —
Eau      3000 —

*F. bouillir jusqu'à réduction à 500 gr., ajoutez :*

Sucre      1000 gr.

*Faites un sirop.*

*D'autre part :*

Extrait d'opium      0 gr. 6 décigr.
Résine de gaïac      16 —

Carbonate de potasse 12 gr.
Teinture de colchique à 1/3 5 —
Essence de citron II gouttes

*Triturez ensemble ; ajoutez-les peu à peu au sirop refroidi ; filtrez. 20 à 60 gr.*

### SIROP DE QUINQUINA COMPOSÉ. SIROP ANTIRHUMATISMAL (Ph. Esp.).

Quinquina jaune gross. pulvérisé 90 gr.
Salsepareille fendue et coupée 90 —
Gaïac râpé 30 —
Santal rouge en copeaux 30 —
Eau Q. s.

*Pour obtenir 1 kilog 200 gr. de décocté : .*

Sucre blanc 2380 —

*F. macérer l'écorce, la racine et les bois dans l'eau pendant 24 heures. F. bouillir 1 heure, passez à l'étamine ; ajoutez le sucre et faites un sirop par coction et clarification. 20 à 80 gr.*

### TEINTURE DE GAÏAC AMMONIACALE (Ph. Allem. Ewald).

Résine de gaïac 3 gr.
Alcool à 90° C. 10 —
Ammoniaque liquide D. 0,96 5 —

*F. dissoudre la résine dans l'alcool. Ajoutez l'ammoniaque ; filtrez. 1 à 4 gr. en potion.*

### TEINTURE DE GAÏAC COMPOSÉE.

Gaïac 60 gr.
Sassafras 40 —
Salsepareille 20 —
Bois de Rhodes 10 —
Santal rouge } ãã 2 —
 — citrin

Eau-de-vie 500 —

*10 à 20 dans une tasse de salsepareille.*

### TISANE DIAPHORÉTIQUE (Gimelle).

Eau bouillante 1250 gr.
Bois de gaïac râpé 15 —
Racine de réglisse 15 —
Fleurs sèches de sureau 5 —
 — de coquelicot 5 —

*F. s. a. 4 verres par jour.*

### TISANE SUDORIFIQUE LAXATIVE (Traitement de la Charité).

Gaïac râpé 30 gr.
Salsepareille } ãã 15 —
Séné
Sassafras } ãã 5 —
Réglisse
Eau 1000 —

*Pour réduire à 500.*

### TISANE SUDORIFIQUE (Aliès).

Gaïac râpé 400 gr.
Eau 1500 —

*F. bouillir jusqu'à réduction de moitié ; passez ; partagez en 6 doses. 3 par jour : 1 le matin, 1 à midi, 1 le soir.*

## GALANGA. — Plusieurs espèces. 1° *Grand galanga ou galanga de l'Inde*, de Java ; Galanga major ou Maranta Galanga (Amomées) ; 2° *Petit galanga* de l'Hellenia chinensis ; 3° *Galanga léger* fourni par une espèce voisine.

**Part. empl.** — Rhizomes.
**Prop. thérap.** — Excitants, aromatiques, masticatoires.
**Prép. pharm. et posol.** — *A l'int.* Poudre 2 gr. à 4 gr. Peu usité, entre dans quelques composés officinaux.

## GALBANUM. — Deux variétés : 1° *Galbanum sec ou Galbanum officinal ;* 2° *Galbanum mou du Bubon galbanum* (Ombellifères).

**Part. empl.** — Gomme-résine.
**Prop. thérap.** — Stimulant et antispasmodique.
**Prép. pharm. et posol.** —*A l'int.* 0 gr., 50 centigr. à 2 gr. *A l'ext.* Entre dans la composition d'un certain nombre de baumes et d'emplâtres (diascordium, thériaque, Fioravanti, etc.).

### PILULES DE GALBANUM COMPOSÉES OU ANTIHYSTÉRIQUES (Murrez).

Galbanum 2 gr.
Myrrhe 3 —
Sagapenum 3 —
Asa fœtida 1 —
Savon 2 —
Sirop Q. s.

*F. s. a. pilules de 0 gr. 20 centigr. 3 à 4 par jour.*

**GALIPOT.** — Du *Pinus maritima* (Conifères).
**Part. empl.** — Résine.
**Prop. thérap.** — Stimulant.
**Prép. pharm. et posol.** — *A l'ext.* Entre dans quelques topiques composés.

## GALIUM PALUSTRE.

**Prop. thérap.** — Antépileptique (?).
**Prép. pharm. et posol.** — *A l'int.* Suc, 2 cuillerées par jour.

**GALLIQUE** (acide) ($C^7H^6O^5$).
**Prop. thérap.** — Astringent.
**Prép. pharm. et posol.** — *A l'int.* 0 gr., 30 centigr. à 1 gr. en pilules ou en potion.

**GARANCE.** — *Rubia tinctorum* (Rubiacées).
**Part. empl.** — Racine.
**Prop. thérap.** — Employée contre le rachitisme, faisait partie des cinq racines apéritives mineures.
**Prép. pharm. et posol.** — *A l'int.* Décocté 20 p. 1000 — poudre 2 gr. à 4 gr.

**GAROU.** — *Daphne gnidium* (Thyméléacées). *Syn.* Sainbois.
**Part. empl.** — Feuilles, baies, écorce.
**Princ. act.** — Daphnine (dans l'écorce).
**Prop. thérap.** — Purgatif, diaphorétique, irritant.
**Prép. pharm. et posol.** — *A l'int.* Baies 4 à 10. — feuilles 2 gr. à 4 gr., — infusé de poudre d'écorce 1 à 2 p. 100, — poudre d'écorce 0 gr. 05 à 0 gr., 25 centigr. — *A l'ext.* Extrait éthéré, pommades et papiers épispastiques.

PAPIER ÉPISPASTIQUE (Cod.).

*Se prépare avec l'extrait éthéro-alcoolique. Pansement des vésicatoires, dont on veut entretenir la suppuration.*

POMMADE ÉPISPASTIQUE AU GAROU
(F. H. M.).

| | |
|---|---|
| Axonge | 20 gr. |
| Cire jaune | 2 — |
| Ecorce sèche de garou | 5 — |
| Alcool à 85° C. | Q. s. |

**GÉLATINE.** — Facilement soluble eau bouillante, 3 espèces principales.

— 1° **GÉLATINE PURE** ou grénetine. Base d'un grand nombre de gelées médicinales.

— 2° **COLLE DE FLANDRE.**
**Prop. thérap.** — Employée en bains fortifiants.
**Prép. pharm. et posol.** — *A l'ext.* 500 à 1000 gr. pour un bain.
**Incompat.** — Alcool, tannin, décoctés astringents, quelques sels métalliques.

— 3° **COLLE DE POISSON.** *Syn.* Ichthyocolle.
**Prop. thérap.** — Adoucissant, sert à faire des gelées et le taffetas dit d'Angleterre.
**Prép. pharm. et posol.** — *A l'int.* Soluté 5 à 10 p. 100.

**GELSEMIUM SEMPERVIRENS** (*Logoniacées*). *Syn.* Jasmin de Caroline, jasmin jaune ou sauvage.

**Part. empl.** — Ecorce de racine.
**Princ. act.** — Gelsémine.
**Prop. thérap.** — Fébrifuge, antinévralgique.
**Prép. pharm. et posol.** — A *l'int.* Poudre 0 gr., 05 à 0 gr. 40 cent.
teinture X à LXXX gouttes.

COLLYRE DE GELSÉMINE (Tivedey).

| | |
|---|---|
| Chlorhydrate de gel-sémine | 0 gr. 50 centigr. |
| Eau distillée | 30 — |

*Par goutte, médicament infidèle et dangereux.*

PILULES.

| | |
|---|---|
| Gelsemium | 0 gr. 05 centigr. |
| Glycérine Alcool | ãã Q. s. |

*F. s. a.* 50 *pilules.*

SIROP (Eymery).

| | |
|---|---|
| Teinture de gelsemium | 50 gr. |
| Sirop simple | 1000 — |

*M.* 2 à 3 *cuillerées à bouche par jour.*

TEINTURE.

| | |
|---|---|
| Alcool | 5 gr. |
| Racine | 1 — |

0 *gr.* 20 *centigr. à* 1 *gr.*

**GENÊT.** — *Genista scoparia* (Légumineuses, Papilionacées).
**Part. empl.** — Fleurs.
**Princ. act.** — Spartéine et scoparine (inusitée).
**Prop. thérap.** — Diurétique.
**Prép. pharm. et posol.** — A *l'int.* 15 à 30 gr. p. 1000.

TISANE CONTRE L'ALBUMINURIE (Cullen).

| | | |
|---|---|---|
| Fleurs de genêt | 30 | gr. |
| Baies de genièvre | 10 | — |
| Eau bouillante | 1000 | — |
| Sirop des cinq racines | 50 | — |

*F.*

**— SPARTÉINE.** Alcaloïde liquide : on emploie le *sulfate.*
**Posol.** — 0 gr., 10 à 0 gr., 15 centigr. par jour.
**Prop. thérap.** — Dynamique et régularisateur du cœur (G. Sée.).

PILULES.

| | |
|---|---|
| Sulfate de spartéine | 1 gr. |
| Poudre de guimauve | 0 — 50 centigr. |
| Extrait de chiendent | Q. s. |

*Pour* 20 *pilules. Contiennent* 0 *gr.* 05 *centigr. de sel.* 2 à 3 *par jour.*

POTION.

| | |
|---|---|
| Sulfate de spartéine | 0 gr. 30 centigr. |
| Sirop de Tolu | 30 — |
| Eau distillée de tilleul | 70 — |
| Q. s. | |

0 *gr.* 05 *de sel par cuillerée à bouche.* 2 à 3 *par jour.*

**GENÉVRIER.** — *Juniperus communis* ou *vulgaris* (Conifères).
**Part. empl.** — Fruit, bois, feuilles, sommités.
**Prop. thérap.** — Bois, sudorifique, antisyphiliptique ; feuilles et sommités, purgatives ; fruits stomachiques et diurétiques.
**Prép. pharm. et posol.** — A *l'int.* Extrait 2 à 5 gr., — huile volatile 2 à 6 gouttes, — infusion de baies 20 p. 1000.

FUMIGATIONS DE GENIÈVRE.

| | |
|---|---|
| Genièvre concassé | 250 gr. |

*On met dans une bassinoire garnie de charbons ardents, et on la passe entre les draps.*

POTION DIURÉTIQUE (Oppolze).

Baies de

*Faire infuser dans :*

| | |
|---|---|
| Eau bouillante | 180 gr. |

*Passez et ajoutez :*

| | |
|---|---|
| Acétate de potasse | 5 — |
| Oxymel scillitique | 15 — |

*Par cuillerée à bouche.*

**POTION EXPECTORANTE.**

| | |
|---|---|
| Infusion d'hysope | 150 gr. |
| Extrait de genièvre | 10 — |
| Oxymel scillitique | 30 — |
| *Ad libit.* | |
| Kermès | 0 gr. 10 à 0 gr. 20 centigr. |

*M. à prendre par cuillerées.*

**VIN DIURÉTIQUE.**

| | |
|---|---|
| Azotate de potasse | 15 gr. |
| Baies de genièvre concassées | 50 — |
| Vin blanc | 750 — |

*F. macérer 12 heures, filtrez. 2 cuillerées à bouche 2 ou 3 fois par jour.*

# GENTIANE. — *Gentiana lutea* (Gentianées). *Syn.* grande gentiane, gentiane jaune.

**Part. empl.** — Racine.

**Prop. thérap.** — Tonique, stomachique, fébrifuge.

**Prép. pharm. et posol.** — *A l'int.* Extrait 0 gr., 20 centigr. à 2 gr., — infusé 5 p. 1000, — poudre 0 gr., 50 centigr. à 4 gr., — sirop 10 à 100 gr., — teinture 2 à 50 gr., — vin 60 à 120 gr. — *A l'ext.* Pois à cautère, drains pour entretenir la suppuration de certaines plaies et pour dilater.

**APOZÈME STOMACHIQUE (Lond.).**

| | |
|---|---|
| Gentiane | |
| Gingembre | 9 gr. |
| Rhubarbe | 1 — |
| Écorces d'oranges amères | 2 — |
| Eau bouillante | 3 — |
| | 1000 — |

*Faites infuser 3 heures.*

**APOZÈME DE GENTIANE COMPOSÉ (Ph. Brit.).**

| | |
|---|---|
| Racine de gentiane divisée | 7 gr. |
| Extrait d'oranges amères | 2 — |
| Semences de coriandre | 2 — |
| Alcool à 60° c. | 52 — |
| Eau distillée | 227 — |

*F. macérer 4 jours. Passez, filtrez. 100 à 200 gr.*

**BIÈRE STOMACHIQUE ANGLAISE (Cadet).**

| | |
|---|---|
| Racine de gentiane concassée | 16 gr. |
| Écorce fraîche de citron | 11 — |
| Cannelle concassée | 1 — |
| Bière | 1000 — |

*F. macérer 4 jours. Passez, filtrez. 100 à 500 gr. en 2 fois avant les repas.*

**ÉLIXIR AMER.**

| | |
|---|---|
| Gentiane | 50 gr. |
| Écorces d'oranges amères | 25 — |
| Calamus aromaticus | 10 — |
| Alcool à 40° | 500 — |

*Faites macérer 10 jours et ajoutez :*

| | |
|---|---|
| Sirop de quinquina | 200 gr. |

**ÉLIXIR ANTISCROFULEUX DE PEYRILHE (Cod.).**

| | |
|---|---|
| Teinture de gentiane alcaline 10 d 50 gr. | |

**ÉLIXIR DE GENTIANE (Deschamps).**

| | |
|---|---|
| Gentiane pulvérisée | 80 gr. |
| Carbonate d'ammoniaque pulvérisé | 16 — |

| | |
|---|---|
| Alcool à 82° c. | 530 — |
| Eau | 1050 — |

*F. macérer 8 jours. Passez.*

| | |
|---|---|
| Liqueur obtenue | 2 parties |
| Sucre | 1 — |

*Filtrez: 10 d 50 gr.*

**PILULES STOMACHIQUES (Recee).**

| | |
|---|---|
| Extrait de gentiane | 7 gr. 50 centigr. |
| Carbonate de soude desséché | 1 — 25 |
| Gingembre pulvérisé | 0 — 75 |

*M. et F. 36 pilules. 2 soir et matin.*

**PILULES STOMACHIQUES (Schmidtan).**

| | |
|---|---|
| Fiel de bœuf épaissi | } āā 5 gr. |
| Extrait de gentiane | |
| Rhubarbe | 5 — |
| Carbonate de fer | 2 — |

*F. s. a. 50 pilules. 8 d 12 dans la journée.*

**PILULES TONIQUES (de Moscou) (Huln).**

| | |
|---|---|
| Extrait de colombo | |
| — de gentiane | } āā 10 gr. |
| — de quassia | |
| — de fiel de bœuf | |
| Poudre de gentiane | Q. s. |

*F. s. a. pilules de 0 gr. 20 centigr. 1 après le repas.*

**POTION DE GENTIANE.**

| | |
|---|---|
| Gentiane | 10 gr. |
| Camomille | 2 — |

*Faire infuser dans :*

| | |
|---|---|
| Eau bouillante | 125 — |
| Sirop d'écorces d'oranges | 30 — |
| Élixir de Peyrilhe | 10 — |

**SIROP ANTISCROFULEUX (Bouch.).**

| | |
|---|---|
| Sirop de gentiane | |
| — de quinquina | } āā 500 gr. |
| — d'écorces d'oranges | |

*M. 8 cuillerées dans la journée.*

**SIROP ANTISCROFULEUX** (Debreyne).

| | |
|---|---|
| Sirop de quinquina au vin | 100 gr. |
| Sirop de rhubarbe | 50 — |
| Teinture de gentiane | 6 — |

*M. 2 cuillerées à café par jour.*

**SIROP DE GENTIANE AU VIN**
(Béral).

| | |
|---|---|
| Vin de gentiane | 11 gr. |
| Sucre | 19 — |

*F. dissoudre 30 à 90 gr.*

**TEINTURE DE GENTIANE COMPOSÉE AM-
MONIACALE. ELIXIR ANTISCROFULEUX**
(Anc. Cod.).

| | |
|---|---|
| Gentiane | 100 gr. |
| Carbonate d'ammoniaque | 25 — |
| Alcool à 60° | 3000 — |

*F. s. a. 10 à 50 gr.*

**TISANE DE GENTIANE** (F. H. P.).

| | |
|---|---|
| Racine de gentiane incisée | 4 gr. |

| | |
|---|---|
| Eau bouillante | 1000 gr. |

*F. infuser pendant 2 heures.
Le Codex prescrit 5 gr. de gentiane*

**VIN DE GENTIANE** (F. H. M.).

| | |
|---|---|
| Alcoolé de gentiane | 8 gr. |
| Vin rouge | 100 — |

*M. 50 à 150 gr.*

**VIN STOMACHIQUE** (Gallois).

| | |
|---|---|
| Extrait de gentiane | 1 gr. |
| Sirop d'écorces d'orange | 45 — |
| Vin de quinquina | 150 — |
| Alcoolé de noix vomique | V gouttes |

*F. dissoudre. M. 50 à 100 gr.
1/2 heure avant le repas.*

**AUTRE**

| | |
|---|---|
| Racine de gentiane | 15 gr. |
| Écorces d'oranges | 10 — |
| Xérès | 500 — |

**GERMANDRÉE.** — *Teucrium chamædrys* (Labiées). *Syn.*
Petit chêne, chênette, chasse-lièvre.
**Part. empl.** — Sommités fleuries.
**Prop. thérap.** — Excitant, amer, tonique.
**Prép. pharm. et posol.** — *A l'int.* Extrait 2 à 4 gr., — infusé
10 à 20 p. 1000, — poudre 2 à 8 gr.

**GINGEMBRE.** — *Zingiber officinale* (Amomacées).
**Part. empl.** — Rhizome.
**Prop. thérap.** — Stimulant stomachique, révulsif (en cataplasmes).
**Prép. pharm. et posol.** — *A l'int.* Poudre 1 à 2 gr., — teinture 2
à 10 gr.

**BIÈRE DE GINGEMBRE.**

| | |
|---|---|
| Gingembre concassé | 10 gr. |
| Bière | 450 — |

*F. macérer pendant 4 jours. Passez, exprimez, filtrez. 50 à 250 gr.*

**GARGARISME**

| | |
|---|---|
| Gingembre | 25 gr. |

*Faire infuser dans :*

| | |
|---|---|
| Eau bouillante | 250 — |

*Ajoutez :*

| | |
|---|---|
| Teinture de capsicum | 10 — |

**POTION STIMULANTE.**

| | |
|---|---|
| Gingembre | 15 gr. |
| Calamus aromaticus | 10 — |
| Cannelle | 2 — |

*Faire infuser.*

| | |
|---|---|
| Eau bouillante | 200 gr. |

*Passez et ajoutez :*

| | |
|---|---|
| Sirop d'écorces d'oranges amères | 50 — |

**POUDRE DE GINGEMBRE ALCALINE.**

| | |
|---|---|
| Gingembre pulv. | } āā 5 gr. |
| Bi-carbonate de soude pulv. | |

*Par 10 doses. 2 à 3 par jour.*

**TEINTURE DE GINGEMBRE COMPOSÉE.**

| | |
|---|---|
| Gingembre | 15 gr. |
| Galanga | } |
| Quinquina | } āā 5 |
| Écorces d'oranges amères | } |
| Alcool à 60° | 250 — |

*F. s. a.*

**GINSENG.** — *Panax quinquefolia* (Ombellifères).
**Part. empl.** — Racine.
**Prop. thérap.** — Aphrodisiaque (?), fébrifuge (?).
**Prép. pharm. et posol.** — *A l'int.*

PASTILLES DE GINSENG OU DE RICHELIEU.

| | |
|---|---|
| Ginseng | 30 gr. |
| Vanille | 60 — |
| Essence de cannelle | X gouttes |
| Teinture d'ambre gris | 2 gr. |
| Sucre | 1000 — |
| Mucilage | Q. s. |

*F. s. a. Tablettes.*

## GIROFLES. — *Caryophyllus aromaticus* (Myrtacées). *Syn.* Clous de girofle, clous aromatiques.

**Part. empl.** — Fleur non développée ou bouton.

**Princ. act.** — Caryophylline.

**Prop. thérap.** — Excitant, stomachique, tonique, cordial.

**Prép. pharm. et posol.** — *A l'int.* Eau distillée 30 à 60 gr. — huile volatile I à XII gouttes — infusé 1 à 10 p. 1000 — poudre 0 gr., 50 cent. à 2 gr .— teinture 10 gr. — *A l'ext.* Odontalgique.

CONFECTION AROMATIQUE (Ph. Lond.).

| | |
|---|---|
| Girofle | 30 gr. |
| Cannelle | 60 — |
| Noix muscade { āā | |
| Cardamome | 15 — |
| Safran | 60 — |
| Craie préparée | 480 — |
| Sucre pulvérisé | 740 — |

*A mesure du besoin, incorporez dans*

| | |
|---|---|
| Eau | Q. s. |

MIXTURE ODONTALGIQUE.

| | |
|---|---|
| 1. Essence de girofle | 2 gr. |
| Alcool camphré | 10 — |

| | |
|---|---|
| 2. Essence de girofles | 4 gr. |
| Alcoolat de cochléaria | 10 — |
| Chloroforme | 5 — |

POUDRE AROMATIQUE (Ph. Brit.).

| | |
|---|---|
| Girofle | 42 gr. |
| Cannelle | 113 — |
| Muscade | 85 — |
| Safran | 85 — |
| Cardamome | 28 — |
| Sucre | 453 — |

*F. s. a. 2 à 5 gr.*

## GLYCÉRINE. — Soluble eau et alcool, insoluble éther.

**Prop. thérap.** — Préconisé contre dysenterie, acné, glycosurie. Usages externes très nombreux.

**Prép. pharm. et posol.** — *A l'int.* 10 à 60 gr. *A l'ext.* Sert à préparer des pommades, des liniments, 10 à 60 gr. — en lavement. — Glycéré d'amidon (Cod.) 1 pour 14 gr.

**Incompat.** — Acide chromique, brichromate et permanganate de potasse.

ANISETTE A LA GLYCÉRINE POUR DIABÉTIQUES (Yvon).

| | | |
|---|---|---|
| Essence d'anis | VII | gouttes |
| — de badiane | VIII | — |
| — de carvi | IV | — |
| Teinture d'oranges | 3 | gr. |
| — de vanille | 4 | — |
| Eau distillée de roses | 15 | — |
| — de fleurs d'oranger | 15 | — |
| Eau | 70 | — |
| Glycérine | 550 | — |
| Alcool à 90° | 680 | — |

*Préparez de même les liqueurs d divers aromes.*

CONSERVES A LA GLYCÉRINE (Yvon).

| | |
|---|---|
| Suc de coings | 500 gr. |

| | |
|---|---|
| Agar-agar ou colle du Japon | |
| 2 gr. 50 centigr. à | 3 gr. |
| Glycérine | 500 — |

*On peut remplacer le suc de coings par tout autre suc.*

LAVEMENT A LA GLYCÉRINE.

| | |
|---|---|
| Glycérine | 10 à 30 gr. |
| Eau | 150 — |

*2 lavements par jour.*

LOTION DE GLYCÉRINE (Stratin).

| | |
|---|---|
| Biborate de soude | 2 gr. |
| Glycérine | 30 — |
| Eau de roses | 120 — |

*M.*

### POTION DE GLYCÉRINE.

Glycérine ............ 15 à 30 gr.
Infusion de café légère ...... 150 —
Sirop ............... 30 —

*M. 2 cuillerées toutes les heures.*

### POTION DE GLYCÉRINE CONTRE LE DIABÈTE SUCRÉ (Schultzen).

Glycérine pure ........ 20 à 30 gr.

Eau distillée ............ 64 gr.
Acide citrique ou tartrique ... 5 —

*F. dissoudre. A prendre dans la journée.*

### SIROP ANTIPHTHISIQUE (Fremy).

Glycérine ......... )
Sirop d'iodure de fer ... ) āā 100 gr.
Sirop de morphine ...... 200 —

*Par cuillerées.*

**GOMME ADRAGANTE.** — Produite par l'*Astragalus verus*, *astragalus creticus*, *A. aristatus*, *A. gummifer* (Légumineuses). 3 variétés : 1° gomme A. vermicellée ; 2° gomme A en plaque ; 3° gomme A. en grains.

**Prop. thérap.** — Adoucissant, sert à la confection des mucilages.
**Prép. pharm. et posol.** — *A l'int.* 25 gr. p. 1000.

**— AMMONIAQUE.** Gomme résine du *Dorema ammoniacum* (Ombellifères). Soluble en partie dans eau, alcool et éther — 2 variétés : 1° gomme ammoniaque en larmes ; 2° gomme ammoniaque en sorte.

**Prop. thérap.** — Tonique, excitant, antispasmodique, emménagogue, anticatarrhal, expectorant, stomachique, fondant, résolutif.
**Prép. pharm. et posol.** — *A l'int.* 0 gr. 50 centigr. à 2 gr. *A l'ext.* entre dans la composition de divers emplâtres.

### MIXTURE ANTIASTHMATIQUE (Bruner).

Gomme ammoniaque 0 gr. 50 centigr.
Vin blanc .......... 50 —
Hydrolat d'hysope 125 —

*F. dissoudre la gomme dans le vin, ajoutez l'hydrolat. 1 cuillerée toutes les 2 heures.*

### PILULES CONTRE EMPHYSÈME PULMONAIRE (Romberg).

Gomme ammoniaque
pulvérisée ...... 1 gr.
Poudre d'ipéca ... 0 — 20 centigr.
Acétate de morphine 0 — 10 —
Carbonate d'ammoniaque ........... 1 —
Mucilage de gomme .. Q. s.

*F. s. a. 20 pilules. 2 à 6 par jour.*

### PILULES EXPECTORANTES CONTRE CATARRHE PULMONAIRE CHRONIQUE.

Acide benzoïque ...... 2 gr.
Gomme ammoniaque ... 2 —
Savon médicinale .... Q. s.

*F. s. a. 20 pilules. 4 à 8 dans les 24 heures.*

### POTION ANTICATARRHALE.

Infusion de lierre terrestre .......... 100 gr.
Extrait thébaïque ... 0 — 05 centigr.
Gomme ammoniaque
0 gr. 50 centigr. à 1 gr.
Jaune d'œuf ....... n° 1
Sirop de fleurs d'oranger ........... 32 gr.

*F. s. a. Par cuillerée d'heure en heure.*

### POTION CONTRE LA GRIPPE.

Infusion de polygala ... 100 gr.
Gomme ammoniaque ..... 2 —
Gomme arabique pulvérisée 4 —
Sirop thébaïque ...... 25 —

*F. s. a. 1 cuillerée toutes les heures.*

### POTION EXPECTORANTE.

Gomme ammoniaque ..... 2 gr.
Émulsion d'amandes douces 90 —
Sirop de sulfate de morphine 20 —

*F. s. a. Par cuillerée d'heure en heure.*

**— ARABIQUE.** *Acacia vera*, *A. Arabica*, *A. Adansonii*, *A. Alba*, *A. vereck* (Légumineuses) ; soluble eau.

**Prop. thérap.** — Adoucissante, base des pâtes pectorales, des mucilages.
**Prép. pharm. et posol.** — *A l'int.* Eau ou tisane de gomme, 20 p. 1000. — Tablettes à 0, 10 centigr. de gomme.

**Incompat.** — Borax, perchlorure de fer, alcool, acétate de plomb.

### PATE DE GOMME ARABIQUE DITE DE GUIMAUVE (Cod.).

| | |
|---|---|
| Gomme arabique | 500 gr. |
| Sucre blanc | 500 — |
| Eau commune | 500 — |
| Eau de fleur d'oranger | 50 — |
| Blanc d'œuf | n° 6 |

### POTION BÉCHIQUE (Cod.).

| | |
|---|---|
| Sirop de gomme | 30 gr. |
| Infusé d'espèces béchiques | 120 — |

*F. s. a.*

### POTION GOMMEUSE (Codex).

| | |
|---|---|
| Gomme arabique pulvérisée | 10 gr. |
| Sirop de sucre | 30 — |
| Eau de fleurs d'or. | 10 — |
| Eau | 100 — |

*Par cuillerée.*

### POUDRE DES VOYAGEURS (Cod.).

| | | |
|---|---|---|
| Poudre de gomme | | |
| — sucre de lait | ãã | 60 gr. |
| — de réglisse | | 20 — |
| — de guimauve | | |
| — de nitrate de potasse | | 10 — |

*10 gr. pour 1 litre d'eau.*

### TISANE RAFRAICHISSANTE EN POUDRE

| | | |
|---|---|---|
| Gomme arabique | | 1500 gr. |
| Sucre de lait | | |
| Sucre | ãã | 1000 — |
| Extrait sec de chiendent | | 250 — |

*Pulv. et M.* — *15 gr. pour 1 litre d'eau.*

---

— **GUTTE** de l'*Hebradendron combogioides* (Clusiacées).
**Prop. thérap.** — Purgatif, drastique violent, anthelminthique.
**Prép. pharm. et posol.** — *A l'int.* 0 gr. 1 à 0 gr. 4 décigr.

### BOLS PURGATIFS (Ph. Lond.).

| | | |
|---|---|---|
| Gomme-gutte pulvérisée | 0 gr. 10 centigr. | |
| Bitartrate de potasse pulvérisé | 0 — 30 | — |
| Gingembre pulvérisé | 0 — 02 | — |
| Sirop simple | Q. s. | |

*M. pour 1 bol. 1 bol toutes les 1/2 heures jusqu'à effet purgatif.*

### PAQUETS PURGATIFS.

| | | |
|---|---|---|
| Gomme gutte | | |
| Calomel | ãã | 1 gr. |
| Poudre de jalap | | 3 — |
| Oléo-saccharure de fenouil | | 5 — |

*Divisés en 10 doses. 1 par jour.*

### PILULES GOMME-GUTTE COMPOSÉES (Ph. Lond.).

| | |
|---|---|
| Gomme-gutte | 0 gr. 05 centigr. |
| Aloès socotrin | 0 — 04 — |

| | | |
|---|---|---|
| Gingembre pulvérisé | 0 — 02 | — |
| Savon médicinal | 0 — 08 | — |

*M. pour 1 pilule. 2 à 8 avant les repas.*

### PILULES DE GOMME-GUTTE OPIACÉES (Malgaigne).

| | |
|---|---|
| Gomme-gutte | 0 gr. 02 centigr. |
| Extrait d'opium | 0 — 01 — |

*F. s. a. 1 pilule. 3 à 6 dans les 24 heures.*

### SAVON DE GOMME-GUTTE (Soub.).

| | |
|---|---|
| Gomme-gutte | 1 gr. |
| Savon médicinal | 2 — |
| Alcool à 56° c. | Q. s. |

*F. dissoudre. Distillez au B. M. pour retirer l'alcool. F. évaporer en consistance pilulaire. 0 gr. 30 centigr. à 2 gr. par jour, en pilules.*

# GOUDRON DE HOUILLE. — V. *Coaltar.*

— **MINÉRAL.** Retiré des bitumes naturels, etc. (inusité).

— **VÉGÉTAL.** Du *Pinus maritima* (Conifères). *Syn.* Goudron de Norwège, goudron officinal. Soluble alcool, éther, huiles fixes et volatiles, cède à l'eau un certain nombre de produits.
**Prop. thérap.** — Stimulant, diaphorétique, diurétique énergique.
**Prép. pharm. et posol.** — *A l'int.* 0 gr., 25 à 0 gr., 60 centigr., — eau de goudron 5 p. 1000, — sirop 10 p. 3000. — *A l'ext.* partie p. 3 en pommade, — emplâtre du pauvre homme à 1/3.

BOLS DE GOUDRON (Ph. Ital.).

| Goudron de bois | | |
|---|---|---|
| Baume du Pérou | } | ãã 0 gr. 15 centigr. |

Racine de réglisse pul-
vérisée        0 — 30 —
Iris pulvérisé       0 — 10 —

*M. pour 1 bol gélatinisé. 10 à 40 par jour.*

EAU DE GOUDRON (Magne-Lahens).

Goudron de bois        1 gr.
Sciure de bois de pin      3 —
Eau distillée froide      200 —

*F. macérer 24 heures. Filtrez.*

ÉLECTUAIRE DE GOUDRON (Mignot).

Goudron        15 gr.
Baume du Pérou     15 —
Iris de Florence     12 —

*F. s. a. 2 à 8 gr. par jour.*

EMPLATRE DE GOUDRON (Van Mons).

Poix noire       8 gr.
Cire jaune       90 —
Goudron       125 —

*F. s. a.*

ÉMULSION DE GOUDRON (Cod.).

*Cette émulsion représente 2 p. 100 de goudron. — Sert à préparer l'eau de goudron, l'injection, l'inhalation, etc.*

ÉMULSION DE GOUDRON VÉGÉTAL (Adrian).

Goudron choisi      100 gr.
Jaune d'œuf       150 —
Eau           700 —

*F. s. a.*

FUMIGATION DE GOUDRON (Soubeiran).

Goudron       100 gr.
Eau        1000 —

*F. bouillir 1/2 heure, dans la chambre du malade, 3 ou 4 fois par jour.*

GLYCÉRÉ DE GOUDRON (Lecocq, Codex).

Goudron       1 gr.
Glycéré d'amidon   3 —

*M.*

GOUDRON GLYCÉRINÉ (Adrian).

Goudron de bois      1 gr.
Jaune d'œuf       4 —
Glycérine        2 —

*M.*

POMMADE ANTIPRURIGINEUSE (Debreyne).

Axonge        30 gr.
Goudron de bois    8 à 15 —

*M.*

POMMADE ANTIPSORIQUE.

| Goudron | | |
|---|---|---|
| Soufre sublimé | } | ãã 15 gr. |
| Savon noir | | ãã 50 — |
| Eau chaude | | |

POMMADE AU GOUDRON (Leydan).

| Goudron de bois | | |
|---|---|---|
| Savon vert | } | ãã P. E. |
| Alcool ou eau de Cologne | | |

*M.*

POMMADE CONTRE PRURIGO (Giroux de Buzareingues).

Goudron       15 gr.
Laudanum de Rousseau   2 —
Axonge        60 —

*M.*

POMMADE DE GOUDRON CAMPHRÉE.

| Pommade au goudron | | |
|---|---|---|
| — camphrée | } | ãã P. E. |

POMMADE DE GOUDRON (N. Guillot).

| Axonge | | 30 gr. |
|---|---|---|
| Carbonate de soude | } | |
| Huile de cade | | ãã 2 à 4 — |
| Goudron | | |

*M.*

SOLUTION ALCALINE CONCENTRÉE DE GOUDRON (Adrian).

Goudron choisi      100 gr.
Soude liquide à 36°    50 —
Eau         850 —

**GRATIOLE.** — *Gratiola officinalis* (Scrofulariées). *Syn.* Herbe à pauvre homme, séné des prés.

**Part. empl.** — Plante fleurie.
**Princ. act.** — Gratioline.
**Prop. thérap.** — Purgatif énergique, antigoutteux.
**Prép. pharm. et posol.** — — À l'int. Poudre 0 gr. 50 à 1 gr. 50 centigr.

**GRENADIER.** — *Punica granatum* (Myrtacées).

**Part. empl.** —Ecorce de la racine, fleurs (balaustes), fruits (grena-des) — écorce de grenade.

**Princ. act.** — Granatine, tannin, mannite, *peltiérine* et *Isopeltiérine* (Tanret).

**Prop. thérap.** — Astringent, vermifuge, tænifuge.

**Prép. pharm. et posol.** —*A l'int.* Extrait alcoolique, 10 à 25 gr., poudre de racine 2 gr.

| APOZÈME TÆNIFUGE (Cod.). | | DÉCOCTION TÆNIFUGE. | |
|---|---|---|---|
| Ecorce fraîche de racine de grenadier | 60 gr. | Ecorce de racine de grenadier | 50 gr. |
| Eau | 750 — | Eau Q. s. pour décocté | 250 — |
| *F. macérer 6 heures. F. bouillir à feu doux pour réduire à 500. Passez. A prendre en 3 fois à une 1/2 heure d'intervalle.* | | *Passez et ajoutez :* | |
| | | Extrait de fougère mâle | aa 2 gr. |
| | | Gomme pulvérisée | |
| | | Sirop de menthe | 30 — |

— **PELTIÉRINE** ($C^{16}H^{13}$) et isopeltérine ($C^{16}H^{13}$). On emploie les *tannates* que l'on prépare en décomposant les sulfates par le tannin : ils sont solubles dans l'eau acidulée par l'acide tartrique. Si l'on ne veut pas isoler les tannates, on peut avoir recours à la formule suivante (Béranger-Féraud) : Sulfates de peltiérine et d'isopeltérine de 0 gr., 35 à 0 gr., 40 centigr., tannin 1 gr. à 1 gr., 50 centigr., sirop simple, quantité suffisante. M. Tanret conseille de ne pas administrer la peltiérine aux jeunes enfants.

**GRENETINE.** —V. *Gélatine.*

**GROSEILLE.** — Fruit du groseillier rouge *Ribes rubrum* (Saxifragées, Grossulariées).

Pour les prop. thérap. et les prép. pharm. v. *Framboise.*

**GRUAU.** — (Avoine mondée.) *Avena sativa* (Graminées). *Syn.* Semence d'avoine décortiquée.

**Prop. thérap.** — Adoucissant, analeptique, diurétique.

**Prép. pharm. et posol.** — *A l'int.* Décocté 20 p. 1250 réduit à 1000.

**GUARANA.** — *Paullinia sorbilis* (Sapindacées).

**Part. empl.** — Semences.

**Princ. act.** — Tannin, caféine.

**Prop. thérap.** — Tonique, antidiarrhéique, antinévralgique.

**Prép. pharm. et posol.** — *A l'int.* Extrait alcoolique 0 gr. 30 cent. à 1 gr., — décocté 3 gr. p. 1 tasse, — poudre 0 gr., 20 centigr. à 2 gr. — teinture alcoolique 10 à 20 gr. en potion.

| PASTILLES (Jeannel). | | SIROP. | |
|---|---|---|---|
| Guarana pulvérisé | 1 gr. | Extrait alcoolique | 1 gr. |
| Sucre vanillé | 9 — | Sirop simple | 100 — |
| Mucilage | Q. s. | *M. 2 à 5 cuillerées.* | |
| *F. s. a. 10 pastilles.* | | | |

**GUAYCURU.** — *Statice Braziliensis* (Plombaginées).

**Part. empl.** — Racine.

Princ. act. — Tannin et guaycurine (?).
Prop. thérap. — Astringent.
Prép. pharm. et posol. — A l'int. Décoction (1 p. 1000), 30 gr., teinture (1 p. 10 d'alcool), 4 à 8 gr.

**GUIMAUVE.** — *Althæa officinalis* (Malvacées).
Part. empl. — Racine, feuilles, fleurs.
Prop. thérap. — Emolliente, adoucissante, béchique.
Prép. pharm. et posol. — A l'int. Infusion 20 p. 1000, — sirop 30 p. 1000, — tablettes 0 gr., 10 centigr. par tablette. — A l'ext. Décoction 20 p. 1000.

| GARGARISME ÉMOLLIENT (H. P.). | | SIROP PECTORAL ANGLAIS. | |
|---|---|---|---|
| Racine de guimauve concassée | 8 gr. | Eau | 8000 gr. |
| Mellite simple | 30 — | Dattes | 1000 — |
| | | Jujubes | 500 — |
| PATE DE GUIMAUVE OU GOMME (Cod.). | | Racine de réglisse | 200 — |
| *Doses : ad libitum.* | | — de guimauve | |
| | | Capillaire du Canada } āā | 125 — |
| | | Têtes de pavot blanc } | |
| | | *F. s. a. 30 à 60 gr. par jour.* | |

**GURGUM** (Baume de). — V. *Wood-oil.* mêmes propriétés et posologie que le baume de Copahu.

**GUTTA-PERCHA.** — Produit extrait du *Dichopsis gutta* du *Sapota muelleri* et d'autres arbres de la famille des Sapotacées.
Prop. thérap. — Employé contre le psoriasis.
Prép. pharm. et posol. — A l'ext. En solution dans le chloroforme.

| SOLUTION DE GUTTA-PERCHA (Traumaticine simple). | |
|---|---|
| Gutta-percha | 1 gr. |
| Chloroforme | 9 — |
| *M.* | |

**GYNOCARDIA ODORATA.** — Bixacées.
Part. empl. — Semences.
Princ. act. — Acide gynocardique et palmitique.
Prop. thérap. — Antiscrofuleux (?), employé dans les affections cutanées.
Prép. pharm. et posol. — A l'int. Huile de gynocardia ou de chaulmoogra V à XXX gouttes. A l'ext. en applications.

# H

**HAMAMELIS VIRGINICA** (Saxifragacées). — Syn. Noisetier de sorcière, aune mouchetée.
Part. empl. — Ecorce et feuilles fraîches.

**Prop. thérap.** — Antihémorhoïdale, hémostatique.

**Prop. pharm. et posol.** — *A l'int.* Extrait fluide (représentant son poids de plante) jusqu'à 50 gr., extrait sec (hamameline), 0 gr. 05 à 0 gr. 15 centigr. ; *A l'ext.* Teinture à 1/10° X à XXX gouttes, pommade, teinture 1 pour 10 d'axonge.

DÉCOCTION.

| Hamamelis | 30 gr. |
|---|---|
| Eau | 500 — |

MÉLANGE (Ferrand).

| Teinture d'hamamelis | 20 gr. |
|---|---|
| Glycérine anglaise | 60 — |

PILULES.

| Extrait sec ou hamameline | 0 gr. 50 centigr. |
|---|---|

*Pour* 10 *pilules. De* 1 *à* 3.

POMMADE.

| Extrait d'hamamelis | 0 gr. 20 centigr. |
|---|---|
| Beurre de cacao | 10 — |

POTION (Dujardin-Beaumetz).

| Extrait fluide | } | ãã 50 gr. |
|---|---|---|
| Sirop d'écorces d'oranges amères | | |
| Teinture de vanille | | XX gouttes |

*M. A prendre par petites cuillerées.*

POMMADE.

| Teinture d'hamamelis | 3 gr. |
|---|---|
| Axonge | 30 — |
| M. | |

SUPPOSITOIRE.

| Extrait d'hamamelis | 0 gr. 05 centigr. |
|---|---|
| Beurre de cacao | 5 — |

**HACHISCH.** — Préparation obtenue avec les feuilles du chanvre indien, *Cannabis Indica* (Urticées).

**Princ. act.** — Hachischine.

**Prop. thérap.** — Excitant.

**Prép. pharm. et posol.** *A l'int.* : — Extrait gras de haschicsh, 2 à 4 gr. ; — haschichisne, 0 gr. 05 à 0 gr. 10 centigr. ; — teinture (haschischine 1, alcool à 90° 9), X à XL gouttes.

PILULES (Debout).

| Extrait de chanvre indien | 0 gr. 10 centigr. |
|---|---|
| Lupulin | 20 — |

*F. s. a.* 100 *pilules.* 2 *à* 3 *tous les soirs.*

PILULES CONTRE SUEURS DES PHTHISIQUES.

| Extrait de chanvre indien | 1 gr. 50 centigr. |
|---|---|

| Acide gallique | 6 gr. |
|---|---|

*F. s. a.* 50 *pilules.* 2 *à* 4 *le soir.*

POUDRE CONTRE CHORÉE (Frerichs).

| Extrait de chanvre indien | } | ãã 3 gr. |
|---|---|---|
| Lupulin récent | | |
| Sucre | | |

*F. s. a.* 10 *doses.* 1 *matin et soir.*

**HASSELTIA ARBOREA** (Apocynacées).
**Part. empl.** — Suc laiteux extrait du tronc.
**Prop. thérap.** — Drastique puissant, anthelminthique.
**Prép. pharm. et posol.** — *A l'int.* Suc laiteux (médicament dangereux).

**HAZIGNE.** — Nom malgache du *Symphonia fasciculata* (Clusiacées).
**Part. empl.** — Graines.
**Princ. act.** — Graisse.
**Prop. thérap.** — Employé contre les rhumatismes et les contusions.
**Prép. pharm. et posol.** — *A l'int.* Graisse de graines, en frictions.

**HEDYOSMUM NUTANS** (Pipéracées).
**Part. empl.** — Feuilles.
**Prop. thérap.** — Antinévralgique.

**Prép. pharm. et posol.** — A *l'int.* Huile volatile. A *l'ext.* Feuilles en applications locales.

# HEDYSARUM GANGETICUM. — Légumineuses (Papilionacées).

**Part. empl.** — Racine.
**Prop. thérap.** — Antidysentérique.
**Prép. pharm. et posol.** — A *l'int.* Racine pulv. 5 à 10 gr. en décoction à prendre en 4 à 5 fois par jour.

# HÉLÉNINE (C⁷H⁹O). — *Syn. :* Camphre d'aunée. Presque insoluble alcool, soluble eau.

**Prop. thérap.** — Signalé comme spécifique du microbe de la tuberculose.

# HÉLIOTROPE. — *Heliotropium Europæum* (Borraginées).

L'infusion de fleurs passe pour céphalique et cordiale ; l'essence est employée comme parfum.

# HELLÉBORE. — V. *Ellébore.*

# HEMIDESMUS INDICUS (Asclépiacées).—*Syn.* : Naunari.

**Part. empl.** — Racine.
**Prop. thérap.** — Tonique, diurétique, diaphorétique.
**Prép. pharm. et posol.** — A *l'int.* infusion, 5 à 10 gr. par 100.

| INFUSION. | SIROP. |
|---|---|
| Racine concassée        32 gr. | Racine        120 gr. |
| Eau bouillante        300 — | Sucre blanc        840 — |
| 60 à 90 *gr.* 3 *fois par jour.* | Eau bouillante        500 — |
| | *F. infuser la racine dans l'eau, ajoutez le sucre.* 30 à 60 *gr. par jour.* |

# HÉMOGLOBINE.

**Prop. thérap.** — Ferrugineux.
**Prép. pharm. et posol.** — A *l'int.* 3 à 10 gr.

| DRAGÉES D'HÉMOGLOBINE. | *Chaque cuillerée renferme* 3 *gr. d'hémoglobine.* |
|---|---|
| *Chaque dragée renferme* 0 *gr.* 25 *centigr. d'hémoglobine.* 3 à 6 *par jour.* | VIN. |
| | Hémoglobine        150 gr. |
| SIROP. | Vin blanc d'Espagne |
| Hémoglobine        150 gr. | Q. s. pour 1 litre |
| Sirop de sucre        Q s. pour 1 litre | *M.* 2 à 3 *verres à madère.* |
| *M.* 2 à 4 *cuillerées.* | *Chaque verre renferme* 3 *gr. d'hémoglobine.* |

# HENNÉ-ALHENNA. — *Lausonia Inernis* (Salicariées).

Très employé dans la médecine arabe.
**Princ. actif.** — Acide hennotannique.
**Part. emp.** — Racines, feuilles et fleurs.
**Propriét.** — La racine est astringente. Les feuilles sont employées en topique contre les ulcères et servent à teindre les ongles des pieds et des mains en jaune-orange, et à dorer les cheveux ; une application successive de feuilles d'indigo fait virer la couleur au noir.
Les fleurs sont réputées emménagogues.

## HERACLEUM LANATUM (Ombellifères).
**Part. empl.** — Racine.
**Prop. thérap.** — Stimulant et carminatif — antiépileptique.
**Prép. pharm. et posol.** — A l'int. 6 à 9 gr.

## HERMODACTES. — Tubercules du *Colchium variegatum* (Colchicacées).
Préconisés contre la goutte; inusités aujourd'hui.

## HERNANDIA SONORA (Lauracées).
**Part. empl.** — Ecorce, graine, feuilles.
**Prop. thérap.** — Purgatif léger. Le suc est un dépilatoire énergique.

## HERNIOLE. — V. *Turquette*.

## HÊTRE. — *Fagus sylvatica* (Castanéacées).
**Part. empl.** — Ecorce,
**Prop. thérap.** — Astringent, fébrifuge (?).
**Prép. pharm. et pos.** — A l'int. Décoction 30 gr. pour 180.

## HIÉBLE. — *Sambucus humilis* (Rubiacées).
**Part. empl.** — Baies, racine.
**Princ. act.** — Hiéblin (surtout dans la racine).
**Prop. thérap.** — Purgatif.
**Prép. pharm. et posol.** — A l'int. Suc de baies (inusité).

## HOANG-NAN. — Poussière rougeâtre provenant de l'écorce du strychnos Gaulteriana.
**Princ. act.** — Brucine, strychnine (F. Wurtz).
**Prop. thérap.** — Employée contre maladies de peau.
**Prép. pharm. et posol.** — A l'int. 0 gr. 05 à 1 gr. 50 centigr.

PILULES.

| | |
|---|---|
| Alun | 1/5 |
| Réalgar naturel | 2/5 |
| Hoang-nan | 2/5 |

Doses : 0 gr. 05 centigr. et 0 gr. 20 centigr. à 1 gr. 00 centigr.

## HOMATROPINE. — Peu soluble eau.
**Prop. thérap.** — Dilate la pupille.
**Prép. pharm. et posol.** — A l'ext. 0 gr. 05 centigr. p. 10 gr. en collyre.

COLLYRE.

| | |
|---|---|
| Homatropine | 0 gr. 05 centigr. |
| Eau distillée | 10 — |

1 goutte en instillation.

## HOPEINE. — Prétendu alcaloïde qu'on a dit retiré du houblon d'Amérique ; les échantillons examinés ne renfermaient que de la morphine aromatisée avec de l'essence de houblon.

## HOUBLON. — *Humulus lupulus* (Ulmacées).
**Part. empl.** — Fleurs.
**Princ. act.** — Lupulin.
**Prop. thérap.** — Tonique amer, narcotique, sédatif.

10

**Prép. pharm. et posol.** — A *l'int.* Houblon, extrait 0 gr. 30 centigr. à 2 gr. — infusion 10 p. 1000 — sirop 20 à 100 gr. — lupulin 0 gr. 50 centigr. à 2 gr. A *l'ext.* Houblon en cataplasme, lupulin en pommade.

ALCOOLÉ DE LUPULIN (Personne).

| | |
|---|---|
| Lupulin | 1 gr. |
| Alcool à 90° | 4 — |

F. *digérer* 8 *jours. Passez.* 2 à 4 gr.

CATAPLASME DE HOUBLON.

| | |
|---|---|
| Houblon | Q. v. |
| Eau bouillante | Q. s. |

M. *Pour* 1 *cataplasme* (Foy).

PILULES CONTRE POLLUTIONS NOCTURNES (Sigmund).

Lupulin et extrait de houblon āā 1 gr. 50 centigr.
Camphre et extrait d'opium
0 gr. 07 centigr. à 0 gr. 15 centigr.

F. *s. a.* 15 *pilules.* 1 à 2 *par jour.*

AUTRE (Frerichs).

| | |
|---|---|
| Lupulin | 7 gr. 30 centigr. |
| Extrait de chanvre indien ⎱ āā 0 — 50 — |
| Aloès ⎰ |
| Extrait de belladone | 0 — 40 — |
| — de réglisse | Q. s. |

*Pour* 80 *pilules. Dose* 2 à 4 gr.

PILULES CONTRE SATYRIASIS

| | |
|---|---|
| Lupulin | 2 gr. |
| Bromure de potassium | 1 — |
| Extrait de nymphœa | Q. s. |

*Par* 20 *pilules.* 2 *toutes les heures.*

**HOUX.** — *Ilex aquifolium* (Ilicinées). — *Syn. :* Houx commun.
**Part. empl.** — Feuilles, baies.
**Princ. act.** — Ilicine.
**Prop. thérap.** — Sudorifique fébrifuge (feuilles), purgatif (baies).
**Prép. pharm. et posol.** — A *l'int.* : Décoction de feuilles fraîches 30 à 60 gr. p. 1000 — poudre, 6 gr. A *l'ext.* : Feuilles en lavement.

JULEP FÉBRIFUGE (Magendie).

| | |
|---|---|
| Feuilles de houx | 20 gr. |
| Eau | 200 — |

F. *bouillir jusqu'à réduction d'un sixième, passez, ajoutez :*
Sirop de gentiane . 80 gr.

*A prendre en* 2 *fois dans la journée.*

VIN DE HOUX (Rousseau).

| | |
|---|---|
| Feuilles de houx en poudre | 10 gr. |
| Vin blanc | 200 — |

F. *infuser* 12 *heures.* 100 à 200 gr.

**HYDRANGEA ARBORESCENS** (Saxifragacées).
**Part. empl.** — Racine.
**Prop. thérap.** — Employée contre la gravelle et les maladies des voies urinaires.
**Prép. pharm. et posol.** — A *l'int.* Décoction 15 gr. p. Q. s. d'eau — Extrait fluide 2 gr. — poudre 2 gr. toutes les 2 heures, — sirop 20 gr.

**HYDRASTIS CANADENSIS** (Renonculacées).
**Part. empl.** — Racine.
**Princ. act.** — Berbérine, hydrastine, xanthopuccine.
**Prop. thérap.** — Tonique, antipériodique, diurétique, préconisé contre l'hémorrhagie utérine.
**Prép. pharm. et posol.** — A *l'int.* Décoction 60 p. 1000 — extrait fluide, 80 gouttes (en 4 fois) — hydrastine 0 gr. 05 à 0 gr. 30 centigr. — teinture (1 p. 10), XX à XXX gouttes.

ÉLIXIR D'HYDRASTIS.

| | |
|---|---|
| Teinture d'hydrastis | 10 gr. |
| Elixir de Garus | 160 — |

1 gr. par cuillerée.

# HYDROCOTYLE ASIATIQUE. *Hydrocotyle asiatica.* (Ombellifères).

**Part. empl.** — Plante entière.
**Princ. act.** — Vellarine.
**Prop. thérap.** — Employée contre les ulcérations non spécifiques, et certaines maladies de la peau.
**Prép. pharm. et posol.** — *A l'int.* Poudre 0 gr. 50 à 1 gr. 50 centigr. en 3 fois. *A l'ext.* Feuilles en cataplasmes.

PILULES (Lépine).

Extrait d'hydrocotyle     5 gr.
Poudre de guimauve     Q. s.
*Pour* 100 *pilules contenant chacune* 0 *gr. 05 centigr. d'extrait.*

SIROP (Lépine).

Extrait d'hydrocotyle     2 gr.
Sirop simple     1000 —

0 *gr. 05 centigr. d'extrait par cuillerée.*

TISANE D'HYCROCOTYLE.

Hydrocotyle     8 à 30 gr.
Eau     2000 —
*F. bouillir jusqu'à réduction à* 1000. 3 *verres par jour.*

# HYDROGALA. — V. *Lait.*

# HYDROMEL. — V. *Miel.*

# HYMENODICTYON EXCELSUM (Rubiacées).

**Part. empl.** — Ecorce.
**Princ. act.** — Hyménodictyonine ($C^{20}H^{40}Az^2$).
**Prop. thérap.** — Tonique fébrifuge.

# HYOSCIAMINE. — V. *Jusquiame.*

# HYPNONE ($C^8H^8O$). — *Syn.* : Méthyl-benzoïle, méthylacétone, caétophénone. Insoluble eau, soluble alcool, éther, glycérine, huiles et essences.

**Prop. thérap.** — Anesthésique, narcotique. Contre indication : affections cardiaques.
**Prép. pharm. et pos.** — *A l'int.* 0 gr. 50 centigr. au maximum. La dose habituelle est de IV à VIII gouttes (0 gr. 10 à 0 gr. 20 centigr.) dans une infusion théiforme.

CAPSULES GÉLATINEUSES D'HYPNONE

Huile     1 gr.
Hypnone     0 — 30 centigr.
*M. et F.* 5 *capsules gélatineuses. A prendre en 2 ou 3 fois.*

PERLES D'HYPNONE.

*Les perles d'hypnone préparées par* 

les droguistes contiennent 0 *gr.* 05 *centigr. à* 0 *gr* . 10 *centigr. d'hypnone.*

SIROP.

Hypnone     XX gouttes
Sirop de fleurs d'oranger     25 gr.
*IV gouttes par cuillerée à café. De* 1 à 3 *cuillerées.*

# HYSOPE. *Hyssopus officinalis* (Labiées).

**Part. empl.** — Sommités fleuries.
**Prop. thérap.** — Stimulant, béchique, expectorant, stomachique, carminatif.
**Prép. pharm. et posol.** — *A l'int.* Eau distillée 50 à 100 gr. — Infusion 10 p. 100 — Sirop 30 à 60 gr.

TISANE EXPECTORANTE.

| | | |
|---|---|---|
| Hysope | | |
| Lierre terrestre | } āā | 5 gr. |
| Polygala | | |
| *Passer et ajoutez :* | | |
| Sirop de Desessartz | | 50 — |

# I

**ICHTHYOCOLLE.** — V. *Gélatine.*

**ICHTHYOL.** — Produit de la distillation d'une roche bitumeuse trouvée dans les environs de Seefeld (Tyrol). Un peu soluble éther et alcool, miscible à la vaseline et aux huiles.

**Prop. thérap.** — Préconisée dans le psoriasis et autres maladies de la peau, et contre les douleurs rhumatismales (Unna).

**Prép. pharm. et posol.** — *A l'ext.* En applications.

| POMMADE. | | SOLUTION. | |
|---|---|---|---|
| Ichthyol | 10 gr. | Ichthyol | 20 gr. |
| Axonge | 100 — | Huile de ricin | 20 — |
| M. | | Alcool | 100 — |
| POMMADE. | | M. | |
| Litharge | 10 gr. | | |
| Vinaigre | 30 — | SOLUTION. | |
| *F. bouillir jusqu'à réduction à* | | Ichthyol | 5 gr. |
| *30 gr.* | | Alcool | 50 — |
| *Ajoutez :* | | Ether | 50 — |
| Huile d'olive } | | M. | |
| Axonge } āā | 10 — | | |
| Ichthyol } | | | |

**INGA.** — Du Mimosa Cochleocarpa (Mimosées).

**Part. empl.** — Ecorce.

**Prop. thérap.** — Tonique, astringent, fébrifuge.

**Prép. pharm. et posol.** — *A l'int.* Extrait 0 gr. 50 centigr. à 2 gr. *A l'ext.* décoction Q. v.

**Incompat.** — Sels de fer, de plomb, gélatine.

**INGLUVINE.** — Matière digestive extraite des gésiers d'oiseaux : analogue à la pepsine.

**Prép. pharm. et posol.** — *A l'int.* Poudre 0 gr. 50 à 1 gr. 50 centigr. sur du pain après le repas.

**IODE** — I — 1 partie est soluble dans 7000 parties d'eau à 10°, et 52, 63 de glycérine. 12 parties d'alcool, 20 parties d'éther, et de chloroforme. Soluble : huiles, graisses, vaseline.

**Prop. thérap.** — Fondant, résolutif, révulsif, antiscrofuleux.

**Prép. pharm. et posol.** — *A l'int.* 0 gr. 01 à 0 gr. 05 centigr. — sirop (raifort iodé), 0 gr. 2 centigr. d'iode par cuillerée. *A l'ext.* Iode, en pommade — teinture d'iode (1 p. 12 d'alcool).

**Incompat.** — Gomme, amidon, tannin et substances qui en contiennent ; alcaloïdes et leurs préparations ; alcalis et carbonates alcalins ; sels métalliques.

### BAIN IODURÉ (Cod. 66 : H. P.).

| | |
|---|---|
| Iode | 10 gr. |
| Iodure de potassium | 20 — |
| Eau | 250 — |

*F. dissoudre, ajoutez à l'eau du bain.*

### COLLYRE IODÉ (Boinet).

| | |
|---|---|
| Eau distillée de roses | 25 gr. |
| Tannin | 0 — 10 centig. |
| Teinture d'iode | 10 — |

*F. s. a.*

### COLLODION IODÉ.

| | |
|---|---|
| Iode | 1 gr. |
| Collodion élastique | 30 — |

### COLLUTOIRE IODÉ (Mandl).

| | |
|---|---|
| Iode | āā 0 gr. 50 centigr. |
| Acide phénique | |
| Iodure de potassium | 1 — |
| Glycérine | 50 — |

*Contre pharyngite granuleuse.*

Tannin 52 gr.

### COTON IODÉ (Méhu).

| | |
|---|---|
| Coton cardé sec | 25 gr. |
| Iode pulvérisé | 2 — |

*Mêlez ; placez dans un flacon fermé, chauffez à 100° pendant 1 heure.*

### EMBROCATION RÉVULSIVE (Todd).

| | |
|---|---|
| Iode | 4 gr. |
| Iodure de potassium | 2 — |
| Alcool | 30 — |

*F. dissoudre.*

### GARGARISME IODÉ

| | |
|---|---|
| Teinture d'iode | āā 10 gr. |
| Glycérine | |
| Décocté de roses de Provins | 200 — |

### GARGARISME ANTISYPHILITIQUE (Langlebert).

| | |
|---|---|
| Teinture d'iode | 4 gr. |
| Eau distillée | 400 — |
| Sirop de mûres | 40 — |

*F. s. a.*

### GARGARISME IODÉ (Gauthier).

| | |
|---|---|
| Teinture d'iode | 2 gr. |
| Iodure de potassium | 0 — 60 centigr. |
| Eau distillée | 140 — |

*F. dissoudre.*

### GARGARISME OU LOTION IODURÉE (Ricord).

| | |
|---|---|
| Eau distillée | 200 gr. |
| Iodure de potassium | 0 gr. 50 centigr. |
| Teinture d'iode | 4 — — |

### GLYCÉRÉ D'IODE (Foucher).

| | |
|---|---|
| Teinture d'Iode | 2 à 4 gr. |
| Glycérine | 15 — |

*M.*

### GLYCÉRÉ D'IODE AUSPITZ.

| | |
|---|---|
| Iode | 1 gr. |
| Glycérine | 200 — |

*F. dissoudre.*

### GLYCÉRÉ D'IODE PHÉNIQUÉ (Mandl).

| | |
|---|---|
| Iode | 1 gr. |
| Iodure de potassium | 2 — |
| Acide phénique | 1 — |
| Glycérine | 100 — |

*F. dissoudre.*

### HUILE DE FOIE DE MORUE IODÉE.

| | |
|---|---|
| Iode | 1 gr. |
| Huile de foie de morue | 1000 — |

### INJECTION CONTRE CYSTITE (Mallez).

| | |
|---|---|
| Teinture d'iode | 3 gr. |
| Iodure de potassium | 1 — |
| Eau distillée | 300 — |

*F. s. a. Pour 3 injections. — 1 par jour.*

### INJECTION (EMPYÈME) (Hérard).

| | |
|---|---|
| Teinture d'iode | 20 à 40 gr. |
| Iodure de potassium | 4 — |
| Eau | 100 — |

*F. dissoudre.*

### INJECTION CONTRE MÉTRORRHAGIE (Dupierris).

| | |
|---|---|
| Teinture d'iode | 15 gr. |
| Iodure de potassium | 0 — 50 centigr. |
| Eau distillée | 30 — |

*F. s. a.*

### INJECTION CONTRE VAGINITE (Langlebert).

| | |
|---|---|
| Eau distillée | 1000 gr. |
| Teinture d'iode | 20 à 40 — |
| Iodure de potassium | Q. s. |

*Pour empêcher la précipitation de l'iode.*

### INJECTION DE BOYS.

| | |
|---|---|
| Teinture d'iode | 3 gr. |
| Glycérine | 30 — |
| Eau | 150 — |
| Acide phénique liquide | I goutte. |

INJECTION DÉTERSIVE (Mallez).

| Teinture d'iode | 3 | gr. |
|---|---|---|
| Iodure de potassium | 1 | — |
| Eau | 300 | — |

F. dissoudre. — Injections de 100 gr. par jour.

INJECTION IODÉE (Boinet).

| Teinture d'iode | 150 | gr. |
|---|---|---|
| Iodure de potassium | 4 | — |
| Eau distillée | 150 à 500 | — |

F. s. a.

INJECTION IODO-TANNIQUE (Boinet).

| Teinture d'iode | 2 | gr. |
|---|---|---|
| Tannin | 5 | — |
| Eau distillée | 500 | — |

INJECTION IODURÉE (Cod. 66).

| Iode | 5 | gr. |
|---|---|---|
| Iodure de potassium | 5 | — |
| Alcool à 90° c. | 50 | — |
| Eau distillée | 100 | — |

F. dissoudre l'iode et l'iodure dans l'eau ; ajoutez l'alcool.

IODE CAUSTIQUE (Rieseberg).

| Iode pulvérisé | 1 | gr. |
|---|---|---|
| Glycérine | 2 | — |

Agitez. Étendre tous les 2 jours avec un pinceau.

LAVEMENT IODÉ (Delioux).

| Teinture d'iode | X à XX gouttes |
|---|---|
| Iodure de potassium | 0 gr. 50 centigr. |

Pour dissoudre :

| Eau | 250 gr. |
|---|---|

Dysenterie chronique.

LINIMENT VÉSICANT (Neligan).

| Iode | 10 | gr. |
|---|---|---|
| Iodure de potassium | 4 | — |
| Camphre | 2 | — |
| Alcool | 60 | — |

F. dissoudre.

MIXTURE IODÉE (Mayet).

| Sirop antiscorbutique | 36 | gr. |
|---|---|---|
| Sirop de quinquina | 30 | — |
| Vin de quinquina | 140 | — |
| Teinture d'iode | 1 | — |

M. filtrez.

PILULES EMMÉNAGOGUES (Brera).

| Iode | 0 gr. 05 centigr. |
|---|---|
| Réglisse pulvérisée | 1 — 20 |
| Roob de sureau | Q. s. |

F. s. a. 8 pilules. — En donner de 4 à 8 par jour.

POMMADE CONTRE CHUTE DES CHEVEUX (Bouchut).

| Extrait de jusquiame | 5 | gr. |
|---|---|---|
| Teinture d'iode | 5 | — |
| Moelle de bœuf | 30 | — |
| Essence de bergamote | Q. s. |

F. s. a. une pommade. — Frictionner cuir chevelu matin et soir.

POMMADE CONTRE OPTHALMIE SCROFULEUSE (Lugol).

| Iode | 0 gr. 60 centigr. |
|---|---|
| Iodure de potassium | 4 — |
| Vaseline | 50 — |

F. s. a. (Ewald).

POMMADE CONTRE TUMEURS BLANCHES.

| Iode | 1 | gr. |
|---|---|---|
| Iodure de potassium | 6 | — |
| Teinture d'opium | 8 | — |
| Axonge | 60 | — |

(Ewald).

POMMADE IODÉE.

| Iode | 1 | gr. |
|---|---|---|
| Axonge ou vaseline | 30 | — |

Mêlez.

POTION IODÉE (Jeannel).

| Teinture d'iode | 6 | gr. |
|---|---|---|
| Iodure de potassium | 1 | — |
| Sirop simple | 60 | — |
| Eau distillée | 560 | — |

M. 1 cuillerée à bouche toutes les heures.

POTION IODÉE (Schmitt).

| Teinture d'iode | XV gouttes |
|---|---|
| Hydrolat de menthe | 60 gr. |
| Eau distillée | 60 — |
| Sirop simple | 30 — |

M. 1 cuillerée à bouche toutes les 2 heures.

SIROP IODO-FERRÉ (Fournier).

| Iode | 1 gr. 50 centigr. |
|---|---|
| Peroxyde de fer | 2 — 50 |
| Sirop Raifort composé | 1000 — |

SIROP IODO-TANNIQUE (Guillermond).

| Iode | 1 | gr. |
|---|---|---|
| Extrait de ratanhia soluble | 8 | — |
| Eau et sucre | Q. s. |

F. s. a. 1 kilo de sirop. 1 cuillerée à bouche 2 fois par jour.

SIROP DE RAIFORT IODÉ (Guimauld).

Le Codex indique :

| Iode | 1 | gr. |
|---|---|---|
| Alcool à 90° | 15 | — |
| Sirop de raifort composé | 985 | — |

20 gr. contiennent 2 centigr. d'iode.

SOLUTÉ-IODURÉ CAUSTIQUE (Lugol).

| | | |
|---|---|---|
| Iode | ãã | 1 gr. |
| Iodure de potassium | | |
| Eau distillée | | 2 — |

*F. dissoudre.*

SOLUTÉ-IODURÉ SUBSTITUTIF (Guibourt).

| | | |
|---|---|---|
| Iode | ãã | 1 gr. |
| Iodure de potassium | | |
| Alcool à 90° c. | | 10 — |
| Eau distillée | | 18 — |

*F. dissoudre.*

SOLUTION CONTRE PRURIT VULVAIRE
(Hancke).

| | |
|---|---|
| Iode | 1 gr. |
| Iodure de potassium | 2 — 50 centigr. |
| Alcool | 30 — |
| Eau | 250 — |

SOLUTION IODÉE CONTRE ABCÈS DES AR-
TICULATIONS (Bonnet).

| | |
|---|---|
| Iode | 5 gr. |
| Iodure de potassium | 10 — |
| Eau | 40 — |

*M.*

SOLUTION IODÉE CONTRE LUPUS
(Auspitz).

| | |
|---|---|
| Iode | 1 gr. |
| Glycérine | 200 — |

*F. dissoudre.*

SOLUTION IODÉE CAUSTIQUE A L'IODURE
DE POTASSIUM (F. H. P.).

| | | |
|---|---|---|
| Iode | ãã | 10 gr. |
| Iodure de potassium | | |
| Eau distillée | | 20 — |

*F. dissoudre.*

SOLUTION IODÉE CAUSTIQUE A L'IODURE
DE POTASSIUM (Hardy).

| | |
|---|---|
| Iode pur | 3 à 4 gr. |
| Iodure de potassium | 8 — |
| Eau distillée | 30 — |

*F. dissoudre.*

SOLUTION IODÉE A L'IODURE DE POTAS-
SIUM POUR BOISSON (H. P.).

| | |
|---|---|
| Iode | 0 gr. 20 centigr. |
| Iodure de potassium | 0 — 40 — |
| Eau distillée | 1000 — |

*F. dissoudre.*

SOLUTION IODO-TANNIQUE NORMALE.
(Guillermond).

| | |
|---|---|
| Iode | 5 gr. |
| Tannin | 45 — |
| Eau | 1000 — |

*F. s. a.*

TABLETTES D'ALBUMINE IODÉE
(Soubeiran).

| | |
|---|---|
| Iode | 2 gr. |
| Sucre pulvérisé | 82 — |
| Blanc d'œuf | 175 — |
| Pâte de cacao non sucrée | 60 — |

*F. dissoudre l'iode dans q. s. d'al-
cool ; ajoutez le blanc d'œuf ; laissez
en contact pendant 1 heure ; ajoutez
le sucre ; faites sécher à l'étuve ;
ajoutez la pâte. M. et F. des tablettes
de 4 gr. — 2 à 10 par jour.*

TAMPON VAGINAL (Chéron).

| | | |
|---|---|---|
| Teinture d'iode | ãã | 40 gr. |
| Tannin | | |
| Glycérine | | 150 — |

*Q. s. pour imbiber un tampon.*

TEINTURE ABORTIVE.

| | |
|---|---|
| Teinture d'iode | 30 gr. |
| Iodure de potassium | 2 — |

*M.*

TEINTURE D'IODE MORPHINÉE (Mackenzie).

| | |
|---|---|
| Teinture d'iode | 4 gr. |
| Chlorhydrate de morphine | 0 — 20 centigr. |

*F. dissoudre.*

TOPIQUE IODÉ (Casten).

| | |
|---|---|
| Gelée d'amidon | 200 gr. |
| Teinture d'iode | 8 — |

*M. pour pansements* (Bouch.).

TOPIQUE IODÉ (Chaberly).

| | |
|---|---|
| Amidon en poudre | 60 gr. |
| Iode en poudre | 0 — 50 centigr. |
| Acétate de morphine | 0 — 45 — |

*M.*

TOPIQUE IODÉ (Schœnlein).

| | |
|---|---|
| Sel marin | 180 gr. |
| Sulfate de magnésie | 60 — |
| Teinture d'iode | 2 — |
| Eau | 500 — |

*F. dissoudre* (Dorvault).

TOPIQUE RÉSOLUTIF ET SÉDATIF (Diday).

| | |
|---|---|
| Teinture d'iode | 6 gr. |
| Extrait de belladone | 6 — |

*M.*

— **ACIDE IODHYDRIQUE** — HI —

**Prop. thérap.** — Employé comme les autres préparations d'iode,
mais rarement.

**Prép. pharm. et posol.** — *A l'int.* 10 à 40 gouttes de la solution officinale de Buchanam.

ACIDE IODHYDRIQUE (Buchanam).

Acide tartrique 13 gr. 20 centigr.
Iodure de potassium 15 — 50 —
*F. dissoudre séparément dans 16 gr. d'eau distillée. M. en agitant, et passes. Ajoutez q. s. d'eau pour* avoir 200 gr. de liquide. X de LX gouttes dans un verre d'eau.

SIROP D'ACIDE IODHYDRIQUE (Murdoch).

Sirop de Sucre 80 gr.
Solution de Buchanam 20 —
*M. 1 cuillerée à café.*

— **ACIDE IODIQUE.** — Très soluble eau.
**Prop. thérap.** — Antigoitreux, antiscrofuleux.
**Prép. pharm. et posol.** — *A l'int.* Solution à 1/5e, 1 à 2 gr.

INJECTION HYPODERMIQUE (Lutton).

Acide iodique 2 gr.
Eau 10 —
*F. dissoudre. 1 à 2 gr. en injection.*

— **IODATE DE POTASSE.** — Comme le *Chlorate de potasse.*

— **IODATE DE SOUDE.** — Comme le *Chlorate de soude.*

— **IODOFORME** ($CHI_3$). — Insoluble eau, soluble dans 80 parties d'alcool à 90° à froid, dans 12 parties d'alcool bouillant, et dans 6 parties d'éther ; soluble dans chloroforme, benzine, huiles fixes et volatiles, insoluble glycérine.
**Prop. thérap.** — Anesthésique, cicatrisant, désinfectant, antisyphilitique, antigoitreux, antiscrofuleux.
**Prép. pharm. et posol.** — *A l'int.* Poudre 0 gr. 10 à 0 gr. 20 centigr. *A l'ext.* Poudre en applications.

CHLOROFORME IODOFORMIQUE.

*Dissolution d'iodoforme à 1/10 ou à saturation.*

COLLODION IODOFORMÉ.

Iodoforme 0 gr. 25 centigr.
Collodion élastique 4 —
*F. dissoudre.*

COTON IODOFORMÉ.

Coton Q. s.
Solution éthérée d'iodoforme Q. s.

CRAYONS D'IODOFORME (Cod.).

Iodoforme 10 gr.
Gomme pulvérisée 0 — 50 centigr.
*M. ajoutez q. s. d'eau et de glycérine pour faire une masse pilulaire que l'on roule en crayons.*

ÉTHER IODOFORMÉ.

Iodoforme 5 gr.
Ether sulfurique 100 —

ÉTHER IODOFORMÉ POUR PULVÉRISATIONS CONTRE ULCÉRATION DE LA GORGE ET DU VAGIN (Dujardin-Beaumetz).

Iodoforme 1 gr.
Ether sulfurique 100 —

FORMULES POUR MASQUER L'ODEUR DE L'IODOFORME.

1. Iodoforme 2 parties
Café pulvérisé 1 —

2. Acide phénique cristallisé 1 gr.
Iodoforme 10 —

3. Iodoforme 10 gr.
Acide phénique 0 — 05 centigr.
Essence de menthe I ou II gouttes

4. Camphre 5 gr.
Essence de menthe 2 —
Iodoforme 15 —

5. Iodoforme 100 gr.
Essence de menthe 5 —
— de néroli 1 —
— de citron 2 —

Teinture de benjoin      1 gr.

6. Iodoforme      1 —
    Essence de roses      II gouttes

7. Iodoforme      5 gr.
    Coumarine      1 —

### GLYCÉRÉ D'IODOFORME (Bilroth).

Iodoforme      1 gr.
Glycérine      10 —
M.

### HUILE IODOFORMÉE (Moretin).

Iodoforme      5 gr.
Huile d'amandes douces 1000 —
Essence d'amandes amè-
res      III gouttes
   *F. dissoudre. Filtrez.* 1 à 3 cuil-
lerées à bouche.

### HUILE DE FOIE DE MORUE IODOFORMÉE (Fonssagrives).

Huile de foie de morue
   blonde      100 gr.
Iodoforme      0 — 25 centigr.
Essence d'anis      X gouttes
M.

### HUILE DE FOIE DE MORUE IODOFORMÉE (Purdon).

Iodoforme      1 gr.
Huile de foie de morue      250 —
Essence d'anis      3 —
   *M.* 2 cuillerées à bouche.

### INJECTION CONTRE BLENNORRHAGIE

Acide tannique      2 gr. 50 centigr.
Iodoforme      2 — 50 —
Glycérine      31 —
Eau      94 —
   F s. a.
   *Faites d'abord passer un courant
d'eau à 40º dans l'uréthre (jusqu'à
1 litre), puis faites l'injection précé-
dente.*

### INSUFFLATIONS D'IODOFORME.

Iodoforme      2 parties
Amidon pulvérisé      1 —
M.

### LINIMENT A L'IODOFORME.

Alcool à 85º      90 gr
Savon animal      4 —
Iodoforme      1 —
Huile volatile de menthe      1 —
   *M. F. dissoudre au B.-M. En fric-
tions.*

### LINIMENT A L'IODOFORME (Gallois).

Iodoforme      1 partie
Baume du Pérou      3 —
Esprit-de-vin ou glycérine    12 —
M.

### MÉLANGE GLYCÉRINÉ D'IODOFORME CONTRE MÉTRITE (Kisch).

Iodoforme      30 gr.
Glycérine      100 —
Essence de menthe poivrée      3 —
M.

### MÉLANGE GLYCÉRINÉ D'IODOFORME POUR INJECTION HYPODERMIQUE DANS LA SY- PHILIS (Lipp.).

Iodoforme      6 gr.
Glycérine      20 —
   *M.* 0 gr. 30 centigr à 0 gr. 75 cen-
tigr. en injection.

### MÉLANGE GLYCÉRINÉ D'IODOFORME POUR INJECTION INTERSTITIELLES DANS LE GOITRE (Mosetig).

Iodoforme      10 gr.
Glycérine      20 gr.
M.

### MÉLANGE POUR INJECTION INTERSTI TIELLE CONTRE LE GOITRE (Mosetig).

Iodoforme      1 gr.
Benzol      9 —
Huile de vaseline      11 —
Huile de gaultheria      II gouttes
M.

### MIXTURE ANTISEPTIQUE (Bouch.).

Iodoforme      0 gr. 60 centigr.
Ether sulfurique      70 —
Charbon végétal pul-
vérisé      200 —
   *M. ajoutez après évaporation de
l'éther.*
Glycérine      180 gr.
   *F. s. a.* 1 cuillerée à bouche toutes
les 2 heures dans un 1/2 verre de
boisson.

### ONCTIONS CONTRE CATARRHE CHRONIQUE DU NEZ (Eberlé).

Iodoforme      4 gr.
Essence solide de gé-
ranium      0 — 50 centigr.
Acide phénique liquide XV gouttes
Cosmoline      32 gr.
   F. s. a.

### PASTILLES D'IODOFORME.

Iodoforme      5 gr.
Sucre vanillé      100 —
Coumarine      1 —
Mucilage de gomme adragante 1 —
   F s. a. 100 pastilles 5 à 6 par jour.

PERLES D'IODOFORME.

*Solution éthérée d'iodoforme à saturation.*

*F. s. a. des perles contenant 0 gr. 25 centigr. de dissolution. 1 à 2 par jour.*

PILULES D'IODOFORME.

| | |
|---|---|
| Iodoforme | 0 gr. 10 centigr. |
| Sucre de lait | 0 — 05 — |
| Mucilage | Q. s. |

*Pour 1 pilule. 2 à 3 par jour.*

PILULES D'IODOFORME (Bouchardat).

| | |
|---|---|
| Iodoforme | 5 à 10 gr. |
| Extrait d'absinthe | Q. s. |
| Essence de roses | I à II gouttes |

*F. s. a. 50 pilules. 2 à 5 par jour.*

PILULES D'IODOFORME (Greenhalgt).

| | |
|---|---|
| Iodoforme | 0 gr. 10 centigr. |
| Racine de guimauve pulvérisée | } āā Q. s. |
| Miel blanc | |

*M. pour 1 pilule. 1 à 3, 3 fois par jour.*

PILULES D'IODOFORME CONTRE DIABÈTE (Moleschott).

| | |
|---|---|
| Iodoforme | 1 gr. |
| Extrait de lactuarium | 1 — |
| Coumarine | 0 — 10 centigr. |

*Pour 20 pilules. 2 à 8 par jour.*

PILULES D'IODOFORME CONTRE NÉVRALGIES SYPHILITIQUES (Zeissel, Mauriac).

| | |
|---|---|
| Poudre d'iodoforme | 1 gr. 50 centigr. |
| Extrait et poudre de gentiane | Q. s. |

*F. 20 pilules. 2 à 3 par jour.*

PILULES D'IODOFORME CONTRE PHTHISIE (Chiarenelli).

| | |
|---|---|
| Iodoforme | 0 gr. 10 centigr. |
| Poudre de lycopode | 0 — 50 — |
| Extrait de gentiane | 0 — 50 — |

PILULES D'IODOFORME ET CRÉOSOTE (Legroux).

1.
| | |
|---|---|
| Créosote | 5 gr. |
| Iodoforme | 5 — |
| Terpine | 5 — |
| Acide benzoïque | 2 — |
| Térébenthine de mélèze | 2 — |
| Poudre de guimauve | 6 — |
| Magnésie légère | 6 — |

*Pour 100 pilules. 4 à 10 par jour.*

2.
| | |
|---|---|
| Iodoforme | 5 gr. |
| Créosote | 2 — 50 centigr. |
| Térébenthine | 2 — |
| Magnésie légère | 3 gr. |
| Poudre de guimauve | 3 — |

*Pour 100 pilules. 4 à 10 par jour.*

3.
| | |
|---|---|
| Iodoforme | 3 gr. |
| Terpine | 3 — |
| Térébenthine de mélèze | 2 — |
| Poudre de guimauve | 1 — 50 centigr. |
| Acide benzoïque | 2 — |
| Magnésie légère | 1 — 50 |

*Pour 60 pilules. 4 à 10 par jour.*

4.
| | |
|---|---|
| Iodoforme | 5 gr. |
| Créosote | 5 — |
| Térébenthine | 2 — |
| Acide benzoïque | 2 — |
| Guimauve pulvérisée | 6 — |
| Magnésie | 6 — |

*Pour 100 pilules. 4 à 10 par jour.*

POMMADE D'IODOFORME.

| | |
|---|---|
| Iodoforme | 3 parties |
| Café | 1 — |
| Paraffine | 30 — |
| M. | |

POMMADE D'IODOFORME.

| | |
|---|---|
| Iodoforme | 2 à 4 gr. |
| Cérat simple ou vaseline | 30 — |
| Essence de roses | II à IV gouttes |
| M. | |

POMMADE D'IODOFORME CONTRE BLÉPHARITE CILIAIRE (Rayer).

| | |
|---|---|
| Iodoforme | 1 gr. |
| Vaseline | 4 — |
| M. | |

POMMADE D'IODOFORME CONTRE CHANCRES.

| | |
|---|---|
| Iodoforme | 1 gr. |
| Baume du Pérou | 3 — |
| Vaseline | 8 — |
| M. | |

POMMADE D'IODOFORME CONTRE FISSURES A L'ANUS.

| | |
|---|---|
| Iodoforme | 4 gr. |
| Axonge benzoïnée | 20 — |
| F. s. a. | |

POMMADE D'IODOFORME CONTRE HÉMORRHOÏDES (Sabal).

| | |
|---|---|
| Iodoforme | 4 gr. |
| Opium pulvérisé | 1 — |
| Vaseline | 4 — |
| F. s. a. | |

POMMADE D'IODOFORME CONTRE L'ORCHITE (Alvarez).

| | |
|---|---|
| Iodoforme | 1 à 2 gr. |
| Axonge | 30 — |
| M. | |

POMMADE D'IODOFORME CONTRE L'ORCHITE
(Bourdeaux).

| Iodoforme | 4 gr. |
| Vaseline | 30 — |

M.

POMMADE D'IODOFORME CONTRE L'OZÈNE
(Lennox-Brown).

| Iodoforme | 0 gr. 50 centigr. |
| Vaseline | 30 — |

M.

POMMADE D'IODOFORME CONTRE L'OZÈNE
(Lennox-Brown).

| Iodoforme 0 gr. 30 | à 0 gr. 50 centigr. |
| Ether sulfurique | 3 à 5 — |
| Vaseline | 30 — |
| Essence de roses | V à VIII gouttes |

F. s. a.

POMMADE D'IODOFORME CONTRE LE
PRURIGO (Hillairet).

| Iodoforme | 5 gr. |
| Axonge | 45 — |

M.

POMMADE D'IODOFORME CONTRE LES UL-
CÈRES CHRONIQUES (Wyndham Cottle).

| Iodoforme | 1 gr. 20 centigr. |
| Axonge | 28 — |

M.

POMMADE D'IODOFORME CONTRE LE VAGI-
NISME (Gallard).

| Iodoforme pulvérisé | } āā | 2 gr. |
| Beurre de cacao | | |
| Axonge | | 15 — |

M.

POUDRE CONTRE CATARRHE NASAL
(Beverley).

| Iodoforme pulvérisé | 4 gr. |
| Camphre pulvérisé | 4 — |
| Gomme pulvérisée | 8 — |

M.

POUDRE CONTRE ULCÈRES SYPHILITIQUES
(Zeissel).

| Iodoforme pulvérisé | 0 gr. 15 centigr. |
| Sucre de lait pulvé- | |
| risé | 10 — |

M.

POUDRE DE CHARBON IODOFORMÉE
(Bouchard).

| Charbon de peuplier | |
| pulvérisé | 100 gr. |
| Ether sulfurique | 70 — |
| Iodoforme | 1 — |

F. dissoudre l'iodoforme dans l'é-
ther, ajoutez le charbon; et laissez
évaporer. 1 cuillerée à bouche dans
un demi-verre de boisson toutes les
2 heures.

POUDRE DÉSINFECTANTE CONTRE CANCER
UTÉRIN (Gillette).

| Iodoforme | 18 gr. |
| Sulfate de quinine | 3 — |
| Charbon pulvérisé | 15 — |
| Essence de menthe | XL gouttes |

M. En applications.

PRISES D'IODOFORME CONTRE NÉVRAL-
GIES SYPHLITIQUES (Zeissel).

| Iodoforme | 1 gr. 50 centigr. |
| Sucre pulvérisé | 3 — |

M. et F. 20 prises. 3 par jour.

SOLUTION ANTISYPHILITIQUE (Iznard).

| Iodoforme | 3 gr. |
| Alcool rectifié | 10 — |
| Glycérine pure | 30 — |

F. dissoudre.

SOLUTION ALCOOLIQUE D'IODOFORME.

| Iodoforme | | 10 gr. |
| Ether sulfurique | } āā | 20 — |
| Alcool | | |

SOLUTION ÉTHÉRÉE D'IODOFORME CONTRE
ULCÈRES SYPHILITIQUES (Iznard),

| Iodoforme | 2 gr. |
| Ether sulfurique | 40 — |

F. dissoudre.

SOLUTION ÉTHÉRÉE D'IODOFORME POUR
PANSEMENTS Gubler).

| Iodoforme cristallisé | 1 gr. |
| Ether | 6 — |

F. dissoudre.

SUPPOSITOIRE D'IODOFORME.

| Iodoforme 0 gr. 05 | 0 gr. 20 centigr. |
| Beurre de cacao | Q. s. |

F. 1 suppositoire.

SUPPOSITOIRE D'IODOFORME (Ch. Maitre).

| Iodoforme | 0 gr. 40 centigr. |
| Beurre de cacao | 5 — |

F. fondre pour 1 suppositoire.

SUPPOSITOIRE D'IODOFORME (Moretin).

| Iodoforme | 1 gr. 20 centigr. |
| Beurre de cacao | 30 — |

F. s. a. 6 suppositoires.

SUPPOSITOIRE D'IODOFORME CONTRE
CANCER UTÉRIN (Purdon).

| Iodoforme | 1 gr. |
| Beurre de cacao | 25 — |

F. s. a. 5 suppositoires.

SUPPOSITOIRE D'IODOFORME CONTRE HÉ-
MORRHOÏDES (Pardon).

Iodoforme     2 gr. 50 centigr.
Beurre de cacao     40 —
   F. 10 *suppositoires.*

VASELINE IODOFORMÉE.

Vaseline     98 —
Iodoforme     1 —
M.

— **IODOL** ($C^4I^4AzH$). — Insoluble eau, un peu soluble alcool chaud, soluble éther, acide acétique, huiles grasses.

**Prop. thérap.** — Antiseptique, anesthésique local (?).

**Prép. pharm. et posol.** — N'ont pas encore été nettement indiquées ; peut être administré à la dose de 0 gr. 10 à 0 gr. 15 centigr. Pour usage externe, même mode d'emploi que l'iodoforme.

**IODURE D'AMIDON.** Deux variétés : iodure d'amidon insoluble et iodure d'amidon soluble.

**Prop. thérap.** — Antiscrofuleux.

**Prép. pharm. et posol.** — A *l'int.* Iodure d'amidon insoluble, 1 à 5 gr. ; iodure d'amidon soluble, 0 gr. 50 centigr. à 2 gr.

SIROP D'IODURE D'AMIDON SOLUBLE (Soubeiran).

Iodure d'amidon soluble     1 gr.
Eau distillée     35 —
Sucre blanc     64 —
20 à 60 gr. 0 gr. 20 *centigr. par cuillerée à bouche.*

— **IODURE D'AMMONIUM** ($AzH^4I$). — Très soluble eau et alcool, insoluble éther.

**Prop. thérap.** — Antiscrofuleux, antisyphilitique, employé contre affections cutanées.

**Prép. pharm. et posol.** — A *l'int.* 0 gr. 10 centigr. à 2 gr. A *l'ext.* En pommade.

**Incompat.** — Acides, alcalis et leurs carbonates, sels d'argent, d'or, de mercure, de plomb, tannin, graisse rance.

HUILE A L'IODURE D'AMMONIUM
(Gamberini).

Iodure d'ammonium    0 gr. 15 centigr.
Huile d'olive    30 —
   F. s. a. *En embrocations.*

PILULES D'IODURE D'AMMONIUM
(Richardson).

Iodure d'ammonium    2 gr.
Extrait de gentiane    Q. s.

F. s. a. 20 *pilules toluisées.* 1 à 3 par jour.

POMMADE A L'IODURE D'AMMONIUM
(Biett).

Iodure d'ammonium    1 gr.
Graisse de mouton    20 —
Huile d'amandes douces    5 —
F. s. a.

— **IODURE D'ARSENIC.**

**Prop. thérap.** — Employé contre les dartres rongeantes tuberculeuses (Biett).

**Prép. pharm. et posol.** — A *l'int.* 0 gr. 010 à 0 gr. 030 milligr. A *l'ext.* 0 gr. 05 centigr. p. 4 gr. d'axonge.

PILULES D'IODURE D'ARSENIC (Green).

Iodure d'arsenic    0 gr. 18 centigr.
Extrait de ciguë    2 —
   F. s. a. 30 *pilules.* 3 par jour.

SOLUTION DE DONOVAN.

Iodure d'arsenic    0 gr. 20 centigr.
Bi-iodure de mercure    0 gr. 40 centigr.
Iodure de potassium    4 —
Eau    125 —
*Dose :* 0 gr. 50 centigr. à 5 gr. ; 4 gr. contiennent 6 milligr. d'iodure d'arsenic et 12 milligr. de bi-iodure de mercure.

## — IODURE DE BARYUM (BaI²).
**Prop. thérap.** — Antiscrofuleux.
**Prép. pharm. et posol.** — *A l'int.* 0 gr. 10 centigr. ; ne s'emploie pas à hautes doses ; toxique. *A l'ext.* En pommade.

POMMADE D'IODURE DE BARYUM CONTRE ENGORGEMENTS SCROFULEUX.

| | |
|---|---|
| Iodure de baryum | 0 gr. 20 centigr. |
| — de potassium | 2 — |
| Axonge | 20 — |

*M. 2 d 4 gr. en frictions.*

TISANE D'IODURE DE BARYUM.

| | |
|---|---|
| Iodure de baryum | 0 gr. 10 centigr. |
| Eau | 950 — |
| Sirop de fleurs d'oranger | 50 — |

*M. A prendre dans la journée.*

## — IODURE DE CALCIUM (CaI²).
**Prép. thérap.** — Antiscrofuleux, antiphtisique.
**Prop. pharm. et posol.** — *A l'int.* 0 gr. 50 centigr. à 1 gr. *A l'ext.* 0 gr. 20 centigr. p. 20 gr. en pommade.

ÉLIXIR A L'IODURE DE CALCIUM

| | | |
|---|---|---|
| Iodure de calcium sec | 15 | gr. |
| Teinture de vanille | 10 | — |
| Alcool à 90° | 100 | — |
| Eau | 125 | — |
| Sirop d'écorces d'oranges am. | 250 | — |

*0 gr. 50 centigr. par cuillerée à bouche.*

SIROP D'IODURE DE CALCIUM (Stanislas-Martin).

| | |
|---|---|
| Chaux éteinte lavée | 5 gr. |

| | | |
|---|---|---|
| Iode | 2 | gr. |
| Sucre blanc | 200 | — |
| Eau distillée | 100 | — |
| Alcoolature d'écorces d'oranges | 1 | — |

*F. 20 à 60 gr.*

TISANE D'IODURE DE CALCIUM.

| | |
|---|---|
| Iodure de calcium | 0 gr. 10 centigr. |
| Tisane | 1 litre |

*M. A prendre dans la journée.*

## — IODURE D'ÉTHYLE (C²H⁴I). — Insoluble eau, très soluble alcool et éther. *Syn.*
**Prop. thérap.** — Employé contre l'asthme et la dyspnée cardiaque ou laryngée.
**Prép. pharm. et posol.** — *A l'int.* IV à V gouttes en inhalations, 10 à 12 fois par jour.

## — IODURE DE FER (FeI²). — Très soluble eau et alcool.
**Prop. thérap.** — Tonique, antiscrofuleux, fondant.
**Prép. pharm. et posol.** *A l'int.* 0 gr. 10 centigr. à 1 gr. ; pilules contenant 0 gr. 05 centigr. de sel ; sirop, 20 gr. contiennent 0 gr. 10 centigr. de sel — *A l'ext.* Bains, injections ; pommades, 4 gr. pour 30.
**Incompat.** — Iodure de potassium (s'il est alcalin), acides, alcalis, sulfates, tannin, et substances qui en contiennent.

BAIN AVEC IODURE DE FER (Soub.).

| | |
|---|---|
| Iodure de fer | 60 à 120 gr. |

*F. dissoudre dans :*

| | |
|---|---|
| Eau | 500 — |

*Versez dans le bain.*

BOLS DE FER ET QUINA.

| | | |
|---|---|---|
| Iodure de fer | } | |
| Extrait de quinquina | } | 5 gr. |
| — de rhubarbe | } | |
| Poudre de cannelle | | 90 — |

*F. s. a. 100 bols toluisés : 1 à 4 par jour.*

DRAGÉES D'IODURE DE FER ET DE MANNE.

| | |
|---|---|
| Iodure de fer | 5 gr. |
| Limaille de fer porphyrisée | 2 — |
| Manne | 90 — |

*Par 100 dragées contenant 0 gr. 03 centigr. d'iodure de fer. Dose : 4 à 8.*

EMPLATRE D'IODURE DE FER IODURÉ.

| | |
|---|---|
| Iodure de fer | 4 gr. |
| Iodure de potassium | 4 — |
| Emplâtre de diachylon | 60 — |
| Térébenthine | Q. s. |

*F. s. a.*

HUILE D'IODURE DE FER (Gille).

Iode pur .................... 2 gr. 25 centigr.
Limaille de fer ............ 15 —
Huile d'amandes
  douces .................... 800 —

*Triturez l'iode et le fer; ajoutez : d'abord 30 gr. d'huile, triturez ; puis ajoutez le reste de l'huile.* (Dorvault.)

INJECTION CONTRE BLENNORHAGIE (Ricord).

Eau distillée .................... 200 gr.
Protoiodure de fer 10 centigr. à 2 —
  *F. dissoudre.*

LOTION A L'IODURE DE FER.

Iodure de fer .................... 2 à 5 gr.
Eau .................... 1000 —

PASTILLES D'IODURE DE FER (Bouchardat).

Iode .................... 20 gr.
Limaille de fer .................... 10 —
Eau .................... 200 —

*M. F. chauffer au B.-M., jusqu'à décoloration. Filtrez, ajoutez :*

Sucre granulé .................... 1000 —
Essence de menthe .................... 5 —
Eau distillée de menthe .................... Q. s.

*F. s. a. des pastilles à la goutte de 0 gr. 50 centigr. 5 à 20 par jour.*

PILULES D'IODURE DE FER (Blancard). (Cod.)

*Chaque pilule représente 0 gr. 05 centigr. d'iodure de fer. 2 à 10 par jour.*

PILULES D'IODURE DE FER ET DE QUINQUINA.

Iodure de fer .................... 5 gr.
Limaille de fer .................... 2 —
Extrait de quinquina .................... 6 —
Rhubarbe .................... Q. s.
*Pour 100 pilules toluisées. Dose : 4 à 6 par jour.*

PILULES IODURE DE FER CACAO (Vezu).

Protoiodure de fer .................... 5 gr.
Fer réduit .................... 5 —
Beurre de cacao .................... 20 —
*F. s. 100 pilules. Chaque pilule contient 0 gr. 05 centigr. de protoiodure, et de fer réduit.*

PILULES IODURE DE FER ET DE MERCURE.

Protoiodure de fer .................... 5 gr.

Protoiodure de mercure 2 gr. 50 centigr.
Extrait de gentiane .................... Q.
*F. s. a. 100 pilules. 2 à 3 par jour.*

SACCHARURE D'IODURE DE FER (Ph. Germ., Bav.).

Limaille de fer .................... 2 gr.
Iode .................... 4 —
Eau distillée .................... 5 —

*M. et agitez dans un ballon jusqu'à décoloration. Filtrez, ajoutez :*

Sucre de lait pulvérisé .................... 12 gr.

SIROP ANTIHERPÉTIQUE (Duchesne-Duparc).

Iodure de fer .................... 4 gr.
Extrait { de petite centaurée
         { de fumeterre       } āā 4 —
         { de douce-amère
         { de rhubarbe
Sirop de sucre .................... 500 —
*2 à 6 cuillerées par jour.*

SIROP DÉPURATIF FERRUGINEUX.

Sirop de salsepareille .................... 300 gr.
  — de gentiane .................... 200 —
Iodure de fer .................... 5 —

*F. s. a. 0,20 par cuillerée.*

SIROP D'IODURE DE FER (Codex).

*20 gr. contiennent 0 gr. 10 centigr. d'iodure de fer. 20 à 100 gr. par jour.*

SIROP D'IODURE DE FER (Ricord).

Sirop sudorifique .................... 500 gr.
Protoiodure de fer .................... 4 —
*F. dissoudre. 2 à 6 cuillerées par jour.*

SIROP D'IODURE DE FER ET DE POTASSIUM

Iodure de fer .................... 5 gr.
  — de potassium 12 — 50 centigr.
Sirop de fleurs d'o-
  ranger .................... 50 —
Sirop de gomme .................... 450 —

*On peut remplacer le sirop de gomme par celui de gentiane ou de salsepareille.*

SIROP DE RAIFORT IODO-FERRÉ.

Teinture d'iode .................... 12 gr.
Iodure de fer .................... 5 —
Sirop de raifort composé .................... 1000 —
*2 à 4 cuillerées par jour.*

—IODURE DE FER ET DE QUININE.

**Prop. thérap.** — Fébrifuge, antiscrofuleux, antichlorotique.
**Prép. pharm. et posol.** — A l'int. 0 gr. 10 à 0 gr. 50 centigr.

**PILULES PROTOIODURE DE FER ET QUININE.**

Protoiodure de fer 5 .gr.
Sulfate de quinine 1 —
Miel 1 —
Poudre de réglisse Q. s.
*F. s. a.* 50 *pilules.* 2 à 6 *par jour.*

**SIROP D'IODURE DE FER ET DE QUININE.**

Iode 5 gr.
Fer 2 gr.
Eau 20 —
*F. digérer au B.-M. jusqu'à décoloration ; filtrez ; ajoutez :*
Sirop de sucre 1120 gr.
Sulfate de quinine 1 —
*Dissous dans :*
Eau acidulée 10 —
*Par cuillerées.*

— **IODURE DE PLOMB** (PbI²). — Soluble eau 0 gr. 08 centigr.
**Prop. thérap.** — Antiscrofuleux, fondant.
**Prép. pharm. et posol.** — *A l'int.* 0 gr. 10 à 0 gr. 50 centigr. ; (peu employé). A *l'ext.* 4 gr. pour 30 en pommade et à 1/10° (Cod.).

**EMPLATRE FONDANT (Ricord).**

Emplâtre de ciguë 250 gr.
Iodure de plomb 30 —
*M.*

**PILULES D'IODURE DE PLOMB (Cottereau).**

Iodure de plomb 2 gr.
Conserve de roses Q. s.
*F. s. a.* 144 *pilules.* 2 *par jour.*

**POMMADE IODURE DE PLOMB (Codex).**

5 *gr. pour 45 d'axonge.*

**POMMADE D'IODURE DE PLOMB CONTRE FIBROMES UTÉRINS (Gallard).**

Extrait de jusquiame 3 gr.
Iodure de plomb 6 —
Axonge 50 —
*F. s. a.*

**POMMADE D'IODURE DE PLOMB CONTRE SICOSIS (Bazin).**

Iodure de plomb } āā 1 gr.
Extrait de ciguë }
Axonge 30 —
*M.*

**POMMADE D'IODURE DE PLOMB FONDANTE RÉSOLUTIVE (Langlebert).**

Iodure de plomb 1 gr.
Extrait de ciguë 3 —
Axonge récente 20 —
*M.*

**POMMADE D'IODURE DE PLOMB FONDANTE RÉSOLUTIVE (Voillemier).**

Iodure de plomb 2 gr.
Onguent napolitain 3 —
Axonge 10 —
*M.*

— **IODURE DE POTASSIUM** (KI). — Soluble dans 0 gr. 8 décigr. d'eau froide, dans 18 parties d'alcool froid à 90°, dans 6 parties d'alcool bouillant, dans 2 gr. 5 décigr. de glycérine.
**Prop. thérap.** — Antisyphilitique, fondant antiasthmatique (etc.), fondant-résolutif.
**Prép. pharm. et posol.** — *A l'int.* 0 gr. 50 centigr. à 10 gr. ; — sirop, 0 gr. 50 centigr. par cuillerée. A *l'ext.* Pommade, 4 gr. pour 30 et à 1/10°.
**Incompat.** — Sels de plomb, de mercure, d'argent ; acides, sels acides, chlore, brome, graisse rance, iodures métalliques (à cause de l'alcalinité de l'iodure de potassium).

**BAIN IODURÉ (Dorvault).**

Iodure de potassium 50 gr.
Eau distillée 450 —
*Versez dans eau. Q. s. pour un bain.*

**BAUME IODURÉ (Schaeuffèle).**

Savon animal 60 gr.
Iodure de potassium 42 —
Alcool à 85° c. 500 —
Essence de citron 4 —
*F. dissoudre dans l'alcool l'iodure, puis le savon. Ajoutez l'essence. Filtrez.*

**BAUME IODURÉ.**

Iodure de potassium 10 gr.
Glycérine 25 —
Baume Nerval 75 —
*Dissolvez à chaud. M.*

**BISCUITS IODÉS** (Dorvault).

Iodure de potassium    0 gr. 10 centigr.
Pâte        Q. s.
*M. Pour 1 biscuit. 1 à 5. (Iodognosie.)*

**BOUGIES IODURÉES** (Dorvault).

| Gélatine | } āā | 2 gr. |
| Gomme | | |
| Sucre | | 1 — |
| Eau de rose | | 4 — |

*F. fondre au B.-M. Ajoutez :*
Iodure de potassium      1 —
*Pour recouvrir des mandrins appropriés.*

**COLLYRE IODURÉ** (Desmarres).

Eau distillée      50 gr.
Iodure de potassium    0 — 20 centigr.
*F. s. a. Ophtalmies purulentes.*

**EAU IODURÉE GAZEUSE** (Mialhe).

Iodure de potassium      1 gr.
Bicarbonate de soude      4 —
Acide citrique      5 —
Eau commune      650 —

*F. dissoudre les sels. Ajoutez l'acide. Bouchez. Par verres en mangeant.*

**EMPLATRE IODURÉ** (Gueneau de Mussy).

Iodure de potassium      5 gr.

| Emplâtre de ciguë | } āā 25 — |
| — de diachylum | |

*F. s. a.*

**EMPLATRE COMPOSÉ** (Ph. Lond.).

Iodure de potassium pulvérisé   15 gr.
Cire jaune      12 —
Oliban      90 —
Huile d'olive      4 —

*F. fondre les matières grasses. Ajoutez l'iodure dissous dans son poids d'eau. M.*

**GARGARISME IODURÉ.**

Iodure de potassium      5 gr.
Infusion de feuilles de sauge   200 —
*F. s. a. Angines syphilitiques.*

**GARGARISME IODURÉ** (Cullerier).

Iodure de potassium      1 gr.
Sirop de miel      30 —
Décoction d'orge      125 —
*F. dissoudre.*

**GLYCÉRÉ D'IODURE DE POTASSIUM** (H. P.).

Iodure de potassium      2 gr.

Eau      2 gr.
Glycéré d'amidon      12 —
*F. dissoudre. M.*

**GLYCÉRÉ D'IODURE DE POTASSIUM IODURÉ** (Cod.).

*Iodure de potassium 5 gr. Iode 1 gr. pour 40 de glycérine.*

**INJECTION D'IODURE DE POTASSIUM IODÉ** (H. P.).

| Iodure de potassium | } āā | 1 gr. |
| Iode | | |
| Alcool à 90° c. | | 10 — |
| Eau distillée | | 20 — |

*F. dissoudre l'iode et l'iodure dans l'eau; ajoutez l'alcool.*

**INJECTION SOUS-CUTANÉE D'IODURE DE POTASSIUM MERCURIEL** (Ragazzionni).

Eau distillée      2 gr.
Iodure de potassium      2 —
Biiodure de mercure    0 — 02 centigr.
*F. s. a. 2 injections par jour.*

**INJECTION SOUS-MUQUEUSE D'IODURE DE POTASSIUM IODURÉ** (Zakubowitz).

Iodure de potassium   2 gr. 40 centigr.
Iode      0 — 10 —
Eau distillée      30 —
*F. s. a. 2 ou 3 injections par semaine.*

**LAIT IODURÉ** (lait chloro-bromo-ioduré).

| Crème de lait fraiche | | 100 gr. |
| Iodure de potassium | } āā | 0 — 50 centigr. |
| Bromure de potassium | | |
| Chlorure de sodium | | 1 — |
| Sucre vanillé | | 10 — |

*M. Pour une dose.*

**LAVEMENT ANTIDYSENTÉRIQUE** (Palm.).

Iodure de potassium      1 gr.
Iode      0 — 60 centigr.
Eau distillée      60 —
*F. dissoudre.*

**LOTION RÉSOLUTIVE IODURÉE** (F. H.).

| Iodure de potassium | } āā | 1 gr. |
| Chlorhydrate d'ammoniaque | | |
| Eau-de-vie camphrée | | 40 — |

*F. dissoudre.*

**MIXTURE IODURÉE** (Lebert).

Iodure de potassium    4 gr. à 8 gr.
Teinture de B. de colchique    X à XV gouttes.
Eau      200 gr.
*1 à 2 cuillerées dans la journée.*

## PILULES ANTISCROFULEUSES IODURÉES

Iodure de potassium  
Extrait de feuilles de noyer } āā 2 gr.  
Poudre de  —  Q. s.  
*Par 10 pilules. 5 à 10 par jour.*

## POMMADE ANTIHÉMORRHOÏDALE
### (E. Barré).

Iodure de potassium  2 gr.  
Extrait de ratanhia  4 —  
Laudanum de Sy-  
denham  
Extrait de bella-  } āā 0 — 50 centigr.  
done  
Axonge  30 —  
*F. s. a. Une onction matin et soir.*

## POMMADE FONDANTE RÉSOLUTIVE
### (Langlebert).

Iodure de potassium  1 gr.  
Extrait de ciguë  3 —  
Axonge récente  20 —  
*M. Une onction matin et soir.*

## POMMADE A L'IODURE DE POTASSIUM
### (Codex).

*1 gr. d'iodure pour 10 d'axonge.*

### AUTRE :

Iodure de potassium  10 gr.  
Vaseline ou lanoline  50 —  
*F. s. a.*

## POMMADE IODURE DE POTASSIUM IODURÉE.

Iodure de potassium  5 gr.  
Iode  1 —  
Axonge benzoïnée  40 —  
*F. s. a.*

## POMMADE IODURE DE POTASIUM IODURÉE
### (F. H. M.).

Iodure de potassium  3 gr.  
Iode  1 —  
Axonge  25 —  
Eau distillée  3 —  
*F. dissoudre l'iodure dans l'eau, ajoutez l'iode, mêlez avec l'axonge.*

## POMMADE IODURÉE (Bouchardat).

Iodure de potassium  1 gr.  
Axonge balsamique  10 —  
Eau de roses  1 —  
Essence de roses  II gouttes  
*F. s. a.*

## POMMADE IODURÉE

Iodure de potassium  4 gr.  
Extrait de ciguë  4 —  
Axonge  32 —  
*F. s. a.*

## POMMADE IODURÉE OPIACÉE (Lemasson).

Iodure de potassium  5 gr.  
Iode  1 —  
*M. Ajoutez :*  
Axonge  100 —  
Laudanum de Rousseau  10 —  
*F. s. a.*

## POMMADE OPHTALMIQUE (Lohsse).

Iodure de potassium  1 gr. 25 centigr.  
Iode  0 — 08  —  
Axonge récente  15 —  
*F. s. a.*

## POTION ANTISCROFULEUSE (Guibourt).

Iodure de potassium  2 gr.  
Teinture d'iode  1 —  
Tannin  1 —  
Sirop de quinquina  50 —  
Julep gommeux  150 —  
*F. s. a. Par cuillerées.*

## POTION CONTRE AMÉNORRHÈE (Gallois).

Iodure de potassium  8 gr.  
Vin de colchique  4 —  
Sirop de salsepareille  50 —  
Eau distillée  50 —  
*M. 3 cuillerées à café par jour.*

## POTION CONTRE ASCITE, ASTHME
### (Huchard).

Iodure de potassium  
Teinture de lobélie  } āā 10 gr.  
 — de polygala  
Extrait d'opium  0 — 10 centigr.  
Eau  300 —  
*1 cuillerée matin et soir.*

## POTION CONTRE ASTHME (Dujardin-
### Beautmetz).

Iodure de potassium  
Teinture de lobelia  } āā 15 gr.  
Eau  250 —  
*F. s. a. 2 cuillerées à bouche par jour.*

## POTION CONTRE DYSPNÉE CARDIAQUE
### (G. Sée).

Iodure de potassium  
 1 gr. 25 centigr. à 2 gr.  
Hydrate de chloral  2 à 4 —  
Julep gommeux  120 —  
*F. s. a. Une cuillerée toutes les 2 heures.*

## POTION CONTRE FIÈVRE (Gallois).

Iodure de potassium  
Teinture d'iode  } āā 5 gr.  
Eau distillée  125 —  
*F. dissoudre. 3 cuillerées par jour dans un 1/2 verre de tisane amère.*

POTION CONTRE HYPERTROPHIE DU
CŒUR (H. Green).

Iodure de potassium          10 gr.
Teinture de digitale         12 —
— de jusquiame              12 —
Sirop de salsepareille composé 100 —

*F. s. a. 1 cuillerée à café matin et
soir.*

POTION CONTRE RHUMATISME (Bogros).

Iodure de potassium           4 gr.
Teinture de digitale          2 —
Hydrolat de tilleul         150 —
Sirop de morphine            32 —

*F. s. a. 1 cuillerée toutes les
3 heures.*

POTION CONTRE RHUMATISME

Iodure de potassium           2 gr.
Salicylate de soude           1 —
Sirop de menthe              20 —
Eau distillée               120 —

*A prendre chaque jour en 2 ou
3 fois.*

POTION CONTRE SCROFULE (Gallois).

Iodure de potassium           4 gr.
Extrait de quinquina          2 —
Infusion de pensées sauvages  80 —
Sirop antiscorbutique        20 —

*F. s. a. Prendre le 1/4 de la potion
le matin à jeun.*

POTION CONTRE SCROFULE (Gallois).

Iodure de potassium           6 gr.
Iode                     0 — 40 centigr.
Teinture de carda-
  mome                       25 —
Sirop de salsepareille
  composé                    75 —

*F. s. a. 2 à 3 cuillerées à café par
jour.*

POTION CONTRE SCROFULE (Guépin).

Iodure de potassium           5 gr.
Chlorhydrate d'ammoniaque     3 —
Sirop antiscorbutique        45 —
Hydrolat de tilleul         100 —

*F. s. a. Une cuillerée à café matin
et soir.*

POTION IODURÉE

Iodure de potassium        1 à 2 gr.
Infusion légère de café     100 —
Sirop de sucre               20 —

*F. s. a. 30 gr. 3 fois par jour.*

POTION IODURÉE ANTIÉMÉTIQUE
(Becquerel).

Eau                        120 gr.

Iodure de potassium      0 gr. 50 centigr.
Teinture d'iode          XX gouttes
Sirop                       30 gr.

*F. s. a. Par cuillerées.*

POTION IODURÉE AVEC DIGITALE (Bouch.).

Iodure de potassium      0 gr. 15 centigr.
Teinture de digitale    XV gouttes
Potion gommeuse          150 gr.

*F. s. a. En 3 fois dans la journée.*

POUDRE CONTRE GOITRE (Fabre).

Iodure de potassium pulvérisé   5 gr.
Réglisse pulvérisée            10 —

*M. En frictions sur la langue.*

POUDRE D'IODURE DE POTASSIUM
(Legroux).

Iodure de potassium pulvérisé   1 gr.

*Dans un petit tube en verre. On
verse dans la première cuillerée de
potage (en voyage).*

SALSEPAREILLE IODURÉE.

Iodure de potassium           2 à 5 gr.
Essence de salsepareille     100 —

*1 à 2 cuillerées dans les 24 heures.*

SIROP A L'IODURE DE POTASSIUM.

Iodure de potassium          25 gr.
Sirop d'écorce d'orange     500 —

*F. dissoudre. 1 à 4 cuillerées à
bouche, contenant chacune 1 gr. d'iodure.*

SIROP A L'IODURE DE POTASSIUM (Ricord).

Sirop de salsepareille      500 gr.
Iodure de potassium          16 —

*M. s. a. 3 à 12 cuillerées par jour
dans une infusion.*

SIROP ANTISCROFULEUX (Boinet).

Sirop de gentiane
— de quinquina          } āā  300 gr.
— d'écorce d'o-
range
Iodure de potassium          15 —
Tartrate de fer ammoniacal   18 —

*F. s. a. 3 cuillerées par jour dans
une infusion.*

SIROP ANTISCROFULEUX (Verneuil).

Iodure de potassium  }
Teinture d'iode       } āā    2 gr.
Sirop de gentiane     }
Sirop de quinquina    } āā   125 —

*M. 1 à 2 cuillerées à café par jour.*

SIROP D'IODURE DE POTASSIUM (Codex).

20 gr. contiennent 0 gr. 50 centigr. d'iodure. 2 à 10 cuillerées.

SOLUTÉ D'IODURE DE POTASSIUM IODURÉ (Lugol).

| | |
|---|---|
| Iodure de potassium | 2 gr. |
| Iode | 1 — |
| Eau distillée | 20 — |

F. dissoudre. 2 à 6 gr. par jour en 3 fois.

SOLUTION IODURÉE DE BOUCHARDAT.
(Réactif des alcaloïdes.)

| | |
|---|---|
| Iodure de potassium | 20 gr. |
| Iode | 10 — |
| Eau distillée | 500 — |

SOLUTION IODO-IODURÉE.

| | |
|---|---|
| Iodure de potassium | 5 à 10 gr. |
| Iode | 2 — |
| Eau distillée | 250 — |

M. F. dissoudre. Une cuillerée à café 2 à 3 fois par jour.

SOLUTION IODURÉE (Ricord).

| | |
|---|---|
| Iodure de potassium | 15 gr. |
| Eau | 250 — |

F. dissoudre. 2 cuillerées.

SOLUTION IODURÉE (Velpeau).

| | |
|---|---|
| Iodure de potassium | 15 gr. |
| Eau distillée | 500 — |

F. dissoudre. 2 cuillerées à bouche.

SOLUTION IODURÉE ATROPHIQUE
(Magendie).

| | |
|---|---|
| Iodure de potassium | 15 gr. |
| Sirop de gomme | 50 — |
| Eau de laitue | 250 — |
| Eau de fleurs d'oranger | 5 — |
| Teinture de digitale | 10 — |

F. s. a. Une cuillerée à bouche matin et soir. (Bouch.)

SOLUTION IODURÉE CAUSTIQUE (F. H. P.)

| | |
|---|---|
| Iodure de potassium ⎰ āā | 10 gr. |
| Iode ⎱ | |
| Eau distillée | 20 — |

F. dissoudre.

SOLUTION IODURÉE CONTRE ANGINE SCAR-
LATINEUSE (Reevers).

| | |
|---|---|
| Iodure de potassium | 1 gr. |
| Iode | 0 — 10 centigr. |
| Chlorate de potasse | 4 — |
| Nitrate de potasse | 6 — |
| Bicarbonate de potasse | 2 — |
| Eau | 240 — |

F. s. a. Une cuillerée à café toutes les 4 heures. (Bouch.)

SOLUTION IODURÉE CONTRE ASTHME

| | |
|---|---|
| Iodure de potassium | 15 gr. |
| Eau | 240 — |

F. dissoudre. 2 cuillerées à café ou à bouche.

SOLUTION IODURÉE CONTRE ASTHME
(Trousseau).

| | |
|---|---|
| Iodure de potassium | 10 gr. |
| Eau | 250 — |

F. dissoudre. Une cuillerée à café après dîner.

AUTRE :

| | |
|---|---|
| Iodure de potassium 25 centigr. à 2 gr. | |
| Infusion de polygala | 50 — |

F. dissoudre. A prendre chaque jour.

SOLUTION IODURÉE CONTRE PNEUMONIE
(Schwertz).

| | |
|---|---|
| Iodure de potassium | 5 gr. |
| Eau distillée | 200 — |

F. dissoudre. Une cuillerée à bouche toutes les 2 heures.

SOLUTION IODURÉE CONTRE RHUMATISME
MUSCULAIRE CHRONIQUE (Magendie,
Delioux, Trastour).

| | |
|---|---|
| Iodure de potassium | 10 gr. |
| Iode | 1 — |
| Eau distillée | 300 — |

F. s. a. 3 cuillerées à café par jour.

SOLUTION IODURÉE CONTRE TACHES DE LA
CORNÉE (Armieux).

| | |
|---|---|
| Eau distillée | 30 gr. |
| Iodure de potassium | 5 — |
| Teinture d'iode | XXX gouttes |

F. s. a. En instillations sur la cornée.

SOLUTION IODURÉE CONTRE TACHES DE
LA CORNÉE (Kemmerer).

| | |
|---|---|
| Eau distillée | 50 gr. |
| Iodure de potassium | 2 — |
| Bicarbonate de soude | 1 — |

F. s. a.

SOLUTION IODURÉE POUR BOISSON (H. P.)

| | |
|---|---|
| Iodure de potassium | 0 gr. 40 centigr. |
| Iode | 0 — 20 |
| Eau distillée | 1000 — |

F. s. a. Par verres.

SOLUTION IODURÉE POUR INHALATIONS
CONTRE PHAGÉDÉNISME DE LA BOUCHE
(Fournier).

| | |
|---|---|
| Iodure de potassium | 4 gr. |

Eau distillée      250 gr.
>F. dissoudre.

SOLUTION IODURÉE POUR INJECTIONS (Codex).

gr. d'iode et d'iodure pour 50 d'alcool et 100 d'eau.

SOLUTION IODURÉE RUBÉFIANTE (F. H. P.).

Iodure de potassium    20 gr.
Iode      10 —
Eau distillée      120 —
>F. dissoudre par trituration.

SOLUTION IODURÉE RUBÉFIANTE (Lugol).

Iode      3 gr.
Iodure de potassium    6 —
Eau      41 —

SOLUTION IODURÉE SULFUREUSE (Baumès).

Iodure de potassium    3 gr.
Sulfure de potasse    5 —

Eau distillée      200 gr.
>F. s. a. (Bouch.)

TABLETTES IODURE DE POTASSIUM

Iodure de potassium } āā 5 gr.
Bicarbonate de soude }
Sucre vanillé en poudre   120 —
Mucilage adragant   Q. s.
>F. s. a. 100 tablettes. Chaque tablette contient 0 gr. 05 centigr. d'iodure.

TISANE IODURÉE (Ricord).

Infusion de saponaire   1000 gr.
Iodure de potassium   2 à 8 —
Sirop de sucre    60 —
>F. s. a. A prendre dans la journée.

VIN IODURÉ (Boinet).

Iodure de potassium    5 gr.
Vin blanc ou de Madère   500 —
>F. dissoudre. 3 cuillerées à bouche.

## — IODURE DE SODIUM (NaI).

**Prop. thérap.** — Comme l'iodure de potassium ; de plus employé contre l'angine de poitrine.

**Prép. pharm. et posol.** — Comme l'iodure de potassium, mais à doses plus élevées.

POTION CONTRE L'ANGINE DE POITRINE (Huchard).

Iodure de sodium    20 gr.
Eau distillée      300 —
>F. dissoudre. 2 cuillerées par jour.

## — IODURE DE SOUFRE (SI$^2$). Insoluble.

**Prop. thérap.** — Antidartreux, antiscrofuleux, employé contre la morve farcineuse.

**Prép. pharm. et posol.** — A l'int. 0 gr. 20 centig. A l'ext. 1 gr. our 20 d'axonge en pommade.

**Incompat.** — Comme pour l'iode.

PILULES IODURE DE SOUFRE (Devergie).

Iodure de soufre    1 gr.
Soufre    0 — 50 centigr.
Savon médicinal   Q. s.
>F. 20 pilules toluisées.

POMMADE IODURE DE SOUFRE.

Iodure de soufre   1 gr. à 2 gr.
Vaseline    30 —
>M.

## — IODURE DE ZINC (ZnI$^2$).

**Prop. thérap.** — Comme l'iodure de potassium, peu usité à l'intérieur à cause de ses propriétés vomitives et toxiques.

**Prép. pharm. et posol.** — A l'ext. 1 gr. p. 8 en pommade.

POMMADE IODURE DE ZINC.

Iodure de zinc    4 gr.
Vaseline    30 —
>M. 4 à 8 gr. En frictions dans la journée.

SIROP (Deschamps).

Iodure de zinc    1 gr.
Sirop simple    400 —
>0 gr. 05 centigr. de sel par cuillerée à bouche.

## IPÉCACUANHA. — Annelé ou officinal (Cephælis ipécacuanha). Rubiacées.

**Part. empl.** — Racine.

**Princ. act.** — Emétine.

**Prop. thérap.** — Vomitif, tonique, expectorant.

**Prép. pharm. et posol.** — *A l'int.* extrait alcoolique 0 gr., 10 à 0 gr. 50 centigr. ; — extrait aqueux 0 gr. 25 centigr. à 1 gr. ; — infusé 2 p. 100 ; — pastilles à 0 gr., 01 centigr. 2 à 10 ; — poudre 0 gr. 5 à 1 gr., 5 décigr. (vomitif) ; — 0 gr., 03 à 0 gr. 30 centigr. (tonique) ; — sirop 10 à 50 gr., 20 gr. contiennent 0 g., 20 centigr. d'extrait ; — teinture alcoolique 10 gr.

**Incompat.** — Substances tannantes, infusés astringents, sels de plomb, de mercure, acides végétaux.

### INFUSÉ D'IPÉCA CONTRE BRONCHITE ET TOUX CONVULSIVE.

| | |
|---|---|
| Ipéca | 0 gr. 30 centigr. |

*Faites infuser dans :*

| | |
|---|---|
| Eau | 120 — |

*Ajoutez :*

| | |
|---|---|
| Chlorhydrate de mor- phine | 0 — 03 — |
| Eau distillée d'aman- des amères | 20 — |

*Par cuillerée.*

### JULEP ANTIDIARRHÉIQUE.

| | |
|---|---|
| Ipécacuanha gris concassé | 2 à 5 gr. |

*F. bouillir un 1/4 d'heure dans :*

| | |
|---|---|
| Eau | 150 — |

*Passez ; ajoutez :*

| | |
|---|---|
| Sirop citrique | 50 — |

*Par cuillerées toutes les 10 minutes.*

### LAVEMENT D'IPÉCA (Bourdon).

| | |
|---|---|
| Ipéca concassé | 5 à 10 gr. |
| Eau d'amidon | 250 — |

*F. 3 décoctions, chacune avec le 1/3 de l'eau. Réduisez à 200 gr. pour lavement. Ajoutez :*

Laudanum de Sydenham V à X gouttes.

### MIXTURE AU VIN D'IPÉCA (Cheyne).

| | |
|---|---|
| Vin d'ipéca | 10 gr. |
| Sirop de baume de tolu | 15 — |
| Mucilage de semences de coings | 25 — |

*M. Une cuillerée à café toutes les heures ou toutes les 2 heures.*

### MIXTURE DIAPHORÉTIQUE ET EXPECTO-RANTE (Dickson).

| | |
|---|---|
| Poudre d'ipéca | 4 gr. |
| Teinture d'opium camphrée | 6 — |
| Infusion de racine de serpen- taire | 130 — |

*M. 4 à 12 gr. toutes les 1/2 heures, ou toutes les 2 heures.*

### PILULES D'IPÉCA ET DE SCILLE (Ph. Brit.).

| | |
|---|---|
| Poudre 'ipéc | 3 gr. |
| Scille pulvérisée | 1 gr. |
| Gomme ammoniaque pulvérisée | 1 — |
| Mélasse | Q. s. |

*F. s. a. 30 pilules de 2 à 4.*

### POTION ANTIDYSENTÉRIQUE (Spielmann).

| | |
|---|---|
| Ipécacuanha | 8 gr. |
| Eau | 400 — |

*Partagez l'eau en 3 parties. F. une décoction avec chacune d'elles, et réduisez à 200. Ajoutez :*

| | |
|---|---|
| Sirop de gomme | 60 — |

*A prendre en 3 fois à 3 heures d'intervalle.*

### POTION DIAPHORÉTIQUE.

| | |
|---|---|
| Ipéca | 0 gr. 50 centigr. |
| Fleurs de sureau | 2 — |

*Faire infuser dans :*

| | |
|---|---|
| Eau | 150 — |

*Ajoutez :*

| | |
|---|---|
| Acétate d'ammoniaq. | 10 — |

### POTION VOMITIVE.

| | |
|---|---|
| Ipéca pulvérisé | 1 g. à 1 gr. 50 centigr. |
| Emétique | 0 — 05 — |
| Oxymel scillitique Sirop d'ipéca | ää 15 — |
| Eau | 50 — |

*F. s. a. A prendre en 3 fois.*

### POUDRE CONTRO-STIMULANTE.

| | |
|---|---|
| Ipéca pulvérisé | 1 gr. |
| Kermès minéral | 0 — 50 centigr. |
| Camphre pulvérisé | 1 — |
| Sucre de lait pulvérisé | 10 — |

*M. et divisez en 10 paquets. 1 paquet toutes les 2 heures.*

### POUDRE IPÉCA ET DIGITALE.

| | |
|---|---|
| Poudre d'ipéca | 0 gr. 03 centigr. |
| — de digitale | 0 — 05 — |
| — de sucre | 0 — 50 — |

*Pour 1 paquet.*

11.

POUDRE VOMITIVE.

| Ipécacuanha | 1 gr. 50 centigr. |
| Emétique | 0 — 05 — |

M. et divisez en 3 paquets. 1 paquet tous les 1/4 d'heure.

SIROP D'IPÉCACUANHA (Codex).

Se prépare avec l'extrait d'ipécacuanha. 20 gr. renferment 0 gr. 20 centigr. d'extrait alcoolique. 10 à 50 gr.

SIROP D'IPÉCACUANHA COMPOSÉ (Cod. ou Desessartz).

On le prépare avec l'ipécacuanha concassé. 20 à 60 gr.

SIROP D'IPÉCACUANHA (F. H. M.).

| Extrait alcoolique | 1 gr. |
| Alcool à 60° c. | 3 — |
| Sirop de sucre | 96 — |

F. dissoudre l'extrait dans l'alcool

au B.-M. Ajoutez au sirop 3101 à 60 gr.

TABLETTES D'IPÉCACUANHA (Cod.)

Chaque tablette contient 0 gr. 01 centigr. de poudre d'ipécacuanha. 2 à 10.

VIN D'IPÉCACUANHA (Ph. Belge).

| Ipécacuanha pulvérisé | 6 gr. |
| Alcool à 85° c. | 10 — |
| Vin de Malaga | 90 — |

F. par déplacement 100 de teinture vineuse. En potion : 10 à 30 gr. (vomitif). 1 à 5 gr. (expectorant): 2 à 12 gr. (contro-stimulant).

VIN D'IPÉCACUANHA (Ph. Brit.).

| Racine d'ipéca concassée | 30 gr. |
| Vin de Xérès | 500 — |

F. Macérer; filtrez. Doses : comme ci-dessus.

**IRIS.** — Iris florentina (Iridées).
**Part. empl.** — Rhizome.
**Prop. thérap.** — A l'état frais, émétique, incisif, fébrifuge; sert à la fabrication des pois à cautère.

**— IRISINE ou IRIDINE.** Extrait pulvérulent tiré de la racine de l'Iris versicolor ou glaïeul bleu (Iridées).
**Prop. thérap.** — Cathartique, altérant, diurétique.
**Prép. pharm. et posol.** — A l'int. 0 gr., 25 centigr. (purgatif).

PILULES.

| Iridine | 0 gr. 10 centigr. |
| Extrait de jusquiame | Q. s. |

Pour 1 pilule. 2 à 3 pour purger.

**IVETTE** ou Chamæpitys. Ajuga chamæpitys (Labiées).
**Part. empl.** — Sommités fleuries.
**Prop. thérap.** — Amer aromatique, tonique, a passé pour laxative.
**Prép. pharm. et posol.** — Inusité maintenant.

**— IVETTE MUSQUÉE.** Ajuga iva (Labiées).
**Part. empl.** — Sommités fleuries.
**Prop. thérap.** Employée autrefois comme antispasmodique.
**Prép. pharm. et posol.** — Inusitée.

# J

**JABORANDI.** — Pilocarpus pinnatus (Rutacées).
**Part. empl.** — Feuilles et tige.
**Princ. act.** — Pilocarpine.
**Prop. thérap.** — Sudorifique, sialagogue.

**Prép. pharm. et posol.** — *A l'int.* extrait alcoolique 0 gr., 25 à 0 gr., 75 ; — extrait aqueux 0 gr., 50 à 1 gr. 50 centigr. ; — extrait fluide 0 gr., 60 centigr. à 6 gr. ; — infusion théiforme 2 à 4 gr. ; — pilocarpine, v. ci-dessous ; sirop 1 à 4 cuillerées ; teinture (1 gr. pour 5) 5 à 20 gr.

### SIROP DE JABORANDI (Cod.).

0 gr. 50 de feuilles environ par cuillerée à bouche.

### SIROP DE JABORANDI (O. Simon).

| Feuilles de jaborandi | 3 parties |
|---|---|
| Eau | 15 — |
| Sucre | 18 — |

*F. s. a. 2 a 3 cuillerées par jour.*

**— PILOCARPINE** ($C^{11}H^{16}Az^2O^2$). Soluble eau, plus soluble alcool benzine et chloroforme.

**Prop. thérap.** — Puissant sudorifique et sialagogue.

**Prép. pharm. et posol.** — *A l'int.* 0 gr., 005 mil. à 0 gr., 02 centigr. On emploie surtout le chlorhydrate et le nitrate de pilocarpine.

### COLLYRE.

| Nitrate ou chlorhydrate de pilocarpine | 0 gr. 05 centigr. |
|---|---|
| Eau distillée bouillie | 10 — |

### INJECTION HYPODERMIQUE DE PILOCARPINE.

| Eau distillée | 30 — |
|---|---|
| Nitrate de pilocarpine | 0 gr. 30 centigr. |

*F. dissoudre. 1 gr. par jour.*

### INJECTION HYPODERMIQUE DE PILOCARPINE CONTRE LE PRURIGO (O. Simon).

| Chlorhydrate de pilocarpine | 0 gr. 05 centigr. |
|---|---|
| Eau distillée | 10 — |

*F. dissoudre. 1 gr. par jour.*

### LAVEMENT DE PILOCARPINE (Dujardin-Beaumetz).

| Eau distillée | 150 gr. |
|---|---|

| Nitrate de pilocarpine | 0 gr. 02 centigr. |
|---|---|

*F. dissoudre.*

### POTION DE PILOCARPINE CONTRE DIPHTHÉRIE (Dehio).

| Chlorhydrate de pilocarpine 02 centigr. à 0 gr. 06 centigr. | |
|---|---|
| Eau distillée | 50 — |
| Vin d'Espagne | 50 — |

*F. s. a.*

### POTION DE PILOCARPINE CONTRE DIPHTHÉRIE (Guttman).

| Chlorhydrate de pilocarpine 03 centigr. à 0 gr. 04 centigr. | |
|---|---|
| Pepsine | 6 à 8 — |
| Acide chlorhydrique | XII gouttes |
| Eau | 80 gr. |

*F. s. a. Une cuillerée à café toutes les heures.*

**JALAP** tubéreux ou officinal. — *Exogonium purga* (Convolvulacées). *Syn* Bryone ou méchoacan noir.

**Part. empl.** — Racine.

**Princ. act.** — Résine (convolvuline et jalapine).

**Prop. thérap.** — Purgatif drastique.

**Prép. pharm. et posol.** — *A l'int.* extrait 0 gr., 25 centigr. à 1 gr. ; — infusé 5 p. 100 ; — poudre 1 à 4 gr. ; — résine 0 gr.. 20 centigr., 0 gr., 50 centigr. à 0 gr., 80 centigr. ; — teinture 5 à 20 gr.

### BISCUITS PURGATIFS.

| Résine de jalap | 0 gr. 10 centigr. |
|---|---|
| Pâte à biscuit | Q. s. |

*M. pour 1 biscuit. 1 à 4.*

### CHOCOLAT PURGATIF DE MONTPELLIER (Cadet).

| Pâte de chocolat | 3 gr. 50 centigr. |
|---|---|
| Résine de jalap | 0 — 50 — |
| Calomel à la vapeur | 0 — 20 — |

*M. pour 1 pastille. 1 à 4 pastilles.*

### EAU-DE-VIE ALLEMANDE (Teint. de Jalap comp.) (Cod.).

| Jalap | 20 gr. |
|---|---|
| Turbith | 10 — |
| Scammonnée d'Alep | 80 — |
| Alcool à 60° | 960 — |

*F. s. a. 5 à 20 gr.*

### ÉLECTUAIRE HYDRAGOGUE DE FOUQUIER (Cad.).

| Jalap | ãã | 15 gr. |
|---|---|---|
| Scammonnée d'Alep | | |

Scille en poudre ... 10 gr.
Résine de jalap ... 5 —
M. et ajoutez :
Sirop de nerprun ... Q. s.
0 gr. 60 à 1 gr. 20 centigr. par jour.

### ÉLECTUAIRE PURGATIF.

Poudre de jalap
Crème de tartre soluble } āā 10 gr.
Sucre vanillé
Miel ... Q. s.
Dose : 6 à 15 grammes.

### ÉLIXIR ANTIBILIEUX D'ÉTIENNE (Dorv.).

Jalap ... 150 gr.
Ipécacuanha ... 25 —
Scammonnée ... 45 —
Rhubarbe ... 50 —
Safran
Ecorce de sureau } āā 10 —
F. macérer dans 2 litres d'eau-de-vie et ajoutez 1500 gr. de sirop de roses pâles. Par grandes cuillerées.

### ÉLIXIR TONIQUE ANTIGLAIREUX DE GUILLÉ (Dorvault).

Jalap pulvérisé ... 1500 gr.
Colombo pulvérisé ... 90 —
Iris — ... 60 —
Gentiane — ... 8 —
Aloès — ... 12 —
Safran — ... 60 —
Santal — ... 30 —
Sulfate de quinine ... 15 —
Emétique ... 12 —
Azotate de potasse ... 15 —
Sirop de sucre très cuit et caramélisé ... 11000 —
Alcool Montpellier à 28° ... 22 litres
Eau distillée ... 22 —
F. s. a. 15 à 45 gr.

### ÉMULSION PURGATIVE.

Résine de jalap 0 gr. 20 à 0 gr. 50 centigr.
Sucre ... 3 —
Lait ... 120 —
F. s. a.

### ÉMULSION PURGATIVE (Codex).

Renferme 0 gr. 50 centigr. de résine de jalap. A prendre en une fois.

### ÉMULSION PURGATIVE (Ph. Pruss).

Résine de jalap ... 0 gr. 40 centigr.
Scammonée ... 0 — 30 —
Sucre blanc ... 23 —
Lait d'amandes ... 122 —
Alcoolature de citron X gouttes
F. s. a. A prendre en 1 ou 2 fois.

### MIXTURE DRASTIQUE (Andral).

Eau-de-vie allemande }
Sirop de nerprun } āā 10 à 30 gr.
M. A prendre en une fois le matin d jeun.

### PILULES ANTICHORÉIQUES DE RASORI (Bouch.).

Extrait de jalap }
Scammonée } āā 0 gr. 15 centigr.
M. Pour 2 pilules 1 tous les jours.

### PILULES DE JALAP (Mialhe).

Résine de jalap ... 1 gr.
Savon médicinal ... 2 —
Alcool ... Q. s.
F. s. a. 10 pilules.

### PILULES DRASTIQUES.

Poudre de jalap ... 2 gr.
— de scammonée ... 1 —
Savon ... Q. s.
F. s. a. 15 pilules. 2 à 6 par jour.

### PILULES PURGATIVES A LA RÉSINE DE JALAP.

Résine de jalap ... 0 gr. 50 centigr.
Savon amygdalin ... 0 — 30 —
Magnésie calcinée ... 0 — 40 —
Eau distillée ... Q. s.
M. Pour 10 pilules. 4 à 10.

### POTION PURGATIVE.

Feuilles de séné ... 10 gr.
Eau bouillante ... 120 —
F. infuser 1/4 d'heure, passez, ajoutez :
Manne
Sulfate de soude } āā 15 gr.
Poudre de jalap ... 1 —
En 2 fois le matin à jeun.

### POTION PURGATIVE.

Eau-de-vie allemande ... 10 gr.
Sirop de nerprun ... 20 —
Limonade citrique ... 200 —
M. En 1 fois le matin à jeun.

### POUDRE CATHARCTIQUE (Bouchardat).

Jalap ... 10 gr.
Scammonée ... 10 —
Crème de tartre ... 20 —
M. 2 à 6 gr.

### POUDRE CONTRE HÉMORRHOÏDES.

Poudre de jalap ... 10 gr.
— de rhubarbe }
Oléo-saccharure de citron } āā 5 —
Crème de tartre }
Soufre lavé } āā 20 —
1 cuillerée à café par jour.

POUDRE DE JALAP COMPOSÉE (Ph. Esp.).

Jalap  
Crème de tartre } āā P. E.  
Magnésie calcinée  
  M. 2 à 6 gr.

### POUDRE D'IROÉ (L. Daille).

| | | |
|---|---|---|
| Poudre de jalap | 200 | gr. |
| Résine de jalap | 100 | — |
| Laque carminée | 5 | — |
| Turbith en poudre | 100 | — |
| Iris pulvérisé | 50 | — |
| Sucre | 45 | — |

  Pulvérisez. M. Divisez en prises de 5 gr.

### POUDRE DU BARON DE CASTELET. POUDRE D'AILHAUD (Guibourt).

| | | |
|---|---|---|
| Jalap | 72 | gr. |
| Résine de gaïac | 18 | — |
| Scammonée | 6 | — |
| Aloès | 3 | — |
| Gomme-gutte | 4 | — |
| Séné | 400 | — |

  Pulvérisez. M. 1 à 2 gr.

### POUDRE PURGATIVE.

Poudre de Jalap 1 gr. 50 centigr  
Sulfate de soude 20 —  
  Divisez en 3 prises. 1 toutes les 1/2 heures.

### POUDRE PURGATIVE.

Poudre de jalap 1 gr.  
Calomel 0 — 50 centigr.  
Sucre vanillé 5 —  
  Divisez en 10 doses. 2 à 4 suivant l'âge.

### POUDRE PURGATIVE (Copland).

Poudre de jalap 12 gr.  
Calomel à la vapeur 4 —  
Gingembre pulvérisé 1 —  
  M. 0 gr. 40 centigr. à 1 gr.

### SAVON DE JALAP (Ph. Germ.).

Résine de jalap en poudre 5 gr.  
Savon médicinal râpé 10 gr.  
  F. dissoudre au B.-M. dans :  
Alcool à 32° Q. s.  
  Evaporez jusqu'à consistance pilulaire 0 gr. 50 centigr. à 1 gr. pour les enfants.

### SIROP ANTIGOUTTEUX DE BOUBÉE.

Extrait de gaïac  
Extrait alcool de } āā 10 gr.  
salsepareille  
Résine de jalap 10 —  
  Délayez avec soin dans :  
Alcool à 21° 100 —  
Essence de moutarde X gouttes  
  Versez dans :  
Sirop de salsepareille 1000 —  
  F. s. a. Par cuillerées dans un verre d'eau jusqu'à effet purgatif.

### SUCRE ORANGÉ PURGATIF (Cadet). Saccharolé de jalap composé.

| | | |
|---|---|---|
| Essence d'oranges | 8 | gr. |
| Sucre | 448 | — |
| Poudre de jalap | 64 | — |
| Crème de tartre soluble | 16 | — |

  M. 8 gr. dans 500 gr. d'orangeade.

### VIN HYDRAGOGUE (A. F. H. D.).

Iris de Florence  
Ecorce intérieure de } āā 30 gr.  
sureau  
Racine d'aunée  
Feuilles de séné } āā 50 —  
Racine de jalap 10 —  
Vin blanc 1000 —  
  F. macérer 8 jours. Filtrez. 1 verre le matin à jeun. (Bouch.)

### VIN HYDRAGOGUE MAJEUR (Debreyne).

| | | |
|---|---|---|
| Jalap concassé | 8 | gr. |
| Scille concassée | 8 | — |
| Nitrate de potasse | 15 | — |
| Vin blanc | 1000 | — |

  F. tremper pendant 24 heures. 3 à 9 cuillerées par jour, 2 heures avant les repas.

**JEQUIRITY.** — Abrus precatorius (Légumineuses papilionacées). Syn. manne à réglisse, réglisse sauvage de la Jamaïque.

Part. empl. — Graines.

Prop. thérap. — Employé contre la conjonctivite granuleuse chronique.

Prép. pharm. et posol. — A l'ext. macération 10 p. 500.

### LOTION DE JEQUIRITY.

Graines 10 gr.  
Eau 500 —  
  F. macérer 24 heures. Filtrez, plusieurs lotions.

**JUGLANDIN.** — Extrait retiré de la résine du *Juglans cinerea* soluble alcool et éther.

**Prop. thérap.** — Succédané de la rhubarbe, cholagogue.

**Prép. pharm. et posol.** — A *l'int.* 0 gr., 15 à 0 gr., 30 centigr.

**JUJUBES.** — Fruits du *Zizyphus vulgaris ou sativa* (Rhamnacées).

**Prop. thérap.** — Adoucissants béchiques et pectoraux. Font partie des quatre fruits pectoraux.

**Prép. pharm. et posol.** — A *l'int.* décocté 50 p. 1000 ; pâte *ad libitum.*

**JUSÉE.** — Résidu liquide des tanneries.

**Prop. thérap.** — Antiphtisique (?).

**Prép. pharm. et posol.** — A *l'int.* extrait 0 gr., 20 centigr. à 1 gr. (Barruel, Vigla).

**JUSQUIAME.** — Hyoscyamus niger (Solanées). *Syn.* potélée, hannebane, porcelet, herbe aux engelures.

**Part. empl.** — Feuilles, racines, semences.

**Princ. act.** — Hyosciamine.

**Prop. thérap.** — Narcotique analogue à la belladone, s'associe aux purgatifs énergiques pour en diminuer l'âcreté et en faciliter l'action.

**Prép. pharm. et posol.** — A *l'int.* Alcoolature 1 à 4 gr. ; — extrait aqueux 0 gr., 10 à 0 gr., 30 centigr. ; — infusion 1 p. 100 ; — poudre 0 gr., 20 à 0 gr., 50 centigr. ; — sirop 20 à 60 gr. ; — teinture alcoolique 1 à 4 gr. ; — teinture éthérée 1 à 4 gr. A *l'ext.* Décocté 50 p. 1000 ; — glycéré d'extrait à 1/10 ; — huile à 1/3.

BAUME TRANQUILLE (HUILE DE JUSQUIAME COMPOSÉE) (Codex).

*Renferme P. E. de feuilles de jusquiame de belladone, de stramonium.*

CATAPLASME CALMANT (Codex).

*Renferme 50 gr. de feuilles de jusquiame.*

EAU BRUNE (Warlomont).

| | |
|---|---|
| Borate de soude | 10 gr. |
| Extrait de jusquiame | 5 — |
| Décoction d'althæa | 180 — |

*F. dissoudre. En application sur les paupières.*

EMPLATRE DE JUSQUIAME.

| | |
|---|---|
| Extrait de jusquiame | 90 gr. |
| Résine de pin | 10 — |
| Emplâtre de diachylum | 20 — |

EMPLATRE JUSQUIAME OPIACÉ.

| | |
|---|---|
| Emplâtre de jusquiame | 10 gr. |
| Extrait d'opium | 2 — |
| *M.* | |

LINIMENT ANTINÉVRALGIQUE (Ricord).

| | |
|---|---|
| Glycérine | 30 gr. |
| Extrait de jusquiame | 4 — |
| Extrait de belladone | 4 — |

*F. dissoudre.*

LINIMENT CALMANT.

| | |
|---|---|
| Huile de jusquiame | 80 gr. |
| Chloroforme | 5 — |
| Teinture d'opium | 10 — |
| *M.* | |

LINIMENT SÉDATIF (Ricord).

| | |
|---|---|
| Huile de jusquiame | 200 gr. |
| Camphre | |
| Laudanum de Rousseau | aa 4 — |
| Extrait de belladone | |
| Chloroforme | |
| *M.* | |

LOTION CALMANTE.

| | |
|---|---|
| Extrait de jusquiame | 10 gr. |
| Glycérine | 50 — |
| Eau pure | 450 — |

### LOTION NARCOTIQUE.

| | | |
|---|---|---|
| Jusquiame | | |
| Morelle | ãã | 5 gr. |
| Stramoine | | |
| Belladone | | |

*F. bouillir dans un litre d'eau.*

### ONGUENT ANTIHÉMORRHOÏDAL.

| | | |
|---|---|---|
| Extrait de jusquiame | | 5 gr. |
| Tannin | | |
| Onguent populeum | | 90 — |
| *M. s. a.* | | |

### ONGUENT POPULEUM (Codex).

*Renferme P. E. de feuilles de jus-quiame, de belladone, de pavot et de morelle.*

### PILULES ANTINÉVRALGIQUES (Green).

| | |
|---|---|
| Extrait de jusquiame | 1 gr. 50 centigr. |
| Valérianate de zinc | 1 — |

*F. s. a. 30 pilules. 2 à 3 par jour.*

### PILULES ANTINÉVRALGIQUES (Neligan).

| | |
|---|---|
| Extrait de jusquiame | 0 gr. 50 centigr. |
| Valérianate de zinc | 1 — |

*F. s. a. 20 pilules. 2 à 3 par jour.*

### PILULES DE MÉGLIN (Codex).

*Renferment P. E. d'extrait de jus-quiame, de valériane, d'oxyde de zinc. D'abord 1 par jour.*

### PILULES DE JUSQUIAME ET CIGUË (Bouch.).

| | |
|---|---|
| Extrait de suc dépuré de jus-quiame | 1 gr. |
| Extrait de ciguë | 1 — |
| Poudre de réglisse | Q. s. |

*F. s. a. 36 pilules. 1 à 2.*

### PILULES JUSQUIAME ET DIGITALE (Oesterlen).

| | |
|---|---|
| Extrait de jusquiame | 2 gr. |
| Poudre de jusquiame | 2 — |
| — de digitale | 1 — |

*Pour 80 pilules. Dose : 4 à 5 par jour contre toux convulsive.*

### POMMADE ANTIRHUMATISMALE (Guéneau de Mussy).

| | |
|---|---|
| 1. Extrait de belladone | 4 gr. |
| — de jusquiame | 6 — |
| — d'opium | 2 — |
| Axonge | 50 — |

| | | |
|---|---|---|
| 2. Extrait de jusquiame | | |
| Extrait de belladone | ãã | 3 gr. |
| Extrait de ciguë | | 4 — |
| Axonge | | 40 — |
| *M.* | | |

### POMMADE CALMANTE.

| | |
|---|---|
| Extrait de jusquiame | 2 gr. |
| Extrait de belladone | 2 — |
| Onguent populeum | 20 — |
| *F. s. a.* | |

### POMMADE CALMANTE (Ricord).

| | | |
|---|---|---|
| Extrait de belladone | | |
| — de jusquiame | ãã | 4 gr. |
| Onguent napolitain | | 30 — |

### SUPPOSITOIRE CALMANT (Reliquet).

| | |
|---|---|
| Extrait de jusquiame | 0 gr. 07 centigr. |
| Laudanum Sydenham | IV gouttes. |
| Beurre de cacao | 3 gr. |

*Pour 1 suppositoire.*

### SUPPOSITOIRE FONDANT (Staffort).

| | |
|---|---|
| Iodure de potassium | 5 gr. 20 centigr. |
| Extrait de jusquiame | 0 — 30 — |
| — de ciguë | 0 — 30 — |
| Beurre de cacao | 5 — |

*F. s. a. Un suppositoire.*

— **HYOSCIAMINE**. — Amorphe et cristallisée. Pr. act. de la jus-quiame. Soluble eau, éther, chloroforme.

**Prop. thérap.**— Comme la jusquiame.

**Prép. pharm. et posol.** — *A l'int.* Hyos. liquide 0 gr., 002 milligr. à 0 gr., 010 milligr. — Hyos. cristallisée 1/4 à 1/2 milligr. On emploie l'hyosciamine et son sulfate en granules à 1 milligr.

### INJECTION HYPODERMIQUE.

| | |
|---|---|
| Sulfate d'hyosciamine | 0 gr. 01 centigr. |
| Eau distillée | 10 — |

*F. dissoudre. 1 gr. de cette solution représente 0 gr. 001 milligr. de sulfate d'hyosciamine.*

### GRANULES D'HYOSCIAMINE.

| | |
|---|---|
| Hyosciamine | 0 gr. 10 centigr. |
| Poudre de guimauve | 1 gr. |
| Excipient | Q. s. |

*F. s. a. 100 granules. 1 à 4 par jour.*

### SIROP D'HYOSCIAMINE.

| | |
|---|---|
| Hyosciamine | 0 gr. 05 centigr. |
| Eau distillée | 10 — |

*F. dissoudre. Ajoutez :*

| | |
|---|---|
| Sirop de sucre | 1000 gr. |

*10 à 30 gr.*

# K

**KAIRINE.** — Dérivé de la quinoléine; c'est le chlorhydrate d'oxyhydrométhylquinoléïne — très soluble eau et alcool; soluble glycérine, insoluble éther.

Prop. thérap. — Antithermique.

Posol. — Par doses de 0 gr. 50 centigram., toutes les heures en cachets ou en solution : ne pas dépasser 2 grammes : *médicament dangereux*.

**KALADANA.** — Grains du *Pharbitis Nil.* (Convolvulacées.)

Princ. act. — Résine.

Prop. thérap. — Catharthique, succédané du Jalap.

Prép. pharm. et posol. — *A l'int.* Extrait alcoolique, 0 gr. 30 à 0 gr. 40 centigr. — Teinture alcoolique, 4 gr. à 6 gr.

POUDRE COMPOSÉE.

| | |
|---|---|
| Poudre de graines de kaladana | 5 parties |
| Bitartrate de potasse | 6 — |

*F. s. a. 3 à 4 gr.*

**KAMALA.** — Poudre fournie par l'*Echinus philippinensis* (Euphorbiacées).

Part. empl. — Fruits.

Prop. thérap. — Tænifuge.

Prép. pharm. et posol. — *A l'int.* Poudre, 6 à 12 gr. — Teinture (une partie de poudre pour 5 d'alcool à 60°) 4 à 8 gr.

| ÉLECTUAIRE TÆNIFUGE (Du Plessis). | | POTION TÆNIFUGE (Davaine). | |
|---|---|---|---|
| Poudre de kamala | 6 à 12 gr. | Teinture de kamala | 20 gr. |
| Pulpe de tamarin | 30 à 40 — | Eau aromatique | 120 — |
| Suc de citron | Q. s. | Sirop d'écorces d'oranges | 20 — |
| *A prendre en une fois, le matin à jeun.* | | *A prendre en 4 fois d'heure en heure.* | |

**KARABÉ.** — V. *Succin.*

**KAVA-KAVA.** — Liqueur obtenue avec le *Piper methysticum* (Pipéracées).

Part. empl. — Racine.

Princ. act. — Méthysticine.

Prop. thérap. — Antigonorrhéique.

Prép. pharm. et posol. — *A l'int.* Extrait hydro-alcoolique, 1 à 2 gr.

POTION (Rech.).

| | |
|---|---|
| Extrait | 20 gr. |
| Glycérine | 64 — |

*Une cuillerée à café dans un verre d'eau après chaque repas.*

**KÉFIR.** — Boisson alimentaire préparée avec le lait de vache dont on détermine la fermentation par un procédé particulier. Ce ferment est contenu dans un champignon désigné sous le nom de *grains de kéfir*. La préparation est d'autant plus riche en alcool qu'on a laissé la fermentation durer plus longtemps. Après 24 heures on a le kéfir faible, après 48 heures le kéfir moyen et au bout de 3 jours le kéfir fort. — Dose depuis 1 à 2 verres jusqu'à 3 bouteilles par jour.

## KERMÈS MINÉRAL. — *Syn*. Oxysulfure d'antimoine

hydraté, poudre des chartreux, alkermès. — Insoluble eau et alcool.
**Prop. thérap.** — Stimulant, émétique, diaphorétique, expectorant, contre-stimulant.
**Prép. pharm. et posol.** — *A l'int.* 0 gr. 10 cent. à 0 gr. 20 centigr — 1 à 2 gr. (contro-stimulant).
**Incompat.** — Acides et sels acides, crème de tartre, sulfates et chlorures solubles.

#### LOOCH KERMÉTISÉ.

Looch blanc du Codex 150 gr.
Kermès minéral             0 — 10 centigr.
                           à 0 — 30   —
*M.* 1 *cuillerée toutes les* 2 *heures.*

#### PILULES EXPECTORANTES.

Kermès              0 gr. 50 centigr.
Gomme ammoniaque    2 — 50   —
Extrait de digitale 0 — 15   —
*Pour* 25 *pilules.* 4 *à* 10 *par jour.*

#### POTION KERMÉTISÉE.

Gomme adragante en
  poudre           0 gr. 50 centigr.
Kermès minéral      0 — 1   —
                    à 0 — 50  —
*Triturez avec :*
Sirop de tolu       50 —
*Ajoutez :*
Infusion d'hysope   200 —
*Une cuillerée toutes les heures.*

#### POTION KERMÉTISÉE.

Kermès  0,10 centigr. à 0 gr. 20 centigr.

Sucre                          5 gr.
Eau distillée de lau-
  rier-cerise                  10 —
Sirop de tolu                  30 —
Infusé polygala 2 p. 100      150 —
*F. s. a. Par cuillerées.*

#### POTION KERMÉTISÉE CONTRO-STIMULANTE.

Infusion de feuilles
  d'oranger        200 gr.
Gomme adragante    0   — 50 centigr.
Kermès minéral     1   —
Sirop de sucre     20  —
Sirop diacode      20  —
*A prendre par cuillerées.*

#### POUDRE CONTRE LA COQUELUCHE.

Kermès             0 gr. 10 centigr.
Ipécacuanha en poudre 0 — 20  —
Racine de belladone pul-
  vérisée           0 — 05  —
*M. et divisez en* 6 *paquets.* 1 *paquet toutes les* 4 *heures.*

#### TABLETTES DE KERMÈS (Codex).

*Chaque tablette représente* 0 *gr.* 01 *centigr. de kermès.* 2 *à* 10 *par jour.*

## KINO. — Suc concentré, analogue aux cachous, provenant d'un

certain nombre de végétaux. Les principales sortes commerciales sont :
1° Kino d'Afrique ou du Sénégal, *Pterocarpus erinaceus* (Légumineuses) ;
2° Kino de la Jamaïque, *Coccoloba uvifera* (Myrtacées) ;
3° Kino de l'Australie ou de Botany-Bay. *Eucalyptus resinifera* (Myrtacées) ;
4° Kino d'Amboine, de l'Inde ou vrai, *Nauclea Gambir* (Rubiacées).
**Prop. thérap.** — Astringent, tonique (peu employé).
**Prép. pharm. et posol.** — *A l'int.* Poudre 0 gr. 50 cent. à 8 gr. — Teinture 2 à 30 gr. — *A l'ext.* En injection.
**Incompat.** Émétique, acides, gélatine, sels d'argent et de fer; comme le tannin.

POUDRE DE KINO COMPOSÉE (Ph. Lond.).

| | |
|---|---|
| Kino | 15 gr. |
| Cannelle | 4 — |
| Opium brut | 1 — |

*Pulvérisez. M. 1 gr. toutes les 3 heures.*

## KOLAS AFRICAINS. — *Cola acuminata* (Malvacées).

**Part. empl.** — Graines.

**Princ. act.** — Caféine, théobromine, tannin.

**Prop. thérap.** — Tonique : diarrhées chroniques.

**Prép. pharm. et posol.** — *A l'int.* Extrait alcoolique (une partie pour 5 d'alcool) 5 à 10 gr. — Poudre (torréfiée) 5 à 100 gr. en infusion.

**Incompat.** — Comme les alcaloïdes et le tannin.

PILULES (Heckel).

| | |
|---|---|
| Extrait alcoolique de kola | 10 gr. |
| Poudre de kola | Q. s. |

*F. s. a. 100 pilules. 8 à 15 par jour.*

POTION (Heckel).

| | |
|---|---|
| Eau | 50 gr. |
| Teinture de kola | |
| (au 1/5) | 10 — |

| | |
|---|---|
| Teinture de vanille | 0 gr. 50 centigr. |
| Sirop simple | 15 — |

*M. à prendre dans la journée.*

VIN DE KOLA (Heckel).

| | |
|---|---|
| Semences fraîches de kola | 100 gr. |
| Vin blanc doux | 500 — |

*F. macérer 15 jours.*

# L

## LACTIQUE (acide). $C^3H^6O^3$. — *Syn.* Acide galactique ; soluble en toutes proportions eau et alcool.

**Prop. thérap.** — Tempérant, employé contre les dyspepsies, dissolvant des fausses membranes diphtériques, employé contre les ulcérations du cancer, la phthisie laryngée.

**Prép. pharm. et posol.** — *A l'int.* XX à XL gouttes par jour. — *A l'ext.* en gargarismes, en applications.

GARGARISME ANTIDIPHTÉRIQUE (Kline).

| | | |
|---|---|---|
| Acide lactique | | XX gouttes |
| Ether | ⟩ āā | 45 gr. |
| Glycérine | | |

LIMONADE LACTIQUE (Hôpital des enfants).

| | |
|---|---|
| Eau commune | 1000 gr. |
| Sirop simple | 60 — |
| Acide lactique | 4 à 8 — |

*M. Par verre après le repas.*

POTION LACTIQUE (Duj.-Beaumetz).

| | |
|---|---|
| Acide lactique pur | 5 à 20 gr. |
| Eau aromatique | 20 à 30 — |
| Eau de fontaine | 1000 — |

*Prendre 100 gr. environ par jour.*

POTION LACTIQUE (Hanfield).

| | |
|---|---|
| Acide lactique | X à XX gouttes |
| Eau | 100 gr. |

*M. A prendre à chaque repas.*

## LACTATE DE FER. — V. *Fer.*

## — LACTATE DE MAGNÉSIE. ($C^3H^5O^3$,Mg.)

**— LACTATE DE SOUDE.** — $(C^3H^5O^3,Na)$. Très solubles eau.

**Prop. thérap.** — Antidyspeptiques.

**Prép. pharm. et posol.** — *A l'int.* 0 gr. 10 à 0 gr. 50 centigr.

PASTILLES DE LACTATE DE SOUDE ET DE MAGNÉSIE (Pietrequin, Burin).

| | |
|---|---|
| Lactate de magnésie pulvérisé | 1 gr. |
| Saccharure de lactate de soude | 4 — |
| Sucre pulvérisé | 95 — |
| Mucilage de gomme adragante | Q. s. |

*F.* 100 *pastilles.* 20 *à* 10 *par jour.*

SIROP DE LACTATE DE SOUDE.

| | |
|---|---|
| Lactate de soude | 5 gr. |
| Sirop de fleurs d'oranger | 200 — |

0 *gr.* 50 *centigr. de sel par cuillerées à bouche.*

**— LACTATE DE QUININE.** — V. *Quinine.*

**— LACTATE DE ZINC** $(C^3H^5O^3)^2Zn + 3H^2O.$ — Soluble dans 58 parties d'eau froide.

**Prop. thérap.** — Antiépileptique, antihystérique.

**Prép. pharm. et posol.** — *A l'int.* 0 gr. centigr. à 2 gr.

POUDRE ANTIÉPILEPTIQUE (Hart).

| | |
|---|---|
| Lactate de zinc | 0 gr. 20 centigr. |
| Extrait de belladone | 0 — 05 — |

*M. Pour* 1 *pilule.* 1 *pilule avant chaque repas.*

# LACTOPHOSPHATE DE CHAUX. — V. *Chaux.*

# LACTUCARIUM. — V. *Laitue.*

**LAITUE.** — *Lactuca sativa* ou *capitata* ; *Lactuca virosa* (Synanthérées).

**Part. empl.** — Suc épaissi ou lactucarium, feuilles.

**Princ. act.** — Lactucine (dans le lactucarium).

**Prop. thérap.** — Feuilles émollientes et sédatives ; lactucarium, hypnotique, calmant.

**Prép. pharm. et posol.** — *A l'int.* Eau distillée de feuilles, *ad libitum.*—Extrait (thridace), 0 gr. 20 centigr. à 2 gr.—Sirop (thridace), 30 à 50 gr. — Lactucarium, 0 gr. 10 à 0 gr. 50 centigr. — Extrait alcoolique, 0 gr. 10 à 0 gr. 20 centigr. — Sirop de lactucarium, 30 à 50 gr.

**Imcompat.** — Alcalis.

EXTRAIT ALCOOLIQUE DE LACTUCARIUM (Aubergier).

1 *partie de lactucarium pour* 8 *d'alcool.* — 0 *gr.* 10 *à* 0 *gr.* 20 *centigr. par jour.*

PATE DE LACTUCARIUM.

| | |
|---|---|
| Masse de pâte de jujubes | 100 gr. |
| Extrait alcoolique de lactucarium | 1 — |
| Teinture de baume de tolu | 2 — |

*F. s. a.* 30 *à* 60 *gr.*

POUDRE SÉDATIVE (Gumprecht).

| | |
|---|---|
| Lactucarium | 0 gr. 20 centigr. |
| Sucre de lait | 5 — |

*F. s. a. une poudre. Divisez en* 4 *doses. Une dose toutes les* 2 *heures.*

POTION AU LACTUCARIUM (Hildebrand).

| | |
|---|---|
| Lactucarium | 0 gr. 60 centigr. |
| Gomme | 4 — |

*Emulsionnez dans :*

| | |
|---|---|
| Eau | 200 — |
| Sirop d'écorces d'oranges amères | 30 — |

*F. s. a. par cuillerées.*

SIROP DE LACTUCARIUM (Aubergier).

| | |
|---|---|
| Extrait alcoolique de lactucarium | 0 gr. 15 centigr. |
| Sucre | 1000 — |
| Eau distillée | 500 — |
| Eau de fleurs d'oranger | 20 — |

*F. s. a.*

SIROP DE LACTUCARIUM OPIACÉ (Codex).

20 gr. représentent 0 gr. 005 milligr. d'extrait d'opium. 20 à 150 gr. par jour, c'est-à-dire 1 à 7 cuillerées.

SIROP DE LACTUCARIUM OPIACÉ (Falières).

| | |
|---|---|
| Teinture de lactucarium opiacé | 80 gr. |
| Sirop de fleurs d'oranger | 240 — |
| Sirop de sucre | 3680 — |
| Acide citrique | 1 — |

F. s. a. 20 à 150 gr. par jour, ou 1 à 8 cuillerées.

SIROP DE THRIDACE (Codex).

20 gr. représentent 0 gr. 50 centigr. de thridace. 1 à 5 cuillerées.

TEINTURE DE LACTUCARIUM OPIACÉ (Falières).

| | |
|---|---|
| Extrait hydro-alcoolique de lactucarium pulvérisé | 2 gr. |
| Extrait d'opium | 1 — |
| Alcool à 56° c. | 80 — |

F. macérer 8 jours. Filtrez. Lavez le filtre avec de l'alcool à 28° pour compléter 80 gr. de teinture.

## LAMINAIRE. — *Laminaria digitata* (Algues).

Part. empl. — Tige.

Prop. thérap. — Sert à dilater, et remplace l'éponge à la cire ou à la ficelle.

## LANOLINE. — Corps extrait du *suint* de la laine de mouton. Excipient pour les pommades : même mode d'emploi que la vaseline.

## LAUDANUM. — V. *Opium*.

## LAURIER-CERISE. — *Cerasus lauro-cerasus* (Amygdalées rosacées). *Syn.* L. amandier, L. officinal, L. de Trébizonde.

Part. empl. — Feuilles.

Princ. act. — Acide cyanhydrique, huile volatile.

Prop. thérap. — Calmant, sédatif, antiprurigineux, anticancéreux.

Prép. pharm. et posol. — A *l'int.* Eau distillée, 1 à 15 gr. — Huile volatile, I à II gouttes. — A *l'ext.* Infusion de feuilles, 20 gr. pour 1000 gr.

*L'eau distillée contient par 10 gr. 5 milligr. d'acide cyanhydrique.*

LOTION ANTICANCÉREUSE (Cheston).

| | |
|---|---|
| Feuilles fraîches de laurier-cerise | 125 gr. |
| Eau tiède | 1000 — |

F. infuser 1/2 heure. Ajoutez :

| | |
|---|---|
| Mellite simple | 125 — |

M.

LOTION CALMANTE.

| | |
|---|---|
| Eau distillée de laurier-cerise | 50 gr. |
| Teinture de coca | 10 — |
| Eau | 200 — |

MIXTURE DE KROYHER.

| | |
|---|---|
| Eau distillée de laurier-cerise | 4 gr. |
| Teinture de noix vomique | II gouttes |

M. X gouttes.

MIXTURE DE PIGEAUX.

| | |
|---|---|
| Alcool à 32° | 180 gr. |
| Eau distillée de laurier-cerise | 16 — |
| Eau | 240 — |

| | |
|---|---|
| Sucre | 120 gr. |

M. Une cuillerée à bouche après chaque repas.

POTION CALMANTE.

| | |
|---|---|
| Eau distillée de laurier-cerise | 5 à 15 gr. |
| Eau distillée de laitue | 100 — |
| Sirop de codéine | 20 gr. à 40 — |

M. A prendre par cuillerées.

POMMADE DE JAMES (Bouch.).

| | |
|---|---|
| Essence de laurier-cerise | 10 gr. |
| Axonge | 80 — |

M.

SIROP CONTRE ENROUEMENT (Mialhe).

| | | |
|---|---|---|
| Eau de laurier-cerise | āā | 10 gr. |
| Azotate de potasse | | |
| Sirop de tolu | āā | 50 — |
| Sirop de capillaire | | |
| Sirop de gomme | | 150 — |

M. Par cuillerées dans une tasse d'infusion chaude.

SIROP DE LAURIER-CERISE (Codex).

10 à 50 gr.

# LAURIER COMMUN. — *Laurus nobilis* (Laurinées). *Syn.*
Laurier noble, laurier-sauce, laurier d'Apollon.

**Part. empl.** — Feuilles, fruits.
**Princ. act.** — Huile grasse.
**Prop. thérap.** — Tonique, excitant.
**Prép. pharm. et posol.** — *A l'ext.* Feuilles, en pommade. — Huile, en pommade ou pure.

POMMADE DE LAURIER.

| | |
|---|---|
| Feuilles récentes de laurier | 500 gr. |
| Baies de laurier | 500 — |
| Axonge | 1000 — |

*F. s. a.*

# LAVANDES (Labiées). Trois espèces.
1° Lavande commune ou officinale.
**Part. empl.** — Fleurs.
2° Grande lavande. *Lavandula spica. Syn.* Spic, aspic, faux nard.
**Part. empl.** — Huile volatile.
3° Lavande stœchas.
**Prop. thérap.** — Sert surtout en parfumerie.
**Prép. pharm. et posol.** — *A l'int.* Teinture composée, 10 à 30 gr. — *A l'ext.* Alcoolat. — Essence de lavande ou huile d'aspic en frictions.

TEINTURE DE LAVANDE COMPOSÉE (Ph. Brit.).

| | |
|---|---|
| Essence de lavande | 5 gr. |
| Essence de romarin | 1 — |
| Cannelle | 10 — |
| Muscade | 10 — |
| Santal rouge | 10 — |
| Alcool à 65° c. | 944 — |

*F. Macérer les espèces pendant 8 jours. Passez, exprimez, ajoutez sur le marc q. s. d'alcool à 85° pour compléter les 944 de teinture. Ajoutez les essences. 10 à 30 gr. en potion.*

AUTRE :

| | | |
|---|---|---|
| Essence de lavande | 20 gr. | |
| — de bergamote | 5 — | |
| Teinture de musc | 1 — | 50 centigr. |
| Alcool à 50° | 500 | |

VINAIGRE DE LAVANDE ANTISEPTIQUE.

| | | |
|---|---|---|
| Alcoolat de lavande | āā | 100 gr. |
| Vinaigre très fort | | |
| Acide salicylique | | 5 — |

*Filtrez.*

# LEPTANDRA VIRGINICA (Scrofulariacées).
**Part. empl.** — Rhizome.
**Princ. act.** — Leptandrin.
**Prop. thérap.** — Cholagogue, laxatif, tonique.
**Prép. pharm. et posol.** — *A l'int.* 0 gr. 15 à 0 gr. 30 centigr.

# LICHEN D'ISLANDE. — *Cetraria islandica* (Lichénées).
— *Syn.* Mousse d'Islande.
**Part. empl.** — Plante.
**Princ. act.** — Lichénine, cétrarine.
**Prop. thérap.** — Analeptique, pectoral.
**Prép. pharm. et posol.** — *A l'int.* Gelée, 50 à 100 gr. — Pastilles, 5 à 20 gr. — Pâte, *ad libitum.* — Poudre 2 à 4 gr. — Saccharure, 20 à 50 gr. — Sirop, 20 à 100 gr. — Tisane, 10 gr. pour 1250 réduits à 1000, couper avec du lait.

CHOCOLAT AU LICHEN (Tapie).

| | |
|---|---|
| Sucre en pain | 3500 gr. |
| Cacao caraque | 3000 — |
| Cannelle de Ceylan | 30 — |

| | |
|---|---|
| Extrait de lichen sec, privé d'amertume | 390 gr. |
| Gelée de lichen | 500 — |

*F. s. a.*

**LICHEN PULMONAIRE.** — *Lobaria pulmonaria* (Lichénées).
Part. empl. — Plante.
Prop. thérap. — Succédané du lichen d'Islande.

**LIERRE.** — *Hedera helix* (Hédéracées). — *Syn.* Lierre commun, ou grimpant.
Part. empl. — Suc de la tige, écorces, feuilles, baies.
Princ. act. — Résine connue sous le nom d'hédérine.
Prop. thérap. — Vulnéraire et détersif, préconisé contre syphilis, affections dartreuses. — Baies purgatives.
Prop. pharm. et posol. — Inusité.

**LIERRE TERRESTRE.** — *Glechoma hederacea* (Labiées). — *Syn.* Rondote, herbe de Saint-Jean.
Part. empl. — Plante fleurie.
Prop. thérap. — Vulnéraire, béchique.
Prép. pharm. et posol. — *A l'int.* Infusion (10 gr. pour 1000) 30 à 60 gr. — Sirop 30 à 60 gr.

**LIMAÇON.** — V. *Escargot.*

**LIMON.** — V. *Citron.*

**LIN.** — *Linum usitatissimum* (Linées).
Part. empl. — Semences.
Princ. act. — Linine.
Prop. thérap. — Tempérant, adoucissant, contre la constipation rebelle.
Prép. pharm. et posol. — *A l'int.* Graines, 2 cuillerées par jour. — Infusion, 10 à 20 gr. pour 1000. — *A l'ext.* Farine en cataplasmes.

**LIN PURGATIF.** — *Linum catharticum* (Linées). — *Syn.* Lin sauvage, linet.
Part. empl. — Plante.
Princ. act. — Linine.
Prop. thérap. — Purgatif.
Prép. pharm. et posol. — *A l'int.* Extrait aqueux 0 gr. 25 à gr. 30 centigr. — Infusion 15 pour 120 gr. — Poudre 6 gr.

**LIQUIDAMBAR.** — V. *Styrax.*

**LIS BLANC.** — *Lilium album* (Liliacées).
Part. empl. — Bulbe, fleur.
Prop. thérap. — Emollient.
Prép. pharm. et posol. — *A l'ext.* Bulbes, en cataplasmes. — Huile (faite avec les fleurs), en applications.

**LISIANTHUS PENDULUS** (Gentianacées).
Part. empl. — Racines.
Prop. thérap. — Fébrifuge.
Prép. pharm. et posol. — *A l'int.* Décoction, 20 gr. pour 500.

**LITHARGE.** — V. *Plomb.*

**LITHINE** (Benzoate de) ($C^7H^5O^2LI + H^2O$). — Très soluble eau.

**Prop. thérap.** — De l'acide benzoïque et de la lithine, employé contre la gravelle urique.

**Prép. pharm. et posol.** — *A l'int.* 0 gr. 20 centigr. à 2 gr. en paquets ou cachets.

**LITHINE** (borate de). — (BoO²Li).

**Prop. thérap.** — Employé contre la gravelle.

**Prép. pharm. et posol.** — 0 gr. 25 à 0 gr. 50 cent.

POTION CONTRE LA GRAVELLE.

| Borate de lithine | 0 gr. 50 centigr. |
| Bicarbonate sodique | 0 — 60 — |
| Eau gazeuse | 150 — |
| Sirop d'écorces d'oranges | 30 gr. |

*A prendre en 1 ou 2 fois.*

— **LITHINE** (bromure de). (LiBr.) Très soluble eau, alcool.

**Prop. thérap.** — Hypnotique.

**Prép. pharm. et posol.** — *A l'int.* 0 gr. 25 à 0 gr. 80 centigr.

SIROP.

| Bromure de lithium | 10 gr. |
| Sirop de fleurs d'oranger | 190 — |

*1 gr. par cuillerées à bouche.*

— **LITHINE** (carbonate de). CO³Li². — Soluble dans 100 parties d'eau froide.

**Prop. thérap.** — Antigoutteux.

**Prép. pharm. et posol.** — *A l'int.* 0 gr. 10 centigr. à 0 gr. 50 centigr.

EAU GAZEUSE ANTIGOUTTEUSE (Garrod).

| Bicarbonate de soude | 0 gr. 50 centigr. |
| Carbonate de lithine | 0 — 20 — |
| Eau chargée d'acide carbonique | 1000 — |

*F. s. a.* — 2 à 6 verres par jour.

EAU GAZEUSE ANTIGOUTTEUSE (Stricker).

| Bicarbonate de soude | 0 gr. 25 centigr. |
| Carbonate de lithine | 0 — 10 — |
| Eau chargée d'acide carbonique | 500 — |

*M. A prendre dans la journée.*

POMMADE ANTIGOUTTEUSE (Limousin).

| Glycéré d'amidon | 30 gr. |
| Carbonate de lithine | 4 — |

*M.*

SOLUTION ANTIGOUTTEUSE (Limousin).

| Glycérine | 30 gr. |
| Carbonate de lithine | 4 — |

*M. s. a.*

SELS EFFERVESCENTS.

| Carbonate de lithine | 10 gr. |
| Bicarbonate de soude | 50 — |
| Acide citrique | 40 — |

— **LITHINE** (citrate de). (C⁶H⁵O⁷, Li³,2H²O.) — Soluble dans 25 parties d'eau froide.

— **LITHINE** (hydrate de). — Employé contre la gravelle urique.

**Posol.** — 0 gr. 05 à 0 gr. 15 centigr.

SIROP DE LITHINE (Duquesnel).

| Hydrate de lithine | 1 gr. |
| Sirop de sucre ou autre | 200 — |

*F. dissoudre. Filtrez 20 à 40 gr.*

— **LITHINE** (iodure de). (LiI.) — Très soluble eau et alcool.

**Prop. thérap.** — Succédane de l'iodure de potassium.

**Prép. pharm. et posol.** — *A l'int.* 1 à 2 gr.

PILULES D'IODURE DE LITHINE (Zeisst).

Iodure de lithium     0 gr. 75 centigr.
Extrait de quassia  ⎰
Poudre de quassia  ⎱ āā Q. s.
*Pour 1 pilule.*

SIROP.

Iodure de lithium     10 gr.
Sirop de gentiane ou d'écorces
    d'oranges amères     190 —
*1 gr. par cuillerée à bouche.*

— **LITHINE** (salicylate de) (C⁷H⁵O³Li). — Soluble eau et alcool.
**Prop. thérap.** — Employé contre la gravelle urique.
**Posol.** — 0 gr. 50 centigr. à 2 gr. en prises ou cachets.

## LOBÉLIE ENFLÉE. — *Lobelia inflata* (Campanulacées-Lobeliées).
**Part. empl.** — Plante.
**Princ. act.** — Lobéline.
**Prop. thérap.** — Antiasthmatique, antidyspnéique.
**Prép. pharm. et posol.** — *A l'int.* Teinture à 1 pour 5 : 1 à 4 gr.

MIXTURE ANTIASTHMATIQUE (Green).

Décocté de polygala 30/000   100 gr.
Iodure de potassium   8 —
Teinture de Lobélie   25 —
   — d'opium camphrée   25 —
*M. 4 à 16 gr. en 4 ou 6 fois.*

MIXTURE CONTRE ASTHME (Duj.-Beaumetz).

Iodure de potassium ⎰
Teinture de lobélie  ⎱ āā   10 gr.
Eau   550 —
*M. Par cuillerées à café.*

TEINTURE ÉTHÉRÉE (Ph. Brit.).

Lobélie en poudre   1 partie
Ether   5 —
   *F. macérer. F. s. a. 0 gr. 60 centigr.*
*à 2 gr.*

VINAIGRE DE LOBÉLIE (E. U.).

Lobélie   125 gr.
Acide acétique dilué   500 —
   *F. s. a. 0 gr. 40 centigr. à 2 gr.*

— **LOBÉLIE SYPHILITIQUE.** — *Lobelia syphilitica* (Lobéliacées). — *Syn.* Mercure végétal, cardinale bleue.
**Part. empl.** — Racine.
**Prop. thérap.** — Antisyphilitique, antidartreux.
**Prép. pharm. et posol.** — *A l'int.* Décoction (150 gr. pour 6000 réduits à 4000 gr.) 500 à 1000 gr.

## LUPULIN. — V. *Houblon.*

## LYCOPODE. — *Lycopodium clavatum* (Lycopodiacées). — *Syn.* Pied ou griffe de loup, soufre végétal, poudre de vieux bois.
**Part. empl.** — Microspores.
**Prop. thérap.** — Diurétique, antirhumatismal, siccatif.
**Prép. pharm. et posol.** — *A l'int.* Décocté 5 à 10 gr. pour 1000, inusité. — *A l'ext.* Poudre.

# M

**MACIS.** — Arille qui entoure la muscade officinale ; entre dans la composition de l'alkermès liquide des Italiens.

| ALKERMÈS LIQUIDE DES ITALIENS. | | |
|---|---|---|
| Cannelle | 25 | gr. |
| Macis | 15 | — |
| Muscade | 4 | — |
| Girofle | 4 | — |
| Alcool à 33° | 4000 | — |

*F. digérer 5 jours; distillez, ajoutez:*

| | | |
|---|---|---|
| Sucre | 6000 | gr. |
| Eau | 3000 | — |
| Eau distillée de roses | 2500 | — |

*Colorez; clarifiez, et filtrez.* 16 à 32 gr. *après le repas.*

**MAGNÉSIUM** (chlorure de). (MgCl².) Hydraté ou anhydre. Le chlorure hydraté est soluble dans 0 gr. 66 parties d'eau froide, 5 parties d'alcool à 90°.
**Prop. thérap.** — Purgatif, cholagogue (?).
**Prép. pharm. et posol.** — *A l'int.* 10 à 30 gr.

**MAGNÉSIUM** (oxyde de). (MgO.) *Syn.* Magnésie calcinée; presque insoluble eau.
**Prop. thérap.** — Antiacide, antilithique, purgatif.
**Prép. pharm. et posol.** — *A l'int.* 1 à 2 gr. (antiacide). — 2 à 12 gr. (purgatif). — 25 à 30 gr. (antidote de l'acide arsénieux).

| CHOCOLAT A LA MAGNÉSIE. | | |
|---|---|---|
| Chocolat | 40 | gr. |
| Magnésie lourde | 10 | — |

*F. s. a. 2 tablettes. Dose 1 tablette.*

CHOCOLAT A LA MAGNÉSIE (Soc. de pharm. de Bord.).

| | | |
|---|---|---|
| Magnésie calcinée | 4 | gr. |
| Scammonée pulvérisée | 0 — 20 | centigr. |
| Pâte de chocolat | 30 | — |

*Pour 1 tablette.* 1 à 2 *tablettes.*

LAIT DE MAGNÉSIE (Mialhe).

| | | |
|---|---|---|
| Magnésie calcinée | 10 | gr. |
| Eau | 80 | — |
| Eau distillée de fleurs d'oranger | 10 | — |

*F. bouillir l'eau et la magnésie; passez, ajoutez l'eau de fleurs d'oranger.*

MAGNÉSIE GRANULÉE.

| | | |
|---|---|---|
| Magnésie calcinée | 1 | gr. |
| Sucre | 3 | — |

*Granulez s. a.* 4 *cuillerées à café (purg.).* 1/2 à 1 *cuillerée à café (antiacide, laxatif).*

POTION ABSORBANTE ALCALINE (Fonssagrives).

| | | |
|---|---|---|
| Magnésie calcinée | 4 | gr. |
| Eau de chaux } āā | 60 | — |
| Eau distillée | | |
| Sirop de fleurs d'oranger | 30 | — |

*F. s. a. Par cuillerée toutes les heures.*

POTION A LA MAGNÉSIE (Codex).

*Renferme 8 gr. de magnésie. A prendre en une fois.*

POTION ANTIDYSPEPTIQUE (Fonssagrives).

| | | |
|---|---|---|
| Magnésie calcinée | 4 | gr. |
| Eau de chaux | 60 | — |
| Hydrolat de menthe | 60 | — |
| Sirop de fleurs d'oranger | 30 | — |

*F. s. a. Par cuillerées d'heure en heure.*

POTION CARMINATIVE (Paris).

| | | |
|---|---|---|
| Magnésie calcinée | 2 | gr. |
| Alcoolat de lavande composé | 2 | — |
| Alcoolat de carvi | 10 | — |
| Sirop de gingembre | 12 | — |

12

Hydrolat de menthe poivrée 8 gr.

*M. A prendre en une ou 2 fois après le repas.*

#### POUDRE ANTIDYSPEPTIQUE (Guipon).

Magnésie calcinée 0 gr. 30 centigr.
Fer réduit par l'hydro-
gène 0 — 20 —
Rhubarbe de Chine
pulvérisé 0 — 20 —

*M. Pour 1 prise. A prendre après le repas.*

#### POUDRE ANTIDYSPEPTIQUE (Guipon).

Magnésie 4 à 8 gr.
Crème de tartre soluble 12 —
Jalap pulvérisé 1 à 2 —

*M. En une fois.*

## MAGNÉSIE (acétate de).
**Prop. thérap.** — Purgatif.
**Posol.** — A l'int. 15 gr. inusité.

— **MAGNÉSIE** (carbonate de) $(CO^3)^3Mg^3,MgO + 4H^2O$. — *Syn.* Magnésie carbonatée, magnésie blanche, hydrocarbonate de magnésie, presque insoluble eau, insoluble éther et alcool.
**Prop. thérap.** — Absorbant, antiacide.
**Posol.** — A l'int. 1 à 10 gr. (antiacide).
**Incompat.** — Acides et sels acides.

#### MAGNÉSIE EFFERVESCENTE (Moxon).

Carbonate de magnésie ⎫
Sulfate de magnésie ⎪
Bicarbonate de soude ⎬ āā 10 gr.
Tartrate de potasse et ⎪
de soude ⎪
Acide tartrique ⎭

*Pulv. Mêlez. 1 cuillerée à café dans un verre d'eau.* (Angl.)

#### MIXTURE CARMINATIVE (Dewees).

Magnésie carbonatée 4 gr.
Teinture d'asa fœtida 1 — 50 centigr.
— d'opium cam-
phrée XX gouttes
Sucre pulvérisé 8 gr.
Eau distillée 50 —

*M. XX à XXX gouttes.*

#### OPIAT LAXATIF SULFURO-MAGNÉSIEN (Mialhe).

Soufre sublimé et lavé 1 gr.
Carbonate de magnésie 2 —
Miel blanc 6 —

*M. 10 à 40 gr.*

#### POUDRE ANTIGASTRALGIQUE. —

Magnésie 5 gr. āā
Cannelle 2 —
Opium brut 0 — 05 centigr.

*M. divisez en 12 paquets. 1 ou 2 avant le repas.*

#### POUDRE CONTRE LA CONSTIPATION (Coutaret).

Magnésie calcinée 10 gr.
Soufre sublimé et lavé 10 —
Sucre de lait pulvérisé 10 —

*M. Une cuillerée à café le soir en se couchant.* (Bouch.)

#### POUDRE CONTRE INTERTRIGO DES ENFANTS

Magnésie calcinée 5 gr.
Talc 10 —
Acide salicylique 2 —
Essence de lavande X gouttes

#### POTION CONTRE PYROSIS (Berends).

Carbonate de magnésie 4 gr.
Eau de menthe 100 —
Sirop d'écorce d'orange amère 15 —

*F. s. a.*

#### POUDRE DE MAGNÉSIE ET DE RHUBARBE (Ph. Germ.).

Hydrocarbonate de magnésie 60 gr.
Sucre pulvérisé 40 —
Racine de rhubarbe pulvérisée 15 —
Essence de fenouil 1 —

*M. 2 à 12 gr. (laxatif).*

#### POUDRE POUR LES ENFANTS (Rosentein).

Safran en poudre 0 gr. 40 centigr.
Carvi ⎫
Magnésie carbo- ⎬ āā 5 —
natée ⎭
Iris de Florence 4 — 50
Réglisse 6 —

*F. s. a. Et divisez en doses plus ou moins fortes suivant l'âge.*

#### TABLETTES DE MAGNÉSIE (Codex).

*Chaque tablette renferme 0 gr. 20 centigr. de carbonate.*

— **MAGNÉSIE** (citrate de) $(C^6H^5O^7)^2Mg^3 + 14H^2O$. Peu soluble eau froide.

**Prop. thérap.** — Purgatif.

**Posol.** — A l'int. 30 à 60 gr.

### CITRATE DE MAGNÉSIE GRANULÉ EFFERVESCENT.

| | |
|---|---|
| Carbonate de magnésie | 25 gr. |
| Bicarbonate de soude | 91 — |
| Acide citrique pulvérisé | 117 — |
| Sucre pulvérisé | 21 — |
| Eau distillée | 1 — |
| Alcool à 60° c. | Q. s. |

F. s. a. 30 à 60 gr. dans une bouteille d'eau sucrée. Par verres toutes les 1/2 heures.

### LIMONADE AU CITRATE DE MAGNÉSIE (F. H. M.).

| | |
|---|---|
| Acide citrique | 30 gr. |
| Carbonate de magnésie | 16 — |
| Eau chaude | 400 — |
| Sirop simple | 60 — |
| Eau aromatique de citron | 30 — |
| Bicarbonate de soude | 4 — |

F. réagir la magnésie, l'acide et l'eau dans un vase en grès; filtrez dans une bouteille en verre épais; après refroidissement, ajoutez le sirop, l'eau aromatique, et le bicarbonate de soude. Bouchez, ficelez. Par verres toutes les 1/2 heures.

### LIMONADE PURGATIVE SÈCHE (Codex).

Représente 50 gr. de citrate de magnésie. Par bouteille. A prendre en 3 ou 4 verres, à une 1/2 d'intervalle.

### LIMONADE PURGATIVE (Codex).

Représente 50 gr. 40 gr. ou 30 gr. de citrate de magnésie, par bouteille.

### POTION PURGATIVE (Guibout).

| | |
|---|---|
| Acide citrique | 30 gr. |
| Carbonate de magnésie | 18 — |
| Sirop de cerises | 90 — |
| Eau | 120 — |

F. s. a. Une potion non gazeuse. Purgatif très agréable.

### POUDRE PURGATIVE (Dorvault).

| | |
|---|---|
| Citrate de magnésie | 30 gr. |
| Carbonate de magnésie | 4 — |
| Acide citrique pulvérisé | 8 — |
| Sucre pulvérisé aromatisé au citron | 50 — |

M. Pour une bouteille d'eau. 1 verre toutes les 1/2 heures.

### TABLETTES CITRATE MAGNÉSIE (Marchand).

| | |
|---|---|
| Citrate de magnésie | 50 gr. |
| Sucre aromatisé au citron ou à l'orange | 50 — |
| Mucilage | Q. s. |

F. s. a. 100 tablettes.

— **MAGNÉSIE** (hydrate de). $(MgH^2O^2)$.

**Prop. thérap.** — Comme la magnésie calcinée, est préférable comme antidote de l'acide arsénieux.

**Posol.** — Comme la magnésie calcinée.

— **MAGNÉSIE** (sulfate de). $(SO^4Mg, 7H^2O)$. Syn. Sel de Sedlitz, sel d'Epsom; soluble dans son poids d'eau froide, insoluble alcool et éther.

**Prop. thérap.** — Purgatif.

**Posol.** — A l'int. 15 à 60 gr.

**Incompat.** — Alcalis et leurs carbonates, phosphates solubles, sels dont la base peut former un sulfate insoluble.

### EAU DE SEDLITZ (Codex).

Renferme 30 gr. de sulfate de magnésie par bouteille. Par verres.

### EAU DE SEDLITZ (F. H. M.).

| | |
|---|---|
| Sulfate de magnésie | 30 gr. |
| Bicarbonate de soude | 7 — |
| Acide tartrique cristallisé | 6 — |
| Eau | 600 — |

F. s. a. Par verres.

### EAU SALINE PURGATIVE (Codex).

30 gr. de sulfate de magnésie pour 650 d'eau gazeuse simple. En 3 ou 4 fois.

### LAVEMENT PURGATIF.

| | | |
|---|---|---|
| Sulfate de magnésie | } āā | 15 gr. |
| Séné | | |
| Eau | | 250 — |

PURGATIF (Yvon).

| | |
|---|---|
| Sulfate de magnésie | 30 gr. |
| Eau | 60 — |
| Essence de menthe | II gouttes |

*Agit très rapidement.*

SEL DE CHELTENHAM COMPOSÉ (Lond.).

| | |
|---|---|
| Sulfate de magnésie | 100 gr. |
| Sulfate de soude | 100 — |
| Sel commun | 100 — |

*F. s. a. 40 gr. comme purgatif.*

— **MAGNÉSIE** (tartrate de). — Mêmes propriétés et même posologie que le citrate.

LIMONADE PURGATIVE AU TARTRATE DE MAGNÉSIE (Garnier).

| | |
|---|---|
| Carbonate de magnésie | 15 gr. |
| Acide tartrique | 22 — |
| Eau | 600 gr. |

*F. dissoudre. Filtrez. Édulcorez avec 60 gr. de sirop tartrique aromatisé avec du citron ou de l'orange.*

**MAIS.** — *Zea mays* (Graminées).
**Part. empl.** — Stigmate.
**Prop. thérap.** — Tempérant, diurétique.
**Prép. pharm. et posol.** — *A l'int.* Tisane, 10 gr. pour 1000. — On emploie l'amidon concurremment avec celui de froment.

**MALT.** — Orge germée concassée.
**Prop. thérap.** — Antidyspeptique.
**Prép. pharm. et posol.** — *A l'int.* Malt pulvérisé, 2 à 4 gr.

BIÈRE DE MALT.

| | |
|---|---|
| Farine de malt | 250 gr. |
| Eau à 150° | 1000 — |

*M. F. digérer 1/4 d'heure ; passez, exprimez ; délayez le résidu avec 200 gr. d'eau tiède ; passez ; exprimez ; réunissez les liqueurs pour compléter 1 litre de dissolution ; filtrez, ajoutez :*

| | |
|---|---|
| Sucre blanc | 1900 — |

*F. dissoudre d 50°. 1 à 2 cuillerées d bouche avant ou après le repas.*

POUDRE DIGESTIVE.

| | |
|---|---|
| Malt pulvérisé | 1 gr. |
| Pepsine acide amylacée | 0 — 50 centigr. |
| Chlorure de sodium | 0 — 20 — |

*M. Pour 1 paquet. 1 ou 2 avant ou après le repas.*

— **MALTINE** ou **DIASTASE**. — Mêmes propriétés, mais plus active que le malt.
**Prép. pharm. et posol.** — *A l'int.* 0 gr. 10 centigr. à 0 gr. 50 centigr.

POUDRE ANTIDYSPEPTIQUE.

| | |
|---|---|
| Maltine | 0 gr. 05 centigr. |
| Bicarbonate de soude pulvérisé | 0 — 05 — |
| Magnésie calcinée | 0 — 10 — |

| | |
|---|---|
| Sucre blanc | 0 gr. 50 centigr. |

*M. Pour 1 paquet. 1 paquet après chaque repas.*
*On peut l'associer à la pepsine dans ses diverses préparations.*

**MANÇONE.** — *Erythrophlæum guineense* (Légumineuses cœsalpiniées).
**Part. empl.** — Écorce.
**Princ. act.** — Erytrophlœine.
**Prop. thérap.** — Essayé contre les affections mitrales et l'hydropisie cardiaque.
**Prép. pharm. et posol.** — *A l'int.* Teinture (1 pour 10) 0 gr. 30 à 0 gr. 60 centigr.

**MANDRAGORE.** — *Atropa mandrayora* (Solanacées).
**Part. empl.** — Racine.
**Prop. thérap.** — Stupéfiant, dilate la pupille.
**Prép .pharm. et posol.** — Inusitée aujourd'hui.

**MANGANATES.** — V. page 210.

**MANGANÈSE** (carbonate de) (MnCO³). — Insoluble eau et alcool.

**Prop. thérap.** — Tonique, emménagogue, succédané du fer ou employé concurremment.

**Prép. pharm. et posol.** — A l'int. 0.gr. 10 à gr. 30 centigr. en pilules.

PILULES DE CARBONATE DE MANGANÈSE
ET DE FER (Burin-Dubuisson).

| | |
|---|---|
| Sulfate de manganèse | 2 gr. 50 centigr. |
| — de fer | 7 — 60 |
| Carbonate de soude | 12 — |

*F. dissoudre dans :*

| | |
|---|---|
| Eau | Q. s. |

*Ajoutez :*

| | |
|---|---|
| Miel | 6 gr. |

*F. s. a. des pilules de 0 gr. 20 centigr. 2 à 10 par jour.*

PILULES DE CARBONATE DE MANGANÈSE

| | |
|---|---|
| Sulfate ferreux | 16 gr. |
| Sulfate manganeux | 7 — |

Carbonate de soude cristallisé    35 gr.
Sirop simple   } ãã
Miel blanc     }              Q. s.

*F. s. a. des pilules de 0 gr. 20 centigr. 2 à 4 par jour.*

POUDRE POUR EAU GAZEUSE (Pétrequin).

| | |
|---|---|
| Bicarbonate sodique | 20 gr. |
| Acide tartrique | 25 — |
| Sucre pulvérisé | 50 — |
| Sulfate ferreux pulvérisé | 1 — 50 centigr. |
| Sulfate manganeux | 0 — 75 — |

*M. Une cuillerée à café par verre d'eau et de vin.*

**MANGANÈSE** (iodure de) (MnI²).

**Prop. thérap.** — Succédané de l'iodure de fer. — Voir à ce mot.

**Prép. pharm. et posol.** — A l'int.

PILULES D'IODURE MANGANEUX.

| | |
|---|---|
| Iodure de potassium | 20 gr. |
| Sulfate manganeux | 20 — |

*M. exactement. Ajoutez :*

| | |
|---|---|
| Miel | Q. s. |

*F. s. a. des pilules de 0 gr. 20 centigr. 1 à 6 par jour.*

SIROP D'IODURE MANGANEUX (Honas).

| | |
|---|---|
| Carbonate de manganèse | 4 gr. |

| | |
|---|---|
| Acide iodhydrique | Q. s. |
| Sirop de gaïac | 500 — |

*2 à 4 cuillerées par jour.*

*On associe très souvent l'iodure de manganèse à celui de fer : soit en sirop, soit en pilules. Même dosage que pour les préparations ferrugineuses simples.*

— **MANGANÈSE** (peroxyde de) (MnO³). *Syn.* Pyrolusite; insoluble.

**Prop. thérap.** — Antichlorotique, emménagogue, employé contre la diarrhée atonique, sert à la préparation des manganates.

**Prép. pharm. et posol.** — A l'int. 0 gr. 10 cent. à 0 gr. 50 cent. en pilules.

— **PERMANGANATE DE POTASSE** (MnO⁴K²). — Soluble 45 parties d'eau froide.

**Prop. thérap.** — Désinfectant, préconisé contre les affections diphthéritiques.

**Posol.** — A l'int. 0 gr. 10 à 0 gr. 20 cent. p. 1000 d'eau. — A l'ext. Solution au 1/500 ou au 1/1000 en lotions, injections.

**Incompat.** — Toutes les substances organiques : alcool, glycérine, sucre ; toutes les infusions végétales, etc.

12.

INJECTION ANTIPUTRIDE (Melez).

| | |
|---|---|
| Permanganate de potasse | 1 gr. |
| Eau distillée | 100 — |

*F. dissoudre. 1 ou 2 injections par jour.*

INJECTION CONTRE LA BLENNORRHAGIE.

| | |
|---|---|
| Permanganate de potasse | 1 gr. |
| Eau distillée | 2000 — |

*F. dissoudre.*

INJECTION CONTRE LA BLENNHORHAGIE (Diday).

| | |
|---|---|
| Permanganate de po- tasse | 0 gr. 20 centigr. |
| Eau distillée | 200 — |

*F, dissoudre.*

MÉLANGE CONTRE LA SUEUR DES PIEDS (St-Martin).

| | |
|---|---|
| Permanganate de po- tasse | 1 gr. |
| Eau distillée | 100 — |
| Thymol | 0 —50 centigr. |

*F. s. a.*

SOLUTION CONTRE LA SEPTICÉMIE (Van der Corput).

| | |
|---|---|
| Permanganate de po- tasse 20 centigr. à 0 gr. 50 centigr. | |
| Eau distillée | 120 — |

*F. dissoudre. Par cuillerées à bouche dans les 24 heures.*

— **MANGANÈSE** (sulfate de) ($MnSO^4 + 4H^2O$). Soluble dans 1 partie d'eau à 50°; peu soluble alcool.

**Prop. thérap.** — Antichlorotique, emménagogue.

**Posol.** — *A l'int.* 0 gr. 05 centigr. à 0 gr. 50 cent., en pilules. — *A l'ext.* 4 pour 30 en pommade.

**Incompat.** — Sels solubles de chaux, alcalis et leurs carbonates, sulfures.

PILULES DE SULFATE DE MANGANÈSE.

| | |
|---|---|
| Sulfate ferreux | 4 gr. |
| Sulfate manganeux | 4 — |
| Extrait de chiendent | Q. s. |

*F. s. a. 120 pilules. 2 à 4 par jour.*

POMMADE DE HOPPE (Bouch.).

| | |
|---|---|
| Sulfate de manganèse | 4 gr. |
| Axonge | 30 — |

*F. s. a.*

## MANIGUETTE. — *Ammomum Afzelii* (Amomacées).

**Prop. thérap.** — Excitant général, succédané de la cannelle.

**Prép. pharm. et posol.** — Inusité en France.

## MANNE. — Suc concret extrait du *Fraxinus ornus* et du *Fraxinus ornus rotundifolia* (Jasminées). Deux sortes : manne en larmes, manne en sorte.

**Princ. act.** — Mannite.

**Prop. thérap.** — Purgatif doux (médecine des enfants), la manne en sorte est plus active.

**Prép. pharm. et posol.** — *A l'int.* 10 à 50 gr.

ÉLECTUAIRE ANTIHÉMORRHOÏDAL (Reuss).

| | |
|---|---|
| Manne en larmes | 60 gr. |
| Sulfate de potasse | |
| Nitrate de potasse } āā | 10 — |
| Soufre | |
| Miel blanc | Q. s. |

*F. s. a. 8 à 15 gr. par jour.* (Dorv.)

ÉLECTUAIRE LAXATIF (Ferrand).

| | |
|---|---|
| Manne en larmes } āā | 100 gr. |
| Miel blanc | |

| | |
|---|---|
| Magnésie calcinée | 13 gr. |

*M. 20 gr. le matin à jeun.* (Dorv.)

ÉMULSION LAXATIVE (Ph. Italienne).

| | |
|---|---|
| Manne en larmes | 60 gr. |
| Emulsion simple | 180 — |
| Eau distillée de cannelle | 4 — |

*F. dissoudre à froid. M. En 1 ou 2 fois.*

### INFUSION DE MANNE CARMINATIVE
#### (Ph. Esp.).

| | |
|---|---|
| Manne | 30 gr. |
| Séné | 7 — |
| Tartrate de potasse | 4 — |
| Semences d'anis | 4 — |
| Eau | 350 — |

*F. infuser le séné et l'anis dans l'eau bouillante; ajoutez la manne et le tartrate de potasse. Passez. Un demi-verre toutes les 1/2 heures.*

### LAIT PURGATIF A LA MANNE.

| | |
|---|---|
| Manne en larmes | 60 gr. |
| Lait chaud | 200 — |

*F. dissoudre. En une fois.*

### MARMELADE LAXATIVE AU CAFÉ.

| | |
|---|---|
| Manne en larmes | |
| Beurre frais | |
| Sucre blanc con- | ãã   50 gr. |
| cassé | |
| Infusion concentrée de café | 75 — |

*F. fondre la manne dans l'infusion de café; passez; ajoutez les autres substances. M. 2 cuillerées à café matin et soir.*

### MARMELADE DE TRONCHIN.

| | |
|---|---|
| Manne | 125 gr. |
| Pulpe de casse | 30 — |
| Huile d'amandes | 15 — |
| Sirop de violettes | 15 — |
| Eau de fleurs d'oranger | 8 — |

*F. s. a.*

### PASTILLES DE MANNE ET DE CRÈME DE TARTRE (Spielmann).

| | |
|---|---|
| Bitartrate de potasse | 1 gr. |
| Manne | 25 — |
| Eau | 60 — |

*F. dissoudre la manne dans l'eau chaude; ajoutez le sel. Passez. F. évaporer jusqu'à consistance convenable, et F. des pastilles de 0 gr. 50 centigr. à la goutte. 20 à 60 pastilles.*

### POTION LAXATIVE DE REAL.

| | |
|---|---|
| Manne en larmes | 30 gr. |
| Crème de tartre | 15 — |
| Petit lait | 200 — |

### POTION PURGATIVE A LA MANNE.

| | |
|---|---|
| Manne en larmes | 50 gr. |
| Petit-lait | 100 — |

*F. dissoudre. En une fois.*

### POTION PURGATIVE A LA MANNE (F. H. M.).

| | |
|---|---|
| Feuilles de séné | 10 gr. |
| Sulfate de soude | 15 — |
| Manne en sorte | 60 gr. |
| Eau bouillante | 110 — |

*F. infuser le séné; ajoutez le reste. En 1 ou 2 fois.*

### POTION PURGATIVE A LA MANNE (F. H. P.).

| | |
|---|---|
| Feuilles de séné | 8 gr. |
| Sulfate de soude cristallisé | 16 — |
| Manne | 60 — |
| Eau bouillante | 96 — |

*F. infuser le séné; ajoutez les autres substances. Passez. En 1 ou 2 fois.*

### SIROP DE MANNE ET DE SÉNÉ (Ph. Germ.).

| | |
|---|---|
| Feuilles de séné | 10 gr. |
| Fruits de fenouil | 1 — |

*Contusez. Ajoutez:*

| | |
|---|---|
| Eau bouillante | 50 — |

*F. infuser jusqu'à refroidissement. Ajoutez:*

| | |
|---|---|
| Manne | 15 gr. |

*F. dissoudre; passez; prenez:*

| | |
|---|---|
| De la solution ainsi obtenue | 55 — |
| Sucre blanc | 50 — |

*F. dissoudre. 30 à 100 gr.*

### SIROP DE MANNE ET DE SÉNÉ (Ph. Lond.).

| | |
|---|---|
| Séné | 75 gr. |
| Fruits de fenouil concassés | 40 — |
| Eau bouillante | Q. s. |

*Pour obtenir 300 gr. d'infusé. F. infuser jusqu'à refroidissement; passez; exprimez; ajoutez:*

| | |
|---|---|
| Manne | 100 gr. |
| Sucre | 500 — |

*F. dissoudre au B.-M. Passez. 30 à 100 gr.*

### TABLETTES DE MANNE (Codex).

*Chaque tablette représente 0 gr. 20 centigr. de manne. 6 à 10.*

### TABLETTES DE MANNE COMPOSÉES (Manfrédi).

| | |
|---|---|
| Racine de guimauve | 90 gr. |
| Eau | 2000 — |
| Manne | 375 — |

*F. bouillir la racine dans l'eau pendant 10 minutes; ajoutez la manne. Passez. Ajoutez:*

| | |
|---|---|
| Extrait d'opium | 0 gr. 60 centigr. |
| Eau distillée de fleurs d'oranger | 90 |
| Essence de bergamote | V gouttes |

*F. évaporer en consistance convenable. F. des tablettes de 2 à 8 gr. 12 par jour.*

### TISANE LAXATIVE A LA MANNE.

| | |
|---|---|
| Manne en larmes | 100 gr. |
| Eau chaude | 1000 — |

*F. dissoudre. Passez. Par verres.*

— **MANNITE** ($C^6H^{14}O^6$), soluble 7 parties d'eau, peu soluble alcool froid.

**Prop. thérap.** — Purgatif, moins énergique que la manne.

**Posol.** — *A l'int.* 10 gr. à 20 gr.

POTION A LA MANNITE.

| | | |
|---|---|---|
| Mannite | 10 à 20 gr. | Sucre ............ 20 gr. |
| Eau | 100 — | Alcoolat de citron ou autre VI gouttes |

*F. dissoudre. Ajoutez :* | *Filtrez. En une fois.*

## MARJOLAINE. — *Origanum majorana* (Labiées).

**Part. empl.** — Sommités fleuries.

**Princ. act.** — Huile essentielle odorante.

**Prop. thérap.** — Considéré autrefois comme stimulant et anti-catharral, sternutatoire.

**Prép. pharm. et posol.** — *A l'int.* Poudre.

POUDRE STERNUTATOIRE (Codex).

*P. E. de feuilles d'asarum, de betoine, de marjolaine et de fleurs de muguet.*

## MARRONNIER. — *Æsculus hippocastanum* (Acérinées). — *Syn.* Châtaignier d'Inde.

**Part. empl.** — Semence, jeunes branches, écorce.

**Princ. act.** — Esculine, huile grasse.

**Prop. thérap.** — Décocté de jeunes branches proposé comme succédané du quinquina, fébrifuge, antiseptique.

**Prép. pharm. et posol.** — *A l'int.* Décocté, 15 à 30 gr. p. 1000. — *A l'ext.* Décocté 50 p. 1000.

TEINTURE DE MARRONNIER (Jobert).

| | |
|---|---|
| Écorce de marronnier d'Inde | 100 gr. |
| Alcool à 21° | 400 — |

*F. macérer* 15 *jours. Filtrez.* 1 *cuil-* | *lerée à bouche dans un* 1/4 *de verre de décoction de chicorée sauvage.*

HUILE GRASSE.

*Efficace contre la goutte.*

— **ESCULINE** ($C^{15}H^{16}O^9 + 12H^2O$). — Insoluble eau froide.

**Prop. thérap.** — Fébrifuge, antinévralgique.

**Posol.** — *A l'int.* 1 à 2 gr.

SIROP D'ESCULINE (Mouchon).

| | |
|---|---|
| Esculine | 1 gr. 25 centigr. |
| Alcool à 56° | 25 — |
| Sirop | 80 — |

0 *gr.* 25 *centigr. par cuillerée à bouche.*

## MARRUBE BLANC. — *Marrubium vulgare* (Labiées).

**Part. empl.** — Plante fleurie.

**Princ. act.** — Marrubine (Thorel).

**Prop. thérap.** — Remède populaire contre la toux, antihystérique (?), antiscorbutique (?), antispasmodique, stimulant (Gubler).

**Prép. pharm. et posol.** — *A l'int.* Extrait alcoolique, 1 à 2 gr. — Poudre 4 à 8 gr.

## MASTIC. — Du *Pistacia lentiscus* (Térébinthacées).

**Part. empl.** — Résine. — Deux variétés : 1° mastic commun en masse; 2° mastic en larmes.

**Prop. thérap.** — Tonique, astringent, employé contre la diarrhée des enfants, en infusion ; préconisé contre l'incontinence d'urine. — Masticatoire. Sert de base à plusieurs ciments pour plomber les dents.

**Prép. pharm. et posol.** — *A l'int.* 2 à 8 gr. par jour.

| BAUME DENTAIRE. | | | MASTICATOIRE IRRITANT DE BUTLER. | |
|---|---|---|---|---|
| Mastic | 5 gr. | | Mastic | 6 gr. |
| Alcool | 15 — | | Liquidambar | 3 — |
| *F. dissoudre et évaporer à* | 10 — | | *F. fondre au B.-M. Ajoutez :* | |
| *Ajoutez :* | | | Racine de pyrèthre pulvérisée | 2 — |
| | | | Piment pulvérisé | 1 — |
| Essence de cannelle | X gouttes | | *F. s. a. 2 à 5 gr.* | |

**MATÉ.** — *Syn.* Thé du Paraguay. Infusion des feuilles de l'*Ilex paraguariensis* (Ilicinées).

**Princ. act.** — Caféine, acide matétannique.

**Prop. thérap.** — Aliment d'épargne, digestif, stimulant, vomitif à haute dose.

**Prép. pharm. et posol.** — *A l'int.* Infusion, 30 à 40 p. 1000.

**MATICO.** — *Piper angustifolium* (Pipéracées).

**Part. empl.** — Feuilles.

**Princ. act.** — Maticine, acide arthantique, tannin.

**Prop. thérap.** — Astringent, aphrodisiaque, hémostatique, antiblennorhagique.

**Prép. pharm. et posol.** — *A l'int.* Huile essentielle, 0 gr. 25 centigr. à 1 gr. — Infusé, 10 p. 1000. — *A l'ext.* Eau distillée, en injections.

| BOLS DE COPAHU AU MATICO (Favrot). | | | INJECTION. | |
|---|---|---|---|---|
| Copahu | 1 gr. | | Eau distillée de matico 150 gr. | |
| Essence de matico | 0 — 05 centigr. | | Sulfo-phénate de zinc | |
| Magnésie calcinée | Q. s. | | 0 gr. 20 centigr. à 0 —50 centigr. | |
| *F. s. a. 1 bol gélatinisé. 5 à 20 par jour.* | | | SIROP DE MATICO (Dorvault). | |
| | | | Matico incisé | 100 gr. |
| ÉLECTUAIRE DE COPAHU AU MATICO. | | | Eau | 1000 — |
| | | | *Distillez 100 parties de produit.* | |
| Copahu | 15 gr. | | *Retirez le résidu de la cucurbite, ex-* | |
| Cubèbe pulvérisé | 22 — | | *primez le matico, ajoutez à la cola-* | |
| Essence de matico | 1 — | | *ture 700 parties de sucre. Faites rap-* | |
| Sucre blanc pulvérisé | Q. s. | | *procher de façon qu'en ajoutant l'hy-* | |
| *F. s. a. 20 à 40 gr. en 6 ou 8 bols.* | | | *drolat vous ayez un sirop au degré ordinaire.* | |

**MATRICAIRE.** — *Pyrethrum parthenium* (Synanthérées). — *Syn.* Malherbe, herbe à vers.

**Prop. thérap.** — Stimulant léger, stomachique, carminatif, antispasmodique.

**Prép. pharm. et posol.** — *A l'int.* Eau distillée, 30 à 100 grammes en potion. — Huile essentielle, II à VI gouttes en potion. — Infusion, IV à X gouttes p. 1000. — *A l'ext.* Décoction et infusion, 10 à 30 gr., pour 1000, en fomentations, injections.

**MAUVE.** — *Malva sylvestris* (Malvacées). — *Syn.* Mauve sauvage, grande mauve, fromageon.

**Part. empl.** — Feuilles, fleurs.

**Prop. thérap.** — Béchique, adoucissant.

**Prép. pharm. et posol.** — *A l'int.* Infusion de fleurs, 10 p. 1000.
— *A l'ext.* Décocté de feuilles, 25 à 50 p. 1000, en lavements.

ESPÈCES PECTORALES.

Fleurs de mauve
Pied-de-chat
Pas-d'âne
Pétales de coquelicot
Fleurs de bouillon blanc    } āā        P. E.
Guimauve
Violettes

**MÉCHOACAN.** — *Convolvulus mechoacana* (Convolvulacées).
— *Syn.* Jalap blanc, rhubarbe blanche ou des Indes, bryone d'Amérique.
**Part. empl.** — Racine.
**Prop. thérap.** — Purgatif (inusité).

**MÉLILOT.** — *Melilotus officinalis* (Légumineuses).
**Part. empl.** — Sommités fleuries.
**Princ. act.** — Coumarine.
**Prop. thérap.** — Adoucissant, béchique, légèrement astringent.
**Prép. pharm. et posol.** — *A l'int.* Infusé 10 à 20 gr. en lavements. — *A l'ext.* Eau distillée en collyre, lotions, — Infusé 10 p. 1000.

**MÉLISSE.** — *Melissa officinalis* (Labiées). *Syn.* Citronnelle.
**Part. empl.** — Plante fleurie.
**Prop. thérap.** — Excitant, cordial, sudorifique, antispasmodique.
**Prép. pharm. et posol.** — *A l'int.* Eau distillée. — Infusion, 10 p. 1000.

ALCOOLAT DE MÉLISSE COMPOSÉ. EAU DE MÉLISSE DES CARMES (Codex).

*5 à 20 gr. dans de l'eau sucrée, à l'intérieur; en frictions, à l'extérieur.*

ÉLIXIR DE LA GRANDE-CHARTREUSE (Dorvault).

*Renferme 8 gr. de feuilles fraîches de mélisse, d'hysope, d'angélique pour 125 d'alcool, 2 gr. de cannelle Ceylan, et 5 gr. de muscade et de safran.*

INFUSION DE MÉLISSE COMPOSÉE. (Copland).

| | |
|---|---|
| Feuilles de mélisse sèches | 10 gr. |
| Réglisse | 10 — |
| Fruits d'anis | 2 — |
| — de fenouil | 2 — |
| — de coriandre | 2 — |
| Eau bouillante | 1 litre. |

*F. infuser 1 heure. Passez. Par verres.*

**MENTHES.** — Plusieurs espèces.

— **MENTHE POIVRÉE.** — *Mentha piperita* (Labiées).
**Part. empl.** — Sommités fleuries.
**Prop. thérap.** — Stimulant diffusible, stomachique, antispasmodique.
**Prép. pharm. et posol.** — *A l'int.* Alcoolat, 2 à 10 gr. — Esprit, huile volatile, II à X gouttes. — Hydrolat, 20 à 100 gr. — Infusion, 10 p. 1000. — Pastilles, Q. V. — Sirop, 20 à 100 gr.

SUCCÉDANÉS :
1° Menthe crépue, *Mentha crispa.*
**Part. empl.** — Sommités fleuries.

- 2° Menthe verte, *Mentha viridis*.
**Part. empl.** — Sommités fleuries.

3° Menthe aquatique, *Mentha aquatica*. — **Syn.** Menthe blanche, baume d'eau.
**Part. empl.** — Sommités fleuries.

4° Menthe pouliot, *Mentha pulegium*.
**Part. empl.** — Sommités fleuries.

**ALCOOLAT DE MENTHE COMPOSÉ (Spielmann).**

| | |
|---|---|
| Menthe crépue fraîche | 750 gr. |
| Absinthe | 90 — |
| Basilic | 60 — |
| Menthe pouliot | 60 — |
| Romarin ) āā | 8 — |
| Lavande ) | |
| Cannelle Ceylan | 15 — |
| Girofle | 4 — |
| Coriandre | 4 — |
| Alcool à 85° | 4800 — |
| Eau distillée de menthe | 1875 — |

*Contusez les plantes. F. macérer 8 jours dans l'alcool. Ajoutez l'eau distillée de menthe. Distillez au B.-M. jusqu'à siccité. 8 à 30 gr. en potion.*

**EAU AROMATIQUE DE MENTHE, HYDROLÉ DE MENTHE (F. H. M.).**

| | |
|---|---|
| Huile volatile de menthe | 1 gr. |
| Sucre blanc | 5 — |
| Alcool à 95° c. | 5 — |
| Eau distillée | 1000 — |

*Triturez l'huile et le sucre: ajoutez en triturant l'alcool, puis l'eau. Filtrez. 30 à 100 gr. comme véhicule de potions.*

**POTION STIMULANTE.**

| | |
|---|---|
| Alcool de menthe | 20 gr. |

| | |
|---|---|
| Sirop de gomme | 100 gr. |
| Eau de cannelle | 50 — |

*Par cuillerées.*

**POTION STOMACHIQUE.**

| | | |
|---|---|---|
| Alcoolat de menthe ) āā | | 15 gr. |
| — d'anis ) | | |
| Sirop de cannelle | | 30 — |
| Eau de tilleul | | 120 — |

*Par cuillerées.*

**TEINTURE DE MENTHE (Ph. Brit.).**

| | |
|---|---|
| Alcool à 56° c. | 500 gr. |
| Essence de menthe | 15 — |
| Feuilles fraîches d'épinards | 10 — |

*F. macérer. Passez. Exprimez. Filtrez. 2 à 5 gr. dans un verre d'eau sucrée.*

**TISANE DE MENTHE COMPOSÉE (Ph. Lond.).**

| | |
|---|---|
| Feuilles de menthe | 8 gr. |
| Eau bouillante | 250 — |

*F. infuser un 1/4 d'heure. Passez. Ajoutez :*

| | |
|---|---|
| Sucre | 8 gr. |
| Teinture de cardamome composée | 15 — |

*M. A prendre en 2 fois.*

— **MENTHOL.** — Camphre de l'essence de menthe du *Mentha arvensis*, variété *purpurescens*. — Soluble alcool, éther, chloroforme.
**Prop. thérap.** — Antinévralgique, antiseptique.
**Prép. pharm. et posol.** — *A l'ext.* En applications. — Crayons migraine.

**MÉLANGES ANTISEPTIQUES POUR CALMER LES DOULEURS DE DENTS.**

1. Menthol ) āā  P. E.
   Thymol )
2. Menthol ) āā  P. E.
   Acide phénique )

| | | |
|---|---|---|
| 3. Menthol ) āā | | E. |
| Hydrate de chloral ) | | |
| 4. Menthol | 3 | parties |
| Camphre | 2 | — |
| 5. Menthol | 2 | — |
| Croton chloral | 1 | — |

**MÉNYANTHE.** — *Menyanthus trifoliata* (Gentianées). — *Syn.* Trèfle d'eau, des marais, de castor.
**Part. empl.** — Feuilles.
**Princ. act.** — Ményanthine.
**Prop. thérap.** — Tonique, fébrifuge, antiscorbutique, fait partie du sirop antiscorbutique.

**Prép. pharm. et posol.** — *A l'int.* Extrait, 1 à 4 gr. Infusé 10 p. 1000. — Sirop de raifort composé ou antiscorbutique.

# MERCURE (Hg). — Insoluble eau et alcool.
**Prop. thérap.** — Antisyphilitique, résolutif.
**Prép. pharm. et thérap.** — *A l'int.* 0 gr. 05 à 0 gr. 10 centigr.
— *A l'ext.* 1 partie pour 1 ou 2 d'axonge, en pommade, emplâtre, etc.

### BAUME MERCURIEL DE PLENCK.

| | |
|---|---|
| Mercure | 8 gr. |
| Oléo-résine de thérébenthine | 4 — |
| Axonge | 24 — |
| Onguent d'Arcæus | 54 — |
| Calomel à la vapeur | 1 — |

*Eteignez le mercure dans la térébenthine ; ajoutez par trituration les autres substances.*

### CÉRAT MERCURIEL (Codex).

*Parties égales d'onguent mercuriel et de cérat de Galien. En pansements.*

### DIGESTIF MERCURIEL (Cod. 66).

| | | |
|---|---|---|
| Onguent mercuriel | āā | P. E. |
| Digestif simple | | |
| M. | | |

### EAU MERCURIELLE SIMPLE.

| | |
|---|---|
| Mercure | 60 gr. |
| Eau | 2000 — |

*F. bouillir 2 heures, et décantez. En lotions, ou 30 gr. contre les oxyures à l'intérieur.*

### EMPLATRE CALMANT RÉSOLUTIF.

| | |
|---|---|
| Emplâtre de Vigo | 20 gr. |
| — de belladone | 10 — |

### EMPLATRE CONTRE DOULEURS OSTÉOCOPES, PÉRIOSTOSES, EXOSTOSES SARCOCÈLES SYPHILITIQUES (Ricord).

| | | |
|---|---|---|
| Emplâtre de Vigo | | 20 gr. |
| — de ciguë | āā | |
| — d'opium | | 10 — |

### EMPLATRE DE VIGO (Codex).

*En applications.*

### ETHIOPS ANTIMONIAL (Guibourt.

| | |
|---|---|
| Mercure | 10 gr. |
| Sulfure d'antimoine | 20 — |

*M. exactement.*

### LANOLINE MERCURIELLE.

| | |
|---|---|
| Mercure | 100 gr. |
| Lanoline | 100 — |

*F. s. a.*

### MERCURE AVEC CRAIE (Ph. Brit).

| | |
|---|---|
| Mercure | 28 gr. |
| Craie | 58 — |

*M.*

### MERCURE AVEC LA MAGNÉSIE (Dorvault).

| | |
|---|---|
| Mercure | 2 gr. |
| Manne | 2 — |
| Magnésie carbonatée | 1 — |

*Triturez le mercure avec la manne et quelques gouttes d'eau ; ajoutez 1/3 de la magnésie, et triturez jusqu'à extinction. Traitez trois fois par l'eau, et ajoutez au dépôt le reste de la magnésie.*

### MERCURE CHARBONNEUX.

| | |
|---|---|
| Mercure | 1 gr. |
| Graphite | 2 — |

*Eteignez le mercure par trituration.*

### MERCURE GOMMEUX.

| | |
|---|---|
| Mercure | 1 gr. |
| Gomme arabique | 2 — |

*F. un mucilage.*

### MERCURE GOMMEUX DE PLENCK (Cad.).

| | |
|---|---|
| Mercure | 1 gr. |
| Gomme arabique pulvérisée | 3 — |
| Sirop diacode | 4 — |

*Triturez jusqu'à extinction de mercure. 2 gr. par jour.*

### MERCURE SACCHARIN (Soubeiran).

| | |
|---|---|
| Mercure | 1 gr. |
| Sucre blanc très sec | 2 — |

*Triturez.*

### MERCURE SOLUBLE DE MASCAGNI.

| | |
|---|---|
| Mercure doux | 1 gr. |
| Eau de chaux | 160 — |

*F. bouillir, lavez et séchez.*

### ONGUENT MERCURIEL BELLADONÉ.

| | |
|---|---|
| Onguent mercuriel double | 40 gr. |
| Extrait de belladone | 6 — |

*F. s. a.*

### ONGUENT MERCURIEL AU GOUDRON.

| | |
|---|---|
| Onguent mercuriel | 20 gr. |
| Pommade au goudron | 10 — |

## ONGUENT MERCURIEL SOUFRÉ.

Onguent mercuriel     50 gr.
Soufre     20 —
Vaseline     20 —
*F. s. a.*

## PILULES ANTIICTÉRIQUES (Storck).

Extrait de ciguë     5 gr.
Masse de Belloste     1 —
*F. s. a.* 60 *pilules.* 1 *à* 2 *par jour*
(Bouch.).

## PILULES ANTISYPHILITIQUES (Laboulbène).

Onguent mercuriel double     4 gr.
Savon amygdalin     2 —
Extrait de quinquina     1 —
— gommeux d'opium     1 —
Guimauve pulvérisée     Q. s.
*M. pour 40 pilules.* 1 *à* 3 *par jour.*

## PILULES CONTRE L'ECZÉMA

Masse de Belloste     2 gr.
Arséniate de fer     0 — 40 centigr.
Extrait de fumeterre     Q. s.
*M. et F.* 40 *pilules.* 2 *par jour.*

## PILULES DE BELLOSTE (Codex).

*Chaque pilule contient 0 gr. 05 centigr. de mercure, autant d'aloès, et 0 gr. 017 milligr. de scammonée.* 2 *par jour.*

## PILULES DE MERCURE. — PILULES BLEUES (Cod.).

Mercure     2 gr.
Conserves de roses     3 —
Réglisse pulvérisée     1 —
*F. s. a.* 100 *pilules.*

## PILULES DE PLENCK (Planche).

Mercure     }
Extrait de ciguë     } āā     6 gr.
Miel     }
Poudre de réglisse     } āā     10 —
*M. jusqu'à extinction du mercure, et F. des pilules de 0 gr. 10 centigr.* 2 *à* 6 *par jour.*

## PILULES DE MERCURE ET QUINQUINA.

Mercure     2 gr.
Styrax     2 —
Extrait de quinquina     4 —
Guimauve pulvérisée     Q. s.
*Pour 100 pilules. Dose :* 4 *à* 8 *par jour.*

## PILULES MERCURIELLES.

Onguent mercuriel     10 gr.

Extrait d'opium     1 gr.
Magnésie calcinée     Q. s.
*M. et F.* 100 *pilules.* 1 *à* 5 *par jour.*

## PILULES MERCURIELLES DE SÉDILLOT (Codex).

*Chaque pilule contient 0 gr. 05 centigr. de mercure.* 2 *à* 3 *par jour.*

## PILULES NAPOLITAINES (Martin-Solon).

Onguent mercuriel     5 gr.
Extrait de ciguë     3 —
— d'opium     2 —
*M. F.* 100 *pilules.* 2 *à* 8 *par jour.*
(Dorv.)

## POMMADE DE FOURNIER (Bouch.).

Onguent mercuriel double     50 gr.
Onguent basilicum     25 —
Poudre de cantharides     0 — 50 centigr.
*F. s. a.*

## POMMADE DE MERCURE ET D'IODURE DE PLOMB.

Onguent mercuriel double     40 gr.
Iodure de plomb     5 —
*F. s. a.*

## POMMADE MERCURIELLE (Guib.).

Mercure métallique     50 gr.
Huile d'amandes douces     10 —
Beurre de cacao     40 —

## POMMADE MERCURIELLE BELLADONÉE OPIACÉE.

Onguent mercuriel double     30 gr.
Extrait de belladone     4 —
— d'opium     1 —
*M.*

## POMMADE MERCURIELLE COMPOSÉE.

Onguent mercuriel     12 gr.
Cire jaune     6 —
Huile d'olives     6 —
Camphre     3 —
*F. s. a.*

## POMMADE MERCURIELLE COMPOSÉE (Hop. de Toulon).

Onguent napolitain     15 gr.
Chaux hydratée     4 —
Chlorhydrate d'ammoniaque pulvérisé     2 —
Soufre sublimé     2 —
*Triturez, en frictions.*

## POMMADE OU ONGUENT MERCURIEL DOUBLE, ONGUENT NAPOLITAIN (Cod).

*P. E. de mercure et d'axonge benzoïnée.* 1 *à* 5 *gr. en frictions.*

13

### POMMADE MERCURIELLE AU SAVON (Yvon).

Mercure ................................. 1 kilogr.
Savon noir ou blanc aussi neu-
tre que possible .................. 1 —
*Soluble dans l'eau.*

### POMMADE MERCURIELLE OPIACÉE.

Extrait d'opium ..................... 1 gr.
Pommade mercurielle au savon 30 —

*M. 4 gr. 2 fois par jour en fric-
tions.*

### POMMADE MERCURIELLE RÉSOLUTIVE (Dupuytren).

Sel ammoniac en poudre ......... 5 gr.
Pommade mercurielle ............. 100 —

*M. En frictions matin et soir.*

### POMMADE MERCURIELLE SIMPLE (ONGUENT GRIS) (Codex).

*1 partie de mercure pour 7 d'axonge.
En frictions.*

### POMMADE OPHTALMIQUE

Onguent napolitain .............. 20 gr.
Extrait d'opium ..................... 1 —
Extrait de jusquiame ............. 5 —

*M. 5 ou 6 frictions par jour sur le
front.*

### POMMADE OPHTALMIQUE (Sichel).

Onguent napolitain .............. 16 gr.
Extrait de belladone ............. 8 —

*En frictions sur le front. 5 ou
6 fois par jour.*

### POMMADE RÉSOLUTIVE (Langlebert).

Onguent napolitain .............. 20 gr.
Extrait de belladone ............. 3 à 5 —
*M.*

### POUDRE MERCURIELLE D'HAHNEMANN (Jourdan).

Opium pulvérisé ................... 1 gr.
Mercure soluble d'Hahnemann 1 —
Gomme adragante ................. 10 —

*M. 0 gr. 30 centigr. par jour.*

### SIROP MERCURIEL GOMMEUX (Lagneau et Cadet).

Mercure ............................... 1 gr.
Gomme arabique pulvérisée ... 30 —
Sirop de rhubarbe composé ... 70 —

*Contient un centième de son poids
de mercure.*

### SUPPOSITOIRE MERCURIEL.

Onguent mercuriel ............... 3 gr.
Axonge benzoïnée ................. 1 —
Cire blanche ......................... 1 —
Beurre de cacao ................... 4 —

*F. fondre la cire ; ajoutez le beurre
de cacao, puis l'axonge. F. refroidir.
Ajoutez l'onguent mercuriel. Pour 2
suppositoires.*

### SUPPOSITOIRE MERCURIEL BELLADONÉ.

Onguent mercuriel .......... 3 gr.
Extrait de belladone ....... 0 — 05 centigr.
Cire blanche ................... 0 — 20 —
Beurre de cacao ............. 4 —

*F. s. a. 2 suppositoires.*

### TABLETTES DE MERCURE (Lagneau).

Sucre en poudre ................. 280 gr.
Mercure ............................. 60 —
Gomme arabique pulvérisée ... 20 —

*M. et triturez jusqu'à extinction de
mercure. Ajoutez :*

Vanille en poudre ................. 2 —
Eau .................................... Q. s.

*F. s. a. Des tablettes de 0 gr. 60
centigr. 1 à 2 par jour. (Dorv.)*

— **ACÉTATE MERCUREUX** $(C^2H^3O^2)Hg^2$. — *Syn.* Acétate de protoxyde de mercure. — Terre foliée mercurielle. Soluble 333 parties eau, insoluble alcool.

**Prop. thérap.** — Antisyphilitique.

**Posol.** — *A l'int.* 0 gr. 01 à 0 gr. 05 centigr. (inusité).

### DRAGÉES DE KEYSER.

Acétate de protoxyde de mercure 0 gr. 60 centigr.
Manne en larmes ...................... 12 —

*F. s. a. 72 pilules. 2 matin et soir.*

— **AZOTATES DE MERCURE.** — Azotates mercureux ; — azotate mercurique.

— **1° AZOTATES MERCUREUX.**

α. *Azotate de protoxyde de mercure cristallisé* $(AzO^3)^2Hg^2 + 2H^2O$. — Soluble eau (petite quantité). — *Syn.* Protonitrate.

**Prop. thérap.** — Antisyphilitique, antidartreux.
**Posol.** — *A l'int.* (peu employé) comme le sublimé. — *A l'ext.*
1 gr. 30 en pommade.
**Incompat.** — Eau, alcalis et carbonates, chlorures, sulfures, iodures solubles.

#### PILULES D'AZOTATE DE MERCURE.

| | |
|---|---|
| Protonitrate de mercure cristallisé | 1 gr. |
| Extrait de quinquina | 4 — |
| Poudre de cannelle | Q. s. |

*M. F.* 100 *pilules.* 2 à 5 *par jour.*

#### POMMADE ANTIHERPÉTIQUE (Dupuytren).

| | |
|---|---|
| Protonitrate de mercure | 20 gr. |
| Axonge | 80 — |
| Huile rosat | 10 — |

*M.*

#### POMMADE CITRINE (onguent citrin) (Cod.).

| | |
|---|---|
| Axonge | 400 gr. |

| | |
|---|---|
| Huile d'olive | 400 gr. |
| Mercure | 40 — |
| Acide nitrique à 1,42 | 80 — |

*F. s. a.*

#### POMMADE CONTRE L'ECZÉMA DES PAUPIÈRES (Hardy).

| | |
|---|---|
| Axonge | 10 gr. |
| Protonitrate de mercure | 0 gr. 01, à 0 gr. 03 centigr. |

*M.*

#### POMMADE PROTONITRATE DE MERCURE

| | |
|---|---|
| Protonitrate de mercure | 1 gr. |
| Vaseline | 30 — |

*M.*

β. *Azotate basique* $(AzO^3)^2(Hg^2)Hg^2O.H^2O$. — *Syn.* Sous-nitrate, turbith nitreux. Insoluble eau, soluble potasse.
**Prop. thérap.** — Résolutif, fondant, antiherpétique.
**Posol.** — *A l'ext.* 1 gr. p. 50 gr., en pommade.

#### POMMADE AU TURBITH.

| | |
|---|---|
| Turbith nitreux | 2 gr. |
| Axonge | 80 — |
| Essence de bergamote | 2 — |

*F. s. a. contre pellicules.*

#### POMMADE CONTRE LA BLÉPHARITE REBELLE (Macnaughton Jones).

| | |
|---|---|
| Onguent au nitrate de mercure | 0 gr. 20 centigr. |

| | |
|---|---|
| Poudre de turbith minéral | 0 gr. 20 centigr. |
| Acide arsénieux | 0 — 02 — |
| Huile d'amandes douces | XX gouttes. |
| Vaseline | 30 gr. |

*F. s. a.*

— 2° **AZOTATE MERCURIQUE** $(AzO^3)^2Hg + 2H^2O$. — *Syn.*
Nitrate acide de mercure.
*N. B.* — On n'emploie pas le sel isolé ; mais une solution renfermant un excès d'acide azotique : obtenue avec mercure 100 gr., acide azotique 165 gr., eau 35 gr. : faites réduire à 225 gr.
**Prop. thérap.** — Caustique puissant, contre dartres, ulcères syphilitiques.
**Posol.** — *A l'ext.* En applications, en pommade.

#### POMMADES CONTRE LES DARTRES.

| | |
|---|---|
| Vaseline | 30 gr. |
| Nitrate acide de mercure | X à XX gouttes. |

*M.*

— **CHLORO-IODURE MERCUREUX**. — *Syn.* Sel de Boutigny, iodo-calomel — obtenu en mélangeant du calomel et de l'iode.
**Prop. thérap.** — Antisyphilitique, antidartreux.
**Posol.** — *A l'int.* 0 gr. 0025 dix-milligrammes à 0 gr. 01 centigr.
— *A l'ext.* 0 gr. 25 à 0 gr. 75 cent. p. 30, en pommade.

LOTION ANTIDARTREUSE.

Chloro-iodure de mer-
cure       0 gr. 50 centigr.
Iodure de potassium   0 — 50 —
Eau distillée       200 —

PILULES (Rochard-Boutigny).

Iodure chlorure mer-
reux       0 gr. 25 centigr.
Gomme arabique   1 —
Mie de pain      Q.

Eau de fleurs d'o-
ranger        Q. s.
*F. s. a. 100 pilules. 1 à 4 par jour*

POMMADE (Rochard-Boutigny).

Iodure chloruré mer-
cureux   0 gr. 25 à 0 gr. 50 centigr.
Axonge      30 —
*F. s. a. 1 friction par jour pendant 3 jours.*

— **BI-CHLORO-IODURE DE MERCURE.** — Ce sel obtenu en triturant équivalents égaux de biiodure et de bichlorure de mercure est le même que le précédent.

— **CHLORURE MERCUREUX** (HgCl). — *Syn.* Protochlorure de mercure, mercure doux, calomel (v. ce mot).
**Prop. thérap.** — Antisyphilitique, vermifuge, purgatif.
**Posol.** — *A l'int.* 0 gr. 01 à 0 gr. 05 centigr. (antisyphilitique). — *A l'ext.* En collyre, en pommades au 1/10.

— **CHLORURE MERCUREUX PRÉCIPITÉ** (précipité blanc). — Plus actif que le précédent.
**Posol.** — *A l'int.* Inusité. — *A l'ext.* En pommade au 1/10.
**Incompat.** — (V. *Calomel.*)

BOUGIES AU CALOMEL (Beral).

Calomel      1 gr.
Cire blanche   24 —
*F. s. a.*

AUTRES (Dorvault) :

Gélatine  } āā   2 gr.
Gomme   }
Sucre      1 —
Eau de roses   4 —
Calomel    1 —
*Tremper dans ce mélange des mandrins appropriés.*

CALOMEL CONTRE OPHTALMIE
(G. Teulon).

*Projeter à l'aide d'un petit pinceau qu'un coup sec sur le doigt met en vibration, une pincée de calomel en poudre impalpable.*

CÉRAT AU CALOMEL.

Calomel     4 gr.
Cérat de Galien   30 —
*M. En frictions à la dose de 2 à 3 gr.*

CÉRAT AU PRÉCIPITÉ BLANC.

Cérat      30 gr.
Précipité blanc   2 —
Acide chrysophanique 0 — 25 centigr.
*M.*

COLLYRE SEC CONTRE TAIES CORNÉE
(Dupuytren).

Calomel à la vapeur }
Sucre candi     } āā   5 gr.
Tuthie       }
*Pulvérisez et mêlez. Insuflez une pincée entre les paupières écartées.*

EAU NOIRE DE GRAEFE.

Extrait de jusquiame 1 gr.
Eau de roses    30 —
— de chaux    100 —
Calomel    0 — 60 centigr.
*Agitez. Ophtalmies et blennorrhagies.*

EAU PHAGÉDÉNIQUE NOIRE (Rustius).

Calomel      4 gr.
Opium en poudre   2 —
Eau de chaux   375 —
*M. et agitez chaque fois ; en lotions.*

INJECTION AU CALOMEL (Foy).

Calomel      4 gr.
Gomme arabique   8 —
Eau       250 —

LAVEMENT AU CALOMEL.

Calomel   0 gr. 50 centigr. à 1 gr.
Décoction de graine
de lin      200 —

### LOTION MERCURIELLE.

Calomel                     2 gr.
Décoction de guimauve       250 —

### MÉLANGE ANTISCROFULEUX DE GRAEFE.

Calomel
Soufre doré d'an-
  moine          } ãã   0 gr. 60 centigr.
Poudre de ciguë
Sucre                       6 —

*Pour 12 paquets. Un le matin.*

### MÉLANGE POUR INJECTIONS HYPODER-
### MIQUES.

Calomel                 0 gr. 50 centigr.
Vaseline liquide            25 cent. c.

*Un centigr. de calomel par 1/2 cen-
timètre cube.*

### MIEL AU CALOMEL.

Calomel       0 gr. 25 centigr. à 1 gr.
Miel                        10 —
Sucre vanillé               2 —

### PASTILLES DE CALOMEL.

*Celles du Codex contiennent 5 cen-
tigr., on en fait également à 1 centigr.*

### PILULES CONTRE AFFECTIONS CHRONIQUES
### DES INTESTINS (Ewald).

Calomel                     1 gr.
Extrait de noix vo-
  mique                0 — 50 centigr.
Extrait de rhubarbe         3 —
Poudre                      Q. s.

*F. s. a. 50 pilules. 1 matin et soir.*

### PILULES ANTIDYSENTÉRIQUES (Boudin).

Ipécacuanha            0 gr. 30 centigr.
Calomel                0 — 03  —
Extrait d'opium        0 — 06  —

*F. 3 pilules. 1 toutes les heures.*

### PILULES AU CALOMEL COMPOSÉES (Ricord).

Calomel à la vapeur         1 gr.
Poudre de ciguë }
Savon médicinal  } ãã       2 —

*F. 20 pilules. 1 à 6 par jour.*

### PILULES CIGUË ET CALOMEL.

Extrait de ciguë            2 gr.
Protochlorure de mercure    1 —

*F. s. a. 40 pilules toluisées. 1 à 6
par jour.*

### PILULES CALOMEL ET JALAP.

Calomel                     2 gr.

### (suite)

Résine de jalap  }
Savon médicinal  } ãã       2 gr.

*F. s. a. 50 pilules. 2 à 4 par jour.*

### PILULES DE PLUMMER (Edimb.).

Soufre doré d'antimoine }
Calomélas               } ãã   2 gr.
Résine de gaïac                4 —
Sirop de gomme                 Q. s.

*F. s. a. pilules de 0 gr. 30 centigr.
2 à 4 par jour.*

### PILULES DE SEGOND.

Ipécacuanha en poudre 0 gr. 40 centigr.
Calomel                0 — 20  —
Extrait aqueux d'o-
  pium                 0 — 05  —
Extrait de rhubarbe    Q. s.

*F. s. a. 6 pilules. 1 toutes les 2
heures.*

### PILULES DE CALOMEL OPIACÉES.

Calomel                     1 gr.
Opium                  0 — 20 centigr.

*F. s. a. 10 pilules. 1 toutes les 2
ou 3 heures.*

### PILULES MERCURIELLES DIURÉTIQUES
### (Cruveilhier).

Calomel                     1 gr.
Poudre de scille       0 — 50 centigr.
Extrait de genièvre

*F. s. a. 12 pilules. 1 à 2 par jour.*

### PILULES MINEURES D'HOFFMANN.

Calomel         }
Mie de pain     } ãã        2 gr.
Eau                         Q. s.

*M. et F. 72 pilules.*

### PILULES SUÉDOISES (Guibourt).

Calomel                     6 gr.
Sulfure noir de mercure     4 —
Kermès minéral              4 —
Mie de pain                 Q. s.

*F. 144 pilules. 3 à 4 par jour.*

### PILULES TROUSSEAU (antidiarrhéiques).

Calomel                0 gr. 50 centigr.
Extrait d'opium        0 — 25  —

*F. s. a. 25 pilules. 2 à 4 par jour.*

### POMMADE ANTIHERPÉTIQUE (Gibert).

Précipité blanc             2 gr.
Cinabre                     1 —
Chlorhydrate de mor-
  phine                0 — 25 centigr.
Cérat ou vaseline           30 —

*F. s. a.*

POMMADE ANTIDARTREUSE AU BEURRE
DE CACAO (Corbel-Lagneau).

| | |
|---|---|
| Précipité blanc | 1 gr. |
| Beurre de cacao | 30 — |
| Baume du Pérou | 4 — |

*M. s. a.* (Bouch.).

POMMADE ANTIHERPÉTIQUE (Hôp. Paris).

| | |
|---|---|
| Calomel | 5 gr. |
| Soufre sublimé | 5 — |
| Eau distillée laurier-cerise | 5 — |
| Axonge | 40 — |

*En frictions.*

POMMADE CONTRE CHANCRES INDURÉS
(Ewald).

| | |
|---|---|
| Calomel | 1 gr. |
| Camphre | 0 — 50 centigr. |
| Cérat | 15 — |

POMMADE AU PRÉCIPITÉ BLANC (Cod.).

| | |
|---|---|
| Précipité blanc | 1 gr. |
| Axonge récente ou vaseline | 9 — |

POMMADE AU CALOMEL (F. H. P.)

| | |
|---|---|
| Mercure doux à la vapeur | 1 gr. |
| Axonge | 30 — |

*Mêlez par trituration.*

POMMADE CALOMEL CAMPHRÉE.

| | |
|---|---|
| Calomel à la vapeur | 2 gr. |
| Camphre | 0 — 50 centigr. |
| Axonge | 25 — |

*Mêlez.*

POMMADE CONTRE ECZÉMA (Oppolzer).

| | |
|---|---|
| Calomel | 1 gr. |
| Sous-nitrate de bismuth | 2 — |
| Cérat ou vaseline | 25 — |

POMMADE CONTRE L'ECZÉMA DES PAU-
PIÈRES (Galezowski).

| | |
|---|---|
| Calomel | 0 gr. 25 à 0 gr. 50 centigr. |
| Glycérolé d'amidon | 10 — |

*M.*

POMMADE CALOMEL ET CHARBON.

| | |
|---|---|
| Calomel | 10 gr. |
| Charbon | 2 — |
| Vaseline | 15 — |

*F. s. a.*

POMMADE DE HEBRA.

| | |
|---|---|
| Précipité blanc | 2 gr. 50 centigr. |
| Onguent populeum | 20 — |

*F. s. a. contre psoriasis et prurigo.*

POMMADE DE SCARPA.

| | | |
|---|---|---|
| Calomel | āā | 0 gr. 10 centigr. |
| Aloès | | |
| Oxyde de zinc | | 3 — |
| Cérat sans eau | | 12 — |

*Contre ophtalmies scrofuleuses.*

POMMADE PRÉCIPITÉ BLANC (Ricord).

| | |
|---|---|
| Cérat opiacé | 30 gr. |
| Précipité blanc | 2 — |
| Extrait de ratanhia | 4 — |

*M. s. a.*

POMMADE RÉSOLUTIVE (Biett).

| | |
|---|---|
| Protochlorure de mercure | 3 gr. |
| Acétate de plomb | 3 — |
| Axonge purifiée | 20 — |
| Camphre | 0 — 5 décigr. |

*M. Comme résolutif.* (Bouch.)

POUDRE CONTRE CROUP (Weber).

| | |
|---|---|
| Calomel | 0 gr. 50 centigr. |
| Magnésie calcinée | 0 — 50 — |
| Sucre | 1 — |

*M. En 2 fois à 1/2 heure d'intervalle.*

POUDRE CONTRE OZÈNE (Trousseau).

| | |
|---|---|
| Calomel | 4 gr. |
| Précipité rouge | 4 — |
| Sucre | 15 — |

*Poudre impalpable. 5 à 6 fois par jour.*

POUDRE DE PLUMMER (Guibourt).

| | |
|---|---|
| Calomel porphyrisé | 1 gr. |
| Soufre doré d'antimoine | 1 — |

*M. 0 gr. 30 centigr. à 0 gr. 50 centigr. par jour.*

POUDRE CONTRE CORYZA.

| | |
|---|---|
| Calomel | 0 — 50 centigr. |
| Carbonate de bismuth | 5 — |
| Benjoin pulvérisé | 2 — |
| Chlorhydrate de morphine | 0 — 05 — |

*F. s. a.*

POUDRE PURGATIVE.

| | |
|---|---|
| Calomel | 0 gr. 20 centigr. à 0,50 centigr. |
| Poudre de jalap | de 1 à 2 gr. |

POUDRE FUMIGATOIRE MERCURIELLE
(Foy).

| | | |
|---|---|---|
| Mercure doux | | 5 gr. |
| Sucre en poudre | āā | 20 — |
| Benjoin | | |

*M. 5 à 10 gr. pour une fumigation.*

SOLUTION POUR INJECTION HYPODER-
MIQUE (Heisser).

Calomel
Chlorure de sodium { ãã 　 5 parties
Eau distillée 　　　　　 50 —

Mucilage de gomme arabique 2,5 parties

*F. s. a. On injecte 1 fois par se-
maine 0 gr. 10 centigr. de calomel. 4
à 6 injections.*

## — CHLORURE MERCURIQUE (HgCl²) — *Syn.* Bichlorure, deutochlorure de mercure, sublimé corrosif. — Soluble 15 parties d'eau ; 4 parties d'alcool à 90° ; 4 parties d'éther ; 14 parties glycérine.

**Prop. thérap.** — Antisyphilitique, antiseptique, désinfectant énergique, escharotique.

**Posol.** — *A l'int.* 0 gr. 030 à 0 gr. 050 milligr. — *A l'ext.* Solutions et injections jusqu'à 2 pour 1000.

**Incompat.** — Alcalis, carbonates et sulfures, iodures, bromures alcalins, savons, émétique, métaux, décoctés astringents, albumine, matières animales.

BAIN MERCURIEL (Cod.).

Bichlorure de mercure
Chlorhydrate d'ammo- { ãã 　 20 gr.
niaque
Eau distillée 　　　　 200 —
　*Pour un bain (baignoire en bois).*

BAIN SUBLIMÉ.

Sublimé 　　　　　　 10 à 20 gr.
　*F. dissoudre dans :*
Eau de Cologne 　　　 50 —
　*Versez dans une baignoire en bois
contenant :*
Eau 　　　　　　　　　 Q. s.

BICHLORURE DE MERCURE ANIMALISÉ
(mercure animalisé).

Blancs d'œufs 　　　　 nᵒ 2
　*Délayez dans :*
Eau distillée 　　　　 500 gr.
　*Versez :*
Solution aqueuse renfermant
　sublimé corrosif 　　 5 —
　*Recueillez le précipité ; lavez-le, et
faites-le sécher à l'étuve.*

CATAPLASME MERCURIEL (Hamilton-Foy).

Deutochlorure de mer-
cure 　　　　　　　 0 gr. 10 centigr.
　*F. dissoudre dans :*
Eau distillée 　　　　 Q. v.
　*F. s. a. un cataplasme avec q. s. de
mie de pain*

CÉRAT ÉMULSO-MERCURIEL (Dorvault).

Huile d'amandes 　　 250 gr.
Cire blanche 　　　　 80 —
Lait d'amandes
　amères 　　　　　 180 —

Sublimé corrosif 　　　　 0 gr. 80 centigr.
Alcool pour dissoudre
　ce dernier 　　　　　 Q. s.
　*F. s. a.*

CHOCOLAT ANTISYPHILITIQUE.

Bichlorure de mercure 0 gr. 50 centigr.
Blanc d'œuf 　　　　　　 nᵒ 1
Chocolat 　　　　　　　 100 gr.
Sucre vanillé 　　　　　 25 —
　*M. et F. 100 tablettes contenant
chacune 5 milligr. de bichlorure.*

CIGARETTES MERCURIELLES (Trousseau).

Sublimé 　　　　　　　 }
Azotate de potasse 　　 } ãã 　 1 gr.
Eau 　　　　　　　　　 20 —
　*F. dissoudre. Etendez sur un pa-
pier. Divisez. Roulez en 20 cigarettes.*

COLLODION MERCURIEL (Deboul).

Collodion 　　　　　　 30 gr.
Sublimé corrosif 　　　 1 —
　*F. dissoudre. Contre pustules va-
rioliques.*

COLLODION MERCURIEL (Delioux).

Collodion du Codex 　　 60 gr.
Térébenthine de Ve-
nise 　　　　　　　 3 —
Sublimé corrosif
　　　　　 0 gr. 40 à 0 gr. 60 centigr.
　*F. s. a.*

COLLYRE DE CONRADI (Ewald).

Bichlorure de mercure 0 gr. 05 centigr.
Eau distillé de roses 150 —
Laudanum de Syden-
ham 　　　　　　 1 — 50 —
　*M. et F. dissoudre.*

### COLLYRE ANTISYPHILITIQUE.

Sublimé corrosif      0 gr. 05 centigr.
     à 0 — 10 —
Eau de roses      200 —
     *F. dissoudre.*

### COLLYRE CONTRE BLÉPHARITE (Sichel).

Sublimé      0 gr. 05 centigr.
     *F. dissoudre dans :*
Eau distillée      120 —
     *Ajoutez :*
Laudanum de Syden-
ham      0 — 50 centigr.
Mucilage de coings    10 —
     *I ou II gouttes 3 fois par jour.*

### COLLYRE CONTRE CONJONCTIVITES CHRONIQUES (Jüngken).

Sublimé      0 gr. 06 centigr.
Eau distillée de }
   roses }
Eau distillée de } āā 15 —
   laurier-cerise }
     *F. s. a.*

### COSMÉTIQUE OU ÉMULSION AU SUBLIMÉ.

Amandes douces      30 gr.
     —   amères      15 —
Eau distillée de laurier-cerise   50 —
Eau      250 —
     *F. une émulsion. Ajoutez :*
Sublimé      0 — 25 centigr.
Teinture de benjoin    20 —
     *F. s. a.*

### EAU CONTRE CORYZA (Schrötter).

Sublimé      0 gr. 05 centigr.
Eau distillée de }
   laurier-cerise }
Laudanum de } āā 1 —
   Sydenham }
Eau      250 —

### EAU PHAGÉDÉNIQUE (Cod.).

Deutochlorure de mer-
cure      0 gr. 40 centigr.
     *F. dissoudre dans :*
Eau pure      12 —
     *Ajoutez :*
Eau de chaux      125 —
     *Agitez chaque fois. En lotions.*

### EAU COSMÉTIQUE DE GUERLAIN.

Bichlorure de mer-
cure      0 gr. 10 centigr.
Eau distillée de lau-
rier-cerise      10000 —
Extrait de Saturne   125 —

---

Teinture de benjoin   15 gr.
Alcool      60 —
     *F. s. a.* (Dorv. supprime le sublimé.)

### ÉLIXIR ANTIVÉNÉRIEN DE WRIGHT (Cad.).

Résine de gaïac pulvérisée    72 gr.
Serpentaire de Virginie concassée      12 —
Piment en poudre      8 —
Opium coupé en petits morceaux   4 —
     *F. macérer 3 jours dans :*
Alcool à 32°      1000 —
     *Passez ; F. ensuite dissoudre :*
Deutochlorure de mercure    2 —
     *Filtrez. 30 gr. par jour dans un litre de tisane de salsepareille.*

### ÉMULSION MERCURIELLE (Hebra).

Emulsion d'amandes
amères      300 gr.
     *F. dissoudre :*
Deutochlorure de mer-
cure      0 — 05 centigr.
*et ajoutez :*
Teinture de benjoin    5 —

### GARGARISME ANTISYPHILITIQUE.

Décoction de guimauve    200 gr.
Miel rosat      40 —
Liqueur de van Swieten    30 —
     *F. s. a. 5 ou 6 gargarismes par jour.*

### GARGARISME ANTISYPHILITIQUE

Sublimé    0 gr. 10 à 0 gr. 15 centigr.
Décoction légère de
lin      200 —
Sirop diacode      50 —
     *F. s. a.*

### GARGARISME SUBLIMÉ (Ricord).

Décoction ciguë et mo-
relle      250 gr.
Deutochlorure de mer-
cure      0 — 15 centigr.
     *F. s. a. 5 ou 6 fois par jour.*

### GOUTTES ANTIVÉNÉRIENNES (Ph. Brit.).

Perchlorure de fer }
   cristallisé }
Bichlorure de mer- } āā   1 gr.
   cure }
Eau distillée      1000 —
     *F. dissoudre, Filtrez. 10 à 30 gr. dans du lait.*

### INJECTION ANTISYPHILITIQUE (F. H. M.).

Bichlorure de mer-
cure      0 gr. 10 centigr.
Eau distillée      100 —
     *F. dissoudre.*

### INJECTION DE STERN (Ewald).

Bichlorure de mer-
 cure    0,20 centigr. à 0 gr. 25 centigr.
Chlorure de so-
 dium         2 gr. à 2 — 50 —
Eau distillée        Q. s.

*Pour faire 50 cent. cubes contenant chacun 4 à 5 milligr. de sublimé. Pour injections sous-cutanées.*

### AUTRE (Ewald) :

Bichlorure de mercure 1 gr.
Urée            0 — 50 centigr.
Eau distillée     Q. s.

*Pour 100 cent. cubes.*

### INJECTION SOUS-CUTANÉE AU SUBLIMÉ (Liégeois).

Eau distillée        90 gr.
Sublimé corrosif    0 — 20 centigr.
Chlorhydrate de mor-
 phine          0 — 10 —

*F. s. a.* 2 injections par jour.

### LAVEMENT CONTRE LES ASCARIDES (Kopp).

Sublimé          0 gr. 015 milligr.
Décocté de graine
 de lin          60 —

### LIQUEUR DE GOWLAND.

Sublimé          0 gr. 10 centigr.
Sel ammoniac      0 — 10 —
Emulsion d'amandes
 amères          200 —

*F. s. a*

### LIQUEUR DE VAN SWIETEN (Codex).

#### Au millième.

*Chaque cuillerée renferme 15 milligr. de deutochlorure de mercure.
1 cuillerée dans un verre d'eau sucrée.*

### LIQUIDE ANTISEPTIQUE (Thomas).

Bichlorure de mercure      1 gr.
Gomme du Sénégal       10 —
Glycérine             10 —
Alcool à 80°         100 —
Eau distillée         Q. s.

*F. dissoudre pour obtenir 1 litre 1/2.*

### LOTION ANTIPARASITAIRE.

Sublimé corrosif    0 gr. 20 centigr.
Eau de Cologne     10 —
Eau distillée      120 —

*F. dissoudre.*

### LOTION CONTRE LE PITYRIASIS DU CUIR CHEVELU ET L'ÉRYTHÈME CUTANÉ (Martineau).

Hydrate de chloral        25 gr.
Eau distillée           500 —
Liqueur de van Swieten     100 —

*F. s. a. Pour frictions. 1 tous les jours avec une cuillerée à bouche de la solution chauffée.*

### LOTION CONTRE LE PRURIGO (Doyon).

Eau distillée          100 gr.
Sublimé              1 —
Alcool             Q. s.

*F. s. a.* 1 cuillerée à café pour une lotion. 3 lotions par jour.

### LOTION CONTRE LES ÉPHÉLIDES.

Acide chrysophanique  0 gr. 15 centigr.
Sublimé            0 — 30 —
Essence de bergamote  2 —
Alcool à 60°        150 —

*F. s. a. Lotions matin et soir.*

### LOTION CONTRE L'INTERTRIGO.

Eau distillée          100 gr.
Alcool à 90°          10 —
Sublimé             1 —

*F. s. a.*

### LOTION MERCURIELLE.

Sublimé corrosif    0 gr. 50 centigr.
Eau distillée       150 —
Alcoolat de lavande   10 —

*F. s. a.*

### LOTION MERCURIELLE CAMPHRÉE (Cazenave).

Bichlorure de mer-
 cure           0 gr. 60 centigr.
Eau distillée       1000 —
Alcool            200 —
Camphre           2 —

*F. s. a.*

### LOTION MERCURIELLE COSMÉTIQUE.

Bichlorure de mer-
 cure           0 gr. 10 centigr.
Chlorhydrate d'am-
 moniaque        2 —
Alcool            15 —
Hydrolat d'amandes
 amères          15 —

*F. dissoudre. Ajoutez :*

Emulsion d'amandes
 amères            500 gr.

LOTION ROUGE DE NEUMANN (Ewald).

| | |
|---|---|
| Bichlorure de mercure | 2 gr. |
| Sulfure rouge de mercure | 1 — |
| Créosote | 0 — 50 centigr. |
| Eau | 300 — |

*F. s. a.*

PILULES ALTÉRANTES (Ewald).

| | |
|---|---|
| Sublimé | 0 — 60 centigr. |
| Opium pulvérisé | 0 — 30 — |
| Extrait de régiisse | Q. s. |

*Pour 100 pilules.*

PILULES ANTISYPHILITIQUES (Dupuytren).

*Chaque pilule contient 0 gr. 01 centigr. de sublimé corrosif, et 0 gr. 02 centigr. d'extrait gommeux d'opium. 1 à 3 par jour.(Cod.)*

PILULES DE SUBLIMÉ AU GLUTEN.

| | |
|---|---|
| Sublimé corrosif | 1 gr. |
| Gluten pulvérisé | 5 — |
| Poudre de guimauve | 3 — |
| — de gomme | 2 — |

*F. s. a. 100 pilules. 1 à 4 par jour.*

PILULES MAJEURES D'HOFFMANN.

| | |
|---|---|
| Sublimé corrosif | 1 gr. |
| Mie de pain | 10 — |
| Eau distillée | Q. s. |

*F. 216 pilules. 1 matin et soir.*

PILULES MERCURIELLES OPIACÉES.

| | |
|---|---|
| Sublimé corrosif | 0 gr. 50 centigr. |
| Extrait gommeux d'opium | 0 — 25 — |

*F. s. a. 50 pilules. 1 à 4 pilules matin et soir.*

PILULES MERCURIELLES.

| | |
|---|---|
| Sublimé corrosif | 1 gr. |
| Extrait de gaïac | 5 — |
| Poudre de cannelle | Q. s. |

*F. 100 pilules 2 matin et soir.*

POMMADE CONTRE LA MENTAGRE
(Thomson).

| | |
|---|---|
| Bichlorure de mercure | 0 gr. 40 centigr. |
| Axonge | 30 — |

*F. dissoudre le bichlorure dans q. s. d'eau et incorporez à l'axonge.*

POMMADE CONTRE L'ESTHIOMÈNE
(Duchesne-Duparc).

| | | |
|---|---|---|
| No 1. Styrax liquide | 90 | gr. |
| Axonge lavée | 90 | — |
| Sublimé | 4 | — |

| | | |
|---|---|---|
| Émétique | 4 | gr. |
| Teinture de cantharides | 2 | — |
| Poudre d'euphorbe | 2 | — |

*F. s. a. pommade homogène.*

| | | |
|---|---|---|
| No 2. Styrax liquide | 120 | — |
| Axonge lavée | 60 | — |
| Sublimé | 8 | — |
| Émétique | 8 | — |
| Teinture de cantharides | 4 | — |
| Poudre d'euphorbe | 4 | — |

*F. s. a. pommade homogène. (Dorv.)*

POMMADE DE CIRILLO. (Anc. Cod.)

| | |
|---|---|
| Sublimé corrosif | 4 gr. |
| Axonge | 32 — |

*F. s. a.*

POMMADE DE HUFELAND.

| | | |
|---|---|---|
| Bichlorure de mercure | } āā | 3 gr. |
| Sel ammoniac | | |
| Axonge | | 24 — |

*M. avec soin.*

SIROP COMPOSÉ DE LARREY.

| | |
|---|---|
| Sirop dépuratif de Larrey | 500 gr. |
| Deutochlorure de mercure | |
| Hydrochlorate d'ammoniaque | } āā 0 — 25 centigr. |
| Extrait aqueux d'opium | |

*Ad libitum :*

| | |
|---|---|
| Liqueur d'Hoffmann | 2 — |

*M. 20 à 60 gr.*

SIROP MERCURIEL ARSÉNICAL (Devergie).

| | |
|---|---|
| Iodure de fer | 2 gr. |
| Iodure de potassium | 10 — |
| Bichlorure de mercure | 0 — 10 centigr. |
| Solution de Fowler | 1 — 50 — |
| Sirop de sucre | 500 — |

*F. s. a.*

SIROP MERCURIEL (Devergie).

| | |
|---|---|
| Iodure de fer | 2 gr. |
| Iodure de potassium | 10 — |
| Bichlorure de mercure | 0 — 12 centigr. |
| Sirop de sucre | 500 — |

*F. s. a.*

AUTRE :

| | |
|---|---|
| Bichlorure de mercure | } 0 gr. 25 centigr. |
| Sel ammoniac | |
| Sirop de cuisinier | 500 — |

*Un centigr. par cuillerée.*

SOLUTION ANTISEPTIQUE POUR LA CHIRURGIE OCULAIRE (Panas).

Eau 1000 gr.
Sublimé 0 — 10 centigr.
Chlorhydrate d'ammoniaque 4 —
F. s. a.

SOLUTION POUR ANTISEPTIE CHIRURGICALE.

Sublimé 1 gr.
Eau distillée 1000 —

SOLUTION CONTRE L'ALOPÉCIE DES PAUPIÈRES.

Eau distillée 100 gr.
Chlorhydrate ammonique 2 —
Sublimé 0 — 01 centigr.
F. s. a.

SOLUTION DE BICHLORURE DE MERCURE (Ph. Lond.).

Bichlorure de mercure }
Chlorhydrate d'ammoniaque } āā 1 gr.
Eau distillée 1000 —
F. dissoudre. Filtrez. 10 à 30 gr. par jour.

SOLUTION DE BICHLORURE DE MERCURE POUR BAIN (Codex).

20 gr. de bichlorure pour 200 d'eau et 20 de chlorhydrate d'ammoniaque.

SOLUTION DE BICHLORURE DE MERCURE POUR INJECTION HYPODERMIQUE (Wecker).

Bichlorure de mercure 1 gr.

Chlorure de sodium 2 gr.
Chlorhydrate de morphine 0 — 20 centigr.
Eau distillée 100 —
F. dissoudre. Filtrez. 0 gr. 50 centigr. à 1 gr.

SOLUTION DE SUBLIMÉ POUR INJECTION HYPODERMIQUE (Kœder, Kratschmer).

Sublimé corrosif 1 gr.
Chlorure de sodium 6 —
Eau distillée 100 —
F. s. a.

SOLUTION DE SUBLIMÉ POUR INJECTION HYPODERMIQUES (Tachard).

Sublimé 1 gr.
Chlorure ammonique 1 —
Chlorhydrate de morphine 0 — 50 centigr.
Eau distillée 100 —
F. s. a. 2 injections par jour.

SOLUTION POUR INJECTION HYPODERMIQUE (Staub).

Sublimé 1 gr. 25 centigr.
Chlorure ammonique 1 — 25 —
Chlorure sodique 1 — 15 —
Blanc d'œuf nº 1
Eau distillée 250 —
F. s. a. 1 injection par jour.

TROCHISQUES ESCHAROTIQUES (Cod. 66).

Sublimé corrosif 8 gr.
Amidon 2 —
Mucilage de gomme adragante Q. s.
F. s. a. des trochisques de 0 gr. 15 centigr.

— **CYANURES DE MERCURE**. — 1º Cyanure de mercure; — 2º Cyanhydrargyrate de potassium; — 3º sulfocyanure.

1º *Cyanure de mercure* ($HgCy^2$). — Soluble dans 8 parties d'eau froide, 20 d'alcool, 4 de glycérine.
**Prop. thérap.** — Réputé autrefois le plus puissant antisyphilitique; presque inusité aujourd'hui.
**Posol.** — Comme le sublimé corrosif.
**Incompat.** — Acides, sels acides, sels métalliques.

2º *Cyanhydrargyrate de potassium* ($HgCy^2KI$). Mélange de deux solutions équivalentes de cyanure mercurique et d'iodure potassique.
**Prop. thérap.** — Antisyphilitique.
**Posol.** — Inusité.

3º *Sulfocyanure de mercure.* — Inusité.
**Prop. thérap.** — Antisyphilitique.
**Posol.** — A l'ext. En pommade comme le sublimé.

CÉRAT OPIACÉ AU CYANURE DE MERCURE.

| | |
|---|---|
| Cérat | 30 gr. |
| Cyanure de mercure de 0 gr. 05 à 0 gr. 10 centigr. | |
| Eau laurier-cerise | |
| Laudanum Rousseau | ãã 2 — |

M. s. a.

COLLYRE AU CYANURE DE MERCURE
(Desmarres).

| | |
|---|---|
| Eau distillée | 100 gr. |
| Cyanure de mercure | 0 — 05 centigr. |

F. dissoudre.

PILULES DE CYANURE DE MERCURE
(Parent).

| | |
|---|---|
| Cyanure de mercure | 1 gr. |
| Extrait de buis | 50 — |
| — d'aconit | ãã 10 — |
| Sel ammoniac | |
| Essence d'anis | XXIV. gouttes |

M. et F. 400 pilules. 1 matin et soir. (Bouch.)

PILULES DE CYANURE OPIACÉES (Parent).

| | |
|---|---|
| Oxydo-cyanure de mercure | 0 gr. 30 centigr. |

Opium brut 0 gr. 60 centigr.

| | |
|---|---|
| Mie de pain | ãã Q. s. |
| Miel | |

M. et F. 96 pilules. (Guib.)

POMMADE AU CYANURE DE MERCURE
(Cazenave).

| | |
|---|---|
| Cyanure de mercure | 0 gr. 30 centigr. |
| Vaseline | 30 — |

M.

POMMADE AU SULFOCYANURE DE MERCURE
(Lutz).

| | |
|---|---|
| Sulfocyanure de mercure | 0 gr. 1 décigr. |
| Axonge | 5 — |

Mêlez.

SOLUTION CYANURÉE.

| | |
|---|---|
| Cyanure de mercure | 0 gr. 50 centigr. |
| Eau distillée | 500 — |

F. dissoudre. 5. à 10 gr. par jour dans un verre de lait.

SOLUTION POUR INJECTION HYPODERMIQUE (Mandelbaum).

| | |
|---|---|
| Cyanure de mercure | 0 gr. 15 centigr. |
| Eau | 20 — |

— **IODURE MERCUREUX** ($Hg^2I^2$). — *Syn.* Proto-iodure de mercure. Presque insoluble eau, insoluble alcool.

**Prop. thérap.** — Antisyphilitique.

**Posol.** — *A l'int.* 0 gr. 01 à 0 gr. 10 centigr. — *A l'ext.* 0 gr. 50 centigr. à 1 gr. p. 20 en pommade.

**Incompat.** — Lumière, alcalis, sulfures, iodures chlorures solubles.

PASTILLES DE PROTOIODURE DE MERCURE

| | |
|---|---|
| Protoiodure de mercure | 1 gr. |
| Chlorate de potasse | 10 — |
| Sucre vanillé | 90 — |
| Mucilage | Q. s. |

F. 100 pastilles. 1 à 5 par jour.

PILULES.

| | |
|---|---|
| Protoiodure de mercure | 2 gr. 50 centigr. |
| Extrait thébaïque | 1 — 00 — |
| Extrait de gaïac | 1 — 50 — |

Pour 100 pilules toluisées contenant chacune 0 gr. 025 milligr. de proto.

PILULES.

| | |
|---|---|
| Protoiodure de mercure | 5 gr. |
| Extrait thébaïque | 1 — |
| Extrait de gaïac | 2 — |

Pour 100 pilules toluisées contenant chacune 0 gr. 05 centigr. de proto.

PILULES (A. Fournier).

| | |
|---|---|
| Protoiodure de mercure | 5 gr. |
| Extrait d'opium | 1 — |

Pour 100 pilules contenant 0 gr. 05 centigr. de proto.

PILULES (DE MONTFUMAT).

| | |
|---|---|
| Protoiodure de mercure | 5 gr. |
| Extrait d'opium | 1 — |
| Extrait de quinquina | 10 — |

Pour 100 pilules contenant 0 gr. 05 centigr. de proto.

PILULES PROTOIODURE DE MERCURE
(Ricord).

| | |
|---|---|
| Protoiodure de mercure | |
| Thridace | ãã 5 gr. |
| Poudre de feuilles de belladone | |
| Extrait thébaïque | 1 — |

M. F. s. a. 100 pilules. 1 le soir. 0 gr. 05 centigr. de protoiodure par pilule.

PILULES PROTOIODURE DE MERCURE
OPIACÉES (Ricord).

Protoiodure de mercure ⎰
Thridace          ⎱ āā    3 gr.
Extrait thébaïque          1 —
  — de ciguë          6 —

   *F. s. a.* 60 *pilules.* 1 *le soir.* 0 *gr.*
05 *centigr. de sel par pilule.*

PILULES PROTOIODURE DE MERCURE
(Lond.).

Protoiodure de mercure ⎰
Poudre de gingembre    ⎱ āā    4 gr.
Conserve de roses          8 —

   *F. s. a.* 120 *pilules.*

PILULES PROTOIODURE DE MERCURE
OPIACÉES (Codex).

   *Chaque pilule contient* 0 *gr.* 05 *centigr. de protoiodure de mercure.* 1 à
2 *par jour.*

POMMADE CONTRE ALOP.   VÉNÉRIENNE
(Langlebert).

Protoiodure de mercure       1 gr.
Axonge                   20 —
Teinture de cantharides     3 à 5 —

   *M.* 2 *onctions par jour.*

POMMADE CONTRE BUBONS (Pelletan).

Protoiodure de mer-
cure               0 gr. 30 centigr.

Chlorhydrate de mor-
phine            0 gr. 25 centigr.
Axonge           25 —
   *F. s. u.*

POMMADE CONTRE LE PSORIASIS (Boinet).

Protoiodure de mercure       2 gr.
Axonge                32 —
   *M.* 1 *friction par jour.*

POMMADE CONTRE L'OTORRHÉE CHRONIQUE
(Ménière).

Protoiodure de mercure   1 gr.
Chlorhydrate de morphine 0 — 2 décigr.
Pommade de concombres 20 —

   *M. Frictionnez l'intérieur de l'o-
reille avec un bourdonnet de coton
enduit de cette pommade.*

POMMADE CONTRE PITYRIASIS (Mialhe).

Axonge              60 gr.
Protoiodure de mer-
cure            1 gr. 30 centigr.
Bisulfure de mercure  0 — 25   —
Essence de roses      V gouttes
   *F. s. a.*

POMMADE PROTOIODURE DE MERCURE
(Cod. 66).

Protoiodure de mercure      1 gr.
Axonge benzoïnée        20 —
   *M. par* 1 *gr. par friction.*

— **IODURE MERCURIQUE** (HgI²). — *Syn.* Biiodure, deutoiodure de mercure, iodure rouge de mercure ; très peu soluble eau
4 centigr. par litre, et 0 gr. 08 centigr. dans l'eau contenant 10 pour 100
d'alcool à 90°. Soluble alcool et éther.

**Prop. thérap.** — Antisyphilitique, à dose plus faible que le protoiodure.

**Posol.** — *A l'int.* 0 gr. 005 milligr. à 0 gr. 025. — *A l'ext.* 0 gr.
05 à 0 gr. 50 pour 30 en pommade.

**Incompat.** — Lumière vive, alcalis et leurs carbonates, iodures et
chlorures solubles.

CRAYONS DE BIIODURE DE MERCURE
(Dubrisay).

Biiodure de mer-
cure         1 gr. à 1 gr. 50 centig.
Beurre de cacao       25 —
Cire blanche          25 —
Huile d'amandes douces 50 —
   *Traitement de la teigne.*

PILULES DE DEUTOIODURE DE MERCURE.

Deutoiodure de mer-
cure           0 gr. 50 centigr.
Extrait d'opium     0 — 25   —
Poudre de réglisse   1 —

Extrait de chiendent      Q. s.
   *M. et F.* 50 *pilules.* 2 à 4 *par
jour.*

PILULES DEUTOIODURE IODURÉ DE MER-
CURE (Gibert).

Biiodure de mercure  0 gr. 10 centigr.
Iodure de potassium  5 —
Gomme arabique pul-
vérisée            0 — 50   —
Miel                Q. s.

   *F. s. a.* 20 *pilules.* 2 *pilules le matin à jeun.*

POMMADE CONTRE ENGORGEMENTS GLAN-
DULAIRES.

Deutoiodure de mer-
    cure                    0 gr. 25 centigr.
Hydriodate de potasse 5 —
Axonge                  25 —

*M. 2 frictions par jour.*

POMMADE CONTRE LUPUS (Blasius).

Biiodure de mercure           1 gr.
Vaseline                     15 —

POMMADE CONTRE LUPUS (Cazenave).

Biiodure de mercure          20 gr.
Axonge     ) āā
Huile d'olive )              10 —

*M. sur le porphyre. En applica-
tions tous les 6 ou 8 jours avec un
pinceau. (Bouch.)*

POMMADE DE DEUTOIODURE DE MERCURE

Deutoiodure de mer-
    cure           0 gr. 15 à 0 gr. 60 centigr.
Axonge purifiée        30 —
    *M.*

SIROP ANTISYPHILITIQUE.

Biiodure de mercure     0 gr. 20 centigr.
Iodure de potassium   15 —
Sirop de cuisinier     500 —

*F. s. a. 2 à 4 cuillerées par jour.*

SIROP DE DEUTOIODURE IODURÉ DE MER-
CURE (Gibert-Boutigny).

Biiodure de mercure           1 gr.
Iodure de potassium          50 —
Eau                          50 —

*Dissolvez; filtrez; ajoutez*
Sirop de sucre             2400 —
    *1 cuillerée à bouche.*

SOLUTION IODURE MERCURIQUE.

Iodure de potassium  15 gr.
Biiodure de mercure
        0 gr. 10 à 0 gr. 20 centigr.
Eau de menthe      250 —

*F. s. a. 1 cuillerée à bouche par
jour.*

SOLUTION POUR INJECTION HYPODERMIQUE
(Ragazzioni).

Eau distillée            2 gr.
Iodure de potassium      2 —
Biiodure de mercure   0 — 05 centigr.

*F. s. a. 2 injections par jour.*

AUTRE (Yvon).

Biiodure de mercure          1 gr.
Iodure de potassium          1 —
Phosphate tribasique de soude 2 —
Eau distillée              Q. s.

*Pour 50 cent. cubes :
2 centigr. de bi-iodure par cent.
cubes.
Cette solution ne coagule pas l'albumine et est absorbée très rapidement.*

## — IODHYDRARGYRATE D'IODURE DE POTASSIUM. —
Combinaison du biiodure de mercure avec l'iodure de potassium.
**Prop. thérap.** — Antisyphilitique, très sûr.
**Posol.** — *A l'int.* 0 gr. 025 à 0 gr. 150 milligr. — *A l'ext.* 1 à 4 gr.
pour 400, en pommade. — 1 pour 1000, en gargarisme.

GARGARISME.

Iodhydrargyrate                1 gr.
Décocté de guimauve         1000 —
Sirop de salsepareille       100 —
    *F. s. a.*

PILULES.

Iodhydrargyrate         1 gr.
Extrait de quinquina    2 —
    — d'opium       0 — 10 centigr.
Poudre de cannelle     Q. s.

*F. s. a. 50 pilules. 1 à 8 par jour.*
0 gr. 02 centigr. par pilules.

PILULES (Puche).

Biiodure de mer-  )
    cure          ) āā 0 gr. 40 centigr.
Iodure de potas-  )
    sium          )

Poudre de guimauve  1 gr.
Mucilage            Q. s.

*F. s. a. 32 pilules toluisées. 1 à 4
par jour.*

POMMADE.

Iodhydrargyrate          1 à 2 gr.
Vaseline                40 —
    *F. s. a.*

SIROP ANTISYPHILITIQUE COMPOSÉ.

Iodhydrargyrate         1 gr.
Iode                0 — 50 centigr.
Iodure de potassium   20 —
Sirop de salsepareille 480 —

*F. s. a. 25 à 60 gr. par jour.*

AUTRE :

Iodhydrargyrate          1 gr.

| Iodure de potassium | 10 gr. | Sirop de cuisinier | 480 gr. |
| Tratrate de fer et de potasse | 10 — | |

*F. s. a. 1 à 3 cuillerées par jour.*

## — OXYDES DE MERCURE. — Oxyde mercureux. — Oxyde mercurique.

1° *Oxyde mercureux* ($Hg^2O$). — *Syn.* Protoxyde. Inusité aujourd'hui.

2° *Oxyde mercurique* (HgO). — *Syn.* Bioxyde. 2 variétés. — 1° Par voie sèche, oxyde rouge, précipité rouge, deutoxyde. — 2° Par voie humide: oxyde jaune ou oxyde précipité par la potasse. Très peu soluble eau, insoluble alcool.

**Prop. thérap.** — Antisyphilitique, employé contre les ulcères vénériens et les taches de la cornée.

**Posol.** — A *l'int.* 0 gr. 003 milligr. à 0 gr. 01 cent. (peu usité). — A *l'ext.* 1 à 2 gr. pour 15, en pommade.

**Incompat.** — Graisse rance, sulfures, chlorures, iodures, acides, sels acides.

CÉRAT AU PRÉCIPITÉ ROUGE (Gibert).

| Précipité rouge | 1 gr. |
| Cérat opiacé | 50 — |

COLLYRE SEC (Dupuytren).

| Sucre blanc | 10 gr. |
| Deutoxyde de mercure | 0 — 5 décigr. |
| Tuthie | 1 — |

*F. s. a. une poudre très ténue et bien homogène.*

MÉLANGE MERCURIEL (Wendt).

| Oxyde rouge de mercure | 0 gr. 10 centigr. à 0 gr. 15 centigr. |
| Opium pulvérisé | 0 — 20 — |
| | à 0 — 30 — |
| Sucre blanc | 10 — |

*M. Divisez en 10 paquets. 1 à 4 paquets par jour. (Syphilis secondaire.)*

ONGUENT BRUN DE LARREY (Cod.).

| Onguent basilicum | 45 gr. |
| Précipité rouge | 3 — |

*Mêlez. Comme stimulant, et légèrement cathérétique. (Ne se conserve pas.)*

N. B. *Pour toutes ces pommades on remplace avec avantage l'axonge et le beurre par la* VASELINE *et l'oxyde* ROUGE *par le* JAUNE.

POMMADE ANTIOPHTALMIQUE DE JUNG-KENII.

| Oxyde rouge de mercure | 0 gr. 40 centigr. |
| Poudre d'opium | 0 — 30 — |
| Onguent rosat | 6 — |

AUTRE :

| Oxyde jaune de mercure | 0 gr. 20 centigr. |
| Sulfate de zinc | 0 — 50 — |
| Vaseline | 30. — |

AUTRE :

| Oxyde de mercure | 0 gr. 10 centigr. |
| Camphre | 0 — 20 — |
| Vaseline | 10 — |

*F. s. a. : en porphyrisant le camphre avec soin.*

POMMADE ANTIOPHTALMIQUE (Régent).

| Oxyde rouge de mercure | 10 gr. |
| Acétate de plomb cristallisé | 10 — |
| Camphre | 1 — |
| Beurre frais lavé à eau de roses | 180 — |

*M. et broyez sur le porphyre.*

POMMADE ANTIOPHTALMIQUE (St-Yves).

| Précipité rouge | 1 gr. |
| Oxyde de zinc | 1 — |
| Camphre | 3 — |

*M. Et incorporez dans :*

| Cire | 5 — |
| Beurre frais | 30 — |

*F. s. a. (Cad.).*

POMMADE ANTIOPHTALMIQUE (Désault).

| Oxyde rouge de mercure | 1 gr. |
| Oxyde de zinc sublimé | 1 — |
| Alun calciné | 1 — |
| Acétate de plomb | 1 — |

Deutochlorure de mer-
cure          0 gr. 15 centigr.
Pommade rosat        8 —
    *M. et broyez sur le porphyre.*

### POMMADE CATHÉRÉTIQUE (Wecker).

Oxyde rouge de mercure     2 gr.
Sous-acétate de plomb      20 —
Huile d'amandes          40 —
Axonge               120 —
    *Porphyrisez longuement. Onction légère sur les bords libres des paupières.*

### POMMADE COMPOSÉE.

Oxyde rouge de mer-
cure             0 gr. 05 centigr.
Calomel          0 — 10 —
Axonge          15 —
    *M.*

### POMMADE CONTRE LA BLÉPHARITE (Desmarres).

Précipité rouge      0 gr. 15 centigr.
Camphre          0 — 15 —
Huile d'olives       I goutte
Beurre lavé        3 gr.
    *F. s. a.*

### POMMADE CONTRE LA BLÉPHARITE CILIAIRE (Galezowski).

Précipité rouge      0 gr. 10 centigr.
Acétate de plomb cris-
tallisé          0 — 05 —
Axonge          5 —
Huile d'amandes dou-
ces            V gouttes
    *F. s. a. Une application le soir.*

### POMMADE CONTRE L'ECZÉMA PAPULEUX (Gabey).

Pommade soufrée      30 gr.
Oxyde rouge de mercure    8 —
Térébenthine de Venise    4 —
Acide sulfurique pur    XXX gouttes.
    *F. s. a. 2 onctions par jour avec gros comme une noisette.*

### POMMADE MERCURIELLE.

Bioxyde de mercure    0 gr. 25 centigr.
Onguent napolitain    2 —
Vaseline          5 —
    *On en applique 2 ou 3 fois par jour, gros comme une tête d'épingle.*

### POMMADE MERCURIELLE DE RICHTER.

Oxyde de mercure por-
phyrisé             } 1 gr.
Beurre de cacao    } ãã     3 —
Huile d'olives       }
    *M. s. a.*

### POMMADE OPHTALMIQUE (Cod. 66).

Onguent rosat        15 gr.
Précipité rouge      1 —
    *M.*

### POMMADE OPHTALMIQUE (Cunier).

Précipité rouge      0 gr. 2 décigr.
Huile de foie de morue   4 gr.
Cérat           2 —
    *Mêlez.*

### POMMADE OPHTALMIQUE (Sichel).

Axonge          2 gr.
Précipité rouge      0 — 20 centigr.
    *Mêlez. Ajoutez dans quelques cas:*
Sulfate de cadmium    0 — 1 décigr.
    *F. s. a.*

### POMMADE D'OXYDE DE MERCURE, POMMADE DE LYON (Cod.).

Oxyde *rouge* ou *jaune* de mercure             1 gr.
Vaseline          15 —

### POMMADE DE L'HÔTEL-DIEU DE LYON.

Précipité rouge      4 gr.
Cinabre          2 —
Beurre frais       250 —

### POMMADE SAINT-ANDRÉ DE BORDEAUX.

Acétate de plomb cris-
tallisé          5 gr. 20 centigr.
Chlorhydrate d'ammo-
niaque         0 — 60 —
Tuthie          0 — 30 —
Oxyde rouge de mer-
cure           5 — 20 —
Mercure lavé à l'eau
de rose        30 — 00 —
    *Porphyrisez.*

### POUDRE CAUSTIQUE (Plenck).

Oxyde rouge de mer-
cure pulvérisé    }
Alun calciné pulvérisé } ãã    10 gr.
Sabine pulvérirée      40 —
    *M. exactement.* (Dorv.)

— **PEPTONATE DE MERCURE.** — *Syn.* Peptone mercurique. Soluble eau.

**Prop. thérap.** — Antisyphilitique.

**Posol.** — *A l'int.* Quantité correspondant à 0 gr. 005 ou 0 gr. 010 milligr. de bichlorure ou de biiodure en injection hypodermique ou en pilules

PEPTONATE DE MERCURE POUR INJECTION
HYPODERMIQUE (Bamberger).

Peptone de viande              1 gr.
Eau                           50 —

*Filtrez. Ajoutez :*
Solution de sublimé au 1/500   20 —
Solution de sel marin à 20/00  16 —
Eau distillée pour faire 100 gr.   Q. s.
*Chaque centimètre cube contient*
0 gr. 01 centigr. de mercure.

SOLUTION DE PEPTONATE DE MERCURE
POUR INJECTION HYPODERMIQUE (Yvon).

1. Blanc d'œuf                 1 gr.
   Pepsine                     Q. s.
2. Biiodure de mercure         10 —
   Chlorure de sodium          25 —
*Pour 1 litre. 1 centim. cube contient*
1 *centigr. de biiodure peptonisé.*

PEPTONE MERCURIQUE AMMONIQUE POUR
INJECTION HYPODERMIQUE (Delpech).

Peptone sèche pulvérisée ⎫
Chlorhydrate d'ammo-    ⎬ āā  15 gr.
  nique                  ⎭
Bichlorure de mercure           10 —
*M.*
Prenez du mélange ci-
  dessus                         1 gr.
Eau distillée                   25 —
Glycérine                        5 —

*F. dissoudre. Filtrez.* 0 gr. 50 cen-
*tigr. d 1 gr. en injection hypoder-*
*mique : cette solution contient environ*
8 *milligr. de sublimé par cent. c.*

PILULES DE PEPTONE MERCURIQUE (Delpech).

Poudre de peptone
  mercurique                    2 gr.
Poudre d'opium              0 — 50 centigr.
  — de gaïac                    2 —
  — de guimauve                 Q. s.
*F. s. a.* 100 *pilules. Chaque pilule*
*renferme* 0 *gr.* 005 *milligr. de su-*
*blimé.*

SOLUTION DE PEPTONE MERCURIQUE
(Delpech).

Poudre de peptone mercurique   1 gr.
Eau distillée                 200 —
Glycérine                      50 —

SOLUTION POUR INJECTION HYPODERMIQUE.

Peptone                    0 gr. 30 centigr.
Chlorure d'ammo-
  nium pur                 0 — 30 —
Sublimé                    0 — 20 —
Glycérine                    5 —
Eau                         15 —
*F. s. a.* 1 *injection tous les jours*
*ou tous les 2 jours.*

— **SULFATE MERCURIQUE** (SO⁴Hg). — On emploie en médecine le sous-sulfate de bioxyde de mercure. ou *turbith minéral.*

— **TURBITH MINÉRAL.** — Peu soluble eau 12000 ; insoluble
alcool.

**Prop. thérap.** — Violent émétique et purgatif (inusité) ; antiherpétique.

**Posol.** — *A l'int.* (inusité). — *A l'ext.* 1 gr. 8 décigr. en pommade.

POMMADE ANTIDARTREUSE.

Turbith minéral                1 gr.
Huile d'amandes douces         5 —
Axonge ou vaseline            30 —
*M.*

POMMADE ANTIHERPÉTIQUE (Cullerier-
Biett).

Turbith minéral ⎫
Laudanum        ⎬ āā           1 gr.
Soufre sublimé                 2 —
Axonge                        30 —
*M. En onctions.*

POMMADE MERCURIELLE GOUDRONNÉE
(Ricord).

Cérat soufré                  30 gr.
Turbith minéral                1 —
Goudron                        4 —

POUDRE CONTRE OZÈNE.

Turbith                        1 gr.
Poudre d'azarum                6 —
*F. s. a.* 10 *prises. Us. ext.*

— **SULFURES DE MERCURE.** — Le bisulfure seul est employé.
Il se présente sous deux états : sulfure noir, ou éthiops minéral ; —
sulfure rouge, cinabre ou vermillon.
1º *Sulfure noir.* — *Syn.* Poudre hypnotique de Jacobi.
**Prop. thérap.** — Vermifuge, antiscrofuleux.
**Posol.** *A l'int.* 0 gr. 25 à 0 gr. 50 cent.

BOLS D'ANTIMOINE MERCURIELS (Cheyne).

| | | |
|---|---|---|
| Sulfure d'antimoine | āā | 1 gr. |
| Sulfure de mercure noir | | |

*M. et F. s. a. 2 bols. A prendre 1 le matin et 1 le soir.* (Bouch.)

PILULES DE KOPP (Ewald).

| | | |
|---|---|---|
| Sulfure de mercure noir | āā | 6 gr. |
| Extrait de douce-amère | | |

*F. s. a. 100 pilules.*

POUDRE MERCURIELLE (Schubarth).

| | | |
|---|---|---|
| Sulfure noir de mer-cure | āā | 4 gr. |
| Poudre de quinquina | | |
| — d'écorces d'o-ranges | | 2 — |

*F. s. a. 10 doses.*

2° *Sulfure rouge.*

**Prop. thérap.** — Excitant ou antispasmodique (peu usité) ; employé contre les affections cutanées vermineuses.

**Posol.** — *A l'int.* 0 gr. 20 à 1 gr. 50. — *A l'ext.* 4 à 30 gr. en fumigations.

CONES AU CINABRE.

| | |
|---|---|
| Cinabre | 20 gr. |
| Calomel | 0 — 50 centigr. |
| Charbon pulvérisé | 40 — |
| Benjoin | 1 — |
| Azotate de potasse pulvérisé | 20 — |
| Gomme adragante pulvérisée | 2 — |
| Eau | Q. s. |

*Divisez en 10 cônes. 5 à 7 pour une fumigation.*

EMPLATRE ROUGE CONTRE L'IMPETIGO SCROFULEUX (Vidal).

| | |
|---|---|
| Emplâtre de diachylon | 20 gr. |
| Minium | 2 — 50 centigr. |
| Cinabre | 1 — 50 |

*F. s. a.*

FUMIGATION CINABRE (F. H. P.).

| | |
|---|---|
| Cinabre | Q. v. |

*Sur des charbons ardents.*

AUTRE :

| | |
|---|---|
| Cinabre | 100 gr. |
| Encens pulvérisé | 50 — |

POMMADE CONT. ULCÈRES VARIQUEUX (Hardy).

| | |
|---|---|
| Cérat | 30 gr. |
| Minium | 2 — |
| Cinabre | 2 — |

*F. s. a.*

POMMADE ANTIPSORIQUE DE WILLAN MODIFIÉE.

| | |
|---|---|
| Carbonate de potasse | 5 gr. |
| Sulfure rouge de mercure | 5 — |
| Soufre sublimé | 10 — |
| Axonge | 50 — |
| Huile d'amandes | 10 — |
| Essence de lavande | 5 — |

*F. s. a.*

POMMADE AU SULFURE DE MERCURE.

| | |
|---|---|
| Sulfure de mercure | 1 à 2 gr. |
| Vaseline | 30 gr. |

*F. s. a.*

TROCHISQUES DE CINABRE ARSÉNICAUX (Polak).

| | |
|---|---|
| Sulfure rouge de mer-cure | 10 gr. |
| Acide arsénieux | 0 — 50 centigr. |
| Fibres d'armoise | 40 — |

*F. s. a. 8 trochisques.*

— **TANNATE DE MERCURE.**
**Prop. thérap.** — Antisyphilitique.
**Posol.** — *A l'int.* 0 gr. 20 à 0 gr. 30 centigr.

PILULES (Casanova).

| | |
|---|---|
| Tannate de mercure | 3 gr. |
| Extrait de poudre de réglisse | Q. s. |

*F. s. a. 60 pilules. 2 par jour. Après les repas.*

**MERCURIALE ANNUELLE.** — *Mercurialis annua* (Euphorbiacées). — *Syn.* Foirolle, caquenlit, Vignoble.
**Part. empl.** — Plante.
**Prop. thérap.** — Emollient, laxatif, purgatif populaire.

**Prép. pharm. et posol.** — *A l'int.* Décocté 20 pour 1000, en lavement. — Mellite 100 gr. pour 400, en lavement.

— **MERCURIALE VIVACE**. — *Mercurialis perennis* (Euphorbiacées). — *Syn.* Mercuriale des bois, ou de chien.
**Part. empl.** — Plante.
**Prop. thérap**. — Celles de la précédente, mais plus actives.

**METHYLAL** (C³H⁸O²). — *Syn.* Diméthylate de méthylène, éther diméthylaldéhydique. Soluble eau, alcool, éther, chloroforme, huiles fixes et volatiles.
**Prop. thérap.** — Hypnotique puissant, antidote de la strychnine, anesthésique.
**Prop. pharm. et posol.** — *A l'int.* 0 gr. 50 à 1 gr. — *A l'ext.* 1 gr. à 5 gr.

| LAVEMENT AU MÉTHYLAL. | | | MIXTURE OTALGIQUE. | | |
|---|---|---|---|---|---|
| Eau gommeuse | 125 | gr. | Baume tranquille | 8 | gr. |
| Méthylal | 1 | — | Méthylal | 2 | — |
| **LINIMENT.** | | | **POMMADE.** | | |
| Huile d'amandes douces | 85 | gr. | Axonge | 30 | gr. |
| Méthylal | 15 | — | Cire | 3 | — |
| | | | Méthylal | 5 | — |
| **LINIMENT.** | | | **POTION.** | | |
| Alcool à 80° | 110 | gr. | Sirop de groseille | 40 | gr. |
| Essence de lavande | 5 | — | Méthylal | 1 | — |
| Méthylal | 10 | — | Eau distillée | 110 | — |
| **MIXTURE ODONTALGIQUE.** | | | **SIROP.** | | |
| Teinture de coca | 8 | gr. | Méthylal | 1 gr..50 centigr. | |
| Méthylal | 2 | — | Sirop simple | 100 — | |

**MEZEREUM.** — V. *Daphne mezereum.*

**MIEL.** — De l'*Apis mellifera* (Hyménoptères).
**Prop. thérap.** — Emollient, rafraîchissant; à hautes doses, laxatif. C'est la base de tous les mellites.
**Prép. pharm. et posol.** — *A l'int.* Mellite, en lavements. — En suppositoires.

MELLITE SIMPLE (Codex).

4 *parties de miel pour* 1 *d'eau. On fait réduire jusqu'à* 1,27 *de densité.*

**MILLE-FEUILLE.** — *Achillea millefolium* (Synanthérées). — *Syn.* Herbe aux coupures, herbe aux charpentiers.
**Part. empl.** — Sommités fleuries.
**Prop. thérap.** — Excitant, tonique, vulnéraire, emménagogue, antihémorrhoïdal.
**Prép. pharm. et posol.** — *A l'int.* Infusé, 20 pour 1000.

**MILLEPERTUIS.** — *Hypericum perforatum* (Hypéricacées). — *Syn.* Chasse-diable, Trascalan.
**Part. empl.** — Sommités fleuries.
**Prop. thérap.** — Excitant, anthelmintique, vulnéraire.
**Prép. pharm. et posol.** — *A l'int.* Infusé, 20 pour 1000. — *A l'ext.* Huile; entre dans la compostion du Baume du commandeur.

**MINIUM.** — V. *Plomb.*

**MOELLE DE BŒUF** — Graisse solide contenue dans la cavité des os du *Bos Taurus* (Ruminants).
**Prop. thérap.** — Sert à la confection de différentes pommades, cosmétiques.

**MOLÈNE.** — *Verbascum thapsus* (Scrofulariées). — *Syn.* Bouillon blanc, cierge Notre-Dame, fleur du grand chandelier, herbe de Saint-Fiacre.
**Part. empl.** — Fleurs, feuilles.
**Prop. thérap.** — Adoucissant et pectoral.
**Prép. pharm. et posol.** — *A l'int.* Infusé de fleurs, 20 pour 1000. — *A l'ext.* Feuilles en cataplasmes.

**MONESIA.** — *Chrysophyllum glycyflœum* (Sapotacées).
**Part. empl.** — Ecorce.
**Princ. act.** — Monésine, acide tannique.
**Prop. thérap.** — Astringent, stomachique, préconisé contre les diarrhées, l'hémoptysie, la métrorrhagie, contre les ulcères cutanés, les hémorrhoïdes, les fissures à l'anus.
**Prép. pharm. et posol.** — *A l'int.* Extrait, 0 gr. 50 centigr. à 4 gr. — Monésine, 0 gr. 03 centigr. — *A l'ext.* Extrait, en poudre, en pommade. — Monésine, en applications.

PILULES DE MONESIA.

| | |
|---|---|
| Extrait de monesia | 5 gr. |

*F. s. a. 25 pilules contenant 0 gr. 20 centigr. d'extrait. 5 à 10 par jour.*

POMMADE DE MONESIA.

| | |
|---|---|
| Extrait de monesia | 5 gr. |
| Glycérine | 5 — |
| Axonge | 35 — |

*F. s. a.*

POTION ASTRINGENTE.

| | | |
|---|---|---|
| Extrait de monesia | ãã | 2 gr. |
| — de ratanhia | | |
| Sous-nitrate de bismuth | 2 gr. à | 4 — |
| Elixir paregorique | | 10 — |
| Sirop de gomme | | 80 — |
| Eau de tilleul | | 120 — |

SIROP DE MONESIA.

| | |
|---|---|
| Extrait de monesia | 25 gr. |
| Sirop simple | 1000 — |

*F. s. a. 0,50 par cuillerée. 1 à 2 cuillerées par jour.*

**MORELLE.** — *Solanum nigrum* (Solanées). — *Syn.* Crève-chien, raisin de loup.
**Part. empl.** — Plante.
**Princ. act.** — Solanine.
**Prop. thérap.** — Narcotique, émollient, sédatif.
**Prép. pharm. et posol.** — *A l'int.* (Inusité.) — *A l'ext.* Décocté 50 pour 1000, en injections. — Huile (peu usité).

FOMENTATION AVEC LA MORELLE ET LE PAVOT (H. P.).

| | |
|---|---|
| Feuilles sèches de morelle | 15 gr. |
| Capsules de pavot | 15 — |
| Eau bouillante | 1000 — |

*F. infuser 1 heure. Passez, exprimez.*

INJECTION DE FEUILLES DE MORELLE.

| | |
|---|---|
| Feuilles sèches de morelle | 1 gr. |
| Eau bouillante | 20 — |

*F. infuser 1 heure. Passez, exprimez.*

**MORPHINE.** — V. *Opium.*

# MOUSSE DE CORSE. — *Gigartina helminthocorton* (Algues).

**Part. empl.** — Plante.

**Prop. thérap.** — Vermifuge.

**Prép. pharm. et posol.** — *A l'int.* Décoction, 5 à 20 gr. — Gelée 20 à 60 gr. — Poudre, 1 à 10 gr. — Sirop, 20 à 60 gr.

### APOZÈME VERMIFUGE.

| | | |
|---|---|---|
| Mousse de Corse | | |
| Absinthe | ãã | 5 gr. |
| Ecorces de grenades | | |
| Eau bouillante | 300 — | |

*Passez ; ajoutez :*

Sirop d'écorces d'oranges amères 50 —

*En 2 fois le matin à jeun.*

### LAVEMENT VERMIFUGE.

| | |
|---|---|
| Mousse de Corse | 15 gr. |
| Semen contra | 10 — |
| Eau | 200 — |

*F. bouillir 10 minutes.*

### POTION VERMIFUGE (F. H. M.)

| | |
|---|---|
| Mousse de Corse | 30 gr. |
| Sirop simple | 30 — |
| Eau bouillante | Q. s. p. 100 — |

*F. infuser 1 heure, passez, exprimez, ajoutez le sirop. A prendre en 2 ou 3 fois.*

### SIROP DE MOUSSE DE CORSE (Cod.).

20 à 60 gr.

### SIROP VERMIFUGE (Boullay).

| | |
|---|---|
| Mousse de Corse | 160 gr. |
| Eau | 1000 — |

*F. bouillir jusqu'à réduction de moitié; ajoutez :*

| | | |
|---|---|---|
| Calamus aromaticus | | |
| Angélique | ãã | 30 gr. |
| Séné | | |

*F. infuser; ajoutez :*

| | |
|---|---|
| Sucre | 1000 — |

*1 cuillerée à bouche pendant 3 jours pour les enfants de 2 à 4 ans.*

# MOUSSENA. — *Albizzia anthelminthica* (Légumineuses). — Mimosées.

**Part. empl.** — Ecorce, succédané du Cousso, inusité.

# MOUTARDES. — 2 variétés. — M. blanche. — M. noire

## — 1° MOUTARDE BLANCHE. — *Sinapis alba* (Crucifères). — *Syn.* Moutarde anglaise.

**Part. empl.** — Semences.

**Princ. act.** — Sinapisine.

**Prop. thérap.** — Laxatif.

**Posol.** — *A l'int.* Une demi-cuillerée à bouche à chaque repas.

## — 2° MOUTARDE NOIRE. — *Sinapis nigra* (Crucifères). —

**Part. empl.** — Semences.

**Princ .act.** — Huile volatile.

**Prop. thérap.** — Excitant, antiscorbutique, rubéfiant, révulsif.

**Prép. pharm. et posol.** — *A l'int.* Poudre (farine) 2 à 10 gr. — *A l'ext.* Essence de moutarde, quelques gouttes. — Poudre (farine) 125 pour un sinapisme ou un pédiluve.

**Incompat.** — Chaleur supérieure à 40°, alcalis, acides, alcools.

### BAIN SINAPISÉ (F. H. P.).

| | |
|---|---|
| Farine de moutarde | 1000 gr. |
| Eau tiède | Q. s. |

*Placez la farine dans un linge.*

### CATAPLASME SINAPISÉ.

*Cataplasme de farine de lin saupoudré avec de la farine de moutarde.*

### ÉPTHÈME RUBÉFIANT (Faure).

| | |
|---|---|
| Essence de moutarde | 20 gr. |
| Alcool à 30° | 300 — |

*Imbibez un morceau de flanelle et appliquez sur la partie douloureuse.* (Bouch.)

GARGARISME SINAPISÉ.

| | |
|---|---|
| Essence de moutarde | II à V gouttes. |
| Sirop de vinaigre | 30 gr. |
| Eau chaude | 200 — |

*Filtrez. 7 à 8 gargarismes par jour.*

LINIMENT RÉVULSIF.

| | |
|---|---|
| Essence de moutarde | 2 gr. |
| Alcoolat de fioravanti | 100 — |

*En frictions.*

PÉDILUVE SINAPISÉ (F. H. P. et Cod.).

| | |
|---|---|
| Farine de moutarde | 150 gr. |
| Eau à 40° | 6000 — |

*F. s. a.*

SINAPISME (Codex).

*200 gr. de farine de moutarde pour 1 sinapisme.*

SINAPISME EN FEUILLES.

*Papier saupoudré de farine de moutarde préalablement privée d'huile grasse.*

TEINTURE D'ESSENCE DE MOUTARDE
(Ph. Germ.).

| | |
|---|---|
| Essence de moutarde | 1 gr. |
| Alcool à 85° c. | 49 — |

*M. Inusité en France.*

TISANE DE MOUTARDE.

| | |
|---|---|
| Graine de moutarde noire contusée | 10 gr. |

*Faites macérer une heure dans :*

| | |
|---|---|
| Eau | 1000 — |

*Passez. A prendre par verres dans la journée.*

VIN DE MOUTARDE (Thilenius).

| | |
|---|---|
| Semences de moutarde contusées | 30 gr. |
| Vin blanc | 400 — |

*F. macérer 5 jours et ajoutez :*

| | |
|---|---|
| Sirop antiscorbutique | 50 — |

VINAIGRE DE MOUTARDE (Beral).

| | |
|---|---|
| Semences de moutarde contusées | 10 gr. |
| Vinaigre | 20 — |

*Distillez après 8 jours de macération.*

**MUGUET.** — *Convallaria maïalis* (Liliacées).
**Part. empl.** — Fleurs et plante entière.
**Princ. act.** — Convallarine, convallamarine.
**Prop. thérap.** — Sternutatoire, légèrement purgatif. — Contre affection cardiaque.
**Prép. pharm. et posol.** — *A l'int.* Extrait aqueux 1 à 3 gr. — Extrait avec le suc, 1 à 3 gr. — Poudre 2 à 10 gr. — Tisane 10 à 20 gr. par jour.

PILULES.

| | |
|---|---|
| Extrait de muguet | 10 gr. |
| Poudre de muguet | Q. s. |

*Pour 100 pilules contenant chacune 0 gr. 10 centigr. d'extrait.*

SIROP.

| | |
|---|---|
| Extrait de muguet | 10 gr. |
| Sirop d'écorces d'oranges amères | 200 — |
| Sirop diacode | 30 — |

*Environ 1 gr. d'extrait par cuillerée à bouche.*

— **CONVALLAMARINE.** — On l'administre en pilules ou en solution alcoolique. Dose de 1 à 5 centigr. et jusque 10 chez l'adulte.

**MURIATIQUE** (acide). — V. *Chlorhydrique* (acide).

**MURIER NOIR.** — *Morus nigra* (Morées).
**Part. empl.** — Fruit, écorce.
**Prop. thérap.** — Suc acidule et légèrement astringent, l'écorce de la racine passe pour tænifuge.
**Prép. pharm. et posol.** — *A l'ext.* Sirop en gargarismes.

**MUSC.** — Du chevrotin porte-musc. *Moschus moschiferus* (Ruminants).
**Prop. thérap.** — Stimulant diffusible, antispasmodique puissant.
**Prép. pharm. et posol.** — *A l'int.* Musc, 0 gr. 05 cent., à 4 gr. — Teinture alcoolique, 6 à 10 gr. — Teinture éthérée, 1 à 4 gr.

**Incompat.** — Amandes amères, eau de tilleul, de laurier-cerise, préparations prussiques, farine et essence de moutarde, soufre doré d'antimoine, kermès.

LAVEMENT AU MUSC.

| | |
|---|---|
| Racine de guimauve | 4 gr. |
| Eau commune | Q. s. |

*Pour 200 gr. de décocté.*

Musc        0 gr. 50 centigr. à 2 gr.
Jaune d'œuf nº 1.
*F. s. a.*

LAVEMENT AU MUSC ET CHLORAL.

| | |
|---|---|
| Musc | 1 gr. à 2 gr. |
| Jaune d'œuf nº 1. | |
| Décoction de guimauve | 200 gr. |

*F. s. a. Ajoutez :*

| | |
|---|---|
| Hydrate de chloral | 2 gr. à 4 — |

LAVEMENT MUSQUÉ CAMPHRÉ.

| | |
|---|---|
| Musc  } āā | 1 gr. |
| Camphre } | |

*Délayez dans :*
Jaune d'œuf nº 1.
*Ajoutez :*

| | |
|---|---|
| Décoction de lin | 250 — |

PILULES ANTISPASMODIQUES.

| | |
|---|---|
| Musc } | |
| Extrait de valé- } riane } | 0 gr. 10 centigr. |
| Extrait d'opium | 0 — 05 — |

*M. Pour 1 pilule. 1 à 2.*

PILULES MUSQUÉES CAMPHRÉES.

| | |
|---|---|
| Musc | 1 gr. |
| Camphre | 0 — 50 centigr. |
| Extrait de quinquina | Q. s. |

*M. Pour 10 pilule. 1 à 10.*

POTION AU MUSC.

| | |
|---|---|
| Musc        0 gr. 50 centigr. à 2 gr. | |
| Carbonate d'ammoniaque | 3 — |

| | |
|---|---|
| Gomme arabique | 5 gr. |
| Eau de cannelle | 150 — |
| Sirop d'écorces d'orang. amères | 50 — |

*F. s. a. M. 1 cuillerée à bouche toutes les heures.*

POTION MUSQUÉE (Guibourt).

| | |
|---|---|
| Infusé de valériane | 90 gr. |
| Musc | 1 à 4 — |
| Sirop de fleurs d'oranger | 30 — |

*M. 1 cuillerée à bouche toutes les heures.*

POTION MUSQUÉE (Ph. Esp.)

| | |
|---|---|
| Fleurs d'oranger } āā 1 gr. | |
| Safran incisé } | |
| Eau bouillante | 145 — |
| Sirop simple | 45 — |
| Musc | 0 — 30 centigr. |
| Carbonate d'ammonia- que | 0 — 15 |

*F. infuser les fleurs d'oranger et le safran dans l'eau; filtrez; triturez le musc et le carbonate d'ammonia- que. Ajoutez peu à peu le sirop en triturant. M. Par cuillerées à bouche.*

POTION MUSQUÉE CAMPHRÉE (Ewald).

| | |
|---|---|
| Musc | 0 gr. 50 centigr. |
| Camphre | 1 — |
| Gomme arabique | 3 — |
| Eau distillée de menthe | 100 — |
| Sirop de gingembre | 25 — |

POUDRE MUSC ET VALÉRIANE.

| | |
|---|---|
| Musc pulvérisé | 1 gr. |
| Valériane pulvérisée | 1 — |
| Opium | 0 — 15 centigr. |

*Divisez en 20 paquets. 2 à 10 pa- quets par jour.*

## MUSCADE et MACIS. — *Myristica moschata* (Myristicées).

**Part. empl.** — Semences, dont l'arille porte le nom de macis.
**Princ. act.** — Huile grasse aromatique (beurre de muscade).
**Prop. thérap.** — Tonique, excitant aromatique; employé surtout comme condiment.
**Prép. pharm. et posol.** — *A l'int.* Poudre, 0 gr. 20 cent., à 4 gr.
— *A l'ext.* Beurre de muscade, en frictions.

CÉRAT DE MUSCADE (Ph. Germ.).

| | |
|---|---|
| Cire jaune | 1 gr. |
| Huile d'olive | 2 — |
| Beurre de muscade | 6 — |

*F. fondre; coulez dans des capsules de papier. En onctions.*

LINIMENT DE ROSEN (Codex).

| | |
|---|---|
| Beurre de muscade } āā 5 gr. | |
| Essence de girofles } | |
| Alcoolat de genièvre | 90 — |

*Agitez.*

## MYRRHE. — Gomme résine du *Balsamodendron myrrha* et du *Balsamodendron Erhembergianum* (Térébinthacées).

**Prop. thérap.** — Excitant, tonique, emménagogue, entre dans la composition du baume de Fioravanti.

**Prép. pharm. et posol.** — *A l'int.* Poudre, 0 gr. 50 cent. à 4 gr. — Teinture, 2 à 8 gr. — *A l'ext.* Poudre, Q. v. — Teinture, en collutoire.

### COLLUTOIRE A LA MYRRHE TONIQUE ET ANTISEPTIQUE.

| | |
|---|---|
| Eau de chaux | 45 gr. |
| Teinture de myrrhe | 8 — |
| Miel rosat | 8 — |
| M. | |

### EAU DE CHAUX A LA MYRRHE (Delioux).

| | |
|---|---|
| Myrrhe pulvérisée | 2 gr. |
| Eau de chaux | 100 — |

*F. digérer 8 jours. Filtrez.*

### GARGARISME ANTISCORBUTIQUE.

| | |
|---|---|
| Décoction de quinquina | 125 gr. |
| Suc de citron | 25 — |
| Teinture de myrrhe | 5 — |
| Miel rosat | 45 — |

*F. s. a.*

### GARGARISME ANTISCORBUTIQUE.

| | |
|---|---|
| Teinture de myrrhe | 8 gr. |
| — antiscorbutique | 20 — |
| Décoction d'érysimum | 180 — |

### GARGARISME CONTRE LES APHTHES.

| | |
|---|---|
| Teinture de myrrhe | 20 gr. |
| — d'opium camphrée | 5 — |
| Miel rosat | 30 — |
| Décoction d'orge | 150 — |
| M. | |

### GARGARISME DÉTERSIF (Ewald).

| | |
|---|---|
| Teinture de myrrhe | 8 gr. |
| Acide sulfurique dilué | 20 — |
| Infusé de sauge | 200 — |

*F. s. a.*

### INJECTION A LA MYRRHE.

| | |
|---|---|
| Cachou pulvérisé | 5 gr. |
| Myrrhe id. | 5 — |
| Eau de chaux | 200 — |

*Filtrez après trituration.*

### LOTION BALSAMIQUE A LA MYRRHE (Kirkland).

| | | |
|---|---|---|
| Teinture de myrrhe | } āā | 60 gr. |
| Eau de chaux | | |
| M. | | |

### PILULES ANTIASTHMATIQUES.

| | |
|---|---|
| Extrait de suc de belladone | 1 gr. |
| Myrrhe pulvérisée | 2 — |
| Ipéca | 2 — |

*F. s. a. 36 pilules. 3 par jour.*

### LILULES ANTICATARRHALES (Ewald).

| | |
|---|---|
| Myrrhe | 10 gr. |
| Kermès | 1 — |
| Poudre de scille | 2 — |
| Extrait douce-amère | Q. s. |

*Pour 100 pilules. 2 à 6 par jour.*

### PILULES ANTICHLOROTIQUES, EMMÉNAGOGUES (Oesterlen).

| | | |
|---|---|---|
| Myrrhe | | |
| Aloès | } āā | 4 gr. |
| Fer réduit | | |
| Extrait de valériane | | Q. s. |

*Pour 100 pilules. 4 à 6 par jour.*

### PILULES STOMACHIQUES (Tronchin).

| | |
|---|---|
| Myrrhe | 10 gr. |
| Extrait de petite centaurée | 5 — |
| Baume du Pérou | 2 — |

*F. s. a. des pilules de 0 gr. 15 centigr. 8 à 12 par jour.*

### POUDRE CONTRE ULCÈRES CANCÉREUX (Hôp. anglais).

| | | |
|---|---|---|
| Myrrhe pulvérisée | } āā | P. E. |
| Calamine pulvérisée | | |
| M. | | |

### POUDRE CONTRE ULCÈRES CANCÉREUX (Rust.).

| | | |
|---|---|---|
| Camphre | } āā | 8 gr. |
| Myrrhe | | |
| Poudre de quinquina jaune | | 16 — |
| Charbon végétal | | 32 — |

*F. s. a. (Bouch.)*

### TEINTURE ANTISCORBUTIQUE (Copland).

| | |
|---|---|
| Cachou | 25 gr. |
| Myrrhe | 15 — |
| Quinquina gris | 8 — |
| Baume du Pérou | 6 — |
| Alcoolat de raifort | 45 — |
| Esprit-de-vin rectifié | 300 — |

*F. macérer dans l'esprit-de-vin pendant 15 jours. Ajoutez l'alcoolat. Filtrez, puis étendez d'eau.*

### TEINTURE BALSAMIQUE (Codex).

*Baume du commandeur de Permes.*

### VIN ANTIGASTRALGIQUE (Delioux).

| | |
|---|---|
| Myrrhe | 20 gr. |
| Écorce d'oranges amères | 15 — |
| Vin de Grenache | 1 litre |

*2 cuillerées à bouche 2 fois par jour.*

## MYRTILLE. — V. *Airelle.*

# N

**NAPELLINE.** — Alcaloïde extrait de l'aconit napel. Soluble.

**Prop. thérap.** — Propriétés de l'aconitine cristallisée, mais moins marquées ; en plus action hypnotique assez intense (Laborde, Baudin).

**Posol.** — A l'int. 1 pour 100 en injection hypodermique. Dose jusqu'à 0 gr. 040 milligr. en 24 heures.

SOLUTION POUR INJECTION HYPODERMIQUE.

| | |
|---|---|
| Napelline | 0 gr. 05 centigr. |
| Eau distillée | 5 — |

Substance dont l'action est encore peu connue et qui demande à être employée avec la plus grande réserve.

**NAPHTALINE.** — Insoluble eau froide, soluble alcool, éther, huiles grasses et essentielles, acides acétique, oxalique, chlorhydrique.

**Prop. thérap.** — Désinfectant dans les maladies intestinales (Rossbach) ; expectorant (Bouchardat) ; employée contre le psoriasis.

**Posol.** — A l'int. 0 gr. 50 à 5 gr. — A l'ext. 2 pour 30 en pommade.

| POMMADE CONTRE PSORIASIS (Emery). | | POUDRE (Rossbach). | |
|---|---|---|---|
| Naptaline | 2 gr. | Naphtaline purifiée | 5 gr. |
| Axonge | 30 — | Sucre blanc | 5 — |
| | | Essence de bergamote | 1 goutte |
| | | *Divisez en 20 paquets. 5 à 20 par jour.* | |

**NARCÉINE.** — V. *Opium.*

**NARCISSE DES PRÉS.** — *Narcissus pseudo-narcissus* (Narcissées).

**Part. empl.** — Bulbes, fleurs.

**Princ. act.** — Narcitine, vomitif.

**Prop. thérap.** — Les bulbes passent pour purgatifs et émétiques, et les fleurs pour antispasmodiques. Inusité.

**NÉNUPHAR.** — V. *Nymphæa.*

**NÉROLI** ou **ESSENCE DE NÉROLI.** — V. *Oranger amer.*

**NERPRUN.** — *Rhamnus catharticus* (Rhamnées). — *Syn.* Bourguépine.

**Part. empl.** — Baies, écorce.

**Prop. thérap.** — Purgatif hydragogue.

14

**Prép. pharm. et posol.** — *A l'int.* Baies, 20 à 30 gr. — Sirop, 40 à 50 gr.

##### MIXTURE PURGATIVE.

| | |
|---|---|
| Eau-de-vie allemande | 10 gr. à 20 gr. |
| Sirop de nerprun | 20 — à 40 — |

*A prendre dans une tasse de thé.*

##### POTION PURGATIVE.

| | |
|---|---|
| Feuilles de séné | 10 gr. |
| Sulfate de soude cristallisé | 15 — |
| Sirop de nerprun | 30 — |

| | |
|---|---|
| Eau bouillante | 110 gr. |

*F. s. a. A prendre en 1 ou 2 fois.*

##### POTION PURGATIVE (Besley).

| | | |
|---|---|---|
| Sirop de nerprun | | 15 gr. |
| Teinture de séné | ãã | 4 — |
| — de rhubarbe | | |
| Eau distillée d'aneth | | 15 — |

*M. A prendre en 1 fois.*

## NICOTIANE. — *Nicotiana tabacum* (Solanacées). — *Syn.* Tabac.

**Part. empl.** — Feuilles.

**Princ. act.** — Nicotine.

**Prop. thérap.** — Narcotique, irritant, purgatif; employé en lavement contre les ascarides; conseillé contre la teigne, la gale.

**Prép. pharm. et posol.** — *A l'int.* Infusion, jusqu'à 1 gr. pour 100, en lavements. Très rarement jusqu'à 5 pour 100. — Poudre, 0 gr. 05 cent. à 0 gr. 10 cent. — *A l'ext.* Décoction, 10 pour 1000 en lotions.

##### FOMENTATION DE TABAC (H. M.).

| | |
|---|---|
| Feuilles de nicotiane | 60 gr. |
| Eau commune | 500 — |

*F. bouillir En applications contre la gale.*

##### LAVEMENT DE TABAC (Abercrombie).

| | |
|---|---|
| Feuilles sèches de tabac | 1 à 5 gr. |
| Eau bouillante | 250 — |

*F. infuser.*

##### LAVEMENT CONTRE ÉTRANGLEMENTS HERNIAIRES (Ewald).

| | | |
|---|---|---|
| Feuilles de tabac | | 2 gr. |
| Valériane | | |
| Séné | ãã | 4 — |

*F. infuser dans :*

| | |
|---|---|
| Eau bouillante | 100 — |

*et ajoutez :*

| | | |
|---|---|---|
| Huile de camomille | ãã | 25 — |
| Vinaigre | | |
| Jaune d'œuf | | n° 1 |

##### LOTION CONTRE LA TEIGNE (Wenzel).

| | |
|---|---|
| Tabac | 4 gr. |
| Ciguë | 2 — |

*F. infuser dans :*

| | |
|---|---|
| Eau bouillante | 250 — |

##### POMMADE ANTINÉVRALGIQUE (Chippendale).

| | |
|---|---|
| Extrait de nicotiane | 4 gr. |
| Cérat simple | 28 — |

*M. Frictions matin et soir.*

##### PAQUETS CONTRE LA COQUELUCHE (Woisheim).

| | |
|---|---|
| Extrait de nicotiane | 0 gr. 10 centigr. |
| | à 0 — 50 — |
| Oléo-saccharure de fenouil | 5 — |

*F. s. a. 20 doses; 4 à 6 par jour.*

##### POTION CONTRE PARALYSIE (Fischer).

| | |
|---|---|
| Racine d'angélique | 10 gr. |
| Feuilles de nicotiane | 5 — |
| Réglisse | 15 — |
| Eau bouillante | 250 — |

*F. infuser. 1 cuillerée d bouche toutes les 1/2 heures.* (Bouch.)

##### TEINTURE ALCOOLIQUE DE TABAC.

| | |
|---|---|
| Feuilles de tabac | 100 gr. |
| Alcool à 60° | 500 — |

##### TEINTURE ÉTHÉRÉE DE TABAC.

| | |
|---|---|
| Feuilles de tabac | 100 gr. |
| Ether à 76° | 300 — |

## NICOTINE.

**Prop. thérap.** — Vantée contre le tétanos, employée contre la paralysie de la vessie.

**Prép. pharm. et posol.** — *A l'int.* I à III gouttes. — *A l'ext.* 0 gr. 60 cent. pour 300 en injections.

| INJECTION DE NICOTINE (Pavési). | |
|---|---|
| Nicotine | 0 gr. 60 cent. |
| Eau distillée | 300 — |
| Mucilage | 30 — |
| 15 gr. puis 30 gr. par jour. | |

| TEINTURE DE NICOTINE (Gowe). | |
|---|---|
| Nicotine | 1 gr. |
| Alcool faible | 50 — |
| *En compresses.* | |

## NITRATES. — V. A *Acide azotique* ou aux *bases.*

## NITRE. — V. *Potasse* (nitrate ou azotate de).

## NITRITE D'AMYLE (Az0²C⁵H¹¹). *Syn.* Éther amylni-

treux.

**Prop. thérap.** — Accélère les battements du cœur, congestionne la face, le cerveau, utile dans les syncopes et les affections cardiaques qui produisent l'anémie cérébrale.

**Posol.** — A *l'int.* Quelques gouttes en inhalations. — On conserve dans de petites ampoules scellées à la lampe.

## NITRITE DE SODIUM.

**Prop. thérap.** — Antiasthmatique.
**Posol.** — A *l'int.* 0 gr. 10 à 0 gr. 30 centigr.

POTION AU NITRITE DE SODIUM (Huchard).

| Nitrite de sodium | 1 gr. |
|---|---|
| Eau distillée | 100 — |
| Sirop d'écorces d'oranges | 25 — |

*F. dissoudre. M.* 1 d 2 cuillerées d bouche par jour.

## NOISETIER. — *Corylus avellana* (Cupulifères).

**Part. empl.** — Huile exprimée de la graine.
**Prop. thérap.** — L'huile peut remplacer l'huile d'amandes douces.

## NOIX DE GALLE. — Excroissance produite sur le *Quercus*

*Lusitania* (Amentacées), par suite de la piqûre du *Cynips gallæ tinctoriæ,* insecte hyménoptère.

**Princ. act.** — Tannin, acide gallique.
**Prop. thérap.** — Astringent, antidote de l'émétique et des poisons végétaux à alcaloïdes.

**Prép. pharm. et posol.** — A *l'int.* Extrait, 0 gr. 20 centigr. à 1 gr. — Poudre, 0 gr. 50 cent. à 2 gr. — A *l'ext.* Décocté, 20 p. 1000. — Poudre, 2 pour 20 en pommade. — Teinture, en injections et lavements.

**Incompat.** — Alcalis, carbonates, sels métalliques, surtout ceux de fer et d'antimoine, albumine, gélatine, émulsions, etc.

GARGARISME ASTRINGENT.

| Noix de galle concassée | 5 gr. |
|---|---|
| Eau | 250 — |

*F. bouillir* 20 *minutes. Passez ;* ajoutez :

| Miel rosat | 50 — |
|---|---|

POMMADE ANTIHÉMORRHOÏDALE ASTRIN-GENTE.

| Poudre de noix de galle | 5 gr. |
|---|---|
| Extrait de ratanhia | 2 — |
| Axonge | 40 — |
| M. | |

POMMADE ANTIHÉMORRHOÏDALE.

| Poudre de noix de galle | 10 gr. |
|---|---|
| Camphre | 5 — |
| Onguent populeum | 40 — |
| Extrait d'opium | 0 gr. 50 centigr. |

*F. s. a. frictions légères. Soir et* matin.

POMMADE ASTRINGENTE CONTRE HÉMOR-RHOÏDES.

| Noix de galle finement pulvérisée | 5 gr. |
|---|---|

Axonge benzoïnée ............ 32 gr.
M.

#### POMMADE CONTRE LA TEIGNE.

Noix de galle pulvé-
risée ............ 4 gr.
Sulfate de cuivre ...... 1 — 25 centig.
Axonge ............ 100 —

*F. fondre le sulfate de cuivre dans un peu d'eau; et M. avec l'axonge et la noix de galle.*

#### POMMADE VIRGINALE A LA COMTESSE.

Sulfate de zinc ............ 40 gr.
Noix de galle ............ 20 —
Noix de cyprès ⎫ āā ...... 20 —
Ecorce de grenades ⎭

Feuilles de myrrhe ⎫ āā ...... 30 gr.
Sumac ............ ⎭
Onguent rosat ............ 400 —

*Dorvault supprime le sulfate de zinc.*

#### TEINTURE DE NOIX DE GALLE COMPOSÉE (Lepère).

Noix de galle ............ 60 gr.
Eau ............ 200 —

*F. bouillir jusqu'à réduction à 100. Passez, ajoutez:*

Alcool à 85° c. ............ 100 gr.
Alcoolat de citrons composé ...... 12 —

*M. étendre de 8 à 10 fois son volume d'eau pour lotions, injections (etc).*

## NOIX VOMIQUE. — Semence du *Strychnos nux vomica* (Loganiacées).

**Part. empl.** — Semence, écorce.

**Princ. act.** — Brucine, strychnine.

**Prop. thérap.** — Mêmes propriétés que la brucine et la strychnine (voir ci-dessous), employée dans le traitement des paralysies ne dépendant pas de lésions organiques, et des gastralgies chroniques.

**Prép. pharm. et posol.** — *A l'int.* Extrait alcoolique, 0 gr. 02 cent. à 0 gr. 10 cent. — Poudre, 0 gr. 025 milligr. à 0 gr. 20 cent. — Teinture, 0 gr. 50 cent. à 2 gr. — *A l'ext.* Teinture en frictions.

#### GOUTTES AMÈRES DE BAUMÉ (Cod.).

*I à VIII gouttes dans un verre de tisane amère.*

#### GOUTTES ANTIDIARRHÉIQUES (Ewald).

Teinture de noix vomique ...... 3 gr.
— de rhubarbe ...... 15 —
Laudanum de Sydenham ...... 2 —
*M. X à XXX gouttes.*

#### GOUTTES ANTIGASTRALGIQUES (Niemeyer).

Teinture de noix vomique ...... 4 gr.
— de castoreum ...... 4 —
*M. XII gouttes dans une 1/2 tasse d'infusion de valériane.*

#### LINIMENT CONTRE PARALYSIE.

Baume de Fioravanti ...... 100 gr.
Teinture de noix vomique ...... 100 —
Ammoniaque ............ 10 —
*F. s. a.*

#### PAQUETS ANTIGASTRALGIQUES (Vogt).

Extrait de noix ⎫
vomique ⎪ āā 0 gr. 30 centigr.
Sous-nitrate de ⎬
bismuth ⎭
Carbonate de magnésie 2 —
Sucre pulvérisé 6 —
*Pour 10 paquets. 2 par jour.*

#### PILULES CONTRE INAPPÉTENCE (Fonssagrives).

Extrait alcoolique de
noix vomique ...... 0 gr. 20 centigr.
Extrait de gentiane 2 —
Poudre de gentiane Q. s.

*F. s. a. 20 pilules. 1 avant chaque repas.*

#### PILULES CONTRE INCONTINENCE D'URINE (Grisolle).

Extrait de noix vo-
mique ...... 0 gr. 20 centigr.
Oxyde noir de fer 3 —
Poudre de quassia 3 —
Sirop d'absinthe Q. s.

*F. s. a. 20 pilules. 1 à 3 par jour.*

#### PILULES CONTRE MÉNORRHAGIE (Raciborski).

Extrait alcoolique de
noix vomique ...... 0 gr. 75 centigr.
Fer réduit par l'hy-
drogène ...... 4 —
Mucilage de gomme
arabique ...... Q. s.

*F. s. a. 60 pilules. 2 à 4 matin et soir.*

#### POTION ANTIGASTRALGIQUE.

Teinture de noix vomique XX gouttes

Carbonate de magnésie ... 2 gr.
Sirop de fleurs d'oranger 20 —
Eau de tilleul 80 —

*F. s. a.*

POTION CONTRE L'ANOREXIE (Fonssagrives).

Extrait de quinquina 2 gr.
Teinture alcoolique de noix
vomique V gouttes
Vin de Bordeaux 250 gr.
Sirop d'écorces d'oranges
amères 50 —

*F. dissoudre. A prendre en 3 ou 4
fois avant les repas.*

POUDRE ANTIDYSPEPTIQUE (Trastour).

Poudre de noix vomique 1 à 3 gr.
— de quassia 2 —

Carbonate de chaux 2 gr.
*M. et F. 20 paquets. 1 à 2 par jour.*
(Bouch.)

POUDRE CONTRE LA DYSPEPSIE (Hérard).

Noix vomique pulvérisée 1 gr.
Rhubarbe pulvérisée 4 —
Carbonate de chaux préparé 3 —
Oléo-saccharure de menthe 4 —
*M. et divisez en 20 paquets. 1 avant
chaque repas.*

POUDRE DIGESTIVE.

Poudre de noix vomi-
que 1 gr.
Poudre d'yeux d'écre-
visses 5 —
Poudre de codéine 0 — 25 centigr.
*M. et F. 30 paquets. 3 par jour. Un
quart d'heure avant le repas.*

— **BRUCINE** ($C^{23}H^{26}Az^2O^4 + 4H^2O$). Soluble 850 parties eau
froide, très soluble alcool, insoluble éther.
**Prop thérap.** — Comme la strychnine. (V. ci-dessous.)
**Prép. pharm. et posol.** — Comme la strychnine (peu usitée).
**Incompat.** — Les mêmes que la strychnine.

— **STRYCHNINE** ($C^{21}H^{22}Az^2O^2$). Soluble dans 700 parties d'eau
froide, 106 d'alcool à 95°, 165 de benzine; très soluble chloroforme,
presque insoluble éther.
**Prop. thérap.** — Médicament tétanique, employé contre les paralysies ne dépendant pas de lésions organiques; excitant de l'estomac.
**Prép. pharm. et posol.** — A l'int. 0 gr. 005 à 025 milligr. —
Granules contenant *un* milligr. — A l'ext. 0,10 pour 30 d'eau en collyre.
— 1 pour 30 en pommade.
**Incompat.** — Ceux des alcaloïdes.

COLLYRE D'HENDERSON (Foy).

Strychnine 0 gr. 10 centigr.
Acide acétique dilué 4 —
Eau distillée 32 —
*F. s. a.*

GRANULES DE STRYCHNINE (Codex).

*Chaque gradule renferme 0 gr.
001 milligr. de strychnine. 1 à 10
avant chaque repas.*

HUILE STRYCHNINÉE.

Huile d'olive 100 gr.
Strychnine 0 — 10 centigr.
*M. frictions.*

LINIMENT STIMULANT (Neligan).

Strychnine 1 gr.
Huile d'olive 25 —
*F. dissoudre. XII gouttes en fric-
tions 3 ou 4 fois par jour.*

LINIMENT STRYCHNINÉ DE FURNARI
(Bouch.).

Huile d'olive 120 gr.
Ammoniaque liquide 8 —
Baume de Fioravanti 15 —
Strychnine 0 — 30 centigr.
*F. s. a. En frictions sur les tempes*

PILULES ANTICHLOROTIQUES.

Tartrate de fer et de
potasse 10 gr.
Extrait de quinquina 10 —
Strychnine 0 — 05 centigr.
*F. s. a. 100 pilules. 2 à 4 aux repas.*

PILULES ANTIGASTRALGIQUES.

Strychnine 0 gr. 05 centigr.
Pepsine extract. 5 —
Poudre de cannelle Q. s.
*Pour 50 pilules, 1 à 2 aux repas.*

14.

PILULES STRYCHNINE (Magendie).

| | |
|---|---|
| Strychnine | 0 gr. 10 centigr. |
| Conserve de roses rouges | 2 — |

*F. s. a. 24 pilules. 1 à 2 matin et soir.*

POMMADE ANTIOPHTALMIQUE (Sichel).

| | | |
|---|---|---|
| Cérat | } āā | 0 gr. 20 centigr. |
| Pommade au garou | | |
| Strychnine | | 0 — 01 — |

*M. Pansement des vésicatoires du front.*

POMMADE STRYCHNINE (Sandras).

| | |
|---|---|
| Strychnine | 1 gr. |
| Axonge | 30 — |

*M. s. a. En frictions.* (Bouch.)

TEINTURE DE STRYCHNINE (Magendie).

| | |
|---|---|
| Strychnine | 1 gr. |
| Alcool à 90 c. | 20 — |

*XII gouttes contiennent un milligr. de strychnine.*

## — ARSÉNIATE DE STRYCHNINE. — Soluble eau et alcool.

Mêmes propriétés et posologie le sulfate.

## — AZOTATE DE STRYCHNINE ($C^{21}H^{22}Az^2O^2AzO^3H$). Soluble

eau, peu soluble alcool, insoluble éther.

**Prop. thérap.** — Comme le sulfate de strychnine (v. plus loin), mais plus actif. Employé surtout en pommade.

**Posol.** — *A l'ext.* 1 gr. pour 80 en pommade.

POMMADE.

| | |
|---|---|
| Baume Nerval | 8 gr. |
| Nitrate de strychnine | 0 — 10 centigr. à 0 gr. 20 centigr. |

*M. s. a. 4 gr. n frictions ur la colonne vertébrale.*

## — IODURE D'IODHYDRATE DE STRYCHNINE. — (Bouchardat.)

**Prop. thérap.** — Moins vénéneux que la strychnine, avec une action plus persistante.

**Posol.** — *A l'int.* 0 gr. 01 cent. par jour.

PILULES (Bouch.).

| | |
|---|---|
| Iodure d'iodhydrate de strychnine | 0 gr. 30 centigr. |
| Conserve de roses | Q. s. |

*F. s. a. 24 pilules. 1 par jour.*

## — SULFATE DE STRYCHNINE ($(C^{21}H^{22}Az^2O^2)^2So^4H^2+5H^2O$).

— Soluble 10 parties d'eau, 75 d'alcool à 90°.

**Prop. thérap.** — Tonique amer, régulateur des fonctions de la moelle.

Ce sel étant très soluble est plus actif que la strychnine et s'emploie à doses moindres.

**Posol.** — *A l'int.* 0 gr. 001 à 0 gr. 002 milligr. (tonique amer), granules à un milligr. — Sirop : cinq milligr. par cuillerée à bouche. — 0 gr. 002 à 0 gr. 010 milligr. (régulateur des fonctions de la moelle). — *A l'ext.* En injection à 1 pour 100.

GRANULES DE SULFATE DE STRYCHNINE.

*Chaque granule renferme un milligr. 1 à 2 par jour.*

INJECTION VÉSICALE.

| | |
|---|---|
| Sulfate de strychnine | 0 gr. 025 milligr. |
| Eau | 100 — |

*F. dissoudre.*

LAVEMENT (Lopez).

| | |
|---|---|
| Sulfate de strychnine | 0 gr. 010 milligr. à 0 — 025 milligr. |
| Eau | 125 — |

*F. dissoudre. En 2 fois.*

PILULES DE SULFATE DE STRYCHNINE.

| | |
|---|---|
| Sulfate de strychnine | 0 gr. 001 milligr. |
| Conserve de roses | Q. s. |

*M. pour 1 pilule. 1 à 2 par jour.*

POTION ANTIGASTRALGIQUE (Guibout).

Sulfate de Strychnine  0 gr. 05 centigr.
Sirop de menthe        50 —
Eau distil. de menthe 200 —
*Une cuillerée avant les repas.*

SIROP (Codex).

*20 gr. représentent 0 gr. 005 milligr. de sel. 10 à 40 gr. en 2 à 8 fois.*

SOLUTION POUR INJECTION HYPODERMIQUE.

Sulfate de strychnine  0 gr. 50 centigr.
Eau distillée         100 —
*F. dissoudre X à XX gouttes.*
*XX gouttes représentent 0 gr. 005 milligr. de sel.*

# NOYER. — *Juglans regia* (Juglandées).

**Part. empl.** Feuilles, péricarpe, huile exprimée de la graine.

**Princ. act.** — Tannin, matière âcre amère.

**Prop. thérap.** — Feuilles astringentes, toniques, antiscrofuleuses; écorce, conseillée contre ictère, exanthèmes, pustule maligne; péricarpe ou brou de noix préconisé comme antiscrofuleux, antirachitique, stomachique.

**Prép. pharm. et posol.** — *A l'int.* Infusé de feuilles ou de péricarpe 20 pour 1000. — *A l'ext.* Décocté 50 pour 1000 en injections; lotions, huile; entre dans la préparation de quelques onguents.

**Incompat.** — Sels de fer, gélatine, comme pour les substances tannantes.

DÉCOCTION ANTISCROFULEUSE.

Feuilles de noyer
Fleurs de pensées sauvage } āā 25 gr.
Séné                        5 —
*5 gr. par tasse.*

DÉCOCTION DE NOYER POUR LOTIONS.

Feuilles sèches de noyer  20 à 50 gr.
Eau bouillante          1000 —
*F. bouillir.*

EXTRAIT DE NOYER.

*On prépare un extrait aqueux et un extrait alcoolique.*

INJECTION.

Feuilles sèches de noyer  30 à 50 gr.
Eau bouillante pour 1000 gr. de
décoction               Q. s.

POMMADE DE NOYER.

Extrait de noyer         20 gr.
Baume nerval             40 —

Huile d'amandes douces    10 gr.
*F. r. s.*

POTION ANTISCROFULEUSE.

Feuille de noyer          10 gr.
Eau bouillante           200 —
*F. infuser 1/2 heure, passez et ajoutez:*
Iodure de potassium     2 à 4 gr.

SIROP DE NOYER (Négrier).

Extrait de feuilles de noyer  10 gr.
Sirop bouillant              190 —
*1 gramme d'extrait par cuillerée à bouche.*

TISANE DE FEUILLES DE NOYER.

Feuilles sèches de noyer    10 gr.
Eau                       1000 —

VIN DE NOYER.

Feuilles de noyer          50 gr.
Vin blanc                 500 —
*F. m. 8 jours.*

# NYMPHÆA ALBA (Nymphéacées). — *Syn.* Nénufar, lis des étangs, lune ou volant d'eau.

**Part. empl.** — Fleurs, racines.

**Prop. thérap.** — Antiaphrodisiaque, calmant.

**Prép. pharm. et posol.** — *A l'int.* Infusion, 10 pour 1000. — Sirop, 50 à 100 gr.

SIROP ALCALIN DE NYMPHÆA (Ricord).

Sirop de nymphæa          100 gr.
Bicarbonate de soude pulvérisé  8 —
*F. dissoudre. Pour édulcorer les tisanes.*

# O

**ŒILLET ROUGE.** — *Dianthus caryophyllus* (Caryophyllées).
**Part. empl.** — Pétales.
**Prop. thérap.** — Tonique, antispasmodique léger.
**Prép. pharm. et posol.** — A *l'int.* Sirop, 15 à 60 gr.

**ŒILLETTE.** — V. *Pavot.*

**ŒUF DE POULE.**
**Part. empl.** — Jaune.
**Prop. thérap.** — Sert surtout pour les émulsions. Aliment complet.
**Posol.** — A *l'int.* Jaune 1 à 2 en potion ou en lavement.

| LAIT DE POULE. | | |
|---|---|---|
| Jaune d'œuf | nº 1 | |
| Sucre | 20 | gr. |
| Eau tiède | 200 | — |
| Eau de fleurs d'oranger | 10 | — |

*F. bouillir le salep avec le bouillon; battez le jaune d'œuf.*

POTION ANALEPTIQUE (Sainte-Marie).

| | | |
|---|---|---|
| Jaune d'œuf | nº 2 | |
| Crème | 180 | gr. |
| Eau distillée de cannelle | 20 | — |
| Sucre blanc | 30 | — |

*M. ad libitum.*

| LAVEMENT ANALEPTIQUE. | | |
|---|---|---|
| Jaune d'œuf | nº 1 | |
| Salep pulvérisé | 1 à 2 | gr. |
| Bouillon de viande sans sel | 125 | — |

**OIGNON COMMUN.** — *Allium cepa* (Liliacées).
**Part. empl.** — Bulbe.
**Prop. thérap.** — Rubéfiant.
**Prép. pharm. et posol.** — A *l'ext.* Pulpe, en cataplasme.

**OLIBAN.** — Gomme-résine fournie par le *Boswellia serrata* et le *Plosslea papyracea* (Térébinthacées-Burséracées). *Syn.* Encens.
**Prop. thérap.** — Anticatarrhal, entre dans la composition des pilules de cynoglosse et de la thériaque, réputé efficace contre les maux de dents.
**Prép. pharm. et posol.** — A *l'int.* Poudre, 0 gr. 50 cent. à 2 gr. (peu usité). — A *l'ext.* En fumigations contre les affections rhumatismales.

**OLIVIER.** — *Olea europæa* (Oléacées).
**Part. empl.** — Huile extraite du péricarpe du fruit, feuilles, écorce.
**Prop. thérap.** — Alimentaire, laxatif, sert à la préparation de liniments, d'emplâtres ; fébrifuge (Faucher).
**Princ. act.** — Olivite ou olivine.
**Prép. pharm. et posol.** — A *l'int.* Extrait hydro-alcoolique, 1 à 2 gr. (fébrifuge). — Huile 30 à 60 gr. (laxatif).

**OLIVIER SAUVAGE.** — *Oleaster* (Oléacées).

Part. empl. — Feuilles.

Prop. thérap. — Fébrifuge.

Prép. pharm. et posol. — A l'int. Extrait hydro-acide (oleasterium). Réputé fébrifuge et administré sous forme de pilules ou de vin.

# OPIUM. — Suc épaissi provenant d'incisions faites aux capsules du Pavot officinal, *Papaver somniferum*, variété *Album* (Papavéracées).

Plusieurs sortes d'opium :

1° *Opium de Smyrne;* 2° *de Constantinople;* 3° *d'Égypte;* 4° *de l'Inde;* 5° *de Perse;* 6° *opium indigène*, différant par la quantité de morphine qu'ils renferment. — Soluble eau et alcool, en partie.

Princ. act. — Morphine, codéine, narcotine, narcéine, papavérine.

Prop. thérap. — Sédatif par excellence, hypnotique, parfois excitant, sert à faire tolérer par l'estomac les médicaments énergiques.

Prép. pharm. et posol. — A l'int. Elixir parégorique 2 à 20 gr. — Extrait, 0 gr. 01 à 0 gr .10 cent. — Gouttes noires anglaises contiennent 50 p. 100 d'opium de I à V gouttes. — Laudanum Sydenham, V à XL gouttes. — Laud. Rousseau, II à XX gouttes. — Poudre 0 gr. 05 à gr. 20 cent. — Sirop (extrait 1/500) 5 à 50 gr. — Teinture d'extrait 1/12. V à XXX gouttes. — A l'ext. Emplâtre d'extrait d'opium 3/4 d'extrait. — Glycéré d'extrait d'opium, 1/10 d'extrait. — Laudanum Sydenham et Rousseau, doses doubles. — Teinture.

Incompat. — Alcalis et leurs carbonates, sels d'argent, de mercure, de fer, de plomb; tannin et substances qui en contiennent; iode, chlore, etc.

### ALCOOLÉ D'OPIUM (Ph. Brit.).

| | |
|---|---|
| Opium coupé | 41 gr. |
| Alcool à 60° c. | 500 — |

*F. macérer l'opium avec 250 gr. d'alcool pendant 2 jours; passez; exprimez. F. macérer le résidu avec 250 gr. d'alcool pendant 2 jours. Passez, exprimez. Réunissez les 2 liqueurs. Filtrez. 0 gr. 50 centigr. à 3 gr.*

### ALCOOLÉ D'OPIUM BRUT (Ph. Germ.).

| | |
|---|---|
| Opium brut séché et divisé | 1 gr. |
| Alcool à 91° c. | 10 — |

*F. macérer 8 jours. Filtrez. 0 gr. 50 centigr. à 3 gr. en potion.*

### BAUME ANODIN DE BATH. (Brit.)

| | |
|---|---|
| Savon blanc | 60 gr. |
| Opium brut | 15 — |
| Alcool | 500 — |
| Camphre | 30 — |
| Essence de romarin | 10 — |

*8 à 16 gr. en frictions.*

### BOLS DIAPHORÉTIQUES OPIACÉS.

| | |
|---|---|
| Rob sureau | 10 gr. |
| Extrait d'opium | 0 — 10 centigr. |
| Carbonate d'ammoniaque | 2 — |

*M. Divisez en 10 bols : 1 à 5 à prendre chaque soir.*

### CATAPLASME OPIACÉ (F. H. M.).

| | |
|---|---|
| Cataplasme émollient | 200 gr. |
| Teinture d'extrait d'opium | 2 à 4 — |

*F. s. a.*

### CÉRAT LAUDANISÉ (F. H. P. et Cod.).

| | |
|---|---|
| Cérat de Gallien | 90 gr. |
| Laudanum de Sydenham | 10 — |

*Dose de 1 gr.*

### CÉRAT OPIACÉ (Cod. 66).

| | |
|---|---|
| Extrait d'opium | 1 gr. |
| Dissolvez dans eau | 1 — |
| *Incorporez :* | |
| Cérat de Gallien | 98 — |

*(Codex.)*

### COLLUTOIRE CALMANT.

| | |
|---|---|
| Extrait d'opium 0 gr. 1 à 0 gr. 2 décigr. | |
| *F. dissoudre dans :* | |
| Glycérine | 10 gr. |
| *Ajoutez :* | |
| Mucilage de semences de coing | 60 — |

### COLLUTOIRE OPIACÉ (F. H. M.).

| | |
|---|---|
| Alcoolé d'opium | 1 gr. |

Mellite simple      25 gr.
M.

#### COLLYRE OPIACÉ.

Infusion de Melilot    100 gr.
Extrait d'opium      0 — 10 centigr.

#### COLLYRE OPIACÉ (F. H. P. Cod. 66).

Eau de roses      100 gr.
Extrait d'opium      0 — 2 décigr.
   F. dissoudre. Filtrez.

#### COLLYRE SÉDATIF.

Extrait de jusquiame   0 gr. 50 centigr.
—   d'opium     — 10
Eau distillée de roses 100 —

#### DIGESTIF OPIACÉ (F. H. P.).

Digestif simple      100 gr.
Laudanum de Sydenham   10 —

#### ÉLECTUAIRE D'OPIUM (Ph. Lond.).

Opium brut pulvérisé      6 gr.
Semences de carvi pulvérisées   22 —
Gingembre pulvérisé      15 —
Poivre long pulvérisé      8 —
Sirop simple      180 —
   M. 2 à 4 gr.

#### ÉLIXIR PARÉGORIQUE (Dublin, Codex).

Extrait d'opium sec      3 gr.
Acide benzoïque      3 —
Camphre      2 —
Huile essentielle d'anis      3 —
   Faites digérer pendant 7 à 8 jours
dans :
Alcool à 60°      650 gr.
   Puis filtrez et conservez. XX à
XXX gouttes sur un morceau de
sucre.

#### EMPLATRE CALMANT.

Extrait d'opium
—   de jusquiame } āā    5 gr.
—   de ciguë
Emplâtre diachylum      50 —
Térébenthine      Q. s.
   F. s. a.

#### EMPLATRE D'EXTRAIT D'OPIUM (Cod.).

   9 gr. d'extrait d'opium sur 12.

#### EMPLATRE D'OPIUM (Ph. Lond.)

Poix blanche      18 gr.
Emplâtre simple      80 —
Opium brut pulvérisé      3 —
   F. fondre la poix et l'emplâtre ;
ajoutez l'opium. M.

#### FOMENTATION DE VIN AROMATIQUE AVEC L'OPIUM (Ricord).

Vin aromatique      250 gr.
Extrait d'opium      2 —

#### GARGARISME CALMANT.

Décocté d'orge      200 gr.
Mellite simple      40 —
Teinture d'opium      2 à 5 —
   F. s. a.

#### GARGARISME OPIACÉ (F. H. M.).

Alcoolé d'extrait d'opium      1 gr.
Mellite simple      30 —
Décoction émolliente      100 —
   M.

#### AUTRE :

Extrait d'opium 05 à    0 gr. 15 centigr.
Chlorate de potasse    4 —
Sirop de mures     30 —
Décocté de guimauve 200 —
   F. s. a.

#### GLYCÉRÉ DE LAUDANUM.

Laudanum de Sydenham ou de
   Rousseau      1 gr.
Glycéré d'amidon      10 —
   M. En pansements.

#### GLYCÉRÉ D'EXTRAIT D'OPIUM (Codex).

   En pansements 1/10 d'extrait.

#### GOUTTES ANGLAISES NOIRES DES QUAKERS (Codex).

Opium de Smyrne      100 gr.
Noix muscade      25 —
Safran      8 —
Vinaigre distillé      600 —
Sucre      50 —
   Laissez le tout en contact pendant
1 mois, passez, évaporez, jusqu'à
réduction à 200 gr. et filtrez. II à
VI gouttes dans une potion.

#### GOUTTES ANTICHOLÉRIQUES (Monod).

Teinture d'opium
—    d'aconit } āā    15 gr.
—    d'aloès
   F. s. X à XXX gouttes par jour.

#### GOUTTES ROUGES (Lecointe).

Camomille      60 gr.
Opium à 10 p. 100      8 —
Safran      2 —
Girofle      1 —
Cannelle      1 —
Alcool à 80°      300 —
   F. s. a. De V à XX gouttes.

HUILE D'OPIUM (Neubert).

Opium en poudre             4 gr.
Huile de jusquiame        500 —

*F. digérer pendant quelques jours, puis exprimez.*      (Dorv.)

#### INJECTION CALMANTE.

Laudanum Rousseau       5 gr.
Décoction de lin         500 —
*Mêlez.*

#### INJECTION CALMANTE (F. H. M.).

Alcoolé d'extrait d'opium     1 gr.
Décoction émolliente       160 —
*M.*

#### INJECTION OPIACÉE (Ricord).

Eau ordinaire          250 gr.
Opium brut            30 —
*Faites macérer et filtrez.*

#### INJECTION SÉDATIVE.

Extrait d'opium      0 gr. 1 décigr.
  — de jusquianne    0 — 2
Eau de roses          180 —
*F. s. a.*

#### JULEP CALMANT (F. H. P.).

Sirop d'opium         15 gr.
Sirop de sucre        10 —
Fleur de tilleul         4 —
Eau bouillante        150 —
*F. s. a. A prendre par cuillerée.*

#### JULEP CALMANT. POTION CALMANTE (Cod.).

*150 gr. renferment 10 gr. de sirop d'opium. A prendre en 2 ou 3 fois.*

#### JULEP GOMMEUX CALMANT.

Julep gommeux       150 gr.
Sirop d'opium      10 à 30 —
Eau distillée de laurier-
  cerise            5    10 —
*M. à prendre par cuillerée.*

#### LAVEMENT AMIDON LAUDANISÉ.

Lavement d'amidon     200 gr.
Laudanum       V à XX gouttes.
*M.*

#### LAVEMENT ASTRINGENT LAUDANISÉ

Laudanum de Sydenham   XX gouttes.
Décoction de ratanhia    200 gr.
*F. s. a.*

#### LAVEMENT LAUDANISÉ.

Laudanum de Syde-
nham         X à XXX gouttes.

Décoction de gui-
  mauve au lin       250 gr.
*On ajoute fréquemment 16 gr. d'amidon.*

#### LAVEMENT OPIACÉ (F. H. M.).

Alcoolé d'extrait d'opium    1 gr.
Décoction émolliente      500 —
*M.*

#### LAUDANUM DE SYDENHAM (Codex).

*XXXIII gouttes pèsent un gr., 4 gr., représentent 0 gr. 50 d'opium brut 0 gr. 25 d'extrait. Dose 0 gr. 50 à 2 gr.*

#### LAUDANUM DE ROUSSEAU (Codex).

*XXXV gouttes pèsent un gr., — 4 gr. représentent 1 gr. d'opium brut, ou 0 gr. 50 centigr. d'extrait d'opium, — 0 gr. 20 centigr. à 1 gr. Dose.*

#### LINIMENT CALMANT

Baume tranquille       60 gr.
Chloroforme          10 —
Laudanum Sydenham    10 —

#### LINIMENT CALMANT

Extrait d'opium        1 gr.
  — de belladone       2 —
Glycérine           20 —
Huile de camomille camphrée   60 —

#### LINIMENT CALMANT (Jeannel).

Baume tranquille       25 gr.
Cérat de Galien    ⎫
Extrait de belladone  ⎪
Laudanum de Sydenham  ⎬ ãã   6 —
Chloroforme        ⎭

*F. dissoudre l'extrait dans le laudanum ; ajoutez le cérat, le baume tranquille, le chloroforme.*

#### LINIMENT CALMANT, MIXTURE NARCOTIQUE.

Extrait d'opium        1 gr.
  — de belladone       4 —
Eau dist. de laurier-cerise   20 —
*F. dissoudre. M. En lotions.*

#### LINIMENT NARCOTIQUE CALMANT (Cod.).

*1 gr. de laudanum sur 10. En onctions.*

#### LINIMENT OPIACÉ (F. H. M.).

Teinture d'extrait d'opium    5 gr.
Huile d'arachides       30 —
*M.*

#### LOOCH OPIACÉ

Looch blanc         150 gr.

Sirop d'opium        10 à 30 gr.
*M. A prendre par cuillerée.*

### LOTION CALMANTE ANTICANCÉREUSE

Feuilles de ciguë        20 gr.
*F. bouillir dans :*
Eau        500 —
*Passez et ajoutez :*
Teinture d'opium        5 —
Eau distillée de laurier cerise    10 —
*F. s. a.*

### LOTION OU FOMENTATION NARCOTIQUE OPIACÉE (F. H. P.).

Opium brut        8 gr.
Eau bouillante        1000 —
*Laissez infuser 2 heures en agitant de temps en temps, passez, laissez déposer, décantez.*

### MIXTURE ANTIDIARRHÉIQUE.

Extrait d'o-
  pium      0 gr. 05 à 0 gr. 15 centigr.
Extrait de ratanhia   5 —
Sous-nitrate de bis-
  muth      10 —
Sirop de consoude   100 —
*Par cuillerées dans une tasse de thé chaud.*

### MIXTURE CALCAIRE OPIACÉE.

Carbonate de chaux lavé   20 gr.
Eau distillée de cannelle   60 —
Sirop de gomme      40 —
Elixir parégorique   10 à 20 —
*F. s. a. une mixture. A prendre par cuillerée dans la journée.*

### MIXTURE CONTRE LES MAUX DE DENTS

Extrait d'opium      1 gr. 00
Camphre      0 — 50 centigr.
Alcool
Essence de girofles } 5 —
Teinture de Myrrhe )

### MOUCHES CALMANTES OPIACÉES (Schaeuffele).

Extrait d'opium      3 gr.
Solution d'ichtyocolle 1/30   30 —
*F. dissoudre ; étendez sur du taffetas de 1 décim. de côté.*

### ONGUENT DIGESTIF LAUDANISÉ (F. H. P.).

Onguent digestif simple   9 gr.
Laudanum de Sydenham   1 —

### PILULES ANTIDIARRHÉIQUES

Extrait thébaïque   0 gr. 20 centigr.
Tannin      2 —

Extrait de ratanhia   2 gr.
*F. s. a. 20 pilules ; 1 toutes les 2 heures.*

### PILULES BÉCHIQUES (Ewald).

Poudre d'opium      0 gr. 60 centigr.
— de digitale } āā 1 —
— d'ipéca )
Extrait d'aunée      Q. s.
*Pour 50 pilules : dose : 2 à 4 par jour.*

### PILULES CALMANTES.

Extrait d'opium      0 gr. 20 centigr.
— de ciguë      0 — 40
Poudre de valérianne    Q. s.
*Pour 20 pilules. — 2 à 6 par jour.*

### PILULES CONTRE TOUX.

Opium pulvérisé } āā 0 gr. 50 centigr.
Ipéca —
Extrait de jusquiame   1 —
Chlorure d'ammonium   3 —
*F. s. a. 50 pilules. 2 à 4 par jour.*

### PILULES D'EXTRAIT D'OPIUM (F. H. M.).

Extrait d'opium      0 gr. 05 centigr.
*F. 1 pilule. 1 à 2 par jour.*

### PILULES EXPECTORANTES.

Poudre d'opium      0 gr. 25 centigr.
Kermès
Extrait de polygala } āā 0 — 50
*F. s. a. 50 pilules. 2 à 6 par jour.*

### PILULES DE CYNOGLOSSE OPIACÉES (Codex).

*Chaque pilule renferme 0 gr. 02 centigr. d'extrait d'opium. 2 à 4 par jour.*

### PILULES NARCOTIQUES (Barthez et Rillet).

Extrait d'opium      0 — 20 centigr.
— de belladonne   0 — 20 —
Thridace      0 — 30 centigr.
Poudre de guimauve    Q. s.
*F. s. a. 24 pilules. 3 par jour.*

### PILULES OPIACÉES CAMPHRÉES (Ricord).

Camphre      3 gr.
Extrait d'opium      0 — 4 décigr.
Mucilage      Q. s.
*F. s. a. 16 pilules. 2 ou 3 tous les soirs.*

### PILULES OPIUM ET JUSQUIAME.

Extrait d'opium      0 gr. 30 centigr.
— de jusquiame   0 — 60
Poudre de cannelle    Q. s.
*F. s. a. 30 pilules.*

## POMMADE ANTISYPHILITIQUE.

Pommade mercurielle     50 gr.
Extrait d'opium     1 —
Glycérine     5 —
    *F. s. a.*

## POMMADE CONTRE GOUTTE, RHUMATISME AIGU.

Extrait d'opium     3 gr.
    — de jusquiame     2 —
Lanoline     30 —
    *F. s. a. 2 d 3 gr. en onctions.*

## POTION CALMANTE.

Sirop d'opium     10 à 30 gr.
Sirop de laurier-cerise     20 —
Eau distillée de tilleul     120 —
    *F. s. a. Par cuillerée toutes les heures.*

## POTION CALMANTE (Duménil et Lailler).

Extrait d'opium
    0 gr. 02 centigr. à 0 gr. 05 centigr.
Teinture de digitale
    0 gr. 50 centigr. à 1 —
Sirop simple     30 —
    *M. Par cuillerées d bouche.*

## POTION CALMANTE, JULEP CALMANT OU OPIACÉ (H. P.).

Sirop d'opium     15 gr
    — de sucre     10 —
Fleurs de tilleul     4 —
Eau bouillante     150 —
    *F. infuser le tilleul; passez ; ajoutez les sirops. Par cuillerées d bouche.*

## POTION CARMINATIVE.

Laudanum de Sydenham     XV gouttes.
Sirop d'écorces d'oranges amères     30 gr.
Infusé d'espèces carminatives     120 —
    *1 cuillerée tous les 1/4 d'heure.*

## POTION CONTRE COLIQUES.

Sirop d'opium
    — d'anis     } ãã     10 gr.
    — d'éther
Eau de menthe
Eau ordinaire     } ãã     50 —
    *M. d prendre en 2 ou 3 fois d 1/4 d'heure d'intervalle.*

## POTION CONTRE DIARRHÉE.

Sous-nitrate de
    bismusth     } ãã 4 gr.
Carbonate de
    chaux
Teinture de cannelle     10 —
Extrait d'opium     0 — 05 centigr.
    à 0 gr. 10 centigr.

Sirop de ratanhia     40 gr.
Eau     120 —
    *Par cuillerée toutes les heures.*

## POTION CONTRE DYSPEPSIE.

Colombo     5 gr.
    *F. infuser dans :*
Eau     150 —
    *Passez et ajoutez :*
Acide chlorhydrique     V gouttes.
Laudanum de Sydenham     X —
Sirop diacode     30 gr.
    *2 d 3 cuillerées avant le repas.*

## POTION GOMMEUSE OPIACÉE (F. H. M.).

Potion gommeuse     n· 1
Teinture d'extrait d'opium XXX gouttes
    *M. Par cuillerées d bouche.*

## POUDRE ANTIDIARRHÉIQUE.

Sous-nitrate de bis-
    muth     10 gr.
Poudre de cannelle     2 —
    — d'opium     0 — 20 centigr.
    *Divisez en 10 paquets. 1 toutes les heures.*

## AUTRE (Dorvault) :

Alun     0 gr. 60 centigr.
Opium pulvérisé     0 — 15 —
Sucre     10 —
    *Divisez en 12 prises. Une toutes les 3 ou 4 heures.*

## POUDRE CALMANTE ANTISPASMODIQUE (Debreyne).

Colombo pulvérisé     1 gr.
Extrait d'opium sec
    pulvérisé     0 — 01 centigr.
    *M. pour 1 paquet. 3 par jour.*

## POUDRE DIAPHORÉTIQUE (Richter).

Opium pulvérisé     0 gr. 60 centigr.
Ipéca     —     1 — 20 —
Sucre     —     5 —
    *Divisez en 10 paquets. De 2 d 4.*

## SIROP CONTRE COQUELUCHE (Boullay).

Sirop d'opium     50 gr.
    — de quinquina au vin     50 —
    — d'ipécacuanha     50 —
    *M. A prendre par cuillerée d café matin et soir.*

## SIROP CONTRE GASTRALGIE.

Sirop de laurier-cerise     100 gr.
Extrait aqueux d'opium     0 — 10 centigr.
    *Une cuillerée d café après le repas.*

SIROP DE KARABÉ (Codex).

*Sirop thébaïque avec teinture de succin. 10 à 40 gr.*

SIROP DIACODE (Codex).

*20 gr. représentent 0 gr. 01 centigr. d'extrait d'opium. 20 à 100 gr.*

SIROP PECTORAL (Cod. 66).

Infusé d'espèces pec-
.torales                    120 gr.
Sucre                        200 —
*F. s. a. et ajoutez :*
Eau de fleurs d'oranger 5 —
Extrait d'opium         0 — 03 centigr.
*Par cuillerée à bouche.*

AUTRE :

Extrait d'opium         0 gr. 04 céntigr.
— d'ipéca               0 — 03    —
Teinture de belladone 1 — 25    —
Alcoolature d'aconit   2 — 50    —
Sirop de laurier-cerise 10 —
— de coquelicot        10 —
— de baume de tolu 80 —
*Par cuillerée à bouche.*

SIROP TEMPÉRANT.

Sirop d'opium                   50 gr.
— de tolu                       100 —
— d'orgeat                      250 —
Nitrate de potasse              10 —
*F. s. a. par cuillerée dans un verre d'eau. (Blennorrhagie.)*

SIROP THÉBAÏQUE. (Codex).

*20 gr. représentent 0 gr. 04 centigr. d'extrait d'opium. 10 à 40 gr.*

SOLUTION ANTINÉVRALGIQUE.

Extrait d'opium        ⎫
— de belladone         ⎬ āā      1 gr.
— de datura            ⎭
Eau distillée de laurier-cerise  12 —
*F. dissoudre. Filtrez. VI à XX gouttes en potion.*

TEINTURE D'OPIUM AMMONIACALE DE WARNER (Jourdan).

Opium     ⎫
Savon     ⎬ āā              24 gr.
Muscade                     4 —
Camphre                     8 —
Alcoolé d'ammoniaque        270 —
*F. macérer 10 jours.*

TEINTURE D'OPIUM CAMPHRÉE.

Camphre                     12 gr.
Opium                       4 —
Alcool à 40°                200 —

TISANE ALBUMINEUSE OPIACÉE.

Eau albumineuse             1 litre
Teinture d'opium        X à XX gouttes

VINAIGRE D'OPIUM, GOUTTES NOIRES OR-
DINAIRES (Ph. Brit.).

Opium brut divisé           1 gr.
Vinaigre distillé           4 —
*F. digérer 8 gr. Filtrez. 0 gr. 2 à 0 gr. 4 décigr. en potion.*

Soubeiran indique :

Opium                       1 gr.
Vinaigre                    8 —

— **CODÉINE** ($C^{18}H^{21}AzO^3 + H^2O$). — Soluble eau froide (60 parties), très soluble alcool et éther.
**Prop. thérap.** — Hypnotique.
**Prép. pharm. et posol.** — *A l'int.* 0 gr., 01 à 0 gr., 05 cent.
**Incompat.** — V. *Morphine.*

PILULES DE CODÉINE.

Codéine     ⎫
Thridace    ⎬ āā    0 gr. 20 centigr.
*F. s. a. 10 pilules. 1 à 2 par jour.*

PILULES DE CODÉINE.

Codéine cristallisée    0 gr. 01 centigr.
Poudre guimauve         0 — 01    —
Miel                    Q. s.
*M. pour 1 pilule. 2 à 5.*

POTION DE CODÉINE.

Sirop de codéine               30 gr.
Infusion de feuilles d'oranger 100 —
*M. Par cuillerées toutes les heures.*

SIROP DE CODÉINE (Codex).

*20 gr. contiennent 0 gr. 04 centigr. de codéine. 40 gr. par jour.*

— **PHOSPHATE DE.** — Très soluble dans l'eau. En injections sous-cutanées, 0 gr. 01 à 0 gr. 05 centigr.

**MORPHINE** ($C^{17}H^{19}AzO^3 + H^2O$). — Soluble dans 1000 parties d'eau froide, 40 parties d'alcool à 90°; assez soluble éther acétique, presque insoluble éther, chloroforme, huiles essentielles.

**Prop. thérap.** — Hypnotique puissant, sédatif.

**Prép. pharm. et posol.** — *A l'int.* 0 gr. 01 à 0 gr. 05 centigr.

**Incompat.** — Tannin, iodure de potassium ioduré, généraux des alcaloïdes.

### HUILE DE MORPHINE.

A. 1/100°.

### PILULES DE MORPHINE.

Morphine          0 gr. 1 décigr.

Poudre de réglisse      1 gr.
Poudre de gomme      Q. s.
*F. s. a.* 10 *pilules.* 1 *ou* 2 *chaque soir.*

## — ACÉTATE DE MORPHINE. — Très soluble eau, peu usité.

**Prop. thérap.** — Sédatif, hypnotique, narcotique.

**Prép. pharm. et posol.** — *A l'int.* — 0 gr., 01 à 0 gr., 05 centigr.

**Incompat.** — V. *Morphine.*

### GOUTTES DE GRINDLE CONTRE TOUX (Bri.).

Acétate de morphiné      1 gr.
Acide acétique      III gouttes
Alcool      5 gr.
Eau      50 —
   *X à XX gouttes.*

### LAVEMENT MORPHINÉ (Bailly).

Amidon      10 gr.
Délayez dans eau    500 —
   *Ajoutez :*
Acétate de morphine   0 — 02 centigr.

### MIXTURE ODONTALGIQUE.

Acétate de morphine   0 gr. 10 centigr.
Acide acétique      II gouttes.
Teinture de Benjoin      5 gr.

### SIROP D'ACÉTATE DE MORPHINE.

Acétate de morphine   0 gr. 05 centigr.
Sirop simple blanc    98 —
   1 *centigr. de sel de morphine par cuillerée à bouche.*

## — BROMHYDRATE DE MORPHINE ($C^{17}H^{10}AzO^3HBr^2+2H^2O$).

Soluble 25 parties d'eau froide.

**Prop. thérap.** — Narcotique.

**Prép. pharm. et posol.** — *A l'int.* 0 gr. 005 milligr., à 0 gr., 03 cent.

**Incompat.** — Comme le chlorhydrate.

## — CHLORHYDRATE DE MORPHINE ($C^{17}H^{19}AzO^3HCl + 3H^2O$). — Soluble 20 parties d'eau, soluble alcool.

**Prop. thérap.** — Comme la morphine.

**Posol.** — *A l'int.* 0 gr., 01 à 0 gr., 05 cent. — *A l'ext.* 110° à 120° en pommade.

**Prép. pharm.** — Sirop, 1 centigr. par 20 gr., 10 à 50 gr., solution pour inj., hyp., 125°.

**Incompat.** — Généraux des alcaloïdes.

### COLLODION MORPHINÉ.

Collodion élastique      30 gr.
Chlorhydrate de mor-
phine      0 gr. 25 à 0 — 50
   *F. dissoudre.*

### COLLYRE MORPHINÉ.

Eau distillée de
roses      20 gr.
Hydrochlorate de mor-
phine      0 — 05 centigr.

### GOUTTES BLANCHES (Gallard).

Chlorhydrate morphine 0 gr. 10 centigr.
Eau distillée laurier-
cerise      5 —
   *I ou II gouttes sur un morceau de sucre avant chaque repas.*

### GRANULES DE CHLORHYDRATE DE MORPHINE (Cod.).

   0 *gr.* 001 *milligr. par granule.* 5 *à* 30.

JULEP ANTIGASTRALGIQUE (Gallois).

Sirop d'écorce d'orange
— de chlorhydrate de morphine
— d'éther } āā P. E.

M. 2 cuillerées à café toutes les 1/2 heures.

### MIXTURE ODONTALGIQUE (Ewald).

Chlorure de morphine 0 gr. 50 centigr.
Acide acétique         0 — 15 —
Créosote               0 — 50 —
Chloroforme            10 —

### MIXTURES DE GRAVES (Bouch.).

Teinture de colombo
— quassia
— gentiane
— quinquina } āā 50 gr.
Chlorhydrate de morphine        1 —

2 centigr. et demi de sel de morphine par cuillerée à café.
Dose : 1 2 cuillerées à café dans une tasse de thé.

Ewald indique seulement 0 gr. 20 centigr. de sel de morphine au lieu de 1 gr.; la cuillerée à café contient alors 5 milligrammes de morphine.

### PASTILLES MORPHINÉES.

Chlorure de morphine 0 gr. 50 centigr.
Sucre vanillé        490 —
Mucilage             10 —

F. s. 500 pastilles contenant un milligramme.

### PILULES CALMANTES.

Chlorure de morphine  0 gr. 10 centigr.
Extrait de jusquiame  0 — 25 —
— de belladone        0 — 25 —
Baume de tolu         3 —

F. s. 50 pilules. Une toutes les 2 ou 3 heures.

### PILULES CHLORYDRATE DE MORPHINE.

Chlorhydrate de morphine 0 gr. 2 décigr.
Poudre de guimauve       1 —
Miel blanc               Q. s.

F. s. a. 20 pilules contenant 1 centigr.

### POMMADE CALMANTE.

Chlorhydrate de morphine    1 gr.
Axonge benzoïnée         20 à 50 —
M.

### POTION MORPHINÉE.

Sirop de morphine    20 gr. à 40 gr.

Eau distillée de laurier-cerise    5 gr.
Eau de tilleul                   100 —
En une ou deux fois.

### POUDRE ANTICATARRHALE (Ewald).

Chlorhydrate de morphine
Tartre stibié } āā 0 gr. 06 centigr.
Poudre de jusquiame    0 — 50 —
Sucre                 10 —
P. 10 paquets. 2 à 4 par jour.

### POUDRE ANTIDYSPEPTIQUE (Bonnet).

Sous-nitrate de bismuth             1 gr.
Chlorydrate morphine
              0 gr. 002 à 0 gr. 004 milligr.
M. pour 1 paquet. 1 paquet dans de l'eau sucrée avant chaque repas.

### POUDRE NARCOTIQUE A PRISER (Raimbert).

Sucre porphyrisé         2 gr.
Chlorhydrate de morphine    0 — 02 centigr.
à 0 gr. 10 centigr.
M. Une pincée toutes les 2 ou 3 heures.

### SIROP DE CHLORHYDRATE DE MORPHINE (Codex).

20 gr. représentent 0 gr. 01 centigr. de sel. 20 à 60 gr.

### SOLUTION DE CHLORHYDRATE DE MORPHINE (Ph. Britt).

Chlorhydrate de morphine      2 gr.
Eau distillée                10 —
Alcool à 83° c.               5 —
F. dissoudre. II à VI gouttes en potion ou injection hypodermique.

### SOLUTION DE CHLORHYDRATE DE MORPHINE ET DE CHLORAL POUR INJECTION HYPODERMIQUE (Vidal).

Eau distillée               1 gr.
Chlorhydrate de morphine    0 — 01 centigr.
Chloral hydraté             0 — 02 —
F. dissoudre.

### SOLUTION POUR INJECTION HYPODERMIQUE. (Codex).

V gouttes représentant 0 gr. 01 centigr. de chlorhydrate de morphine. V à X gouttes.

### AUTRE :

Chlorhydrate de morphine      1 gr.
Eau de laurier-cerise         4 —
Eau distillée                45 —
1 centigr. par 1/2 cent. cube.

SUPPOSITOIRE MORPHINÉ.

Beurre de cacao ............... 6 gr.
Chlorhydrate de morphine pulvérisé  0 — 02 centigr.

*F. fondre le beurre de cacao; ajoutez le sel de morphine; laissez refroidir à demi en remuant; coulez; pour un suppositoire.*

— **SULFATE DE MORPHINE** $(C^{17}H^{19}AzO^3)^2SO^4H^2 + 5H^2O$. — Soluble 32 parties d'eau froide, peu soluble alcool.
**Prop. thérap.** — Narcotique.
**Prép. pharm. et posol.** — *A l'int.* 0 gr., 005 milligr., à 0 gr., 03 centigr.
**Incompat.** — Comme les autres sels de morphine.

PILULES CONTRE INSOMNIE (Green).

Asa fœtida ............. 4 gr.
Sulfate de morphine  0 — 20 centigr.
*F. s. a.* 30 *pilules.* 1 à 4 *par jour.*

PILULES CALMANTES.

Sulfate de morphine  0 gr. 05 centigr.
Extrait de jusquiame  0 — 50  —
— de stramonium 0 — 25  —
Poudre de guimauve  Q. s.
*Pour* 50 *pilules.* 2 à 6.

PILULES DE SULFATE DE MORPHINE.

Sulfate de morphine  0 gr. 50 centigr.
Extrait de laitue  2 —
Poudre de guimauve  Q. s.
*F. s. a* 50 *pilules.* 1 *le soir.*

POTION CALMANTE.

Sulfate de morphine  0 gr. 03 centigr.
Eau de fleurs d'oranger 20 —
Eau de laitue  100 —
Sirop de laurier-cerise 30 —
*Par cuillerées toutes les heures.*

— **NARCÉINE** $(C^{23}H^{29}AzO^9 + 2H^2O)$. — Soluble 1285 parties d'eau, très soluble dans les alcalis caustiques, insoluble éther.
**Prop. thérap.** — Narcotique, antinévralgique.
**Prép. pharm. et posol.** — *A l'int.* 0 gr., 02 à 0 gr., 10 centigr., en pilules.
**Incompat.** — V. *Morphine.*

PILULES DE NARCÉINE.

Narcéine  0 gr. 50 centigr.
Acide tartrique  0 — 20  —
Poudre de guimauve  1 —
Extrait de chiendent  Q. s.
*Pour* 25 *pilules contenant* 2 *centigr. de narcéine. De* 2 à 4.

SIROP DE NARCÉINE.

Narcéine  1 gr.
Sirop  1000 —
*Deux centigr. par cuillerée à bouche.*

— **PAPAVÉRINE.**
**Prop. thérap.** — Soporifique.
**Prép. pharm. et posol.** — *A l'int.* 0 gr., 02 à 0 gr., 10 centigr., inusitée.
**Incompat.** — V. *Morphine.*

**OPOPANAX.** — Gomme-résine supposée extraite de l'*Opopanax chironium* (Ombellifères). Soluble alcool, éther, alcalis.
**Prop. thérap.** — Antispasmodique, exspectorant.
**Prép. pharm. et posol.** — *A l'int.* Très peu usité.

**OR** (Au).
**Prop. thérap.** — Préconisé comme antisyphilitique.
**Prép. pharm. et posol.** — *A l'int.* Poudre, 0 gr., 01 cent., à 0 gr. 20 centigr. — *A l'ext.* Poudre en pommade.

## PILULES D'OR.

Or divisé      0 gr. 60 centigr.
Extrait de salsepareille 2 —
Poudre de salsepareille Q. s.
*F. s. a.* 50 *pilules. De* 1 *à* 15 *par jour.*

## POMMADE.

Or précipité      1 gr.
Axonge ou lanoline     30 —
*M.*

— **BROMURE D'OR**. — En granules de 5 à 10 milligr. Voir *Chlorure d'or.*

— **CHLORURE D'OR** ($AuCl^3$). — Très soluble eau, alcool, éther.
**Prop. thérap.** — Antisyphilitique ; caustique (le déliquium ne laisse pas de cicatrices).
**Prép. pharm. et posol.** — *A l'int.* 0 gr., 005 milligr. à 0 gr., 015 milligr. — *A l'ext.*
**Incompat.** — Alcalis, sucs végétaux acides, sucres et extractifs; protoxyde de fer et d'étain.

### CAUSTIQUE DE RÉCAMIER.

Chlorure d'or      0 gr. 30 centigr.
Eau régale      30 —

### POMMADE CHLORURE D'OR (Chrestien).

Hydrochlorate d'or    0 gr. 60 centigr.
Axonge      30 —
*M.* 1 *gr. en frictions.* (Bouch.)

— **CHLORURE D'OR ET D'AMMONIUM.**
**Prop. thérap.** — Employé contre l'aménorrhée et la dysménorrhée.
**Prép. pharm. et posol.** — *A l'int.* 0 gr., 005 à 0 gr., 010 milligr.

### GRANULES.

Chlorure d'or et
d'ammoniaque      0 gr. 20 centigr.

Poudre de guimauve   1 gr.
Extrait de chiendent   Q. s.
*Pour* 100 *granules contenant* 2 *milligr. de sel.*

— **CLHORURE D'OR ET DE SODIUM** ($AuNaCl^4 + 2H^2O$). —
*Syn.* Sel de Chrestien. Soluble eau, alcool, éther.
**Prop. thérap.** — Antisyphilitique.
**Prép. pharm. et posol.** — *A l'int.* 0 gr., 01 à 0 gr., 03 centigr.
— *A l'ext.* 0 gr., 50 pour 15, en pommade.
**Incompat.** — Comme le chlorure d'or.

### GRANULES

Chlorure d'or et de
sodium      0 gr. 20 centigr.
Poudre de guimauve   2 —
Extrait de chiendent   Q. s.
*Pour* 100 *granules contenant* 2 *milligr. de sel d'or.*

### PILULES CHLORURE D'OR ET DE SODIUM (Chrestien).

Chlorure d'or et de so-
dium      0 gr. 50 centigr.
Fécule de pomme de
terre      0 — 20 —
Gomme arabique    5 —
*M. Ajoutez :*
Eau pure      Q. s.
*F. s. a.* 120 *pilules.* 1 *à* 15 *par jour.*
(Bouch.)

### POMMADE CHLORURE D'OR ET DE SODIUM (Niel).

Chlorure d'or et de so-
dium      0 gr. 50 centigr.
Axonge      15 —
*M.* (Soub.)

### POUDRE MURIATE D'OR ET DE SOUDE (Chrestien).

Lycopode ou iris lavé
à l'alcool      0 gr. 10 centigr.
Muriate d'or et de
soude      0 — 05 —
*Divisez en* 15 *paquets.* 1 *friction par jour sur la langue avec un paquet.* (Bouch.)

— **CYANURE D'OR** (Au Cy³).
**Prop. thérap.** — Comme le chlorure, mais moins employé.
**Posol.** — Comme le chlorure.
**Incompat.** — Comme le chlorure.

— **OXYDE D'OR.**
**Prop. thérap.** — Comme le chlorure.
**Posol.** — *A l'int.* 0 gr. 005 milligr. à 0 gr., 04 centigr.
**Incompat.** — Comme le chlorure.

PILULES OXYDE D'OR (Pierquin).

| | |
|---|---|
| Oxyde d'or | 0 gr. 50 centigr. |
| Poudre de guimauve | 1 — |
| Extrait de chiendent | Q. s. |

*F. s. a.* 10 *pilules contenant* 5 *milligr. d'oxyde d'or.*

# ORANGER AMER. — *Citrus vulgaris* (Aurantiacées). *Syn.* Bigaradier.
**Part. empl.** — Feuilles, fleurs, fruit, épicarpe ou zeste.
**Prop. thérap.** — Comme l'oranger vrai.
**Prép. pharm. et posol.** — Comme l'oranger vrai.

— **ORANGER VRAI.** — *Citrus aurantium* (Aurantiacées).
**Part. empl.** — Feuilles, fleurs, fruits.
**Prop. thérap.** — Antispasmodique, diaphorétique léger.
**Prép. pharm. et posol.** — *A l'int.* Eau distillée de fleurs, Q. v.
— Huile volatile, II à V gouttes. — Infusé de feuilles, 5 pour 100. —
Poudre de feuilles, 2 à 10 gr. — Sirop de fleurs, Q. v.
Pour les formules, voir après, *Orange.*

# ORANGE. — Fruit du *Citrus aurantium.*
**Prop. thérap.** — Antispasmodique, rafraîchissant.
**Prép. pharm. et posol.** — *A l'int.* Alcoolature, 5 à 20 gr. —
Huile volatile, II à V gouttes. — Limonade crue ou cuite 2 oranges
par litre. — Sirop, Q. v. — Ecorce d'orange, 2 à 10 gr. — Suc, Q. v.

— **ORANGE AMÈRE.** — Fruit du Bigaradier.
**Part. empl.** — Zeste.
**Prop. thérap.** — Tonique, amer.
**Prép. pharm. et posol.** — *A l'int.* Sirop.

CONFECTION D'ÉCORCES D'ORANGES (H. M.).

| | |
|---|---|
| Ecorces d'oranges fraiches râpées | 1 gr. |
| Sucre | 3 — |

*M. en broyant.* 5 *à* 20 *gr. avant chaque repas.*

GELÉE A L'ORANGE (Soubeiran).

| | |
|---|---|
| Grénétine | 23 gr. |
| Eau | 750 — |

*F. dissoudre à chaud ; ajoutez :*

| | |
|---|---|
| Sucre | 375 — |
| Acide citrique | 2 — |

*F. bouillir; clarifiez au blanc d'œuf; ajoutez :*

| | |
|---|---|
| Teinture d'orange | 25 gr. |
| *M.* | |

LIMONADE A L'ORANGE (Codex).

100 *gr. de sirop d'orange pour* 900 *d'eau.*

MIXTURE ANTIDYSPEPTIQUE.

| | |
|---|---|
| Infusion d'écorce d'orange amère 2/100 | 125 gr. |
| Bicarbonate de soude | 2 — |
| Teinture de rhubarbe | 2 — |

Teinture de cascarille 10 gr.
Sirop de sucre 30 —
  *M. Une cuillerée toutes les 2 heures.*

### SIROP D'ÉCORCE D'ORANGE AMÈRE (Codex).

20 à 100 *gr.*

### SIROP D'ÉCORCES D'ORANGE AMÈRE (Ph. de Bordeaux).

Extrait alcoolique d'écorce d'orange amère 30 gr.
Alcoolé d'écorce d'orange amère 10 —
Sirop de sucre 1800 —
  *F. dissoudre l'extrait dans son poids d'eau distillée. Ajoutez la solution et l'alcoolé au sirop de sucre Filtrez. 20 à 100 gr.*

### TEINTURE D'ÉCORCE D'ORANGES (Ph. Brit.).

Ecorce d'orange amère concassée 1 gr.
Alcool à 60° 9 —
  *Opérez par macération et déplacement ; ajoutez au résidu :*
Alcool à 60° Q. s.
  *Pour obtenir 9 d'alcoolé. 10 à 40 gr.*

### TILLEUL ORANGER (H. P.).

Fleurs de tilleul \} āā 4 gr.
Feuilles d'oranger /

*F. infuser dans :*
Eau 1000 gr.
  *Ajoutez :*
Sirop de sucre 80 —

### TISANE ANTISPASMODIQUE.

Fleurs de tilleul \
Fleurs de camomille } āā 2 gr.
Feuilles d'oranger /
*F. infuser dans :*
Eau 1000 —
  *Ajoutez :*
Sirop de sucre 100 —
  *Une tasse toutes les heures.*

### TISANE D'ÉCORCE D'ORANGE AMÈRE (H. Paris).

*Infusion 10/100. A prendre par verres.*

### TISANE D'ÉCORCE D'ORANGE COMPOSÉE, APOZÈME STOMACHIQUE (Ph. Britann.).

Écorce d'orange amère sèche 15 gr.
Écorce de citron fraîche 8 —
Girofle 4 —
Eau bouillante 500 —
  *F. infuser jusqu'à refroidissement. Passez. 3 tasses par jour.*

## ORCANETTE. — *Alkanna tinctoria* (Borraginées).
Part. empl. — Racine.
Prop. — Matière colorante.

## ORGE. — *Hordeum vulgare* (Graminées). 2 variétés : 1° dépouillée de ses glumes (orge mondé) ; décortiquée, et réduite à son endosperme amylacé (orge perlé).
Prop. thérap. — Adoucissant et rafraîchissant.
Prép. pharm. et posol. — *A l'int.* Décocté, 20 pour 1000. — Malt (v. ce mot). — Orge miellé, décocté édulcoré avec 60 gr. de miel.

## ORIGAN. — *Origanum vulgare* (Labiées).
Part. empl. — Sommités.
Prop. thérap. — Excitant.
Prép. pharm. et posol. — *A l'int.* Décocté 20 pour 1000.

## ORME. — *Ulmus campestris* (Ulmacées).
Part. empl. — Ecorce des rameaux privée du périderme (écorce d'orme pyramidal).
Princ. act. — Ulmine.
Prop. thérap. — Préconisée contre les affections de peau et l'ascite.
Prép. pharm. et posol. — *A l'int.* Décocté 20 pour 1000.

SIROP D'ORME PYRAMIDAL (Soubeiran).

Extrait hydro-alcoolique
d'orme pyramidal ... 20 gr.
Sirop de sucre ... 980 —

*F. s. a. 2 à 6 cuillerées par jour.*

### PILULES

Extrait d'orme pyramidal ... 10 gr.
Poudre d'orme ... Q. s.

*Pour 50 pilules. 5 à 10 par jour.*

### PILULES COMPOSÉES.

Arséniate de soude ... 0 gr. 10 centigr.

Extrait d'orme pyra-
midal ... 5 gr.

*Par 50 pilules contenant chacune
2 milligr. d'arséniate de soude.*

### TISANE D'ORME PYRAMIDAL (Biett).

Écorce d'orme pyramidal ... 30 gr.
Eau ... 1000 —

*Edulcorez avec le sirop d'orme.
F. réduire à moitié. 2 à 4 verres par
jour.*

**— ORME FAUVE.** — *Ulmus fulva* (Ulmacées).
**Part. empl.** — Écorce des rameaux,
**Prop. thérap.** — Employé contre les maladies inflammatoires.
**Pharm. et posol.** — *A l'int.* Infusé, 10 pour 1000. — *A l'ext.* En
lotions et cataplasmes.

# ORPIMENT. — Voir à *Arsenic.*

# ORTIE BLANCHE. — *Lamium album* (Labiées).
**Part. empl.** — Fleurs.
**Prop. thérap.** — Astringent léger, remède populaire contre la
leucorrhée, hémostatique.
**Prép. pharm. et posol.** — *A l'ext.* Infusé 10 pour 1000, en
injections. — *A l'int.* Sirop d'extrait d'ortie (Ilorain). Teinture d'ortie
blanche, 100 gr. ; — sirop simple, 50 gr. ; — eau, 25 gr. Par cuillerée
à soupe toutes les 1/2 heures.

# ORTIE BRULANTE. — *Urtica urens* (Urticées).
**Part. empl.** — Feuilles.
**Prop. thérap.** — Employée pour flageller les membres atteints de
paralysie et de rhumatismes ; suc préconisé comme hémostatique
interne.
**Prép. pharm. et posol.** — *A l'int.* Suc, 50 à 150 gr.

**— ORTIE** (grande). — *Urtica dioica* (Urticées).
**Part. empl.** — Feuilles.
**Prop. thérap.** — Préconisée contre les affections dartreuses.
**Prép. pharm. et posol.** — *A l'int.* Suc, 30 à 100 gr. — *A l'ext.*
Infusé.

# OSEILLE COMMUNE. — *Rumex acetosa* (Polygonées).
**Part. empl.** — Racine, plante fraîche.
**Princ. act.** — Oxalate de potasse.
**Prop. thérap.** — Acidule, rafraîchissant, diurétique (racine).
**Prép. pharm. et posol.** — Infusé 10 pour 1000.

APOZÈME D'OSEILLE COMPOSÉ.
Bouillon aux herbes.

Oseille ⎫
Laitue ⎬ ... 40 gr.
Poirée ⎬ ãã
Cerfeuil ⎭ ... 20 —

Eau ... 1250 gr.

*F. cuire. Ajoutez :*
Beurre ... 5 —
Sel ... 2 —

# OSMIQUE (acide) (OsO⁴). — *Syn.* Tetraoxyde d'osmium ;
anhydride osmique. Soluble eau, mais lentement.

**Prop. thérap.** — Antinévralgique.
**Prép. pharm. et posol.** — A *l'int.* 0 gr. 005 milligr., à 0 gr., 01 cent.

SOLUTION POUR INJECTIONS HYPODERMIQUES.

| | |
|---|---|
| Acide osmique | 1 partie |
| Eau distillée | 100 — |

*F. dissoudre.* 5 cent. cubes ; *en injection.*

**OXALIQUE** (acide) $C^2H^2O^4 + 2H^2O$). — Soluble 15 parties d'eau, soluble alcool.
**Prop. thérap.** — Tempérant, rafraîchissant.
**Prép. pharm. et posol.** — A *l'int.* 0 gr., 10 à 1 gr.

| LIMONADE. | | PASTILLES CONTRE LA SOIF (Soubeiran). | |
|---|---|---|---|
| Acide oxalique | 1 gr. 50 centigr. | Acide oxalique | 5 gr. |
| Sucre aromatisé au | | Sucre | 250 — |
| citron | 60 — | Essence de menthe | X gouttes |
| Eau | 940 — | Mucilage de gomme adragante | Q. s. |
| *F. s. a.* | | *F. s. a. des tablettes de* 0 gr. 50 *centigr.* | |

— **OXALATE DE CERIUM.** — Insoluble eau.
**Prop. thérap.** — Contre pyrosis, dyspepsie.
**Posol.** — A *l'int.* 0 gr. 05 à 0 gr. 10 cent., en pilules.

— **OXALATE DE FER.** — Insoluble eau.
**Prop. thérap.** — Tonique ferrugineux.
**Prép. pharm. et posol.** — A *l'int.* 0 gr. 10 à 0 gr. 20 cent. en pilules ou pastilles.

— **OXALATE DE MERCURE.** — Insoluble eau.
**Prop. thérap. et posol.** — Comme le calomel.

— **OXALATE DE POTASSE** (Bi-) ($C^2O^4KH + H^2O$). — *Syn.* Oxalate acide de potasse, sel de potasse, sel d'oseille. 1 gr. soluble dans 40 gr. d'eau, insoluble alcool.
**Prop. thérap.** — Astringent, rafraîchissant, léger caustique.
**Prép. pharm. et posol.** — A *l'int.* 0 gr. 50 centigr. à 1 gr.
**Incompat.** — Sels de chaux.

PASTILLES.

| | |
|---|---|
| Oxalate de potasse | 12 gr. |
| Sucre pulvérisé | 500 — |
| Mucilage de gomme adrag. | Q. s. |
| Essence de citron | XX gouttes |

**OXYGÈNE** (O).
**Prop. thérap.** — Préconisé contre l'asthme, la débilité, les ulcères, le scorbut, la scrofule, le choléra, le diabète, la dyspepsie, la chlorose, l'anémie, etc., contre la gangrène.
**Prép. pharm. et posol.** — A *l'int.* En inhalations. A *l'ext.* En applications.

— **EAU GAZEUSE,** improprement dite *eau oxygénée.* — Eau chargée d'oxygène sous une pression de 4 à 5 atmosphères et renfermée dans des siphons.

— **EAU OXYGÉNÉE** ou bioxyde d'hydrogène. — Oxydant, décolorant et désinfectant énergique. L'eau oxygénée contient de 5 à 10 fois son volume d'oxygène. Pour l'usage médical elle doit être aussi neutre que possible; on l'emploie pour pansements, lotions ou injections, pure ou étendue d'eau.

# P

## PALAMOUD. — V. *Riz*.

## PALOMNIER. — *Gaultheria procumbens* (Ericinées). — *Syn.* Gaulthérie, thé du Canada, thé rouge.
**Princ. act.** — Essence de winter-green (salicylate de méthyle).
**Prop. thérap.** — Stimulant.
**Prép. pharm. et posol.** — *A l'int.* Infusé 10 p. 1000. L'essence de winter-green est antiseptique, et employée pour parfumer les solutions de phénol.

## PANAMA. — V. *Quillaya*.

## PANCRÉATINE.
**Prop. thérap.** — Antidyspeptique.
**Posol.** — *A l'int.* 0 gr. 50 centigr. à 2 gr. en pilules, en solution vineuse. — 0 gr. 10 centigr. de pancréatine saccharifient 5 gr. d'amidon; et peptonisent 5 gr. fibrine. La pancréatine émulsionne et dédouble les corps gras. On prépare une émulsion pancréatique d'huile de foie de morue. Pour les autres préparations voir les formules de la *Pepsine*.

## PAPAVÉRINE. — V. *Opium*.

## PARAFFINE. — Sert à la confection des appareils inamovibles.

## PARAGUAY-ROUX. — Préparation pour calmer les douleurs de dents.

| PARAGUAY-ROUX. | | PARAGUAY-ROUX CRÉOSOTÉ. | |
|---|---|---|---|
| Feuilles et fleurs d'inula bifrons | 10 gr. | Paraguay-Roux | 10 gr. |
| Fleurs de cresson de Para | 40 — | Créosote | 15 — |
| Racine de pyrèthre | 10 — | *M.* | |
| *F. macérer* 15 *j. dans :* | | | |
| Alcool à 33o | 80 — | | |
| *Exprimez et filtrez.* | | | |

## PARALDÉHYDE (C²H⁴O). — Soluble eau froide.
**Prop. thérap.** — Hypnotique.
**Prép. pharm. et posol.** — *A l'int.* 2 à 4 gr. en une fois.

**ÉLIXIR (Yvon).**

| | |
|---|---|
| Paraldéhyde | 10 gr. |
| Alcool à 90° | 48 — |
| Teinture de vanille | 2 — |
| Eau bouillie | 30 — |
| Sirop simple | 60 — |

*F. s. a. Une cuillerée renferme 1 gr. de paraldéhyde. 1 à 2 cuillerées.*

**LAVEMENT (Keraval).**

| | |
|---|---|
| Paraldéhyde | 2 gr. |
| Jaune d'œuf | n° 1 |
| Eau de guimauve | 120 gr. |

*F. s. a. pour 1 lavement.*

**POTION (Yvon).**

| | |
|---|---|
| Paraldéhyde | 2 gr. |
| Eau de tilleul | 70 — |

| | |
|---|---|
| Teinture de vanille | XX gouttes |
| Sirop de laurier-cerise | 30 gr. |
| F. s. a. | |

**SOLUTION.**

| | |
|---|---|
| Paraldéhyde | 15 gr. |
| Eau bouillie | 250 — |

*F. dissoudre. Chaque cuillerée renferme 1 gr. de paraldéhyde. 2 à 3 cuillerées.*

**SOLUTION POUR INJECTION HYPODERMIQUE (Keraval).**

| | |
|---|---|
| Paraldéhyde | 5 gr. |
| Eau distillée de laurier-cerise | 5 — |
| Eau distillée bouillie | 15 — |

*Chaque gramme renferme 0 gr. 20 centigr. de paraldéhyde.*

**PAREIRA BRAVA.** — *Cocculus platyphylla* (Ménispermées.)

**Part. empl.** — Racine.
**Princ. act.** — Bébéerine.
**Prop. thérap.** — Diurétique assez énergique.
**Prép. pharm. et posol.** — *A l'int.* Infusion, 20 p. 1000.

**PARIÉTAIRE.** — *Parietaria officinalis* (Urticées). — *Syn.* Perce-muraille, aumure, herbe aux murailles.

**Part. empl.** — Plante.
**Princ. act.** — Azotate de potasse.
**Prop. thérap.** — Diurétique, émollient.
**Prép. pharm. et posol.** — *A l'int.* Infusion, 20 p. 1000.

**POTION DIURÉTIQUE.**

| | |
|---|---|
| Infusion de pariétaire | 100 gr. |
| Acétate de potasse | 10 — |
| Sirop des cinq racines | 40 — |
| Oxymel de colchique | 10 gr. |
| Alcool nitrique | 2 — |
| F. s. a. | |

**PAS-D'ANE.** — V. *Tussilage.*

**PATIENCE.** — *Rumex acutus* ou *patientia* (Polygonées). — *Syn.* Rhubarbe sauvage.

**Part. empl.** — Racine.
**Princ. act.** — Rumicine.
**Prop. thérap.** — Dépuratif, antiscorbutique ; employé dans le traitement des affections cutanées.
**Prép. pharm. et posol.** — *A l'int.* Extrait (inusité) ; — infusé, 20 à 30 p. 1000 ; — poudre (inusitée).

**ROB DÉPURATIF (Devergie).**

| | | |
|---|---|---|
| Bardane | | |
| Patience | | |
| Feuilles de saponaire | āā | 1000 gr. |
| Gaïac râpé | | |
| Séné | | 250 — |
| Miel | āā | 5000 — |
| Sucre | | |
| Eau | | 15000 — |

*F. s. a. 3 cuillerées par jour.*

**TISANE SUDORIFIQUE.**

| | | |
|---|---|---|
| Bardane | āā | 20 gr. |
| Patience | | |

*F. infuser dans :*

| | |
|---|---|
| Eau | 1000 — |

*Ajoutez :*

| | |
|---|---|
| Sirop de sucre | 100 — |
| Acétate d'ammoniaque | 20 — |

*A prendre dans la journée.*
(Traitement de la Charité.)

**PAULLINIA.** — V. *Guarana.*

**PAVOT.** — *Papaver somniferum* (Papavéracées). — 2 variétés. Pavot blanc, pavot noir.

**Part. empl.** — Feuilles fraîches ; capsules.

**Princ. act.** — Opium.

**Prop. thérap.** — Capsules, sédatif et narcotique léger ; — feuilles, narcotiques.

**Prép. pharm. et posol.** — *A l'int.* Extrait alcoolique, 0 gr. 10 à 0 gr. 40 centigr. (inusité) ; — infusion (sans les graines), 10 p. 1000 ; — sirop, 10 à 40 gr. *A l'ext.* Décocté, 20 p. 1000, en lotions, fomentations.

FOMENTATION NARCOTIQUE.

| | |
|---|---|
| Espèces narcotiques | 50 gr. |
| Eau bouillante | 1000 — |

*F. infuser 1 heure, passez, exprimez.*

FOMENTATION DE PAVOT (F. H. M. — F. H. P.).

| | |
|---|---|
| Capsules de pavot concassées | 30 gr. |
| Eau | Q. s. pour 1 litre |

*F. infuser 2 heures, passez.*

GARGARISME CALMANT.

| | |
|---|---|
| Têtes de pavot concassées | nᵒ 2 |
| Graine de lin | 5 gr. |

*F. bouillir dans :*

| | |
|---|---|
| Eau | 100 — |

*Passez, ajoutez :*

| | |
|---|---|
| Sirop de miel | 20 — |

LAVEMENT DE PAVOT (H. P.).

| | |
|---|---|
| Capsules de pavot | 20 gr. |
| Eau bouillante | 500 — |

*Ad libitum.*

| | |
|---|---|
| Amidon | 15 gr. |

*F. infuser 2 heures, passez.*

LAVEMENT DE PAVOT LAUDANISÉ.

Tête de pavot nᵒ 1.

*F. bouillir dans :*

| | |
|---|---|
| Eau | 250 gr. |

*Ajoutez laudanum Sydenham X à XX gouttes.*

SIROP DE PAVOT BLANC (Codex).

20 gr. renferment 0 gr. 20 centigr. d'extrait de pavot. 10 à 40 gr.

SIROP DE PAVOT BLANC (Ph. Germ.).

| | |
|---|---|
| Capsules de pavot (sans semences). | 3 gr. |
| Eau commune | 18 — |
| Alcool à 85ᵒ c. | 2 — |

*F. digérer 2 heures ; agitez souvent ; exprimez ; filtrez, passez, prenez :*

| | |
|---|---|
| De la solution ainsi obtenue | 12 gr. |
| Sucre blanc | 19 — |

*F. dissoudre. 15 à 30 gr. en potion.*

**PÊCHER.** — *Prunus persica* (Rosacées).

**Part. empl.** — Fleurs.

**Prop. thérap.** — Laxatif léger.

**Prép. pharm. et posol.** — *A l'int.* Infusion, 10 à 20 p. 1000 ; — sirop, 10 à 60 gr.

**PELLETIÉRINE.** — V. *Grenadier.*

**PENSÉE SAUVAGE.** — *Viola tricolor arvensis* (Violacées).

**Part. empl.** — Plante fleurie et fleurs.

**Prop. thérap.** — Dépuratif, antiscrofuleux ; à haute dose, purgatif et même vomitif.

**Prép. pharm. et posol.** — *A l'int.* Infusion, 10 p. 1000 ; — sirop, 30 à 120 gr.

**PEPSINE.** — Principe actif du suc gastrique.

**Prop. thérap.** — Employé contre apepsie, dyspepsie, lientérie, anorexie, maladies débilitantes, convalescences lentes.

Deux formes de *pepsine* : 1° *pepsine extractive*, dont 0 gr., 20 centigr. peptonisent 10 gr. de fibrine ; 2° *pepsine médicinale* ou *amylacée*, mélange de la précédente avec de l'amidon ou du sucre de lait dont 0 gr. 50 centigr. peptonisent 10 gr. de fibrine.

**Prép. pharm. et posol.** — *A l'int.* 0 gr. 50 cent. à 4 gr. de pepsine amylacée en paquets, cachets, etc. Elixir (1 gr. pour 20), de 20 à 50 gr. ; — vin (1 gr. pour 20), de 20 à 50 gr.

ÉLIXIR DE PEPSINE (Corvisart).

| | |
|---|---|
| Sirop de cerises | 60 gr. |
| Alcoolat de Garus | 45 — |
| Eau distillée | 45 — |

*Pepsine acidifiée Q. s. pour faire* 10 *doses. Agitez souvent, après* 24 *heures filtrez.* 1 *verre à liqueur pendant le repas.*

ÉLIXIR DE PEPSINE (Mialhe).

| | |
|---|---|
| Pepsine amylacée | 6 gr. |
| Eau distillée | 24 — |
| Vin blanc de Lunel | 54 — |
| Sucre blanc | 30 — |
| Esprit-de-vin fin à 33° | 12 — |

*M. Filtrez.* 1 *cuillerée à bouche après chaque repas.*

ÉLIXIR DE PEPSINE DU CODEX.

*Cet elixir qu'on aromatise* ad libitum *contient par cuillerée à bouche* 1 *gr. de pepsine amylacées ou* 0 *gr.* 40 *centigr. de pepsine extractive.*

PASTILLES LACTATES ET PEPSINE (Pétrequin).

| | | |
|---|---|---|
| Lactate de soude | } āā | 2 gr. |
| — de magnésie | | |
| Pepsine amylacée | | 8 — |
| Sucre | | 70 — |

*F. s. a. des tablettes de* 1 *gr.*

PILULES DE PEPSINE.

| | |
|---|---|
| Pepsine extractive | 10 gr. |
| Acide citrique | 0 — 50 centigr. |
| Poudre de guimauve | Q. s. |

*Pour* 100 *pilules toluisées.*

VIN DE PEPSINE.

*Le Codex fait employer le vin de Lunel ; on peut le préparer avec du Malaga. Même dosage que l'Elixir.*

**PERSIL.** — *Petroselinum sativum* (Ombellifères).
**Part. empl.** — Racine, fleurs, feuille fraiche.
**Princ. act.** — Apiol (v. ce mot).
**Prop. thérap.** Racine excitante, apéritive ; fait partie des cinq racines ; feuilles résolutives et stimulantes ; fruits carminatifs.
**Prép. pharm. et posol.** — *A l'int.* Infusion de racine, 15 à 20 p. 1000 ; — poudre de feuilles, 2 gr. ; sirop, 3 à 4 cuillerées à café ; — suc exprimé, 100 à120 gr.

**PERVENCHES** (Grande et petite). — *Vinca major* et *minor* (Apocynées). — *Syn.* Violette des sorciers.
**Part. empl.** — Plante.
**Prop. thérap.** — Vulnéraire, astringent léger, antilaiteux, populaire.
**Prép. pharm. et posol.** — *A l'int.* Infusé, 10 p. 1000.

**PETIT-CHÊNE.** — V. *Germandrée.*

**PETIT-HOUX.** — V. *Fragon épineux.*

**PETITE-CENTAURÉE.** — V. *Centaurée.*

**PÉTROLE** (essence de). — Huile de Gabian.

**Prop. thérap.** — Fortifiant, antispasmodique, fébrifuge, antipsorique.

**Posol.** — *A l'int.* 5 à 25 gouttes et plus en *capsules* ou *perles.* A l'ext. 60 à 100 gr. en pommades, liniments excitants.

| LINIMENT ANTIPSORIQUE (Bellencontre). | | LINIMENT ANTIPSORIQUE (Hebra). | | |
|---|---|---|---|---|
| Pétrole | 100 gr. | Huile de pétrole légère | āā | 60 gr. |
| Huile d'amandes | 100 — | Alcool à 90° c | | |
| Laudanum de Sydenham | 5 — | Baume du Pérou | | 8 — |
| | | Essence de romarin | | |
| | | — de lavande | āā | 3 — |
| | | — de citron | | |
| | | *M.* | | |

## PÉTROLEINE. — V. *Vaseline.*

## PEUPLIER. — *Populus nigra* (Salicinées).
**Part. empl.** — Bourgeons.
**Princ. act.** — Acide gallique, malique, salicine.
**Prop. thérap.** — Balsamique, vulnéraire, antihémorrhoïdal.
**Prép. pharm. et posol.** — *A l'ext.* Onguent populeum.

POMMADE ANTIHÉMORRHOÏDALE.

| | |
|---|---|
| Onguent populeum | 50 gr. |
| Extrait de saturne | 5 — |
| *Ad libit.* Laudanum Syd. | 5 — |

## PHELLANDRIE. — *Œnanthe phellandrium* (Ombellifères).
— *Syn.* Ciguë aquatique, persil d'eau.
**Part. empl.** — Fruit.
**Princ. act.** — Phellandrine.
**Prop. thérap.** — Narcotique, diurétique, fébrifuge, préconisée contre le squirrhe, la gangrène et la phtisie pulmonaire.
**Prép. pharm. et posol.** — *A l'int.* Poudre, 1 à 3 gr.

ÉLECTUAIRE DE PHELLANDRIE (Sandras).

| | |
|---|---|
| Fruits de phellandrie en poudre | 1 à 2 gr. |
| Miel blanc | Q. s. |

*A prendre matin et soir.*

*Passez et ajoutez :*

| | |
|---|---|
| Laudanum de Sydenham | 2 gr. |

*Par cuillerée à bouche.*

PILULES DE PHELLANDRIE (Rothe).

| | |
|---|---|
| Fruits de phellandrie pulvérisés | 0 gr. 06 centigr. |
| Chlorhydrate d'ammoniaque | 0 — 02 centigr. |
| Extrait de chardon bénit | Q. s. |

*M. pour 1 pilule.* 4 à 12 *par jour.*

SIROP DE PHELLANDRIE (H. P.).

| | |
|---|---|
| Fruits de phellandrie | 1 gr. |
| Sucre blanc | 10 — |

*F. infuser les fruits pendant 24 heures dans 10 d'eau bouillante. Passez, filtrez, ajoutez le sucre, et faites cuire, en consistance de sirop.* 20 à 30 *gr. par jour.*

POTION DE PHELLANDRIE (Ewald).

| | |
|---|---|
| Semences de phellanderie | 0 gr. 50 centigr. |
| Racine de réglisse | 10 — |

*Faites infuser dans :*

| | |
|---|---|
| Eau bouillante | 200 — |

SIROP DE PHELLANDRIE COMPOSÉ (Beclère).

| | |
|---|---|
| Sirop de phellandrie à 5 p. 100 | 100 gr. |
| Extrait de belladone | 0 — 05 centigr. |
| — d'opium | 0 — 06 — |

*F. s. a.* 2 à 4 *cuillerées par jour.*

## PHÉNIQUE (acide) ($C^6H^5OH$). — *Syn.* Phénol, acide carbolique. — 1 gr. se dissout dans 17 d'eau froide (solubilité pratique 5

p. 100\`, très soluble alcool, glycérine, éther, huiles fixes et volatiles.

N. B. — Sous le nom commercial de *Phénol absolu* on désigne de l'acide phénique très pur et à odeur franche.

**Prop. thérap.** — Agent antiseptique, antiputride, antipsorique, antipyrétique, caustique.

**Prép. pharm. et posol.**— *A l'int.* Acide phénique, 0 gr. 50 centigr. à 1 gr. ; — eau phéniquée (1/1000), 1000 gr.; — sirop phéniqué au millième, 20 à 60 gr. *A l'ext.* Acide phénique liquide (acide phénique 1, alcool 9); — eau phéniqué (1/20 ou 1/40); — huile phéniquée (1/100); — vinaigre phéniqué (1/100).

### ACIDE PHÉNIQUE ALCOOLISÉ.

| | | |
|---|---|---|
| Alcool à 90° | } āā P. É. | |
| Acide phénique | | |
| *M.* | | |

### CATGUT; LIGATURE ANTISEPTIQUE (Lister).

| | |
|---|---|
| Acide phénique cristallisé | 10 gr. |
| Eau distillée | 1 — |
| Huile d'olive | 5 — |
| Corde à boyau récente | Q. s. |

*M. l'acide avec l'eau; ajoutez l'huile; immergez la corde.*

### CÉRAT PHÉNIQUÉ (Reliquet).

| | |
|---|---|
| Cérat à l'eau commune | 100 gr. |
| Acide phénique | 0 — 30 centigr. |

### EMPLATRE PHÉNIQUÉ (Lister).

| | |
|---|---|
| Huile d'olives | 120 gr. |
| Litharge | 120 — |
| Cire | 30 — |
| Acide phénique cristallisé | 25 — |
| *F. s. a.* | |

### GARGARISME PHÉNIQUÉ (Mackensie).

| | |
|---|---|
| Acide phénique | 1 gr. |
| Glycérine | 12 — |
| Eau | 250 — |

### GARGARISME PHÉNIQUÉ

| | |
|---|---|
| Acide phénique | 0 gr. 50 centigr. à 1 — |
| Sirop diacode | 50 — |
| Décocté de racine de guimauve | 250 — |
| *M.* | |

### GLYCÉRÉ CAUSTIQUE IODO-PHÉNIQUÉ (Déclat).

| | | |
|---|---|---|
| Acide phénique | } āā | 1 gr. |
| Iode | | |
| Glycérine | | 5 — |
| *M.* | | |

### GLYCÉRÉ D'ACIDE PHÉNIQUE (Ph. Lond.).

| | |
|---|---|
| Acide phénique cristallisé | 1 gr. |
| Glycérine | 4 — |
| *M.* | |

### HUILE PHÉNIQUÉE (Lister).

| | |
|---|---|
| Huile d'olive | 19 gr. |
| Acide phénique | 1 — |
| *M.* | |

### LAVEMENT PHÉNIQUÉ.

| | |
|---|---|
| Acide phénique | 0 gr. 10 centigr. à 1 gr. |
| Décocté de graines de lin | Q. s. |

*Pour 1/4 ou 1/2 lavement.*

### LAVEMENT PHÉNIQUÉ (Desplats).

| | |
|---|---|
| Acide phénique | 0 gr. 05 centigr. |
| Eau | 200 — |

### LAVEMENT PHÉNIQUÉ (Desplats).

| | |
|---|---|
| Acide phénique cristallisé pur | 1 gr. |
| Eau | 150 — |
| Laudanum de Sydenham | V gouttes |

### LIMONADE PHÉNIQUÉE.

| | |
|---|---|
| Acide phénique | 0 gr. 25 centigr. à 0 — 50 centigr. |
| Limonade simple | 1000 gr. |

### LOTION PHÉNIQUÉE (Hutchisson).

| | | |
|---|---|---|
| Acide phénique | | 2 gr. |
| Glycérine | } āā | 15 — |
| Alcool | | |
| Eau | | 200 — |

### PILULES D'ACIDE PHÉNIQUE.

| | |
|---|---|
| Acide phénique | 1 gr. |
| Térébenthine de Venise | 0 — 50 centigr. |
| Magnésie calcinée | Q. s. |

*M. pour 50 pilules.*

### PILULES DE WADENBERG (Ewald).

| | |
|---|---|
| Acide phénique | 0 gr. 20 centigr. |
| Tannin | 2 — 50 — |
| Opium | 0 — 20 — |
| Poudre de guimauve | 2 — |
| Extrait de chiendent | Q. s. |

*Pour 50 pilules. 2 à 6 par jour : 1 contre diarrhée des phtisiques.*

POTION CONTRE LA FIÈVRE TYPHOÏDE
(Villemin).

| | |
|---|---|
| Acide phénique 0 gr. 50 centigr. à 1 gr. | |
| Alcoolature d'aconit | 1 — |
| Potion gommeuse | 125 — |

M.

### AUTRE (Rothe) :

| | | |
|---|---|---|
| Acide phénique | } āā | 1 gr. |
| Alcool | | |
| Teinture d'iode | X | gouttes. |
| Teinture d'aconit | XXX | — |
| Sirop d'écorce d'orange | | |
| amère | | 15 gr. |
| Eau de menthe | | 110 — |

F. s. a. Par cuillerées.

### POUDRE ANTISEPTIQUE POUR LA CONSER-
VATION DES CADAVRES (Codex).

20 kilos pour un cadavre.

### POUDRE DÉSINFECTANTE (Devergie).

| | |
|---|---|
| Acide phénique cristallisé | 1 gr. |
| Amidon | 500 — |

M.

### POUDRE CONTRE PURIGO (Lassar).

| | |
|---|---|
| Acide phénique | 1 gr. |
| Talc | 50 — |

M. t. a.

### POUDRE POUR LA CONSERVATION DES CA-
DAVRES (Wafflard).

| | |
|---|---|
| Acide phénique du commerce | 4 kil. |
| Sciure de bois | 16 — |

Arrosez la sciure avec l'acide. M.
pour 1 cadavre d'adulte.

### SIROP D'ACIDE PHÉNIQUE.

| | |
|---|---|
| Acide phénique | 1 gr. |
| Alcool | 10 — |
| Sirop de goudron | 990 — |

M. 2 à 6 cuillerées.

### SOLUTION ANTISEPTIQUE PHÉNIQUÉE-
IODÉE (Percy, Boulton).

| | |
|---|---|
| Acide phénique liquide | VI gouttes |
| Alcoolé d'iode | 3 gr. |
| Glycérine | 30 — |
| Eau distillée | 150 — |

M. En injections.

### SOLUTION D'ACIDE PHÉNIQUE (Cod.).

| | |
|---|---|
| Acide phénique | 1 gr. |
| Eau | 1000 — |

F. dissoudre. A prendre par cuillerées.

### SOLUTION D'ACIDE PHÉNIQUE PARFUMÉE
(Lebon).

| | |
|---|---|
| Alcool à 85° c. | 10 gr. |
| Acide phénique | 1 — |
| Essence de citron ou de win-
ter-green. | 3 — |

F. dissoudre.

### SOLUTION D'ACIDE PHÉNIQUE POUR INJEC-
TION HYPODERMIQUE (Bœckel).

| | |
|---|---|
| Eau distillée | 1 gr. |
| Acide phénique 0 gr. 01 centigr. à 0 — | |
| 05 centigr. | |

### SOLUTION D'ACIDE PHÉNIQUE POUR INJEC-
TION HYPODERMIQUE (Duj.-Beaumetz).

| | |
|---|---|
| Eau distillée | 94 gr. |
| Glycérine pure | 5 — |
| Acide phénique | 1 — |

5 centimètres cubes en injection.

### AUTRE :

| | |
|---|---|
| Acide phénique | 1 gr. |
| Glycérine | de 2 à 9 — |

Suivant indication.

### SOLUTION D'ACIDE PHÉNIQUE POUR INJEC-
TION HYPODERMIQUE (Jessier.)

| | |
|---|---|
| Sulfate de quinine | 0 gr. 05 centigr. |
| Acide sulfurique | 0 — 05 — |
| Eau bouillante | 4 — |

Laissez refroidir ; ajoutez :

| | |
|---|---|
| Acide phénique | 0 gr. 02 centigr. |

X à XXX gouttes.

### SOLUTION FAIBLE D'ACIDE PHÉNIQUE
(Lister).

| | |
|---|---|
| Acide phénique | 25 gr. |
| Alcool ou glycérine | 25 — |
| Eau | 950 — |

(Solution au 1/40.)

### SOLUTION FORTE D'ACIDE PHÉNIQUE
(Lister).

| | |
|---|---|
| Acide phénique | 50 gr. |
| Alcool ou glycérine | 50 — |
| Eau | 900 — |

(Solution au 1/20.)

N. B. — Dans ces solutions on peut
supprimer l'alcool ou la glycérine.

### VASELINE PHÉNIQUÉE.

| | |
|---|---|
| Acide phénique | 1 gr. |
| Vaseline | 100 — |

On peut aromatiser avec quelques
gouttes d'essence de winter-green.

### VINAIGRE PHÉNIQUÉ (Codex).

En lotions.

VINAIGRE PHÉNIQUÉ CAMPHRÉ (H. P.).

| | |
|---|---|
| Acide phénique cristallisé | 10 gr. |
| Camphre | 1 — |
| Alcool à 90º c. | 10 — |
| Acide pyroligneux | 80 — |

*F. dissoudre le camphre dans l'alcool ; ajoutez l'acide phénique et l'acide pyroligneux.*

## PHÉNATE DE SOUDE. — *Syn.* Phénol Sodé, vulg. *phénol.*

**Prop. thérap.** — Désinfectant, antiparasitaire, antihémorrhagique.

**Prép. pharm. et posol.**—*A l'ext.* Pommade 1/10 ; — la solution du Codex est au dixième.

POMMADE PHÉNATÉE.

| | |
|---|---|
| Phénate soude | 1 gr. |
| Vaseline | 10 — |
| M. | |

SOLUTION PHÉNATE DE SOUDE

*Celte solution est au dixième.*

## PHOSPHORE (Ph). — Insoluble eau, peu soluble alcool éther, très soluble sulfure de carbone, chloroforme.

**Prop. thérap.** — Excitant, aphrodisiaque dangereux, prescrit contre les fièvres adynamiques, la paralysie musculaire et surtout l'ataxie locomotrice.

**Prép. pharm. et posol.** — *A l'int.* 0,001 à 0,010 milligr. ; — huile phosphorée 1/1000. *A l'ext.* En frictions (pommades) ; — huile phosphorée à 1/100.

N. B. — Pour l'usage interne, l'emploi du phosphure au zinc est préférable, voir plus loin.

CAPSULES D'HUILE PHOSPHORÉE.

*Chaque capsule renferme environ 1 milligr. de phosphore. 1 à 5.*

ÉTHER PHOSPHORÉ DE LABELIUS (Jourdan).

| | |
|---|---|
| Phosphore | 0 gr. 10 centigr. |
| Ether | 15 — |
| Essence de menthe | XXIV gouttes. |

*F. dissoudre II gouttes sur du sucre toutes les 2 heures.*

HUILE DE FOIE DE MORUE PHOSPHORÉE

| | |
|---|---|
| Huile phosphorée à 1/1000e | 100 gr. |
| — de foie de morue | 900 — |

*2 milligr. de phosphore par cuillerée.*

HUILE DE FOIE DE MORUE PHOSPHORÉE CRÉOSOTÉE.

| | |
|---|---|
| Huile phosphorée à 1/1000e | 100 gr. |
| Créosote de hêtre | 10 — |
| Huile de foie de morue | 890 — |

*Par cuillerées. 2 milligr. de phosphore et 0 gr. 20 centigr. de créosote.*

HUILE PHOSPHORÉE (Cod.).

*1 gr. de phosphore p. 100, usage ext. 1 gr. de phosphore p. 1000, usage int.*

LINIMENT PHOSPHORÉ (Tavignot).

| | |
|---|---|
| Huile d'amandes douces | 100 gr. |
| Naphthe | 25 — |
| Phosphore | 0 gr. 20 centigr. |

*En frictions sur le front.*

PILULES DE PHOSPHORE (Dannecy).

| | |
|---|---|
| Phosphore | 1 gr. |
| Sulfure de carbone | 10 — |
| Beurre de cacao | 100 — |
| Poudre de réglisse | Q. s. |

*F. dissoudre le phosphore dans le sulfure de carbone. M. au beurre de cacao. F. 1000 pilules. 1 à 5 par jour.*

PILULES PHOSPHORE (Tavignot).

| | |
|---|---|
| Phosphore | 0 gr. 10 centigr. |
| Huile d'amandes douces | 8 — |
| Beurre de cacao | 8 — |

*F. dissoudre à 45º. Ajoutez :*

| | |
|---|---|
| Poudre de guimauve | Q. s. |

*F. s. a. 100 pilules. 4 à 6.*

POMMADE DE PHOSPHORE (Cod.).

*1 p. 100, II à IV gouttes en frictions.*

POTION PHOSPHORÉE (Soubeiran).

| Huile phosphorée 1/100ᵉ | 1 | gr. |
|---|---|---|
| Gomme arabique pulv. | 8 | — |
| Eau de menthe | 100 | — |
| Sirop de sucre | 50 | — |

*F. s. a. Par cuillerées toutes les heures.*

POTION PHOSPHORÉE (Tavignot).

| Huile d'amandes douces | 10 gr. | |
|---|---|---|
| Phosphore | 0 — 10 centigr. | |
| Sirop de gomme | 90 — | |
| Gomme | 2 — | |

*M. 1 à 3 cuillerées à café par jour.*

## PHOSPHURE DE ZINC (Ph²Zn³). — Insoluble eau.

Complètement soluble acide chlorhydrique.

**Prop. thérap.** — Comme le phosphore.

**Prép. pharm. et posol.** — *A l'int.* 0 gr. 005 milligr. à 0 gr. 02 centigr.

N. B. — 8 milligrammes de phosphure de zinc représentent 1 milligramme de phosphore actif.

PILULES DE PHOSPHURE DE ZINC (Vigier).

| Phosphure de zinc en poudre fine | 0 gr. 80 centigr. |
|---|---|
| Poudre de réglisse | 1 — 30 — |

Sirop de gomme 0 gr. 90 centigr.

*M. pour 100 pilules argentées. 1 à 5 par jour.*

## PHOSPHORIQUE (acide) (PhO⁴H³+eau). — *Syn.* Acide

phosphorique officinal.

**Prop. thérap.** — Conseillé contre impuissance, gravelle phosphatique, typhus, scarlatine, variole, rachitisme, hémoptysie.

**Prép. pharm. et posol.** — *A l'int.* 0 gr. 20 centigr. à 3 gr.; limonade phosphorique, 2 gr. par litre.

**Incompat.** — Sels de chaux, de bismuth et de fer; alcalis et leurs carbonates.

BOISSON PHOSPHORIQUE (Hoffmann).

| Décoction de salep (10 p. 1000), | 1000 | gr. |
|---|---|---|
| Teinture d'opium | 1 à 2 | — |
| Sirop de Tolu | 70 | — |
| Eau distillée de laurier-cerise | 5 | — |
| Acide phosphorique sec | 2 à 4 | — |

*M. Par verres toutes les 2 heures.*

LIMONADE PHOSPHORIQUE (Cod.).

1 à 2 *litres par jour.*

PILULES APHRODISIAQUES (Wulzer).

Acide phosphorique officinal.
Ecorce de quinquina pulv. } āā 0 gr. 04 centigr.

| Camphre pulv. | 0 gr. 012 milligr. |
|---|---|
| Extrait de cascarille | Q. s. |

*M. pour 1 pilule. 4 à 15 par jour.*

MIXTURE CONTRE MÉTRORRHAGIE.

| Acide phosphorique | 5 | gr. |
|---|---|---|
| Sirop de framboises | 50 | — |

*F. s. a. 1 cuillerée à café toutes les heures dans un peu d'eau* (Ewald).

POTION CONTRE HÉMOPTYSIE (Hoffmann).

| Eau | 150 | gr. |
|---|---|---|
| Acide phosphorique liquide | 4 | — |
| Sirop de cerises | 60 | — |

*M. Par cuillerée d'heure en heure.*

## — HYPOPHOSPHITES DE CHAUX. — V. *Chaux.*

## — HYPOPHOSPHITE DE SOUDE (PhO²,NaH²). — Soluble

2 parties d'eau et 15 parties alcool à 90°.

**Prop. thérap.** — Antiphthisique.

**Prép. pharm. et posol.** — *A l'int.*

SIROP D'HYPOPHOSPHITE DE SOUDE (Codex).

5 gr. de sel pour 500. 0 gr. 20 centigr. par cuillerée à bouche.

SOLUTION D'HYPOPHOSPHITE DE SOUDE.

| Hypophosphite de soude. | 10 à 5 gr. |
|---|---|
| Eau distillée | 150 — |

*F. dissoudre. Filtrez. 10 à 15 gr. par jour.*

## PHYLLANTHUS NIRURI (Euphorbacées).
Part. empl. — Feuilles.
Prop. thérap. — Employé contre la blennorrhagie, l'hydropisie.
Prép. pharm. et posol. — A l'int. Infusion de feuilles, 10 p. 1000; — poudre, 4 gr.

## PHYTOLACCA DECANDRA (Phytolaccées).
Part empl. — Racine, fruits.
Princ. act. — Tannin, phytolaccine, acide phytolaccique.
Prop. thérap. — Emétique, purgatif, un peu narcotique.
Prép. pharm. et posol. — A l'int. Décoction de racine (10 p. 1,000) dose suivant effet voulu; — phytolaccine, 0 gr. 05 à 0 gr. 30 centigr.; — poudre, 0 gr. 5 décigr. à 2 gr. (émétique), 0 gr. 05 à 0 gr. 40 centigr. (altérant); — teinture de fruits, 4 gr.

## PICHI. — *Fabiana imbricata* (Solanacées).
Part. empl. — Branches, rameaux.
Princ. act. — Fabianine (Lyons).
Prop. thérap. — Employé dans les maladies de l'appareil urinaire et du foie.
Prép. pharm. et posol. — A l'int. Décoction du bois, plusieurs verres; — extrait fluide, 4 à 6 cuillerées.

## PICRIQUE (acide). — *Syn.* Trinitrophénol, acide trinitrophénique. Soluble alcool et éther, soluble dans 86 parties d'eau.
Prop. thérap. — Employé sans succès comme fébrifuge.

## PICROTOXINE. — V. *Coque du Levant.*
Prop. thérap. — Antiépileptique, antichoréique.
Posol. — A l'int. 1/2 à 3 milligr.

## PIED-DE-CHAT. — *Antennaria dioïca* (Synanthérées.)
Part. empl. — Capitule.
Prop. thérap. — Faiblement aromatique et béchique.
Prép. pharm. et posol. — A l'int. Infusion, 10 p. 1000.

## PILOCARPINE. — V. *Jaborandi.*

## PIMENTS.

— PIMENT DE LA JAMAIQUE. — *Myrtus pimenta* (Myrtacées). — *Syn.* Toute-épice, poivre de la Jamaïque.
Prop. thérap. — Employé comme condiment.

— PIMENT DES JARDINS. — *Capsicum frutescens et annuum* (Solanées). — *Syn.* Poivre rouge, poivre de Guinée, de Turquie, d'Espagne.
Part. empl. — Semences.
Princ. act. — Capsicine.
Prop. thérap. — Condiment, excitant de l'estomac; préconisé contre les hémorrhoïdes; rubéfiant énergique.
Prép.pharm. et posol. — A l'int. Extrait aqueux, 0 gr. 50 centigr. à 1 gr.; — poudre, 0 gr. 50 centigr. à 2 gr. A l'ext. Teinture, 4 gr. à 10 gr., on prépare un révulsif au piment.

GARGARISME A LA TEINTURE DE POIVRE DE GUINÉE CONTRE L'ENROUEMENT (Graves).

| | |
|---|---|
| Teinture de poivre de Guinée | 3 à 10 gr. |
| Décoction d'écorce de quinquina | 160 — |

*M. Se gargariser 5 ou 6 fois par jour.*

PILULES DE CAPSICUM.

| | |
|---|---|
| Extrait de capsicum | 2 gr. |

Poudre de rhubarbe . . . . . . Q. s.

*Pour 20 pilules. 4 à 10 par jour.*

PILULES DE SCHNEIDER (Dorv.).

| | |
|---|---|
| Capsicum annuum | 1 gr. |
| Oxyde de fer noir | 15 — |
| Cannelle | |
| Colombo | ãã 4 gr. |
| Extrait de camomille | |

*F. s. a. des pilules de 0 gr. 10 cent. 5 à 10 par jour.*

## PIN MARITIME. — *Pinus maritima* (Conifères).

**Part. empl.** — Bois, sève. Il fournit la térébenthine de Bordeaux, le galipot, l'essence de térébenthine, la poix résine, la poix noire et le goudron (voir ces mots).

**Prop. thérap.** — Antiphtisique.

**Prép. pharm. et posol.** — A *l'int.*. Sève de pin, 1 à 4 verres par jour, ou par cuillerées à l'état de sirop.

## — PIN SAUVAGE. — *Pynus sylvestris* (Conifères).

**Part. empl.** — Bourgeon, appelé à tort bourgeon de sapin.

**Prop. thérap.** — Excitant, béchique, diurétique, anticatarrhal.

**Prép. pharm. et posol.** — A *l'int.* Eau distillée, 150 à 1000 gr. ; — infusion, 30 p. 1000 ; — sirop, *ad libitum.* A *l'ext.* Laine de Pin Sylvestre.

SIROP DE BOURGEONS DE SAPIN (Sauvé).

| | |
|---|---|
| Bourgeons de sapin | 100 gr. |
| Eau | 1000 — |
| Alcool à 60° | 100 — |
| Sucre | Q. s. |
| *F. s. a.* | |

TISANE DIURÉTIQUE.

| | |
|---|---|
| Bourgeons de sapin | 10 gr. |
| Eau | 100 — |
| *F. infuser. Passez. Ajoutez :* | |
| Vin blanc | 250 gr. |
| Nitrate de potasse | 1 — |
| Sirop de Tolu | 50 — |

## PIPÉRIN. — V. *Poivre.*

## PISCIDIA ERYTHRINA (Légumineuses papilionacées).

— *Syn.* Jamaïca Dogwood.

**Part. empl.** — Écorce de la racine.

**Princ. act.** — Piscidine ($C^{29}H^{24}O^8$).

**Prop. thérap.** — Sédatif.

**Prép. pharm. et posol.** — A *l'int.* Extrait fluide, représentant son poids en plante, 3 à 6 gr. ; — poudre, 4 gr. ; — teinture alcoolique à 1/5, 1 à 5 gr.

MÉLANGE (Huchard).

| | |
|---|---|
| Teinture alcoolique de piscidia | |
| Teinture de viburnum prunifolium | ãã 50 gr. |
| *XX à XL gouttes.* | |

POTION.

| | |
|---|---|
| Extrait fluide | 20 gr. |

| | |
|---|---|
| Eau distillée | 50 gr. |
| Sirop de sucre. | 50 — |

SIROP.

| | |
|---|---|
| Extrait fluide | 10 gr. |
| Sirop d'écorce d'oranges amères | 20 — |

*M. 1 à 3 cuillerées à café par jour. Chacune renferme 1 gr. 50 centigr. d'extrait.*

## PISSENLIT. — *Taraxacum dens leonis* (Synanthérées). —

*Syn.* Dent de lion.

**Part. empl.** — Racine, feuille..
**Prop. thérap.** — Tonique, fondant, apéritif, diurétique.
**Prép. pharm. et posol.** — *A l'int.* Extrait aqueux, 1 à 5 gr.

**PISTACHE.** — Semence du Pistachier, *Pistacia vera* (Térébinthacées).
**Prop. thérap.** — Entre dans la composition du looch vert.
**Prép. pharm. et posol.** — *A l'int.* Emulsion ou lait de pistaches.

**PITURI.** — *Duboisia Hopwoodii.*
**Part. empl.** — Feuilles.
**Princ. act.** — Piturine.
**Prop. thérap.** — Agit comme la duboisine sur le système nerveux, mais d'une façon opposée sur les sécrétions; excite la sudation et la salivation comme la pilocarpine.

**PIVOINE OFFICINALE.** — *Pæonia officinalis* (Renonculacées).
**Part. empl.** — Racine, fleur, semence.
**Prop. thérap.** — Vantée contre l'hydropisie, l'épilepsie, les convulsions, l'hystérie (racines, fleurs); préconisée comme émétique, purgatif (racine).
**Prép. pharm. et posol.** — Inusitée aujourd'hui.

**PLANTAINS** (Plantaginées). — Trois espèces.

1º **PLANTAIN COMMUN.** — *Plantago major.* — *Syn.* Grand plantain.

2º **PETIT PLANTAIN.** — *Plantago lanceolata.*

3º **PLANTAIN MOYEN.** — *Plantago media.*
**Part. empl.** — Plantes fleuries.
**Prop thérap.** — Astringents légers.
**Prép. pharm. et posol.** — *A l'ext.* Eau distillée, en collyre.

**PLATINE** (Perchlorure de).
**Prop. thérap.** — Essayé comme antisyphilitique (Hœfer).
**Prop. pharm. et posol.** — *A l'int.* 0 gr. 10 centigr. en 24 heures.

PILULES PLATINIQUES.

Perchlorure de platine    0 gr. 50 centigr.
Extrait de gaïac          4 —
— de guimauve             Q. s.
*F. s. a.* 20 *pilules.* 1 à 4 *matin et soir.*

**PLOMB** (Acétate de) $(C^2H^3O^2)^2Pb+3HO^2$). — *Syn.* Acétate neutre de plomb, sel de Saturne. Soluble dans 2 parties d'eau et 8 d'alcool.
**Prop. thérap.** — Employé contre les diarrhées colliquatives, les hémorrhagies passives, les sueurs des phthisiques; astringent, siccatif.
**Posol.** — *A l'int.* 0 gr. 01 à 0 gr. 10 centigr. *A l'ext.* En pommade, collyres, injections.

**Incompat.** — Acides sulfurique, phosphorique, chlorhydrique, et leurs sels solubles, tannin, iodures alcalins, borax, aloès, eau commune, lait, préparations opiacées.

### COLLYRE A L'ACÉTATE DE PLOMB.

Acétate de plomb        0 gr. 30 centigr.
Eau distillée de roses 100 —
Mucilage de semen-
  ces de coing        15 —
  *F. s. a.*

### COLLYRE CONTRE CONJONCTIVITE (Sichel).

Acétate de plomb
  cristallisé        0 gr. 50 centigr.
Eau distillée      100 —
  *M.*

### FOMENTATION D'ACÉTATE DE PLOMB (Ricord).

Eau              250 gr.
Acétate de plomb      5 —
  *Ad libitum :*
Laudanum de Sydenham      2 —
  *En lotions.*

### GARGARISME.

Acétate de plomb      0 gr. 25 centigr.
  à 0 gr. 50 centigr.
Glycérine        30 —
Sirop de mûres      50 —
Décocté feuilles de
  ronces        200 —
  *F. s. a.*

### GLYCÉRÉ ASTRINGENT (Müller).

Acétate de plomb cristallisé      1 gr.
Glycéré d'amidon      30 —

### INJECTION VAGINALE D'ACÉTATE DE PLOMB

Acétate de plomb cristallisé      5 gr.
Décoction d'écorce de chêne    150 —
  *F. Dissoudre.*

### INJECTION A L'ACÉTATE DE PLOMB POUR LE VAGIN (Ricord).

Eau            1000 gr.
Acétate de plomb cristallisé      10 —
  *F. Dissoudre.*

### INJECTION A L'ACÉTATE DE PLOMB

Acétate de plomb      0 gr. 50 centigr.
Eau de laurier-cerise 10 —
Eau distillée      150 —

### INJECTION D'ACÉTATE NEUTRE DE PLOMB. INJECTION SATURNINE (F. H. P. et H. M.).

Acétate de plomb cristallisé      1 gr.
Eau distillée      100 —
  *F. dissoudre. Filtrez.*

### INJECTION PLOMBIQUE COMPOSÉE.

Acétate de plomb        1 gr.
Sulfate de zinc        1 —
Tannin          2 —
Eau distillée de roses      150 —
  *F. s. a. Agitez.*

### LAVEMENT.

Acétate de plomb }
Laudanum de Sy- } āā 0 gr. 50 centigr.
  denham }
Eau        200 —

### ONGUENT D'ACÉTATE DE PLOMB. (Ph. Esp.).

Acétate de plomb cris- }
  tallisé } āā    P. É.
Huile d'olive }
  *F. Fondre le sel dans son eau de cristallisation ; ajoutez peu à peu l'huile en triturant.*

### PILULES D'ACÉTATE DE PLOMB.

Acétate de plomb      1 gr.
Extrait d'opium      0 — 25 centigr.
  — ratanhia      5 —
  *F. s. a. 50 pilules. 2 à 6 par jour.*

### PILULES D'ACÉTATE DE PLOMB OPIACÉES (Ph. Brit.).

Acétate de plomb
  cristallisé      0 gr. 06 centigr.
Opium brut sec pul-
  vérisé        0 — 01 —
Conserve de roses      0 — 01 —
  *M. pour 1 pilule. 1 à 4 le soir.*

### PILULES ANTIPHTHISIQUES (Oesterlen).

Acétate de plomb      0 gr. 50 centigr.
Opium pulvérisé      0 — 30 —
Digitale pulvérisée      0 — 50 —
Extrait de camomille  Q. s.
  *Pour 50 pilules. 2 à 6 par jour.*

### PITULES CONTRE HÉMOPHTHISIES

Extrait d'opium      0 gr. 05 centigr.
Acétate de plomb      0 — 20 —
Poudre de jusquiame  0 — 40 —
  *F. 8 pilules. 1 matin et soir.*

### PRISES CONTRE HÉMORRHAGIES PULMONAIRES (Ewald).

Acétate de plomb      0 gr. 25 centigr.
Poudre de digitale      0 — 30 —
  — d'opium      0 — 15 —
  *F. s. a. 10 doses. 2 à 6 par jour.*

PLO — 276 —

POMMADE ANTIBLÉPHARIQUE (Sichel).

| | |
|---|---|
| Minium | 1 gr. |
| Acétate neutre de plomb | 3 — |
| Axonge | 45 — |
| Cire blanche | 15 — |
| Essence de roses | III gouttes |

POMMADE ANTIOPHTALMIQUE (Desault).

| | |
|---|---|
| Oxyde rouge de mercure | 1 gr. |
| Oxyde de zinc | 1 — |
| Acétate de plomb cristallisé | 1 — |
| Alun calciné | 1 — |
| Sublimé corrosif | 0 — 15 centigr. |
| Pommade rosat | 8 — |

*F. s. a.*

POMMADE ANTIOPHTALMIQUE.

| | |
|---|---|
| Beurre très frais ou vaseline | 5 gr. |
| Minium | 1 — |
| Acétate de plomb cristallisé | 3 — |

*F. s. a.*

POMMADE CONTRE CALVITIE (Dupuytren).

| | |
|---|---|
| Moelle de bœuf | 300 gr. |
| Acétate de plomb cristallisé | 5 — |
| Baume noir du Pérou | 20 — |
| Alcool à 21º | 50 — |
| Teinture de cantharides | 2 — |
| — de girofle | } āā X gouttes |
| — de cannelle | |

*M. Onctions tous les soirs avec gros comme une noisette.*

POMMADE CONTRE ENGELURES

| | |
|---|---|
| Acétate de plomb | 4 gr. |
| Extrait d'opium | 0 — 20 centigr. |
| Baume du Pérou | 10 — |
| Axonge | 60 — |

*F. s. a.*

POMMADE DE GIACOMINI.

| | |
|---|---|
| Axonge récente | 15 gr. |
| Eau de laurier-cerise | 4 — |
| Acétate de plomb | 4 — |

*F. s. a.*

POMMADE DE SAINT-ANDRÉ DE BORDEAUX

| | |
|---|---|
| Acétate de plomb cristallisé | 5 gr. 30 centigr. |
| Chlorhydrate d'ammoniaque | 0 — 60 — |
| Tuthie | 0 — 30 — |
| Oxyde rouge de mercure | 5 — 20 — |
| Beurre frais ou vaseline | 30 — |

POTION ANTIPHTISIQUE (Amelong).

| | |
|---|---|
| Acétate de plomb | 0 gr. 10 centigr. |
| Extrait de jusquiame | 0 — 05 — |

*F. dissoudre dans :*

| | |
|---|---|
| Eau distillée | 200 — |

*Une cuillerée toutes les 2 heures.*

POTION CONTRE PNEUMONIE CASÉEUSE (Oppolzer).

| | |
|---|---|
| Digitale | 0 gr. 05 centigr. |
| | à 0 — 30 — |

*F. infuser dans :*

| | |
|---|---|
| Eau bouillante | 150 — |

*Passez et ajoutez :*

| | |
|---|---|
| Acétate de plomb | } āā 0 gr. 25 centigr. |
| Teinture d'opium | à 0 — 50 — |

*Par cuillerées d bouche.*

POUDRE ANTIHÉMORRHAGIQUE.

| | |
|---|---|
| Acétate de plomb | 0 gr. 20 centigr. |
| Extrait d'opium | 0 — 10 centigr. |
| — de ratanhia | 5 — |

*F. s. a. 10 pilules. Une toutes les 2 heures.*

POUDRE CONTRE LES SUEURS COLLIQUATIVES (Ph. Germ.).

| | |
|---|---|
| Acétate de plomb cristallisé | } āā 1 gr. |
| Opium brut sec | |
| Sucre blanc | 4 — |

*Pulvérisez. M. 0 gr. 10 centigr. d 0 gr. 40 centigr. matin et soir.*

— **SOUS-ACÉTATE DE PLOMB LIQUIDE.** — *Syn.* Extrait de Saturne, acétate basique de plomb. Soluble eau et alcool.

**Prop. thérap.** — Résolutif, siccatif, astringent.

**Prép. pharm. et posol.** — *A l'ext.* Sous-acétate, en collyres, lotions, injections ; — eau blanche (20 p. 1000).

**Incompat.** — Comme le précédent, et en plus l'eau commune à moins d'indications spéciales (eau blanche) à cause de l'acide carbonique, des sulfates, phosphates, carbonates et bicarbonates qu'elle renferme.

CÉRAT SATURNÉ ; CÉRAT DE GOULARD.
(Codex).

Sous-acétate de plomb liquide      1 gr.
Cérat de Galien                    9 —
M.

CÉRAT SATURNÉ ET CAMPHRÉ (Ph. Lond.).

Cire                              62 gr.
Sous-acétate de plomb liquide     31 —
Huile d'olives                   125 —
Camphre                            1 —
F. fondre à une douce chaleur la cire
avec 100 gr. d'huile ; F. dissoudre le
camphre dans le reste de l'huile ; M.
l'huile camphrée au cérat. Ajoutez
le sous-acétate de plomb.

COLLYRE.

Acétate de plomb liquide      X gouttes.
Eau de roses                 200 gr.
Mucilage de semences de
  coings                      10 —
M.

COLLYRE RÉSOLUTIF (F. H. P.).

Eau de roses                 120 gr.
Sous-acétate de plomb liquide  4 —
Alcoolat vulnéraire            8 —

EAU BLANCHE (Codex).

1 gr. de sous-acétate de plomb pour
40 d'eau.

EAU DE GOULARD (Codex).

Renferme de l'alcool vulnéraire
(8 0/0) en plus que l'eau blanche.

EAU VÉGÉTO-MINÉRALE (F. H. P.).

Sous-acétate de plomb liquide    5 gr.
Eau commune                   1000 —
M.

FOMENTATION RÉSOLUTIVE.

Chlorhydrate d'ammoniaque        2 gr.
Eau                             45 —
Alcool à 56° c.                  8 —
Sous-acétate de plomb li-
  quide                          1 —
F. dissoudre le sel ammoniac dans
l'eau ; filtrez ; ajoutez le reste.

FOMENTATION SATURNÉE.

Sous-acétate de plomb           25 gr.
Décocté d'écorces de chêne     500 —
Ad libitum :
Teinture d'opium                 2 —

INJECTION ANTIBLENNORRHAGIQUE.

Sous-acétate de plomb   1 gr. à 2 gr.

Sous-nitrate de bismuth           4 gr.
Eau distillée de roses          150 —
F. s. a. Agitez.

IXJECTION ANTIGONORRHÉIQUE.

Sous-acétate de plomb }
Teinture d'opium       } ãã    1 gr.
Eau distillée                 100 —

LAVEMENT CONTRE DYSENTERIE (Barthez).

De X à C gouttes d'extrait de Saturne p. 500 gr. d'eau tiède.

LINIMENT.

Sous-acétate de plomb           15 gr.
Jaune d'œuf                     n° 2
Huile de camomille            120 gr.

LINIMENT SATURNÉ (Ph. Holl.).

Sous-acétate de plomb liquide    1 gr.
Huile d'olive                   20 —
M.

LOTION RÉSOLUTIVE.

Sous-acétate de plomb           10 gr.
Teinture d'arnica               33 —
Alcool camphré                  10 —
Eau                            500 —
F. s. a.

MIXTURE RÉSOLUTIVE POUR APPAREILS
INAMOVIBLES (Larrey).

Extrait de Saturne  }
Alcool camphré      } ãã   50 gr.
Blanc d'œuf         }
Eau                        Q. s.

POMMADE CONTRE HÉMORRHOÏDES.

Sous-acétate de plomb            5 gr.
Extrait de jusquiame             2 —
Onguent populeum                80 —
F. s. a.

POMMADE CONTRE CONJONCTIVITE CHRO-
NIQUE (Jungkem).

Sous-acétate de plomb 0 gr. 30 centigr.
Extrait d'opium        0 — 10
Vaseline               6 —

POMMADE SATURNÉE CAMPHRÉE
(Baumès).

Axonge                          30 gr.
Extrait de Saturne              10 —
Camphre                          5 —
F. s. a.

TOPIQUE CONTRE ENGELURES (Mialhe).

Extrait de Saturne    }
Eau-de-vie camphrée   } ãã   30 gr.
M.

**— CARBONATE DE PLOMB** (Pb,CO³). — Syn. Céruse, blanc de plomb, magistère de plomb. Insoluble eau et alcool.

**Prop. thérap.** — Siccatif et résolutif.

**Posol.** — A l'ext. Poudre, 10 à 20 p. 100 en pommade.

**Incompat.** — Sulfures, iodures.

LAVEMENT DE CÉRUSE (Devergie).

| | |
|---|---|
| Acétate de plomb | 1 gr. 10 centig. |
| Carbonate de soude | 0 — 05 — |

F. dissoudre séparément dans un peu d'eau M. Ajoutez :

| | |
|---|---|
| Décoction de lin | 250 gr. |

Laudanum de Rousseau      IV gouttes.
*Contre diarrhée des phthisiques.*

POMMADE DE CARBONATE DE PLOMB
ONGUENT BLANC DE RHASÈS (Cod.).

1 gr. pour 5 d'axonge.

**— IODURE DE PLOMB.** — V. *Iode* et *Iodures.*

**— OXYDES DE PLOMB.**

**— PROTOXYDE DE PLOMB** (PbO). — 1° *Massicot* ou céruse jaune (inusité) ; — 2° *Litharge.*

**Prop. thérap.** — Base des emplâtres ; emplâtre simple, 1/3 de litharge.

**— DEUTOXYDE DE PLOMB** (Pb³O⁴). — Syn. Oxyde plomboso-plombique, minium. Insoluble eau.

**Prop. thérap.** — Siccatif.

**Prép. pharm. et posol.** — A l'ext. 1 p. 8 en pommade.

CÉRAT DE MINIUM (Van Mons).

| | |
|---|---|
| Minium | 1 gr. |
| Cérat simple | 8 — |
| M. | |

**— TANNATE DE PLOMB.**

**Prép. thérap.** — Siccatif.

**Posol.** — A l'ext. 10 p. 50, en pommade.

ONGUENT DE TANNATE DE PLOMB (Ph. Germ.).

| | |
|---|---|
| Tannate de plomb humide | 1 gr. |
| Axonge | 2 — |

POMMADE DE TANNATE DE PLOMB.

| | |
|---|---|
| Sous-acétate de plomb | 5 gr. |
| Tannin | 2 — |
| Axonge balsamique | 50 — |
| M. | |

TANNATE DE PLOMB HYDRATÉ (Ph. Germ.)

| | |
|---|---|
| Ecorce de chêne pulv. | 8 gr. |
| Eau | Q. s. |

F. bouillir 1/2 heure pour obtenir 40 de décocté ; filtrez ; ajoutez :

| | |
|---|---|
| Sous-acétate de plomb liquide | 4 gr. |

Séparez sur un filtre le précipité de tannate de plomb, qui doit peser environ 12 gr. ; versez-le dans une capsule ; ajoutez :

| | |
|---|---|
| Alcool à 85° c. | 1 gr. |
| M. | |

**PODOPHYLLE.** — *Podophyllum peltatum* (Berbéridées).

**Part. empl.** — Racine.

**Princ. act.** — Podophylline ou podophyllin.

**Prop. thérap.** — Purgatif ; employé avec succès contre la constipation habituelle.

**Prép. pharm. et posol.** — A l'int. Podophyllin, 0 gr. 01 à 0 gr. 03 centigr. ; — poudre de podophylle, 0 gr. 50 centigr. à 1 gr.

### PILLULES ALTÉRANTES.

| | |
|---|---|
| Podophylline | 1 gr. |
| Aloès hépatique | 4 — |
| Gomme-gutte | 2 — |

*F. s. a.* 40 *pilules.* 1 *à* 2 *par jour.*

### PILLULES CONTRE LA CONSTIPATION.

| | |
|---|---|
| Podophyllin | 0 gr. 45 centigr. |
| Extrait de belladone | 0 — 15 — |
| — de jusquiame | 0 — 30 — |

*Pour* 30 *pilules. De* 1 *à* 3.

### PILLULES DE PODOPHYLLIN (C. Paul).

| | |
|---|---|
| Podophyllin | 0 gr. 03 centigr. |
| Poudre de gingembre | 0 — 03 — |
| Miel | Q. s. |

*M. pour* 1 *pilule.* 1 *à* 2 *par jour.*

### PILLULES DE PODOPHYLLIN (Van den Corput).

| | |
|---|---|
| Podophyllin | 0 gr. 02 centigr. |
| Savon médicinal | 0 — 01 — |

*M. pour une pilule.* 2 *à* 4.

### PILLULES PURGATIVES (Trousseau et Blondeau).

| | |
|---|---|
| Podophylline | 0 gr. 02 centigr. |

### 

| | |
|---|---|
| Extrait de belladone | |
| Racine de belladone pulvérisée | ăă 0 gr. 01 centigr. |

*M. pour* 1 *pilule.* 1 *à* 2 *par jour.*

### POUDRE A LA PODOPHYLLINE.

| | |
|---|---|
| Podophylline | 1 gr. |
| Sucre blanc pulvérisé | 19 — |

*M.* 30 *à* 60 *centigr. par jour.*

### SIROP CONTRE CONSTIPATION (Bouchut).

| | |
|---|---|
| Podophylline | 0 gr. 05 centigr. |
| Alcool rectifié | 5 — |
| Sirop de guimauve | 95 — |

*F. dissoudre.* 1/2 *cuillerée à un enfant,* 1 *cuillerée à un adulte.*

### TEINTURE PURGATIVE (Dobell).

| | |
|---|---|
| Podophylline | 0 gr. 12 centigr |
| Essence de gingembre | 5 — |
| Alcool rectifié | 60 — |

*F. dissoudre.* 1 *cuillerée à café dans un verre d'eau, tous les soirs en se couchant.*

# POIVRE LONG. — *Chavica officinarum* (Pipéracées).

**Part. empl.** — Chaton de fruits.

**Prop. thérap. prép. pharm. et posol.** — V. *Poivre noir.* Pour les formules, voir à la suite du poivre noir.

# — POIVRE NOIR. — *Piper nigrum* (Piperacées).

**Part. empl.** — Fruit.

**Princ. act.** — Pipérin.

**Prop. thérap.** — Condiment, aphrodisiaque, rubéfiant, employé contre la teigne, stimulant, essayé comme fébrifuge.

**Prép. pharm. et posol.** — *A l'int.* 0 gr. 05 centigr. à 2 gr. *A l'ext.* En pommade.

### CONFECTION POIVRE (Ph. Lond.).

| | | |
|---|---|---|
| Poivre noir | ăă | 370 gr. |
| Aunée | | |
| Semence de fenouil | | 1110 — |
| Miel | ăă | 740 — |
| Sucre purifié | | |

*Pulv. les substances solides, et M. au miel au moment du besoin.* 4 *à* 8 *gr.* 2 *ou* 3 *fois par jour.*

### PILLULES DE PIPÉRIN CONTRE CONSTIPATION HABITUELLE.

| | | |
|---|---|---|
| Piperin | ăă | 0 gr. 75 centigr. |
| Calomel | | |
| Extrait de noix vomique | 0 — 20 — |
| Sulfate de quinine | 1 — 50 — |

| | |
|---|---|
| Extrait de chiendent | Q. s. |

*Pour* 30 *pilules.* 1 *matin et soir.*

### POMMADE AU POIVRE (Soubeiran).

| | |
|---|---|
| Poivre en poudre | 10 gr. |
| Axonge | 40 — |

*M.*

### POTION EXPECTORANTE.

| | |
|---|---|
| Poivre long concassé. | 2 gr. |
| Eau | 200 — |

*F. infuser. Passez; ajoutez :*

| | |
|---|---|
| Oxyde blanc d'antimoine | 2 gr. |
| Sirop de Polygala | 50 — |

*A prendre par cuillerées toutes les* 1/2 *heures. Agitez.*

POUDRE DE CURRIE OU KARI (Dorvault).

| | | |
|---|---|---|
| Curcuma | 250 gr. | |
| Coriandre | 250 — | |
| Poivre | 150 — | |
| Cannelle | 15 — | |
| Cumin | 125 — | |

| | |
|---|---|
| Capsicum | 75 gr. |
| Cardamome | 30 — |
| Poivre noir | 30 — |
| Gingembre | 80 — |

*M.*

## POIX BLANCHE. — Mélange de galipot avec la résine jaune ou la térébenthine de Bordeaux.

CÉRAT DE POIX BLANCHE (Ph. Germ.).

| | | |
|---|---|---|
| Cire jaune | | 4 gr. |
| Poix blanche | | 2 — |
| Suif de mouton | āā | 1 — |
| Oléo-résine de térébenthine | | |

*F. fondre.*

— **POIX DE BOURGOGNE.** — *Syn.* Poix des Vosges, poix jaune. Térébenthine tirée de l'*Abies excelsa*, vulg. *piesse, épicea.*

**Prop. thérap.** — Entre dans la composition de différents emplâtres, et fait la base de celui de poix de Bourgogne ; employé comme dérivatif. On le saupoudre souvent d'émétique (emplâtre stibié).

— **POIX NOIRE.** — Provient de la combustion imparfaite des résidus de l'exploitation des diverses térébenthines.

**Prop. thérap.** — Entre dans la composition d'un assez grand nombre d'emplâtres pour leur donner de l'adhérence.

— **POIX RÉSINE.** — *Syn.* Résine jaune. Résidu de la distillation des térébenthines battu avec de l'eau.

**Prop. thérap.** — Entre dans la composition des emplâtres.

## POLYGALA DE VIRGINIE. — *Polygala Senega* (Polygalacées).

**Part. empl.** — Racine.

**Princ. act.** — Acides polygalique, pectique, tannique.

**Prop. thérap.** — Excitant, diurétique, incisif, béchique ; purgatif, vomitif à hautes doses.

**Prép. pharm. et posol.** — *A l'int.* Extrait alcoolique, 0 gr. 05 centigr. à 1 gr. ; — infusion, 1 p. 100 ; — poudre, 0 gr. 50 centigr. à 2 gr. ; — sirop, 20 à 60 gr. ; — teinture, 0 gr. 50 centigr. à 8 gr.

PILULES EXPECTORANTES.

| | |
|---|---|
| Kermès minéral | 0 gr. 50 centigr. |
| Extrait de polygala | 5 — |
| Poudre d'iris | Q. s. |

*Pour 50 pilules toluisées. 2 à 10 par jour.*

PILULES DE POLYGALA.

| | |
|---|---|
| Extrait de polygala | 2 gr. |
| — de jusquiam | 0 — 20 centigr. |
| Poudre de scille | Q. s. |

*F. s. a. 40 pilules. 1 toutes les 2 heures.*

POTION DE POLYGALA.

| | |
|---|---|
| Polygala en poudre | 5 à 10 gr. |
| Eau | 150 — |

*F. infuser ; passez ; ajoutez :*

| | |
|---|---|
| Kermes | 0 gr. 10 centigr. |
| Oxymel scillitique | 30 — |

*A prendre par cuillerées.*

## POLYPODE COMMUN. — *Polypodium vulgare* (Fougères). — *Syn.* Polypode de chêne.

**Part. empl.** — Rhizome.

**Prop. thérap.** — Laxatif, apéritif, anticatarrhal.
**Prép. pharm. et posol.** — Peu usité.

## POMME DE TERRE. — *Solanum Tuberosum* (Solanées).

— *Syn.* Parmentière.
**Part. empl.** — Tubercules et fécule.
**Princ. act.** — Solanine.
**Prop. thérap.** — Emollient.
**Prép. pharm. et posol.** — *A l'ext.* Fécule et pulpes, en cataplasmes.

## POTASSE. — V. *Potassium* (oxyde de).

## POTASSIUM (oxyde de — hydraté) (KHO). — *Syn.* Potasse

caustique. Très soluble eau, alcool, insoluble éther. 2 variétés : Potasse à l'alcool, potasse à la chaux.
**Prop. thérap.** — Quelquefois employée en solution très étendue comme lithontriptique, antiscrofuleux, diurétique.
**Posol.** — *A l'ext.* Comme caustique.

#### BOUGIES CAUSTIQUES A LA POTASSE (Bonnefont).

| | |
|---|---|
| Silicate de potasse | 30 gr. |
| Potasse caustique 0 gr. 1 décigr. à 1 — | |
| Extrait d'opium. 0 — 5 — à 2 — | |

#### CAUSTIQUE DE POTASSE ET DE CHAUX CAUSTIQUE FILHOS (Cod.).

5 de potasse p. 1 de chaux vive.

#### PATE CAUSTIQUE (Pollau).

| | | |
|---|---|---|
| Potasse caustique pulv. | ãã | 4 gr. |
| Savon médicinal sec | | |
| Chaux éteinte pulv. | | 30 — |

*M. Au moment de l'emploi, délayez avec q. s. d'alcool.*

#### POUDRE DE VIENNE, CAUSTIQUE DE VIENNE (Cod.).

5 de potasse et 6 de chaux vive.

## — ACÉTATE DE POTASSE ($C^2H^3O^2K$). — *Syn.* Terre foliée

de tartre. Soluble eau, toutes proportions, très soluble alcool.
**Prop. thérap.** — Fondant, apéritif, diurétique.
**Posol.** — *A l'int.* 1 à 10 gr.
**Incompat.** — Acides, sels acides, sels d'argent, de mercure, persels de fer, fruits acides.

#### LIMON. C. RHUMAT. (Nicholson).

| | |
|---|---|
| Acétate de potasse | 4 à 5 gr. |
| Limonade | 500 — |

#### POTION DIURÉTIQUE.

| | |
|---|---|
| Infusion de pariétaire (30 p. 1000) | 100 gr. |
| Acétate de potasse | 10 — |
| Sp. des 5 racines apéritives | 40 — |
| Oxymel de colchique | 10 — |
| Alcool nitrique | 2 — |

*M. Par cuillerées dans la journée.*

#### POTION DIURÉTIQUE.

| | | |
|---|---|---|
| Acétate de potasse | ãã | 5 à 10 gr. |
| Extrait de genièvre | | |
| Ether nitrique alcoolisé | | 5 — |
| Eau | | 200 — |

*Par cuillerée toutes les heures.*

#### POTION CONTRE HYDROPISIE (Ewald).

| | |
|---|---|
| Feuilles de digitale | 1 gr. |

*Faites infuser dans :*

| | |
|---|---|
| Eau bouillante | 150 — |

*Passez et ajoutez :*

| | |
|---|---|
| Acétate de potasse | 5 à 10 — |
| Oxymel scillitique | 50 — |

*Par cuillerée toutes les deux heures.*

#### SOLUTION D'ACÉTATE DE POTASSE (Ph. Germ.).

| | |
|---|---|
| Acide acétique dilué D. 1,040 | 100 gr. |
| Bicarbonate de potasse | 48 — |

*F. chauffer au B.-M. ; neutralisez la liqueur ; ajoutez :*

| | |
|---|---|
| Eau distillée | Q. s. |

*Pour obtenir 142 gr. de produit.*

### TISANE DIURÉTIQUE.

| | |
|---|---|
| Décoction de chiendent | 1000 gr. |
| Acétate de potasse | 2 à 4 — |
| Sirop des 5 racines | 50 — |

*M. Par petites tasses.*

### TISANE DIURÉTIQUE (Foy).

| | |
|---|---|
| Infusé des 5 racines (60 p. 1000) | 900 gr. |
| Mellite scillitique | 100 |
| Acétate de potasse | 5 à 20 — |

*F. dissoudre. M. 1 litre par jour.*

## — AZOTATE DE POTASSE $(AzO^3K)$. — *Syn.* Nitrate de potasse, sel de nitre, nitre, salpêtre. Soluble 4 parties d'eau froide ; peu soluble alcool faible, insoluble alcool absolu.

**Prop. thérap.** — Diurétique à faibles doses ; vénéneux à hautes doses ; contro-stimulant.

**Posol.** — *A l'int.* 0 gr. 50 centigr. à 2 gr. (diurétique) ; 4 à 8 gr. (contro-stimulant).

### BOISSON TEMPÉRANTE ET DIURÉTIQUE

1. | | | |
|---|---|---|
| Décoction de chiendent | | 1000 gr. |
| Azotate de potasse | 2 à | 5 — |
| Sirop de pariétaire | | 50 — |

2. | | | |
|---|---|---|
| Azotate de potasse | 2 à | 5 — |
| Sirop d'orgeat | | 50 — |
| Eau | | 1000 |

### EAU DIURÉTIQUE CAMPHRÉE (Fuller).

| | |
|---|---|
| Nitrate de potasse | 60 gr. |
| Eau de pariétaire | 500 — |
| Acide acétique | 60 — |
| Camphre | 10 — |

*Dissous dans :*

| | |
|---|---|
| Alcool | 120 — |

*Agitez et filtrez. Par cuillerée à bouche d'heure en heure.* (Cad.)

### ÉMULSION NITRÉE.

| | |
|---|---|
| Emulsion simple | 1000 gr. |
| Nitre | 0 — 50 centigr. |

*F. dissoudre.*

### ÉMULSION NITRÉE ET CAMPHRÉE.

| | |
|---|---|
| Emulsion nitrée simple | 900 gr. |
| Eau camphrée | 100 — |

### GARGARISME (Wendt).

| | |
|---|---|
| Nitrate de potasse | 5 gr. |
| Sirop de mûres | 30 — |
| Décoction d'orge | 120 — |

*Contre angine scarlatineuse.*

### LAVEMENT NITRÉ (Ewald).

| | |
|---|---|
| Nitrate de potasse | 5 gr. |
| Petit lait | 100 — |
| Oxymel simple | 20 — |

*Administrer tiède.*

### PILULES ANTILAITEUSES.

| | |
|---|---|
| Nitrate de potasse | 10 gr. |

| | | |
|---|---|---|
| Camphre | } āā | 4 gr. |
| Nitre | | |
| Rob de sureau | | Q. s. |

*M. pour 60 pilules. 2 matin et soir*

### PILULES DIURÉTIQUES.

| | |
|---|---|
| Nitrate de potasse | 2 gr. |
| Poudre de digitale | 1 — |
| Extrait de scille | 0 — 50 centigr. |
| — de genièvre | Q. s. |

*Pour 20 pilules à prendre dans la journée.*

### POTION ANTIPHLOGISTIQUE (Ewald).

| | | |
|---|---|---|
| Nitrate de potasse | } āā 2 gr. 50 centigr. | |
| Eau distillée de laurier-cerise | | |
| Sirop de cerises | 30 — | |
| Eau | 180 — | |

*F. s. a.*

### POTION DIGITALE NITRÉE (Traube).

| | |
|---|---|
| Digitale | 1 gr. 50 centigr. |

*F. infuser dans :*

| | |
|---|---|
| Eau bouillante | 150 — |

*Passez et ajoutez :*

| | |
|---|---|
| Nitrate de potasse | 5 — |
| Sirop de framboises | 50 — |

*F. s. a. 1 cuillerée toutes les 2 heures.*

### POTION DIURÉTIQUE.

| | |
|---|---|
| Sel de nitre | 4 à 5 gr. |
| Oxymel scillitique | 30 — |
| Décoction de chiendent | 150 — |

*Par cuillerée.*

### POUDRE ANTIPHLOGISTIQUE (Rust.).

| | | |
|---|---|---|
| Nitrate de potasse | } āā 5 gr. | |
| Sulfate de soude | | |
| Sucre | | |

*Divisez en 10 paquets. 1 paquet toutes les heures.*

### POUDRE ANTISPASMODIQUE.

| | |
|---|---|
| Poudre de valériane | 0 gr. 50 centigr. |
| Nitre | 0 — 15 — |
| Camomille | 0 — 30 — |

M. pour une prise. 1 par jour.

### POUDRE CONTRO-STIMULANTE (Bouch.).

| | |
|---|---|
| Calomel | 1 gr. |
| Nitrate de potasse | 5 — |

F. s. a. Et divisez en 9 paquets. 1 toutes les 12 heures.

### POUDRE DIURÉTIQUE OU POUDRE DES VOYAGEURS (Tisane sèche).

| | |
|---|---|
| Poudre de gomme arabique | 60 gr. |
| Nitrate de potasse | 10 — |
| Guimauve | 10 — |
| Réglisse | 20 — |
| Sucre de lait | 60 — |

Pulvérisez. Mêlez. Dose : 1 cuillerée à café dans un verre d'eau.

### POUDRE DE DOWER (Cod. 66).

| | | |
|---|---|---|
| Sulfate de potasse | } | |
| Nitrate de potasse | } ãã | 40 gr. |
| Poudre d'ipéca | } | |
| — de réglisse | } | |
| — d'extrait d'o- | } ãã | 10 — |
| pium sec | } | |

1 gr. contient 0 gr. 10 centigr. d'extrait d'opium.

### POUDRE DE DOWER (Cod. 84).

| | | |
|---|---|---|
| Azotate de potasse | } ãã | 40 gr. |
| Sulfate de potasse | } | |

### Poudre d'Ipéca

| | | |
|---|---|---|
| Poudre d'ipéca | } | |
| — d'opium | } ãã | 10 gr. |

1 gr. contient 0 gr. 10 centigrammes d'extrait d'opium. Moitié de la formule de 66.

### POUDRE POUR TISANE.

| | |
|---|---|
| Sel de nitre | 5 gr. |
| Sucre pulvérisé | 50 — |
| Essence de citron | IV gouttes. |

Pour 1 litre d'eau.

### AUTRE :

| | |
|---|---|
| Sel de nitre | 4 gr. |
| Bicarbonate de soude | 2 — |
| Sucre vanillé | 50 — |

Pour 1 litre d'eau.

### POUDRE TEMPÉRANTE DE SHAL (Cod. 66).

| | | |
|---|---|---|
| Nitrate de potasse | } | |
| Sulfate de potasse | } ãã | 9 gr. |
| Cinabre | | 2 — |

Dose : 1 à 5 gr.

### TISANE DIURÉTIQUE.

| | | |
|---|---|---|
| Queues de cerises | } | |
| Chiendent | } ãã | 10 gr. |
| Pariétaire | } | |

F. bouillir dans :

| | |
|---|---|
| Eau | 1000 — |

Passez et ajoutez :

| | |
|---|---|
| Azotate de potasse | 4 — |

### VIN NITRÉ (A. F. H. D.).

| | |
|---|---|
| Vin blanc de Chablis | 500 gr. |
| Nitre | 2 — |

— **BICHROMATE DE POTASSE** ($Cr_2O_7K_2$). — Soluble 10 parties d'eau froide.

**Prop. thérap.** — Antisyphilitique ; caustique.

**Posol.** — A l'int. 0 gr. 02 à 0 gr. 06 centigr. A l'ext. 0 gr. 50 centigr. p. 75 gr. en pommade.

### PILULES DE VICENTE.

| | | |
|---|---|---|
| Bichromate de potasse | } ãã | 1 gr. |
| Extrait d'opium | } | |

F. s. a. 100 pilules. 1 matin et soir.

### POMMADE CONTRE VERRUES (Blashko).

| | |
|---|---|
| Axonge | 15 gr. |
| Bichromate de potasse | 0 — 10 centigr. |

M.

— **CARBONATE DE POTASSE** ($CO_3K_2$). — Syn. Sel de tartre, potasse carbonatée, sous-carbonate de potasse. Soluble dans son poids d'eau, insoluble alcool et éther.

**Prop. thérap.** — Résolutif, antidartreux ; employé quelquefois comme lithontriptique.

**Posol.** — A l'int. 0 gr. 10 à 0 gr. 25 centigr. A l'ext. Solution, 1/10, en lotions.

**Incompat.** — Acides, sels acides, tous les sels dont la base peut donner naissance à un carbonate insoluble (mercure, fer, magnésie, chaux, etc.), chlorhydrate d'ammoniaque, eau de chaux, infusés végétaux.

LOTION ANTIPRURIGINEUSE.

| Carbonate de potasse | 1 gr. |
| Eau distillée de laurier-cerise | 20 — |

*F. Dissoudre. Filtrez.*

LOTION DE CARBONATE DE POTASSE.<br>LOTION ALCALINE (H. P.).

| Carbonate de potasse | 1 gr. |
| Eau | 8 — |

*F. Dissoudre. Filtrez.*

— **CARBONATE** (bi) **DE POTASSE** ($CO^3KH$). — *Syn.* Carbonate de potasse saturé. Soluble 25 parties d'eau.

**Prop. thérap.** — Lithontriptique, antigoutteux, antiacide, employé quelquefois contre la stomatite mercurielle, la gangrène, le scorbut ; préconisé contre le croup.

**Posol.** — *A l'int.* 1 à 5 gr.

**Incompat.** — Comme le carbonate de potasse.

EAU ALCALINE GAZEUSE (Soubeiran).

| Bicarbonate de potasse | 4 gr. 40 centigr. |
| Eau gazeuse à 5 volumes | 625 — |

*2 à 5 verres par jour.*

TISANE ALCALINE (Bouchardat).

| Bicarbonate de potasse<br>Teinture de cannelle<br>— de vanille | ãã 1 gr. |
| Sirop simple | 100 — |
| Eau | 1000 — |

*F. dissoudre. M. Par verres.*

— **CHLORURE DE POTASSIUM** ($KCl$). — *Syn.* — Sel digestif, sel fébrifuge de Sylvius.

**Prop. thérap.** — Fondant, purgatif, fébrifuge ; soluble dans 3 parties d'eau.

**Posol.** — *A l'int.* 1 à 4 gr.

**Incompat.** — Acides minéraux, calomel, acétate de plomb, azotate d'argent, protosels de mercure.

— **OXALATE DE POTASSE.** — V. *Oxalique* (acide).

— **OXYDE DE POTASSIUM.** — V. *Potassium* (oxyde de).

— **SILICATE DE POTASSE** (solution de) (Codex).

**Prop. thérap.** — Sert à la confection d'appareils inamovibles.

— **SULFATE DE POTASSE** ($SO^4K^2$). — *Syn.* Sel duobus, tartre vitriolé, sel polychreste. Soluble 10,5 parties d'eau, insoluble alcool, éther.

**Prop. thérap.** — Apéritif, léger purgatif, employé comme antilaiteux.

**Posol.** — *A l'int.* 4 à 8 gr.

ÉMULSION.

| Émulsion sucrée | 250 gr. |
| Sulfate de potasse | 8 — |

*A prendre dans la journée.*

SELS ANGLAIS.

*Sulfate de potasse finement granulé imbibé d'acide acétique cristallisable aromatisé ou non.*

POTION CONTRE PHLEGMASIA ALBA<br>DOLENS (Martin).

| Digitale | 2 gr. |

*F. infuser :*

| Eau bouillante | 200 — |

*Passez et ajoutez :*

| Sulfate de potasse | 23 — |
| Sirop de sucre | 20 — |

*Par cuillerées toutes les 2 heures.*

— **SULFURE DE POTASSIUM.** — V. *Soufre.*

— **TARTRATES DE POTASSE.** — V. *Acide tartrique.*

**POTIRON.** — *Cucurbita pepo* (Cucurbitacées). — *Syn.* Courge, citrouille.
**Part. empl.** — Semences.
**Prop. thérap.** — Adoucissantes, rafraîchissantes; font partie des semences froides; préconisé comme tænifuge à haute dose (60 gr.).
**Prép. pharm. et posol.** — *A l'int.*

| ÉMULSION OU PATE. | Sucre | 30 à 50 gr. |
|---|---|---|
| | Eau de fleurs d'oranger | Q. s. |
| Semences de courges mondées    40 à 60 gr. | *Pour une pâte.* | |

**PROPYLAMINE.** — Triméthylamine.
**Prop. thérap.** — Vantée, surtout en Russie, comme spécifique de la goutte et des affections rhumatismales.
**Prép. pharm. et poool.** — *A l'int.* Propylamine, X à XXX gouttes en potion; — chlorhydrate de triméthylamine, 0 gr. 50 centigr. à 1 gr. en potion.

| POTION DE PROPYLAMINE (Duj.-Beaumetz). | Alcoolat de menthe | 1 gr. |
|---|---|---|
| | Sirop de sucre | 30 — |
| Propylamine          XX gouttes | *M. Par cuillerée toutes les 2 heures.* | |
| Eau distillée        200 gr. | | |

**PRUNIER COMMUN.** — *Prunus domestica* (Rosacées).
**Part. empl.** — Fruit desséché (pruneau noir).
**Prop. thérap.** — Laxatif très léger.
**Prép. pharm. et posol.** — *A l'int.* Pulpe, 50 à 200 gr.

| CONSERVE DE PRUNEAUX (Ph. Esp.). | *M. les poudres. Ajoutez à la conserve. 7 à 30 gr.* |
|---|---|
| Pulpe de pruneaux          1 part. | |
| Sucre blanc pulvérisé      2 — | TISANE DE PRUNEAUX (F. H. P.). |
| *M. 100 à 400 gr.* | |
| | Pruneaux          60 gr. |
| CONSERVE DE PRUNEAUX PURGATIVE (Ph. Esp.). | *F. bouillir 1 heure dans :* |
| | Eau pour obtenir 1 litre    Q. s. |
| Conserve de pruneaux       890 gr. | *Passez à l'étamine.* |
| Racine de jalap pulvérisée  43 — | |
| Crème de tartre pulvérisée  86 — | |

**PSYLLIUM.** — *Plantago psyllium* (Plantaginacées). — *Syn.* Herbe aux puces.
**Part. empl.** — Semences.
**Prop. thérap.** — Laxatif.
**Prép. pharm. et posol.** — *A l'int.* Mucilage; semences, 15 à 45 gr.
On peut enrober les semences dans du sucre pur, ou un mélange de sucre et de magnésie.

**PULMONAIRE.** — *Pulmonaria officinalis* (Borraginées). — *Syn.* Pulmonaire officinale, herbe aux poumons.
**Part. empl.** — Feuilles.

Prop. thérap. — Béchique, anticatarrhal.
Prép. pharm. et posol. — Inusité,

— PULMONAIRE DE CHÊNE. — *Lobaria pulmonaria* (Lichénées). — *Syn.* Crapaudine, herbe aux poumons.
Part. empl. — Feuilles.
Prop. thérap. — Comme la précédente.
Prép. pharm. et posol. — Inusité.

## PUNCH. — V. *Alcool.*

## PYRÈTHRE DU CAUCASE. — *Pyrethrum carneum*
et *Pyrethrum roseum* (Synanthérées).
Part. empl. — Fleur.
Prop. thérap. — Insecticide.
Prép. pharm. et posol. — Poudre du Caucase, poudre persane.

— PYRÈTHRE OFFICINAL. — *Anthemis* ou *Anacyclus pyrethrum* (Synanthérées).
Part. empl. — Racine.
Prop. thérap. — Excitant, sialagogue, sternutatoire.
Prép. pharm. et posol. — *A l'ext.* Alcoolat, poudre, teinture alcoolique (4 à 30 gr. comme collutoire), teinture éthérée.

#### ÉLIXIR ANTIODONTALGIQUE.

| | | |
|---|---|---|
| Teinture de pyrèthre | | |
| — de gaïac | āā | 30 gr. |
| — de cannelle | | 20 — |
| Acide salicylique | | 5 — |
| Eau de Botot | | 200 — |

*F. s. a. 1 cuillerée à café dans un demi-verre d'eau.*

#### ÉLIXIR ANTIODONTALGIQUE DE DESFORGES (Foy).

| | |
|---|---|
| Quinquina concassé | 100 gr. |
| Gaïac | 150 — |
| Pyrèthre | 100 — |
| Girofle | 20 — |
| Ecorce d'oranges | 8 — |
| Safran | 2 — |
| Benjoin | 8 — |

*F. macérer 5 ou 6 jours dans :*

| | |
|---|---|
| Alcool à 32° | 1000 — |

*Filtrez. 4 à 8 gr. dans un verre d'eau.*

#### ÉLIXIR ODONTALGIQUE (Leroy).

| | | |
|---|---|---|
| Gaïac | | 15 gr. |
| Pyrèthre | | |
| Noix muscade | āā | 4 — |
| Girofle | | 2 — |
| Huile de romarin | | X gouttes |

| | |
|---|---|
| Huile de bergamote | IV gouttes. |
| Alcool à 26° | 100 gr. |

*F. macérer 8 jours. Filtrez. Une cuillerée à café dans un verre d'eau.*

#### GARGARISME ODONTALGIQUE (Plenck).

| | | |
|---|---|---|
| Eau distillée de lavande | | |
| Vinaigre distillé | āā 60 gr. | |
| Racine de pyrèthre | 8 — | |
| Hydrochlorate d'ammoniaque | 4 — | |
| Extrait d'opium | 0 — 10 centigr. | |

*F. digérer plusieurs jours. Filtres. Une cuillerée pour se gargariser.*

#### MASTICATOIRE CONTRE MAUX DE DENTS, (Magendie).

| | | |
|---|---|---|
| Racine de pyrèthre | | |
| — de gingembre | āā | P. É. |
| Mastic | | |

*F. s. a.*

#### MIXTURE ANTIODONTALGIQUE.

| | | |
|---|---|---|
| Teinture de pyrèthre | | |
| — d'opium | āā | 4 gr. |
| Essence de girofles | | |
| Camphre | | 2 — |

*F. s. a.*

## PYRIDINE.
Prop. thérap. — Employée pour combattre l'asthme névropulmonaire.

Prép. pharm. et posol. — *A l'int.* 4 à 5 gr. (sur une assiette) en inhalations dans une chambre, pendant 20 à 30 minutes, et en capsules contenant environ 0 gr. 05 centigr. de ce médicament.

## PYROGALLIQUE (acide) ($C^6H^3(OH)^3$). — *Syn.* Pyrogallol.
Soluble 2 parties 1/2 d'eau froide, très soluble alcool et éther.

**Prop. thérap.** — Employé contre les chancres phagédémiques, le psoriasis, l'eczéma subaigu, l'herpès tonsurans, le lupus, les cancroïdes, les hypertrophies épithéliales.

**Prép. pharm. et posol.** — *A l'ext.* 5 à 20 p. 100 en pommade, 10/1000 en teinture alcoolique.

POMMADE PYROGALLIQUE.

| | |
|---|---|
| Acide pyrogallique | 8 gr. |
| Vaseline | 40 — |
| Amidon pulvérisé | 8 — |

*M. En onctions.*

# Q

## QUASSIA AMARA (Simaroubées). — *Syn.* Bois amer, bois de Surinam, quinquina de Cayenne.

**Part. empl.** — Bois.

**Princ. act.** — Quassine, amorphe et cristallisée.

**Prop. thérap.** — Tonique énergique, sans astringence ni âcreté, fébrifuge, stomachique.

**Prép. pharm. et posol.** — *A l'int.* Extrait, 0 gr. 20 centigr. à 0 gr. 50 centigr. ; — infusion ou macération, 5 p. 1000 ; — poudre, 1 à 5 gr. ; — teinture, 2 à 10 gr. ; — tisane, 5 p. 1000. Le décocté est insecticide (papier tue-mouche).

— **QUASSIA EXCELSA** ou *Picrena excelsa* (Simaroubées) (V. *Simarouba*). — Fournit aujourd'hui presque tout le quassia du commerce.

**Prop. thérap. et prép. pharm. et posol.** — Comme le précédent.

APOZÈME TONIQUE AMER.

| | | |
|---|---|---|
| Quassia | | |
| Centaurée | ãã | 5 gr. |
| Quinquina | | |
| Eau | | 500 — |
| Sirop de gentiane | | 50 — |

*F. s. a. Par petites tasses.*

PILULES TONIQUES DE MOSCOU.

| | | |
|---|---|---|
| Extrait de colombo | | |
| — de gentiane | | |
| — de quassia | ãã | 10 gr. |
| — de fiel de bœuf | | |
| Poudre de gentiane | | Q. s. |

*F. s. a. des pilules de 0 gr. 20 centigr. 1 après le repas.*

VIN DE QUASSIA AMARA (Cod.).

30 *d* 100 *gr.*

VIN DE QUASSIA FERRUGINEUX.

| | |
|---|---|
| Teinture de quassia | 30 gr. |
| Phosphate de fer et de soude | 5 — |
| Vin de Malaga | 1 litre. |

VIN TONIQUE AMER.

| | |
|---|---|
| Extrait de quassia | 2 gr. |
| — de colombo | 2 — |
| Vin de Malaga | 500 — |

*Dissolvez, filtrez. 2 cuillerées, une 1/2 heure avant chacun des principaux repas.*

**QUASSINE.** — 2 variétés : 1° amorphe ; 2° cristallisée.

**Prop. thérap.** — Augmente la sécrétion salivaire, celle du foie, des reins, réveille l'action des fibres musculaires du tube digestif.

**Posol.** — A l'int. Quassine amorphe, 0 gr. 025 milligr. à 0 gr. 20 centigr. ; — quassine cristallisée, 0 gr. 002 milligr. à 0 gr. 02 cent.

CACHETS (Campardon).

Quassine amorphe 0 gr.
03 centigr. à 0 gr. 05 centigr.
Bicarbonate de soude 0 — 50 —
*Pour 1 cachet, A prendre avant le repas.*

PILULES COMPOSÉES (Campardon).

Fer réduit 10 gr.
Extrait de gentiane 4 —
Quassine amorphe
1 gr. 50 centigr. à 2 —
Rhubarbe 5 —
*M. pour 80 pilules. 2 à 4 avant le repas.*

# QUATRE FLEURS PECTORALES (Cod.).

# QUATRE FRUITS BÉCHIQUES OU PECTORAUX (Cod.).

# QUATRE SEMENCES FROIDES (Cod.).

**QUEBRACHO.** — *Aspidosperma quebracho* (Apocynées).

**Part. empl.** — Écorce.

**Princ. act.** — Aspidospermine.

**Prop. thérap.** — Fébrifuge et désinfectant.

**Prép. pharm. et posol.** — A l'int. Extrait aqueux, 0 gr. 10 à 0 gr. 20 centigr ; — poudre, 0 gr. 30 à 0 gr. 50 centigr. ; — teinture 1/5, 1 à 3 gr.

POTION.

Eau commune 50 gr.
Eau de menthe 40 —
Sirop simple 15 —
Teinture de quebracho 1 à 2 —
*M. A prendre dans la journée.*

—**ASPIDOSPERMINE.** — Insoluble eau ; on emploie le sulfate et le chlorhydrate, solubles.

**Prop. thérap.** — Antithermique, antidyspnéique.

**Posol.** — A l'int. 0 gr. 05 à 0 gr. 10 centigr. par voie hypodermique (employer avec prudence).

SOLUTION.

Eau distillée 50 gr.
Aspidospermine 1 —
Acide sulfurique Q. s.
*Pour dissoudre.*
*F. une solution neutre. Chaque centim. cube contient, 0 gr. 02 centigr. de substance active.*

SOLUTION.

Eau distillée 10 gr.
Chlorhydrate d'aspidospermine 0 — 40 centigr
*Chaque centim. cube contient 0 gr. 04 centigr. de sel d'alcaloïde.*

**QUILLAYA.** — *Quillaya saponaria* (Rosacées). — Syn. Écorce de Panama.

**Part. empl.** — Écorce.

**Princ. act.** — Saponine.

**Prop. thérap.** — Légèrement diurétique.

**Prép. pharm. et posol.** — *A l'int.* Infusé, 5 à 20 p. 1000 ; — teinture à 1/5 sert à préparer diverses émulsions réservées pour l'usage externe (coaltar, iodoforme, etc.).

**QUINIDINE.** — Alcaloïde que l'on retire surtout des quinquinas Pitayo ; on emploie le sulfate (Codex). Soluble dans 110 parties d'eau froide et très soluble dans l'alcool.
**Prop. thérap.** — Succédané du sulfate de quinine.
**Posol.** — *A l'int.* Comme le sulfate de quinine (inusité).

**QUININE.** — V. *Quinquina.*

**QUINIUM.** — Extrait alcoolique de quinquina par la chaux.
**Prop. thérap.** — Tonique et fébrifuge excellent.
**Posol.** — *A l'int.* 1 gr. 50 centigr. en 10 pilules dans les 24 heures ; vin (4,50 p. 1000), 100 gr.

**QUINOIDINE.** — *Syn.* Quinine brute. Substance complexe provenant des résidus impurs de la fabrication du sulfate de quinine.
**Prop. thérap.** — Fébrifuge.
**Posol.** — *A l'int.* 0 gr. 50 centigr. à 1 gr. (peu usité).

**QUINOLÉINE** ($C^9H^7Az$). — Alcaloïde liquide obtenu par l'action de la potasse sur la quinine ou la cinchonine; peut être également retirée du goudron de houille. Peu soluble eau froide, miscible avec l'alcool, l'aldéhyde, l'acétone, le sulfure de carbone, les essences, les huiles grasses.
N'a pas encore reçu d'emploi thérapeutique.

**QUINQUINAS.** — Ecorces de diverses espèces de cinchonas (Rubiacées). — 3 espèces officinales.

— 1° **QUINQUINAS GRIS.**
α. *Quinquina gris.* — *Huanaco* du *Cinchona micrantha, Nitida* et *Peruviana.*
β. *Quinquina gris Loxa.* — *Cinchona officinalis* et *crispa Tafalla.*

— 2° **QUINQUINAS JAUNES.**
α. *Quinquina jaune royal* ou *quinquina calisaya.* — *Cinchona calisaya.*
β. *Quinquina calisaya* des Indes et de Java. — *Ledgeriana, Javanica.*
γ. *Quinquina* de la Nouvelle-Grenade. — *Pitayo* et *Lancifolia.*

— 3° **QUINQUINAS ROUGES.** — *Cinchona succirubra.*
**Princ. act.** — Acide quinique, quinine, cinchonine, quinidine, cinchonidine, quinamine.
**Prop. thérap.** — Tonique, fébrifuge, astringent (le gris l'est plus que le jaune), le jaune est plus fébrifuge.
**Prép. pharm. et posol.** — *A l'int.* Extrait alcoolique de quina gris, jaune et rouge de 1 à 4 gr. ; — extrait aqueux ou mou de quinquina gris, 1 à 6 gr. ; — extrait aqueux sec de quinquina gris (sel de la Garaye), 1 à 4 gr. ; — extrait hydro-alcoolique de quina jaune et rouge, 2 à 4 gr. ; — macération, 10 p. 1000 ; — poudre, 4 à 12 gr. ; — sirop, 10 à 100 gr. ; — teinture, 5 à 20 gr. ; — vin, 30 p. 1000. *A l'ext.* Poudre, en pansements.

Incompat. — Acides, alcalis, sels de fer, de zinc, de mercure, émétique ; infusés de camomille, de cachou, de colombo (etc.) ; tannin (etc.).

### APOZÈME DE QUINQUINA.

Quinquina jaune concassé  20 gr.
Écorce d'oranges amères  5 —
F. bouillir dans :
Eau  500 —
Acidulée avec :
Acide sulfurique alcoolisé  2 —
Ajoutez :
Sirop de quinquina  50 —
A prendre par verre.

### BIÈRE DE QUINQUINA OU DE MUTIS.

Quinquina jaune pulvérisé  30 gr.
Bière  1000 —

### BOL FÉBRIFUGE : BOLUS AD QUARTANAM (Desbois).

Quinquina jaune pulvérisé  30 gr.
Carbonate de potasse  4 —
Émétique  0 — 80 centigr.
Sirop d'absinthe  Q. s.
M. pour 60 bols à prendre en deux jours, en 4 ou 5 fois.

### DÉCOCTION DE QUINQUINA.

Quinquina jaune ou gris concassé 50 gr.
Acide sulfurique ou chlorhydrique  2 —
Eau Q. s. pour obtenir 1 litre de décocté.

### DÉCOCTION DE QUINQUINA COMPOSÉE.

Quinquina jaune ou gris  30 gr.
Centaurée  10 —
F. bouillir dans :
Eau  750 —
jusqu'à réduction à 500 gr.
Ajoutez :
Cannelle  5 —
Laissez infuser, pressez et ajoutez :
Sirop d'écorce d'oranges  100 gr.

### DÉCOCTION QUINQUINA GRIS (F. H. M.).

Quinquina gris concassé  30 gr.
Écorces d'oranges amères  5 —
Eau  1 litre
Faites bouillir l'écorce de quinquina jusqu'à réduction à 1/2 litre ; passez ; ajoutez l'écorce d'orange ; laissez infuser jusqu'à refroidissement ; passez. Doses : par verres.

### DÉCOCTION DE QUINQUINA JAUNE (F. H. M.).

Comme la décoction de quinquina gris.

### ÉLECTUAIRE DENTIFRICE (Ewald).

Quinquina jaune pulvérisé  10 gr.
Myrrhe } āā  2 —
Sang-dragon }
Essence de girofles }
— de cannelle } āā  X gouttes.
— de menthe }
F. s. a.

### ÉLECTUAIRE DE QUINQUINA ANTIMONIAL DE MASDEWAL (F. Esp. Hôp. de Madrid).

Émétique  1 gr.
Carbonate de potasse  4 —
Chlorhydrate ammoniaque  4 —
Quinquina loxa pulvérisé }
Quinquina calisaya pulvérisé } āā  15 —
Sirop d'absinthe  Q. s. ou 86 —
M. les sels par trituration 1/4 d'heure dans un mortier en verre ; ajoutez les poudres de quinquina et le sirop. Doses : 2 à 10 gr.

### ÉLECTUAIRE FÉBRIFUGE (Debreyne).

Poudre de quassia amara  8 gr.
Quinquina calisaya pulvérisé  16 —
Mellite simple  40 —
10 à 50 gr. 3 heures avant l'accès.

### ÉLECTUAIRE FÉBRIFUGE DE FULLER (Cad.).

Quinquina jaune pulvérisé  5 gr.
Valériane pulvérisée } āā  1 —
Baies de genièvre }
Miel blanc  Q. s.
M. Doses : 2 à 5 gr. (tonique) 8 à 30 gr. (fébrifuge).

### ÉLECTUAIRE FÉBRIFUGE.

Poudre de quinquina jaune  50 gr.
— de centaurée  10 —
— de cannelle  5 —
Sirop de quinquina gris  Q. s.
A prendre en deux jours.

### ÉLIXIR FÉBRIFUGE DE HUCHAM ; TEINTURE ANTISEPTIQUE ; TEINTURE DE QUINQUINA COMPOSÉE (Ph. Brittan.).

Quinquina jaune grossissement pulvérisé  109 gr.

Ecorces oranges amères divi-
sées                               54 gr.
Racine de serpentaire concassée    27 —
Safran incisé                       6 —
Cochenille pulvérisée               3 —
Alcool à 50°                      1000 —

*Opérez par macération et déplace-
ment; ajoutez sur le résidu q. s. d.
Alcool à 60° pour compléter 1000 de
teinture. Dose : 10 à 40 gr.*

### ÉLIXIR TONIQUE (Pierquin).

Aloès socotrin                      8 gr.
Myrrhe                              8 —
Absinthe                           15 —
Petite centaurée                   15 —
Quinquina jaune                    15 —
Safran                              4 —
Ecorce orange amère                12 —
Vin d'Espagne                     100 —

*Concassez; incisez; f. macérer pen-
dant 1 jour; passez; ajoutez :*
Sucre blanc                       245 gr.
*F. dissoudre. Filtrez :
Dose : 10 à 40 gr.*

### EXTRAIT QUINQUINA JAUNE (F. H. M.)

Poudre quinquina jaune            100 gr.
Alcool à 50°                       50 —
Glycérine                          50 —

*Humectez la poudre avec son poids
d'alcool; après 2 heures de macération
introduisez le mélange dans l'appareil à déplacement; épuisez-le avec le
reste de l'alcool; concentrez au B.-
M.; ajoutez la glycérine; faire évaporer jusqu'à consistance d'extrait
ferme.*

### GARGARISME CONTRE SCORBUT (Hunter).

Décoction de quinquina            200 gr.
Teinture de myrrhe                 20 —
Acide sulfurique alcoolisé         10 —
Miel rosat                         60 —
*F. s. a.*

### GARGARISME DÉTERSIF (Brande).

Décocté de quinquina (6/100)      100 gr.
Infusé de roses rouges 2/100      100 —
Teinture de myrrhe                  8 —
Acide chlorhydrique            X gouttes
*M.*

### GELÉE DE LICHEN AU QUINQUINA (Cod. 66).

Saccharure lichen                  75 gr.
Sirop de quinquina                110 —
Eau                               115 —
*F. s. a. 3 à 4 cuillerées par jour.*

### LAVEMENT DE QUINQUINA (Bouchardat).

Quinquina j. concassé              20 gr.
Eau commune                       Q. s.
*P. 250 gr. de décocté; passez;
ajoutez :*
Laudanum Sydenham          XII gouttes
*M.*

### LOTION AVEC LE QUINQUINA (H. P.).

Quinquina gris concassé            30 gr.
*F. bouillir pendant 1 heure avec Q.
s. d'eau pour 1 litre décocté; passez
chaud.*

### PILULES DE QUINQUINA FÉBRIFUGES.

Extrait de quinquina jaune         10 gr.
Poudre de centaurée               Q. s.
*Pour 50 pilules. 5 à 20 par jour.*

### PILULES DE QUINQUINA FERRUGINEUSES

Extrait de quinquina gris          10 gr.
Tartrate de fer et de potasse       5 —
Glycérine                     X gouttes
Poudre de quinquina               Q. s.
*Pour 100 pilules.*

### PILULES DE QUINQUINA TONIQUES.

Extrait de quinquina gris          10 gr.
Poudre de cannelle                Q. s.
*Pour 100 pilules. 2 à 10 par jour.*

### POMMADE AU QUINQUINA (Rust.).

Quinquina pulvérisé                25 gr.
Camphre pulvérisé
Myrrhe                      ãã     6 —
Onguent styrax
Essence de térébenthine     ãã    25 —
*Pansement des plaies gangréneuses.*

### POTION DE QUINQUINA (F. H. M.).

Poudre de quinquina jaune          20 gr.
Teinture de cannelle                5 —
Sirop simple                       30 —
*Eau Q. s. pour 1 décilitre de décoc-
tion. Après décoction légère; laissez
infuser le quinquina; passez chaud.
Ajoutez teinture et sirop.
Puis, après refroidissement :*
Éther sulfurique                    1 gr.

### POTION EXTRAIT QUINQUINA.

Extrait mou de quinquina        2 à 6 gr.
Teinture de cannelle               10 —
Sirop d'écorce d'orange amère      30 —
Eau                               120 —
*M. A prendre par cuillerées.*

### POTION TONIQUE (F. H. P.) (Codex).
*Par cuillerées.*

POTION TONIQUE (H. P.).

| | | |
|---|---|---|
| Sirop de quinquina | 25 | gr. |
| Alcoolat de mélisse | 5 | — |
| Eau distillée de menthe poivrée | 30 | — |
| Eau commune | 90 | — |

*M. Par cuillerées à bouche.*

SIROP DE QUINQUINA.

| | | |
|---|---|---|
| Quinquina calisaya | 100 | gr. |
| Alcool à 30° | 1000 | — |
| Eau | Q. s. | |
| Sucre | 100 | — |

20 à 100 gr. (*tonique léger*).

SIROP DE QUINQUINA AU VIN (Cod.).

| | | |
|---|---|---|
| Extrait mou de quinquina calisaya | 10 | gr. |
| Vin Malaga ou Grenache | 430 | — |
| Sucre | 560 | — |

*Dose : 20 à 50 gr. (tonique).*

SIROP DE QUINQUINA FÉBRIFUGE.

| | | |
|---|---|---|
| Quinquina jaune | 100 | gr. |
| Acide sulfurique dilué | 20 | — |
| Eau | 500 | — |

*Faites bouillir jusqu'à réduction à* 200 gr.

*Ajoutez :*

| | | |
|---|---|---|
| Sucre | 380 | — |
| Sulfate de quinine | 2 | — |

SIROP QUINQUINA FERRUGINEUX (Codex).

10 à 100 gr.

SIROP QUINQUINA FERRUGINEUX (Gauvinière).

| | | |
|---|---|---|
| Sirop de quinquina au malaga | 200 | gr. |
| Sirop d'iodure de fer à 1/10 | 10 | — |
| Acide citrique | 1 | — |

*F. dissoudre l'acide citrique dans l'iodure de fer. Mêlez. Doses : 10 à 100 gr.*

TABLETTES DE QUINQUINA (ancien Cod.).

| | | |
|---|---|---|
| Poudre de quinquina | 60 | gr. |
| Poudre de cannelle | 8 | — |
| Sucre blanc | 440 | — |
| Mucilage de gomme adragante | Q. s. | |

*F. s. a. 600 tablettes. 5 à 6 par jour.*

TEINTURE DE QUINQUINA COMPOSÉE; ÉLIXIR ROBORANT DE WHYTT (Ph. Allem.).

| | | |
|---|---|---|
| Quinquina jaune pulvérisé | 30 | gr. |
| Racine gentiane pulvérisée | 10 | — |
| Zestes d'orange | 10 | — |
| Alcool à 95° | 300 | — |
| Hydrolat de cannelle | 45 | — |

*10 à 30 gr. (tonique); 20 à 60 gr. (fébrifuge).*

TEINTURE DE QUINQUINA COMPOSÉE (vin de Huxam).
T. CINCH C. (Brit. ph.).

| | | |
|---|---|---|
| Quina rouge | 60 | gr. |
| Écorces oranges amères | 30 | — |
| Serpentaire | 15 | — |
| Safran | 4 | — |
| Cochenille | 2 | — |
| Alcool à 60° | 500 | — |

*F. macérer 15 jours et filtrez.*

TISANE DE QUINQUINA (Codex).

*Par verre.*

VIN AMER DE DUBOIS (Cad.).

| | | | |
|---|---|---|---|
| Quinquina gris | } | ãã | 150 gr. |
| Quinquina jaune | | | |
| Écorce de Winter | } | | |
| Cannelle | | ãã | 40 — |
| Genièvre | } | | |
| Ecorce de citron | | | |

*Faites macérer 8 jours dans :*

| | |
|---|---|
| Vin Madère | 9 kilogr. |

*Ajoutez :*

| | |
|---|---|
| Carbonate de soude | 5 gr. |

*Filtrez et conservez : 30 à 60 gr. le matin à jeun.*

VIN AMER FÉBRIFUGE (Ewald).

| | | | |
|---|---|---|---|
| Quinquina | } | ãã | 25 gr. |
| Gentiane | | | |
| Ecorce d'orange amère | } | | |
| Cardamone | | | 1 — |
| Vin blanc | | | 300 — |

*F. digérer 24 heures et filtrez : par petits verres.*

VIN DE QUINQUINA AU CAFÉ; VIN DE BERGHEM; MOKA-KINA (Dannecy).

| | | |
|---|---|---|
| Vin d'Espagne | | 2 litres |
| Quinquina jaune pulvérisé | } ãã | 100 gr. |
| Café torrifié pulvérisé | | |
| Lactate de fer | | 1 — |

10 à 60 gr. avant les repas.

VIN DE QUINQUINA COMPOSÉ (Codex).

50 à 150 gr.

VIN DE QUINQUINA FERRUGINEUX (Codex).

*Dose : 50 à 100 gr.*

VIN DE QUINQUINA FERRUGINEUX (F. H. M.).

| | | |
|---|---|---|
| Sulfate ferreux pur, cristallisé | 1 | gr. |
| Acide citrique | 1 | — |
| Eau distillée chaude | 10 | — |
| Sirop simple | 15 | — |
| Vin quinquina gris | 500 | — |

*F. dissoudre le sel et l'acide citrique dans l'eau prescrite; ajoutez le sirop, puis le vin.*

**VIN DIT DE SÉGUIN** (Soc. de Phar. de Bord.).

| | | |
|---|---|---|
| Quinquina jaune concassé | } | |
| Écorce d'orange amère | ãã 1 gr. | |
| Fleur de camomille | } | |
| Vin de Malaga | 50 — | |

*F. macérer pendant 6 jours. 50 à 150 gr.*

**AUTRE FORMULE** (Soubeiran) :

| | | |
|---|---|---|
| Teinture de quinquina jaune | 125 gr. |
| — d'opium | 4 — |
| Angusture vraie | 8 — |
| Quassia amara | 5 — |
| Vin de Malaga | } ãã 750 — |
| — Pouilly blanc | } |

*30 à 60 gr. par jour.*

**VIN QUINQUINA FÉBRIFUGE** (F. H. M.).

| | | |
|---|---|---|
| Extrait quinquina jaune | 2 gr. |
| Alcool 60º | 8 — |
| Vin sucré (F. H. M). | 100 — |

*Doses : 50 à 150 gr.*

**VIN QUINQUINA TONIQUE** (F. H. M.).

| | | |
|---|---|---|
| Poudre quinquina gris | 100 gr. |
| Alcool à 60º c. | 200 — |

| | |
|---|---|
| Vin rouge | 2000 gr. |

*Versez l'alcool sur la poudre; laissez en contact 24 heures, ajoutez le vin; Laissez macérer pendant 8 jours; agitez ; passez ; filtrez. — 50 à 150 gr.*

**VIN DE QUINQUINA ET DE CACAO** (Bugeaud).

| | |
|---|---|
| Cacao caraque | 100 gr. |
| Quinquina calisaya | 50 — |
| — de Loxa | 50 — |
| Rob de genièvre | 10 — |
| Vin de Malaga | 2000 — |
| Esprit de vin 33º | 400 — |

**VIN TONIQUE DE QUINQUINA AU CACAO** (Soc. de Ph. de Bord.).

| | |
|---|---|
| Cacao caraque torréfié | 1 gr. |
| Quinquina calisaya | 1 — |
| Vin de Malaga | 20 — |
| Alcool 86º c. | 4 — |

*Laissez macérer le quinquina 8 jours dans le Malaga. Versez l'alcool sur le cacao; exposez à température de 50º pendant 8 jours, distillez. Versez résidu dans de quinquina ; laissez macérer pendant 15 jours ; filtrez et ajoutez l'alcoolat. 50 à 150 gr..*

*Pour les autres préparations de quinquina et fer, voir à Fer.*

**— CINCHONIDINE.** — Isomère de la cinchonine. — Soluble dans 1680 parties d'eau froide, 20 d'alcool, 70 d'éther; inusité à l'état pur. On emploie le bromhydrate et le sulfate ; soluble dans 130 parties d'eau, 117 d'alcool ; insoluble éther, benzine.

**Prop. thérap.** — Succédané du sulfate de quinine, antipyrétique.

**Posol.** — À l'int. 0 gr. 05 à 0 gr. 30 centigr. (antipyrétique), 0 gr. 30 à 0 gr. 40 centigr., 3 ou 4 fois par jour (fébrifuge).

**— CINCHONINE** ($C^{10}H^{22}Az^2O$). — A peine soluble eau (1 p. 3810); soluble 140 parties d'alcool à 0,85, 371 d'éther, 350 de chloroforme.

**Prop. thérap.** — Comme le quinine, mais avec une action plus faible.

**Posol.** — À l'int. Dose : 1/3 plus élevée que celle de quinine.

**— SULFATE DE CINCHONINE** ($C^{10}H^{22}Az^2O$) $So^4H^2+2H^2O$. — Soluble dans 65,5 parties d'eau, 5,8 d'alcool, 60 de chloroforme; insoluble éther et benzine.

**Prop. thérap.** — Comme le sulfate de quinine, antipériodique.

**Posol.** — À l'int. 0 gr. 050 milligr. à 0 gr. 15 centigr., 3 à 4 fois par jour (tonique), 1 gr. à 2 gr. 50 centigr par jour (antipériodique).

**QUININE** ($C^{20}H^{24}Az^2O^2+3H^2O$). — Presque insoluble eau, plus soluble alcool, éther, eau chaude.

**Prop. thérap.** — Fébrifuge, antipériodique, antipyrétique.

**Posol.** — À l'int. 0 gr. 05 à 0 gr. 20 centigr. et plus.

POMMADE CONTRE ALOPÉCIE (Heyder).

| | |
|---|---|
| Quinine | 0 gr. 50 centigr. |
| Teinture de cantha-rides | X gouttes. |
| Baume Nerval | 30 — |

*F. dissoudre à chaud.*

POTION CONTRE LA MIGRAINE (Piorry).

| | |
|---|---|
| Quinine | 1 gr. |

| | |
|---|---|
| Alcool 80° c | 9 gr. |
| Teinture cannelle | 5 — |
| Sirop de vanille | 25 — |

*M. Par cuillerées à café.*

TEINTURE DE QUININE (Soub.).

| | |
|---|---|
| Quinine | 1 gr. |
| Alcool à 90° | 99 — |

*F. dissoudre.*

N. B. — Les propriétés des sels de quinine étant les mêmes que celles de la quinine, nous ne les répéterons pas à moins d'indications spéciales et nous ne donnerons que la posologie. Tous les *sels basiques* sont *neutres* au tournesol et *peu solubles* dans l'eau : ce sont les seuls *neutres* de l'ancienne nomenclature.

Tous les sels *neutres* sont *acides* au tournesol et *très solubles* dans l'eau : ce sont les *sels acides* de l'ancienne nomenclature.

**—ARSÉNIATE DE QUININE.** Peu soluble eau, soluble alcool. —
**Prop. thérap.** — Employé dans certaines formes de la folie à affaiblissement nerveux ou stupeur (Apostolidés).
**Posol.** — *A l'int.* 0 gr. 005 à 0 gr. 010 milligr. ; inusité.

**— BROMHYDRATE DE QUININE BASIQUE** ($C^{20}H^{24}Az^2O^2HBr$ $+H^2O$). — Soluble 60 parties, eau froide, très soluble eau bouillante ; contient 85,5 p. 100 de quinine.

**—BROMHYDRATE DE QUININE NEUTRE** ($C^{20}H^{24}Az^2O^2 2HBr$ $+3H^2O$). — Soluble 7 parties eau froide, très soluble alcool ; contient 75 p. 100 de quinine.
**Prop. thérap. et posol.** — Comme le sulfate de quinime.

SOLUTION DE BROMHYDRATE DE QUININE POUR INJECTIONS HYPODERMIQUES.

| | |
|---|---|
| Bromhydrate neutre de quinine | 1 gr. |
| Eau distillée | 9 — |

*F. dissoudre.*

**— CHLORHYDRATE DE QUININE BASIQUE** ($C^{20}H^{24}Az^2HCl$ $+2H^2O$). — Soluble 25 parties d'eau, 3 parties d'alcool à 90°, 10 de chloroforme, contient 83,6 p. 100 de quinine.
**Prop. thérap. et posol.** — Pour éviter les erreurs, prescrire ainsi : *Quinine chlorhydratée.*

PILULES CONTRE ASTHME NERVEUX (Lebert).

| | |
|---|---|
| Quinine chlorhydratée | 1 gr. |
| Acide arsénieux | 0 — 06 centigr. |
| Sulfate d'atropine | 0 — 03 — |
| Extrait de gentiane | Q. s. |

*Pour 60 pilules. Dose . 4 par jour.*

SOLUTION DE CHLORYDRATE DE QUININE POUR INJECTION HYPODERMIQUE.

| | |
|---|---|
| Quinine chlorhydratée | 1 gr. |
| Eau distillée | 25 — |

*F. dissoudre ; filtrez ; neutre au tournesol. 0 gr. 04 centigr. par centim. cube.*

**— CITRATE DE QUININE.** — Un peu plus soluble dans l'eau que le sulfate basique de quinine.

**— CITRATE DE QUININE ET DE FER.**
**Posol.** — *A l'int.* 0 gr. 25 à 0 gr., 50 centigr.

**— FERROCYANHYDRATE DE QUININE** ($C^{20}H^{24}Az^2O^2(CAz)^6$ $FeH^4+2H^2O$). — A peine soluble eau, très soluble alcool ; contient 56,2 p. 100 de quinine ; peu usité en France, employé en Italie.

— **IODURE D'IODHYDRATE DE QUININE.** — Insoluble eau, soluble dans l'alcool.

Employé dans le cas des fièvres intermittentes rebelles.

| PILULES D'IODURE D'IODHYDRATE DE QUININE. | |
|---|---|
| Iodure d'iodhydrate de quinine | 2 gr. |
| Extrait de quinquina | Q. s. |
| *F. s. a. 20 pilules. 2 à 4 par jour.* | |

| POMMADE D'IODURE D'IODHYDRATE DE QUININE. | |
|---|---|
| Iodure d'iodhydrate de quinine | 1 gr. |
| Vaseline | 30 — |

— **LACTATE DE QUININE BASIQUE** ($C^{20}H^{24}Az^2O^2C^3H^6O^3$). — Soluble 12 parties d'eau, très soluble alcool à 90°, presque insoluble éther ; contient 72,6 p. 100 de quinine.

| PILULES DE LACTATE DE QUININE. | |
|---|---|
| Lactate de quinine | 2 gr. |
| Extrait de quinine | Q. s. |
| *F. s. a. 20 pilules. 2 à 10 par jour.* | |

| POTION DE LACTATE DE QUININE. | |
|---|---|
| Lactate de quinine | 0 gr. 50 centigr. |
| à 1 gr. | |

| | |
|---|---|
| Cognac | 10 gr. |
| Eau | 100 — |
| Sirop d'écorce d'oranges | 30 — |
| *M. s. a. A prendre en 3 fois.* | |

| SUPPOSITOIRES LACTATE DE QUININE. | |
|---|---|
| Lactate de quinine | 1 g. |
| Beurre de cacao | 20 — |
| *F. 4 suppositoires.* | |

— **LACTATE NEUTRE DE QUININE.** — Soluble dans 3 parties d'eau ; la solution se sursature facilement et le sel peut se dissoudre dans 2 parties d'eau. Contient 60 pour 100 de quinine.

— **SALYCILATE DE QUININE BASIQUE** $2(C^{20}H^{24}Az^2OC^7O^6H^3$ $+H^2O$. — Soluble 900 parties d'eau. Contient 68,79 p. 100 de quinine.

— **SALICYLATE NEUTRE DE QUININE.** — Contient 54 p. 100 de quinine.

**Prop. thérap. et posol.** — Comme le *Sulfate*.

— **STÉARATE DE QUININE.**

**Prop. thérap.** — Fébrifuge.

**Posol.** — *A l'int.* 0 gr. 60 centigr. à 3 gr. *A l'ext.* 1 p. 10 en pommade.

| POMMADE AU STÉARATE DE QUININE (Thibaut). | | |
|---|---|---|
| Stéarate de quinine | ãã | 1 gr. |
| Savon blanc râpé | | |
| Glycérine | | 8 — |
| Essence d'amandes amères | | Q. s. |

| *F. fondre au B.-M. Triturez dans un mortier chauffé. 4 à 8 gr.* | |
|---|---|
| POMMADE FÉBRIFUGE. | |
| Stéarate de quinine | 2 gr. |
| Lanoline | 10 — |
| *Mêlez.* | |

— **SULFATE DE QUININE BASIQUE** $(C^{20}H^{24}Az^2O^2)^2$ $So^4H^2$ $+7H^2O$. — *Syn.* Sulfate de quinine. Peu soluble eau froide 680 parties, soluble 17 alcool, presque insoluble éther ; contient 74,3 p. 100 de quinine.

**Prop. thérap.** — Antipériodique par excellence, tonique.

**Posol.** — *A l'int.* 0 gr. 50 centigr. à 2 gr. et plus. *A l'ext.* en pommades.

— **SULFATE DE QUININE NEUTRE** ($C^{20}H^{24}Az^2O^2$. $So^4H^2$ $+7H^2O$). — *Syn.* Sulfate acide de quinine (ancienne nomenclature).

Soluble 11 parties d'eau, eaufroide, très soluble alcool; contient 59,12 p. 100 de quinine.

**Prop. thérap.** — Comme le précédent, avec une action plus rapide à cause de la solubilité plus grande.

**Posol.** — Comme le précédent.

N. B. Dans toutes les formules ou le sulfate de quinine basique est dissous grâce à l'addition d'acide sulfurique ou d'eau de Rabel; on pourra le remplacer par le sulfate neutre qui se dissout directement.

### CACHETS FÉBRIFUGES (Ewald).

| | |
|---|---|
| Sulfate de quinine | 1 gr. |
| Poudre de camomille | 5 — |
| — de belladone | 0 — 20 centigr. |

*F. s. a. 10 cachets. Un toutes les 2 heures.*

### AUTRE :

| | |
|---|---|
| Sulfate de quinine | 1 gr. |
| Extrait de quinquina | 5 — |

*F. s. a. 10 cachets; 4 à 10 par jour.*

### ÉLIXIR ALOÉTICO-FÉBRIFUGE (Récamier).

| | | |
|---|---|---|
| Aloès socotrin | | 6 gr. |
| Myrrhe | ãã | |
| Rhum | | 170 — |

*F. macérer 24 heures; agitez; filtrez; ajoutez :*

| | |
|---|---|
| Sulfate de quinine | 6 gr. |
| Acide sulfurique | XXV gouttes |

*F. dissoudre Ajoutez :*

| | |
|---|---|
| Laudanum de Sydenham | 2 gr. |

*M. filtrez. Doses 5 à 20 gr.*

### EMPLATRE DE QUININE (Voisin).

| | |
|---|---|
| Sulfate de quinine | 0 gr. |

*Incorporez dans :*

| | |
|---|---|
| Emplâtre de Vigo cum mercurio | 100 gr. |

*F. s. a. (Bouch.)*

### FRICTIONS FÉBRIFUGES.

| | | |
|---|---|---|
| Sulfate de quinine | | |
| Acide acétique cristallisable | ãã | 2 gr. |
| Alcool de mélisse | | 60 — |

*F. s. a.*

### INJECTION ANTIBLENNORRHAGIQUE

| | |
|---|---|
| Sulfate neutre de quinine | 1 à 2 gr. |
| Eau | 100 — |

### LAVEMENT AU SULFATE DE QUININE.

| | |
|---|---|
| Sulfate basique de quinine | 1 à 2 gr. |
| Jaune d'œuf no 1. | |
| Eau | 120 — |

### LAVEMENT DE SULFATE DE QUININE.

| | |
|---|---|
| Sulfate neutre de quinine | 1 gr. |
| Eau | 100 — |

### LAVEMENT FÉBRIFUGE LAUDANISÉ.

| | |
|---|---|
| Sulfate neutre de quinine | 0 gr. 2 à gr. 8 décigr. |
| Eau tiède | 50 gr. |
| Laudanum Sydenham | X gouttes |

*F. dissoudre. M.*

### PAQUETS CONTRE TUBERCULOSE (Scoda).

| | |
|---|---|
| Sulfate de quinine | 0 gr. 20 centigr. |
| Extrait chanvre Indien | 0 — 40 — |
| Sucre | 3 — |

*Divisez en 6 doses : 1 toutes les heures.*

### PILULES ANTIGOUTTEUSES de Halfort (Cad.).

| | |
|---|---|
| Sulfate de quinine | |
| Extrait acétique de colchique | ãã 0 gr. 1 décigr. |
| Extrait de coloquinte composé | |
| Poudre de Dower. | |

*F. s. a. 1 pilule. Une chaque jour.*

### PILULES ANTIGOUTTEUSES DE BECQUEREL (Dorv.).

| | |
|---|---|
| Sulfate de quinine | 0 gr. 50 centigr. |
| Extrait de digitale | 0 — 20 — |
| Poudre de semences de colchique | 0 — 50 — |

*F. s. a. 10 pilules. 1 à 3 par jour.*

### PILULES ANTINÉVRALGIQUES.

| | |
|---|---|
| Extrait de valériane | |
| Extrait de quinquina | ãã 2 gr. |
| Oxyde de zinc | 1 — |
| Extrait thébaïque | 0 — 20 centigr. |
| Sulfate de quinine | 1 — |

*Faire 20 pilules.*

### PILULES CONTRE MIGRAINE.

Sulfate de quinine
Caféine ⟩ āā 1 gr.
Extrait de quinquina  Q. s.

Pour 20 *pilules*. De 2 à 6 *par jour*.

### PILULES CONTRE CONSTIPATION.

Sulfate de quinine  2 gr.
Aloès des Barbades  1 —
Extrait de rhubarbe  2 —
Poudre de rhubarbe  Q. s.

F. s. a. 40 *pilules*.

### PILULES DE SULFATE DE QUININE, OPIACÉES.

Sulfate de quinine  1 gr.
Miel  Q. s.

Pour 10 *pilules* (Codex).

### PILULES DE SULFATE DE QUININE CITRIQUES.

Sulfate de quinine  0 gr. 1 décigr.
Acide citrique pulvé-
risé.  0 — 02 centigr.
Miel  Q. s.
Amidon  Q. s.

M. Pour 1 *pilule*.

### PILULES DE SULFATE DE QUININE, OPIACÉES.

Sulfate de quinine  0 gr. 6 décigr.
Extrait d'opium  0 — 05 centigr.
Conserves de roses  Q. s.

F. s. a. 12 *pilules*: 4 *par jour*.

### PILULES FÉBRIFUGES.

Sulfate de quinine  0 gr. 5 décigr.
Extrait de quinquina
calisaya  0 — 1 —
Extrait thébaïque  0 — 005 milligr.
Racine de réglisse ⟩
pulvérisée  āā Q. s.
Miel blanc ⟩

M. pour 1 *pilule*. Doses : 4 à 12.

### PILULES FÉBRIFUGES.

Sulfate de quinine  2 gr.
Extrait de quassia  0 — 50 centigr.
Extrait de ményanthe  Q. s.

M. F. s. a. 20 *pilules*.

### PILULES FÉBRIFUGES ET TONIQUES.

Sulfate de quinine  1 gr.
Tartrate de fer et potasse  5 —
Extrait de quinquina  Q. s.

Pour 50 *pilules*. 2 à 6 *par jour*.

### PILULES DE QUININE ARSENICALES.

Sulfate de quinine  2 gr. 50 centigr.
Acide arsénieux  0 — 10 —

Extrait de gentiane  Q. s.

Pour 100 *pilules*. 2 à 5 *par jour*.

### PILULES DE QUININE ET DIGITALE (Rillard).

Sulfate de quinine  1 gr.
Extrait aqueux de di-
gitale  0 gr. 20 centigr.
24 *pilules*.

### POMMADE CONTRE ALOPÉCIE (Ewald).

Sulfate de quinine ⟩ āā 2 gr. 50 centigr.
Tannin ⟩
Baume du Pérou  1 —
Eau de Cologne  5 —
Baume Nerval  50 —

### POMMADE FÉBRIFUGE (Labadie-Lagrave).

Sulfate de quinine acide  1 gr.
Axonge  10 —

M.

### POMMADE DE QUININE (Sémanas).

Bisulfate de quinine  2 gr.
Axonge ou Lanoline  20 —

M. intimement.

### POTION AU SULFATE DE QUININE.

Sulfate de qui-
nine  0 gr. 2 décigr. à 1 gr.
Acide tartrique  0 — 2 — à 1 gr.
Sirop de limons  30 —
Eau distillée  90 —

F. dissoudre. Mêlez :
A prendre en 1 ou 2 fois, 6 heures
avant l'accès.

### POTION CONTRE SUEURS NOCTURNES (Graves).

Bisulfate de quinine  0 gr. 50 centigr.
Teinture de jusquiane  6 —
Sirop de sucre  25 —
Infusion de camomille  100 —

1 cuillerée toutes les 3 heures.

### POTION DE QUININE.

Sulfate neutre de quinine  1 gr.
Eau  100 —
Sirop de quinquina ⟩ āā 20 gr.
Sirop diacode ⟩

A prendre en 2 fois, à 1 heure d'intervalle.

### POTION DE SULFATE DE QUININE AU CAFÉ

D'une part :
Café torréfié  12 gr.
Eau bouillante  100 —

F. infuser; passez. D'autre part :
Sulfate de quinine  Q. v.

Sucre blanc 15 gr.

*Triturez ensemble; mêlez à l'infusé.*

### POTION FÉBRIFUGE ALCOOLIQUE (Hérard).

Sulfate de quinine Q. v.
Eau-de-vie de Cognac 20 gr.

*F. dissoudre. À prendre en 1 fois.*

### POTION FÉBRIFUGE TARTARISÉE (Righini).

Sulfate de quinine 0 gr. 2 à 0 gr. 5 décigr.
Acide tartrique 0 — 5 —
Eau distillée 60 gr.
Sirop de menthe 30 —

*F. dissoudre. Dose : la potion entière en 1 ou 2 fois, 2 heures avant l'accès.*

### POUDRE DE QUININE EFFERVESCENTE (Meirien).

Sulfate de quinine 1 gr.
à 1 gr. 50 centigr.
Acide tartrique 12 —
Bicarbonate de soude }
Sucre pulvérisé } āā 15 —

*M. et divisez en 10 paquets.*

### POUDRE DE SULFATE DE QUININE.

Sulfate de quinine 2 gr.
Sucre 4 —

*6 paquets 3 par jour.*

### POUDRE FÉBRIFUGE.

Sulfate de quinine 2 gr.
— de morphine 0 — 05 centigr.

*M. 8 paquets. 2 par jour.*

### PRISES CONTRE COQUELUCHE (Heubner).

Sulfate de quinine 1 gr.
Poudre de belladone 0 — 10 centigr.
Sucre 10 —

*F. s. a. 10 doses. 3 par jour.*

### SIROP DE SULFATE DE QUININE.

Sulfate de quinine 5 gr.
Teinture d'écorce d'oranges
amères 25 —
Sirop de quinquina 470 —

*0 gr. 10 centigr. par cuillerée à bouche.*

### SIROP DE SULFATE DE QUININE (Codex).

*20 gr. contiennent 0 gr. 10 de sel.*

### SOLUTION TARTRIQUE DE SULFATE DE QUININE (Bertella).

Sulfate de quinine }
Acide tartrique } āā 1 gr.
Eau distillée 20 —

*F. dissoudre; filtrez.*

### SOLUTION TITRÉE DE SULFATE DE QUININE (F. H. M.).

Sulfate de quinine 5 gr.
Eau distillée 60 —
Acide sulfurique dilué Q. s.

*1 gr. de sel pour 12.*

### SUPPOSITOIRE DE QUININE.

Sulfate de quinine 1 gr. 25 à 1 gr.
Beurre de cacao 4 —

*Incorporez.*

### TEINTURE FÉBRIFUGE (Warburg).

Sulfate de quinine 2 gr.
Aloès hépatique et zé-
doaire āā 4 —
Racine d'angélique 0 — 10 centigr.
Camphre 0 — 10 —
Safran 0 — 15 —
Alcool 100 —

*F. s. a. 20 gr. par jour. (Dorv.)*

— **TANNATE DE QUININE.** — Peu soluble eau, plus soluble alcool; contient 20 à 21 p. 100 de quinine.

**Prop. thérap.** — Préconisé contre les sueurs et fièvres des phtisiques.

**Posol.** — Comme le *Sulfate*.

### PILULES DE TANNATE DE QUININE OPIACÉES.

Tannate de quinine 1 gr.
Opium pulvérisé 0 — 05 centigr.
Extrait de gentiane Q. s.

*Pour 10 pilules.*

— **TARTRATE DE QUININE BASIQUE.** — Peu soluble eau.

### SULFOTARTRATE DE QUININE.

Sulfate de quinine 4 gr.
Acide tartrique 2 —
Eau distillée 60 gr.

*F. s. a. Dose; 5 à 30 gr. par jour.*

— **VALÉRIANATE DE QUININE** ($C^{20}H^{24}Az^2O^2$. $C^5H^{10}O^2$). —

Soluble 110 parties eau froide et dans 39 d'après **Regnauld** et **Villejean**, 6 d'alcool ; contient 26 p. 100 de quinine.

**Prop. thérap.** — Fébrifuge, antispasmodique, antinévralgique.

**Posol.** — *A l'int.* 0 gr. 30 centigr. à 1 gr.

LAVEMENT DE VALÉRIANATE DE QUININE.

Valérianate de quinine 0 gr. 6 décigr. à 1 —
Infusion de valériane 150 —
*F. s. a.*

PILULES DE VALÉRIANATE DE QUININE.

Valérianate de quinine 2 gr.
Extrait de quinquina Q. s.
*F. s. a. 20 pilules. De 2 à 5 par jour.*

POTION DE VALÉRIANATE DE QUININE (Néligan).

Valérianate de quinine 0 gr. 3 à 0 gr. 4 décigr.
Infusion de cascarille 125 —
*M. 1 cuillerée à bouche 4 fois par jour.*

### Tableau comparatif de la richesse en quinine et de la solubilité des divers sels.

| SELS | QUANTITÉ de quinine contenue dans un gramme de sel | SOLUBILITÉ à 15° un gramme de sel se dissout dans | QUANTITÉ de quinine contenue dans un cent. cube de solution |
|---|---|---|---|
| Azotate basique | 0.856 | 36 | 0.024 |
| — neutre | 0.750 | | |
| Bromhydrate basique | 0.765 | 60 | 0.0125 |
| — neutre | 0.600 | 7 | 0.025 |
| Chlorhydrate basique | 0.836 | 25 | 0.040 |
| Ferrocyanhydrate basique | 0.562 | » | » |
| Lactate basique | 0.726 | 12 | 0.077 |
| — neutre | 0.600 | 3 | 0.15 |
| Salicylate basique | 0.688 | 880 | » |
| — neutre | 0.540 | » | » |
| Sulfate basique | 0.743 | 680 | 0.001 env. |
| — neutre | 0.592 | 11 | 0.049 |
| Sulfovinate neutre | 0.610 | 3 | 0.15 |
| Tannate | 0.206 | » | » |
| Valérianate basique | 0.760 | 110 ou 39 (Regnauld) | » |

Ce tableau est tiré du *Traité de l'art de formuler* (1879).

L'on doit s'efforcer de substituer le chlorhydrate de quinine au sulfate, parce qu'il contient plus de quinine, est plus soluble et est toujours pur.

# R

**RACAHOUT.** — V. *Riz* (farine de riz).

**RAIFORT.** — *Cochlearia armorica* (Crucifères). *Syn* Cran, cranson, moutarde des moines, radis de cheval.

**Part. empl.** — Racine fraîche.

**Prop. thérap.** — Antiscorbutique puissant, antigoutteux, stimulant énergique, diurétique, rubéfiant.

**Prép. pharm. et posol.** — *A l'int.* Sirop composé (antiscorbutique) 50 gr. ; — teinture composée 16 à 32 gr. ; — vin antiscorbutique 30 à 125 gr.

<table>
<tr><td colspan="2">BIÈRE ANTISCORBUTIQUE (Sapinette).</td><td colspan="2">TISANE DE RAIFORT COMPOSÉE (Bouch.).</td></tr>
<tr><td>Raifort récent</td><td>60 gr.</td><td>Raifort sauvage récent et con-</td><td></td></tr>
<tr><td>Cochléaria</td><td>30 —</td><td>tusé</td><td>50 gr.</td></tr>
<tr><td>Bourgeons de sapin</td><td>30 —</td><td>Eau</td><td>1000 —</td></tr>
<tr><td>Bière nouvelle</td><td>2000 —</td><td colspan="2">*F. infuser. Passez ; ajoutez :*</td></tr>
<tr><td colspan="2">*F. macérer 3 ou 4 jours. Filtrez.*</td><td>Sirop antiscorbutique</td><td>100 —</td></tr>
<tr><td colspan="2">(Cod.)</td><td colspan="2">*M. A prendre par petites tasses.*</td></tr>
</table>

## RAISIN.
— Fruit de la vigne. *Vitis vinifera* (Ampélidées).

**Part. empl.** — Fruit vert, fruit sec.

**Prop. thérap.** — Raisins frais, rafraîchissants, laxatifs (cure de raisin), raisins secs (1° de Corinthe ; 2° de Malaga). Béchiques, adoucissants, font partie des quatre fruits pectoraux.

## — RAISIN D'OURS.
— V. *Uva-ursi.*

## RATAFIA DES CARAÏBES.
— V. *Gaïac.*

## RATANHIA.
— *Krameria triandra* (Polygalées).

**Part. empl.** — Racine.

**Princ. act.** — Tannin.

**Prop. thérap.** — Astringent puissant.

**Prép. pharm. et posol.** — *A l'int.* Extrait, 0 gr. 50 centigr. à 5 gr. ; — infusion, 20 p. 1000 ; — poudre, 1 à 10 gr. ; — sirop, 10 à 100 gr. ; — suppositoires contiennent 1 gr. d'extrait ; — teinture 5 à 20 gr. — *A l'ext.* Décoction 50 p. 1000.

**Incompt.** — Alcalis et leurs carbonates, albumine, sels de plomb, de mercure, de chaux.

<table>
<tr><td colspan="2">DÉCOCTION DE RATANHIA CONTRE MÉTROR-<br>RHAGIES.</td><td>Eau</td><td>125 gr.</td></tr>
<tr><td colspan="2"></td><td colspan="2">*Pour 1/4 de lavement.*</td></tr>
<tr><td>Ratanhia</td><td>20 gr.</td><td colspan="2">LAVEMENT DE RATANHIA (F. H. M.).</td></tr>
<tr><td colspan="2">*Faites bouillir dans :*</td><td>Racine de ratanhia concassée</td><td>5 gr.</td></tr>
<tr><td>Eau</td><td>200 —</td><td>Eau</td><td>Q. s.</td></tr>
<tr><td colspan="2">*Passez et ajoutez :*</td><td colspan="2">*Pour 500 gr. de décoction. F. bouil-*</td></tr>
<tr><td>Eau de Rabel</td><td>10 —</td><td colspan="2">*lir une 1/2 heure. Passez.*</td></tr>
<tr><td>Sirop de ratanhia</td><td>50 —</td><td colspan="2"></td></tr>
<tr><td colspan="2">*F. s. a. Par cuillerées toutes les*</td><td colspan="2">POMMADE ASTRINGENTE.</td></tr>
<tr><td colspan="2">*heures.*</td><td>Extrait de ratanhia</td><td>2 à 4 gr.</td></tr>
<tr><td colspan="2"></td><td>Axonge benzoïnée</td><td>30 —</td></tr>
<tr><td colspan="2">INJECTION DE RATANHIA.</td><td>M.</td><td></td></tr>
<tr><td>Extrait de ratanhia</td><td>4 gr.</td><td colspan="2">POTION ANTIDIARRHÉIQUE (Delioux).</td></tr>
<tr><td>Glycérine</td><td>20 —</td><td colspan="2"></td></tr>
<tr><td>Eau de roses</td><td>120 —</td><td>Ether sulfurique</td><td>4 gr.</td></tr>
<tr><td>Laudanum de Sydenham</td><td>XX gouttes.</td><td>Extrait de ratanhia</td><td>4 —</td></tr>
<tr><td colspan="2"></td><td>Sirop d'opium</td><td>30 —</td></tr>
<tr><td colspan="2">LAVEMENT DE RATANHIA CONTRE FISSURES</td><td>Hydrolat de menthe</td><td>60 —</td></tr>
<tr><td colspan="2">A L'ANUS (Bretonneau).</td><td>— de mélisse ou d'oranger</td><td>60 —</td></tr>
<tr><td>Extrait de ratanhia</td><td>1 gr.</td><td colspan="2">*M. Une cuillerée à bouche tous les*</td></tr>
<tr><td>Alcool</td><td>1 —</td><td colspan="2">*1/4 d'heure.*</td></tr>
</table>

POTION ASTRINGENTE (Codex).

5 gr. d'extrait pour 150. 1 cuillerée à bouche toutes les 1/2 heures.

POTION ASTRINGENTE (Pradé).

| | |
|---|---|
| Tannin | 1 gr |
| Eau camphrée | 200 — |
| Sirop d'extrait de ratanhia | |
| Sirop de gomme arabique | ãā 20 gr. |

M. 1 à 12 cuillerées dans les 24 heures.

POTION CONTRE LA MÉTRORRHAGIE POST-PARTEM (Courty).

| | |
|---|---|
| Extrait de ratanhia | 4 gr. |
| Ergotine | 1 — |
| Extrait thébaïque | 0 gr. 10 centigr. |
| Hydrolat de fleurs d'oranger | 30 — |
| Infusion de feuilles de digitale (0 30) | 100 — |
| Teinture de cannelle | 15 — |

Sirop de grande consoude 30 gr.
F. s. a. une cuillerée à bou toutes les 3 ou 6 heures.
Pour les potions antidiarrhéiques voir Sous-nitr. de bismuth.

SUPPOSITOIRE ANTIHÉMORRHOIDAL.

| | |
|---|---|
| Extrait de ratanhia | 0 gr. 50 centigr. |
| Chlorhydrate de morphine | 0 — 02 — |
| Beurre de cacao | 4 — |

F. 1 suppositoire.

SUPPOSITOIRES DE RATANHIA (Cod.).

1 gr. d'extrait par suppositoire.

SUPPOSITOIRE CONTRE LE VAGINISME (Bouchut).

| | |
|---|---|
| Beure de cacao | 5 gr. |
| Extrait de ratanhia | 3 — |

Pour 1 suppositoire.

TISANE DE RATANHIA (Cod.).

Préparer par infusion 20 p. 1000.

# RÉGLISSE. — Glyrrhiza glabra (Légumineuses). Syn.

Bois doux, racine douce.

**Part. empl.** — Racine et rhizome, suc.

**Princ. act.** — Agédoite, glycyrrhizine.

**Prop. thérap.** — Adoucissant, béchique, employé pour édulcorer les tisanes, poudre employée pour la confection des pilules.

**Prép. pharm. et posol.** — A l'int. Infusion, 15 à 60 p. 1000; — pâte brune ad libitum ; — pâte noire ad libitum ; poudre, 5 à 20 gr. ; — suc épaissi ad libitum.

# REINE-DES-PRÉS. — V. Ulmaire.

# RENOUÉE. — Polygonum aviculare (Polygonacées).

**Part. empl.** — Herbe.

**Prop. thérap.** — Astringent.

**Prép. pharm. et posol.** — A l'int. Infusion 50 à 100 p. 1000; poudre, 1 à 10 gr. (inusité).

# RÉSINE. — V. Poix.

# RÉSINE ÉLÉMI. — V. Elémi.

# RÉSORCINE ($C^6H^6O^2$). — Dyoxybenzine, très soluble eau, alcool, éther ; insoluble chloroforme et sulfure de carbone.

**Prop. thérap.** — Employée comme topique contre ulcères syphilitiques et scrofuleux; escharotique quand elle est pure, employée dans la coqueluche et comme antipyrétique.

**Prép. pharm. et posol.** — A l'int. 2 à 5 gr. A l'ext. en pommades, en solution.

POMMADE ANTISEPTIQUE A LA RÉSORCINE.

| | |
|---|---|
| Résorcine | 10 à 30 gr. |
| Vaseline | 100 — |

M.

POTION A LA RÉSORCINE ANTIPYRÉTIQUE.
(Ugo Bassi).

| | |
|---|---|
| Résorcine | 2 à 5 gr. |
| Eau distillée | 80 — |
| Eau distillée de fleur d'oranger | 5 gr. |
| Sirop simple | 30 — |

*M. A prendre en 2 ou 3 fois.*

SOLUTION ANTISEPTIQUE DE RÉSORCINE.

| | |
|---|---|
| Résorcine | 1 à 4 gr. |
| Eau distillée | 100 — |

*F. dissoudre.*

PHENOL RÉSORCINE.

*Mélange obtenu en faisant fondre 67 gr. de phénol et 33 gr. de résorcine.*

## RHAPONTIC. — *Rheum rhaponticum* (Polygonacées).

**Part. empl.** — Racine. Réservée à la médecine vétérinaire. V. *Rhubarbes.*

## RHINACANTHUS. — *Rhinacanthus communis* (Acanthacées).

**Part. empl.** — Racine.
**Princ. act.** — Rhinacanthine ($C^{14}H^{18}O^4$).
**Prop. thérap.** — Employée contre l'impétigo.
**Prép. pharm. et posol.** — *A l'ext.* Poudre mélangée avec du jus de citron.

## RHUBARBES. — Deux variétés.

— 1° **RHUBARBES EXOTIQUES.** — Rhubarbes de Chine, de Moscovie, de Perse, provenant du *Rheum officinale* et *Rheum palmatum, Rheum tanguticum* (Polygonacées).

— 2° **RHUBARBES INDIGÈNES.** — Provenant surtout du *Rheum rhaponticum, Rheum undulatum, Rheum compactum.*

**Part. empl.** — Tige, souche.
**Princ. act.** — Acide gallique, tannique, chrysophanique, 3 résines (aporétine, phaorétine, érythrorétine).
**Prop. thérap.** — Laxatif, purgatif, tonique (torréfiée).
**Prép. pharm. et posol.** — *A l'int.* Extrait, 0 gr. 10 à 0 gr. 50 centig.; — macération, 10 p. 1000; — poudre, 0 gr. 30 à 0 gr. 60 centigr. (tonique), — 4 gr. et plus (purgatif); — sirop simple, 10 à 50 gr.; — sirop composé (sirop de chicorée composé), 10 à 50 gr.; — teinture, 5 à 10 gr.; — vin, 10 à 50 gr.
**Incompat.** — Eau de chaux, émétique, infusés astringents.

ALCOOLÉ DE RHUBARBE COMPOSÉ. ÉLIXIR SACRÉ (Ph. Brit.).

| | |
|---|---|
| Rhubarbe concassée | 40 gr. |
| Aloès | 24 — |
| Semences de cardamome | 15 — |
| Alcool à 56° c. | 1000 — |

*F. macérer 8 gr. Filtrez. 2 à 4 gr. (stomachique). 10 à 25 gr. (purgatif).*

ÉLECTUAIRE DE RHUBARBE COMPOSÉ. ÉLECTUAIRE CATHOLICUM (Cod.).

8 à 20 gr. (*inusité*).

EXTRAIT COMPOSÉ (Ph. Germ.).

| | |
|---|---|
| Extrait rhubarbe | 3 gr. |

| | |
|---|---|
| Extrait d'aloès | 1 gr. |
| Eau distillée | 4 — |

*P. dissoudre à une douce chaleur:*

| | |
|---|---|
| Savon de jalap | 1 gr. |
| Alcool à 86° c | 4 — |

*F. dissoudre. M. les 2 solutions. F. évaporer au B.-M. jusqu'à siccité,* 0 gr. 20 centigr. à 0 gr. 50 centigr.

INFUSÉ ALCALIN DE RHUBARBE.
(Ph. Autr.).

| | |
|---|---|
| Racine de rhubarbe concassée | 6 gr. |
| Carbonate sodique cristallisé | 2 — |
| Eau distillée | 100 — |

*F. bouillir quelque instants ; laissez infuser jusqu'à refroidissement. Passez ; exprimez. Filtrez, 2 à 5 gr. (tonique) ; 10 à 50. gr. purgatif.*

### LIQUEUR CORDIALE DE WARNER.

| | |
|---|---|
| Rhubarbe | 80 gr. |
| Séné | 20 — |
| Safran | 5 — |
| Réglisse | 20 — |
| Raisins secs | 500 — |
| Alcool à 21° | 1500 — |

*F. digérer 15 gr. Filtrez. 8 gr. (stomachique) ; 30 gr. purgatif.*

### MACÉRATION APÉRITIVE (Fonssagrives.)

| | |
|---|---|
| Rhubarbe de Chine concassée | 4 gr. |
| Ecorces d'oranges amères concassées | 4 — |
| Eau commune | 250 — |

*F. macérer 12 heures. 2 à 4 cuillerées à bouche par jour.*

### PILULES DE RHUBARBE (Clerk).

| | |
|---|---|
| Poudre de rhubarbe | 4 gr. |
| — d'aloès | 3 — |
| — de myrrhe | 2 — |
| Essence de Carvi | V gouttes. |
| Savon médicinal. | Q. s. |

*F. s. a. 100 pilules. Une matin et soir.*

### PILULES DE RHUBARBE ET BELLADONE (Wunderbich).

| | |
|---|---|
| Extrait de rhubarbe | |
| Poudre de rhubarbe | } āā 1gr. 50 centigr. |
| Extrait de belladone | 0 — 50 — |

*F. s. a. 30 pilules. 2 par jour.*

### ULES DE RHUBARBE SAVONNEUSES (Ph. Esp.).

| | |
|---|---|
| hubarbe pulvérisée | 0 gr. 25 centigr. |
| avon médicinal | 0 — 06 — |
| irop simple | Q. s. |

*pour 1 pilule. 1 à 5.*

### PILULES LAXATIVES. (Hufeland).

| | |
|---|---|
| Extrait de fiel de bœuf | |
| Savon médicinal | } āā 5 gr. |
| Rhubarbe pulvérisée | |
| Extrait de pissenlit | Q. s. |

*F. s. a. des pilules de 0 gr. 10 centig. à 6 matin et soir.*

### POTION CONTRE GASTRO-ENTÉRITE-CATARRHALE (Ewald).

| | |
|---|---|
| Rhubarbe concassée | 3 gr. |

*Faites infuser dans :*

| | |
|---|---|
| Eau bouillante | 150 — |

*Passez et ajoutez après refroidissement :*

| | |
|---|---|
| Bicarbonate de soude | 5 gr. |
| Essence de menthe | V gouttes. |
| Sirop d'écorce d'oranges amères | 25 gr. |

*1 cuillerée toutes les 2 heures.*

### POTION ANTIDIARRHÉIQUE (Archambault).

| | |
|---|---|
| Teinture de rhubarbe | 10 gr. |
| Sulfate de magnésie | 6 — |
| Hydrolat d'anis | 45 — |
| Sirop de gomme | 15 — |

*F. s. a. 1 cuillerée à café 3 fois par jour à un enfant de 1 an.*

### POTION PURGATIVE (F. H. M.).

| | |
|---|---|
| Rhubarbe concassée | 4 gr. |
| Manne en sorte | 60 — |
| Eau bouillante | 150 — |

*F. infuser la rhubarbe dans l'eau pendant 20 minutes. F. dissoudre la manne. Passez. A prendre en 1 ou 2 fois.*

### POUDRE LAXATIVE TARTARISÉE.

| | |
|---|---|
| Poudre de rhubarbe | |
| — de crème de tartre | } āā 10 gr. |
| — d'écorce d'oranges amères | |

*Par cuillerée à café.*

### POUDRE DE RHUBARBE ALCALINE (Leube).

| | |
|---|---|
| Poudre de rhubarbe | 20 gr. |
| Sulfate de soude | 10 — |
| Bicarbonate de soude | 5 — |
| Sucre vanillé | 3 — |

*Par cuillerée à café.*
*F. s. a.*

### POUDRE DE RHUBARBE COMPOSÉE (Ph. Edimb.).

| | |
|---|---|
| Rhubarbe | 25 gr. |
| Magnésie calcinée | 75 — |
| Gingembre | 12 — |

*Pulvérisez. M. 2 à 10 gr.*

### POUDRE DE RHUBARBE FERRUGINEUSE

| | |
|---|---|
| Rhubarbe pure | 5 gr. |
| Sous-carbonate de fer | 2 — |
| Poudre de cannelle | 1 — |

*Divisez en 10 paquets. 1 chaque repas.*

### TABLETTES DE RHUBARBE (ancien Cod.).

*Chaque tablette contient 5 centigr. de rhubarbe.*

### TEINTURE DE RHUBARBE ET D'ALOÈS : ÉLIXIR SACRÉ (Ed.).

| | |
|---|---|
| Rhubarbe | 4 gr. |

| | |
|---|---|
| Aloès | 2 gr. 40 centigr. |
| Semences de carda- | |
| mone | 1 — 50 — |
| Alcool à 60° | 100 — |

*Par cuillerée.*

### TEINTURE DE RHUBARBE COMPOSÉE
### (Ph. Brit.).

| | |
|---|---|
| Rhubarbe concassée | 56 gr. |
| Cardamome | |
| Coriandre }ãã | 7 — |
| concassée | |
| Safran incisé | |
| Alcool à 60° c. | 518 — |

*Opérez par macération et déplacements. Filtrez. 1 à 3 gr., tonique, stomachique; purgatif. 3 à 15 gr. En potion.*

### TISANE ANTIDYSENTÉRIQUE
### (Zimmermann).

| | |
|---|---|
| Racine de rhubarbe concassée | 4 gr. |
| Crème de tartre | 30 — |
| Orge | 60 — |
| Eau | 2500 — |

*F. bouillir jusqu'à réduction à 2000. Passez. Par verres.*

### TISANE DE RHUBARBE (Cod.).

| | |
|---|---|
| Rhubarbe | 4 |
| Eau | 1000 |

*F. macérer 4 heures.*

### TISANE DE RHUBARBE TONIQUE (... ... rhubarbe).

| | |
|---|---|
| Rhubarbe | 5 |
| Eau | 1000 |

*F. macérer. A prendre comme la... son ordinaire.*

### VIN DE RHUBARBE (Cod.).

| | |
|---|---|
| Rhubarbe | 60 |
| Vin Grenache | 1000 |

10 à 20 gr. (stomachique). 20 à 60 gr. (laxatif).

### VIN DE RHUBARBE (Ph. Germ.).

| | |
|---|---|
| Rhubarbe concassée | 8 g. |
| Ecorce d'orange | 2 — |
| Petit cardamome | 1 — |
| Vin d'Espagne | 100 — |

*F. macérer 3 jours. Passez. Exprimez. Ajoutez :*

| | |
|---|---|
| Sucre blanc | 12 g. |

*F. dissoudre. Filtrez. Comme ci dessus.*

## RHUS RADICANS. — *Rhus toxicodendron.* Sumac véneneux ; inusité.

**Prop. thérap.** — Employé contre la paraplégie.

**Prép. pharm. et posol.** — A l'int. Macération, V à XX gouttes; — extrait, 0 gr. 20 centigr. à 3 gr. (successivement) ; — poudre 0 gr. 05 à 0 gr. 25 centigr.

N. B. — L'extrait est moins actif que la plante fraîche.

## RICIN. — *Ricinus communis* (Euphorbiacées). Syn. *Palma Christi.*

**Part. empl.** — Semences desquelles on retire l'huile par expression.

**Prop. thérap.** — Purgatif.

**Prép. pharm. et posol.** — A l'int. 10 à 60 gr.

### ÉMULSION PURGATIVE AVEC L'HUILE DE RICIN (Cod.).

*Renferme 30 gr. d'huile de ricin. A prendre en une fois le matin à jeun.*

### ÉMULSION PURGATIVE AVEC L'HUILE DE RICIN (Ph. Lond.).

| | |
|---|---|
| Eau distillée de menthe | 30 gr. |
| Huile de ricin | 24 — |
| Soluté de potasse. D. 1,075 | 8 — |

*M. Agitez fortement. A prendre en une fois.*

### LAVEMENT D'HUILE DE RICIN.

| | |
|---|---|
| Huile de ricin | 20 à 50 gr. |
| Décoction de graine de lin | 250 — |

### LAVEMENT D'HUILE DE RICIN (F. H. P.).

| | |
|---|---|
| Huile de ricin | 20 à 60 gr. |
| Jaune d'œuf | n° 1 |

*M. Ajoutez peu à peu en agitant:*

| | |
|---|---|
| Décoction émolliente | 500 gr. |

### MIXTURE ANTIDIARRHÉIQUE (Blache).

| | |
|---|---|
| Huile de ricin }ãã | 15 gr. |
| Sirop de gomme | |

*M. Une cuillerée à café tous les matins aux enfants pendant 3 à 4 jours.*

### MIXTURE PURGATIVE.

| | |
|---|---|
| Huile de ricin | 30 à 40 gr. |
| Suc de 1 à 2 citrons | |

*P. s. a.*

**POTION D'HUILE DE RICIN (Velpeau).**

| | |
|---|---|
| Huile de ricin pure | 30 à 50 gr. |
| Gomme arabique pulvérisée | 10 — |
| Eau de menthe | 120 — |
| Sirop citrique | 30 — |

*F. s. a. En 2 fois le matin à jeun.*

**POTION PURGATIVE.**

| | | |
|---|---|---|
| Huile de ricin | | |
| Sirop de chicorée | āā | 15 à 30 gr. |
| Alcool de menthe | | |
| Jaune d'œuf n° 1 | | |
| Eau tiède | | Q. |

*M. en triturant. En 2 fois le matin à jeun.*

**POTION PURGATIVE (Cottereau).**

| | |
|---|---|
| Huile de ricin | 15 à 45 gr. |
| Sirop de limons | 30 — |
| Eau distillée de menthe | 15 — |

*M. En une fois.*

**POTION PURGATIVE (Debreyne).**

| | | |
|---|---|---|
| Huile de ricin | | |
| Sirop d'ipéca | āā | P. É. |
| — de rhubarbe | | |

*M. Une cuillerée à café toutes les 2 heures.*

**RIZ.** — *Oriza sativa* (Graminées).
**Part. empl.** — Semence décortiquée.
**Prop. thérap.** — Emollient, antidiarrhéique.
**Prép. pharm. et posol.** — A l'int. Décoction, 30 à 40 p. 1000. A l'ext. Farine en cataplasmes.

**DÉCOCTION DE RIZ (F. H. M.).**

| | |
|---|---|
| Riz mondé | 15 gr. |
| Zeste d'orange amère | 2 — |
| Sirop simple | 60 — |
| Eau | Q. s. |

*Pour 1 litre de décocté. Lavez le riz. F. bouillir jusqu'à ce qu'il soit crevé. F. infuser l'écorce d'orange pendant une 1/2 heure. Passez. Ajoutez le sirop.*

**PALAMOND.**

| | | |
|---|---|---|
| Cacao torréfié | | 30 gr. |
| Farine de riz | | |
| Fécule de pomme de terre | āā | 120 — |
| Santal rouge | | 4 — |

**RACAHOUT DES ARABES.**

| | | |
|---|---|---|
| Cacao torréfié | | |
| Fécule de pomme de terre | āā | 60 gr. |
| Farine de riz | | |
| Salep | | 15 — |
| Sucre | | 25 — |
| Vanille | | 1 — |

*1, 2 ou 3 cuillerées dans 250 gr. d'eau, de lait ou de bouillon.*

**TISANE DE RIZ (Cod.).**

20 gr. pour 1000.

— **RIZ CACHOU.** — V. *Cachou* (tisane de riz).

**ROMARIN.** — *Rosmarinus officinalis* (Labiées). *Syn.* Rose, marine.
**Part. empl.** — Jeune rameau fleuri.
**Prop. thérap.** — Stomachique, stimulant, emménagogue.
**Prép. pharm. et posol.** — A l'int. Essence, IV gouttes ; — infusion, 10 à 20 p. 1000. A l'ext. Teinture d'essence (alcoolé), en frictions.

**FRICTIONS STIMULANTES.**

| | |
|---|---|
| Essence de romarin | 10 gr. |
| — de citron | 20 — |
| Alcool rectifié | 150 — |

*F. s. a.*

**POTION AROMATIQUE.**

| | |
|---|---|
| Essence d'orange | VI gouttes |
| Essence de romarin | IV gouttes. |
| Alcool | 10 gr. |

*F. dissoudre. M. avec :*

| | |
|---|---|
| Sirop de gomme | 50 — |
| Eau | 150 — |

*Par cuillerées.*

**RONCE SAUVAGE.** — *Rubus fruticosus* (Rosacées). *Syn.* Ronce noire.

Part. empl. — Feuilles.
Prop. thérap. — Astringent.
Prép. pharm. et posol. — *A l'ext.* Infusion, 20 p. 1000 en gargarismes.

## ROSES. — Du rosier (Rosacées).
Plusieurs variétés.

### — 1° ROSE A CENT FEUILLES (*Rosa centifolia*). — *Syn.* Rose pâle.
Part. empl. — Pétales.
Prop. thérap. — Astringent léger.
Prép. pharm. et posol. — *A l'int.* Sirop, 10 à 50 gr. *A l'ext.* Eau distillée de roses en collyres.

### — 2° ROSES DE DAMAS (*Rosa damascena*).
Part. empl. — Pétales ; sert à la préparation de l'essence de roses.

### — 3° ROSE ROUGE (*Rosa gallica*). — *Syn.* Rose de Provins
Part. empl. — Pétales.
Prop. thérap. — Astringent énergique.
Prép. pharm. et posol. — *A l'int.* Infusion, 20 p. 1000 ; mellite de roses ou miel rosat, 10 à 60 gr. ; — vinaigre rosat à 1/10, 5 à 30 gr.

### — 4° ROSIER SAUVAGE (*Rosa canina*). — *Syn.* Eglantier.
Part. empl. — Calice, appelé cynorrhodon.
Prop. thérap. — Astringent, acidule, est la base de la conserve de cynorrhodon ; très usitée pour la confection des pilules.
Prép. pharm. et posol. — *A l'int.* Conserve de cynorrhodons, *ad libitum.*

CÉRAT A LA ROSE (Cod.).

*Émollient.*

COLLUTOIRES AU MIEL ROSAT.

V. *Alun, Borate de soude.*

CONSERVE DE ROSES ROUGES (Cod.).

*2 à 30 gr. et plus.*

ÉLECTUAIRE ANTIDIARRHÉIQUE.

| | |
|---|---|
| Sous-nitrate de bismuth | 10 gr. |
| Teinture d'opium | 1 — |
| Poudre de cannelle | 2 — |
| Conserves de roses. | Q. s. |

*A prendre dans la journée.*

ÉLECTUAIRE ASTRINGENT DE SAINTE-MARIE (Dorv.).

| | |
|---|---|
| Poudre de phosphate de chaux | 10 gr. |
| Poudre de quinquina | |
| — d'écorce d'oranges | āā 25 — |
| Conserves de roses | |
| — de cynorrhodon | |

*5 à 10 gr. par jour.*

GARGARISME ASTRINGENT.

| | |
|---|---|
| Roses rouges | 5 gr. |
| *Infuser dans :* | |
| Eau bouillante | 150 — |
| *Passez et ajoutez :* | |
| Aloès | 4 — |
| Miel rosat | 30 — |

GARGARISME DÉTERSIF (F. H. M.).

| | |
|---|---|
| Mellite de roses | 30 gr. |
| Eau | 200 — |
| M. | |

GARGARISME DÉTERSIF.

| | |
|---|---|
| Eau commune | 250 gr. |
| Mellite de roses | 60 — |
| Acide sulfurique dilué | 20 — |
| M. | |

INFUSION DE ROSES ROUGES. TISANE DE ROSES ROUGES (Cod.).

*10 gr. pour 1000.*

INJECTION OU FOMENTATION AVEC LES ROSES ROUGES.

| | |
|---|---|
| Roses de Provins | 60 gr. |

Vin rouge            1000 gr.

*F. infuser 1 heure. Passez avec expression. On ajoute souvent 50 à 100 gr. d'alcoolature vulnéraire.*

**LAVEMENT ASTRINGENT** (Bouch.).

Bistorte ⎱ ãã   10 gr.
Roses rouges ⎰
Eau          300 —

*F. Infuser; passez ; ajoutez :*
Laudanum de Sydenham   V gouttes

**MELLITE DE ROSES ROUGES** (Cod.).

*20 à 60 gr. En gargarismes, collyre.*

**MELLITE DE ROSES ROUGES (F. H. M.).**

Roses rouges sèches    10 gr.
Eau bouillante       80 —
Mellite simple       60 —
*F. s. a. 20 à 60 gr. Comme ci-dessus.*

**VIN DE ROSES ROUGES** (H. P.).

Roses de Provins     6 gr.
Alcool à 90° c.      10 —
Vin rouge        100 —
*Mettez en contact pendant 10 jours. Passez. Filtrez.*

**VINAIGRE DE ROSES ROUGES. VINAIGRE ROSAT** (Cod.).

*10 à 30 gr. En boisson. Gargarisme.*

**ROSSOLIS.**— V. *Drosera.*

**RUE.** — *Ruta graveolens* (Rutacées). — *Syn.* Rue des jardins.
**Part. empl.** — Plante fleurie.
**Princ. act.** — Acide rutique. Huile essentielle.
**Prop. thérap.** — Excitant, nervin, emménagogue puissant.
**Prép. pharm. et posol.** — *A l'int.* Essence, I à X gouttes ; — extrait alcoolique, 0 gr. 10 à 0 gr. 50 centigr. (inusité) ; — infusion. 5 p. 1000 ; — poudre, 1 gr. à 1 gr. 50 centigr. — *A l'ext.* Infusion 20 p. 1000,

**PILULES DE RUE ET DE SABINE** (Beau).

Poudre de rue    0 gr. 05 centigr.
  — de sabine   0 — 05 —
Sirop        Q. s.
*F. s. a. Une pilule. 1 le matin et 1 le soir.*

**POTION EMMÉNAGOGUE DE DESBOIS** (Cad.)

Sucre         30 gr.
Huile essentielle de rue ⎱ ãã   VI gouttes
Huile essentielle de sabine ⎰
*Triturez. Ajoutez :*

Eau distillée d'armoise   150 gr.
  —   de fleurs d'oranger    10 —
*Une cuillerée toutes les 2 heures.*

**POTION EMMÉNAGOGUE.**

Armoise       5 gr.
Safran       2 —
*L'infuser dans :*
Eau bouillante    125 —
*Passez et ajoutez :*
Huile essentielle de rue ⎱ ãã V gouttes
  —   de sabine ⎰
Elixir de Garus    30 gr.

**RUSMA.** — Pâte épilatoire des Turcs. V. *Orpiment.*

# S

**SABINE** (*Juniperus sabina*). Conifères. *Syn.* Savinier.
**Part. empl.** — Sommité des rameaux, feuilles.
**Prop. thérap.** — Vermifuge, emménagogue énergique, escarrhotique, employé pour le pansement des ulcères.

**Prép. pharm. et posol.** — *A l'int.* Extrait alcoolique, 0 gr. 10 0 gr. 20 centigr. (inusité) ; huile essentielle, I à X gouttes ; — infusion, 5 p. 1000 ; — poudre, 0 gr. 50 centigr. à 1 gr. — *A l'ext.* Infusion 20 p. 1000 (pour pansement), poudre (escharrotique).

PILULES EMMÉNAGOGUES (Cadet).

| | | |
|---|---|---|
| Poudre de sabine | | 4 gr. |
| — de safran | ãã | 2 — |
| — de centaurée | | |
| Extrait d'armoise | | Q. s. |

*Pour 36 pilules. 2 à 5 par jour.*

POMMADE DE SABINE (Ph. Brit.).

| | |
|---|---|
| Sabine fraîche | 8 gr. |
| Cire jaune | 3 — |
| Axonge | 16 — |

*Pilez les feuilles avec un peu d'alcool; ajoutez l'axonge; F. digérer au B.-M. pendant 12 heures. Exprimez; laissez refroidir lentement pour séparer le dépôt. Reprenez la pommade purifiée. F. fondre avec la cire au B.-M. Epispastique.*

POMMADE PHAGÉDÉNIQUE (Baumier).

| | | |
|---|---|---|
| Feuilles de sabine pulvérisée | | |
| Alun pulvérisés | ãã | 1 gr. |
| Calomel à la vapeur | | |
| Axonge benzoïnée | | 8 — |

*M. Onctions matin et soir.*

PILULES DE SABINE ET DE RUE (Beau.).

V. *Rue.*

POTIONS EMMÉNAGOGUES.

V. *Rue.*

POUDRE EMMÉNAGOGUE.

| | | |
|---|---|---|
| Poudre de sabine | | |
| — de rue | ãã | 6 gr. |
| — de gingembre | | |
| Sucre vanillé | | 40 — |

*M. Et divisez en 20 paquets. 1 ou 2 par jour.*

POUDRE POUR DÉTRUIRE LES VÉGÉTATIONS (Langlebert).

| | |
|---|---|
| Poudre de sabine | 6 gr. |
| — d'alun calciné | 5 — |
| Calomel | 2 — |
| Sublimé | 0 gr. 05 à 0 — 10 centigr. |

*M. Exactement. 2 applications par jour.*

POUDRE POUR DÉTRUIRE LES VÉGÉTATIONS (Velpeau).

| | |
|---|---|
| Sabine pulvérisée | 10 gr. |
| Alun calciné pulvérisé | 20 — |

*M. 2 applications (soir et matin).*

POUDRE POUR DÉTRUIRE LES VERRUES.

| | | |
|---|---|---|
| Sabine pulvérisée | ãã | P. É. |
| Vert-de-gris pulvérisé | | |

*M.*

POUDRE POUR LE PANSEMENT DES CONDYLOMES (Coulson).

| | |
|---|---|
| Sulfate d'alumine et de potasse pulvérisé | 4 gr. |
| Sabine pulvérisée | 4 — |

*M.*

# SACCHAROKALI. — V. *Bicarbonate de soude.*

# SAFRAN. — *Crocus sativus* (Iridées).

**Part. empl.** — Divisions stigmatifères du style.

**Prop. thérap.** — Excitant, stimulant général, emménagogue.

**Prép. pharm. et posol.** — *A l'int.* Electuaire composé, 5 à 20 gr. ; — extrait, 0 gr. 10 centigr. à 1 gr. (inusité) ; — poudre, 0 gr. 20 centigr. à 2 gr. ; — sirop, 20 à 60 gr. ; — teinture, 4 à 20 gr. ; — tisane, 0 gr. 50 centigr. par tasses.

COLLUTOIRE BORO-SAFRANÉ. (Delioux).

| | |
|---|---|
| Safran pulvérisé | 0 gr. 50 centigr. |
| Borate de soude porphyrisé | 1 — |
| Teinture de myrrhe | X gouttes. |
| Glycéré d'amidon | 10 gr. |

*F. s. a. Frictions répétées sur les gencives.*

GLYCÉROLÉ DE CHLOROFORME SAFRANÉ. (Debout).

| | |
|---|---|
| Chloroforme | 1 gr. |
| Alcoolé de safran | 1 — |

| Glycérine | 30 gr. |
|---|---|

*M. Frictions sur les gencives.*

### PILULES EMMÉNAGOGUES.

| Tartrate de fer et de potasse | 0 gr. 50 centigr. |
|---|---|
| Safran en poudre | |
| Cannelle | āā 4 — |
| Sirop d'armoise | Q. s. |

*F. 8 pilules. 2 à 4 par jour.*

### POTION EMMÉNAGOGUE.

| Infusé de safran (1 p. 100) | 150 gr. |
|---|---|
| Eau de cannelle | 50 — |
| Sirop de safran | 50 — |

*En 2 fois matin et soir.*

### SIROP DE DENTITION (Delabarre).

| Safran | 3 gr. |
|---|---|
| Tamarin | 30 — |
| Miel | 200 — |
| Eau | 100 — |

*F. s. a.*

### AUTRE (Yvon).

| Miel rosat | 60 gr. |
|---|---|
| — de mercuriale | 20 — |
| Teinture de safran | 20 — |
| — de myrrhe | 10 — |
| — de vanille | 5 — |
| — de coca | 5 — |

### TISANE AVEC LE SAFRAN (F. H. P.).

| Safran | 2 gr. |
|---|---|
| Eau bouillante | 1000 — |

*F. infuser. A prendre par petites tasses.*

### VIN EMMÉNAGOGUE (Bonnet).

| Vin blanc | 300 gr. |
|---|---|
| Teinture de safran | 20 — |
| Acétate d'ammoniaque | 20 — |
| Sirop d'armoise | 125 — |

*M. 30 gr.*

## SAFRAN DE MARS APÉRITIF. — V. *Oxyde de fer.*

## SAGAPENUM. — Gomme-résine du *Ferula persica* (Ombellifères). — *Syn.* Gomme séraphique.

**Prop. thérap.** Excitant, entre dans la composition de plusieurs emplâtres.

**Prép. pharm. et posol.** — A *l'int.* 0 gr. 10 centigr. à 1 gr. A *l'ext.* Q.v. (emplâtres).

### PILULES ANTIHYSTÉRIQUES (Murray).

V. *Galbanum.*

### PILULES DE SCHMUCKER.

| Sagapénum | 30 gr. |
|---|---|

| Galbanum | 30 gr. |
|---|---|
| Savon médicinal | 30 — |
| Rhubarbe | 36 — |
| Emétique | 1 — |
| Suc de réglisse | 30 — |

*F. s. a. des pilules de 0 gr. 60 centigr.*

## SAGOU. — Fécule du *Sagus Rumphii*, *Sagus farinifera*. *Phœnix farinifera* (Palmiers).

**Prop. thérap.** — Analeptique.

**Prép. pharm. et posol.** — A *l'int. ad libitum*, en gelée.

### GELÉE DE SAGOU (Soubeiran).

| Sagou | 15 gr. |
|---|---|
| Sucre | 125 — |

| Eau | 400 gr. |
|---|---|

*F. bouillir le sagou; ajoutez le sucre; laissez refroidir; aromatisez.*

## SAINBOIS. — V. *Garou.*

## SALEP. — Provient des : *Orchis mascula*, *Orchis morio*, *Orchis militaris*, *Orchis fusca*, *Orchis bifolia*, *Orchis latifolia* (Orchidées).

**Part. empl.** — Tubercules amylacés.

**Prop. thérap.** — Analeptique.

**Prép. pharm. et posol.** — A *l'int.* En gelée.

### GELÉE DE SALEP (Soubeiran).

V. *Gelée de sagou.*

**SALICAIRE.** — *Lythrum salicaria* (Lythrariées).
**Part. empl.** — Tige, fleurs.
**Prop. thérap.** — Astringent, antidiarrhéique, antileucorrhéique.
**Prép. pharm. et posol.** — *A l'int.* Infusion, 50 à 100 gr.; poudre, 1 à 10 gr.

**SALICINE.** — V. *Saule*.

**SALICYLATES.** — (V. après *Acide Salicylique*).

**SALICYLIQUE** (acide) ($C^7H^6O^3$). — *Syn.* Acide amybenzoïque; soluble 414 parties d'eau, 2,5 d'alcool, 2 d'éther.
On emploie surtout les sels ou salicylates.
**Prop. thérap.** — Antiseptique énergique, employé contre le rhumatisme articulaire aigu, abaisse la température.
**Prép. pharm. et posol.** — *A l'int.* 1 à 4 gr. par jour. *A l'ext.* 1 p. 10 en pommade; 0 gr. 50 centigr. ou 1 pour 50 en solution.

INJECTION SALICYLÉE ANTIBLENNORRHAGIQUE.

| | |
|---|---|
| Acide salicylique | 1 gr. |
| Teinture d'extrait d'opium | 4 — |
| Eau distillée de roses | 400 — |

*F. dissoudre l'acide dans la teinture ; ajoutez l'eau distillée. Injection chaque fois que le malade a uriné.*

MIXTURE ANTIFÉBRILE (Jaccoud).

| | |
|---|---|
| Acide salicylique | 1 gr. |
| Rhum ou cognac | 50 — |
| Vin cordial | 120 — |
| Salicylate de soude | 5 — |
| Eau distillée | 5 — |

*M. A prendre par cuillerées d bouche en 48 heures.*

OUATE SALICYLÉE.

| | |
|---|---|
| Acide salicylique | 100 gr. |
| Alcool à 95° c. | 3000 — |
| Glycérine | 40 — |

*M. Imprégnez la ouate ; pressez-la légèrement. F. sécher.*

POMMADE DE LASSAR CONTRE ECZÉMA.

| | | |
|---|---|---|
| Acide salicylique | | 2 gr. |
| Oxyde de zinc | | |
| Amidon | ãã | 25 — |
| Vaseline | | 50 — |

*F. s. a.*

POTION SALICYLIQUE (Maury).

| | |
|---|---|
| Acide salicylique | 1 gr. |
| Gomme arabique pulvérisée | 10 — |
| Sucre blanc pulvérisé | 10 — |
| Hydrolat de fleurs d'oranger | 20 — |
| Eau distillée | 100 — |

*M. le sucre avec la gomme ; ajoutez*

l'acide salicylique, puis l'eau distillée en triturant et l'hydrolat. Par cuillerées d bouche. Agitez.

POUDRE CONTRE OZÈNE (Waldenburg).

| | | |
|---|---|---|
| Acide salicylique | | 0 gr. 25 centigr. |
| Tannin | | |
| Borax | ãã | 2 — 50 — |

*F. s. a.*

POUDRE DÉSINFECTANTE.

| | |
|---|---|
| Acide salicylique | 6 gr. |
| Talc | 100 — |

*Ad libitum :*

| | |
|---|---|
| Essence de Winter green | X gouttes. |

*M.*

POUDRE DÉSINFECTANTE.

| | |
|---|---|
| Acide salicylique | 3 gr. |
| Amidon | 10 — |
| Talc pulvérisé | 87 — |

SOLUTION SALICYLIQUE.

| | |
|---|---|
| Acide salicylique | 6 gr. |
| Alcool à 60° c. | 100 — |

*F. dissoudre. Lotions matin et soir.*

SOLUTION SALICYLIQUE. (Muller).

| | |
|---|---|
| Acide salicylique | 1 gr. |
| Glycérine | 20 — |
| Eau | 80 — |

*F. dissoudre l'acide dans la glycérine, ajoutez l'eau.*

SOLUTION SALICYLIQUE BORATÉE

| | | |
|---|---|---|
| Acide salicylique | | |
| Borate de soude | ãã | 4 gr. |
| Eau | | 500 — |

*F. s. a. pour lavage de la vessie.*

VINAIGRE DE PENNÈS.

| Acide salicylique | 80 gr. |
| Acétate d'alumine | 30 — |
| Alcoolé d'eucalyptus globulus | 100 — |
| — de verveine | 100 — |
| — de lavande | 100 — |
| — de benjoin | 100 — |
| Acide acétique à 8o | 100 — |

*100 gr. pour un bain ; lotions, en étendant l'eau.*

## — SALICYLATE DE BISMUTH.

**Prop. thérap.** — Désinfectant de l'intestin, antidiarrhéique, antithermique.

**Prép. pharm. et posol.** — *A l'int.* 2 à 10 gr. en potion, en poudre, en cachets, comme le sous-nitrate de bismuth (v. à ce mot).

## — SALICYLATE DE LITHINE ($C^7H^5O^3Li$).

**Prop. thérap.** — Succédané du salicylate de soude (peu usité). Employé comme lui, agit également comme sel de lithine (v. ce mot).

## — SALICYLATE DE QUININE. V. *Quinine.*

## — SALICYLATE DE SOUDE ($C^7H^5O^3Na$). — Soluble 10 parties eau froide.

**Prop. thérap.** — Antirhumatismal.

**Prép. pharm. et posol.** — *A l'int.* 6 à 10 gr., en potion, cachets, etc.

POMMADE CONTRE PELADE (Erchorst).

| Salicylate de soude | 5 gr. |
| Acide phénique | 2 — |
| Axonge | 40 — |

*F. s. a.*

POMMADE CONTRE VARIOLE (Baudon).

| Salicylate de soude | 4 gr. |
| Cold-cream | 100 — |

POTION ANTIRHUMATISMALE.

| Eau de laurier-cerise | 30 gr. |
| Eau commune | 80 — |
| Salicylate de soude | 10 — |
| Alcool à 95o | 10 — |
| Sirop simple | 30 — |

*M. Chaque cuillerée à bouche représente 1 gr. de sel. 2 à 5 dans les 24 heures.*

POTION ANTIRHUMATISMALE (Graves).

| Salicylate de soude | 4 à 6 gr. |
| Rhum | 30 — |

| Sirop de limons | 30 gr. |
| Julep gommeux | 80 — |

*F. s. a. En 4 fois dans les 24 heures.*

POTION ANTIRHUMATISMALE.

| Salicylate de soude | 4 à 8 gr. |
| Eau commune | 80 — |
| Sirop simple | 30 — |
| Rhum ou cognac | 20 — |

*F. dissoudre. M. par cuillerée à bouche toutes les heures.*

SOLUTION ANTIRHUMATISMALE.

| Eau | 250 gr. |
| Salicylate de soude | 15 — |

*F. dissoudre. 1 gr. Par cuillerée. 2 à 5 cuillerées.*

SOLUTION CONTRE LA GOUTTE (G. Sée).

| Salicylate de soude | 30 gr. |
| Eau distillée | 300 — |

*1 gr. 50 centigr. par cuillerée à bouche. F. dissoudre. 3 cuillerées par jour au moment des repas.*

# SALPÊTRE. — V. *Azotate de potasse.*

# SALSEPAREILLES. — Racines adventives, provenant de diverses espèces de Smilax (Smilacées).

**Part. empl.** — Racine. On emploie surtout, en France, la salsepareille du Mexique. S. Tuspan du Similax medica.

Plusieurs sortes commerciales.

1° *Salsepareille de Honduras* ou de *Guatémala*, Smilax officinalis.

2° *Salsepareille caraque*, Smilax syphilitica.

3° *Salsepareille du Brésil, Para, Portugal* ou *Lisbonne*, Smilax cordato-ovata.

4° *Salsepareille de la Vera-Cruz*, Smilax medica.

5° *Salsepareille rouge* ou de la *Jamaïque*.

**Princ. act.** — Parigline, smilacine on salseparine.

**Prop. thérap.** — Stimulant léger, peut-être diaphorétique. Dépuratif très employé.

**Prép. pharm. et posol.** — *A l'int.* Extrait 1 à 5 gr. ; — poudre, 1 à 10 gr. ; — sirop simple et composé, 50 à 120 gr. ; — tisane, 60 gr. p. 1000.

#### APOZÈME DE SALSEPAREILLE COMPOSÉ.

| | | |
|---|---|---|
| Salsepareille coupée | ãã 25 gr. | |
| Gaïac râpé | | |
| *F. bouillir dans :* | | |
| Eau Q. s. pour retirer | 300 — | |
| *Passez et ajoutez :* | | |
| Tartrate de soude | 15 — | |

#### BOCHET SIMPLE (Pétrequin).

| | | |
|---|---|---|
| Gaïac râpé | | |
| Salsepareille | ãã | 8 gr. |
| Squine | | |
| Sassafras | | |
| Fraisier | | 16 — |

*F. s. a. pour 1 litre.*

#### BOCHET PURGATIF.

*On prend un verre ou deux de Bochet simple auquel on ajoute :*

| | |
|---|---|
| Séné | 10 gr. |
| Sel d'Epsom | 10 — |
| Manne | 50 — |

#### ESPÈCES SUDORIFIQUES DE SMITH (Béral).

| | | |
|---|---|---|
| Salsepareille | | 30 gr. |
| Squine | | |
| Réglisse | ãã | 10 — |
| Gaïac | | |

*Coupez, incisez chaque substance et mêlez exactement. 30 gr. pour un litre d'eau.*

#### EXTRAIT CONCENTRÉ OU ESSENCE DE SALSEPAREILLE.

| | | |
|---|---|---|
| Extrait de réglisse | | 30 gr. |
| — de bourrache | | |
| — de douce-amère | ãã | 90 — |
| — de salsepareille | | 180 — |
| — de gaïac | | 30 — |
| Essence de sassafras | | 8 — |
| Alcool à 90° | | 500 — |
| Eau | | 4000 — |

*F. s. a. 1 cuillerée à café pour un verre d'eau.*

*Souvent on ajoute à cette préparation de l'iodure de potassium.*

#### SIROP DÉPURATIF DE LARREY (Guibourt).

| | | |
|---|---|---|
| Gaïac | | |
| Bardane | ãã 750 gr. | |
| Patience | | |
| Saponaire | | |
| Salsepareille | ãã 1000 — | |
| Douce-amère | | |
| Séné | | |
| Roses pâles | ãã 100 — | |
| Anis vert | 50 — | |
| Sucre | | |
| Miel | 1500 — | |

#### SIROP DE LARREY COMPOSÉ.

| | |
|---|---|
| Sirop dépuratif simple | 500 gr. |
| Sublimé | |
| Sel ammoniac | 0 — 25 centigr. |
| Extrait d'opium | |

#### SIROP DÉPURATIF FERRUGINEUX (Ricord et Duval).

| | |
|---|---|
| Salsepareille | 250 gr. |
| Ecorce de mazereon | 125 — |
| Eau Q. s. pour décocté | 2000 — |
| Sucre | 4000 — |

*F. s. a. et ajoutez :*

| | |
|---|---|
| Iodure de fer | 10 — |

#### SIROP DE SALSEPAREILLE COMPOSÉ. (Sirop de Cuisinier) SIROP SUDORIFIQUE. (Codex.)

| | |
|---|---|
| Salsepareille | 1000 gr. |
| Bourrache | 60 — |
| Roses pâles | 60 — |
| Séné | 60 — |
| Anis | 60 — |
| Sucre | 1000 — |
| Miel blanc | 1000 — |

*F. s. a. 60 à 125 gr. par jour, par cuillerée ou dans une tisane sudorifique.*

#### SIROP SUDORIFIQUE (Ricord).

| | | |
|---|---|---|
| Salsepareille hachée | ãã | 200 gr. |
| Gaïac râpé | | |
| Eau commune | | 2000 — |

*F. macérer pendant 24 heures;*

duisez à 500 gr. sur un feu doux. Passez avec expression et ajoutez :

| Sucre blanc | 1000 gr. |

50 à 100 gr. par jour.

TISANE ANTISYPHILITIQUE (Dupuytren).

| Squine coupée | } | | |
| Gaïac coupé | } āā | 10 gr. |
| Salsepareille coupée | } | | |
| Eau | | 1500 — |
| Sirop de Cuisinier | | 120 — |

F. bouillir les racines jusqu'à réduction de 1000 gr.

TISANE DE FELTZ (F. H. P. et Codex).

| Salsepareille | 50 gr. |
| Colle de poisson | 10 — |
| Sulfure d'antimoine lavé | 80 — |
| Eau | 2 litres. |

F. s. a. Réduisez à 1 litre. A prendre dans la journée par verres.

TISANE DE SALSEPAREILLE (F. H. P.).

| Racine de salsepareille | |
| incisée | 60 gr. |

Versez sur la racine :

| Eau bouillante | Q. s. |

pour obtenir 1 litre de tisane; laissez digérer 2 heures; passez, laissez déposer; décantez.

TISANE DE SALSEPAREILLE (Codex).

50 gr. de salsepareille par litre.

TISANE SUDORIFIQUE (Codex 66).

| Gaïac râpé | 60 gr. |
| Salsepareille | 30 — |
| Sassafras | 10 — |
| Réglisse | 20 — |

Eau q. s. pour 1 litre. F. s. a.

En ajoutant aux doses précédentes :

| Séné | 15 gr. |

On obtient la tisane sudorifique laxative.

**SANDARAQUE.** — Résine du Callitris quadrivalvis (Conifères) ; insoluble eau ; soluble alcool, à peine soluble éther, insoluble essence de térébenthine.

**Prop. thérap.** — Tonique stimulant (?). Inusité en médecine.

**SANG.** — On emploie surtout le sang de bœuf, de veau ou de volaille.

**Prop. thérap.** — Reconstituant.

**Prép. pharm. et posol.** — A l'int. Extrait de sang, 0 gr. 50 centigr. à 10 gr. et plus.

EXTRAIT DE SANG.

Sang de bœuf frais défibriné, évaporé à 60°, 0 gr. 50 centigr. à 10 gr.

POUDRE DE SANG.

Sang desséché à l'étuve et pulvérisé.

SANG DE VEAU.

1 verre de sang chaud, à jeun, matin.

**SANG-DRAGON.** — Résine du fruit du Calamus draco (Palmiers).

**Princ. act.** — Draconine, acide benzoïque.

**Prop. thérap.** — Astringent, hémostatique assez puissant.

**Prép. pharm. et posol.** — A l'int. Poudre, 1 à 10 gr.

EAU HÉMOSTATIQUE DE TISSERAND.

| Sang-dragon | 100 gr. |
| Térébenthine des Vosges | 100 — |
| Eau | 1000 — |

F. digérer 12 heures. Filtrez.

**SANGUINARINE.** — Alcaloïde extrait de la racine du Sanguinaria canadensis (Papavéracées). On le rencontre également en grande quantité dans la racine et les feuilles du *Chelidonium majus*. Insoluble eau, peu soluble alcool ; plus soluble benzine, sulfure de carbone, chloroforme, pétrole.

**Prop. thérap.** — A petites doses, stimulant, tonique ; à plus hautes doses, purgatif, émétique.

**Prép. pharm. et posol.** — A l'int. 0 gr. 02 à 0 gr. 05 centigr. en pilules.

**SANICLE.** — *Sanicula europæa* (Ombellifères).
**Part. empl.** — Plante entière.

**SANTAL JAUNE OU CITRIN.** — *Santalum album* (Santalacées).
**Part. empl.** — Bois.
**Prop. thérap.** — Le bois passe pour astringent et cordial, l'essence est employée contre la blennorrhagie.
**Prép. pharm. et posol.** — A l'int. Essence, 1 à 8 gr. en capsules ; poudre, 2 à 10 gr.

**SANTAL ROUGE.** — *Pterocarpus santalinus* (Légumineuses). Inusité en médecine.

**SANTONINE.** — V. *Semen-contra*.

**SAPIN VRAI.** — *Abies pectinata* (Conifères). *Syn.* Sapin argenté.
**Part. empl.** — Bois et surtout bourgeons ; ceux dont on se sert proviennent presque tous du Pin sylvestre.
**Prop. thérap.** — Béchique, anticatarrhal, diurétique.
**Prép. pharm. et posol.** — A l'int. Infusion, 20 p. 1000.

**SAPIN ÉLEVÉ.** — *Piesse* ou *Epicea*. *Abies excelsa* (Conifères), fournit la poix de Bourgogne (v. ce mot).

**SAPINETTE.** — *Syn.* Bière antiscorbutique. V. *Raifort*.

**SAPONAIRE.** — *Saponaria officinalis* (Caryophyllées).
**Part. empl.** — Racine, tige, feuille.
**Princ. act.** — Saponine.
**Prop. thérap.** — Dépuratif, stimulant léger et sudorifique.
**Prép. pharm. et posol.** — A l'int. Décocté de racine, 20 à 30 p. 1000 ; — extrait de saponaire, 1 à 10 gr. (inusité) ; — infusion de feuilles, 10 à 30 p. 1000 ; — sirop de saponaire, 20 à 60 gr.
Pour d'autres formules, v. *Bardane*.

SIROP DÉPURATIF.

Sirop de saponaire
— de cuisinier } āā 100 gr.
— de pensées sauvages

*Ad libitum :*

Iodure de potassium . . . 10 à 20 —

*2 à 4 cuillerées par jour.*

SIROP DÉPURATIF ALCALIN.

Bicarbonate de soude . . . 15 gr.
Sirop de saponaire . . . 300 —
*2 à 3 cuill. à bouche par jour.*

AUTRE :

Benzoate de soude . . . 10 gr.
Sirop de saponaire . . . 300 —

**SARRACÉNIE.** — *Sarracenia purpurea* (Papavéracées).
**Part. empl.** — Racine.
**Prop. thérap.** — Préconisée contre la variole, la rougeole, etc.
**Prép. pharm. et posol.** — *A l'int.* Décoction, 30 p. 1000 ; — infusion, 30 p. 1000 ; — poudre, 8 à 10 gr.

**SASSAFRAS.** — *Sassafras officinale* (Laurinées).
**Part. empl.** — Racine, écorce.
**Prop. thérap.** — Sudorifique, carminatif. Fait partie des bois sudorifiques.
**Prép. pharm. et posol.** — *A l'int.* Infusion, 10 à 30 p. 1000 ; — essence, II à X gouttes ; — poudre, 2 à 4 gr. ; — sirop, 20 à 100 gr. Pour les formules, v. *Salsepareille.*

**SAUGE.** — *Salvia officinalis* (Labiées). — *Syn.* Petite sauge, thé d'Europe, thé de Grèce, herbe sacrée.
**Part. empl.** — Sommités fleuries.

**Succédané.** — Sauge sclarée, *Salvia sclarea.*
**Prop. thérap.** — Stimulant, tonique.
**Prép. pharm. et posol.** — *A l'int.* Infusion, 5 p. 1000. — *A l'ext.* Huile volatile (inusitée). — Infusion concentrée, 50 p. 1000.

| FUMIGATION DE SAUGE (Debreyne). | GARGARISME ASTRINGENT (Kocker). | |
|---|---|---|
| *Fumer des feuilles sèches de sauge au moyen d'une pipe, tenir la bouche et le nez fermés, et faire une forte expiration pour refouler la fumée dans la trompe d'Eustache.* | Infusion de feuilles de sauge | 170 gr. |
| | Teinture de cachou | 8 — |
| | Miel clarifié | 30 — |
| | *M.* | |

**SAULE BLANC.** — *Salix alba* (Salicinées).
**Part. empl.** — Ecorce.
**Princ. act.** — Salicine.
**Prop. thérap.** — Astringent, fébrifuge.
**Prép. pharm. et posol.** — *A l'int.* 20 à 30 gr. (inusité). On emploie la salicine.

**SALICINE.** — Soluble eau, alcool bouillant ; insoluble éther.
**Prop. thérap.** — Fébrifuge.
**Prép. pharm. et posol.** — *A l'int.* 1 à 4 gr.

| PILULES CONTRE L'AMÉNORRHÉE (Guéneau de Mussy). | | Sucre | 4 gr. |
|---|---|---|---|
| | | *F. s. a. 10 prises. 1 toutes les 2 heures. Contre fièvres intermittentes.* | |
| Salicine pulvérisée | 1 gr. | | |
| Rhubarbe pulvérisée | 0 — 50 centigr. | SIROP DE SALICINE. | |
| Conserve de roses | Q. s. | Salicine | 5 gr. |
| *F. s. a. 10 pilules. 1 à 3 par jour.* | | Teinture de gentiane | 20 — |
| | | *F. dissoudre. Ajoutez :* | |
| PRISES DE SALICINE (Stegmayer). | | Sirop de quinquina | 180 — |
| Salicine | 1 gr. | *0 gr. 50 centigr. par cuillerées à bouche.* | |
| Tartre stibié | 0 — 06 centigr. | | |

**SCABIEUSE.** — *Scabiosa succisa* (Dipsacées). — *Syn.* Mors du diable.

**Part. empl.** — Feuille, capitule, rhizome. Succédané : scabieuse des champs, *Scabiosa arvensis*.

**Prop. thérap.** — Préconisé dans les affections de la peau et contre la gale.

**Prép. pharm. et posol.** — *A l'ext.* Décocté de racines, 20 à 30 p. 1000 ; infusé de feuilles, 10 à 20 p. 1000 (inusité).

## SCAMMONÉE.
Suc concret de la racine du *Convolvulus scammonia* (Convolvulacées). 2 variétés : 1° scammonée d'Alep ; — 2° scammonée de Smyrne.

**Princ. act.** — Résine. La bonne scammonée en contient jusqu'à 91 p, 100 ; aussi, on emploie rarement la résine *pure* ou résine *blanche* de scammonée, la posologie est du reste à peu près la même.

**Prop. thérap.** — Purgatif drastique, hydragogue, dont l'action se porte surtout sur l'intestin grêle.

**Prép. pharm. et posol.** — *A l'int.* Poudre, 0 gr. 50 centigr. à 1 gr. ; — résine, 0 gr. 40 à 0 gr. 80 centigr. ; — teinture, 2 à 8 gr.

### ANISETTE PURGATIVE.

| | |
|---|---|
| Résine de scammonée | 1 gr. |
| Anisette de Bordeaux | 80 — |

*F. dissoudre. Filtrez.* 20 à 40 gr.

### BISCUITS PURGATIFS A LA SCAMMONÉE.

| | |
|---|---|
| Résine de scammonée | 60 gr. |
| Pâte à biscuit | Q. s. |

*Pour 50 biscuits, contenant 0 gr. 60 centigr de résine 1 biscuit pour un adulte ; 1/2 pour un enfant de 7 ans.*

### BISCUITS PURGATIFS A LA SCAMMONNÉE.

| | |
|---|---|
| Scammonée pulvérisée 0 gr. 50 centigr. |
| Pâte à biscuit | Q. s. |

*M. Pour 1 biscuit.* 1 à 2.

### CAFÉ PURGATIF.

| | |
|---|---|
| Infusion de café | 60 gr. |
| Sirop de sucre | 25 — |
| Scammonée | 0 — 80 centigr. |
| Citrate de soude | 25 — |
| Gomme arabique pulvérisée | 8 — |

*Triturez la scammonée avec la gomme ; ajoutez l'infusion tenant en dissolution le citrate de soude, puis le sirop. — Prendre chaud.*

### CHOCOLAT PURGATIF.

| | |
|---|---|
| Pâte de chocolat | 4 gr. |
| Scammonée | 0 — 10 centigr. |

*Pour 1 pastille.* 2 à 10.

### ÉMULSION PURGATIVE (Cod.).

*A prendre en 2 ou 3 fois. — Renferme 1 gr. de scammonée.*

### MIXTURE PURGATIVE.

Scammonée 0 gr. 25 à 0 gr. 60 centigr.

| | |
|---|---|
| Sucre vanillé | 5 gr. |
| Miel blanc | 10 — |

*F. s. a.*

### PILULES DE SCAMMONÉE.

| | |
|---|---|
| Scammonée | 1 gr. |
| Extrait de jusquiame 0 — 10 centigr. |
| Savon médicinal | Q. s. |

*Pour 10 pilules.* 2 à 6.

### PILULES DE SCAMMONÉE COMPOSÉES
### (Hôp. de Lond.).

| | |
|---|---|
| Scammonée | |
| Gomme-gutte | |
| Extrait de jusquiame | āā 0 gr. 05 centigr. |
| Extrait de coloquinte composé | |
| Savon médicinal | |

*M. Pour 1 pilule* 2 à 3 par jour.

### PILULES PURGATIVES (Ewald).

| | |
|---|---|
| Résine de scammonée | 2 gr. |
| Extrait de rhubarbe | 4 — |
| — alcoolique de noix vomique | 0 — 25 centigr. |
| Poudre de rhubarbe | Q. s. |

*Pour 100 pilules.* 2 à 5 matin et soir.

### PILULES PURGATIVES.

| | |
|---|---|
| Scammonée d'Alep | |
| Aloès sucotrin | āā 1 gr. |
| Résine de jalap | |
| Savon médicinal | |

*F. s. a.* 2 pilules. 2 le matin à jeun tous les 4 ou 5 jours.

**PILULES PURGATIVES (Debreyne).**

| | | |
|---|---|---|
| Scammonée d'Alep | āā | 1 gr. |
| Aloès socotrin | | |
| Sirop de nerprun | | Q. s. |

*Pour 2 pilules. 2 à 3 matin et soir.*

**PILULES PURGATIVES (Robinson).**

| | |
|---|---|
| Scammonée | 1 gr. 25 centigr. |
| Extrait aqueux d'aloès | 4 — |
| Baume du Pérou | 0 — 50 — |
| Essence de carvi | X gouttes |

*M. et divisez en 28 pilules. 2 à 3 le matin à jeun.*

**POTION DE SCAMMONÉE.**

| | |
|---|---|
| Scammonée d'Alep | 0 gr. 75 centigr. |
| Bicarbonate de soude | 0 — 75 — |
| Sucre blanc | 8 — |
| Lait de vache | 100 — |

*F. s. a. A prendre en 2 fois à 1/2 heure d'intervalle.*

**POTION PURGATIVE (Bossu).**

| | | |
|---|---|---|
| Scammonée pul-vérisée | āā 0 gr. 25 centigr. |
| Résine de jalap | | |
| Huile de croton tiglium | II gouttes |
| Eau de fleurs d'oranger | 4 gr. |
| Hydrolat de menthe | 100 — |
| Sirop de chicorée com-posé | 40 — |

*F. s. a. Par cuillerées.*

**POTION PURGATIVE (Lepage).**

| | |
|---|---|
| Teinture de scammonée | 5 gr. |

| | |
|---|---|
| Sirop de punch | 30 gr. |
| Eau chaude | 100 — |

*M. A prendre en 1 ou 2 fois.*

**POTION PURGATIVE (Planche).**

| | |
|---|---|
| Résine de scammo-née | 0 gr. 50 centigr. |
| Sucre blanc | 50 — |

*Triturez ensemble; ajoutez peu d peu :*

| | |
|---|---|
| Lait pur | 120 gr. |
| Eau de laurier-cerise | 5 — |

*En une fois.*

**POUDRE D'AILHAUT (Guibourt).**

| | |
|---|---|
| Jalap pur | 7 gr. 20 centigr. |
| Résine de gaïac | 1 — 80 — |
| Scammonée | 0 — 60 — |
| Aloès | 0 — 30 — |
| Gomme-gutte | 0 — 40 — |
| Séné pulv. | 40 — |

**POUDRE DE CORNACHINE (An. Codex).**

| | | |
|---|---|---|
| Scammonée | | |
| Bitartate de potasse | āā 10 gr. |
| Antimoine diapho-rétique | | |

*Dose : 0 gr. 50 centigr. à 2 gr.*

**POUDRE DE SCAMMONÉE COMPOSÉE (Ph. Brit.).**

| | |
|---|---|
| Scammonée pulvérisée | 4 gr. |
| Jalap pulvérisé | 3 — |
| Gingembre pulvérisé | 1 — |

*M. 0 gr. 50 centigr. à 2 gr. dans du sirop simple.*

## SCEAU DE SALOMON. — *Polygonatum vulgare* (Asparaginées). — *Syn.* Genouillet, herbe aux panaris.

**Part. empl.** — Rhizome.

**Prop. thérap.** — Légèrement astringent; réduit en pulpe et mêlé à l'axonge, constitue un topique pour les panaris.

**Prép. pharm. et posol.** — A l'ext. Pulpe, en topique.

## SCILLE. — *Scilla maritima* (Liliacées). — *Syn.* Oignon marin.

**Part. empl.** — Bulbe.

**Princ. act.** — Scillitine.

**Prop. thérap.** — Diurétique puissant, excitant, incisif, expectorant.

**Prép. pharm. et posol.** — A l'int. Extrait alcoolique, 0 gr. 02 à 0 gr. 20 centigr.; — poudre, 0 gr., 10 à 0 gr. 30 centigr.; — teinture, 1 à 5 gr.; — vin, 10 à 60 gr.; — vin composé, 15 à 60 gr.; — vinaigre, 2 à 5 gr. — A l'ext. pulpe, en cataplasmes; teinture, 10 à 25 gr.

**LINIMENT DIURÉTIQUE (Bouch.).**

| | | |
|---|---|---|
| Teinture de scille | āā | P. É. |
| — de digitale | | |

*M. En frictions sur l'abdomen et les cuisses.*

**LINIMENT DIURÉTIQUE (Guibert).**

| | | |
|---|---|---|
| Teinture de scille | | |
| — de digitale | āā | 12 gr. |
| — de bulbes de colchique | | |

18.

Huile camphrée 4 gr.
Ammoniaque liquide 6 —

M. *En frictions.*

### LINIMENT RÉSOLUTIF.

Alcoolat de Fioravanti } āā R. E.
— de genièvre }
Teinture de scille 50 —

M. 3 d 4 *applications tièdes par jour.*

### LINIMENT RÉSOLUTIF (Ricord).

Teinture de scille 20 gr.
Alcool camphré 20 —
Laudanum 20 —

*Mêlez.*

### PILULES CONTRE HYDROPISIE (G. Sée).

Extrait de scille 1 gr.
Scille pulvérisée 0 — 50 centigr.

F. *s. a.* 10 *pilules.* 6 *d* 10 *chaque jour.*

### PILULES CONTRE HYDROPISIE (Selwyn).

Huile croton tiglium V gouttes
Squames de scille 0 gr. 25 centigr.
Gomme ammoniaque 0 — 50 —
Gingembre pulvérisé 1 —
Extrait de coloquinte
composé 2 gr. 50 —

F. *s. a.* 20 *pilules.* 1 *jusqu'd* 3 *ou* 4, *selon l'effet,* 3 *fois par semaine.*

### PILULES DE SCILLE COMPOSÉES (Ph. Brit.).

Scille pulvérisée 0 gr. 025 milligr.
Gingembre pul- }
vérisé }
Gomme ammo- } āā 0 — 20 —
niaque }
Savon amygdalin }
Mélasse 0 — 40 —

M. *Pour* 1 *pilule.* 2 *d* 10 *par jour.*

### PILULES DE SCILLE ET DE DIGITALE (Ewald).

Poudre de scille }
— de digitale } āā 2 gr.
Extrait de coloquinte 0 — 40 centigr.
— de rhubarbe Q. s.

*Pour* 50 *pilules.* 1 *d* 3 *matin et soir.*

### PILULES DIURÉTIQUES.

Extrait de scille } 0 gr. 02 centigr. à
Poudre de scille } āā 0 — 10 —
Gomme pulvérisée Q. s.

*Pour* 20 *pilules.* 1 *d* 2 *d chaque repas.*

### PILULES DIURÉTIQUES.

Scille pulvérisée }
Digitale pulvé- }
risée } āā 5 gr.
Scammonée d'A- }
lep pulvérisée }
Sirop simple Q. s.

*Pour* 100 *pilules.* 1 *d* 5 *par jour.*

### PILULES SCILLITIQUES (Parmentier).

Savon médicinal 10 gr.
Gomme ammoniaque 8 —
Nitrate de potasse 5 —
Scille en poudre 5 —
Sirop simple 5 —

F. *pilules de* 0 *gr.* 02 *décigr.* 2 *d* 6 *par jour.* (Bouch.)

### PILULES SCILLITIQUES COMPOSÉES (Britt. ph.)

Scille 36 gr.
Gingembre 28 —
Gomme ammoniaque 28 —
Savon dur 28 —
Mélasse Q. s.

F. *Pilules de* 0 *gr.* 15 *centigr.*

### PILULES SCILLITIQUES DE DIGITALE ET DE FER (Chomel).

Poudre de scille }
— de digitale } āā 2 gr.
Fer porphyrisé 4 —

F. 40 *pilules. De* 2 *d* 6 *par jour.*

### POTION DIURÉTIQUE.

Feuilles digitale gross.
pulvérisées 0 gr. 5 décigr.
Eau tiède 120 —

F. *macérer pendant* 12 *heures; filtrez; ajoutez:*

Oxymel scillitique 25 gr.
Acétate de potasse 4 —

M. *A prendre par cuillerée d boucher.*

### POTION DIURÉTIQUE (H. P.).

Oxymel scillitique 15 gr.
Eau de menthe poivrée 80 —
Acide azotique alcoolisé 2 —
Eau 100 —

M. *A prendre par cuillerées.*

### POTION DIURÉTIQUE ACTIVE (F. H. L.).

Infusion de raifort 150 gr.
Oxymel scillitique 30 —
Teinture de digitale XXV gouttes.

M. *A prendre en* 2 *ou* 3 *fois dans la journée.*

### POUDRE DIURÉTIQUE.

Poudre de scille    1 gr. 50 centigr.
Poudre de feuilles
 de digitale    1 — 50 —
Nitrate de potasse
 pulvérisé    20 —

*M. et divisez 15 paquets. 1 ou 2 par jour.*

### POUDRE DIURÉTIQUE (Osiander).

Squames de scille    0 gr. 1 décigr.
Feuilles digitale    0 — 05 centigr.
Crème de tartre    2 —

*Pulvérisez. M. pour 1 paquet. 3 paquets par jour.*

### POUDRE DIURÉTIQUE (Ewald).

Poudre de scille
— de digitale } āā 0 gr. 60 centigr.
— de cannelle }
— de crème de } āā 1 — 20 —
  tartre soluble }
— de réglisse    12 —
Essence de genièvre XX gouttes.

### SIROP DE SCILLE ET DIGITALE (H. Roger).

Sirop de digitale    4 gr.
Oxymel scillitique    3 —

*M. 5 à 6 gr. pour 1 tasse d'eau nitrée 1/1000.*

### TEINTURE DE SCILLE (Ph. Britt.).

Scille divisée    136 gr.
Alcool à 60° c.    1000 —

*Opérez par macération et déplacement: passez ; exprimez, ajoutez sur le résidu alcool à 60° c.; Q. s. pour compléter 1000 de teinture, filtrez. Diurétique ; à l'intérieur, doses : 1 à 5 gr.; à l'extérieur, en frictions, doses : 10 à 25 gr.*

### VIN DE SCILLE (Codex).

60 p. 1000. Dose 10 à 50 gr.

### VIN AMER DIURÉTIQUE (Corvisart).

Vin blanc    4000 gr.
Alcool 34°
Ecorce citron } āā 60 —
— de Winter }
Quinquina en poudre
Racine d'asclépias } āā 30 —
— d'angélique }
Scille    30 —
Genièvre } āā 10 —
Macis }

### Feuilles sèches absinthe
— — de mélisse } āā 2 gr.

### VIN DE SCILLE AROMATIQUE (Ph. Batave).

Squames de scille } āā 1 gr.
Baies de genièvre }
Acore odorant.    2 —
Vin blanc    Q. s.

*F. macérer pendant 4 jours; passez; exprimez, filtrez. Diurétique. 20 à 60 gr. en 2 ou 3 fois.*

### VIN DE SCILLE COMPOSÉ (Brichter).

Squames de scille desséchées    30 gr.
Ecorce d'orange amère    12 —
Racine de glaïeul odorant    12 —
Baies de genièvre    8 —
Vin blanc    1500 —

*F. digérer pendant 3 jours, filtrez, et ajoutez :*
Oxymel scillitique    60 gr.
10 à 50 gr.

### VIN DIURÉTIQUE (Granel).

Squames de scille } āā 8 gr.
Feuilles de digitale }
Cannelle fine    12 —
Acétate de potasse    15 —
Vin Madère    500 —

*F. s. a. De 1 à 4 cuillerées à soupe le matin à jeun.*

### VIN SCILLITIQUE (F. H. M.).

Teinture scillitique    1 gr.
Vin blanc    100 —

*M. Diurétique ; 50 à 150 gr.*

### VIN DE SCILLE COMPOSÉ OU VIN DIURÉTIQUE AMER DE LA CHARITÉ (Codex).

*Dose 10 à 100 gr.*

### VIN SCILLITIQUE COMPOSÉ (Fuller).

Ecorce de sureau
— de Winter } āā 30 gr.
Squames de scille }
Racine d'aunée    15 —
— d'iris
— d'ellébore } āā 4 —
— de jalap }
Agaric blanc
Feuilles de séné } āā 2 —
Vin blanc Chablis    1000 —

*F. macérer pendant 4 jours : passez ; exprimez ; filtres. Diurétique. 20 à 60 gr. en 2 ou 3 prises.*

### VINAIGRE SCILLITIQUE (Codex).

1/10 de scille. Dose 10 à 30 gr.

**— SCILLITINE.** — Inusitée.

Pour les préparations où la scille est employée concuremment avec la digitale, v. ce mot.

**SCOLOPENDRE.** — *Scolopedrum officinale* (Fougères).
*Syn.* Langue de cerf, ou de bœuf.
Part. empl. — Fronde.
Prop. thérap. — Astringent léger, entre dans la composition du sirop de chicorée composé.
Prép. pharm. et posol. — *A l'int.* Infusion, 10 p. 1000.

**SCORDIUM.** — *Teucrium scordium* (Labiées). — *Syn.* Germandrée d'eau.
Part. empl. — Plante fleurie.
Prop. thérap. — Amer stomachique. Fait partie du diascordium.
Prép. pharm. et posol. — *A l'int.* Infusion, 20 p. 1000.

**SCROFULAIRE.** — *Scrofularia nodosa* (Scrofulariées).
Part. empl. — Racine, sommités fleuries.
Prop. thérap. — Amer ; employée contre les affections crofuleuses.
Prép. pharm. et posol. — Peu ou pas usité.

**SEDLITZ POWDERS.** — V. *Tartrique* (acide) ou Tartrates.

**SEIGLE.** — *Secale cereale* (Graminées).
Part. empl. — Semence.
Prop. thérap. — Résolutif.
Prép. pharm. et posol. — *A l'ext.* Farine en cataplasmes.

**— SEIGLE ERGOTÉ.** V. *Ergot de seigle.*

**SÉLIN DES MARAIS.** — *Selinum palustre* (Ombellifères).
Part. empl. — Herbe et racine.
Prop. thérap. — Employé contre l'épilepsie.
Prép. pharm. et posol. — *A l'int.* Poudre de racine, 1 à 5 gr.

**SEMEN-CONTRA.** — Provenant de plusieurs espèces d'armoises exotiques, *Artemisia contra, Artemisia glomerata, Artemisia judaïca, Artemisia racemosa* (Synanthérées). *Syn.* Barbotine, semence sainte.
Part. empl. — Capitule.
Princ. act. — Santonine.
Prop. thérap. — Vermifuge lombricoïde.
Prép. pharm. et posol. — *A l'int.* Extrait, 0 gr. 50 centigr. à 2 gr. (inusité) ; — huile volatile, II à X gouttes (inusité) ; — infusion, 10 p. 1000 ; — poudre, 1 à 10 gr.

| APOZÈME DE SEMEN-CONTRA (H. P.). | BISCUITS VERMIFUGES. |
|---|---|
| Semen-contra pulvérisé ........ 10 gr.<br>Eau bouillante ................ 500 —<br><br>*F. infusez. Passez-en 2 ou 3 fois dans la journée.* | Semen-contra<br>    0 gr. 20 centigr. à 0 gr. 50 centigr.<br>Pâte ........................ Q. s.<br><br>*M. pour 1 biscuit. 1 à 5.* |

BOL ANTHELMINTIQUE (F. H. M.).

| | |
|---|---|
| Semen-contra pulvé-risé | 0 gr. 25 centigr. |
| Calomel à la vapeur | 0 — 05 |
| Miel blanc | Q. s. |

*M. pour 1 bol. 4 à 12.*

#### BOL VERMIFUGE.

| | |
|---|---|
| Semen-contra pulvé-risé | 0 gr. 10 centigr. |
| Calomel à la vapeur | 0 — 05 — |
| Extrait d'absinthe | Q. s. |

*M. pour 1 bol. 4 à 12.*

#### LAVEMENT DE SEMEN-CONTRA.

| | |
|---|---|
| Semen-contra | 2 à 10 gr. |
| Eau bouillante | 100 — |

*F. infuser 1/2 heure. Passez.*

#### PILULES ANTHELMINTIQUES (Chaussier).

| | |
|---|---|
| Semen-contra | 0 gr. 02 centigr. |
| Calomel à la vapeur | 0 — 08 — |
| Camphre | 0 — 03 — |
| Sirop simple | Q. s. |

*M. pour 1 pilule. 2 à 8 le soir.*

#### POTION ANTHELMINTIQUE (F. H. L.).

| | |
|---|---|
| Semen-contra en poudre | 2 gr. |
| Sirop de fleurs de pêcher | 30 — |
| Eau de laitue | 150 — |

*M. à prendre en 2 ou 3 fois.*

#### POTION ANTHELMINTIQUE (Jaccoud).

| | |
|---|---|
| Semen-contra | 20 gr. |
| Mousse de Corse | 10 — |
| Sirop d'armoise composé | 60 — |
| Lait | 125 — |

*F. s. a. A prendre le matin à jeun.*

#### POTION VERMIFUGE.

| | |
|---|---|
| Semen-contra | 10 gr. |
| Eau | 100 — |

*F. infuser. Passez. Ajoutez :*

| | |
|---|---|
| Sirop de mousse de Corse | 30 — |

*En une fois le matin à jeun.*

#### POTION VERMIFUGE.

| | |
|---|---|
| Semen-contra | 5 gr. |

| | |
|---|---|
| Mousse de Corse | 4 gr. |
| Café torréfié | 4 — |
| Eau bouillante | 125 — |
| Sirop de capillaire | 30 — |

*F. s. a. A prendre en 3 fois le matin à jeun.*

#### POTION VERMIFUGE (Soubeiran).

| | |
|---|---|
| Semen-contra | 4 à 8 gr. |
| Eau bouillante | 125 — |

*F. infuser. Filtrez. Ajoutez :*

| | |
|---|---|
| Sirop d'écorces d'oranges | 30 — |

*A prendre en 3 ou 4 fois.*

#### POUDRE VERMIFUGE.

| | |
|---|---|
| Semen-contra pulvé-risé | 2 gr. |
| Mousse de Corse pulvé-risée | 2 — |
| Valériane pulvérisée | 1 — |
| Calomel | 0 gr. 20 centigr. |

*M. et divisez en 2 prises. 1 le matin à jeun 2 jours de suite.*

#### SIROP VERMIFUGE DE BOULLAY.

| | | |
|---|---|---|
| Semen-contra | } | āā 40 gr. |
| Mousse de Corse | | |
| Ecorce d'orange amère | } | āā 20 — |
| Cannelle | | |
| Eau | Q. s. | |
| Sucre | 1000 — | |

*2 à 4 cuillerées à bouche.*

#### SIROP VERMIFUGE (Cruveilhier).

| | | |
|---|---|---|
| Séné | | |
| Rhubarbe | | |
| Semen-contra | } | āā 5 gr. |
| Mousse de Corse | | |
| Tanaisie | | |
| Petite absinthe | | |
| Asinthe marine | | |

*F. infuser dans :*

| | |
|---|---|
| Eau | Q. s. |

*Pour obtenir :*

| | |
|---|---|
| Colature | 250 — |
| Ajoutez sucre | 500 — |

*F. fondre à une chaleur douce. Passez. Une cuillerée à bouche chaque matin.*

**SANTONINE** ($C^{15}H^{18}O^3$). — *Syn.* Acide santonique. Soluble 300 parties eau, 40 d'alcool, 70 d'éther et 5 de chloroforme.

**Prop. thérap.** — Vermifuge lombricoïde; quelquefois employé en injection dans la vessie contre l'hématurie.

**Prop. thérap.** — A l'int. 0 gr. 02 à 0 gr. 05 centigr. pour enfant; 0 gr. 05; 0 gr. 15 pour adultes. A l'ext. en injection (peu usité).

N. B. — Écrire toujours très lisiblement le nom de *santonine* afin qu'il n'y ait pas de confusion avec le mot *strychnine*. Il est même préférable d'écrire acide santonique (J. Lefort).

### BISCUITS VERMIFUGES.

Santonine pure          0 gr. 10 centigr.
Pâte                         Q. s.

*M. pour 1 biscuit. 1 à 3 pour les enfants au-dessus de 5 ans.*

### DRAGÉES SANTONINE.

*Contenant de 1 à 2 centigr. 1/2 de santonine.*

### LAVEMENT DE SANTONINE.

Santonine    0 gr. 05 à 0 gr. 30 centigr.
Alcoolat de menthe    10 —

*F. Dissoudre. Ajoutez :*

Eau tiède                200 gr.

*Pour 1 lavement.*

### PILULES VERMIFUGES.

Santonine                1 gr.
Extrait d'absinthe       1 — 50 centigr.
Guimauve pulvérisée    Q. s.

*M. Pour 20 pilules. 1 à 2 le matin à jeun pour les enfants. 1 à 6 pour les adultes.*

### POUDRE VERMIFUGE (Bouchut).

Santonine                0 gr. 10 centigr.
Calomel à la vapeur    0 — 15 —
Sucre de lait pulvérisé    1 —

*M. A prendre le matin à jeun.*

### TABLETTES DE SANTONINE (Cod.).

*Chaque tablette contient 0 gr. 01 centigr. de santonine. 5 à 30.*

### TABLETTES VERMIFUGES (Guichon).

Santonine pulvérisée   10 gr.
Résine de jalap          0 — 50 centigr.
Chocolat fin              90 —

*F. s. a. 100 tablettes. 1 à 3 le matin à jeun.*

## SÉNÉS. — Folioles et fruits de plusieurs espèces de *Cassia* (Légumineuses), Cassiées.

Deux sortes commerciales.

1° *Séné de la Palte, d'Égypte* ou *d'Alexandrie. Cassia lenitiva* ou *acutifolia.*

2° *Séné de Tinnevelly. Cassia angustifolia* ou *lanceolata.*

**Princ. act.** — Cathartine. Acide chrysophanique ; Acide cathartique.

**Prép. thérap.** — Purgatif énergique.

**Prép. pharm. et posol.** — *A l'int.* Electuaire composé ou lénitif ; purgatif, 10 à 30 gr. ; — en lavement, 20 à 60 gr. ; — extrait inusité ; infusion, 10 à 60 gr. p. 1000 ; — poudre, 4 à 10 gr. ; — sirop, 15 à 30 gr. ; — teinture, 15 à 30 gr.

**Incompat.** — Alcalis et leurs carbonates, sels acides, eau de chaux, émétique.

### APOZÈME DIT POTION PURGATIVE (médecine noire) (Cod.).

Séné                     10 gr.
Rhubarbe                 5 —
Sulfate de soude        15 —
Manne en sorte          60 —
Eau bouillante          100 —

*A prendre en 1 fois, le matin, à jeun.*

### BIÈRE PURGATIVE ANGLAISE (Cadet).

Séné                     60 gr.
Petite centaurée        45 —
Feuilles d'absinthe     45 —
Aloès sucotrin          8 —
Bière forte             20000 —

*F. macérer pendant 8 jours ; passez ; exprimez ; filtrez.* — 50 à 700 gr.

### BOISSON PURGATIVE (Bouch.).

Séné                     15 gr.

*F. Infuser dans :*

Décoction de pruneaux   500 —

*Passez, ajoutez :*

Miel blanc               50 —

*Par verres. Dans la matinée.*

### BOISSON PURGATIVE AU THÉ.

Séné                     10 gr.
Thé                      10 —

Sulfate de soude 15 gr.
Eau 300 —

F. infuser 20 minutes. Passez, ajoutez :

Sirop de punch 60 gr.

CAFÉ PURGATIF.

Feuilles de séné 10 gr.
F. infuser dans :
Eau 125 —

Passez, et préparez avec ce liquide 1 tasse de café ordinaire. On sucre à volonté.

CATHOLICUM (Codex).

Doses : 30 gr.

CONFECTION DE SÉNÉ.

Séné pulvérisé 8 gr.
Coriandre pulvérisée 4 —
Casse 16 —
Tamarin 10 —
Pruneaux 7 —
Figues écrasées 12 —
Sucre grossièrement pulvérisé 30 —
Eau Q. s.
20 à 60 gr.

ÉLECTUAIRE DE PRUNES (Spielmann).

Feuilles de séné 3 gr.
Eau bouillante 10 —

F. infuser jusqu'à refroidissement ; passez ; exprimez ; ajoutez à la colature :

Sucre blanc 9 gr.

F. cuire à D. 1,26 bouillant ; ajoutez :

Pulpe de pruneaux 25 —

F. cuire en consistance convenable. 25 à 100 gr.

ÉLECTUAIRE DE SÉNÉ (Ph. G.).

Séné 10 gr.
Coriandre 2 —
Sucre 96 —
Pulpes de tamarin 52 —

ÉLECTUAIRE DE SÉNÉ (Richter).

Séné pulvérisé } ãã 6 gr.
Crème de tartre }
Fenouil pulvérisé 4 —
Pulpe de pruneaux 50 —
Sirop de sucre Q. s.
Par cuillerée.

ÉLECTUAIRE DE SÉNÉ COMPOSÉ DE R. LÉNITIF (Codex).

15 à 30 en boisson.
30 à 60 en lavements.

ESPÈCES ANTILAITEUSES DE WEISS (Guibourt).

Feuilles de séné 3 gr.
Fleurs de millepertuis 2 —
— de caille-lait jaune } ãã 1 —
— de sureau }
Incisez ; M.

ESPÈCES LAXATIVES (Ph. Germ.).

Feuilles de séné lavées à l'alcool et séchées 16 gr.
Fleurs de sureau 10 —
Fruits de fenouil } ãã 5 —
— d'anis }

Incisez ; contusez ; mêlez ; ajoutez au moment de l'emploi :

Bitartrate de potasse pulvérisé 3 gr.

M. 34 gr. dans 1 litre d'eau en infusion ; par verres.

ESSENCE DE SÉNÉ DE SELVAY.

Séné de la palte 100 gr.
Carbonate de soude 10 —
F. infuser dans :
Alcool à 21º 400 —
Passez ; ajoutez :
Sucre 150 —
60 gr. Comme purgatif.

ESPÈCES PURGATIVES (Ewald).

Séné }
Écorce de nerprun } ãã 20 gr.
Centaurée }
Semences de coriandre } ãã 5 —
Crème de tartre }
F. s. a. 5 par tasse.

INFUSION DE SÉNÉ COMPOSÉE (Ewald).

Séné 10 gr.
Eau bouillante 100 —
Tartrate de soude 15 —
Manne 20 —

LAVEMENT LAXATIF.

Feuilles de séné 15 gr.
Sulfate de soude 10 —
Décoction émolliente 500 —
F. une décoction très légère. Passez, exprimez.

LAVEMENT PURGATIF (Codex, H. P.).

Feuilles de séné 15 gr.
Sulfate de soude 15 —
Eau bouillante 500 —

LAVEMENT PURGATIF (F. H. M.).

Feuilles de séné 15 gr.
Sulfate de soude 20 —

Emétique pulvérisée .. 0 gr. 2 décigr.
Eau         Q. s.

*Pour un 1/2 litre de décoction.*

*F. bouillir légèrement le séné avec l'eau ; ajoutez le sulfate de soude ; passez ; exprimez ; ajoutez l'émétique.*

### LAVEMENT PURGATIF (F. H. P.).

Feuilles de séné        15 gr.
Sulfate de soude        15 —
Eau bouillante        500 —

*F. infuser le séné dans l'eau pendant 1 heure ; passez et faites dissoudre le sulfate de soude.*

### LAVEMENT DE SÉNÉ ET HUILE DE RICIN.

Séné        10 à 15 gr.

*F. bouillir dans :*

Eau        300 —
Huile de ricin        10 à 30 —
Jaune d'œuf nº 1.

### MÉDECINE AU CAFÉ.

Séné
Sulfate de soude    } āā 10 à 15 gr.
Café torréfié
*Faire infuser dans :*
Eau        200 —

*Passez et ajoutez :*
Sucre        Q. s.

### MÉDECINE DU CURÉ DE DEUIL (Dorv.).

Racine de guimaue
— de patience
— de chiendent   } āā   15 gr.
— de réglisse
Feuilles de chicorée       8 —

*F. bouillir ces 5 substances coupées pendant 10 minutes dans 3 bouteilles d'eau de rivière. Ajoutez :*
Follicules de séné       20 gr.
Rhubarbe de Chine
concassée   } āā   4 —
Sulfate de soude

*F. infuser le tout pendant 2 heures, et passez à travers une étamine. A boire dans la matinée. En 2 ou 3 jours selon l'effet.*

### PETIT-LAIT DE WEISS.

Séné mondé
Sulfate de magnésie   } āā   2 gr.
Fleurs de caille-lait
— de sureau   } āā   1 —
Hypéricum
*F. Infuser 1/2 heure dans :*
Petit-lait clarifié bouillant    500 —

*Passez. Par petites tasses dans la journée.*

### POTION PURGATIVE A LA MANNE ET AU SÉNÉ (F. H. P.).

Séné        6 gr.
Sulfate de soude       16 —
Manne        60 —
Eau bouillante       100 —

*F. s. a.*

### POTION PURGATIVE (médecine commune) (F. H. P.).

Séné        8 gr.
Sulfate de soude       16 —
Sirop de nerprun       30 —
Eau bouillante       140 —

*En une fois, le matin, à jeun.*

### SIROP DE MANNE ET DE SÉNÉ COMPOSÉ (Ph. Lond.).

Séné        75 gr.
Fruits de fenouil contusés    40 —
Eau bouillante       Q. s.

*Pour obtenir 300 gr. d'infusé. F. infuser jusqu'à refroidissement ; passez ; exprimez ; ajoutez :*
Manne        100 gr.
Sucre        500 —

*F. dissoudre au B.-M. Passez. 30 à 100 gr.*

### SIROP DE SÉNÉ.

Séné        Q. s.
*F. infuser dans :*
Eau        1000 gr.

*Passez avec expression ; F. évaporer au bain-marie ; ajoutez :*
Sucre        1000 gr.

*Passez. Dose : 20 à 40 gr.*

### SIROP DE SÉNÉ (Ph. Lond.).

Séné        75 gr.
Fenouil        40 —
Manne        100 —
Sucre        500 —
Eau bouillante       1/2 litre

### SIROP DE SÉNÉ AU CAFÉ (Bouchardat).

Séné
Café torréfié   } āā   150 gr.
Sirop de sucre       1000 —

*Epuisez le séné mélangé au café jusqu'à q. s. d'eau pour obtenir 300 gr. de liqueur concentrée que vous mêlerez au sirop de sucre, après l'avoir fait évaporer d'autant. 30 à 50 gr.*

### SIROP DE SÉNÉ ET DE MANNE (Ph. Germ.).

Feuilles de séné       10 gr.
Fruits de fenouil       1 —

*Contusez ; ajoutez :*

| | |
|---|---|
| Eau bouillante | 50 gr. |

*F. infuser jusqu'à refroidissement ; ajoutez :*

| | |
|---|---|
| Manne | 15 gr. |

*F. dissoudre ; passez ; prenez :*

| | |
|---|---|
| De la solution ainsi obtenue | 55 — |
| Sucre blanc | 100 — |

*F. dissoudre. 80 à 100 gr.*

### SIROP PURGATIF AU CAFÉ (Lailler).

| | | |
|---|---|---|
| Séné | } āā | 100 gr. |
| Café torréfié | | |
| Eau bouillante | | Q. s. |

*Pour 250 d'infusé, ajoutez :*

| | |
|---|---|
| Sucre | 500 gr. |

*F. Dissoudre au bain-marie. Doses : 30 à 100 gr.*

### TEINTURE DE SÉNÉ COMPOSÉE (Ph. Britt.).

| | |
|---|---|
| Feuilles de séné | 106 gr. |
| Raisin de Corinthe | 109 — |
| Fruits de carvi | |
| — de coriandre | } āā 27 — |
| Alcool à 60° | 1000 — |

*Opérez par macération et déplacement. Passez ; exprimez. Ajoutez :*

| | |
|---|---|
| Alcool à 60° c. | Q. s. |
| Raisins secs | |

*pour compléter 1000 gr. d'alcool ; filtrez. 10 à 50 gr. En potion.*

### THÉ DE SAINT-GERMAIN.

| | |
|---|---|
| Fleurs de sureau | 15 gr. |
| Semences de fenouil | 6 — |
| — d'anis | 5 — |
| Crème de tartre | 5 — |
| Feuilles de séné | 24 — |

*On fait macérer pendant 24 heures le séné dans l'alcool et on laisse évaporer sans chauffer. On mêle et on divise en paquets de 5 gr. Chaque matin une tasse d'infusion préparée avec 1 de ces paquets.*

### TISANE ROYALE. APOZÈME LAXATIF (Codex).

*Par verres dans le courant de la journée.*

### VIN DE SÉNÉ COMPOSÉ (Ph. Suédoise).

| | |
|---|---|
| Séné | 120 gr. |
| Semences de coriandre | 8 — |
| Semences de fenouil | 8 — |
| Vin de Xérès | 1000 — |

*Contusez les feuilles de séné et les semences. F. digérer 3 jours. Ajoutez :*

| | |
|---|---|
| Raisins secs | 90 gr. |

*F. macérer 24 heures. Filtrez. 60 à 100 gr. le matin à jeun.*

## SENEÇON. — *Senecio vulgaris* (Synanthérées).

**Part. empl.** — Feuille.

**Prop. thérap.** — Passait pour antihystérique, diurétique, emménagogue.

**Prép. pharm. et posol.** — Inusité.

## SERPENTAIRE DE VIRGINIE. — *Aristolochia serpentaria* (Aristolochiées). *Syn.* Aristoloche serpentaire, vipérine, couleuvrine de Virginie.

**Part. empl.** — Souche.

**Prop. thérap.** — Excitant, tonique, sudorifique, fébrifuge.

**Prép. pharm. et posol.** — *A l'int.* Infusion, 20 p. 1000 ; poudre, 2 à 8 gr.

### POTION (Ewald).

| | |
|---|---|
| Serpentaire | 15 gr. |

*F. infuser dans :*

| | |
|---|---|
| Eau bouillante | 150 — |

*Passez et ajoutez après refroidissement :*

| | |
|---|---|
| Sirop d'éther | 5 — |

| | |
|---|---|
| Sirop de baume du Pérou | 25 gr. |

*F. s. a.*

### TISANE DE SERPENTAIRE (F. H. P.).

| | |
|---|---|
| Racine de serpentaire de Virginie | 40 gr. |
| Eau bouillante | 1000 — |

*F. Infuser 2 heures. Passez. Laissez déposer et décantez.*

## SERPOLET. — *Thymus serpillum* (Labiées).

**Prop. thérap.** — Excitant, aromatique.

**Prép. pharm. et posol.** — *A l'int.* Infusion, 10 p. 1000.

19

## SETHIA ACUMINATA.

Part. empl. — Feuilles.
Prop. thérap. — Vermifuge.
Prép. pharm. et posol. — A l'int. Poudre, 0 gr. 50 centigr. à 1 gr.

## SÈVE DE PIN MARITIME. — V. *Pin maritime.*

## SILICATE DE POTASSE. — V. *Potasse.*

## SIMAROUBA. — *Simarouba amara* (Rutacées. Quassiées).

Part. empl. — Ecorce de la racine.
Princ. act. — Quassine.
Prop. thérap. — Tonique, fébrifuge, antidiarrhéique.
Prép. pharm. et posol. — A l'int. Infusion, 50 p. 1000 ; — poudre 1 à 4 gr.
Incompat. — Sels de plomb.

| POTION SIMAROUBA OPIACÉE (Lemarchand). | | *F. bouillir jusqu'à réduction de moitié. Ajoutez :* |
|---|---|---|
| Écorce de sima-rouba | 4 à 8 gr. | Laudanum de Sy-denham 0 gr. 35 centigr |
| Eau | 400 — | *En 2 fois. Matin et soir.* |

## SINAPISME. — V. *Moutarde.*

## SODA POWDER. — V. *Bicarbonate de soude.*

## SODIUM (oxyde de) (NaOH). — *Syn.* Soude caustique, oxyde de soude hydraté. On emploie la soude caustique liquide ou lessive des savonniers.

Prop. thérap. — Caustique.
Prép. pharm. et posol. — A l'ext. En applications.

—ACÉTATE DE SOUDE ($C^7H^3O^2Na+3H^2O$). — Soluble 3 parties eau froide et 5 d'alcool à 80°.
Prop. thérap. — Diurétique, contro-stimulant, laxatif.
Posol. — A l'int. 4 à 20 gr. en potion (peu employé).

— ARSÉNIATE DE SOUDE. — V. *Arsénieux* (acide).

— AZOTATE DE SOUDE ($AzO^3Na$). — *Syn.* Nitre du Chili. Soluble 1,2 d'eau froide, peu soluble alcool.
Prop. thérap. — Diurétique puissant.
Posol. — A l'int. 2 à 10 gr. (diurétique) ; — 10 à 15 gr. (purgatif)

| POTION DIURÉTIQUE (Ewald). | | Sirop de framboises | 25 gr |
|---|---|---|---|
| Digitale | 1 gr. | *Par cuillerées d'heure en heure.* | |
| *. . infuser dans :* | | POTION DE NITRATE DE SOUDE. | |
| Eau bouillante | 150 — | Nitrate de soude | 5 à 10 gr |
| *Passez et ajoutez :* | | Potion gommeuse | 150 — |
| Nitrate de soude | 5 — | *M. A prendre dans la journée.* | |

— BENZOATE DE SOUDE. V. *Benzoïque* (acide).

— **BICARBONATE DE SOUDE** (CO³NaH). — Soluble 13 parties eau et 13 glycérine ; insoluble alcool. *Syn.* Sel de Vichy.

**Prop. thérap.** — Antiacide, diurétique, digestif, lithontriptique.

**Posol.** — *A l'int.* 0 gr. 50 centigr. à 10 gr. et plus. *A l'ext.* En bains comme le carbonate de soude.

**Incompat.** — Acides, sels acides, tous les sels dont la base peut donner lieu à un carbonate insoluble (mercure, fer, magnésie, chaux, etc.) ; chlorhydrate d'ammoniaque, eau de chaux, infusés végétaux.

BAIN DE VICHY (Cod.).

| | |
|---|---|
| Bicarbonate de soude | 500 gr. |

*Pour un bain.*

EAU DE SOUDE CARBONATÉE. SODA WATER (Codex).

1 *gr. pour* 650.

MIXTURE CONTRE DYSPEPSIE.

| | |
|---|---|
| Rhubarbe | 4 gr. |

*F. s. a. infuser dans :*

| | |
|---|---|
| Eau bouillante | 150 — |

*Passez et ajoutez :*

| | |
|---|---|
| Bicarbonate de soude | 10 — |
| Sirop d'écorce d'orange amère | 25 — |

*Par cuillerées.*

POTION ALCALINE.

| | |
|---|---|
| Rhubarbe en poudre | 10 gr. |
| Eau distillée | 200 — |
| Sirop de fleurs d'oranger | 50 — |

*Par cuillerées à bouche.*

POTION CONTRE LE CROUP (Baron).

| | |
|---|---|
| Bicarbonate de soude | 3 gr. |
| Infusion de mauve | 100 — |
| Sirop de gomme | 30 — |
| Eau de fleurs d'oranger | 15 — |

*F. s. a. Par cuillerées.*

SACCHAROKALI (Blondeau).

| | |
|---|---|
| Sucre | 1000 gr. |
| Bicarbonate de soude | 20 — |
| Laque carminée pour colorer | Q. s. |

20 *gr. dans* 1 *litre d'eau.*

SIROP ALCALIN (Bazin).

| | |
|---|---|
| Bicarbonate de soude | 8 gr. |
| Sirop simple | 60 — |

*Agitez.*

SIROP ALCALIN.

| | |
|---|---|
| Bicarbonate de soude | 5 gr. |
| Eau distillée | 10 — |

| | |
|---|---|
| Sirop de sucre | 90 gr. |

*F. s. a.* 20 *à* 100 *gr.*

SIROP ALCALIN.

| | |
|---|---|
| Bicarbonate de soude | 10 gr. |
| Sirop de fleurs d'oranger | 250 — |

1 *cuillerée à bouche le matin,* 1 *le soir, dans* 1/4 *de verre d'eau.*

SIROP ALCALIN (Jeannel).

| | | |
|---|---|---|
| Bicarbonate de soude | āā | 10 gr. |
| Eau distillée | | |
| Sirop simple | | 80 — |
| Alcoolature d'écorce d'orange | | 1 — |

*Délayez le bicarbonate dans l'eau ; ajoutez le sirop ; F. chauffer au B.-M. jusqu'à dissolution complète.*

SIROP ALCALIN.

| | |
|---|---|
| Bicarbonate de soude | 10 gr. |
| Sirop de saponaire | 200 — |

1 *gr. de bicarbonate par cuillerée à bouche.*

TABLETTES DE BICARBONATE DE SOUDE. PASTILLES DE VICHY (Cod.).

0 *gr.* 025 *milligr. par tablette.* 5 *à* 40.

TISANE ALCALINE DE BOUCHARDAT.

| | | |
|---|---|---|
| Bicarbonate de soude | | 2 gr. |
| Teinture de cannelle | āā | 1 — |
| — de vanille | | |
| Sirop de sucre | | 100 — |
| Eau | | 1000 — |

1 *à* 3 *litres par jour.*

AUTRE :

| | |
|---|---|
| Bicarbonate de soude | 5 gr. |
| Sirop d'orgeat | 50 — |
| Eau | 1 litre. |

TISANE SÈCHE.

| | |
|---|---|
| Bicarbonate de soude | 5 gr. |
| Sucre | 50 — |
| Essence de citron | IV gouttes. |

*Pour* 1 *litre d'eau.*

— **CARBONATE DE SOUDE** (Co³Na²+40H²O). — *Syn.* Sous-carbonate de soude, sel de soude cristallisé, sel de soude du commerce, cristaux de soude, soude effervescente. Soluble 2 parties eau ; soluble dans son poids de glycérine ; insoluble alcool, éther.

**Prop. thérap.** — Employé contre la gravelle, les scrofules, l'hydropisie.

**Posol.** — *A l'int.* 1 à 4 gr. *A l'ext.* En bains, lotions, 250 gr. par bain.

**Incompat.** — Comme le bicarbonate de soude.

### BAIN ALCALIN (Cod.).

250 gr. pour 1 bain.

#### BAIN DE PENNÈS.

| | | |
|---|---|---|
| Bromure de potassium | 1 | gr. |
| Carbonate de chaux | 1 | — |
| — de soude | 300 | — |
| Phosphate de soude | 8 | — |
| Sulfate de soude | 5 | — |
| — d'alumine | 1 | — |
| — de fer | 3 | — |
| Huile volatile de lavande | 1 | — |
| — de thym | 1 | — |
| — de romarin | 1 | — |

#### BAIN DE PLOMBIÈRES (Cod.).

| | | |
|---|---|---|
| Carbonate de soude | 100 | gr. |
| Chlorure de sodium | 20 | — |
| Sulfate de soude | 60 | — |
| Bicarbonate de soude | 20 | — |
| Gélatine | 100 | — |

#### LOTION CONTRE LE LICHEN ARTHRITIQUE (Bazin).

| | | |
|---|---|---|
| Carbonate de soude | 0 gr. 25 centigr. à | 1 gr. |
| Glycérine pure | 30 | — |
| Eau de son | 500 | — |

F. s. a.

#### LOTION DE CARBONATE DE SOUDE (H. P.).

| | | |
|---|---|---|
| Sel de soude du commerce | 1 | gr. |
| Eau | 8 | — |

F. dissoudre. Filtrez.

#### PILULES CONTRE LA GRAVELLE (Beddœ).

| | | |
|---|---|---|
| Carbonate de soude effleuri | 3 | gr. |
| Savon médicinal | 5 | — |
| Essence de genièvre | X | gouttes |
| Sirop de gingembre | Q. s. | |

M. pour 30 pilules. 1 à 4 par jour.

#### AUTRES (Ewald) :

| | | |
|---|---|---|
| Carbonate de soude desséché | | |
| Extrait de gentiane | ãã | 3 gr. |
| Savon médicinal | | |
| Poudre de gingembre | | |

Pour 100 pilules. 5 à 10 par jour.

#### POMMADE ALCALINE CONTRE TEIGNE (Casper).

| | | |
|---|---|---|
| Sous-carbonate de soude sec | ãã | 5 gr. |
| Charbon | | |
| Axonge | 20 | — |

M.

### POMMADE ALCALINE (Biett, Devergie).

| | | |
|---|---|---|
| Carbonate de soude cristallisé | 1 | gr. |
| Chaux hydratée | 10 | — |
| Extrait d'opium (ad libitum) | 1 | — |
| Axonge | 160 | — |

*Triturez le carbonate de soude avec la chaux. Ramollissez l'extrait d'opium avec un peu d'eau. M.*

#### POMMADE CONTRE L'ECZÉMA.

| | | |
|---|---|---|
| Axonge | | 30 gr. |
| Sous-carbonate de soude | | |
| Huile de genevrier | ãã | 2 à 4 — |
| Goudron | | |

F. s. a. Onction soir et matin.

#### POMMADE ÉPILATOIRE (Cazenave).

| | | |
|---|---|---|
| Carbonate de soude | 10 | gr. |
| Chaux | 5 | — |
| Axonge | 40 | — |

M.

#### POTION ALCALINE (Ewald).

| | | |
|---|---|---|
| Carbonate de soude | 5 | gr. |
| Eau distillée de menthe | 100 | — |
| Sirop de menthe | 25 | — |
| Teinture de gentiane | | |
| Ether nitrique alcoolisé | ãã | 2 — 50 centigr. |

F. s. a. 1 cuillerée toutes les 2 heures.

#### POUDRE ALCALINE.

| | | |
|---|---|---|
| Carbonate de soude sec | | |
| Poudre de rhubarbe | ãã | 5 gr. |
| — de gentiane | 10 | — |
| — de cannelle | 5 | — |

F. a. a. par cuillerée à café.

#### SOLUTION PARASITICIDE (Ory).

| | | |
|---|---|---|
| Carbonate de soude | 10 | gr. |
| Eau | 500 | — |

F. dissoudre.

#### SOLUTION CONTRE ECZÉMA IMPÉTIGINEUX.

| | | |
|---|---|---|
| Carbonate de soude | | |
| Savon amygdalin | 5 à 10 | gr. |
| Eau | 1000 | — |

F. dissoudre.

— **CHLORURE DE SODIUM** (NaCl). *Syn.* Sel marin, sel gemme, hydrochlorate, muriate de soude. 1 partie se dissout dans 3 parties d'eau et 5 parties de glycérine, très peu soluble alcool.

**Prop. thérap.** — Fondant, antiscrofuleux, purgatif, vomitif, fébrifuge, anthelminthique.

**Posol.** — *A l'int.* 20 à 30 gr. p. 1000 en lavements (anthelmintique); —10 à 30 gr., fébrifuge; — 20 à 60 gr., purgatif dans eau gazeuse; — 8 à 15 gr., vomitif. — *A l'ext.* En bains, collyres.

**Incompat.** — Acides minéraux, calomel, acétate de plomb, azotate d'argent, protosels de mercure.

BAIN DE CHLORURE DE SODIUM (Cod.).

5 *kilos pour 1 bain.*

BAIN DE PIEDS AVEC LE SEL.

Sel commun 125 gr.
Eau chaude Q. s.

BAIN DE RASPAIL.

Ammoniaque saturée de camphre 200 gr.
Sel de cuisine 100 —
Pour 1 bain.

BEURRE CHLORO-BROMO-IODÉ (Trousseau).

Beurre frais 125 gr.
Iodure de potassium pulvérisé 0 — 05 centigr.
Bromure de potassium pulvérisé 2 —
Chlorure de sodium pulvérisé 2 —
*M.* 20 à 200 *gr.*

CHLORURE DE SODIUM IODURÉ (Trousseau).

Chlorure de sodium 99 gr.
Iodure de potassium 1 —
*M.*

COLLYRE DU SEL (Desmarres).

Eau 10 gr.
Sel marin 0 — 05 centigr.
1 *goutte 6 fois par jour.*

CRÈME DE LAIT CHLORO-BROMO-IODÉE (Trousseau).

Crème de lait fraîche 100 gr.
Iodure de potassium
Bromure de potassium } ãã 0 — 05 centigr.

Chlorure de sodium 1 gr.
Sucre vanillé 10 —
*M. pour une dose.*

INJECTION NITRA-VEINEUSE ANTICHOLÉRIQUE (Hayem).

Chlorure de sodium pur 5 gr.
Sulfate de soude cristallisé pur 10 —
Eau distillée 1000 —
*F. dissoudre, filtrez, chauffez au B. M. à* 38. 2000 *à* 2500 *gr.*

LAVEMENT DE SEL

Sel marin 30 gr.
Eau 500 —

PILULES ANTIPHTHISIQUES (Latour).

Sel marin 20 à 50 gr.
Tannin 10 —
Conserves de roses Q. s.
*F. s. a.* 100 *pilules.* 1 *toutes les heures.*

PRISES CONTRE DYSPEPSIE (Schottin).

Chlorure de sodium 6 gr.
Sulfate de quinine 0 — 20 centigr.
*F. s. a.* 10 *paquets.* 1 *avant et après le repas.*

SIROP CHLORURE SODIUM (Pietra Santa).

Eau distillée 200 gr.
Sel marin 125 —
Sucre 400 —
Eau distillée de laurier-cerise 30 —
*F. s. a.*

SOLUTION DE CHLORURE DE SODIUM.

Chlorure de sodium 10 gr.
Eau 100 —
Ad libitum *après l'emploi des solutions de nitrate d'argent, pour suspendre leur action.*

— **CITRATE DE SOUDE** $(C^6H^5O^7)^2 Na^3 + 14H^2O^7$.

**Prop. thérap.** — Employé contre la diabète.

**Posol.** — *A l'int.* 2 à 10 gr. — Purgatif 30 à 40 gr.

LIMONADE PURGATIVE.

| | |
|---|---|
| Citrate de soude | 20 à 50 gr. |
| Sirop de limons | 40 — |
| Eau | Q. v. |

Comme purgatif voir les formules du citrate de magnésie.

— **HYPOCHLORITE DE SOUDE.** *Syn.* Chlorure de soude liquide, chlorure d'oxyde de sodium, liqueur de Labarraque.

**Prop. thérap.** — Désinfectant. V. *Hypochlorite de chaux.* — *Calcium.*

**Posol.** — *A l'int.* 1 à 2 gr. et plus. *A l'ext.* En lotions, injections, etc.

N. B. — Le chlorure de soude liquide du Codex, contient 2 fois son volume de chlore actif.

COLLUTOIRE ANTISEPTIQUE.

| | |
|---|---|
| Chlorure de soude | 5 à 10 gr. |
| Glycérine | 100 — |
| M. | |

GARGARISME ANTISEPTIQUE
(Guersant).

| | |
|---|---|
| Chlorure de soude | 30 gr. |
| Décocté de quinquina | 90 — |
| Sirop d'écorce d'oranges | 30 — |
| F. s. a. | |

INJECTION VAGINALE CHLORURÉE.

| | |
|---|---|
| Chlorure de soude | 20 à 50 gr. |
| Eau | 1000 — |
| M. | |

LAVEMENT DE CHLORURE DE SOUDE
(Labarraque).

| | |
|---|---|
| Chlorure de soude | 10 gr. |
| Eau filtrée | 500 — |
| M. | |

SOLUTION POUR PANSEMENTS (Nélaton).

| | |
|---|---|
| Chlorure de soude | 50 à 100 gr. |
| Eau | 1000 — |

TISANE CHLORURÉE (Chomel).

| | |
|---|---|
| Chlorure de soude | 2 gr. |
| Eau | 1000 — |
| Sirop de quinquina | 100 — |
| *Par verres dans la journée.* | |

— **HYPOPHOSPHITE DE SOUDE** ($PhO^2NaH^2$). — Soluble 2 parties d'eau, 15 d'alcool à 90°.

**Prop. thérap.** — Préconisé contre la phthisie.

**Posol.** — *A l'int.* 0 gr. 10 à 0 gr. 50 centigr. — En sirop (Codex), contenant 0 gr. 20 centigr. par cuillerée à bouche.

SIROP D'HYPOPHOSPHITE DE SOUDE
(Codex).

| | |
|---|---|
| Hypophosphite de soude | 5 gr. |
| Sirop simple | 445 — |
| Sirop de fleurs d'oranger | 50 — |
| *F. s. a.* 1 ou 2 cuillerées d bouche par jour. | |

SOLUTION D'HYPOPHOSPHITE DE SOUDE

| | |
|---|---|
| Hypophosphite de Soude | 1 à 5 gr. |
| Eau distillée | 150 — |

*F. dissoudre. Filtrez.* 10 d 15 gr. par jour 0 gr. 50 centigr. par cuillerée à bouche.

— **HYPOSULFITE DE SOUDE** ($S^2O^3Na^2+5H^2O$). — Très soluble eau et glycérine; insoluble alcool. —*Syn.* Sulfite sulfuré de soude.

**Prop. thérap.** — Employé contre les affections de la peau, sudorifique, fondant, désinfectant, purgatif.

**Posol.** — *A l'int.* 1 à 5 gr. 30 gr. (purgatif). *A l'ext.* 5 p. 100 en solution.

**Incompt.** — Acides, sels acides iode.

GARGARISME (Poll).

| Gargarisme émollient | 250 gr. |
| Hyposulfite de soude | 20 — |

F. dissoudre.

GLYCÉROLÉ D'HYPOSULFITE DE SOUDE (Beaufort).

| Glycérine | 100 gr. |
| Hyposulfite de soude | 8 — |

F. dissoudre.

INJECTION ANTIPUTRIDE (Wallez).

| Hyposulfite de soude | 1 gr. |
| Eau | 100 — |

F. dissoudre. Filtrez.

POTION ANTIZYMOTIQUE (Polli).

| Hyposulfite de soude | 15 gr. |
| Eau distillée | 60 — |

F. dissoudre, filtrez, ajoutez :

| Sirop simple | 25 — |

M. Une cuillerée à bouche toutes les heures.

SIROP D'HYPOSULFITE DE SOUDE (Biett).

| Sirop de fumeterre | 400 gr, |
| — de pensées sauvages | 100 — |
| Hyposulfite de soude | 10 — |

M. 2 cuillerées par jour

SOLUTION ANTISEPTIQUE.

| Hyposulfite de soude | 50 gr. |
| Eau | 950 — |

SOLUTION ANTISEPTIQUE.

| Hyposulfite de soude | 1 gr |
| Eau | 5 — |

F. dissoudre. Filtrez.

TISANE D'HYPOSULFITE DE SOUDE (Polli).

| Solution de gomme éducorée | 1000 gr. |
| Hyposulfite de soude | 2 à 5 — |

F. dissoudre. A prendre dans la journée.

— **IODURE DE SODIUM**. —V. *Iode* et *Iodures.*

— **BISULFITE DE SOUDE**. — Désinfectant, décolorant, cristallise difficilement. On emploie la solution très concentrée, peu usité en médecine.

—**LACTATE DE SOUDE**. — On emploie surtout ce sel associé au lactate de magnésie, sous le nom de lactate de soude et de magnésie, mélangé ou non à la pepsine.

**Prop. thérap.** — Antigastralgique, antidyspeptique.

**Posol.** — *A l'int.* 0 gr. 10 à 0 gr. 50 centigr.

PASTILLES (Pétrequin et Burin).

| Lactate de magnésie pulvérisé | 20 gr. |
| Saccharure de lactate de soude au 1/2 | 80 — |
| Sucre pulvérisé | 600 — |
| Mucilage de gomme adragante | Q. s. |

F. s. a. 1000 *pastilles.* 2 à 10.

PASTILLES LACTATES ET PEPSINE (Burin-Dubuisson).

| Lactate de soude | |
| — de magnésie | āā 2 gr. |

| Pepsine | 8 gr. |
| Sucre | 67 — |

F. s. a. Tablettes de 1 gr.

SIROP CONTRE COUPEROSE ARTHRITIQUE (Bazin).

| Lactate de soude | 12 gr. |
| Sirop d'orme | 500 — |

F. dissoudre. 1 cuillerée à soupe matin et soir.

— **MONOSULFURE DE SODIUM**. — V. *Soufre* et *Sulfures.*

— **OXYDE DE SODIUM**. — V. *Sodium* (oxyde de).

—**PHOSPHATE DE SOUDE** ($PhO^4No^2H+12,H^2O$). — Soluble 4 parties eau froide ; insoluble alcool.

**Prop. thérap.** — Purgatif, antidiabétique.

**Posol.** — *A l'int.* antidiabétique, 1 à 5 gr. ; — purgatif, 20 à 50 gr.

**Incompt.** — Acides, sels de chaux, de plomb, chlorures et tous les sels peuvent donner les phosphates insolubles.

COLLUTOIRE CONTRE APHTHES.

| | |
|---|---|
| Phosphate de soude | 10 gr. |
| Eau de roses | 25 — |
| Miel rosat | 50 — |

*F. s. a.*

EAU PURGATIVE GAZEUSE (Bouchardat).

| | |
|---|---|
| Phosphate de soude | 45 gr. |
| Eau à 5 vol. d'acide carbonique | 625 — |

*1 bouteille en 3 ou 4 fois.*

POTION CONTRE BRONCHITE (Forney).

| | |
|---|---|
| Digitale | 1 gr. à 1 gr. 50 centigr. |

*F. infuser dans :*

| | |
|---|---|
| Eau bouillante | 150 gr. |

*Passez et ajoutez :*

| | |
|---|---|
| Phosphate de soude | 25 — |
| Sirop de cerises | 25 — |

*F. s. a. Par cuillerée toutes 2 heures.*

VIN PHOSPHATÉ.

| | |
|---|---|
| Phosphate de soude | 20 g |
| — de potasse | 20 |
| Sirop d'écorce d'oranges amères | 100 |
| Vin de Malaga | Q. s. pour 1 litr |

## — SALICYLATE DE SOUDE. V. *Salicylique* (acide) et *Salicy late.*

## — SILICATE DE SOUDE.

**Prop. thérap.** — Dialytique.
**Posol.** — *A l'int.* 0 gr. 25 centigr. à 2 gr.

PILULES DIALYTIQUES (Bonjean).

| | |
|---|---|
| Silicate de soude | 0 gr. 025 milligr. |
| Extrait alcoolique de colchique | 0 — 015 — |
| Extrait d'aconit | 0 — 03 centigr. |
| Benzoate de soude | 0 — 05 — |
| Savon médicinal | 0 — 05 — |

*M. pour 1 pilule. 1, 2, 3 puis 4 par jour.*

SIROP DIALYTIQUE (Bonjean).

| | |
|---|---|
| Silicate de soude | 60 gr. |
| Benzoate de soude | 30 — |
| Sirop de gomme | 100 — |

*20 à 40 gr.*

## — SULFATE DE SOUDE $(SO^4Na^2 + 10H^2O)$. — *Syn.* Sel de Glauber, d'Epsom, sel cathartique. Soluble dans 3 parties d'eau, 1 par tie de glycérine ; insoluble alcool.

**Prop. thérap.** — Purgatif.
**Posol.** — *A l'int.* 15 à 60 gr.
**Incompt.** — Alcalis, carbonates, phosphates solubles, sels dont la base peut former un sulfate insoluble.

EAU DE PULLNA ARTIFICIELLE.

| | |
|---|---|
| Sulfate de soude cristallisé | 15 gr. |
| — de magnésie | 21 — |
| Chlorure de magnesium | 31 — |
| — de calcium | 1 — |
| — de sodium | 1 — |
| Eau à 5 vol. d'acide carbonique | 625 — |

*Par verres de 1/2 heure en 1/2 heure.*

EAU PURGATIVE SALINE (F. H. M.).

| | |
|---|---|
| Sulfate de soude cristallisé | 30 gr. |
| Eau | 600 — |

*F. disssoudre. Par verres toutes les 1/2 heures.*

LAVEMENT LAXATIF (F. H. M.).

| | |
|---|---|
| Feuilles de séné | 15 gr. |
| Sulfate de soude cristallisé | 10 — |
| Décoction émolliente | 500 — |

*M. Faire bouillir quelques minutes. Passez, exprimez.*

LAVEMENT PURGATIF.

| | |
|---|---|
| Sulfate de soude | 30 gr. |
| Décoction de guimauve | 500 — |

POTION CONTRE ICTÈRE (Frerichs).

| | |
|---|---|
| Sulfate de soude | 25 gr. |
| Bicarbonate de soude | 6 — |
| Sirop de sucre | 25 — |
| Eau distillée | 200 — |

POTION SULFATE DE SOUDE STIBIÉE (Ewald).

| | |
|---|---|
| Sulfate de soude | 25 gr. |
| Azotate de potasse | 5 — |
| Emétique | 0 — 03 centigr. |
| Sirop citrique | 25 — |
| Eau | 200 — |

*Par cuillerées.*

SEL DE GUINDRE (Codex, Soubeiran, Dorvault).

| | |
|---|---|
| Sulfate de soude effleuri | 24 gr. |

Azotate de potasse .... 0 gr. 60 centigr.
Emétique .... 0 — 08 —

*Pulv. M. F. 1 paquet. 1 paq. dans un 1/2 litre de bouillon aux herbes. à prendre tous les 1/4 d'heures par 1/2 tasses.*

SUPPOSITOIRE LAXATIF (Phœbus)..

Sulfate de soude desséché .... 8 gr.
Savon blanc pulvérisé .... 16 —
Miel épaissi .... Q. s.

*F. 4 suppositoires.*

— SULFOVINATE DE SOUDE. — V. à *Soufre.*

— SULFURE DE SODIUM. — V. *Soufre* et *Sulfures.*

— TARTRATE DE SOUDE. — V. *Tartrique* (acide) et *Tartrates.*

## SON.

— BAIN DE SON. — V. *Hygiène thérapeutique.*

## SOUDE. — V. *Sodium* (oxyde de).

## SOUFRE. — 2 variétés : 1° soufre sublimé lavé (fleur de soufre); 2° soufre précipité.

**Prop. thérap.** — A hautes doses purgatif, à doses plus faibles excitant diaphorétique, parasiticide.

N. B. — A l'intérieur, on emploie le soufre lavé. A l'extérieur, soit le soufre précipité, soit la fleur de soufre du commerce qui est plus active que le soufre lavé.

**Posol.** — *A l'int.* 8 à 16 gr. (purgatif); — 2 à 4 gr. (diaphorétique); — tablettes contenant, 0 gr. 10 centigr. — *A l'ext.* 1 p. 10, en pommades et en lotions 1/10°.

BAUME DE SOUFRE (Anc. Codex).

Soufre mou .... 1 gr.
Huile de noix .... 4 —

*F. digérer au bain de sable pendant quelques jours, filtrez. 2 à 8 gr. en potion.*

BAUME DE SOUFRE ANISÉ.

Soufre .... 1 gr.
Essence d'anis .... 4 —

*VI à X gouttes.*

BAUME DE SOUFRE TÉRÉBENTHINÉ.

Soufre mou .... 1 gr
Essence de térébenthine .... 4 —

*F. digérer 3 j. au B.-M. Filtrez. 0 gr. 20 centigr. à 1 gr. en potion.*

BOL DE SOUFRE.

Soufre sublimé et lavé 0 gr. 50 centigr.
Miel
Racine de réglisse pulvérisée } āā Q. s.

*M. pour 1 bol. 1 à 4 par jour.*

CÉRAT SOUFRÉ.

20 gr. de soufre pour 110.

ÉLECTUAIRE AU SOUFRE.

Soufre sublimé et lavé .... 25 gr.

Sel ammoniac
Poudre de réglisse } āā 5 gr.
Sirop de menthe .... Q. s.

*Contre catarrhe chronique.*

ÉLECTUAIRE DE SOUFRE.

Soufre sublimé et lavé .... 30 gr.
Nitrate de potasse .... 15 —
Miel blanc .... 90 —

*M. Une cuillerée à café 2 ou 3 fois par jour.*

ÉLECTUAIRE DE SOUFRE (Lütz).

Soufre sublimé et lavé .... 125 gr.
Miel blanc .... 125 —

*M. 50 gr. pendant 3 jours.*

ÉLECTUAIRE DE SOUFRE ET QUINQUINA (Desmet).

Quinquina pulvérisé .... 20 gr.
Soufre sublimé et lavé .... 20 —
Sirop d'althæa .... Q. s.

*F. s. a. 3 à 4 cuillerées à café par jour.*

FUMIGATION DE SOUFRE (F. H, P.).

Soufre .... 30 gr.

*Vaporisez.*

GLYCÉRÉ DE SOUFRE (Hardy).

| | |
|---|---|
| Soufre sublimé et lavé | 1 gr. |
| Glycéré d'amidon | 4 — |

M.

HUILE DE LIN SOUFRÉE, BAUME DE SOUFRE (Hager).

| | |
|---|---|
| Huile de lin | 4 gr. |
| — d'olive | 1 — |
| Soufre sublimé et lavé | 1 — |

F. chauffer les huiles, ajoutez peu à peu le soufre. En frictions.

LOTION CONTRE L'ACNÉ ROSACEA (Besnier).

| | |
|---|---|
| Soufre sublimé et lavé | 20 gr. |
| Alcool camphré | 20 — |

M. Lotions tous les soirs.

AUTRE (Lailler).

| | |
|---|---|
| Soufre sublimé non lavé | 50 gr. |
| Alcool camphré | 15 — |
| Eau | 250 — |

Agitez :

LOTION CONTRE DERMATOSES (Hebra).

| | | |
|---|---|---|
| Soufre précipité | | 25 gr. |
| Carbonate de potasse | | |
| Alcool | āā | 10 — |
| Ether | | |
| Glycérine | | |

LOTION CONTRE LA GALE (Welminck).

| | |
|---|---|
| Soufre sublimé | 20 gr. |
| Chaux vive | 10 — |
| Eau | 155 — |

Faire bouillir, et passez à l'étamine. Etendez 2 ou 3 fois de son volume d'eau.

MÉLANGE POUR LOTIONS (Biett).

| | |
|---|---|
| Sous-carbonate de potasse | 4 gr. |
| Soufre sublimé | 8 — |
| Eau | 550 — |

F. s. a.

MIXTURE CONTRE L'ACNÉ.

| | |
|---|---|
| Soufre précipité | 15 gr. |
| Glycérine | 15 — |
| Alcoolé de camphre étendu | 50 — |
| Eau | 100 — |

M. Couvrir tous les soirs les parties malades au moyen d'un pinceau.

OPIAT SOUFRÉ (Lutz).

| | |
|---|---|
| Soufre sublimé et lavé | 20 gr. |
| Miel | Q. s. |

4 à 8 gr. (affections cutanées) ; 25 à 50 gr. (intoxication saturnine).

PÂTE CONTRE ACNÉ (Unna).

| | | |
|---|---|---|
| Soufre précipité | | 40 gr. |
| Carbonate de chaux | | |
| Oxyde de zinc | āā | 20 — |
| Riz pulvérisé | | 15 — |
| Glycérine | | 20 — |
| Eau | | 75 — |

PILULES SULFURO-ALCALINES (Mialhe).

| | | |
|---|---|---|
| Soufre lavé | | |
| Carbonate de magnésie | āā | 0 gr. 10 centigr. |
| Savon médicinal | 0 — 06 — |
| Eau | Q. s. |

M. pour 1 pilule. 5 à 20 par jour.

POMMADE ANTIPSORIQUE DE D'HELMERICH (Codex).

| | |
|---|---|
| Soufre sublimé | 10 gr. |
| Carbonate de potasse | 5 — |
| Eau | 5 — |
| Huile d'amandes douces | 5 — |
| Axonge | 35 — |

POMMADE CONTRE GALE (Bulkley).

| | |
|---|---|
| Styrax | 2 à 4 gr. |
| Pommade soufrée | 2 à 4 — |
| Cérat | 30 — |

M.

POMMADE CONTRE LA GALE (Weinberg).

| | | |
|---|---|---|
| Styrax liquide | | |
| Soufre sublimé et lavé | āā | 16 gr. |
| Craie blanche | | |
| Savon vert | | |
| Axonge | āā | 32 — |

M.

POMMADE CONTRE LE PITYRIASIS VERSICOLOR (Hardy).

| | |
|---|---|
| Soufre sublimé | 9 gr. |
| Axonge | 80 — |

M.

POMMADE CONTRE LE PRURIGO (Hébra).

| | | |
|---|---|---|
| Soufre sublimé et lavé | | 18 gr. |
| Craie préparée | | 12 — |
| Huile de faine | | 18 — |
| Savon vert | āā | 50 — |
| Axonge | | |

F. s. a. Plusieurs onctions par jour.

POMMADE PARASITICIDE (Guibout).

| | |
|---|---|
| Axonge fraîche | 10 gr. |
| Camphre | 5 — |
| Soufre sublimé | 5 — |

F. s. a.

## POMMADE AU SOUFRE ET A L'OXYDE DE ZINC.

| | |
|---|---|
| Oxyde de zinc | |
| Soufre sublimé | 10 gr. |
| Axonge | 45 — |
| M. | |

## POMMADE SOUFRÉE (Cod.).

1 p. 9.

## POMMADE SOUFRÉE (Hardy).

| | |
|---|---|
| Fleurs de soufre | 1 gr. |
| Axonge | 30 — |
| M. | |

## POMMADE SULFO-ALCALINE (Hardy).

| | |
|---|---|
| Soufre sublimé et lavé | 1 gr. à 1 gr. 50 centigr. |
| Sous-carbonate de potasse 0 gr. 25 centigr. à | 0 — 50 — |
| Axonge | 30 — |

M. Contre herpès circiné.

## POUDRE ANTIDARTREUSE (Debreyne).

| | |
|---|---|
| Fleurs de soufre | 0 gr. 60 centigr. |
| Soufre doré d'antimoine | 0 — 15 — |
| Calomel à la vapeur | 0 — 03 — |

M. pour 1 paquet. 1 paquet par jour en 2 fois.

## POUDRE PECTORALE (Ph. Germ.).

| | |
|---|---|
| Soufre précipité | 10 gr. |
| Crème de tartre | 20 — |
| Carbonate de magnésie | 5 — |
| Sucre | 50 — |
| Essence de menthe | V gouttes. |

M. 1 à 5 gr.

## POUDRE SULFO-MAGNÉSIENNE.

| | |
|---|---|
| Soufre sublimé | |
| Magnésie | ãã 10 gr. |
| Charbon | |

F. s. a. 10 paquets. 1 tous les jours.

## PRISES CONTRE CATARRHE BRONCHIQUE DES ENFANTS

| | |
|---|---|
| Soufre lavé à 0 gr. 20 centigr. | 0 gr. 10 centigr. |
| Kermès | 0 — 015 milligr. |
| Sucre | 0 — 500 — |

Par une prise. Une toutes les deux heures.

## TABLETTES DE SOUFRE (Cod.).

Chaque tablette renferme 0 gr. 10 centigr. de soufre. 4 à 8 par jour.

# SULFURE D'ANTIMOINE. — V. Antimoine.

# — SULFURE D'ARSENIC. — V Arsenic.

# — SULFURE DE CALCIUM. — V. Calcium.

# — SULFURE DE CARBONE. — V. Carbone.

# — SULFURE DE FER (FeS). — Syn. Sulfure ferreux, protosulfure de fer.

On emploie surtout le persulfure de fer hydraté.

**Prop. thérap.** — Employé contre les empoisonnements par les sels métalliques et dans les affections de la peau accompagnées d'état chlorotique.

**Posol.** — A l'int. 0 gr. 10 à 0 gr. 40 centigr.

## BOLS DÉPURATIFS (Duchesne-Duparc).

| | |
|---|---|
| 1. Sulfure de fer | 4 gr. |
| Poudre de rhubarbe | 10 — |
| Sirop de fumeterre | Q. s. |

M. pour 100 bols.

| | |
|---|---|
| 2. Sulfure de fer | 6 gr. |
| Aloès | 2 — 50 centigr. |
| Rhubarbe | |
| Quinquina | ãã 8 — |
| Sirop de miel | Q. s. |

M. pour 100 bols. (Dorv.)

## PILULES DE SULFURE DE FER.

| | |
|---|---|
| Sulfure de fer | |
| Extrait de gentiane | ãã 5 gr. |
| Poudre de gentiane | |

F. 50 pilules. 2 à 4 par jour.

## PILULES DE SULFURE DE FER HYDRATÉ (Bouch.).

| | |
|---|---|
| Persulfate de fer | 20 gr. |

F. dissoudre dans l'eau ; versez dans un excès de persulfure de potassium liquide; lavez à grande eau; décantez. M. avec :

Miel ......................... 20 gr.

*Evaporez à l'étuve à consistance pilulaire. F. s. a. des pilules de 0 gr. 40 centigr. 1 à 6 par jour.*

SIROP DE PERSULFURE DE FER (Bouchardat).

Hydrate de persulfure de fer gélatineux ............... 100 gr.
Sirop de sucre ............... 500 —
M.

## — SULFURE DE POTASSIUM ($K^2S$). — Inusité. On emploie
le trisulfure de potassium solide. *Syn.* — Trisulfure de potassium impur sulfure de potasse, polysulfure de potassium, foie de soufre. Très soluble eau et alcool.

**Prop. thérap.** — Antiherpétique, antipsorique.

**Posol.** — *A l'int.* 100 gr. p. un bain; 1 à 2 p. 100, en solution, pommades, lotions.

### BAIN SULFURÉ (Cod.).

*100 gr. de trisulfure de potassium ; laissez fondre dans le bain.*

### BAIN SULFURÉ LIQUIDE (Cod.).

*100 gr. de trisulfure de potassium avec 200 gr. d'eau. Versez dans le bain.*

### BAIN SULFURÉ GÉLATINEUX DE DUPUYTREN (Cod. 66).

*150 gr. de trisulfure, 250 gr. de gélatine. Pour un bain.*

### GLYCÉRÉ DE TRISULFURE DE POTASSIUM.

Trisulfure de potassium ...... 1 gr.
Glycéré d'amidon ............ 30 —
M.

### LINIMENT DE JADELOT (Cod.).

Savon blanc ................. 500 gr.
Huile d'œillette ............. 1000 —
Sulfure de potasse sec pulvérisé ...................... 100 —
Essence de thym ............. 10 —
*M. Contre gale.*

### LOTION DITE DE BARLOW.

Sulfure de potasse ou de soude 8 gr.
Savon blanc ................. 10 —
Alcool rectifié .............. 8 —
*Triturez dans un mortier de porcelaine. Ajoutez :*
Eau de chaux ............... 220 —
*Contre teigne.*

### LOTION SULFO-SAVONNEUSE (Bouch.).

Savon blanc râpé ............ 50 gr.
Eau ........................ 200 —
*F. dissoudre. Ajoutez :*
Sulfure de potasse liquide ... 50 —

### LOTION SULFURÉE (Cod.).

*1 gr. de trisulfure de potassium p. 50.*

### LOTION SULFUREUSE PARFUMÉE (P. Vigier).

Sulfure de potasse ........... 1 gr.
Teinture de benjoin .......... 1 —
Eau distillée ................ 100 —
M.

### MÉLANGE POUR LOTIONS.

Sulfure de potasse ........... 2 à 4 gr.
Carbonate de potasse ......... 1 —
Lait d'amandes .............. 240 —
Eau distillée de laurier-cerise 10 —

### PILULES SULFURÉES.

Sulfure de potasse ........... 1 gr.
Argile ...................... 2 —
*Pour 40 pilules. Une matin et soir.*

### POMMADE DE FOIE DE SOUFRE (Bard.).

Foie de soufre liquide ........ 20 gr.
Axonge balsamique ........... 50 —
Savon de potasse ............ 50 —
M.

### POMMADE HYDROSULFUREUSE (Debreyne).

Trisulfure de potassium ...... 15 gr.
Axonge ..................... 50 —
Essence de thym ............. 1 —
Eau commune ............... 15 —
*F. dissoudre le sulfure de potassium dans l'eau. M.*

### POMMADE SULFURÉE.

Trisulfure de potassium ⎫
Savon de potasse ⎬ āā 1 gr.
Axonge benzoïnée ⎭

## — SULFURES DE SODIUM.

### — 1º MONOSULFURE DE SODIUM CRISTALLISÉ ($Na^2S+$ $9H^2O$).

— *Syn.* Sulfhydrate de soude cristallisé ; sulfure de sodium. Très soluble eau et alcool.

**Prop. thérap.** — Sert à la préparation des eaux sulfureuses artificielles et des bains sulfureux.

**Posol.** — *A l'int.* 0 gr. 02 à 0 gr. 06 centigr.; sirop (Codex) 0 gr. 10 centigr. p. 100. *A l'ext.* 40 à 100 gr. pour un bain.

EAU SULFURÉE.

| | |
|---|---|
| Monosulfure de sodium | 0 gr. 13 centigr. |
| Chlorure de sodium | 0 — 13 — |
| Eau bouillie | 650 — |

SIROP SULFUREUX.

| | |
|---|---|
| Monosulfure de sodium | 0 gr. 50 centigr. |
| Sirop de goudron | 500 — |

*0 gr. 02 centigr. par cuillerée d bouche. On peut remplacer le sirop de goudron par celui de Tolu, ou térébenthine.*

### — 2º TRISULFURE DE SODIUM SOLIDE.

— *Syn.* Trisulfure de sodium impur, sulfure de soude, polysulfure de sodium.

**Prop. thérap.** — Bains sulfureux.

**Posol.** — *A l'ext.* 40 à 125 gr. pour un bain.

BAIN DIT DE BARÈGES (Cod.).

| | | |
|---|---|---|
| Monosulfure de sodium cristallisé | } ͞a͞a 60 gr. | |
| Chlorure de sodium sec | | |
| Carbonate de soude desséché | 30 — | |

*M. pour 1 bain.*

BAIN SULFURÉ (Plenck).

| | |
|---|---|
| 1. Polysulfure de sodium | 100 gr. |
| Eau commune | 400 — |

*F. dissoudre :*

| | |
|---|---|
| 2. Acide chlorhydrique | 18 — |
| Eau | 750 — |

*Versez d'abord la solution 1, puis la solution 2.*

BAIN SULFURO-ALCALIN (Hardy).

| | | |
|---|---|---|
| Sulfure de sodium | } ͞a͞a 32 gr. | |
| Carbonate sodique cristallisé | | |
| Sel marin | 16 — | |

*M. pour un bain.*

POMMADE DE BARÈGES (Bouch.).

| | |
|---|---|
| Hydrosulfate de soude | 10 gr. |
| Carbonate de soude | 10 — |

*F. dissoudre dans un peu d'eau. M. avec :*

| | |
|---|---|
| Axonge balsamique | 100 gr. |

POUDRE DÉPILATOIRE (Boudet).

| | |
|---|---|
| Hydrosulfate de soude | 4 gr. |
| Chaux vive en poudre | 10 — |
| Amidon | 10 — |

*M. Délayez avec un peu d'eau.*

### — SULFOVINATE DE SOUDE ($SO^4C^2H^5Na+H^2O$).

— Très soluble eau et alcool. — *Syn.* Ethylsulfate de soude.

**Prop. thérap.** — Purgatif.

**Posol.** — *A l'int.* 15 à 25 gr. dans un peu d'eau.

### — SULFUREUX (acide) ($So^2$).

**Prop. thérap.** — Désinfectant.

**Prép. pharm. et posol.** — *A l'ext.* Solution aqueuse, à titre variable; désinfectant, pansement des plaies.

### — SULFURIQUE (acide) ($So^4H^2$).

**Prop. thérap.** — Tempérant, astringent, caustique.

**Prép. pharm. et posol.** — *A l'int.* Acide sulfurique alcoolisé, eau de Rabel, contient 1/4 d'acide;—acide sulfurique dilué 1/10, 10 à

20 gr. p. 1000. Limonade 2 gr. par litre. — *A l'ext.* Acide sulfurique, mêlé à une poudre inerte comme caustique.

**Incompat.** — Alcalis, carbonates, sulfures, émulsions, lait, oxydes, azotates, sels de chaux, de baryte, de plomb, etc.

CAUSTIQUE SULFO-CARBONÉ.

| | |
|---|---|
| Poudre de charbon | 10 gr. |
| Acide sulfurique | 4 — |

CAUSTIQUE SULFO-SAFRANÉ (Velpeau).

| | |
|---|---|
| Poudre de safran | 10 gr. |
| Acide sulfurique | 20 — |
| *M.* | |

COLLUTOIRE DÉTERSIF.

| | |
|---|---|
| Miel rosat | 50 gr. |
| Eau de Rabel | 5 — |
| *M. Agitez chaque fois.* | |

EAU ANTIPUTRIDE DE BEAUFORT.

| | |
|---|---|
| Acide sulfurique à 66° | 33 gr. |
| Eau | 500 — |
| *M.* | |

EAU D'ARQUEBUSADE DE THÉDEN (Cadet).

| | | |
|---|---|---|
| Alcool rectifié | āā | 750 gr. |
| Vinaigre d'Orléans | | |
| Acide sulfurique dilué | | 150 — |
| Sucre blanc | | 200 — |
| *M.* | | |

ÉLIXIR ACIDE AROMATIQUE (Brugnatelli).

| | | |
|---|---|---|
| Feuilles de menthe poivrée | āā | 10 gr. |
| Feuilles de menthe frisée | | |
| Cannelle | āā | 5 — |
| Girofle | | |
| Gingembre | | |

F, *macérer 8 jours dans :*

| | |
|---|---|
| Alcool à 20° | 400 gr. |
| Acide sulfurique à 65° | 50 — |
| 2 *à* 5 *gr. dans des potions.* | |

ÉLIXIR DE HALLER (Ph. Germ.).

| | | |
|---|---|---|
| Acide sulfurique dilué | āā | P. E. |
| Alcool à 80° c. | | |
| *M.* | | |

ÉLIXIR VITRIOLIQUE DE MYNSICHT (Codex).

1 *à* 3 *grammes.*

GARGARISME DÉTERSIF (Cod. 66).

| | |
|---|---|
| Miel rosat | 60 gr. |
| Alcool sulfurique | 2 — |
| Décoction d'orge | 250 — |
| *M.* | |

LIMONADE SULFURIQUE (Cod).

20 *gr. d'acide dilué p.* 1000.

POTION ANTIHÉMORRHAGIQUE.

| | |
|---|---|
| Acide sulfurique dilué | 4 gr. |
| Hydrolat de menthe | 180 — |
| Sirop de framboise | 30 — |

*M.* 1 *cuillerée à bouche toutes les heures.*

AUTRE :

| | |
|---|---|
| Acide sulfurique dilué | 10 à 15 gr. |
| Teinture d'opium | XX gouttes. |
| Décoction de ratanhia | 150 gr. |
| *F. s. a.* | |

**SPARTÉINE.** — V. *Genêt.*

**SPIGÉLIE ANTHELMINTHIQUE.** — *Spigelia anthelmia* (Loganiacées).

**Part. empl.** — Plante fleurie.
**Prop. thérap.** — Anthelminthique.
**Prop. thérap.** — *A l'int.* Décoction, 20 p. 200.

INFUSION ANTHELMINTHIQUE.

| | |
|---|---|
| Spigélie de Maryland | 15 gr. |
| Eau bouillante | 285 — |

*F. infuser pendant* 1 *heure. Filtrez. En* 6 *fois de* 3 *en* 3 *heures.*

INFUSION ANTHELMINTHIQUE (Cox.).

| | |
|---|---|
| Spigélie de Maryland | 15 gr. |

| | |
|---|---|
| Séné | 15 gr. |
| Jalap pulvérisé | 2 — |
| Semence de cardamome | 2 — |
| Bitartrate de potasse | 4 — |
| Extrait de réglisse | 8 — |
| Eau bouillante | 200 — |

*F. infuser pendant* 1 *heure. Filtrez. Par cuillerées à bouche.*

**SQUINE.** — *Smilax china* (Asparaginées).
**Part. empl.** — Rhizome.

**Prop. thérap.** — Comme la salsepareille, fait partie des bois sudorifiques.

**Prép. pharm. et posol.** — Comme la salsepareille.

Pour les formules, v. *Salsepareille*.

## STAPHYSAIGRE. — *Delphinium staphysagria* (Renonculacées).

**Part. empl.** — Semence.

**Prop. thérap.** — Employée autrefois comme parasiticide.

**Prép. pharm. et posol.** — *A l'ext.* Infusé; — poudre mêlée à de l'axonge.

## STORAX. — Baume fourni par le *Styrax officinale* (Ébénacées). 2 variétés : storax en larmes (*storax calamite*); storax en pains.

**Prop. thérap.** — Excitant, entre dans quelques compositions pharmaceutiques anciennes.

**Prép. pharm. et posol.** — *A l'ext.* Poudre ; en fumigation. V. *Benjoin*.

## STRAMOINE. — V. *Datura*.

## STROPHANTUS HISPIDUS (Apocynacées).

**Part. empl.** — Graines.

**Princ. act.** — Strophantine.

**Prop. thérap.** — Analogues à celles de la digitale. Poison cardiaque.

**Prép. pharm. et posol.** — *A l'int.* Strophantine 1/2 à 1 milligram. en injections hypodermiques.

## STRYCHNINE. — V. *Noix vomique*.

## STYRAX LIQUIDE OU LIQUIDAMBAR. —

Baume produit par le *Liquidambar orientalis* (Balsamifluées).

**Prop. thérap.** — Préconisé comme antigoutteux et antigonorrhéique. Excitant et bon suppuratif. Entre dans la composition de l'onguent styrax et de l'emplâtre de Vigo.

**Prép. pharm. et posol.** — *A l'int.* Peu usité. *A l'ext.* Onguent styrax.

PILULES DE STYRAX.

Styrax purifié 5 gr.
Magnésie calcinée Q. s.
*M. et F. s. a.* 50 *pilules.* 2 à 4 *matin et soir.*

SIROP DE STYRAX.

*Même formule que pour le sirop de Tolu.*

STYRAX SOLIDIFIÉ (Lepage).

Styrax purifié 120 gr.
Chaux hydratée 10 —
*M. Chauffez pendant une heure au B.-M. F.* 240 *bols.* 5 *à* 20 *par jour.*

## SUCCIN. — *Syn.* Ambre jaune.

**Prop. thérap.** — Antispasmodique, excitant.

**Prép. pharm. et posol.** — A peine employé en fumigations.

On employait l'esprit volatil de succin, 0 gr. 50 centigr. mélangé à 100 gr. de sirop d'opium qui prenait alors le nom de sirop de *Karabé*. Le nouveau Codex a remplacé l'esprit volatil par la teinture de succin.

**— SUCCINIQUE** (acide).

**Prop. thérap.** — Employé jadis comme antispasmodique et diaphorétique.

**Prép. pharm. et posol.** — *A l'int.* 0 gr. 20 centigr. à 1 gr. 20 centigr. (inusité).

**SUIE.** — *Fuligo splendens.* Soluble en partie dans l'eau.

**Prop. thérap.** — Passe pour vermifuge, antidartreuse, parasiticide, employée contre la scrofule.

**Prép. pharm. et posol.** — *A l'int.* Peu employée. *A l'ext.* 2 gr. 50 centigr. en pommade.

POMMADE DE SUIE (Soub.).

| | |
|---|---|
| Suie de bois en poudre | 1 gr. |
| Axonge | 4 — |

*M. Contre la teigne.*

POMMADE DE SUIE CONTRE LA TEIGNE (Bouch.).

| | |
|---|---|
| Axonge | 200 gr. |
| Suie en poudre impalpable | 50 — |
| Carbonate de potasse | 20 — |

*Soumettez pendant 24 heures à une douce chaleur.*

**SUREAU.** — *Sambucus nigra* (Caprifoliacées).

**Part. empl.** — Ecorce, fleurs, fruit. L'écorce moyenne a été employée contre l'hydropisie.

**Prop. thérap.** — Fleurs, excitant, diaphorétique, sudorifique.; — baies sudorifiques; — deuxième écorce, purgatif drastique.

**Prép. pharm. et posol.** — *A l'int.* Eau distillée, véhicule de potions; — extrait de fruit (rob. de sureau), 1 à 10 gr. ; — infusion de fleurs, 5 p. 1000 ; — suc d'écorce, 30 à 150 gr. ; — vinaigre, 8 gr. — *A l'ext.* en topiques; — infusion de fleurs, 20 à 50 p. 1000.

DÉCOCTION D'ÉCORCE DE SUREAU (Sydenham).

| | |
|---|---|
| Ecorce moyenne de sureau fraîche | 60 gr. |
| Eau | 500 — |

*F. bouillir une minute. Passez 1 verre matin et soir (purgatif).*

FOMENTATION OU LOTION (Cod.).

30 *gr. pour* 1000.

FOMENTATION CONTRE ÉRYSIPÈLE (Bouch).

| | |
|---|---|
| Lotion de sureau | 500 gr. |
| Alcool camphré | 30 — |

TISANE DE SUREAU (Bargetti).

| | |
|---|---|
| Ecorce moyenne de sureau | 50 gr. |
| Eau froide | 150 — |

*F. macérer 2 jours. Assez. En 2 fois à jeun (purgatif hydragogue).*

# T

**TABAC.** — V. *Nicotiane.*

**TACONNET.** — V. *Tussilage.*

**TALC DE VENISE.** — *Syn.* Craie de Briançon. Silicate de magnésie naturel qui a les mêmes usages que la poudre d'amidon pour saupoudrer les parties humides et éviter les excoriations.

# TAMARIN. — *Tamarinus indica* (Légumineuses).

**Part. empl.** — Pulpe contenant les semences et les fibres ligneuses du fruit.

**Prop. thérap.** — Acidule, rafraîchissante, laxative.

**Prop. thérap. et posol.** — A *l'int.* 20 à 50 gr.

### CONSERVE DE TAMARIN (Cod.).
25 *à* 100 *gr.*

*Délayez, passez. Par tasses dans la journée.*

### ÉLECTUAIRE PURGATIF (Jourdan).

| | |
|---|---|
| Pulpe de tamarin | 12 gr. |
| Crème de tartre pulvérisée | 1 — |
| Sel de Seignette pulvérisé | 2 — |
| Manne en larmes | 4 — |
| Sirop de roses pâles | 8 — |

*M.* 15 *à* 30 *gr.*

### SIROP DE TAMARIN (Deschamps).

| | |
|---|---|
| Pulpe de tamarin | 100 gr. |
| Eau | Q. s. |

*F. infuser au B.-M. pendant 3 heures; exprimez :*

| | |
|---|---|
| Sucre blanc concassé | 500 gr. |

*F.* 40 *à* 100 *gr.*

### PETIT-LAIT AVEC TAMARIN.

| | |
|---|---|
| Pulpe de tamarin | 60 gr. |
| Petit-lait bouillant | 1000 — |

### TISANE TAMARIN (Cod.).

20 *pour* 1000 *en infusion. Par verres.*

# TAN. — Poudre d'écorce de chêne. V. ce mot.

**Prop. thérap.** — Astringent.

**Prép. pharm. et posol.** — A *l'int.* 1 gr. à 10 gr. — A *l'ext.* Infusion, 60 p. 1000 en lotions, injections; en nature pour saupoudrer les excoriations.

**Incompt.** — Comme le tannin.

### FOMENTATION ASTRINGENTE.

| | |
|---|---|
| Ecorce de chêne | 50 gr. |
| Vin rouge | 000 — |

*F. bouillir jusqu'à réduction à* 800.
*Ajoutez, ad libitum :*

| | |
|---|---|
| Tannin | 5 gr. |

### INJECTION OU LOTION DE TAN.

| | |
|---|---|
| Eau | 40 à 60 gr. |
| Eau bouillante | 1000 — |

*F. infuser 2 heures. Passez.*

### POUDRE DE FAVE (Bouch.).

| | | |
|---|---|---|
| Ecorce de chêne | 3 gr. | |
| Scille en poudre | 2 — | |
| Vanille | 0 — 05 | centigr. |
| Amidon | 2 — | |

*F. s. a.* 2 *à* 5 *gr. par jour en* 2 *fois.*

### SUPPOSITOIRES FORTIFIANTS (Reuss).

| | | |
|---|---|---|
| Poudre de tormentille | } āā | 10 gr. |
| — de chêne | | |
| Miel | | Q. s. |

*F. s. a.* 10 *suppositoires.*

# TANAISIE. *Tanacetum vulgare* (Synanthérées). *Syn.* Herbe aux vers, herbe Saint-Marc.

**Part. empl.** — Plante fleurie.

**Prop. thérap.** — Anthelminthiques.

**Prép. pharm. et posol.** — A *l'int.* Huile volatile, I à II gouttes (inusité); — infusion, 5 à 10 p. 1000; — lavement, 10 à 15 pour un lavement.

### ESPÈCES ANTHELMINTHIQUES. (Cod. 66.)

| | | |
|---|---|---|
| Feuilles et fleurs sèches de tanaisie | | |
| Absinthe | } āā | 32 gr. |
| Fleurs de camomille romaine | | |
| Semen-contra | | |

*M.* 8 *gr. pour* 120 *d'eau.*

## TANNIN ($C^{14}H^{10}O^{9}$). — *Syn.* Acide tannique, acide gallotannique. Très soluble eau, alcool, éther aqueux ; peu soluble éther pur.

**Prop. thérap.** — Astringent, contre les hémorrhagies passives, l'hémoptysie, les diarrhées séreuses, les leucorrhées, fièvres, phthisie, asthénie, coliques néphretiques, anasarque, contrepoison des alcaloïdes.

**Prép. pharm. et posol.** — *A l'int.* 2 à 4 gr et plus. *A l'ext.* 1 à 4 p. 100, en lotions, injections, pommades, glyceré à 1/6ᵉ.

**Incompt.** — Alcaloïdes, sels métalliques surtout de fer, d'antimoine, plomb, mercure, émétique, albumine, émulsions, eau de chaux.

### COLLODION AU TANNIN.

| | |
|---|---|
| Tannin | 5 gr. |
| Collodion riciné | 45 — |

(*Antiseptique, styptique, hémostatique.*)

### COLLODION STYPTIQUE (Richardson).

| | |
|---|---|
| Tannin | 1 gr. |
| Alcool à 90º c. | 2 — |
| Collodion | 10 — |

*F. dissoudre le tannin dans l'alcool; ajoutez le collodion, puis :*

| | |
|---|---|
| Alcoolé de benjoin | 1 gr. |

M.

### COLLYRE AU TANNIN (Cavarra).

| | |
|---|---|
| Acide tannique | 0 gr. 10 à 0 gr. 15 centigr. |
| Eau distillée | 24 — |

*F. dissoudre.*

### COLLYRE DE TANNIN (Desmarres).

| | |
|---|---|
| Eau distillée | 100 gr. |
| Tannin pur | 1 — |
| Eau distillée de laurier-cerise | 20 — |

*F. s. a.*

### COLLYRE CONTRE LA CONJONCTIVITE DYPHTHÉRITIQUE.

| | |
|---|---|
| Hydrolat de roses | 125 gr. |
| Acide tannique | 0 — 25 centigr. |

*F. s. a. Laver les yeux toutes les heures.*

### CRAYONS AU TANNIN (Codex).

| | |
|---|---|
| Tannin | 10 parties. |
| Gomme | 1/2 — |
| Eau et glycérine | Q. s. |

### GARGARISME ASTRINGENT.

| | |
|---|---|
| Tannin | 4 gr. |
| Hydrolat de roses | 100 — |
| Mellite de roses. | 50 — |

M.

### GARGARISME ASTRINGENT (Jeannart).

| | |
|---|---|
| Tannin | 2 gr. |
| Miel rosat | 50 — |
| Infusion de roses | 150 — |

*F. s. a.*

### GLYCÉRÉ AU TANNIN.

| | | |
|---|---|---|
| Accide tannique | } ãã | 5 gr. |
| Glycérine pure | | |

*F. dissoudre.*

### GLYCÉRÉ DE TANNIN (Cod.).

10 *pour* 50 *centigr.*

### GLYCÉRÉ DE TANNIN (Demarquay).

| | |
|---|---|
| Tannin | 1 à 2 gr. |
| Glycérine | 10 — |

*F. disssoudre.*

### INJECTION CONTRE L'OZÉNE (Wolfram).

| | |
|---|---|
| Acide tannique | 1 gr. |
| Glycérine pure | 50 — |

*F. dissoudre. 2 injections par jour.*

### INJECTION DE TANNIN.

| | |
|---|---|
| Tannin | 1 gr. |
| Eau distillée | 100 — |

*F. dissoudre.*

### INJECTION DE TANNIN (Ricord).

| | |
|---|---|
| Vin rouge du Midi | 150 gr. |
| Tannin pur | 1 — |

*Pour le vagin doublez la quantité du tannin.*

### INJECTION TANNIN ET BISMUTH

| | |
|---|---|
| Sous-nitrate de Bismuth | 5 gr. |
| Tannin | 2 — |
| Eau distillée de roses | 150 — |

*F. s. a.*

### LAVEMENT ASTRINGENT.

| | |
|---|---|
| Tannin | 1 gr. |

Décoction de ratanhia    300 gr.
Teinture d'opium    VI gouttes.
    M.

### LIQUEUR IODO-TANNIQUE
#### (Socquet et Guillermond).

Tannin      9 gr.
Eau distillée      10 —
   F. dissoudre ; ajoutez :
Iode      1 —
   F. dissoudre, filtrez.
   6 à 7 gouttes en potion.

### LOTION CONTRE LES GERÇURES DU SEIN
#### (Druilt).

Acide tannique    0 gr. 30 centigr.
Eau distillée    24 —
   F. dissoudre, filtrez.

### PILULES ANTIDIARRHÉIQUES.

Tannin
Extrait de ratanhia  } āā   4 gr.
   — d'opium    0 — 20
   F. s. a. 40 pilules. 6 à 12 par jour.

### PILULES CONTRE SUEURS NOCTURNES
#### (Hutchissa).

Tannin      1 gr. 20
Acetate de morphine    0 — 03
   Pour 8 pilules. 2 à 4 par jour.

### PILULES DE FRERICHS.

Tannin      3 gr.
Aloès      1 —
Extrait de chiendent    9 —
   Pour 100 pilules. 4 à 6 par jour.
Maladie de Bright.

### PILULES CONTRE LA MÉTRORRHAGIE
#### (Green).

Acide tannique    4 gr.
Extrait d'opium    0 — 50 centigr.
Conserve de roses    2 —
   F. s. a. 80 pilules. 3 à 4 par jour.

### PILULES DE TANNIN (Charvet).

Tannin pur      1 gr.
Conserve de roses    Q. s.
   F. s. a. 10 pilules. 1 à 4 le soir.

### PILULES DE TANNIN (Voillez).

Tannin    0 gr. 15 centigr.
Mucilage de gomme    Q. s.
   F. 1 pilule 2 à 10 par jour.

### PILULES OPIACÉES ASTRINGENTES

Tannin      2 gr.

Extrait d'opium    0 gr. 10 centigr.
Conserve de roses    Q. s.
   F. s. a. 20 pilules. 1 toutes les
2 ou 3 heures.

### POMMADE ANTIDARTREUSE (Hardy).

Calomel      1 gr.
Acide tannique    2 à 3 —
Axonge      30 —
   M. Plusieurs onctions par jour.

### POMMADE ANTIHÉMORRHAGIQUE (Orosi).

Acide tannique    2 gr. 50 centigr.
Sucre pulvérisé    2 —
Essence de lavande    V gouttes.
Axonge      50 gr.
   M.

### POMMADE AU TANNIN.

Vaseline      50 gr.
Tannin      1 à 10 —
   Dissolvez le tannin dans l'eau ;
ajoutez la graisse. M.

### POMMADE CONTRE ACNÉ (Rodet).

Axonge lavée    50 gr.
Soufre sublimé    4 —
Tannin      5 —
Eau de laurier-cerise    5 —

### POMMADE CONTRE LE CORYZA.

Acide tannique    0 gr. 05 centigr.
Axonge      5 —
Teinture de vanille    V gouttes
   M.

### POMMADE CONTRE LES ULCÉRATIONS VA-RIOLEUSES (Guéneau de Mussy).

Acide tannique    2 gr.
Oxyde de zinc    2 —
Calomel      0 — 25 centigr.
Extrait thébaïque    0 — 10 —
Cérat      30 —
   F. s. a.

### POMMADE DE NÉLIGAN.

Tannin      1 gr.
Glycérine      25 —
Chloroforme    XX gouttes.
Cérat simple    6 gr.
   Contre eczéma facial des enfants.

### POTION ASTRINGENTE.

Tannin      2 gr. 50 centigr.
Sirop d'éc. d'oranges
am.      30 —
Eau      150 —
   F. s. a. Par cuillerées d'heure en
heure.

POTION ASTRINGENTE OPIACÉE.

| | |
|---|---|
| Tannin | 1 à 2 gr. |
| Eau distillée de menthe | 100 — |
| Sirop de consoude | |
| — diacode | ãã 20 — |

*F. s. a. 5 à 6 cuillerées à bouche par jour.*

AUTRE :

| | |
|---|---|
| Tannin | 2 gr. |
| Extrait de ratanhia | 4 — |
| Elixir Paregorique | 10 — |
| Sirop de cachou | 30 — |
| Infusion de camomille | 150 — |

*Par cuillerées toutes les heures.*

POUDRE CONTRE DIARRHÉE PROFUSE (Oppolzer).

| | |
|---|---|
| Tannin | 0 gr. 50 centigr. |
| Poudre d'opium | 0 — 20 |
| — de sucre | 5 — |

*Par 10 doses. 1 toutes les deux heures.*

SIROP IODO-TANNIQUE (H. P.).

| | |
|---|---|
| Iode | 1 gr. |
| Tannin | 4 — |
| Sirop de ratanhia | 50 — |
| Sirop de sucre | 440 — |

*F. dissoudre l'iode et le tannin à chaud dans 30 d'eau distillée: laissez refroidir ; filtrez. Ajoutez le sirop de ratanhia. F. chauffer au B.-M. le mélange jusqu'à réduction à 60 gr. Ajoutez le sirop de sucre. M. 10 à 60 gr.*

SIROP IODO-TANNIQUE (Guillermond).

| | |
|---|---|
| Iode | 2 gr. |
| Extrait de ratanhia | 8 — |
| Sirop de sucre | 1000 — |

*4 centigr. d'iode par cuillerée à bouche.*

SOLUTION ASTRINGENTE (Triquet).

| | |
|---|---|
| Acide tannique | 0 gr. 10 centigr. |
| Glycérine pure | 10 — |

*F. dissoudre. Pour cicatriser le tympan.*

SOLUTION CONTRE LA CONJONCTIVITE GRANULEUSE (Agnew).

| | |
|---|---|
| Acide tannique | 0 gr. 25 centigr. |
| Glycérine | 6 — |
| Borate de soude | 2 — |
| Eau camphrée | 32 — |

*F. dissoudre.*

SOLUTION CONTRE LA DIPTHÉRIE (Herbert).

| | |
|---|---|
| Acide tannique | 3 gr. |

| | |
|---|---|
| Glycérine pure | 36 gr. |

*F. dissoudre. En injections répétées dans les narines 2 ou 3 fois par jour.*

SOLUTION CONTRE LES ÉCOULEMENTS VAGINAUX (Guibout).

| | |
|---|---|
| Acide tannique | 25 gr. |
| Eau commune | 100 — |

*F. dissoudre. Imbibez un tampon et placez-le dans le vagin. Répétez tous les jours.*

SOLUTION DE TANNIN POUR INHALATIONS (Fieber).

| | |
|---|---|
| Tannin | 0 gr. 05 centigr. à 5 gr. |
| Eau | 100 — |

*F. dissoudre, filtrez en pulvérisations.*

SOLUTION TANNIQUE IODO-FERRÉE (Zucarello Patti).

| | |
|---|---|
| 1. Tannin pur | 6 gr. |
| Acide acétique | 3 — |
| Hydrolat de roses | 1200 — |

*M.*

| | |
|---|---|
| 2. Iode | 0 gr. 84 centigr. |
| Limaille de fer | 0 — 50 — |
| Eau distillée | 5 — |

*M. filtrez.*
*M. les 2 solutions ; en injections.*

SUPPOSITOIRES DE TANNIN CONTRE L'EC-ZÉMA DES FOSSES NASALES (Hermann).

| | |
|---|---|
| Acide tannique | 0 gr. 90 centigr. |
| Beurre de cacao | 5 — |

*F. s. a. ; 6 suppositoires.*

SUPPOSITOIRES DE TANNIN CONTRE HÉ-MORRHOÏDES.

| | |
|---|---|
| Tannin | 2 gr. |
| Axonge benzoïnée | 2 — 50 centigr. |
| Cire blanche | 0 — 50 — |
| Beurre de cacao | 5 — |

*F. s. a. 6 suppositoires.*

SUPPOSITOIRE OPIACÉ AU TANNIN CONTRE HÉMORRHOÏDES.

| | |
|---|---|
| Acide tannique | 0 gr. 20 centigr. |
| Opium brut pulvérisé | 1 — |
| Beurre de cacao | 4 — |

*M.*

VIN AROMATIQUE TANNISÉ (Ricord).

| | |
|---|---|
| Vin aromatique | 100 gr. |
| Tannin | 1 — à 5 gr. |

*F. dissoudre.*

**TARTRIQUE** (acide) ($C^4H^6O^6$). — *Syn.* Sel essentiel de tartre, acide de tartre. 1 partie se dissout dans 0, 66 d'eau; 2,5 d'alcool, glycérine toute proportion.

**Prop. thérap.** — Rafraîchissant, acidule tempérant.

**Prép. pharm. et pot.** — *A l'int.* 2 à 6 gr., limonade 1/1000. Q. V.; sirop d'acide tartrique, 1 p. 100; 50 à 1000 gr.

**Incompt.** — Sels de plomb, chaux, baryte, potasse, eau commune.

LIMONADE TARTRIQUE (Cod.).

100 *gr. de sirop tartrique pour* 900.

LIMONADE TARTRIQUE (F. H. P.).

| Sirop tartrique | 60 gr. |
| Eau commune | 1000 — |

M.

LIMONADE TARTRIQUE VINEUSE (F. H. P.).

| Vin rouge | 250 gr. |
| Sirop tartrique | 60 — |
| Eau | 700 — |

POTION ACIDULÉE.

| Acide tartrique | 1 gr. |
| Acide azotique alcoolisé | 1 |
| Sirop simple | 300 — |
| Eau | 100 — |

*F.* dissoudre l'acide tartrique dans l'eau. *M.* par cuillerées à bouche.

POUDRE GAZOGÈNE.

No 1. Bicarbonate de soude pulvérisé 4 gr.

*F. un paquet bleu.*

No 2. Acide tartrique pulvérisée 4 —

*F. un paquet blanc.*
*M. dans une bouteille que vous bouchez immédiatement.*

POUDRE GAZOGÈNE ACIDE (Jeannel).

| Bicarbonate sodique pulvérisé | 25 gr. |
| Sucre blanc | 200 — |
| Acide tartrique | 24 — |
| Essence de citrons | II gouttes |

*M.* 1 *cuillerée à bouche délayée dans un verre d'eau toutes les heures.*

POUDRE GAZOGÈNE ALCALINE. SODA POWDERS (Cod.).

2 à 5 *prises par jour dans un* 1/2 *verre d'eau.*

POUDRE GAZOGÈNE NEUTRE, POUDRE DE SELTZ (Cod.).

2 à 5 *prises par jour.*

SIROP TARTRIQUE (F. H. M.).

| Acide tartrique | 100 gr. |
| Huile volatile de citron | 3 — |
| Alcool à 95o c. | 15 — |
| Sirop simple | 6000 — |

*Introduisez dans une bouteille l'huile volatile dissoute dans l'alcool; ajoutez le sirop simple. Agitez fortement. F. dissoudre l'acide tartrique dans* 100 *d'eau chaude. M. en agitant.*

**TARTRATE ANTIMONIO-POTASSIQUE.** — V. *Emétique.*

— **TARTRATE BORICO-POTASSIQUE** ($C^4H^4O^6$ (BoO)K). — *Syn.* Crème de tartre soluble. Soluble dans moins de son poids d'eau; insoluble alcool et éther.

**Prop. thérap.** — Purgatif.

**Prép. pharm. et posol.** — *A l'int.* 15 à 30 gr.

**Incompt.** — Acides et sels acides, sels de chaux et de plomb.

BOISSON TEMPÉRANTE (Bouch).

| Crème de tartre soluble | 10 gr. |
| Nitrate de potasse | 2 — |
| Sucre | 50 — |
| Eau | 1000 — |

*M. à prendre par verres.*

EAU LAXATIVE (Corvisart).

| Crème de tartre soluble | 30 gr. |
| Emétique | 0 — 025 milligr. |

| Sucre blanc | 60 gr. |
| Eau | 1000 — |

*F. dissoudre. Filtrez. Par verres toutes les* 1/2 *heure.*

LIMONADE A LA CRÈME DE TARTRE SOLUBLE. LIMONADE TARTRO-BORATÉ (Cod.).

20 *gr. de crème de tartre p.* 1000 *par verres.*

LIMONADE A LA CRÈME DE TARTRE (F. H.P.)

Crème de tartre soluble 20 gr.

| | | | |
|---|---|---|---|
| Eau bouillante | 1000 gr. | Eau | 150 gr. |
| *F. dissoudre :* | | *Passez et ajoutez :* | |
| Sirop de sucre | 100 — | Crème de tartre | 15 — |
| | | Sirop d'asperges | 25 — |

POTION DIURÉTIQUE (Ewald)

| | |
|---|---|
| Bulbe de scille | 1 gr. 50 centigr. |
| *F. infuser dans :* | |

*Par cuillerées toutes les heures ou deux heures.*

## — TARTRATE FERRICO-POTASSIQUE. — V. *Fer.*

## — TARTRATE DE POTASSE ACIDE ($C^4H^4O^6$ KH). — *Syn.*
Crème de tartre, bitartrate de potasse. Peu soluble, 1 partie dans 250 d'eau ; presque insoluble alcool ; insoluble éther.

**Prop. thérap.** — Rafraîchissant, purgatif, dentifrice.

**Posol.** — *A l'int.* 2 à 4 gr. (rafraîchissant) ; 8 à 30 gr. (purgatif).

**Incompt.** — Acides, sels de chaux, baryte, plomb, kermès, oxydes d'antimoine.

ÉLECTUAIRE LAXATIF.

| | |
|---|---|
| Crème de tartre | 25 gr. |
| Séné pulv. | 5 — |
| Gingembre pulv. | 2 — 50 centigr. |
| Pulpe de tamaris | 50 — |

*1 à 2 cuillerées à café.*

ÉLECTUAIRE DE SOUFRE TARTARISÉ.

| | |
|---|---|
| Soufre sublimé et lavé | 166 gr. |
| Crème de tartre pulvérisée | 322 — |
| Essence de citron | 1 — |
| Sirop simple ou miel | Q. s. |

*M. pour faire un électuaire, 8 à 30 gr.*

POUDRE DENTIFRICE (Toirac).

| | |
|---|---|
| Carbonate de chaux | 40 gr. |
| Magnésie | 80 — |
| Sucre pulvérisé | 40 — |
| Tartrate acide de potasse | 12 — |
| Essence de menthe | X gouttes. |

AUTRE :

| | |
|---|---|
| Charbon pulvérisé | 10 gr. |
| Magnésie | 5 — |
| Quinquina gris pulvérisé | 5 — |
| Crème de tartre | 4 — |
| Essence de menthe | II gouttes. |

POUDRE ANTIPHLOGISTIQUE (Rust.).

| | | |
|---|---|---|
| Bitartrate de potasse | | |
| Nitrate de potasse | ā ā | 8 gr. |
| Sucre | | |

*Divisez en 12 paquets. 1 toutes les heures.*

POUDRE TEMPÉRANTE LAXATIVE GAZEUSE.

Bitartrate de potasse en poudre
Sucre blanc pulvérisé
Bicarbonate de soude pulvérisé
Alcoolature de citron

*M. les poudres. 1 cuillerée à café dans un 1/2 verre d'eau sucrée toutes les 1/2 heure.*

## — TARTRATE DE POTASSE NEUTRE ($C^4H^4O^6K^2$). — *Syn.*
Sel végétal. — 1 partie se dissout dans 4 parties d'eau; peu soluble alcool.

**Prop. thérap.** — Diurétique et laxatif, altérant.

**Posol.** — *A l'int.* 1 à 2 gr. (altérant) ; 15 à 30 gr. (purgatif).

**Incompt.** — Acides et sels acides, sels de chaux et de plomb.

MIXTURE FONDANTE (Matzel, Bouch.).

| | |
|---|---|
| Tartrate de potasse | 15 gr. |
| Extrait de petite centaurée | 5 — |
| — gentiane | 5 — |
| Eau | 200 — |

*Par cuillerées toutes les heures.*

PURGATIF.

| | |
|---|---|
| Tartrate de potasse | 15 à 30 gr. |
| Sirop de cerises ou groseilles | 30 — |
| Eau | 120 — |

*A prendre en une fois.*

## — TARTRATE DE POTASSE ET DE SOUDE ($C^4H^6O^6KNa+4H^2O$). — *Syn.* Sel de Seignette, sel de la Rochelle, sel polychreste soluble — 1 partie se dissout dans 1 p. 2 d'eau, insoluble alcool.

**Prop. thérap.** — Purgatif.

**Posol.** — *À l'int.* 16 à 60 gr.
**Incompt.** — Comme le tartatre neutre de potasse.

POUDRE GAZOGÈNE LAXATIVE SEDLITZ PODWERS (Cod.).

1. Bicarbonate de soude ........... 2 gr.
   Tartrate de potasse et de soude  6 —
   *Paquet bleu.*
2. Acide tartrique ................. 2 —
   *Paquet blanc.*

POUDRE TEMPÉRANTE LAXATIVE (Jeannel).

Tartrate de potasse et de
  soude pulvérisé ............... 50 gr.
Sucre blanc pulvérisé .......... 100 —
Bicarbonate de soude pul-
  vérisé ......................... 22 —
Acide tartrique pulvérisé ....... 20 —
Essence de citron ............. I goutte
  *M.* 1 *cuillerée à café dans* 1/2 *verre
  d'eau sucrée toutes les heures.*

— **TARTRATE DE MAGNÉSIE.** — Comme le citrate de magnésie. Mêmes propriétés.
  **Posol.** — *À l'int.* 40 gr.

LIMONADE PURGATIVE AU TARTRATE DE MAGNÉSIE.

Carbonate de magnésie ......... 15 gr.
Acide tartrique ................ 22 —
Eau ........................... 600 —

*F. dissoudre. Filtrez. Edulcorez
avec* 60 gr. *de sirop tartrique aromatisé à l'orange ou au citron.*

— **TARTRATE DE SOUDE NEUTRE** ($C^4H^4O^6Na^2$). — Comme
le tartrate de potasse.

LIMONADE AU TARTRATE DE SOUDE (F. H. M.).

Acide tartrique ................ 20 gr.
Bicarbonate de soude .......... 22 —
Eau aromatique au citron ...... 30 —
Sirop simple .................. 60 —
Eau ........................... 400 —

PURGATIF.

Tartrate de soude .......... 15 à 30 gr.
Sirop cerises ou groseilles .... 30 —
Eau .......................... 120 —
  *A prendre en une fois.*

TARTRATE DE SOUDE GRANULÉ EFFERVES-
CENT (Barbier).

*D'une part :*
Acide tartrique ................ 75 gr.
Bicarbonate de soude .......... 38 —
Eau distillée .................. 30 —
  *M. l'acide avec le bicarbonate ;
  ajoutez peu à peu l'eau distillée en
  remuant ; versez sur un tamis et
  portez à l'étuve, criblez.*
*D'autre part :*
Acide tartrique ................ 40 gr.
Bicarbonate de soude .......... 75 —
Eau distillée .................. 23 —
  *Opérez comme ci-dessus. M. les
  deux produits.*

## TÉRÉBENTHINE ET ESSENCE. — V. Egalement à

*Essence de térébenthine.* Oléo-résines retirées de diverses espèces de
la famille des Conifères et des Térébinthacées.
  Les principales sortes sont :

  — 1º **TÉRÉBENTHINE D'ALSACE** des *Vosges* ou de *Strasbourg, térébenthine au citron :* du *Sapin argenté, Pinus picea* ou *Abies
pactinata* (Conifères).

  — 2º **TÉRÉBENTHINE DE BORDEAUX** ou *térébenthine commune* du *Pinus maritima* ou *Pinaster* (Conifères).

  — 3º **TÉRÉBENTHINE DE VENISE** du *Mélèze, Larix europea*
(Conifères).

  4º **TÉRÉBENTHINE DE CHIO** ou *Térébinthe, Pistacia terebin-
thus* (Térébinthacées).

**Prop. thérap.** — Stimulant énergique, vermifuge ; conseillé contre le tétanos, la péritonite puerpérale, antidote de phosphore, révulsif, rubéfiant.

**Prép. pharm. et posol.** — *A l'int.* 4 à 8 gr. en capsules, perles, potions ; — pilules contenant 0 gr. 20 centigr à 2 à 10 gr. ; — sirop, à 1/10e 20 à 50 gr. — *A l'ext.* Entre dans la composition de divers emplâtres.

### ALCOOLAT DE FIORAVANTI (Cod.)

60 *gr. en frictions.*

### ALCOOLAT D'ESSENCE DE TÉRÉBENTHINE.

| | | |
|---|---|---|
| Essence de térébenthine | 50 | gr. |
| Alcool rectifié | 250 | — |

*Distillez, et séparez l'essence en excès. 1 gr. dans eau sucrée.*

### BAUME DE BASVILLE (Bat.).

| | | |
|---|---|---|
| Essence de térébenthine | 90 | gr. |
| Alcoolat de genièvre | } ãã 60 | — |
| Savon blanc | | |
| Carbonate de potasse | } ãã 45 | — |
| Eau distillée | | |

### BAUME ANTIRHUMATISMAL (Fontaine).

| | | |
|---|---|---|
| Baume de Fioravanti | 250 | gr. |
| Savon | 30 | — |
| Camphre | 25 | — |
| Ammoniaque | 8 | — |
| Essence de romarin | 6 | — |
| — de thym | 2 | — |

*En frictions.*

### BOLS D'OLÉO-RÉSINE DE TÉRÉBENTHINE (Dannecy).

| | | |
|---|---|---|
| Cire blanche | 1 | gr. |
| Térébenthine de Venise | 5 | — |

*F. s. a. 2 à 20 gr. en bols de 0 gr. 50 centigr.*

### DIGESTIF ANIMÉ (F. H. P. Anc. Cod.).

| | |
|---|---|
| Digestif simple | } ãã P. E. |
| Styrax liquide | |

*Mêlez.*

### DIGESTIF ANIMÉ (Lisfranc).

| | | |
|---|---|---|
| Digestif simple | 10 | gr. |
| Potasse caustique | 3 | — |

### DIGESTIF MERCURIEL.

| | |
|---|---|
| Digestif simple | } ãã 60 gr. |
| Onguent mercuriel | |

*M.*

### DIGESTIF OPIACÉ.

| | | |
|---|---|---|
| Opium en poudre | 5 | gr. |
| Digestif simple | 100 | — |

*M.*

### DIGESTIF SIMPLE (F. H. P.).

| | | |
|---|---|---|
| Térébenthine du mélèze | 40 | gr. |

| | | |
|---|---|---|
| Jaunes d'œufs | 20 | gr. |
| Huile d'olive | 10 | — |

### EAU SPIRITUEUSE D'ANHALT (Cod.).

| | | |
|---|---|---|
| Alcool | 2500 | gr. |
| Térébenthine | 250 | — |
| Girofle | | |
| Nsix muscade | } ãã 200 | gr. |
| Cubèbe | | |
| Encens | 50 | gr. |
| Semences de fenouil | | |
| Baies de laurier | } ãã 15 | gr. |
| Bois d'aloès | | |
| Safran | } ãã 10 | gr. |
| Musc | 75 | centigr. |

*F. s. a. 8 à 12 gr. dans potion.*

### EAU TÉRÉBENTHINÉE.

| | | |
|---|---|---|
| Térébenthine au citron | 50 | gr. |
| Eau | 1000 | — |

*Jetez l'eau bouillante sur la térébenthine, agitez ; laissez refroidir filtrez.*

### ÉLECTUAIRE ANTIBLENNORRHAGIQUE TÉRÉBENTHINÉ.

| | | |
|---|---|---|
| Térébenthine de Venise | 30 | gr. |
| Baume de copahu | 20 | — |
| Poudre de cubèbe | 80 | — |
| Magnésie calcinée | Q. | s. |
| Essence de menthe | XX | gouttes |

*10 à 20 grammes par jour.*

### ÉMULSION TÉRÉBENTHINÉE (Carmichael).

| | | |
|---|---|---|
| Essence de térébenthine | 16 | gr. |
| Jaune d'œuf | n° 1 | |

*Ajoutez peu à peu en triturant :*

| | | |
|---|---|---|
| Emulsion d'amandes | 125 | gr. |
| Sirop d'écorces d'oranges | 64 | — |

*M. 1 à 2 cuillerées toutes les 2 heures.*

### EMBROCATION ANTIRHUMATISMALE.

| | | |
|---|---|---|
| Essence de térébenthine | } ãã 50 | gr. |
| Baume Nerval | | |
| Eau de Rabel | 5 | — |

### EMBROCATION STIMULANTE (Roux).

| | | |
|---|---|---|
| Baume de Fioravanti | } ãã 40 | gr. |
| Alcoolat de romarin | | |
| Ammoniaque liquide | 3 à 18 | — |

*M. quelques gouttes sur la main et*

*qu'on place sous les yeux. 5 à 6 fois par jour.*

### GARGARISME TÉRÉBENTHINÉ.

| | |
|---|---|
| Décoction de citrons | 250 gr. |
| Essence de térébenthine | 10 — |
| — de menthe | X gouttes. |

*F. s. a.*

### HUILE CAMOMILLE TÉRÉBENTHINÉE.

| | |
|---|---|
| Huile de camomille sèche | 100 gr. |
| Essence de térébenthine | 25 — |

*En frictions.*

### INJECTION TÉRÉBENTHINÉE DE DESHARDING (Cadet).

| | |
|---|---|
| Savon médicinal | 20 gr. |
| Térébenthine de Venise | 10 — |
| Eau distillée | 200 — |

*M. s. a. et ajoutez :*

| | |
|---|---|
| Teinture de benjoin | 5 — |

*5 ou 6 injections par jour contre surdité.*

### LINIMENT ANTIARTHRITIQUE (Home).

| | |
|---|---|
| Camphre | 3 gr. |
| Essence térébenthine | 10 — |
| Savon noir | 30 — |
| Baume Nerval | 15 — |
| Essence de cumin | 1 — |
| Carbonate d'ammoniaque | 1 — |

*M. En frictions.*

### LINIMENT CONTRE AMAUROSE (Sickel).

| | |
|---|---|
| Alcoolat de romarin | 30 gr. |
| — de Fioravanti | 15 — |
| Essence de lavande | 1 — |

### LINIMENT CONTRE LES ENGELURES (Guillebert-Dhercourt).

| | |
|---|---|
| Térébenthine de Venise | 12 gr. |
| Huile de ricin | 6 — |
| Collodion | 30 — |

*M.*

### LINIMENT EXCITANT (Cod. 66).

| | | |
|---|---|---|
| Alcoolat de Fioravanti | } āā | 40 gr. |
| Huile d'amandes douces | | |
| Alcool camphré | | 15 — |
| Ammoniaque | | 5 — |

*G. s. a.*

### LINIMENT RÉSOLUTIF

| | | |
|---|---|---|
| Alcoolat de Fioravanti | } | |
| — de mélisse | } | |
| composé | } āā | 50 gr. |
| — camphré | } | |

*M. En frictions.*

### LINIMENT RÉSOLUTIF (Stokes).

| | |
|---|---|
| Essence de térébenthine | 100 gr. |
| Acide acétique | 15 — |
| Jaune d'œuf n° 1 | |
| Eau de roses | 80 — |
| Huile de lin | 5 — |

*F. s. a.*

### LINIMENT STIMULANT ANGLAIS (Baume de vie) (Brit. ph.).

| | |
|---|---|
| Savon dur | 70 gr. |
| Camphre | 35 — |
| Essence de romarin | 10 — |
| Alcool | 425 — |
| Eau distillée | 56 — |

### LINIMENT STIMULANT RÉSOLUTIF. (Bouchardat).

| | | |
|---|---|---|
| Alcoolat de Fioravanti | } āā | 50 gr. |
| — de romarin | } | |
| Teinture de cantharides | | 10 — |

*M.*

### LINIMENT TÉRÉBENTHINÉ ACÉTIQUE (Ph. Brit.).

| | |
|---|---|
| Essence de térébenthine | 15 gr. |
| Acide acétique | 15 — |
| Camphre acétique | 15 — |
| Camphre | 3 — |
| Huile d'olives | 12 — |

*M.*

### MIXTURE DE WHITH OU DURANDE (Cad.).

| | |
|---|---|
| Éther sulfurique | 20 gr. |
| Essence de térébenthine | 10 — |

*M. s. a. 15 à 20 gouttes par jour.*

### MIXTURE POUR COMPRESSES (Thielmann).

| | |
|---|---|
| Essence de térébenthine | 25 gr. |
| Jaune d'œuf n° 1 | |
| Émulsionnez avec infusion de camomille (15 gr.) | 300 — |

*Ajoutez :*

| | |
|---|---|
| Alcool camphré | 25 — |

### PILULES CONTRE LA CYSTITE.

| | |
|---|---|
| Térébenthine de Venise | 4 gr. |
| Castoreum | 2 — |
| Camphre | 4 — |
| Magnésie calcinée | Q. s. |

*F. s. a. 40 pilules ; 3 à 4 par jour.*

### PILULES DE TÉRÉBENTHINE (Cod.).

*0 gr. 20 centigr. par pilule ; 3 à 30.*

### PILULES D'ESSENCE DE TÉRÉBENTHINE (Dannecy).

| | | |
|---|---|---|
| Essence de térébenthine | } āā | 0 gr. 20 centigr. |
| Cire blanche | } | |

20

F. fondre. A une douce chaleur ; laissez refroidir ; ajoutez :

Sucre blanc pulvérisé     Q. s.

    M. pour 1 pilule. 4 à 5 par jour.

**PILULES DE TÉRÉBENTHINE CUITE** (Cod.).

    Contenant chacune 0 gr. 30 centigr. 5 à 30 par jour.

    **POTION TÉRÉBENTHINÉE** (Éwald).

Essence de térébenthine    15 gr.
Gomme arabique pulvérisée    8 —
Eau    180 —
    F. une émulsion et ajoutez :
Sirop de gingembre    25 —

Ether nitrique alcoolisé    5 gr.

    F. s. a. contre hydroposie.

    **SAVON DE STARKEY** (anc. Cod.).

Carbonate potassé sec    ⎫
Essence de térébenthine  ⎬ āā   10 gr.
Térébenthine fine Venise  ⎭

    On triture le carbonate, on y mêle peu à peu l'essence, puis la térébenthine ; on broie le mélange jusqu'à ce qu'il ait acquis consistance de miel épais.

    **SIROP DE TÉRÉBENTHINE** (Codex).

50 à 100 gr.

## TERRE FOLIÉE. — V. Acétate de potasse.

## TERPINE. — Bihydrate de térébenthine. Soluble 200 parties eau froide, très soluble alcool, éther, essence de térébenthine.

    **Prop. thérap.** — Diurétique, puissant modificateur des urines et des sécrétions bronchiques.

    **Prép. pharm. et posol.** — A l'int. 0 gr. 10 centigr. à 1 gr. 50 centigr., en pilules, en cachets ou en potion.

|  | POTION. |  |
|---|---|---|
| Eau | 100 gr. |  |
| Alcool | 20 — |  |

Terpine    0 gr. 50 centigr.
Sirop de cachou    30 —
    M. A prendre dans les 24 heures.

## TERPINOL. — Le terpinol pharmaceutique n'est pas un produit défini (G. Bouchardat). Insoluble eau ; soluble alcool et éther.

    **Prop. thérap.** — Modificateur des sécrétions bronchiques.

    **Posol.** — A l'int. 0 gr. 50 centigr. à 1 gr., en capsules de 0 gr. 10 centigr.

## THALLINE ($C^9H^6AzH^4CO,CH^3$—). — On emploie le tartrate et le sulfate. Soluble dans 5 fois son poids d'eau et 100 parties d'alcool ; peu soluble ether et chloroforme

    **Prop. thérap.** — Antipyrétique.

    **Posol.** — A l'int. 0 gr. 25 centigr. en 24 heures, et jusqu'à 0 gr. 50 en cachets : paquets ou dans une potion.

## THAPSIA. — Thapsia garganica (Ombellifères).

    **Part. empl.** — Résine extraite de l'écorce de racine.

    **Prop. thérap.** — Employé par les Arabes comme purgatif, rubéfiant et révulsif énergique.

    **Prép. pharm. et posol.** — Inusité à l'intérieur. A l'ext. Emplâtre de résine.

## THÉ. — Thea chinensis (Ternstrœmiacées).

    **Part. empl.** — Feuilles, 2 variétés : 1° thés verts ; 2° thés noirs.

    **Princ. act.** — Caféine ou théine.

    **Prop. thérap.** — Excitant, stomachique.

    **Prép. pharm. et posol.** — A l'int. Infusion, 5 à 10 p. 1000, simple ou alcoolisée.

**Incompt.** — Eau de chaux, gélatine, sels de fer, vases métalliques en fer.

**THÉRIAQUE.** — *Syn.* Electuaire thériacal (Codex), 4 gr. renferment 0 gr. 05 centigr. d'opium brut, soit 0 gr. 025 milligr. d'extrait d'opium.

**Prop. thérap.** — Employé contre la gastralgie, les entérites.

**Posol.** — *A l'int.* 2 à 4 gr.

**THRIDACE.** — Extrait de tiges fraiches de laitue. V. *Laitue.*

**Prop. thérap.** — Réputé autrefois hypnotique. Extrait, 1 à 2 gr. ; — sirop, 0 gr. 50 centigr. par cuillerées, 2 à 4 par jour.

**THYM.** — *Thymus vulgaris* (Labiées).

**Part. empl.** — Plante fleurie.

**Princ. act.** — Thymol. Essence de thym.

**Prop. thérap.** — Désinfectant, antiseptique.

**Prép. pharm. et posol.** — *A l'ext.* Huile volatile, acide thymique ou thymol.

**— THYMOL** ($C^{10}H^{13}OH$). — Très peu soluble eau, 150, facilement soluble alcool, éther, acide acétique concentré. *Syn.* Acide thymique.

**Prop thérap.** — Succédané de l'acide phénique, antiputride puissant.

**Posol.** — Comme l'acide phénique.

GLYCÉRÉ THYMIQUE (Bouilhon-Paquet).

| | |
|---|---|
| Acide thymique | 1 gr. |
| Glycéré d'amidon | 100 — |
| *M.* | |

POMMADE A L'ACIDE THYMIQUE
(Bouilhon-Paquet).

| | |
|---|---|
| Acide thymique | 1 à 4 gr. |
| Axonge | 100 — |
| *M.* | |

LOTION A L'ACIDE THYMIQUE
(Bouilhon-Pasquet).

| | |
|---|---|
| Acide thymique | 1 gr. |
| Alcool à 85° | 4 — |
| *F. dissoudre. Ajoutez :* | |
| Eau distillée | 995 gr. |

*En lotion, injection, inhalation, pansements.*

POUDRE CONTRE LA SUEUR (Yvon).

| | | |
|---|---|---|
| Talc | 90 gr. | |
| Amidon | 10 — | |
| Tannin | 3 — | |
| Acide salicylique | 0 — 50 | centigr. |
| Thymol | 0 — 10 | |

SOLUTION ANTISEPTIQUE (Giraldès).

| | |
|---|---|
| Acide thymique | 2 à 4 gr. |
| Alcool | 100 — |
| Eau | 900 — |
| *F. dissoudre M.* | |

AUTRE :

| | |
|---|---|
| Phénol absolu | 50 gr. |
| Thymol | 2 — |
| Alcool à 90· | 50 — |
| Eau | Q. s. pour un litre. |

**TILLEUL.** — *Tilia europæa* (Tiliacées).

**Part. empl.** — Feuilles.

**Prop. thérap.** — Antispasmodique, calmant, diaphorétique.

**Prép. pharm. et posol.** — *A l'int.* Eau distillée, véhicule de potions ; infusion, 1 p. 1000.

BAIN DE TILLEUL (Cod.).

| | |
|---|---|
| Tilleul | 500 gr. |
| Eau | Q. s. |

TILLEUL ORANGER (H. P.).

| | | |
|---|---|---|
| Fleurs de tilleul | } ãã | 4 gr. |
| Feuilles d'oranger | | |
| Eau | | 1000 — |

F. infuser. Ajoutez :

| | |
|---|---|
| Sirop de sucre | 60 gr. |

ESPÈCES ANTISPASMODIQUES.

| | | |
|---|---|---|
| Fleurs de tilleul | | |
| — de camomille | } ãã | P. E. |
| Feuilles d'oranger | | |
| — de mélisse | | |
| 10 gr. par litre. | | |

## TOILE DE MAI (Codex). — Sparadrap de cire, étendu sur de la toile.

**Prop. thérap.** — Sert à penser les cautères.

## TOLU (Baume de). — Du *Myrospermum Toluifera* (Légumineuses) et *Baume du* PÉROU, au *Myroxylon, Pereiræ* (Légumineuses).

**Prop. thérap.** — Stimulant, basalmique, diurétique.

**Prép. pharm. et posol.** — A l'int. Baume, 0 gr. 50 centigr. à 2 gr. ; — éthérolé, 1 à 4 gr. ; — sirop, 30 à 60 gr. et plus ; — tablettes, q. v. ; — teinture, 4 à 8 gr. en potion. — A l'ext. Baume du Pérou.

CRÈME PECTORALE DE TRONCHIN (Cad.).

| | | |
|---|---|---|
| Beurre de cacao | | 60 gr. |
| Sucre | | 15 gr. |
| Sirop de Tolu | } ãã | 30 — |
| — de capilllaire | | |
| M. par cuillerées d bouche. | | |

ÉMULSION DE BAUME DE TOLU (Cod.).

*Représente 2 p. 100 de baume de Tolu.*

ÉMULSION CONTRE CREVASSES DU MAMELON.

| | |
|---|---|
| Huile d'amandes douces | 6 gr. |
| Baume du Pérou | 3 — |
| Gomme arabique pulvérisée | 3 — |
| Eau distillée de roses | 50 — |
| F. s. a. | |

LAIT DE POULE AROMATIQUE.

| | | |
|---|---|---|
| Jaunes d'œufs | | n° 2 |
| Eau chaude | | 200 gr. |
| Eau distillée de laurier- | } ãã | 60 — |
| cerise | | |
| Rhum | | |
| Sirop de Tolu | | 50 — |

LINIMENT CONTRE ENGELURES.

| | |
|---|---|
| Baume du Pérou | 10 gr. |
| — nerval | 20 — |
| Eau de Cologne | 30 — |

LOOCH BALSAMIQUE.

| | |
|---|---|
| Baume de Tolu ou du Pérou | 1 à 2 gr. |
| Gomme arabique | 5 — |
| Sirop d'orgeat | 30 — |
| Eau | 120 — |
| F. s. a. par cuillerées. | |

MIXTURE CONTRE ENGELURES (Mayolla).

| | |
|---|---|
| Baume du Pérou | 5 gr. |
| Alcool | 125 — |
| F. dissoudre. Ajoutez : | |
| Acide chlorhydrique | 4 — |
| Teinture de benjoin | 15 — |
| F. s. a. pour embrocations. | |

OPIAT BALSAMIQUE.

| | |
|---|---|
| Baume de Tolu | 100 gr. |
| Copahu | 50 — |
| Tourteau d'amandes douces | Q. s. |
| F. s. a. un électuaire. Divisez en 25 doses. 3 à 6 par jour. | |

PILULES DE MARCUS CONTRE BRONCHITE CATARRHALE.

| | |
|---|---|
| Baume du Pérou | 6 gr. |
| Myrrhe | 12 — |
| Extrait d'opium | 2 — |
| F. s. a. 150 pilules, 2 à 6 par jour. | |

AUTRES :

| | |
|---|---|
| Baume de Tolu | 5 gr. |
| Gomme amoniaque | 2 — |
| Extrait de jusquiane | 0 — 50 centigr. |
| Savon médicinal | Q. s. |
| Pour 100 pilules. 4 à 10 par jour. | |

POMMADE CONTRE LA CALVITIE (Néligan).

| | |
|---|---|
| Axonge purifiée | 60 gr. |
| Cire blanche | 8 — |
| Baume de Tolu | 8 — |
| Essence de romarin | XX gouttes. |
| Teinture de cantharides | 4 gr. |
| F. s. a. onctions matin et soir. | |

AUTRE (Ewald) :

| | | |
|---|---|---|
| Mœlle de bœuf | 50 gr. | |
| Essence de jasmin | 0 — 10 | centigr. |
| — de neroli | 0 — 15 | — |
| — de roses | 0 — 25 | — |
| — d'amandes amères | 0 — 10 | — |
| Baume du Pérou ) | | |
| Teinture de can- } āā 10 — | | |
| tharides ) | | |

*F. s. a.*

POTION CONTRE LE CATARRHE DES BRONCHES (Wiss).

| | |
|---|---|
| Baume du Pérou | 8 gr. |
| Mucilage de gomme arabique | 2 — |
| Jaune d'œuf | no 1 |
| Eau distillée | 210 gr. |
| Sirop de cannelle | 30 — |

*F. s. a. A prendre par cuillerées.*

POMMADE CONTRE LES ENGELURES.

| | |
|---|---|
| Baume du Pérou | 4 gr. |
| Extrait de saturne | 4 — |
| Axonge | 30 — |

TABLETTES DE TOLU (Cod.).

*Ad libitum.*

TABLETTES BÉCHIQUES NOIRES
(Ph. Belge).

| | |
|---|---|
| Baume de Tolu | 9 gr. |
| Iris de Florence pulvérisée | 9 — |
| Sucre blanc pulvérisé | 427 — |
| Gomme adragante pulvérisée | 2 — |
| Extrait de réglise | 53 — |

*F. s. a. tablettes de 1 gr. ad libitum.*

TOPIQUE BALSAMIQUE (P. de Mignot).

| | |
|---|---|
| Baume du Pérou liquide | 4 gr. |
| Alcoolat vulnéraire | 30 — |

M.

# TORMENTILLE. — *Tormentilla erecta* (Rosacées).
**Part. empl.** — Souche.
**Princ. act.** — Tannin.
**Prop. thérap.** — Astringent puissant.
**Prép. pharm. et posol.** — *A l'int.* Décoction, 10 à 20 p. 1000 ; — extrait, 1 à 4 gr. *A l'ext.* Décoction, 20 à 50 p. 1000.
**Incompt.** — Comme pour le tannin.

# TOURNESOL. — *Chrozophora tinctoria* (Euphorbiacées).
**Prop. thérap.** — Employé pour constater la présence d'un acide ou d'un alcali libres.
**Prép.** — Papier dit de tournesol.

# TRAUMATICINE. — Solution de gutta-percha dans du chloroforme.
**Prop. thérap.** — Employée contre les affections de la peau.
**Prép. pharm. et posol.** — *A l'ext.* Solution chloroformique, 1 p. 9. V. *Acide chrysophanique.*

# TRÈFLE D'EAU. — V. *Ményanthe.*

# THRIMÉTHYLAMINE (Chlorhydrate de). — *Syn.* Propylamine.
**Prop. thérap.** — Employée contre le rhumatisme articulaire aigu.
**Prép. pharm. et posol,** — *A l'int.* 0 gr. 50 centigr. à 1 gr. (Duj.-Beaumetz).

PILULES.

| | | |
|---|---|---|
| Chlorhydrate de triméthylamine | 2 gr. | |
| Poudre de guimauve | 1 — | |
| — de gomme arabique | 0 — 50 | centigr. |

*Pour 20 pilules. 5 à 10 par jour.*

POTION.

| | |
|---|---|
| Chlorhydrate de triméthylamine | 2 gr. |
| Sirop d'anis | 30 — |
| Eau distillée | 120 — |

*0 gr. 25 centigr. de sel. Par cuillerée d'bouche.*

20.

### TRINITRINE. — *Syn.* Nitroglycérine.

On emploie la solution alcoolique à un centième.

**Prop thérap.** — Antihystérique, antispamodique, antinévralgique.
Doses de la solution à 1/100°, II à III gouttes par jour.

| SOLUTION (Huchard). | Eau distillée 300 gr. |
|---|---|
| Solution alcoolique de trinitrine à 1/100° XXX gouttes | *3 cuillerées à bouche par jour.* |

### THRYPSINE. — Ferment de suc pancréatique qui dissout l'albumine. Soluble eau ; insoluble alcool.

**Prop. thérap.** Préconisé pour dissoudre les fausses membranes diphtéritiques.

**Prép. pharm. et posol.** — *A l'int.* Solution à 1 p. 10.

| SOLUTION. | *4 heures ; filtrez ; rendez alcalin avec* |
|---|---|
| Solution d'acide salicylique au 1/1000° 50 gr. | *un peu de bicarbonate sodique. Pour dissoudre les fausses membranes* (diphtérie). |
| Thrypsine 5 — | |
| *F. digérer au B.-M. pendant* | |

### TULIPIER. — *Liriodendrum tulipifera* (Magnoliacées).

**Part. empl.** — Ecorce.

**Prop. thérap.** — Employé pour combattre les fièvres intermittentes.

**Prép. pharm. et posol.** — *A l'int.* Extrait alcoolique, 1 gr. ; poudre, 4 à 6 gr.

| VIN DE TULIPIER. | Vin blanc généreux 1000 gr. |
|---|---|
| Ecorce fraîche de tulipier 100 gr. | *F. macérer 8 jours. Filtrez. 1 verre le matin à jeun.* |
| *Concassez ; ajoutez :* | |
| Alcool rectifié 100 — | |

### TURBITH MINÉRAL. — V. *Sous-sulfate de bioxyde de mercure.*

### — TURBITH NITREUX. — V. *Azotate mercureux bibasique.*

### — TURBITH VÉGÉTAL. — *Ipomea turpethum* (Convolvulacées).

**Part. empl.** — Racine.

**Princ. act.** — Turpéthine.

**Prop. thérap.** — Purgatif drastique (peu usité) ; entre dans la composition de l'eau-de-vie allemande.

**Prép. pharm. et posol.** — *A l'int.* Infusion, 4 à 8 gr. p. 1000 ; poudre, 0 gr. 25 centigr. à 1 gr.

### TUSSILAGE. — *Tussilago farfara* (Synanthérées). *Syn.* Pas d'âne, taconnet.

**Part. empl.** — Feuilles, fleurs.

**Prop. thérap.** — Béchique, adoucissant.

**Prép. pharm. et posol.** — *A l'int.* Infusion, 10 p. 1000 ; sirop (peu inusité).

# U

**ULMAIRE.** — *Spiræa ulmaria* (Rosacées). *Syn.* Reine des près, vignette.

**Part. empl.** — Fleur.

**Prop. thérap.** — Tonique, anticatarrhal, diaphorétique, diurétique.

**Prép. pharm. et posol.** — *A l'int.* Essence (acide salicyleux) ; infusion, 10 à 30 p. 1000.

EAU DISTILLÉE.

*Est employée comme véhicule pour injections hypodermiques.*

TISANE D'ULMAIRE (Obriot).

| | |
|---|---|
| Feuilles et fleurs d'ulmaire | 10 à 30 gr. |
| Eau | 1000 — |

*F. s. a. Par verres.*

**ULMINE.** — V. *Orme.*

**URÉTHANE** ($C^3H^7AzO^2$). — *Syn.* Carbamate d'éthyle. Très soluble eau, alcool, éther.

**Prop. thérap.** — Hypnotique.

**Prép. pharm. et posol.** — *A l'int.* 3 à 4 gr.

POTION (Huchard).

| | |
|---|---|
| Eau distillée de tilleul | 40 gr. |
| Sirop de fleurs d'oranger | 15 — |
| Uréthane | 3 à 4 — |

*M. En une fois le soir en se couchant.*

POTION (Vigier).

| | |
|---|---|
| Eau | 100 gr. |
| Uréthane | 4 — |
| Sirop de fleurs d'oranger | 30 — |

*M. En une fois.*

POTION (Huchard.)

| | | |
|---|---|---|
| Eau distillée de tilleul | | |
| Eau de fleurs d'oranger | āā | 20 gr. |
| Sirop simple | | |

| | |
|---|---|
| Uréthane | 0 gr. 20 centigr. |

*M. Une cuillerée à dessert toutes les 2 heures aux jeunes enfants.*

SOLUTION (Huchard).

| | |
|---|---|
| Eau distillée | 100 gr. |
| Uréthane | 20 — |

*F. dissoudre. 3 à 4 cuillerées à café le soir dans une infusion de feuilles d'oranger.*

SOLUTION (Vigier).

| | |
|---|---|
| Eau distillée | 100 gr. |
| Uréthane | 10 — |

*Chaque cuillerée à café contient 0 gr. 50 centigr. d'uréthane.*

**UVA URSI.** — *Arctostaphyllos uva ursi* (Ericacées). *Syn.* Raisin d'ours, busserolle.

**Part. empl.** — Feuilles.

**Prop. thérap.** — Astringent, léger diurétique.

**Prép. pharm. et posol.** — *A l'int.* Infusion, 10 p. 1000 ; poudre, 1 à 5 gr.

**Incompt.** — Albumine, émulsions, gélatine, sels de fer.

SIROP D'UVA URSI (Debeauvais).

| | |
|---|---|
| Uva ursi | 90 gr. |
| Eau | Q. s. |
| Sucre | 1000 gr. |

*F. s. a. par déplacement de l'eau bouillante. 30 à 60 gr.*

TISANE D'UVA URSI (F. H. M.).

| | |
|---|---|
| Feuilles d'uva ursi | 15 gr. |
| Eau bouillante | 100 |

*F. infuser une heure. Édulcorez avec :*

| | |
|---|---|
| Sirop de sucre | 100 gr. |

# V

**VALÉRIANE.** — *Valeriana officinalis* (Valérianées). *Syn.* Petite valériane, herbe aux chats.

**Part. empl.** — Souche.

**Princ. act.** — Acide valérianique. Huile essentielle.

**Prop. thérap.** — Antispasmodique puissant ; préconisée comme vermifuge et fébrifuge.

**Prép. pharm. et posol.** — *A l'int.* Extrait, 1 à 10 gr. ; — infusion, 10 p. 1000 ; — poudre, 1 à 10 gr. ; — sirop, 20 gr. ; — teinture alcoolique, 2 à 30 gr. ; — teinture éthérée, 2 gr. — *A l'ext.* Décocté, 30 p. 1000.

BOL DE VALÉRIANE.

| | |
|---|---|
| Valériane pulvérisée | 0 gr. 25 centigr. |
| Canelle pulvérisée | 0 — 05 — |
| Miel | Q. s. |

*M. Pour 1 bol ; 4 à 20.*

ÉLECTUAIRE ANTISPASMODIQUE.

| | | |
|---|---|---|
| Extrait de valériane | | |
| Poudre de valériane | ãã | 4 gr. |
| — de feuilles d'oranger | | Q. s. |

*F. s. a. 4 à 10 fois par jour.*

ESSENCE DE VALÉRIANE.

*I à II gouttes sur du sucre.*

ESPÈCES NERVINES DE HUFELAND.

| | | |
|---|---|---|
| Racine de valériane | | |
| Racine de benoîte | | |
| Feuilles de menthe | ãã | P. E. |
| — d'oranger | | |

LAVEMENT ANTISPASMODIQUE.

| | |
|---|---|
| Racine de valériane | 30 gr. |

*F. infuser dans :*

| | |
|---|---|
| Eau bouillante | 250 — |

*Passez et ajoutez :*

| | |
|---|---|
| Assa fœtida | 4 — |
| Jaune d'œuf n° 1. | |

AUTRE :

| | |
|---|---|
| Valériane | 20 gr. |
| Eau bouillante | 250 |

*Passez et ajoutez :*

| | |
|---|---|
| Musc | 1 — |
| Jaune d'œuf n° 1. | |

LAVEMENT ANTISPASMODIQUE ALCALIN (Mialhe).

| | |
|---|---|
| Racine de valériane | 10 gr. |
| Eau bouillante | 200 — |

*F. infuser demi-heure ; ajoutez :*

| | |
|---|---|
| Carbonate de potasse | 0 gr. 50 centigr. |
| Asa fœtida | 1 — |
| Jaune d'œuf n° 1 | |

*Broyez l'asa fœtida avec le carbonate ; délayez avec le jaune d'œuf ; ajoutez peu à peu l'infusé.*

PILULES ANTIHYSTÉRIQUES.

| | | |
|---|---|---|
| Valériane pulvérisée | | 8 gr. |
| Galbanum | | |
| Sagapenum | ãã | 4 — |
| Asa fœtida | | |

*F. s. a. des pilules de 0 gr. 20 centigr. 3 ou 4 par jour.*

**PILULES ANTINÉVRALGIQUES (Roger).**

Extrait de va-  
lériane  
Asa fœtida  
Galbanum  
Castoreum  } āā 0 gr. 05 centigr.

*M. pour 1 pilule. 3 par jour.*

**PILULES ANTISPASMODIQUES.**

Musc ............................ 1 gr.  
Ext. valériane ............... 1 —  
— d'opium ............ 0 — 05 centigr.  
*Pour 10 pillules 1 à 5 par jour.*

**PILULES DE VALÉRIANE ET CAMPHRE.**

Extrait de valériane ........ 5 gr.  
Camphre ......................... 1 —  
Poudre de valériane ....... Q. s.  
*F. s. a. 40 pilules. 1 à 6 par jour.*

**POTION ANTISPASMODIQUE.**

Valériane grossièrement  
pulvérisée .................. 8 gr.  
Eau bouillante ............. 150 —  
*F. infuser jusqu'à refroidisse-  
ment. Filtrez. Ajoutez :*  
Eau distillée de cannelle ... 60 gr.  
Éther sulfurique alcoolisé ... 8 —  
Sirop simple .................. 40 —  
*M. Une cuillerée à bouche toutes  
les demi-heures.*

**POTION VALÉRIANE.**

Racine de valériane ......... 10 gr.  
*F. infuser dans :*  
Eau bouillante .............. 150 —

*Passez et ajoutez :*  
Acétate d'amoniaque ....... 15 gr.  
Sirop diacode ................ 30 —  
*F. s. a.*

**POUDRE ANTIEPILEPTIQUE.**

Poudre de valériane  
— de racines d'armoise } āā 1 gr.  
*Pour une dose. 1 à 2 par jour.*

**POUDRE VERMIFUGE (Gœlis).**

Calomel .................. 0 gr. 10 centigr.  
Poudre de valériane ...... 1 —  
— de badiane ....... 2 —  
Sucre blanc ............... 4 —  
*M. Divisez en 16 doses. 1 par jour  
dans une cuillerée d'eau.*

**AUTRE (Ewald) :**

Poudre de valériane .... 0 gr. 60 centigr.  
— de jalap  
— de séné } āā 0 — 30 —  
*Par une dose à prendre le matin.*

**POUDRE ANTISPASMODIQUE.**

Poudre de casto-  
reum  
Poudre valériane  
— d'opium } āā 0 gr. 15 centigr.  
*Pour 1 dose.*

**AUTRE :**

Poudre de valériane ... 0 gr. 50 centigr.  
Oxyde de zinc ........... 0 — 10 —  
Poudre de belladone ... 0 — 02 —  
*Pour 1 paquet. 2 à 3 jour.*

# VALÉRIANIQUE (acide) ($C^5H^{10}O^2$).
— Soluble, 30 parties d'eau ; en toutes proportions, alcool, éther. *Syn.* Acide valérique.

**Prop. thérap.** — Antispasmodique, employé surtout à l'état de sel (valérianates).

**Prép. pharm. et posol.** — *A l'int.* II à VI gouttes.

# VALÉRIANATE D'AMMONIAQUE ($C^5H^9O^2AzH^4$).
— Très soluble eau, alcool, éther.

**Prop. thérap.** — Antispasmodique, antinévralgique.

**Posol.** — *A l'int.* 0 gr. 05 à 0 gr. 50 centigr. en potion, en pilules ; — 0 gr. 05 à 0 gr. 50 centigr., en lavement de 300 gr.

**Incompt.** — Acides, alcalis.

**PILULES.**

Valérianate d'ammoniaque ... 1 gr.  
Extrait de valériane ......... 1 —  
Poudre de valériane ......... Q. s.  
*Pour 40 pilules toluisées contenant  
chacune 0 gr. 025 milligr. de sel.*

**POTION.**

Valérianate d'ammoniaque ... 1 gr.  
Sirop de menthe ............. 30 —  
Eau de tilleul .............. 120 —  
*0 gr. 10 centigr. de sel par cuil-  
lerée à bouche.*

**VALÉRIANATE D'AMMONIAQUE LIQUIDE**
(formule Pierlot).

| | |
|---|---|
| Acide valérianique | 3 gr. |
| Carbonate d'ammoniaque | Q. s. |

*Pour saturer :*

| | |
|---|---|
| Extrait alcoolique de valériane | 2 gr. |
| Eau | 95 |

*2 à 3 cuillerées à café.*

## — VALÉRIANATE DE FER $(C^5H^9O^2)^2Fe$.

**Prop. thérap.** — Participant de la valériane et du fer.

**Posol.** — *A l'int.* 0 gr. 10 à 0 gr. 50 centigr.

**PILULES DE VALÉRIANATE DE FER.**

| | |
|---|---|
| Valérianate de fer | 1 gr. |
| Miel | |
| Poudre de guimauve | Q. s. |

*F. s. a. 20 pilules. 2 à 10 par jour.*

**PILULES DE VALÉRIANATE DE FER CONTRE LA CHORÉE.**

| | |
|---|---|
| Extrait de jusquiame | 2 gr. |
| Valérianate de fer | 4 |

*F. s. a. 40 pilules. 3 par jour.*

## — VALÉRIANATE DE QUININE. V. *Quinquina et quinine.*

## — VALÉRIANATE DE ZINC $(C^5H^9O^2)^2Zn+12H^2O$. 1 partie se dissout dans 50 parties d'eau; soluble alcool 1,4; très peu soluble éther.

**Prop. thérap.** — Antispasmodique, antinévralgique.

**Posol.** — *A l'int.* 0 gr. 10 à 0 gr. 40 centigr.

**Incompt.** —Acides, alcalis.

**PILULES.**

| | |
|---|---|
| Valérianate de zinc | 1 gr. |
| Extrait de belladone | 0 — 10 centigr. |
| Miel | Q. s. |

*M. Pour 10 pilules. 1 à 10.*

**PILULES ANTINÉVRALGIQUES.**

| | |
|---|---|
| Valérianate de zinc | 0 gr. 05 centigr. |
| — de quinine | 0 — 10 — |
| Extrait d'opium | 0 — 01 — |
| — de belladone | 0 — 01 — |

*Pour 1 pilule. 2 à 6 par jour.*

**PILULES ANTISPASMODIQUES.**

| | |
|---|---|
| Extrait de jusquiame | 2 gr. |
| Valérianate de zinc | 4 — |
| Sous-nitrate de bismuth | 2 — |
| Miel blanc | Q. s. |

*F. s. a. 40 pilules. 3 ou 4 par jour.*

**PILULES DE VALÉRIANATE DE ZINC COMPOSÉES (Bouchardat).**

| | |
|---|---|
| Valérianate de zinc | |
| Extrait de quinquina | ãã 1 gr. |
| Extrait de gentiane | |
| Extrait de belladone | 0 gr. 10 centigr. |

*F. s. a. et M. pour 10 pilules. Une matin et soir.*

**POUDRE DE VALÉRIANATE DE ZINC.**

| | |
|---|---|
| Valérianate de zinc | 0 gr. 05 centig. |
| Sucre vanillé | 3 — |

*M. pour 1 prise. 1 à 4 par jour.*

# VANILLE. — *Vanilla aromatica* ou *Epidendrum vanilla* (Orchidées).

**Part. empl.** — Fruit.

**Princ. act.** — Vanilline.

**Prop. thérap.** — Excitant, aphrodisiaque.

**Prép. pharm. et posol.** — *A l'int.* Poudre (sucre vanillé) 2 à 8 gr.; sirop, 2 à 40 gr.; teinture, 2 à 10 gr.

**PASTILLES DU SÉRAIL (Dorwault).**

| | | | |
|---|---|---|---|
| Vanille | 8 gr. | Safran | 12 gr. |
| Musc | 0 — 40 centigr. | Ambre gris | 4 — |
| Cannelle | 4 — | Girofle | 4 — |
| | | Cubèbe | 30 — |

| | |
|---|---|
| Gingembre | 12 gr. |
| Macis | 23 — |
| Mucilage à l'eau de roses | Q. s. |

*F. s. a. des pastilles de 0 gr. 15 centigr.*

### POTION DE VANILLE.

| | |
|---|---|
| Teinture de vanille | 10 gr. |
| Eau | 150 — |
| Elixir de Garus | 30 — |

*F. s. a. par cuillerées à bouche.*

### POTION STIMULANTE.

| | | |
|---|---|---|
| Teinture de vanille | āā | 10 gr. |
| — de cannelle | | |
| Vin de Malaga | | 100 — |
| Sirop d'écorce d'orange | | 50 — |

*A prendre en 3 ou 4 fois.*

### POUDRE STIMULANTE (Bouch.).

| | | |
|---|---|---|
| Sucre vanillé | | 50 gr. |
| Cannelle | āā | 10 — |
| Muscade | | |
| Ambre gris | | 2 — |

*M. divisez en 16 paquets. 2 à 3 par jour.*

— **VANILLINE** ($C^8H^8O^3$). — Soluble dans 10 parties d'eau; très soluble alcool, éther, chloroforme.

**Prop. thérap.** — Stimulant aromatique.

#### SUCRE VANILLÉ.

| | |
|---|---|
| Vanilline | 2 gr. |
| Sucre pulvérisé | 98 — |

## VELAR. — V. *Erysinum.*

## VERATRE VERT. — V. *Ellébore.*

## VERATRINE. — V. *Ellébore.*

## VERDET. — V. *Sous-acétate de cuivre.*

## VÉRONIQUE. — *Veronica officinalis* (Scrofulariées).

**Part. empl.** — Sommités
**Prop. thérap.** — Amer, aromatique légèrement excitant.
**Prép. pharm. et posol.** — *A l'int.* Infusion, 10 à 20 p. 1000 ; succédané, *Veronia beccabunga* (inusité).

## VERVEINES.

— 1º **VERVEINE BLEUE.** — *Verbena hastata* (Verbénacées).
**Part. empl.** — Racine.
**Prop. thérap.** — Sudorifique.
**Prép. pharm. et posol.** — *A l'int.* Extrait fluide, 2 à 5 centim. cubes.

— 2º **VERVEINE COMMUNE.** — *Verbena officinalis* (Verbénacées). — *Syn.* Herbe sacrée, herbe à tous les maux.
**Part. empl.** — Feuilles.
**Prop. thérap.** — Excitant stomachique. Peu usitée, après avoir été préconisée contre toutes les maladies.
**Prép. pharm. et posol.** — *A l'int.* Infusion, 5 à 10 p. 1000.

## VIBURNUM PRUNIFOLIUM. — Caprifoliacées.

**Part. empl.** — Ecorce du tronc.
**Princ. act.** — Viburnine.

Prop. thérap. — Tonique général du système nerveux, préconisé comme astringent, diurétique.

Prép. pharm. et posol. — A l'int. Extrait fluide (représentant son poids de plante), 4 à 10 centim. cubes ; teinture alcoolique à 1/5. X gouttes toutes les 2 heures.

**VIGNE.** — V. *Raisin.*

**VIN.** — V. *Alcool.*

**VINAIGRE.** — V. *Acétique* (acide).
Prop. thérap. — Boisson rafraichissante et antiseptique, hémostatique, révulsif, sert à la préparation des vinaigres médicinaux.
Prép. pharm. et posol. — A l'int. En boisson, étendu d'eau. A l'ext. En lotions, frictions, pédiluve.
Incompt. — Alcalis, carbonates, alcalins et terreux.

| SIROP DE VINAIGRE. | SIROP DE VINAIGRE FRAMBOISÉ (Cod.) |
|---|---|
| Contenant 1/3 de vinaigre 10 à 50 gr. | Sirop de vinaigre — de framboise } ãã P. É. 20 à 100 gr. par jour. |

**VIOLETTE.** — *Viola odorata* (Violariées).
Part. empl. — Racine, fleurs.
Succédané, *Viola canina, Viola calcarata.*
Prop. thérap. — Fleurs adoucissantes, béchiques ; racine expectorante et vomitive (inusitée).
Prép. pharm. et posol. — A l'int. Infusion, 10 à 15 p. 1000; sirop, q. v.

# W

**WINTER.** — *Drimys Winteri* (Magnoliacées).
Part. empl. — Ecorce.
Prop. thérap. — Tonique, stimulant.
Prép. pharm. et posol. — A l'int. Entre dans la composition des vins diurétiques amers (Codex).

**WINTER-GREEN** (essence de) V. à **PALOMMIER.**

# Y

**YÈBLE.** — *Sambucus ebulus* (Caprifoliacées).
Part. empl. — Racine, fruit.
Prop. thérap. — Racine, a été employée comme émétique et hydragogue, les fruits comme sudorifiques et diurétiques.

# Z

**ZEDOAIRES.** — Amomacées.

— 1. **ZÉDOAIRE LONGUE.** — *Curcuma zoodaria.*

— 2. **ZÉDOAIRE RONDE.** — *Curcuma aromatica.*
**Prop. thérap.** — Excitant.
**Prép. pharm. et posol.** — *A l'int.* (à peu près inusité).

**ZINC** (acétate de) $(C^2H^3O^2)^2Zn+3H^2O$). — Très soluble eau.
**Prop. thérap.** — Émétique, antispasmodique, astringent.
**Prép. pharm. et posol.** — *A l'int.* 0 gr. 50 centigr. à 1 gr. (peu usité). — *A l'ext.* 0 gr. 10 à 0 gr. 50 centigr. pour 1000 (collyres) : — 0 gr. 50 centigr. à 20 gr. p. 100 (injections, lotions).
**Incompt.** — Acides minéraux, carbonates, sulfures solubles.

PILULES DE RICHTER CONTRE ÉPILEPSIE.

| | |
|---|---|
| Acétate de zinc | 1 gr. 20 centigr. |
| Asa fœtida | 2 — |
| Extrait de Valériane | Q. s. |

*Pour* 30 *pilules.* 2 *à* 6 *par jour.*

— **BROMURE DE ZINC** ($ZnBr^2$).
**Prop. thérap.** — Antiépileptique.
**Posol.** — *A l'int.* 0 gr. 50 centigr. à 2 gr.

SIROP.

| | |
|---|---|
| Bromure de zinc | 10 gr. |
| Sirop de fleurs d'oranger ou d'écorces d'oranges amères | 400 — |

0 *gr.* 50 *centigr. de sel par cuillerée à bouche.*

— **CHLORURE DE ZINC** ($ZnCl^2$). — *Syn.* Beurre de zinc, très soluble eau et alcool.
**Prop. thérap.** — Quelquefois employé contre chorée, migraine, — caustique.
**Prép. pharm. et posol.**—*A l'int.* (peu usité).—*A l'ext.* Caustique pâte de Canquoin,— 0 gr. 10 à 0 gr. 50 centigr. p. 1000, en injections uréthrales.

| CAUSTIQUE DE CHLORURE DE ZINC COMPOSÉ (Hôp. Lond.). | | CAUSTIQUE AU CHLORURE DE ZINC ET A LA GUTTA-PERCHA (Robiquet, Maunoury). | |
|---|---|---|---|
| Chlorure de zinc | 12 gr. | | |
| Chlorure d'antimoine | 8 — | Gutta-percha | 2 gr. |
| Amidon en poudre | 5 — | Chlorure de zinc | 2 — |
| Glycérine | Q. s. | *F. fondre la gutta-percha ; incorporez le chlorure de zinc.* | |
| *F. s. a.* | | | |

21

CAUSTIQUE AU CHLORURE DE ZINC, PATE DE CANQUOIN (Cod.).

*Renferme la moitié de son poids de chlorure de zinc.*

COLLYRE AU CHLORURE DE ZINC

Chlorure de zinc 0 gr. 05 centigr.
Eau distillée 100 —
Laudanum de Sy-
denham XXX gouttes
*Filtrez.*

ÉTHER DE CHLORURE DE ZINC, ÉTHER ZINCÉ (Mager).

Chlorure de zinc pur 1 gr.
Alcool absolu 2 —
Ether sulfurique 4 —

*F. dissoudre; décantez. IV à VIII gouttes en potion.*

GLYCÉROLÉ DE CHLORURE DE ZINC

Chlorure de zinc 1 gr.
Glycérine 100 —

INJECTION

Chlorure de
zinc 0 gr. 05 à 0 gr. 10 centigr.

Glycérine 20 gr.
Eau distillée 130 —

LOTION AU CHLORURE DE ZINC (Morgan).

Chlorure de zinc 1 à 8 gr.
Eau 100 —

*F. dissoudre; filtrez.*

PATE ANTIMONIALE DE CANQUOIN.

Chlorure d'antimoine 10 gr.
— de zinc 20 —
Farine de froment 50 —

*F. s. a.*

SOLUTION CONTRE LES PLAQUES MUQUEUSES (Hardy).

Chlorure de zinc 1 gr.
Eau distillée 15 —

*F. dissoudre.*

SOLUTION DE CHLORURE DE ZINC COMMERCIAL POUR DÉSINFECTION ET CONSERVATION DES CADAVRES.

*Marque 45 à 50° Baumé.*

— **CITRATE DE ZINC.** — Imparfaitement soluble eau.
**Prop. thérap.** — Antiépileptique.
**Posol.** — A l'int. 0 gr. 20 à 1 gr.

— **CYANURE DE ZINC.** — V. *Cyanures.*

— **IODURE DE ZINC.** — V. *Iode et iodures.*

— **LACTATE DE ZINC** $(C^3H^5O^3)^2Zn+3H^2O$. — Soluble 58 parties eau; insoluble alcool.
**Prop. thérap.** — Antiépileptique.
**Posol.** — A l'int. 0 gr. 20 centigr. à 2 gr.

PILULES ANTIÉPILEPTIQUES (Hart).

Lactate de zinc 0 gr. 20 centigr.
Extrait de belladone 0 — 05 —
*M. pour 1 pilule. 1 avant chaque repas.*

POUDRE.

Lactate de zinc 2 gr.
Poudre de cannelle 0 — 20 centigr.
Sucre 8 —
*Diviser en 10 prises.*

— **OLÉATE DE ZINC.**
**Prop. thérap.** — Employé pour combattre l'eczéma chronique.
**Posol.** — A l'int. En pommade.

POMMADE A L'OLÉATE DE ZINC (Ph. Brit.).

Oléate de zinc 1 partie.
Parafine molle 1 —
*M. à une douce chaleur; agitez jusqu'à refroidissement.*

— **OXYDE DE ZINC** (ZnO). — Insoluble eau, alcool. — *Syn.* Fleurs de zinc, oxyde blanc de zinc, nihilhum album-laine philosophique.
**Prop. thérap.** — Antispasmodique, astringent, siccatif.

**Prép. pharm. et posol.** — A *l'int.* 0 gr. 10 centigr. à 2 gr. A *l'ext.* pommade au 1/10ᵉ.

**Incompt.** — Acides, sels acides.

La *Tuthie* est de l'oxyde de zinc impur et renfermant de l'arsenic ; on l'emploie comme cathérétique.

### CÉRAT DE HUFELAND (Cad.).

| | |
|---|---|
| Cérat simple | 15 gr. |
| Oxyde de zinc sublimé et lavé | } āā 1 — |
| Lycopode en poudre | |
| M. | |

### COLLYRE SEC DE RECAMIER.

| | |
|---|---|
| Oxyde de zinc | } āā   P. E. |
| Sucre candi | |

*F. s. a. une poudre bien homogène.*

### GLYCÉRÉ CONTRE ECZÉMA (Unna).

| | |
|---|---|
| Oxyde de zinc | 50 gr. |
| Acide salycitique | 15 — |
| Amidon | } āā   2 — |
| Glycérine | |
| Eau | 75 — |

*M. Faites cuire.*

### GLYCÉRÉ CONTRE LES RHAGADES (Rollet).

| | |
|---|---|
| Oxyde de zinc | 4 gr. |
| Amidon | 8 — |
| Glycérine | 10 — |
| M. | |

### LINIMENT CONTRE LES ENGELURES.

| | |
|---|---|
| Oxyde de zinc | 2 gr. |
| Tannin | 1 — |
| Glycérine | 10 — |
| Baume de Pérou | 8 — |
| Camphre | 4 — |

*F. s. a.*

### LINIMENT CONTRE LES GERCURES.

| | |
|---|---|
| Oxyde de zinc | 1 gr. |
| Acide tannique | 1 — |
| Glycérine | 15 — |
| Teinture de benjoin | 2 — |
| Camphre | 1 — |

*F. s. a.*

### MÉLANGE CONTRE PRURIT VULVAIRE (Cazenave).

| | |
|---|---|
| Oxyde blanc de zinc | 8 gr. |
| Poudre d'amidon | 125 — |
| — de camphre | 1 — |

*M. Saupoudrer les parties malades.*

### ONGUENT DE ZINC.

| | |
|---|---|
| Oxyde de zinc | |
| Glycérine | |
| Teinture de benjoin | } āā P. E. |
| Blanc de baleine | |
| Huile d'amandes douces | |

### PILULES ANTINÉVRALGIQUES (Trousseau).

| | |
|---|---|
| Extrait de stramoine | 0 gr. 012 milligr. |
| — d'opium | 0 — 012 — |
| Oxyde de zinc | 0 — 50 centigr. |

*M. pour 1 pilule. 1 à 8 par jour.*
*Contre névralgies faciales.*

### PILULES CONTRE CHORÉE (Lebert).

| | |
|---|---|
| Oxyde de zinc | |
| Asa fœtida | } āā   6 gr. |
| Extrait de valériane | |

*F. s. a. 100 pilules. 2 à 6 par jour.*

### PILULES CONTRE ÉPILEPSIE (Récamier).

| | |
|---|---|
| Oxyde de zinc | 0 gr. 05 centigr. |
| Camphre | 0 — 03 — |
| Extrait de belladone | 0 — 03 — |

*F. s. a. 1 pilule. 1 matin et soir.*

### PILULES DE MÉGLIN (Cod.).

| | |
|---|---|
| Extrait de semences de jusquiame | 0 gr. 50 centigr. |
| Extrait de valeriane | 0 — 50 — |
| Oxyde de zinc | 0 — 50 — |

*Pour 10 pilules.*
*0 gr. 05 centigr. d'oxyde de zinc par pilule. 2 à 10 par jour.*

### POMMADE A L'OXYDE DE ZINC (Galezowski).

| | |
|---|---|
| Vaseline | 25 gr. |
| Oxyde de zinc | 1 — |

*M. 1 onction par jour.*

### POUDRE CALMANTE (Hardy).

| | |
|---|---|
| Poudre d'amidon | 3 parties. |
| Oxyde de zinc | 1 — |
| M. | |

### POMMADE CONTRE L'ECZÉMA (Lailler).

| | |
|---|---|
| Oxyde blanc de zinc | 4 gr. |
| Axonge | 16 — |

*F. s. a.*

### POMMADE CONTRE LES SYPHILIDES (Rollet).

| | |
|---|---|
| Oxyde de zinc | 2 gr. |
| Calomel | 2 — |
| Axonge | 30 — |

*F. s. a.*

### POMMADE D'ALIBERT.

| | |
|---|---|
| Oxyde de zinc | 1 gr. |

Soufre $\left.\begin{array}{l}\text{Soufre} \\ \text{Laudanum de Sydenham}\end{array}\right|$ āā 5 gr.
Huile d'amandes douces 9 —
Axonge 25 —
  *Contre prurigo.*

### POMMADE DE JANIN.

Calomel 5 gr.
Tuthie préparée 10 —
Bol d'Arménie pulvérisé 10 —
Axonge ou vaseline 30 —
  *F. s. a.*

### POMMADE DE TUTHIE, OU ONGUENT DE TUTHIE (ancien Codex).

Tuthie porphyrisée 8 gr.
Beurre lavé à l'eau de rose 16 —
Onguent rosat 10 —
  *F. s. a.*

### POMMADE D'OXYDE DE ZINC CAMPHRÉE (Hardy).

Oxyde de zinc 4 à 8 gr.
Camphre 2 à 4 —
Axonge 30 —
  *M. onctions matin et soir.*

### POMMADE D'OXYDE DE ZINC (Cazenave).

Oxyde de zinc 20 gr.
Cérat 20 —
  *M.*

### POUDRE ANTISPASMODIQUE (Blache).

Oxyde de zinc 4 gr.
Calomel 2 —
Valériane 2 —
  *F. s. a. 35 prises, 2 par jour.*

### POUDRE CONTRE ÉPILEPSIE (Herpin).

Oxyde de zinc 3 gr.
Sucre 4 —
  *M. Divisez en 20 doses. 3 par jour.*

### POUDRE CONTRE L'URTICAIRE (Porcher).

Oxyde de zinc pulvérisé 4 gr.
Camphre pulvérisé 4 —
Fécule de pommes de terre 80 —
  *M.*

---

— **PHOSPHURE DE ZINC.** — V. *Phosphure.*

— **SULFATE DE ZINC** ($So^4Zn$—$7H^2O$). — *Syn.* Vitriol blanc, couperose blanche. Soluble 0, partie 74 d'eau ; insoluble alcool.

**Prop. thérap,** — Astringent, antispasmodique, émétique, astringent résolutif.

**Prép. pharm. et posol..** — *A l'int.* 0 gr. 15 à 0 gr. 25 centigr. (antispasmodique) ; — 0 gr. 50 centigr. à 1 gr. (émétique). — *A l'ext.* 0 gr. 10 à 0 gr. 50 centigr. p. 100 en collyres ; — 0 gr. 50 centigr. à 2 gr. p. 100, en injections.

**Incompt.** — Alcalis et leurs carbonates, sels de plomb, de baryte, et de chaux, lait, tannin et substances tannantes, phosphore.

### COLLYRE ASTRINGENT OPIACÉ.

Extrait d'opium 0 gr. 10 centigr.
Sulfate de zinc 0 — 20
Eau de roses 150 —
  *F. dissoudre.*

### COLLYRE AU SULFATE DE ZINC (Codex).

Sulfate de zinc 0 gr. 15 centigr.
Eau distillée de roses 100 —
  *F. s. a.*

### COLLYRE AU SULFATE DE ZINC (F. H. M.).

Sulfate de zinc cristallisé 1 gr.
Eau distillée de roses 250 —
  *F. dissoudre. Filtrez.*

### COLLYRE AU SULFATE DE ZINC (Velpeau).

Eau distillée de bleuet 125 gr.
Sulfate de zinc cristallisé 0 — 25 centigr.

Mucilage de psyllium 4 gr.
  *F. dissoudre. Filtrez. 3 ou 4 instillations par jour.*

### COLLYRE AU SULFATE DE ZINC CAMPHRÉ (Hop. Anglais).

Sulfate de zinc cristallisé 1 gr. 25 centigr.
Teinture de camphre 3 —
Eau distillée 200 —
  *F. dissoudre. Filtrez.*

### COLLYRE DE BRIDAULT; EAU DE PROVENCE; EAU DE L'ÉPICIER; DE LA DUCHESSE D'ANGOULÊME.

Sulfate de zinc cristallisé $\left.\begin{array}{l}\text{Sulfate de zinc cristallisé} \\ \text{Sucre candi} \\ \text{Iris pulvérisé}\end{array}\right\}$ āā 1 gr.
Eau commune 200 —
Alcool à 85° c. 20 —
  *F. macérer. Filtrez.*

### COLLYRE CONTRE CONJONCTIVITES (Sichel).

| | |
|---|---|
| Sulfate de zinc | 0 gr. 05 centigr. à 0 — 10 — |
| Eau distillée | 10 — |
| Laudanum de Sydenham | VI à XII gouttes |

M.

### COLLYRE DÉTERSIF (F. H. P.)

| | |
|---|---|
| Eau de roses | 30 gr. |
| Eau distillée | 100 — |
| Sulfate de zinc | 0 — 50 centigr. |
| Poudre d'iris | ãã 0 — 60 — |
| Sucre candi | |

F. dissoudre le sulfate, délayez la poudre d'iris dans les eaux distillées.

### COLLYRE RÉSOLUTIF; LIQUEUR OPTHALMIQUE DÉTERSIVE (Dorvault).

| | |
|---|---|
| Sulfate de zinc cristallisé | ãã 1 gr. |
| Sucre candi | |
| Racine d'iris de Florence | |
| Eau distillée de roses | 625 — |

F. macérer. Filtrez.

### COLLYRE DE ZINC CAMPHRÉ.

| | |
|---|---|
| Sulfate de zinc | 8 gr. 50 centigr. |
| Eau camphrée | 100 — |

F. s. a.

### EAU OPTHALMIQUE DE CRESPY (Dorvault).

| | |
|---|---|
| Sulfate de zinc cristallisé | 12 gr. |
| Iris de Florence pulvérisé | 3 — |
| Eau commune | 700 — |

F. macérer. Agitez au moment de l'emploi.

### HUILE VERTE OU BAUME DE METZ (Soub.) FEUILLET.

| | |
|---|---|
| Huile de lin | ãã 200 gr. |
| Huile d'olive | |
| Térébenthine | 60 — |
| Huile volatile de genièvre | 15 — |
| Deuto-carbonate de cuivre | 12 — |
| Aloès socotrin | 8 — |
| Sulfate de zinc | 6 — |
| Huile volatile de girofle | 4 — |

M. s. a.

### INJECTION ANTIBLENNORHAGIQUE (Langlebert).

| | |
|---|---|
| Laudanum de Rousseau | 3 gr. |
| Eau distillée | 100 — |
| Sulfate de zinc | 0 — 20 centigr. à 0 — 40 centigr. |

F. dissoudre.

### INJECTION ASTRINGENTE.

| | |
|---|---|
| Sulfate de zinc | 0 gr. 25 centigr. |
| Tannin | 2 — |
| Eau distillée de roses | 200 — |

F. s. a.

### INJECTION ASTRINGENTE (Hôp. de la marine).

| | |
|---|---|
| Sulfate de zinc | 1 gr. |
| Acétate de plomb cristallisé | |
| Sulfate d'alumine et de potasse | ãã 0 gr. 50 centigr. |
| Camphre pulvérisé | 0 — 10 |
| Gomme pulvérisée | 2 — — |
| Eau distillée de roses | 125 — |

F. dissoudre la gomme dans l'eau distillée ; ajoutez le camphre et les sels. Agitez.

### INJECTION ASTRINGENTE (Ricord).

| | |
|---|---|
| Sulfate de zinc | 2 gr. |
| Acétate de plomb cristallisé | 2 — |
| Eau distillée de roses | 400 — |

F. s. a. Agitez.

### INJECTION AU SULFATE DE ZINC (F. H. M.).

| | |
|---|---|
| Sulfate de zinc | 0 gr. 50 centigr. |
| Eau distillée | 100 — |

F. dissoudre.

### AUTRE :

| | |
|---|---|
| Sulfate de zinc | ãã 2 gr. |
| Acétate de plomb | |
| Chlorhydrate d'ammoniaque | |
| Aloès | ãã 1 — |
| Eau distillée de roses. | |

F. s. a.

### INJECTION CONTRE LE CORYZA.

| | |
|---|---|
| Sulfate de zinc | 0 gr. 15 centigr. |
| Eau | 30 — |
| Décocté d'écorce de chêne. | |

F. dissoudre.

### INJECTION DE PRINGLE (Codex).

| | |
|---|---|
| Sulfate de zinc | ãã 10 gr. |
| Alun calciné | |
| Eau pure | 100 — |

F. dissoudre.

### INJECTION DE SULFATE DE ZINC LAUDANISÉE (H. P.)

| | |
|---|---|
| Sulfate de zinc | 1 gr. |
| Eau distillée | 150 — |
| Laudanum de Sydenham | 2 — |

### PATE CATHÉRÉTIQUE. (Mackenzie).

| | |
|---|---|
| Sulfate de zinc desséché pulvérisé | Q. v. |
| Glycérine | Q. s. |

M.

PILULES ASTRINGENTES CALMANTES
(Dupuytren).

| | |
|---|---|
| Extrait d'opium | 1 gr. |
| Sulfate de zinc | 2 — |

*M. et F. 20 pilules. 2 par jour.*

OILULES DE GRAHAM (Bouch.).

| | |
|---|---|
| Sulfate de zinc | 3 gr. |
| Térébenthine | 3 — |
| Magnésie | Q. s. |

*F. s. a. 18 pilules. 3 dans la journée. (Contre blennhoragie.)*

POMMADE RU SULFATE DE ZINC.

| | |
|---|---|
| Sulfate de zinc | 2 gr. |
| Glycérine | 4 — |
| Axonge | 30 — |
| M. | |

POTION VOMITIVE AU SULFATE DE ZINC.

| | |
|---|---|
| Sulfate de zinc | 0 gr. 50 centigr. |
| Hydrolat de tilleul | 100 — |
| Sirop de fleur d'oranger | 25 — |
| M. | |

LOTION CONTRE COQUELUCHE (Ewald).

| | |
|---|---|
| Sulfate de zinc à 0 gr. 15 centigr. | 0 gr. 05 centigr. |
| Eau | 100 — |
| Sirop de guimauve | 30 — |

*Par cuillerée à café.*

POUDRE POUR LA CONSERVATION DES CADAVRES.

| | |
|---|---|
| Sciure de bois blanc | 50 gr. |
| Sulfate de zinc pulvérisé | 20 — |
| Essence de lavande | 1 — |

POUDRE RÉVULSIVE (Ivel).

| | |
|---|---|
| Sulfate de zinc pulvérisé | 12 gr. |
| Sulfate de cuivre | 4 — |
| Camphre | 2 — 60 centigr. |
| Safran | 1 — 10 |

*M. 5 gr. Macérer dans 1 litre d'eau en lotions sur les paupières.*

— **SULFOPHÉNATE DE ZINC.** — Soluble dans 2 fois son poids d'alcool et d'eau.

**Prop. thérap.** — Antiseptique, désinfectant.

**Prép. pharm. et posol.** — *A l'ext.* 0 gr. 15 à 0 gr. 30 centigr. p. 30 gr., en injections.

Mêmes formules que pour le sulfate de zinc.

— **VALÉRIANATE DE ZINC.** — V. *Valériane.*

**SALOL.** — *Syn.* Salicylate de phényle : poudre blanche cristalline ; odeur de géranium rosat ; presque insoluble dans l'eau ; soluble alcool éther.

**Prop. thérap.** — Antirhumatismal, antipyretique et antiseptique. — *Us. int.* de 2 à 8 gr., iodoforme (Salhi, de Nerski). — *Us. ext.* Q. v. comme l'iodoforme ; le D<sup>r</sup> Perier l'emploie en nature pour saupoudrer les plaies, les tubes à drainage, les pièces à pansement, etc.

On prépare une gaze salolée, de l'éther salolé à 1/10°, du collodion salolé à 1/10°, du crayon de salol,

Pour les formules, voir à l'iodoforme que l'on remplace par le salol.

# INJECTIONS HYPODERMIQUES

## PRÉLIMINAIRES

Nous allons examiner successivement : 1° l'appareil instrumental; 2° le manuel opératoire ; 3° les solutions à employer ; 4° les accidents qui peuvent survenir.

**Seringues.** — Les seringues les plus employées sont celles dites à injections sous-cutanées. Elles sont de petit volume et contiennent un centimètre cube d'eau. La tige du piston est graduée, mais cette graduation est absolument empirique et ne présente aucune exactitude.

Quand on voudra connaître exactement la quantité versée par chaque cran de la graduation, il faudra procéder à la petite opération suivante : peser la seringue remplie jusqu'à un niveau donné, puis pousser le piston d'un certain nombre de crans, 10 divisions par exemple ; puis repeser la seringue et diviser la différence de poids par 10.

A côté de ces seringues dites à injections sous-cutanées, on en a construit de plus volumineuses et renfermant cinq centimètres cubes de liquide. Elles ont été surtout appliquées aux injections sous-cutanées antiseptiques ; quelquefois ces seringues sont munies d'ailettes latérales pour aider l'abaissement du piston.

Ne pas oublier que certaines solutions altèrent le cuir du piston, et qu'il faut toujours, avant de pratiquer l'injection, vérifier l'intégrité dudit piston.

Les aiguilles sont toutes de petit calibre et toutes terminées par une pointe effilée. Les unes se vissent, les autres s'appliquent directement au piston de la seringue. Il faut repousser les premières parce que, lorsque l'on veut renouveler l'injection dans le même point, on est forcé de renouveler la piqûre, à moins de dévisser la seringue, ce qui est long et pénible.

Ces aiguilles sont généralement courtes ; elles ont en moyenne 3 centimètres, mais il en est de beaucoup plus longues. Le plus ordinairement, les aiguilles courtes sont préférables. Ces aiguilles s'oblitèrent facilement; aussi est-il toujours nécessaire, après chaque injection, de maintenir dans leur intérieur un petit fil d'argent. On devra aussi maintenir toujours très aiguisée l'extrémité de ces aiguilles.

On doit toujours, après s'être servi d'une seringue, la nettoyer avec le plus grand soin, et même user pour ce lavage de solutions antiseptiques.

**Manuel opératoire.** — Il est un fait d'observation qui domine cette question du manuel opératoire des injections hypodermiques, c'est le suivant : plus l'injection est faite profondément dans le tissu sous-dermique, mieux elle est tolérée.

Les injections hypodermiques peuvent se faire sur toute la surface cutanée, à moins de cas exceptionnels : il n'est nullement nécessaire de les pratiquer sur le point douloureux. Il est certains points du corps où les injections sous-cutanées sont bien tolérées, même lorsqu'on use de substances irritantes. Ces points ont été localisés, par Smirnoff, dans la fesse et dans le sillon placé derrière le grand trochanter.

Pour faire pénétrer l'aiguille dans les tissus, il y a deux manières de procéder. Dans l'une — de beaucoup la plus simple et aujourd'hui presque uniquement adoptée, — on pique la peau perpendiculairement à sa surface et on enfonce l'aiguille jusqu'à sa garde avec un mouvement tout à fait analogue à celui que l'on emploie pour piquer une épingle sur une pelote. L'autre procédé consiste à faire un pli à la peau et à introduire l'aiguille parallèlement à ce pli, puis, quand elle a pénétré profondément, de retirer les doigts qui maintiennent le pli de la peau.

Le plus ordinairement, on introduit la seringue armée de son aiguille ; cependant E. Besnier veut que l'on introduise d'abord l'aiguille, puis la seringue ; il prétend éviter ainsi la pénétration directe de l'injection dans les veines, car si le sang apparaît à l'extrémité de l'aiguille, on doit recommencer la piqûre à un autre point. Mais cette pénétration dans les veines est tellement exceptionnelle que l'on peut se servir de la seringue munie de son aiguille, cette seringue donnant plus de prise à la main et permettant d'introduire plus rapidement l'aiguille.

Pour rendre encore plus facile la pénétration de l'aiguille, on peut la graisser avec de la vaseline boriquée ou non.

Enfin, on a conseillé dans les maladies septiques de laver le point que l'on va ponctionner avec des solutions antiseptiques.

**Solutions.** — Dans l'immense majorité des cas, ce sont des substances solubles que l'on injecte et l'on ne fait d'exception que pour certains corps insolubles, comme l'oxyde jaune de mercure, certains sels de fer insolubles et le calomel que l'on introduit à l'état de suspension en injections hypodermiques.

Les véhicules qui servent à dissoudre les corps injectés doivent présenter les trois conditions suivantes : 1° d'être tolérés par les tissus sous-dermiques ; 2° de ne pas subir d'altérations qui modifieraient la solution ; 3° de dissoudre les corps actifs que l'on veut injecter.

Ces conditions sont remplies par certains liquides ; les eaux distillées, la vaseline liquide, l'éther, le chloroforme, la glycérine.

*1° Eaux distillées.* — L'eau est le véhicule le plus souvent employé ; seulement comme les solutions aqueuses sont altérables, on a conseillé l'eau bouillie (Constantin Paul), l'eau de laurier-cerise (Dujardin-Beaumetz), l'eau distillée d'ulmaire.

On a aussi conseillé, pour éviter l'altération des substances médicamenteuses, de les stériliser et de les maintenir dans des petits ballons fermés à la lampe et dont on brise l'extrémité au moment de s'en servir (Limousin).

Un procédé aussi simple qu'excellent consiste à placer dans le flacon un petit fragment de camphre.

2° *Vaselines liquides.* — La vaseline liquide médicinale est un excellent véhicule (Vigier, Balzer, Albin-Meunier). Cette vaseline liquide médicinale, qu'on a décrite aussi sous le nom d'huile de vaseline ou de pétro-baseline, doit être neutre et marquer une densité de 0,880 ; seulement, elle ne dissout pas toutes les substances médicamenteuses.

3° *Substances actives.* — Pour les substances actives, le plus ordinairement la solution est faite d'avance, mais, dans certaines circonstances, on est forcé de préparer la solution du médicament actif au moment même où on va s'en servir ; et, dans ce cas, on a conseillé soit des petites pastilles contenant le principe actif et qui se dissolvent dans le véhicule (méthode anglaise), soit des petits carrés de gélatine contenant une quantité dosée de la substance active et que l'on dissout dans ce véhicule (procédé suédois).

**Accidents.** — Les injections sous-cutanées peuvent être le point de départ d'accidents multiples, que l'on peut ranger sous les quatre titres suivants : 1° lésions inflammatoires ; 2° lésion des nerfs ; 3° lésion des vaisseaux ; 4° accidents généraux.

1° LÉSIONS INFLAMMATOIRES. — Ce sont de beaucoup les plus fréquentes. Tantôt il n'y a qu'une simple irritation avec un peu de douleur et de rougeur de la peau, tantôt il y a de l'induration qui persiste plus ou moins longtemps, tantôt il se produit un véritable abcès, tantôt enfin de la gangrène des tissus. Ces symptômes inflammatoires peuvent se produire immédiatement après l'injection, ou bien à une époque beaucoup plus tardive ; c'est ce qui arrive pour les injections de calomel qui ne sont pas douloureuses au moment de l'injection, mais qui le deviennent le lendemain ou le surlendemain. Ces phénomènes inflammatoires sont utilisés en thérapeutique. Ils servent de base à la méthode hypodermique substitutive de Luton, méthode destinée à combattre les sciatiques rebelles. Ou peut utiliser dans ces cas les injections au nitrate d'argent. Ces accidents inflammatoires dépendent des causes suivantes :

(A) *Du liquide injecté.* — Le corps injecté peut être irritant par lui-même, ou le devenir par suite des modifications qu'il éprouve dans l'économie (calomel se transformant en sublimé).

Le corps n'étant pas irritant, la solution peut, par l'action qu'elle a subit à l'air libre, provoquer des accidents (mucédinées dans les solutions de morphine).

(B) *De la propreté de l'instrument.* — Les aiguilles rouillées, les seringues mal nettoyées ou ayant servi pour des malades atteints d'affections septiques, peuvent occasionner des accidents locaux,

(C) *Du manuel opératoire.* — Les injections sous-cutanées trop superficielles peuvent déterminer des accidents locaux. En règle générale, plus l'injection est profonde plus la tolérance est grande.

(D) *Du point où on pratique l'injection.* — Certains points de la peau sont plus susceptibles que d'autres. Le point le plus favorable est le sillon fessier retro-trochantérien (Smirnoff).

(E) *Du sujet.* — Certaines peaux sont plus sensibles que d'autres. Certaines maladies diathésiques prédisposent à ces inflammations (diabète). Certaines intoxications prédisposent à la production d'accidents locaux (morphinomanie).

21.

2° Lésion des nerfs. — On a observé des troubles nerveux à la suite d'injection sous-cutanées et en particulier d'injections d'éther.

3° Lésion des vaisseaux. — La pénétration des injections sous-cutanées dans les veines a été observée. Elle produit des accidents d'intoxication souvent graves.

4° Accidents généraux. — Les accidents généraux sont des accidents d'intoxication. Ils peuvent résulter des causes multiples suivantes : susceptibilité particulière du sujet ; dose trop considérable du médicament actif injecté ; intolérance du sujet par suite de l'imperméabilité des reins. De tout ceci, il résulte que par suite de l'impossibilité où l'on se trouve souvent de combattre les effets toxiques des injections sous-cutanées, il faut mettre une certaine prudence lorsqu'on injecte des substances toxiques très actives.

## FORMULES DES INJECTIONS SOUS-CUTANÉES

Nous publions ici d'abord les formules ayant pour base la vaseline liquide et nous empruntons le tableau suivant à M. Bocquillon. Puis, nous donnons une série de formules empruntées à l'excellent manuel de MM. Bourneville et Bricon.

### A. — INJECTIONS ANTISEPTIQUES

| FORMULES | EMPLOIS | DOSE de tolérance du PRINCIPE ACTIF |
|---|---|---|
| Eucalyptol. 20 Vaseline liquide médic. 80 | Tuberculose. | 0,50 à 1,25 par jour. |
| Eucalyptol. 19 Iodoforme. 1 Vaseline liquide médic. 80 | Tuberculose. | 0,50 à 1,25 eucalyptol. 0,03 à 0,06 d'iodoforme. |
| Sulfure de carbone 10 Vaseline liquide médic. 90 | Tuberculose. | Par petites quantités. |
| Iodoforme. 1 Vaseline liquide médic. 99 | Tuberculose, désinfectant chirurgical, blennhorrhagie. | 0,03 à 0,05. |
| Myrtol. 20 Vaseline liquide médic. 80 | Bronchites fétides, bronchorrées, cystites, sciatiques. | Parfois toléré, 1 gramme. |

| FORMULES | EMPLOIS | DOSE de tolérance du PRINCIPE ACTIF |
|---|---|---|
| Térébenthène . . . . . . 20 <br> Vaseline liquide médic. 80 | Bronchites cystites. | 1 gramme. |
| Thymo . . . . . . . . . 10 <br> Vaseline liquide médic. 90 | Tuberculose . dé-sinfectan général. | 0,20 à 0,30 par jour. |
| Phénol. . . . . . . . . 1 <br> Vaseline liquide médic. 99 | Tuberculose, antiseptique. | 0,40 par jour. |
| Terpinol. . . , . . . . 5 <br> Vaseline liquide médic. 95 | Bronchites, oystites. | 1 gramme. |
| Iode . . . . . . . . . . . 2 <br> Vaseline liquide médic. 98 | Asthme, emphysè-me, diathèse uri-que, traitement ioduré. | 1 gramme. |
| Menthol . . . . . . . . 10 <br> Vaseline liquide médic. 90 | Succédané de la cocaïne. | Sans danger. |
| Eugenol . . . . . . . . 3 <br> Vaseline liquide médic. 97 | Tuberculose. | Toléré. |
| Hélénine. . . . . . . . 1 <br> Vaseline liquide médic. 99 | Microboïde du bacille de Kock. | » |
| Chloroforme. . . . . . 20 <br> Vaseline liquide médic. 80 | Anesthésie des mi-crobes sciatiques, névralgies. | Toléré. |
| Hydrogène sulfuré, 4 vol. | Tuberculose. | Toléré. |
| Salol. . . . . . . . . . 10 <br> Chloroforme. . . . . . 10 <br> Vaseline liquide médic. 80 | Antiseptique, sciatique. | ». |

# B. — INJECTIONS D'ALCALOIDES (RAPPORTÉES A 10 GRAMMES DE SOLUTION)

| FORMULES | EMPLOIS | DOSE de tolérance du PRINCIPE ACTIF |
|---|---|---|
| Cocaïne . . . . . . . . 0,2<br>Vaseline liquide méd. 9,8 | Névralgie. | 1 milli-gramme. |
| Aconitine cristallisée . 0,002<br>Chloroforme. . . . . . 1<br>Vaseline liquide méd. 9 | Affections car-diaques, asystolie. | 1/2 milli-gramme |
| Digitaline cristallisée. 0,002<br>Chloroforme. . . . . . 1<br>Vaseline liquide méd. 9 | » | 1c.c.,023 de quinine. |
| Quinine pure. . . . . . 0,10<br>Chloroforme. . . . . . 0,90<br>Vaseline liquide méd. 9 | Oculistique, diphtérie. | 0,01 |
| Pilocarpine . . . . . . 0,05<br>Chloroforme. . . . . . 2,25<br>Vaseline liquide méd. 7 | Analgésique. | » |
| Solanine. . . . . . . . 0,005<br>Chloroforme. . . . . . 3<br>Vaseline liquide méd. 7 | Oculistique. | 0,008 |
| Esérine. . . . . . . . . 0,05<br>Chloroforme. . . . . . 3<br>Vaseline liquide méd. 7 | Oculistique. | 0,005 |
| Atropine. . . . . . . . 0,01<br>Chloroforme. . . . . . 1<br>Vaseline liquide méd. 9 | Oculistique, hypnotique. | 0,005 |

| FORMULES | EMPLOIS | DOSE de tolérance du PRINCIPE ACTIF |
|---|---|---|
| Hyoscine. . . . . . . . 0,01<br>Chloroforme. . . . . . 1<br>Vaseline liquide méd. 9 | Anesthésie locale, névralgie, oculistique. | Mieux toléré que les solutions aqueuses. |
| Duboisine , . . . . . . 0,05<br>Chloroforme. . . . . . 1<br>Vaseline liquide méd. 9 | Oculistique. | » |
| Daturine. . . . . . . . 0,05<br>Chloroforme. . . . . . 3<br>Vaseline liquide méd. 7 | Oculistique. | 0,005 |
| Apomorphine . . . . . 0,02<br>Chloroforme. . . . . . 2<br>Vaseline liquide méd. 8 | Émétique. | 0,01 |
| Hyosciamine . . . . . 0,12<br>Chloroforme. . . . . . 1<br>Vaseline liquide méd. 9 | Délirium tremens. | 0,006 |
| Agaricine . . . . . . . 0,10<br>Chloroforme. . . . . . 2<br>Vaseline liquide méd. 8 | Sueurs profuses des phtisiques. | » |
| Cotoïne . . . . . . . . 1<br>Ether acétique. . . . . 4<br>Vaseline liquide méd. 5 | Antidiarrhéique, ulcération de l'intestin. | 1 gramme par jour. |
| Caféine . . . . . . . . 0,50<br>Chloroforme. . . . . . 4,50<br>Vaseline liquide méd. 5 | Stimulant. | » |

## C. — INJECTIONS MERCURIELLES (RAPPORTÉES A 10 GRAMMES)

| FORMULES | EMPLOIS | DOSE de tolérance de PRINCIPE ACTIF |
|---|---|---|
| Calomel . . . . . . . . 0,80<br>Vaseline liquide méd. 9,20 | Syphilis primaire et secondaire. | 0,10 |
| Oxyde jaune de mercure. . . . . . . . . 1<br>Vaseline liquide méd. 9 | Syphilis constitutionnelle, gommes de l'œil. | » |

## D. — INJECTIONS DIVERSES (RAPPORTÉES A 100 GRAMMES)

| FORMULES | EMPLOIS | DOSE de tolérance du PRINCIPE ACTIF |
|---|---|---|
| Ether sulfurique. . . . . 30<br>Vaseline liquide médic . 70 | Stimulant, antispasmodique. . . . | » |
| Paraldéhyde. . . . . . 10<br>Vasiline liquide médic. 90 | Hypnotique, manie, mélancolie. | » |
| Iodoforme . . . . . . . . 5<br>Ether. . . . . . . . . . . 15<br>Vaseline liquide médic . 80 | Antiseptique chirurgical. | » |
| Brome . . . . . . . . . . 10<br>Vaseline liquide médic. 90 | Désinfectant, sédatif, diphtérie. | » |

| FORMULES | EMPLOIS | DOSE de tolérance du PRINCIPE ACTIF |
|---|---|---|
| Aseptol . . . . . . . . 1<br>Vaseline liquide médic. 99 | Antiseptique. | » |
| Phosphore . . . . . . . 1<br>Vaseline liquide médic. 99 | Sciatique, mélancolie. | 0,002 |
| Iodure de phosphore . . 1<br>Vasiline liquide médic. 99 | Sciatique, mélancolie. | 0,005 |

## FORMULES DES INJECTIONS HYPODERMIQUES.

Pour les formules qui suivent, à moins d'indications spéciales, la quantité à injecter de la solution est représentée par une seringue entière.

### ACIDE BENZOIQUE.

1. Acide benzoïque          1 gr.
Alcool      —              10 —
X à XX gouttes.

2. Acide benzoïque   2 gr. 50 centigr.
Alcool          )
Eau distillée   ) āā 15 —

3. Solution alcoolique d'acide
   benzoïque (1 p. 12).        1 gr.
   Solution de camphre        1 —
   Alcool                     12 —
   XX gouttes.

### ACIDE CHRYSOPHANIQUE.

Acide chrysophanique   0 gr. 0005 à 0 gr. 001 milligr.
Eau distillée          1 —

### ACIDE CYANHYDRIQUE. CYANURE DE POTASSIUM.

1. Acide cyanhydrique     5 gr.
Eau distillée            30 —
II à VI gouttes.

2. Cyanure de potassium        1 gr.
Eau distillée                100 —

### ACIDE OSMIQUE.

Acide osmique cristallisé   0 gr. 20 cent.
Eau distillée               10 —
        0 gr. 50 cent. à 1 gr.

### ACIDE PHÉNIQUE (phénol, acide carbolique, phénates).

1. Acide phénique       0 gr. 10 cent.
Eau distillée          10 —
X à XX gouttes.

2. Acide phénique       2 gr.

Eau distillée          100 gr.
X à XX gouttes.

3. Acide phénique       1 —
Eau distillée          75 —

4. Acide phé-
nique    0 gr. 01 à 0 gr. 05 cent.
Eau distillée        1 gr.

5. Phénol pur       1 gr.
Vaseline liquide    100 —

6. Sulfate de quinine   0 gr. 05 centigr.
Acide sulfurique   Q s.

Eau bouillante     4 gr.
F. refroidir. Ajoutez:
Acide phénique     0 gr. 20 centigr.
X à XXX gouttes.

7. Acide phénique      5 gr.
Eau distillée   } āā    10 —
Alcool

## ACIDE SCLÉROTINIQUE.

1. Acide sclérotinique   0 gr. 30 centigr.
Glycérine pure     4
Eau distillée      6 —

2. Acide sclérotinique   0 gr. 30 centigr.
Acide phé-
nique    0 gr. 05 à 0 gr. 10 —
Eau distillée      10 gr.

## ACONIT. ACONITINE.

1. Nitrate d'aconitine   0 gr. 05 centigr.
Eau distillée      100 gr.

2. Aconitine      0 — 12 centigr.
Alcool
Eau distillée   } āā   7 — 50 —

3. Extrait alcoolique     1 gr.
Eau distillée      60 —

4. Aconitine cristal-
lisée     0 gr. 005 milligr.
Chloroforme     5 gr.
Vaseline liquide médicinale   20 —

## AGARICINE.

Agaricine      0 gr. 05 centigr.
Alcool absolu     4 — 50 —
Glycérine      5 — 50 —

## ALCOOL.

1 gr. 75 à 3 gr. 50.

## ALCOOLÉ D'AMMONIAQUE ANISÉ. LI-QUEUR AMMONIACALE ANISÉE.

Essence d'anis      1 gr.
Alcool à 85°      4 —
Ammoniaque liquide    5 —
XV à XXX gouttes.

## ALOÈS. EXTRAIT D'ALOÈS. ALOINE.

Aloès      10 gr.
Eau distillée     100 —

## AMMONIAQUE.

Liqu. ammoniac. sulphurati   3 gr. 60 centigr.
Aqua distillata    10 — 80 —

## ANTIPYRINE.

Antipyrine      2 gr.
Eau distillée     4 —

## APOCODÉINE ET APONARCÉINE (chlorhydrate d').

Chlorhydrate d'apocodéine   0 gr. 03 centigr.
Eau distillée     2 —
XX à XXX gouttes.

## APOMORPHINE (chlorhydrate d').

1. Chlorhydrate d'a-
     pomorphine　0 gr. 01 centigr.
   Eau distillée　1 —

2. Chlorhydrate d'a-
     pomorphine　0 gr. 20 centigr.
   Eau distillée　20 —
   Acide acétique
     dilué　III gouttes

## ARGENT (nitrate d'). — Sels d'argent.

1. Nitrate d'argent
     cristallisé　1 gr.
   Eau distillée　5 à 10 —
   V à XX gouttes.

2. Argenti chlorat.　0 gr. 05 centigr.
   Natri subsulfurosi　0 — 30　—
   Aqua distillata　10 —
   1 gr.

## ARSÉNICAUX.

1. Liqueur de Fowler　1 partie
   Eau distillée　2 —
   1 seringue.

2. Liqueur de Fowler　10 gr.
   Eau distillée ⎰ aa　5 —
   Glycérine ⎱
   1 seringue.

3. Liqueur de Fowler ⎰
   Teinture de fer pom-  ⎱ aa 10 gr.
     mé (malate de fer)
   De quelques gouttes à une seringue.

4. Arséniate de
     soude　0 gr. 05 cent. à 0 gr. 10 cent.
   Eau distillée　10 —
   1/4 de seringue.

## ASPIDOSPERMINE.

1. Sulfate d'aspidos-
     permine　0 gr. 05 centigr.
   Eau distillée　1 —

2. Aspidospermine　3 —

Eau distillée　50 gr.
Acide sulfurique　Q. s.
1 gr.

## ATROPINE (sulfate et valérianate). — Extrait de teinture de belladone.

1. Sulfate neutre
     d'atropine　0 gr. 10 centigr.
   Eau distillée　100 —
   XX gouttes contiennent 0 gr. 001
   milligr.

2. Chlorhydrate de
     morphine　0 gr. 10 centigr.
   Sulfate d'atropine　0 — 01　—

Eau de laurier-
     cerise　20 gr.

3. Chlorhydrate de
     morphine　0 — 50 centigr.
   Sulfate neutre d'a-
     tropine　0 — 01　—
   Eau distillée　10 —

## BELLADONE. — V. Atropine.

## BICHLORHYDRATE DE QUININE CARBO-MIDE. — V. Quinine.

## BICHLORURE DE MERCURE. — V. Mercure.

## BROMHYDRATE DE CAFÉINE. — V. Caféine.

## — BROMHYDRATE DE CONINE, DE CONICINE OU CICUTINE. — V. Conine.

## BROMHYDRATE DE QUININE. — V. Quinine.

## BROMURE DE CAMPHRE. — V. Camphre mono-bromé.

**BROMURE D'ESERINE.** — V. *Calabar.*

**BROMURE DE LITHIUM.** — V. *Lithium.*

**BROMURE DE POTASSIUM.** — V. *Potassium.*

## CAFÉINE ET SES SELS.

| | | | | |
|---|---|---|---|---|
| 1. Caféine | 0 gr. 15 centigr. | 5. Citrate de caféine | 0 gr. 06 centigr. |
| Eau distillée | 8 — | Glycérine pure | XXIV gouttes |
| Alcool | VI gouttes | 6. Citrate de caféine | 0 gr. 05 centigr. |
| 2. Caféine | 0 gr. 18 centigr. | Glycérine ⎫ | |
| Acide acétique | | Eau distillée ⎬ āā | XXIV gouttes |
| concentré | VI gouttes | 7. Caféine | 4 gr. |
| Eau distillée | 7 gr. 50 centigr. | Salicylate de soude | 3 — |
| 3. Caféine pure ⎫ | | Eau distillée | 6 — |
| Citrate ou bro- ⎬ āā 1 gr. | | 8. Benzoate de soude | 2 gr. 95 centigr. |
| mhydrate de ⎭ | | Caféine | 2 — 50 — |
| caféine | | Eau distillée | 6 — |
| Alcool | 50 — | 9. Cinnamate de | |
| Eau distillée | 100 — | soude | 2 gr. |
| 4. Caféine pure | 1 gr. | Caféine | 2 — 50 centigr. |
| Eau distillée ⎫ āā 20 — | | Eau distillée | Q. s. p. 10 cc. |
| Alcool ⎭ | | | |

## CALABAR (extrait de fève de). — Calabarine ; physostigmine ; ésérine.

| | | | | |
|---|---|---|---|---|
| 1. Extrait de fève de | | 4. Physostigmine | 0 gr. 25 centigr. |
| Calabar | 0 gr. 20 centigr. | Alcool | Q. s. |
| Eau distillée | 2 — 50 — | Eau distillée | 30 gr. |
| 1 *injection toutes les 2 heures.* | | 5. Esérine 0 gr. 10 cent. à 0 gr. 50 cent. | |
| 2. Extrait de fève de | | Eau distillée | 10 — |
| Calabar | 1 gr. | 6. Salicylate ou chlo- | |
| Glycérine | 60 — | rhydrate de phy- | |
| 3. Extrait de Cala- | | sostigmine | 0 gr. 10 centigr. |
| bar | 0 gr. 20 centigr. | Eau distillée | 50 — |
| Eau distillée | 10 — | | |
| 2 *seringues.* | | | |

## CALOMEL (protochlorure de mercure).

| | | | | |
|---|---|---|---|---|
| 1. Calomel | 0 gr. 20 centigr. | 3. Calomel 0 gr. 10 cent. à 0 gr. 15 cent. | |
| Glycérine | 1 — 50 — | Poudre de gomme | |
| 0 *gr. 05 centigr.* | | arabique | 0 — 05 — |
| 2. Calomel | 0 gr. 30 centigr. | Eau distillée | 1 — |
| Eau distillée ⎫ āā 5 — | | | |
| Glycérine ⎭ | | | |

## CAMPHRE.

| | | | | |
|---|---|---|---|---|
| 1. Camphre | 0 gr. 50 centigr. | Huile d'amandes | |
| Ether sulfu- ⎫ | | douces | 10 gr. |
| rique ⎬ āā 4 — | | 3. Camphre pur | 1 — |
| Eau distillée ⎭ | | Vaseline liquide | |
| 2. Camphre | 0 gr. 50 centigr. | médicinale | 100 — |

## CAMPHRE MONOBROMÉ.

Camphre monobromé        3 gr.
Alcool                   25 —
Glycérine                22 —
   12 à 30 *centigr.*

## CANNELLE (eau distillée de, — et teinture de). — Véhicule des solutions.

## CANTHARIDES (teinture de) et CANTHARIDINE.

Cantharidine             0 gr. 10 centigr.
Chloroforme              10 —
   5 à 10 *milligr.*

## CHANVRE INDIEN. — V. *Haschisch.*

## CHLORAL (hydrate de).

| 1. Chloral | 3 gr. | 2. Chloral | 10 gr. |
| Eau | 6 — | Glycérine | 50 — |

## CROTON CHLORAL HYDRATÉ.

| 1. Croton chloral | 0 gr. 30 centigr. | Glycérine chaude | 16 gr. |
| Glycérine | 1 — | Eau de laurier- | |
| 2. Croton chloral | 1 gr. 60 centigr. | cerise | 16 — |

## CHLOROFORME. — 4 à 12 gr.

Chloroforme                      20 gr.
Vaseline liquide médicinale      80 —

## CHLORURES. — V. *la base.*

## CHLORHYDRATES. — V. *la base.*

## CICUTINE. — V. *Conine.*

## CINCHONINE-CINCHONIDINE. — V. *Quinine.*

## CITRATES. — V. *la base.*

## COCAÏNE.

| 1. Chlorhydrate de cocaïne | 4 gr. | Eau distillée | 100 gr. |
| Eau distillée | 100 — | 3. Cocaïne pure | 2 — |
| 2. Chlorhydrate de cocaïne | 1 gr. | Vaseline liquide médicinale | 100 — |

## CODÉINE.

Chlorhydrate ou phosphate de codéine   1 gr.
Eau distillée                          120 —

## COLCHICINE.

Colchicine             0 gr. 020 milligr.
Eau distillée          10 —
   *Pour 1 dose.*

## CONINE. — Bromhydrate de conine.

| 1. Conine | 0 gr. 025 milligr. |
| Alcool rectifié | 2 — |
| Eau distillée | 15 — |
| 2. Conine | 0 gr. 04 centigr. |
| Alcool dilué } ãã | 5 — |
| Eau distillée } | |

*V à XX gouttes.*

| 3. Bromhydrate de cicutine | 0 gr. 50 centigr. |
| Alcool | 1 — 50 — |
| Eau de laurier-cerise | 23 — |

## COTOÏNE.

| Cotoïne pure | 1 gr. |
| Ether acétique | 4 — |

*1 seringue toutes les 15 ou 20 minutes.*

## CRÉOSOTE.

| 1. Morphine | 0 gr. 64 centigr. |
| Créosote | 3 — 60 — |

*VI gouttes.*

| 2. Peptone sèche | 10 gr. |
| Créosote de hètre | 3 — |

| Glycérine neutre | 70 gr. |
| Alcool | 10 — |
| Eau | 20 — |

*5 ou 6 injections par jour.*

## CURARE-CURARINE.

| 1. Curare | 1 gr. |
| Eau distillée } ãã 50 — |
| Glycérine } |
| 2. Curare | 1 gr. |
| Eau distillée 100 ou 50 — |
| 3. Curare | 0 gr. 10 centigr. |
| Eau distillée | 5 — |
| Acide chlorhydrique 1 — |
| 4. Curare | 0 gr. 50 centigr. |
| Eau distillée | 2 — |

| 5. Curare | 0 gr. 50 centigr. |
| Eau distillée | 5 — |
| Acide chlorhydrique 1 — |

*Le 1/3 d'une seringue tous les 5 jours.*

| 6. Curarine | 1 gr. |
| Eau distillée | 50 — |
| 7. Sulfate de curarine | 0 gr. 10 centigr. |
| Eau distillée de laurier-cerise | 1 — |
| Eau distillée | 8 — |

## CYANURES. — V. *la base.*

## DATURINE. — Extrait de stramoine.

| Extrait de stramoine | 1 gr. |
| Eau distillée | 60 — |

*VI à XV gouttes.*

## DIGITALINE.

| 1. Digitaline de Merck | 0 gr. 10 centigr. |
| Glycérine | 50 cent. cub. |
| Eau distillée | 3 gr. |
| 2. Digitaline de Merck | 1 gr. |
| Glycérine | 1 cent. cube |
| Eau distillée | 10 à 20 — |
| 3. Digitaline | 0 gr. 60 centigr. |
| Glycérine | XX gouttes |
| Eau distillée | 7 gr. 50 centigr. |
| 4. Digitaline | 0 gr. 05 centigr. |
| Eau distillée } ãã 5 gr. |
| Alcool } |

| 5. Digitaline | 0 gr. 01 centigr. |
| Alcool à 90° } ãã 5 cent. cubes. |
| Eau distillée } |
| 6. Digitaline d'Homolle | 0 gr. 10 centigr. |
| Alcool } ãã 25 gr. |
| Eau distillée } |
| 7. Digitaline cristallisée de Nativelle | 0 gr. 02 centigr. |
| Chloroforme | 2 — |
| Vaseline liquide médicinale | 10 — |

# DUBOISINE.

| | |
|---|---|
| Sulfate de duboisine | 0 gr. 10 centigr. |
| Eau distillée | 50 — |

# ÉMÉTINE.

| | | | |
|---|---|---|---|
| Émétine pure | 0 gr. 15 centigr. | Émétine pure | 0 gr. 10 centigr. |
| Acide sulfurique | I goutte | Eau distillée | 10 — |
| Eau distillée | 2 gr. | | |

# ÉMÉTIQUE.

| | |
|---|---|
| Tartre stibié | 1 gr. 06 centigr. |
| Morphine | 0 — 01 — |
| Eau distillée | L gouttes |

# ERGOTINE. ERGOTININE. — Extrait d'ergot.

1. Extrait aqueux d'ergot    2 gr.
Eau distillée    āā    10 —
Glycérine pure

2. Ergotine    1 gr.
Eau de laurier cerise    5 —
*XV à XX gouttes tous les 2 à 5 jours.*

3. Ergotine    3 gr.
Eau    13 —
Glycérine    2 —

4. Ergotine    2 gr.
Glycérine    āā    15 —
Eau

6. Solution titrée d'ergot Yvon.
   V. à *Ergot.*

7. Ergotine    2 gr.
Eau    30 —
*Dose : 1 gr.*

8. Ergotine    1 gr.
Glycérine    4 —
Eau distillée    4 —
Eau de laurier-cerise    2 —

9. Ergotine    0 gr. 10 centigr.
Acool rectifié    āā    4 —
Glycérine pure

10. Ergotine    3 gr.
Alcool
Glycérine    āā    3 —
Eau

11. Extrait de seigle ergoté    1 gr.
Glycérine    āā    5 —
Eau

12. Ergotine Bonjean 7 gr. 50 centigr.
Eau distillée    22 — 50 —
Chloroforme    2 —

13. Ergotinine    0 gr. 20 centigr.
Acide lactique    0 — 10 —
Alcool    2 cent. cubes
Eau de laurier-cerise 20 — —
Eau distillée    Q. s.
*Pour 100 cent. cubes.*

# ESERINE. — V. *Calabar.*

# ESSENCE DE TÉRÉBENTHINE. — V. *Térében-thine.*

# ETHER SULFURIQUE. — 1 à 2 gr.

# EUCALYPTOL.

1. Eucalyptol pur    5 parties
Vaseline liquide médi-
   cinale    20 —

2. Eucalyptol pur    5 gr.
Iodoforme    0 gr. 25 centigr.
Vaseline liquide pure    20 gr.

# EUGÉNOL.

| | |
|---|---|
| Eugénol | 3 parties |
| Vaseline liquide | 100 — |

## FER. — Peptonate de fer, etc.

| | |
|---|---|
| 1. Pyrophosphate de fer citro-ammoniacal | 1 gr. |
| Eau distillée | 5 — |
| 2. Pyrophosphate de fer cum natro citrico | 1 gr. |
| Eau distillée | 6 — |
| 3. Citrate de fer | 2 gr. |
| Eau distillée de laurier-cerise | 20 — |
| 4. Peptone sèche | 5 gr. |

| | |
|---|---|
| Perchlorure de fer liquide | 6 gr. |
| Glycérine neutre | 80 — |
| Eau de laurier-cerise | 150 — |
| Ammoniaque liquide | 1 — |
| 5. Perchlorure de fer sublimé | 1 gr. |
| Eau distillée | 60 — |
| Peptone sèche | 20 — |
| Glycérine pure | 40 — |
| 6. Pyrophosphate de fer | 3 parties |
| Albumine | 4 — |
| Eau distillée | 12 — |

## FER QUINIQUE (citrate de). — V. *Quinine.*

## FÈVE DE CALABAR. — V. *Calabar.*

## GELSÉMIUM. GELSÉMINE (chlorhydrate de).

| | |
|---|---|
| Chlorhydrate de gelsémine | 1 gr. |
| Eau distillée | 200 — |

## HASCHISCH (teinture de).

| | |
|---|---|
| Teinture de haschisch | |
| Eau distillée | āā 5 gr. |
| III à VI gouttes. | |

## HÉLÉNINE.

| | |
|---|---|
| Hélénine pure | 1 gr. |
| Vaseline liquide médicinale | 100 — |

## HOMATROPINE (bromhydrate d').

| | |
|---|---|
| Bromhydrate d'homatropine | 0 gr. 015 milligr. |
| Eau distillée | 1 — |

## HUILE ESSENTIELLE DE TÉRÉBENTHINE.
— V. *Térébenthine.*

## HYDRATE DE CHLORAL. — V. *Chloral.*

## HYOSCIAMINE. — Teinture de jusquiame.

| | |
|---|---|
| 1. Hyosciamine | 0 gr. 01 centigr. |
| Eau distillée | 5 gr. ou 10 gr. |
| 2. Iohydrate d'hyoscine | 0 gr. 01 centigr. |
| Eau distillée | 10 — |

## ICHTHYOL.

| | |
|---|---|
| Ichthyol | 10 à 20 gr. |
| Eau distillée | 100 — |

## IODE.

| | |
|---|---|
| Iode | 1 gr. |
| Vaseline liquide | 100 gr. |

# IODOFORME.

| | | | | | |
|---|---|---|---|---|---|
| 1. Iodoforme | 1 gr. | | 5. Iodoforme | 1 gr. | |
| Éther | 6 à 10 — | | Éther sulfurique | 6 — | |
| *Dose : 1 à 2 seringues.* | | | 6. Iodoforme | 3 gr. | |
| 2. Iodoforme | 6 gr. | | Éther sulfurique | | ãã 5 — |
| Glycérine | 20 — | | Huile d'olive | | |
| *Dose : 30 à 75 centigr.* | | | 7. Iodoforme | 1 gr. | |
| 3. Huile d'amandes douces | 15 gr. | | Huile de ricin | 7 — | |
| Iodoforme | 1 — | | 8. Iodoforme | 6 gr. | |
| 4. Iodoforme | 1 gr. | | Glycérine | 20 — | |
| Huile de ricin | 15 — | | 9. Iodoforme | 1 gr. | |
| | | | Vaseline liquide | 100 — | |

# IODURE DE POTASSIUM. — V. *Potassium, sodium.*

# JUSQUIAME. — V. *Hyosciamine.*

# KAIRINE.

Chlorhydrate de kairine    0 gr. 10 centigr.
Eau distillée    1 —

# LACTATES. — V. *la base.*

# LAURIER-CERISE. — *Acide cyanhydrique.*

# LIQUEUR AMMONIACALE ANISÉE. — V. *Ammoniaque* (Alcoolé d').

# LIQUEUR DE FOWLER. — V. *Arsénicaux.*

# MENTHOL.

Menthol pur    10 gr.
Vaseline liquide    90 —

# MERCURE ET SES SELS.

| | | | | |
|---|---|---|---|---|
| 1. Sublimé corrosif | 0 gr. 20 centigr. | | 5. Bichlorure de | |
| Eau distillée | 30 — | | mercure | 1 gr. |
| *Dose : 0 gr. 75 cent.* | | | Chlorure de sodium | 6 — |
| 2. Sublimé corrosif | 0 gr. 20 centigr. | | Eau distillée | 100 — |
| Eau distillée | 70 — | | 6. Deutochlorure de | |
| Glycérine | 30 — | | mercure | 0 gr. 10 centigr. |
| *Dose : 2 seringues.* | | | Chlorure de sodium | 1 — |
| 3. Sublimé corrosif | 0 gr. 20 centigr. | | Eau distillée | 45 — |
| Eau distillée | 100 — | | *IV à V gouttes 2 fois par jour.* | |
| Chlorhydrate de morphine | 0 — 10 | | 7. Bichlorure de mercure | 1 gr. |
| 4. A. Bichlorure de mercure | 1 gr. 25 centigr. | | Chlorure de sodium | 2 — |
| Chlorure ammoniaque | 1 — 25 | | Eau distillée | 100 — |
| Chlorure de sodium | 4 — 25 | | 8. Bichlorure de mercure | 0 gr. 30 centigr. |
| Eau distillée | 125 — | | Chlorhydrate de cocaïne | ãã 0 — 10 — |
| B. Blanc d'œuf | n° 1 | | Chlorure de sodium | |
| Eau distillée pour faire | 125 — | Q. s. | Eau distillée | 30 — |

9. Biiodure de mer-
cure      0 gr. 04 centigr.
. Eau distillée    1 —
Aqua distillata   20 —
Hydrargyrum bichlo-
ratum corrosiv.   0 — 20 —
Atropium sulphuri-
cum      0 — 8
*Dose X gouttes.*

10. Biiodure de mer-
cure      0 gr. 40 centigr.
Chlorhydrate de
morphine    0 — 05 —
Eau distillée    10 —
*X gouttes tous les 2 jours.*

11. Biiodure de mer-
cure      0 gr. 03 centigr.
Iodure de potassium    Q. s.
Pour dissoudre dans
eau distillée    2 —

12. Iodure double de
mercure et de mor-
phine      0 gr. 50 centigr.
Eau distillée    20 —
*V à X gouttes par jour.*

13. Iodure de potas-
sium      4 gr.
Biiodure de mercure 0 — 48 centigr.
Eau distillée    90 —

14. Iodure double de
mercure et de so-
dium      1 gr. 50
Eau distillée   100 —
*X à XX gouttes tous les 2 jours.*

15. Biiodure de mer-
cure      1 gr.
Iodure de potassium 1 —
Phosph. tribasique
de soude    2 —
Eau distillée pour   50 cent. cubes.

16. Bicyanure de mer-
cure      0 gr. 10 centigr.
Eau distillée    35 —
*Dose. 0 gr. 70 centigr.*

17. Cyanure de mer-
cure      0 gr. 10 centigr.
Eau distillée    20 —

18. Peptone mercu-
rique ammonique   0 gr. 40 centigr.
Eau distillée    30 —

19. Peptone mercu-
rique ammonique   0 gr. 40 centigr.
Eau distillée    25 —
Glycérine neutre   6 —

20. Peptone mercu-
rique ammonique   0 gr. 40 centigr.
Glycérine neutre   30 —

21. Peptone en pou-
dre de Catillon   9 gr.
Chlorure d'ammo-
nium pur    9 —
Sublimé corrosif   6 —
*F. dissoudre dans :*
Glycérine pure   72 —
Eau distillée    24 —
*5 gr. de cette solution filtrée à
faire dissoudre dans 25 gr. A injecter
1 seringue de la solution.*

22. Peptone sèche — 9 gr.
Chlorure d'ammo-
nium    8 —
Protochlorure de
mercure   6 à 12 —
Eau distillée    24 —
Glycérine    72 —
*Dose : 1 seringue.*

# MORPHINE ET SES SELS.

1. Chlorhydrate de
morphine 0 gr. 50 centigr. à   1 gr.
Eau distillée   100 à 200 —

2. Chlorhydrate de
morphine    0 gr. 20 centigr.
Chloral    0 — 40 —
Eau distillée   10 —

3. Chlorhydrate de
morphine    1 gr.
Eau de laurier-
cerise    50 —

4. Chlorhydrate de
morphine    0 gr. 10 centigr.
Sulfate neutre d'a-
tropine    0 — 01 —
Eau de laurier-
cerise    20 —

5. Acétate de mor-
phine    0 gr. 75 centigr.
Acide acétique   I goutte
Glycérine    V —
Eau distillée   30 gr.

6. Chlorhydrate de
morphine    0 gr. 10 centigr.
Hydrolat de menthe 9 —
Alcoolat de menthe 1 —

7. Sulfate de mor-
phine    18 gr. 64 centigr.
Acide salicylique   0 — 50 —
Eau distillée   384 —

8. Sulfate de mor-
phine    1 gr.
Eau distillée   31 —

9. Sulfate de mor-
phine    1 gr.
Sulfate d'atro-
pine    0 — 015 milligr.
Glycérine    4 —
Acide phénique    V gouttes
Eau distillée    28 gr.

10. Oxyde blanc d'an-
timoine    1 gr.
Chlorhydrate de
morphine    0 — 20 centigr.
Eau distillée de lau-
rier-cerise    10 —

11. Sulfate de mor-
phine    5 gr.
Eau distillée
bouillie    90 —
Acide sulfuri-
que dilué    472 millim. cub.
Acide phénique    1 gr.
Glycérine pure    30 —

12. Chlorhydrate de
cocaïne 0,01 cent. 1/2 à 0 gr. 03 cent.
Morphine    0 gr. 01 centigr.
Eau distillée    2 —

## MUSC.

Eau distillée      1 gr.
Teinture de musc      40 —

*Dose : 3 scringues dans la journée.*

## NAPELLINE.

1. Napelline    0 gr. 10 centigr.
Eau distillée    10 —

2. Napelline    1 gr.
Alcool à 90°    43 —
Eau distillée    56 —

## NARCÉINE (chlorhydrate de).

Chlorhydrate de narcéine    0 gr. 20 centigr.
Eau distillée    20 —

## NICOTINE.

Nicotine    0 gr. 03 centigr.
Eau distillée    7 — 50 —

## NITRATE D'ARGENT. — V. *Argent.*

## — NITRATE DE VÉRATRINE. — V. *Vératrine*

## — NITRITE D'AMYLE.

Nitrite d'amyle    10 parties
Alcool    90 —

## NITRO-GLYCÉRINE ou TRINITRINE.

Solution alcoolique de trinitrine au 1/100e    XXX gouttes
Eau de laurier-cerise    8 gr. 40 centigr. à 10 gr.

## OLÉANDRINE.

Oléandrine    0 gr. 66 centigr.
Eau distillée    7 — 50 —
Alcool    Q. s.

## OR (chlorure d').

Aurum muriaticum    0 gr. 01 centigr.
Aqua distillata    5 —

*1 gr. de la solution par injection.*

# PAPAVÉRINE.

| | |
|---|---|
| Papavérine | 0 gr. 42 centigr. |
| Eau distillée | LX gouttes |

*VII à XII gouttes.*

# PARACOTOINE. — Comme *Cotoine*.

# PARALDÉHYDE.

1. Paraldéhyde
Eau de laurier-cerise } ãã 5 gr.
Eau distillée 15 —

2. Paraldéhyde 50 gr.
Essence de menthe X gouttes
Huile d'olive Q. s.
*Pour faire 100 cc.*

# PEPTONATES. — V. *la base.*

# PERCHLORURE DE FER. — V. *Fer.*

# PÉREIRINE.

| | |
|---|---|
| Chlorhydrate de pereirine | 1 à 2 gr. |
| Eau distillée | 20 — |

# PERMANGANATE DE POTASSE.

| | |
|---|---|
| Permanganate de potasse | 1 gr. |
| Eau distillée | 100 — |

*2 à 3 seringues.*

# PILOCARPINE (chlorhydrate et nitrate de).

| | |
|---|---|
| Nitrate ou chlorhydrate de pilocarpine | 1 gr. |
| Eau distillée | 50 — |

# POTASSIUM (bromure de),

| | |
|---|---|
| Bromure de potassium | 0 gr. 02 centigr. |
| Eau distillée | 1 — |

# — POTASSIUM (iodure de).

| | |
|---|---|
| Iodure de potassium | 0 gr. 50 centigr. |
| Eau distillée | 1 — |

# QUININE ET SES SELS.

1. Quinine 0 gr. 50 centigr.
Éther 1 —

2. Quinine pure 0 gr. 20 centigr.
Alcool absolu X à XV gouttes
Éther X à XV —
Vaseline liquide 20 gr.

3. Sulfate de quinine 1 gr. 50 centigr.
Éther 5 —
*Dose : 1 seringue.*

4. Sulfate de quinine 1 gr. 50 centigr.
Acide sulfurique X gouttes
Eau distillée 16 gr.

5. Sulfate de quinine 2 gr.
Acide sulfurique Q. s.
Eau distillée 16 gr.

6. Sulfate de quinine 2 gr.
Acide sulfurique
dilué Q. s.
Eau distillée 20 gr.

7. Sulfate de quinine 1 gr.
Acide tartrique 0 gr. 50 centigr.
Eau distillée 10 —

8. Sulfate de quinine 1 gr.
Acide tartrique 0 — 33 centigr.
Eau distillée 6 — 60 —

9. Sulfate de quinine 4 gr. 80 centigr.
Acide sulfurique
dilué 3 —
Eau distillée 32 —

10. Sulfate de quinine 4 gr. 80 centigr.
Acide sulfurique
dilué . . . . . . . . 2 — 80 —
Eau distillée . . . . 32 —

11. Sulfate de quinine 1 gr. 20 centigr.
Acide tartrique . . . 0 — 40 —
Eau distillée . . . . 2 —

12. Sulfate de quinine 3 gr.
Acide sulfurique . . . 6 —
Eau distillée . . . . 30 —
Acide phénique . . . 0 — 30 centigr.

13. Sulfate de quinine . 0 gr. 09 centigr.
Acide nitrique . . . . I goutte
Eau distillée . . . . XV —

14. Sulfate de quinine 1 gr.
Acide acétique . . . Q. s. gouttes
Eau distillée . . . . 10 gr.

15. Sulfate de quinine 0 gr. 60 centigr.
Acide chlorhydri-
que dilué . . . . 0 — 42 —
Eau distillée . . . . 0 — 78 —

16. Sulfate de quinine 1 gr.
Chlorhydrate de
morphine . . . . 0 — 10 centigr.
Acide chlorhydri-
que dilué . . . . 0 — 70 —
Eau distillée . . . . Q. s.
*Pour faire 5 gr.*

17. Sulfate de quinine 4 gr.
Acide sulfurique
dilué . . . . . . VI gouttes
Eau distillée . . . . 31 gr.

18. Bisulfate de qui-
nine . . . . . . 1 gr.
Glycérine . . . . . 10 —

19. Sulfate acide de
quinine . . . . . 1 gr.
Eau distillée . . . . 11 —

20. Sulfate acide de
quinine . . . . . 1 gr.
Eau distillée . . . . 6 —

21. Bromhydrate neu-
tre de quinine . . 1 gr.
Alcool . . . . . . 2 — 50 centigr.
Eau distillée . . . . 7 — 50 —

22. Bromhydrate acide
de quinine . . . . 1 gr.
Acide sulfurique
dilué . . . . . . VI gouttes
(ou acide tartrique) 0 gr. 50 centigr.
Eau distillée . . . . 10 —

23. Bromhydrate de
quinine . . . . . 1 gr.
Éther sulfurique . . 8 cent. cub.
Alcool rectifié . . . 2 —

24. Bibromhydrate de
quinine 0 gr. 18 cent. à 0 gr. 30 cent.
Eau distillée . . . . 1 gr.

25. Sulfovinate de
quinine . . . . . 1 gr.
Eau distillée . . . . 5 —

26. Phénate de quinine 1 gr.
Alcool à 40° . . . . 3 —

27. Chlorhydrate de
quinine neutre . . 2 gr.
Glycérine ⎫
Eau distillée ⎭ āā 5 —

28. Chlorhydrate de
quinine neutre . . 0 gr. 60 centigr.
Eau distillée . . . . 0 — 72 —

29. Chlorhydrate de
quinine neutre . . 1 gr.
Eau distillée . . . . 6 —

30. Chlorhydrate de
quinine neutre . . 4 gr.
Eau distillée . . . . 8 —

## QUINIDINE ET CINCHONIDINE.

Sulfate de cinchonidine . . . 4 gr.
Acétate de morphine . . . . 0 — 05 centigr.
Eau distillée . . . . . . . . 50 —

## QUINOÏDINE.

Quinoïdine . . . . . . . . . 5 gr.
Éther . . . . . . . . 15 à 20 cent. cub.

## QUINOLÉINE.

Citrate de quinoléine . . . . 15 gr.
Eau distillée . . . . 20 à 25 —
Acide citrique . . . . . . . 3 —

## QUINONE-HYDROQUINONE.

Hydroquinone . . . . . . . 10 gr.
Eau distillée . . . . . . . . 100 —

## RÉSORCINE.

| | |
|---|---|
| Résorcine | 5 à 20 gr. |
| Eau distillée | 100 — |

## SALICYLATE DE SOUDE.

| | | | |
|---|---|---|---|
| 1. Salicylate de soude | 1 gr. | 2. Caféine | 4 gr. |
| Eau distillée | 4 — | Salicylate de soude | 3 — |
| | | Eau distillée | 6 — |

## SAPONINE.

| | |
|---|---|
| Saponine | 1 gr. |
| Eau distillée | 20 à 50 — |

## SCILLINE ET SCILLIPICRINE.

| | |
|---|---|
| Scillipicrine | 1 gr. |
| Eau distillée | 10 à 50 — |

*Dose : 2 à 10 cc. de substance active.*

## SCOPARINE. — V. *Spartéine.*

## SEIGLE ERGOTÉ. — V. *Ergotine.*

## SOUDE (sulfate de).

| | | | |
|---|---|---|---|
| 1. Sulfate de soude | 0 gr. 1 centigr. | Phosphate de soude | |
| Eau distillée | 1 — | cristallisé | 5 gr. |
| 2. Sulfate de soude | 10 gr. | Eau distillée | 100 — |
| | | *Dose : 5 gr.* | |

## SPARTÉINE-SCOPARINE.

| | | | |
|---|---|---|---|
| 1. Sulfate de spar- | | 2. Scoparine | 0 gr. 06 centigr. |
| téine | 1 gr. | Eau distillée | 0 — 50 — |
| Eau distillée | 50 — | Glycérine | 0 — 25 — |

## STRYCHNINE ET SES SELS.

| | | | |
|---|---|---|---|
| 1. Nitrate de stry- | | 3. Sulfate de stry- | |
| chnine | 0 gr. 05 centigr. | chnine | 0 gr. 30 centigr. |
| Eau distillée | 10 — | Eau distillée | 30 — |
| 2. Sulfate de stry- | | 4. Sulfate de stry- | |
| chnine | 0 gr. 12 centigr. | chnine | 0 gr. 10 centigr. |
| Eau distillée | 30 — | Eau de laurier- | |
| | | cerise | 10 — |
| | | Eau distillée | 10 — |

## SULFATES. — V. *la base.*

## SULFURE DE CARBONE.

| | |
|---|---|
| Sulfure de carbone | 1 gr. |
| Vaseline liquide | 19 — |

## TANNIN.

| | |
|---|---|
| Tannin | 10 à 20 gr. |
| Eau distillée | 100 — |
| *1 à 2 gr.* | |

## TARTRATE DE FER. — V. *Fer*.

## — TARTRE STIBIÉ. — V. *Emétine*.

## THALLINE.

| | |
|---|---|
| Sulfate de thalline | 1 gr. |
| Eau distillée | 5 — |

## THYMOL.

| | |
|---|---|
| Thymol pur | 1 gr. |
| Vaseline liquide | 200 — |

## TÉRÉBENTHINE (huile essentielle de).    Térébenthène.

| | |
|---|---|
| Térébenthène pur | 5 gr. |
| Vaseline liquide | 20 |

## VALDIVINE.

| | |
|---|---|
| Valdivine | 0 gr. 002 milligr. |
| Eau distillée | 1 cent. cube |

## VÉRATRINE.

| | |
|---|---|
| Vératrine | 0 gr. 05 centigr. |
| Alcool dilué } ãã | 5 — |
| Eau distillée | |

## ZINC (chlorure de).

| | |
|---|---|
| Chlorure de zinc | 20 gr. |
| Eau distillée | 100 |

22.

# ANTISEPTIE CHIRURGICALE

---

## PRINCIPAUX AGENTS

---

Les principaux agents employés par l'antiseptie chirurgicale sont les suivants :

**Acide borique.**
**Acide phénique.**
**Acide salicylique.**
**Acide thymique.**
**Bichlorure de mercure.**
**Chlorure de zinc.**
**Iodoforme.**
**Ouate hydrophile et tourbe végétale.**
**Papier antiseptique de Bédouin.**

Ces différents agents sont employés sous des formes diverses qui sont les suivantes :

## ACIDE BORIQUE.

EAU BORIQUÉE (Reliquet).

| | |
|---|---|
| Acide borique | 40 gr. |
| Eau distillée bouillie | 1000 — |

*F. dissoudre.*

CHARPIE BORIQUÉE (Lister).

| | | |
|---|---|---|
| Acide borique | ââ | Q. s. |
| Eau bouillante | | |

*Imbibez la charpie, et laissez sécher.*

ONGUENT BORIQUÉ (Lejeune).

| | |
|---|---|
| Acide borique pulvérisé | 6 gr. |
| Cire | 3 — |
| Paraffine | 6 — |
| Huile d'amandes douces | 21 — |

*F. fondre.*

POMMADE A L'ACIDE BORIQUE.

| | |
|---|---|
| Acide borique pulvérisé | 10 gr. |
| Axonge benzoïnée ou vaseline | 30 — |

M.

# ACIDE PHÉNIQUE.

**ACIDE PHÉNIQUE ALCOOLISÉ (Lemaire).**

| | | |
|---|---|---|
| Alcool à 90o | ãã | P. E. |
| Acide phénique | | |
| M. | | |

**CATGUT, LIGATURE ANTISEPTIQUE (Lister).**

| | |
|---|---|
| Acide phénique cristallisé | 10 gr. |
| Eau distillée | 1 — |
| Huile d'olive | 5 — |
| Corde à boyau récente | Q. s. |

*M. l'acide à l'eau. F. immerger la corde.*

**CÉRAT PHÉNIQUÉ (Reliquet).**

| | |
|---|---|
| Cérat | 100 gr. |
| Acide phénique | 0 — 30 centigr. |

**DRAINS PHÉNIQUÉS.**

Drains en caoutchouc Q. s.
*Conservez dans la solution phéniquée à 5/100e.*

**ÉPONGES PHÉNIQUÉES.**

Éponges lavées et blanchies Q. s.
*Conservez dans la solution phéniquée à 5/100.*

**GAZE PHÉNIQUÉE (Lister).**

| | |
|---|---|
| Alcool à 95o | 12000 gr. |
| Colophane | 2000 — |

*F. dissoudre. Ajoutez :*

| | |
|---|---|
| Glycérine | 500 — |
| Acide phénique cristallisé | 500 — |

*Faites passer la gaze dégraissée par la solution de carbonate de soude à 2/100e dans la liqueur ci-dessus et faites sécher.*

**GLYCÉRÉ PHÉNIQUÉ (Jeannel).**

| | |
|---|---|
| Glycéré d'amidon | 10 gr. |
| Acide phénique | 1 — |

**HUILE PHÉNIQUÉE (Lister).**

| | |
|---|---|
| Huile d'olive | 10 gr. |
| Acide phénique | 1 — |
| M. | |

**POUDRE PHÉNIQUÉE.**

| | |
|---|---|
| Acide phénique | 1 à 5 gr. |
| Farine ou plâtre | 1000 — |
| M. | |

**PROTECTIVE (Lucas Championnière).**

*D'une part :*

| | |
|---|---|
| Dextrine | 7 gr. |
| Amidon | 2 — |
| Eau phéniquée 2,5/100 | 16 — |

*M. D'autre part :*

| | |
|---|---|
| Taffetas | Q. s. |
| Vernis copal | Q. s. |

*Vernir le taffetas sur ses 2 faces; F. sécher. Appliquer sur les 2 faces une mince couche du mélange dextriné phéniqué.*

**SOIE PHÉNIQUÉE.**

Soie filée Q. s.
*Enroulez sur une bobine. F. bouillir pendant 1 heure dans eau phéniquée à 5/100 et conservez dans solution phéniquée à 5/100.*

**SOLUTION FAIBLE D'ACIDE PHÉNIQUE (Lister).**

| | |
|---|---|
| Acide phénique | 25 gr. |
| Alcool ou glycérine | 25 — |
| Eau | 950 — |

*Solution à 1/40 ou 2,5/100.*

**SOLUTION FORTE D'ACIDE PHÉNIQUE (Lister).**

| | |
|---|---|
| Acide phénique | 50 gr. |
| Alcool ou glycérine | 50 — |
| Eau | 900 — |

*Solution à 1/10 ou 5/100.*

**TARLATANE PHÉNIQUÉE.**

| | |
|---|---|
| Acide phénique | 60 gr. |
| Alcool à 85o ou glycérine | 100 — |
| Eau | 1000 — |

*M. F. macérer l'étoffe pendant 2 heures. F. sécher. Rincez à l'eau tiède avant de vous en servir.*

**VASELINE PHÉNIQUÉE.**

| | |
|---|---|
| Acide phénique | 1 gr. |
| Vaseline | 15 — |

*On peut aromatiser avec quelques gouttes d'essence de Winter-green.*

**VINAIGRE PHÉNIQUÉ (Codex).**

*Pur ou étendu d'eau.*

# ACIDE SALICYLIQUE.

**OUATE SALICYLÉE (Armée allemande).**

| | |
|---|---|
| Acide salicylique | 100 gr. |
| Alcool à 95o | 3000 — |
| Glycérine | 40 — |

*M. Imprégnez la ouate; pressez-la légèrement. F. sécher.*

**POMMADE SALICYLIQUE (Wagner).**

| | |
|---|---|
| Acide salicylique | 1 gr. |
| Alcool à 85o | 3 — |
| Axonge | 10 — |

*Délayez l'acide avec l'alcool. Ajoutez l'axonge. M.*

### POUDRE DÉSINFECTANTE.

| Acide salicylique | 3 gr. |
| Amidon | 10 — |
| Talc pulvérisé | 87 — |

M.

### SOLUTION SALICYLIQUE (Muller).

| Acide salicylique | 1 gr. |
| Glycérine | 20 — |
| Eau | 80 — |

F. dissoudre l'acide dans la glycérine; ajoutez l'eau.

### SOLUTION SALICYLIQUE BORATÉE (De Roubaix).

| Acide salicylique | |
| Sous-borate de soude | āā 5 gr. |
| Eau | 100 — |

M. En triturant.

### VINAIGRE DE PENNÈS.

100 gr. pour un bain. Étendu d'eau en lotions.

## ACIDE THYMIQUE.

### GLYCÉRÉ THYMIQUE.

| Acide thymique | 1 gr. |
| Glycéré d'amidon | 100 — |

### SOLUTION ANTISEPTIQUE.

| Acide thymique | 2 à 4 gr. |
| Alcool | 100 — |
| Eau | 900 — |

M.

### SOLUTION ANTISEPTIQUE.

| Phénol absolu | 50 gr. |
| Thymol | 3 — |
| Alcool à 90° | 50 — |
| Eau | Q. s. pour 1 litre. |

### VASELINE A L'ACIDE THYMIQUE.

| Acide thymique | 1 à 4 gr. |
| Vaseline | 100 — |

M.

## BICHLORURE DE MERCURE.

### COLLODION MERCURIEL.

| Collodion | 30 gr. |
| Sublimé corrosif | 1 — |

F. dissoudre.

### ÉTHER MERCURIEL (Chéron).

| Deutochlorure de mercure | 1 gr. |
| Éther sulfurique | 40 — |

F. dissoudre.

### SOLUTION ANTISEPTIQUE.

| Eau | 1 gr. |
| Sublimé | 1000 — |

F. dissoudre.

### AUTRE :

| Eau | 0 gr. 50 centigr. |
| Sublimé | 1000 — |

### VASELINE AU SUBLIMÉ.

| Sublimé | 1 gr. |
| Vaseline | 1000 — |

## CHLORURE DE ZINC.

### SOLUTION ANTISEPTIQUE.

| Chlorure de zinc | 2 gr. |
| Eau | 1000 — |

F. dissoudre.

### SOLUTION ANTISEPTIQUE.

| Chlorure de zinc | 5 gr. |
| Eau | 1000 — |

## IODOFORME.

### CHLOROFORME IODOFORMIQUE.

Dissolution d'iodoforme à saturation.

### COLLODION IODOFORMÉ.

| Iodoforme | 0 gr. 25 centigr. |
| Collodion élastique | 4 — |

F. dissoudre.

### COTON IODOFORMÉ.

| Coton | Q. s. |
| Solution éthérée d'iodoforme | Q. s. |

### ÉTHER IODOFORMÉ.

| Iodoforme | 5 gr. |
| Éther sulfurique | 100 — |

FORMULES POUR MASQUER L'ODEUR DE
L'IODOFORME.

1. Iodoforme       2 parties
    Café pulvérisé      1 —

2. Acide phénique crist.    1 gr.
    Iodoforme        10 —

3. Iodoforme     10 gr.
    Acide phénique    0 — 05 centigr.
    Essence de menthe   I à II gouttes

4. Camphre        5 gr.
    Essence de menthe    2 —
    Iodoforme        15 —

5. Iodoforme     100 gr.
    Essence de menthe    5 —
    — de néroli      1 —
    — de citron      2 —
    Teinture de benjoin    1 —

6. Iodoforme        1 gr.
    Essence de roses    II gouttes

7. Iodoforme       5 gr.
    Coumarine       1 —

### GAZE IODOFORMÉE ADHÉSIVE.

Gaze dégraissée. (V. *Gaze*
    *phéniquée*.)       6 mètres.
Alcool à 15°        1200 gr.
Colophane         100 —
Glycérine         50 —

  *F. Dissoudre le chloroforme dans l'alcool; ajoutez la glycérine. F. passer la gaze dans la solution. F. sécher. Imprégnez d'iodoforme.*

### GAZE IODOFORMÉE HYDROPHILE.

Iodoforme         50 gr.
Gaze dégraissée      6 m. 50

  *Remuez la gaze et l'iodoforme dans un bassin jusqu'à ce que le tissu soit bien imprégné. Secouez pour faire tomber l'excès d'iodoforme.*

### GLYCÉRINE IODOFORMÉE.

Iodoforme         1 gr.
Glycérine         10 —

### POMMADE D'IODOFORME.

Iodoforme       2 à 4 gr.
Cérat simple      30 —

### POUDRE DÉSINFECTANTE.

Iodoforme        18 gr.
Sulfate de quinine    3 —
Charbon pulvérisé    15 —
Essence de menthe    XL gouttes.
   *M.*

### SOLUTION ALCOOLIQUE D'IODOFORME.

Iodoforme        10 gr.
Ether sulfurique } āā    20 —
Alcool

### SOLUTION ÉTHÉRÉE D'IODOFORME POUR PANSEMENTS.

Iodoforme cristallisé    1 gr.
Ether 60° Baumé     4 —
   *F. dissoudre.*

### TOILE IODOFORMÉE EMPLASTIQUE.

Iodoforme pulvérisé    100 gr.
Glycérine         10 —

   *M. Pour enduire* 1 m. *carré de toile. F. sécher.*

### VASELINE IODOFORMÉE.

Vaseline         5 gr.
Iodoforme      1 à 2 —

# OUATE DE BOIS. — Comme la suivante.

# OUATE HYDROPHYLE. — *Sert aux pansements.*

# PAPIER ANTISEPTIQUE. — Papier brouillard imbibé de différentes solutions antiseptiques. Découpures de papier enduites des mêmes solutions remplaçant la charpie.

# TOURBE VÉGÉTALE. — S'emploie pour pansements comme la ouate hydrophyle.

# DEUXIÈME PARTIE

---

## HYGIÈNE

# THÉRAPEUTIQUE

---

*Définition.* — L'hygiène thérapeutique est cette partie des sciences médicales qui a pour objet de diriger l'emploi des modificateurs hygiéniques dans le traitement des maladies, et d'en régler les conditions de manière à conduire le plus possible au rétablissement de la santé. (Bouchardat.)

Cette hygiène thérapeutique comprend la kinésithérapie, la climatothérapie, l'hydrothérapie et l'hygiène alimentaire ; nous y joindrons l'électricité médicale. Nous suivrons l'ordre alphabétique. Il est bien entendu que tout ce qui a trait aux douches se trouvera au mot hydrothérapie, tout ce qui a trait à l'électricité au mot électricité médicale.

L'article *électrothérapie* a été fait par M. le Dr Bardet et les articles *massage* et *balnéothérapie* par le Dr Léon-Petit. La compétence de ces deux médecins dans chacune de ces parties donne un intérêt tout spécial à ces articles.

## AÉROTHÉRAPIE. — *Emploi de l'air pour la cure des maladies :* air comprimé, air raréfié. Appareils spéciaux.

**Bains d'air comprimé.** — Junod, Pravaz, Tabarié.

Cloches où l'on comprime l'air et où se trouve placé le malade, compression de l'air à deux cinquièmes d'atmosphère. Durée totale du bain de 1 heure 1/2 à 2 heures. Une demi-heure pour augmenter graduellement la préssion, une heure où l'on maintient la pression à un état constant, une demi-heure pour ramener la pression à son état normal.

*Action physiologique.* — Augmentation de la capacité pulmonaire, augmentation des phénomènes de combustion et de nutrition.

*Applications thérapeutiques.* — Cure de l'asthme, de l'emphysème pulmonaire, du catarrhe chronique, de la phthisie, de la coqueluche; traitement de la chlorose, de la goutte, du diabète, de la polysarcie et de l'albuminurie.

*Contre-indication.* — Maladies du cœur et de l'aorte. Rétrécissement de la trompe d'Eustache.

**Inhalation d'air comprimé et raréfié.** — Appareils spéciaux, appareil de Waldenburg, de Schnitzler, appareil de Maurice Dupont. Inhalations dans l'air comprimé, exhalation dans l'air raréfié.

*Action physiologique.* — Lavage aérien du poumon. Augmentation de la capacité pulmonaire. Activité plus grande de la circulation.

*Applications thérapeutiques.* — Emphysème pulmonaire, catarrhe pulmonaire, bronchite chronique, pleurésie chronique.

**Inhalations médicamenteuses.** — Appareils très variés. Consiste à faire passer l'air à travers ou à la surface de la solution médicamenteuse. Inhalateurs de Le Fort de Lille, de Sandras, etc... Solutions médicamenteuses variables; goudron, térébenthine, alcool, iodoforme.

INHALATION (Le Fort).

| | |
|---|---|
| Camphre | 50 gr. |
| Goudron | 40 — |
| Teinture d'iode | 40 — |
| Liqueur d'Hoffmann | 10 — |

Inhalateur permanent nasal, appareil de Feldbausch, appareil de Cozzolino, muselière avec substances médicamenteuses.

**Vaporisation.** — Dégagement dans l'air de vapeurs médicamenteuses. Vapeurs térébenthinées. Combustion d'un mélange de goudron de houille et de térébenthine.

TRAITEMENT DU CROUP (Delthil).

Goudron de gaz } āā 40 gr.
Essence de térébenthine }

*A placer dans un vase de métal ou en terre réfractaire mettre le tout sur un plateau métallique, allumer le mélange, faire des fumigations de 2 heures en 2 heures.*

FUMIGATION CONTRE LA DIPHTHÉRIE (Renou).

*Faire bouillir dans une pièce deux litres d'eau dans lesquels on verse toutes les deux heures une cuillerée à bouche de la solution suivante :*

| | |
|---|---|
| Acide phénique | 250 gr. |
| Acide salicylique | 50 — |
| Alcool | 1 litre |

Vapeurs d'acide fluorhydrique (Bergeron, Chevy, Seiler).

**Pulvérisations.** — Pulvérisateurs à air froid, pulvérisateurs à vapeur. Atmosphère antiseptique (Spray).

**ALIMENT.** — On donne le nom d'aliment à toute substance de quelque origine que ce soit qui, introduite dans l'organisme vivant, peut servir à la nutrition.

L'*alimentation* sera l'association méthodique et raisonnée de ces divers aliments. Les aliments se divisent en principes alimentaires primordiaux, en aliments complets et en aliments complexes.

*Principes alimentaires primordiaux.* — Ce sont les principes que l'on doit toujours trouver dans une substance pour quelle devienne alimentaire. Ces principes se divisent de la façon suivante :

| | | | |
|---|---|---|---|
| PRINCIPES ORGANIQUES | Principes azotés | Principes albuminoïdes ou protéiques | Fibrine. Albumine. Glutine. Caséine. Légumine. |
| | | Substances gélatinigènes ou non protéiques | Chondrine. Osséine. Gélatine. Colle de poisson. Cartilage, etc. |
| | | Alcaloïdes | Théobromine. Caféine. Théine. Matéine. |
| | Principes non azotés | Hydrate de carbone | Amidon. Sucre. Gomme. |
| | | Graisses neutres | Beurre. Graisse. Huile. |
| PRINCIPES INORGANIQUES | Sels | Chlorures Carbonates Phosphates Lactates | Soude. Chaux. Potasse. |
| | Eau. | | |

*Aliments complets.* — Ce sont ceux qui suffisent à eux seuls à le nutrition. Pour l'homme il n'y a qu'un aliment complet, le *lait*, puis viennent les *œufs*, aliment complet pour l'oiseau, incomplet pour l'homme.

*Aliments complexes.* — Les aliments complexes sont très nombreux et se divisent ainsi :

| | | |
|---|---|---|
| ALIMENTS COMPLEXES | Aliments azotés | Viandes. Poissons. Mollusques et crustacés. |
| | Aliments végétaux | Céréales. Légumes. Fruits. |
| | Aliments gras | Huiles. Graisses. Beurres. |
| | Boissons | Eaux. Boissons aromatiques. Boissons alcooliques. |

23

**BALNÉATION.** — *Bain.* — Immersion et séjour plus ou moins prolongé du corps ou d'une partie du corps dans un milieu quelconque autre que l'atmosphère.

On peut les diviser :

| | |
|---|---|
| D'APRÈS LA TEMPÉRATURE en | Froids au-dessous de 25° (toniques). Tièdes de 30 à 35° (neutres). Chauds de 35 à 40° (déprimants). |
| D'APRÈS LE MILIEU D'IM-MERSION en | Liquides. Gazeux. Solides. |
| D'APRÈS LA PARTIE IMMER-GÉE en | Entiers. Partiels (demi-bains, pédiluves, bains de siège, etc.). |

En réalité, les bains gazeux seuls peuvent être *entiers*, mais l'usage a donné le nom de bain entier à celui dans lequel tout le corps, sauf la tête, est plongé.

*Bains liquides.* (Bains proprement dits.) — Ils sont généralement composés d'eau pure ou d'eau contenant en dissolution ou en suspension diverses substances. Mais ils peuvent aussi être formés d'autres liquides tels que lait, huile, vin, bouillons divers, sang, entrailles (bains de tripes), etc...

Lorsque l'eau du bain se renouvelle constamment, il est dit *bain à eau courante*, dans le cas contraire c'est le *bain à eau dormante*.

La durée moyenne d'un bain est de 20 à 30 minutes. Au delà d'une heure, c'est le *bain prolongé*.

### FORMULES DES PRINCIPAUX BAINS MÉDICAMENTEUX.

Les diverses substances qu'on incorpore aux bains sont empruntées aux règnes minéral, végétal et animal.

### EAU : 300 LITRES

#### 1° ORIGINE MINÉRALE

##### BAINS ALCALINS.

| | |
|---|---|
| Carbonate de soude | 250 gr. |

##### BAINS DE VICHY.

| | |
|---|---|
| Bicarbonate de soude | 500 gr. |

##### BAINS SULFUREUX :

A. Trisulfure de potassium solide    50 à 100 gr.

*Concasser, enfermer dans un flacon, faire dissoudre au moment du bain, dans un litre d'eau chaude, à part.*

| | |
|---|---|
| B. Trisulfure de potassium | 50 à 100 gr. |
| Eau | 200 — |

*Dissoudre à chaud et filtrer.*

##### BAINS DE BARÈGES :

| | | |
|---|---|---|
| Hydrosulfure de soude cris-tallisé | | |
| Chlorure de sodium cristal-lisé | āā | 60 gr. |
| Carbonate de soude desséchée | | 30 — |

*Dissoudre dans un litre d'eau.*

Les bains sulfureux doivent être pris dans des pièces spéciales peintes au blanc de zinc, dans des baignoires de bois, de zinc ou de fonte émaillée.

La sulfurine Langlebert (trisulfure de potassium dont on a retiré l'acide sulfhydrique) présente les avantages des préparations précédentes, sans avoir leurs inconvénients.

### BAINS IODÉ.

| | |
|---|---|
| Iode | 10 gr. |
| Iodure de potassium | 20 — |
| Eau | 250 — |

*Dissoudre et verser dans le bain.* (Baignoire de bois ou émaillée.)

### BAIN IODURÉ.

| | |
|---|---|
| Iodure de potassium | 50 gr. |
| Eau | 450 — |

### BAINS DE MER ARTIFICIEL.

| | |
|---|---|
| A. Sel marin | 8 kil. |
| Sulfate de soude cristallisé | 3 — 500 gr. |
| Hydrochlorate de chaux | 0 — 700 — |
| Hydrochlorate de magnésie | 2 — 000 — |
| B. Chlorure de sodium | 7 — 500 — |
|    — de magnésium | 2 — 515 — |
|    calcium | 515 — |
|    potassium | 60 — |
| Sulfate de soude | 2 — 525 — |

| | | |
|---|---|---|
| Iodure de potassium | } āā | 0 gr. 15 centigr. |
| Bromure de potassium | | |
| Sulfhydrate d'ammoniaque | V gouttes | |

### BAIN DE PENNÈS.

| | |
|---|---|
| Bromure de potassium | 1 gr. |
| Carbonate de soude | 300 — |
|    — de chaux | 1 — |
| Phosphate de soude | 8 — |
| Sulfate de soude | 5 — |
| Sulfate d'alumine | 1 — |
|    — fer | 3 — |
| Huile essentielle de lavande } | |
|    — de thym } āā | 1 — |
|    — de romarin } | |
| Teinture de staphisaigre | 50 — |

### BAINS DE SEL.

| | |
|---|---|
| Sel gris | 5 kil. |

### BAIN DE SUBLIMÉ (Cod.).

| | |
|---|---|
| Bichlorure de mercure | 20 gr. |

*Dissoudre dans :*

| | |
|---|---|
| Alcool à 90° | 50 — |

*Ajouter :*

| | |
|---|---|
| Eau distillée | 200 — |

*La dose de sublimé peut être portée à 50 grammes.* (Baignoire de bois ou de fonte émaillée.)

### BAIN MERCURIEL.

| | | |
|---|---|---|
| Sublimé corrosif | } āā | 15 gr. |
| Chlorhydrate d'ammoniaque | | |
| Eau distillée | 500 — | |

### BAIN DE BOURBONNE ARTIFICIEL.

| | | |
|---|---|---|
| Carbonate de soude | 100 | gr. |
| Bromure de sodium | 10 | — |
| Chlorure de sodium | 500 | — |

### BAIN DE PLOMBIÈRES ARTIFICIEL.

| | | |
|---|---|---|
| Carbonate de soude | 100 | gr. |
| Sel marin | 20 | — |
| Sulfate de soude | 60 | — |
| Gélatine | 100 | — |

## 2° ORIGINE VÉGÉTALE

### BAIN D'AMIDON.

| | | |
|---|---|---|
| Amidon | 200 | gr. |

*Délayer dans 2 litres d'eau et mélanger au bain lentement et en agitant.*

### BAIN AROMATIQUE.

| | | |
|---|---|---|
| Espèces aromatiques | 500 | gr. |

*Infuser une heure dans : Eau bouillante 10 litres. Passer.*

### BAIN SINAPISÉ.

*Pédiluve :*

| | | |
|---|---|---|
| Farine de moutarde | 150 | gr. |

*Délayer dans 3 litres d'eau froide et verser dans le bain préparé à la température convenable.*

*Bain entier :*

| | | |
|---|---|---|
| Poudre de moutarde | 1 | kil. |

*Dans un linge fin, dans l'eau du bain.*

### BAIN DE SON.

| | | |
|---|---|---|
| Son | 1 | kil. |

*Faire bouillir 10 minutes dans 5 ou 6 litres d'eau, passer et mélanger avec le bain.*

### BAIN DE TILLEUL.

| | | |
|---|---|---|
| Tilleul | 1 | kil. |

*Même préparation que pour le bain aromatique.*

## 3° ORIGINE ANIMALE

### BAINS GÉLATINEUX.

| | | |
|---|---|---|
| Colle de Flandre | 500 | gr. |
| Eau chaude | 10 | litres |

*Dissoudre et verser dans le bain.*

### BAINS GÉLATINO-SULFUREUX.

| | | |
|---|---|---|
| Polysulfure de potassium | 50 | gr. |
| Gélatine concassée | 250 | — |

*Dissoudre à chaud la gélatine, puis le sel.*

### BAINS SAVONNEUX.

| | | |
|---|---|---|
| Savon blanc du commerce | 1 | kil. |

*Dissoudre à chaud dans 5 litres d'eau.*

# BAINS GAZEUX. — (Voir *Aérothérapie*.)

Les bains gazeux usités en balnéothérapie proprement dite sont :
Les bains d'air chaud.
Les bains de vapeurs.

Il sont administrés dans des *étuves totales*, salles dans lesquelles les malades sont soumis au contact de la chaleur ou dans des caisses, *étuves limitées*, la tête restant à l'air libre.

Ces étuves totales ou limitées peuvent être *sèches* ou *humides*, selon que l'on y fait pénétrer de l'air chauffé ou de la vapeur d'eau; dans l'étuve sèche la température oscille entre 35 et 50°, en moyenne 40° centigrades, dans l'étuve humide elle varie entre 35 et 70°, en moyenne 45°.

On peut en même temps charger la vapeur de produits médicamenteux : térébenthine, iodure de potassium, etc., ou dégager dans l'étuve sèche des fumigations : ex. : essence de pin, cinabure, etc...

La durée du bain de sudation ne doit pas dépasser 25 minutes.

Le *bain russe* est une étuve humide à proximité de laquelle se trouve une salle d'immersion froide et un salon de repos avec massage.

Le *bain maure* est un bain analogue et n'en diffère que par la suppression des applications d'eau froide.

*Bains solides.* — Bains de sable, de boue, de marc de raisin, de marc d'olive, etc..., presque tous du domaine de l'empirisme.

## BEURRE. — Voir *Graisses*.

## BIÈRE. — Voir *Boissons alcooliques*.

## BOISSONS. — Les boissons que l'homme consomme se divisent en trois groupes, l'eau, les boissons aromatiques, les boissons alcooliques.

**Eau.** — Nous ne parlerons ici que des eaux potables. Les eaux minérales dites de table ou artificielles seront traitées à l'article des eaux minérales.

L'eau potable doit contenir de l'air au moins de 25 à 50 cc. par litre, et des sels, ces derniers doivent atteindre le chiffre de 0 gr., 50 par litre. Elle doit dissoudre le savon et cuire les haricots. L'eau contient des proto-organismes dont les uns sont nuisibles, les autres favorables, les premiers aèrent l'eau; tel est le rôle des diatomées. L'eau outre son action alimentaire agit aussi comme diurétique.

**Boissons aromatiques.** — Le type de ces boissons est celles qui renferment de la caféine (café, thé, maté, kola).

L'action physiologique et hygiénique de la caféine est encore fort discutée. Trois opinions ont été émises. La caféine empêche la dénutrition, c'est un aliment d'épargne; la caféine est un tonique, c'est un dynamophore; la caféine est un aliment par l'azote qu'elle renferme.

Les boissons aromatiques sont utilisées comme diurétiques et toniques; pour leurs diverses préparations voir *Formulaire*.

**Boissons alcooliques.** — L'homme fait une grande consommation des boissons alcooliques, son action physiologique a été l'objet de nombreuses discussions. L'Alcool ne serait pas un aliment, il passerait intact à travers l'économie (Perrin, Duroy, Lallemand); l'alcool serait un aliment (Bouchardat, Dujardin-Beaumetz), il serait brûlé en partie par l'économie, mais agirait aussi en nature sur les centres nerveux. Ce serait un aliment antidéperditeur et un tonique. A dose élevée il abaisse la température; de là ses applications nombreuses comme médicament antithermique.

On divise les boissons alcooliques en vins, cidres et poirés, bières, eaux-de-vie et liqueurs.

*Vins.* — Ils constituent un tout complexe renfermant de l'eau, de l'alcool, de la glycérine, du tanin, des huiles essentielles, des éthers, des sels.

La richesse alcoolique des vins varie de 7 à 15 et même 16 pour 100. Les vins de consommation sont ordinairement à 10 pour 100.

Voici d'ailleurs la composition de différents vins.

| | | | |
|---|---|---|---|
| Vin de Marsala | 23,83 | Vin de Champagne mousseux. | 11,77 |
| — de Madére rouge | 20,52 | — de Cahors | 11,36 |
| — — blanc | 20 | — de Mâcon blanc | 11 |
| — de Porto | 20 | — de Volnay | 11 |
| — de Bagnols | 17 | — d'Orléans | 10,66 |
| — de Malaga | 17,42 | — de Bordeaux rouge | 10,10 |
| — de Roussillon | 16,88 | — de Larose | 9,05 |
| — de Malaga ordinaire | 15 | — de Pouillac | 9,70 |
| — de Chypre | 15 | — de Vouvray blanc | 9,86 |
| — de Jurançon rouge | 13,70 | — de Château-Latour | 9,33 |
| — de Lunel | 13,70 | — de Léoville | 9,10 |
| — d'Angers | 12,90 | — de Pouilly | 9,10 |
| — de Champagne | 12,77 | — de détail à Paris | 8,80 |
| — de Graves | 12,30 | — de Château-Margaux | 8,85 |
| — de Beaune blanc | 12,80 | — de Château-Laffite | 8,73 |
| — de Frontignan | 11,80 | — de Châblis blanc | 7,88 |

Les vins se divisent en *vins-liqueurs, vins rouges, vins blancs, vins mousseux.*

Les *vins-liqueurs* sont constitués par les vins d'Espagne, de Portugal et de Sicile. Ils renferment plus de 15 pour 100 d'alcool.

Les *vins rouges* contiennent une certaine quantité de tanin et des bouquets plus ou moins capiteux.

Les *vins blancs* renferment moins de tanin, mais plus de tartrates. Ils sont diurétiques.

Les *vins mousseux* sont bien tolérés par l'estomac, aussi sont-ils surtout appliqués au traitement des vomissements et des affections péritonéales.

*Cidres* — Ils renferment de 5 à 6 pour 100 d'alcool, les cidres doux en renferment une proportion beaucoup moins considérable, de 1 à 1,70 pour 100. Les cidres sont légèrement purgatifs et surtout diurétiques. Denis-Dumont les a considérés comme favorables dans le traitement de la goutte et de la diathèse urique.

*Bières.* — Les bières ont une richesse alcoolique variable entre 7 et 3 pour 100 d'alcool. Ce sont les bières anglaises qui sont les plus alcooliques (Ale 7, 3 pour 100 d'alcool) et les bières autrichiennes qui le sont moins. (Bières de Pilsen 3,5.) Ces bières renferment un élément digestif, la diastase végétale ou maltine. Enfin on a fabriqué des bières dites de malt.

*Préparations de malt.* — On fait aussi des extraits de malte connus sous le nom de maltines ; sous ce nom, on comprend deux sortes de préparations, ou de la diastase végétale (Coutaret) ou bien des extraits concentrés d'orge, d'avoine et de froment maltés.

Il existe plusieurs préparations pharmaceutiques de malt, ce sont : les poudres de malt desséchées à 40° dose 0 gr. 50 centigr. à 1 gr. à chaque repas ; la diastase ou maltine à la dose de 10 à 20 centig. ; l'extrait de malt que l'on donne soit sous forme de pastilles, soit sous forme d'élixir.

ÉLIXIR DE MALT (Duquesnel).

| | |
|---|---|
| Extrait de malt | 2 parties |
| Sirop simple | 20 — |
| Vin de lunel | 20 — |

*Bières médicamenteuses.* — On a fait aussi des bières médicamenteuses. Voici les formules de quelques-unes de ces préparations.

BIÈRE ANTISCORBUTIQUE OU SAPINETTE. (Codex).

| | |
|---|---|
| Feuilles fraîches de cochlearia | 3 gr. |
| Racines fraîches de raifort | 6 — |
| Bourgeons secs de sapin | 3 — |
| Bière forte | 200 — |

BIÈRE DE QUINQUINA (Soubeyran).

| | |
|---|---|
| Quinquina concassé | 1 partie |
| Bière forte | 82 — |

*Eaux-de-vie.* — On donne le nom de trois-six aux alcools de toute provenance. Ce nom vient de ce que trois parties de ces alcools mélangées avec trois parties d'eau donnent six volumes d'eau-de-vie de moyenne force, c'est-à-dire contenant 50 pour 100 d'alcool. Les eaux-de-vie fortes contiennent 52,5 pour 100 d'alcool, les faibles 45.

Voici d'ailleurs la quantité d'alcool pur, contenu dans les différentes eaux-de-vie.

| | |
|---|---|
| Alcool pur ou anhydre | 100,0 |
| Esprit rectifié de mélasse, de betterave, etc. | 94,1 |
| Alcool 3/6 de mélasse, etc. | 89,6 |
| Esprit-de-vin 3/6 de Montpellier | 84,4 |
| Eaux-de-vie { de Hollande | 58,7 |
| Double cognac | 52,6 |
| Commune faible | 49,1 |
| Faible | 45,5 |

Les alcools de vins sont devenus extrêmement rares et l'immensité des alcools consommés proviennent d'autres sources que du vin. En France sur les 2,000,000 d'hectolitres d'alcool que l'on consomme par an, à peine 10,000 sont-ils fournis par le vin.

Tous les alcools sont toxiques, mais leur toxicité s'accroît à mesure que les alcools sont plus élevés dans la série.

L'alcool sert de base à de nombreuses préparations que l'on trouvera au mot *Alcool* du *Formulaire*.

*Liqueurs.* — Les liqueurs ont pour base les eaux-de-vie additionnées d'un sirop. Parmi les liqueurs on doit signaler l'absinthe qu'on distingue en absinthe suisse et en absinthe ordinaire par la force de l'alcool employé, pour la première on use d'un alcool à 80 degrés. La liqueur d'absinthe détermine un empoisonnement particulier décrit sous le nom d'*absinthisme* (Lancereaux, Magnan).

Tous les *apéritifs* ont pour base l'alcool. Ils ne jouissent d'aucune propriété stimulante sur la digestion qu'ils entravent plutôt (Tschelzoff).

# BOUILLON. — Le bouillon contient une très grande quantité d'eau, 985,6 pour 1,000 et très peu de substances azotées. C'est un aliment peptogène.

Voici d'ailleurs la composition du bouillon :

| | | |
|---|---|---|
| Eau.......................... | 985,500 pour 1000 | 985,600 |

**SUBSTANCES ORGANIQUES**

| | | |
|---|---|---|
| Solides desséchées à 20 degrés.... | 16,917 pour 1000 | |
| Sels solubles (chlorhydrate phosphate et sulfate de potasse et soude)............. ............. | 10,724 — | 28,180 |
| Sels très pur soluble ; phosphate de magnésie et de chaux......... | 0,539 — | |
| | | 1013,780 |

*Préparation.* — Formule du bouillon pour les hôpitaux de Paris.

| | |
|---|---|
| Viande crue désossée | 1 kil. |
| Eau | 4 litres |
| Légumes verts | 400 gr. |
| Sel | 10 — |

La cuisson du bouillon doit être menée très lentement et à feu très doux.

*Bouillon américain.* — On donne ce nom à un bouillon sans eau qui se prépare de la façon suivante :

Dans une marmite en étain à fermeture hermétique, marmite autoclave, placer des couches alternatives de viande coupée par morceaux et de légumes. Chauffer le tout au bain-marie pendant 6 à 7 heures et passer avec expression.

*Bouillon instantané (thé-bœuf, beef-tea)* se prépare de plusieurs façons. Prendre une livre de bœuf entièrement maigre, la couper par morceaux et jeter dessus poids égale d'eau chaude à 60, faire infuser pendant 1 heure et ajouter du sel.

*Thé-bœuf,* suivant la Formule de A. Robin. Dans un récipient en terre très épais ou en étain à fermeture hermétique placer des petits cubes de viande crue dégraissée, ajouter du bouillon, fermer le tout hermétiquement et chauffer au bain-marie pendant 2 ou 3 heures en empêchant que la température s'élève au-dessus de 60°. Puis passer avec expression.

## CAFÉ. — Voir *Boissons aromatiques.*

## CÉRÉALES.
— L'homme fait surtout usage du blé, du seigle, du riz, de l'avoine et du maïs. La plus azotée de ces céréales est le blé, qui contient 20,68 pour 100 de matières azotées, puis vient le maïs avec 12,80, puis l'avoine avec 11,90, puis le seigle avec 9,00 et enfin le riz qui en contient 6,40 ; en revanche ce dernier est le plus riche en amidon, il en contient 77,75 pour 100, le blé 76,51, le seigle 57,50, le maïs 58,40. Le maïs contient en plus des substances grasses ce qui en fait un aliment très nourrissant. L'avoine contient une grande quantité d'azote et aussi une certaine quantité de fer ; elle renferme de plus un principe excitant (Sanson). Pour les animaux, le cheval en particulier l'avoine est un aliment de force par excellence.

## CHAMPIGNONS.
— Les champignons sont peu nourrissants, contiennent surtout de l'eau. Il faut près de 10 kilos de champignons de couche pour représenter un kilogr. de viande.

**CIDRE.** — Voir *Boissons alcooliques.*

**CLIMATHÉRAPIE.** — On entend par climat les effets produits par l'air, le sol et l'eau d'une contrée sur les êtres organisés.

La climatothérapie est l'application de l'ensemble de ces moyens à la
cure des maladies.

*Division des climats.* — Le classement des climats a pour base soit
la chaleur, soit l'humidité, soit la pression atmosphérique. Pour la
chaleur on a admis trois grandes zones : torride, tempérée, froide
(Michel Lévy, Rochard. Fonssagrives).

L'humidité atmosphérique a servi de base à la classification de
Thomas Weber qui établit deux grandes divisions : 1° Climats des îles,
des côtes, ou climats maritimes ; 2° Climats intérieurs ou continentaux.

I. DIVISION DES CLIMATS MARITIMES en climats humides, demi-humides,
secs.

### A. *Climats insulaires et côtiers humides.*

Deux divisions :

1° *Climats insulaires et côtiers humides à température élevée :*
Madère. Température moyenne de l'hiver, 17°. Iles Canaries, Ténériffe,
Açores, etc...

2° *Climats insulaires et côtiers humides à température fraîche :* Ile
de Rute (Rathesay), moyenne de l'hiver 14°.

### B. *Climats insulaires et côtiers demi-humides.*

1° *Climats chauds :* Mogador, Tanger, Cadix, Gibraltar, Palerme,
Venise, Biarritz, Arcachon.

2° *Climats frais :* Côtes anglaises et irlandaises, îles de Wight.

### C. *Climats insulaires et côtiers secs.*

Rivièra di Ponente, Hyères, Costebelli, Nice, Cannes, Le Cannet),
Antibes, Beaulieu, Monte-Carlo, Roquebrune, Menton, Bordighera.

### II. CLIMATS INTÉRIEURS OU CONTINENTAUX.

Climats de montagne et climats de plaine.

### A. *Climats de montagne.*

Influence de l'attitude sur le développement de la tuberculose (Jour-
danet). Pureté de l'air des montagnes, dilatation du thorax, augmentation de la capacité respiratoire, augmentation des échanges nutritifs. Alpes Européennes. Davos-Platz altitude (1,560 m.). Davos-Dorfli
Davos-Frauelkirch, Saint-Moritz (1,637 m.) Saint-Maden (1,740 m.).
Pontrezina (1,828 m.).

### B. *Climats de plaine.*

Pise, Amélie-les-Bains, Pau.

**CRUSTACÉS.** — L'homme consomme surtout le homard, l'é-
crevisse et la langouste.

Aliment très azoté, en particulier les œufs qui renferment 1,92 d'azote
pour 100.

*Homard,* sa chair est excitante et favorise les exanthèmes. — Voici d'ailleurs sa composition.

| | CHAIR | PARTIE MOLLE INTERNE | ŒUFS |
|---|---|---|---|
| Eau ......................... | 76,718 | 84,313 | 62, 83 |
| Matière azotée.................. | 19,170 | 12,140 | 21,8 0 |
| — grasse. .................... | 1.170 | 1,444 | 8,234 |
| Sels minéraux par incinérations.. | 1,823 | 1,749 | 1,998 |
| Matières non azotées et pertes... | 1,219 | 0.344 | 4,893 |
| | 100,000 | 100,000 | 100,000 |

**EAU.** — Voir *Boissons.*

**EAU-DE-VIE.** — Voir *Boissons alcooliques.*

**ÉLECTROTHÉRAPIE.** — L'électricité, au point de vue thérapeutique, peut être considérée comme un agent modificateur du système nerveux, capable de transformer les conditions physiologiques de l'organisme et de produire ainsi une action sur les divers systèmes.

On peut grouper de la manière suivante les effets produits par l'électricité sur l'organisme :

1º *Effets sur la sensibilité générale.* — Ces effets, remarquables dans les affections nerveuses à forme hystérique sont surtout obtenus par l'électricité sous sa forme *statique.*

2º *Effets sur le système nerveux trophique.* — Les phénomènes de nutrition sont obtenus par l'*action chimique* de l'électricité et c'est par l'emploi des *courants continus,* fournis par la pile qu'on les obtient plus facilement.

3º *Effets sur le système nerveux moteur.* — Les phénomènes de mouvement s'observent au maximum dans l'usage des *courants induits.*

Trois ordres d'appareils bien différents doivent donc être employés suivant les effets à obtenir.

Dans tous les cas il est nécessaire d'avoir toujours présent à l'esprit ce fait que l'électricité peut et doit se doser, ce qui est facile avec la notion des unités électriques.

### UNITÉS ÉLECTRIQUES.

On ne saurait mieux comparer l'électricité qu'à une masse fluide agissant à travers les corps conducteurs à la façon d'un liquide qui circule dans des réservoirs et des tuyaux ; les lois de l'hydrodynamique reçoivent donc à peu près leur application dans l'explication des phénomènes électriques.

Une masse d'eau a d'autant plus de vitesse d'écoulement que la pression du réservoir est plus grande et la quantité du liquide qui passe en un point donné de la canalisation est toujours proportionnelle à la différence du niveau.

S'il s'agit d'électricité les phénomènes, tout en changeant de nom restent à peu de chose près les mêmes.

La masse d'électricité aura beau être grande, la vitese appelée ic *intensité* sera proportionnelle à la pression que l'on appelle *force électromotrice* et cette force électromotrice sera elle-même en rapport proportionnel avec la différence de niveau devenue *différence de potentiel.*

Si l'on veut définir l'intensité il faudra tenir compte en même temps de la force électromotrice et de la *résistance* des conducteurs, tout comme s'il s'agissait du passage d'un liquide dans un tuyau. Enfin si l'on veut tenir compte numériquement de la *quantité* du fluide déplacé il faudra ajouter la notion de *temps* à la notion d'intensité, à la condition que des chiffres aient au préalable défini numériquement, d'après une unité conventionnelle, les valeurs de la force électromotrice et de la résistance des conducteurs.

Sans entrer dans des explications trop techniques :

L'*unité de force électromotrice* se nomme *volt* et peut être, pratiquement, assimilée à la force électromotrice d'un couple Daniell (pile zinc-cuivre, à liquide dépolarisant au sulfate de cuivre).

L'*unité de résistance* ou *ohm* est à peu près représentée par la résistance d'une colonne de mercure dans un tube de verre de 1 millimètre carré de section et d'un mètre de longueur.

Un courant de 1 *volt* de force électromotrice, circulant dans un circuit dont la résistance égale 1 *ohm*, possède une *intensité* de 1 *ampère* et l'*ampère* représente l'*unité d'intensité*. Médicalement on compte par *milliampère*, ou millième d'ampère.

Un courant d'*intensité* égale à 1 *ampère* agissant pendant l'intervalle de 0 à 1 seconde (soit pendant un temps égale à l'unité), débite 1 *coulomb*, c'est-à-dire l'*unité de quantité* électrique.

Enfin un condensateur possède 1 *farad*, c'est-à-dire l'*unité de capacité*, lorsque il se trouve saturé par un *coulomb*.

Ces unités électriques n'ont pas été arbitrairement choisies, elles sont telles qu'en faisant intervenir les coefficients ordinaires de la mécanique on puisse, quand l'électricité se transforme en chaleur et mouvement, les convertir en chiffres concrets.

CARACTÉRISTIQUES DES INSTRUMENTS QUI SERVENT EN ÉLECTROTHÉRAPIE.

A. *Machines statiques*. — Les appareils du type de la machine Carré, ou Holtz modifiée, produisent une quantité d'électricité *infiniment faible*, mais leur force électromotrice est *immense*.

On ne peut mieux les comparer qu'à une pompe foulante qui débite à haute pression une très petite quantité de liquide.

Dans ces conditions on peut en obtenir des effets bruyants et lumineux très énergiques sans agir d'une manière profonde et autrement que d'une manière superficielle.

C'est ce qui explique la possibilité d'obtenir avec ces appareils des phénomènes intenses sur le système nerveux, sans que l'organisme soit lui-même profondément modifié.

On doit attribuer à des phénomènes analogues l'action du temps orageux sur la sensibilité générale ; l'orage représente une vaste machine statique. Une *très petite* quantité d'électricité est accumulée dans les nuages sous une *tension* formidable, mais malgré la brutalité des phénomènes il faut bien savoir que la *quantité* de fluide électrique mise en mouvement est bien moindre que celle qui passe en une seconde dans le conducteur d'une pile qui sert à la galvanoplastie.

B. *Piles à courant*. — Une *pile* se compose d'un certain nombre d'*éléments* ou *couples*, qui produisent une certaine quantité d'électricité, proportionnelle, pour une part à l'énergie de l'action chimique qui s'exerce sur les corps en présence.

Dans la pratique, un élément se compose d'une masse de zinc, qui brûle dans un liquide acide ou salin, et d'un collecteur métallique charbon ou cuivre généralement, qui sert de conducteur au courant qui naît au contact du zinc.

Le *pôle positif* est au cuivre ou au charbon, le *pôle négatif* au zinc et le *circuit* se trouve fermé par la réunion du zinc au cuivre à l'aide d'un fil conducteur.

Naturellement la pile elle-même fait partie du circuit, il en résulte sur le liquide compris entre le zinc et le pôle positif, une action qui détermine une décomposition du liquide qui tend à dégager de l'hydrogène au positif, d'où *polarisation*. Ce phénomène a nécessité l'usage d'artifices pour l'empêcher ou le diminuer, dont l'effet est d'arrêter le fonctionnement de l'appareil. Pour cela on interpose dans un vase poreux, entre le positif et le négatif, des corps oxydants ou capables de se combiner à l'hydrogène, qui absorbent ce gaz en régularisant ainsi la production d'électricité.

Chaque fabricant possède un ou plusieurs modèles de piles.

Pour l'usage médical les types les plus connus sont ceux de :

*Gaiffe*, pile au chlorure de zinc et au bioxyde de manganèse.

*Trouvé*, au sulfate de cuivre.

*Leclanché*, au chlorhydrate d'ammoniaque et au bioxyde de manganèse.

*Gaiffe*, au chlorure d'argent et au chlorure de zinc.

Tous les autres types ne sont que des modifications de ces divers modèles.

Pratiquement, il faut avoir des éléments assez *grands* pour éviter la *résistance*. Une pile très résistante est d'un emploi nul, car elle ne permet pas d'arriver à une intensité suffisante.

Une pile pour l'usage médical doit permettre d'obtenir un courant de 15 *milliampères* au moins, lorsqu'on ferme le circuit sur une résistance de 2,500 ohms, équivalente à la résistance (forte) du corps humain. Toute batterie qui ne satisfait pas à ces conditions doit être considérée comme insuffisante.

Les batteries médicales doivent être reliées à un *collecteur*, appareil muni d'une manette ou d'un curseur à frottement qui permet de faire entrer en action successivement et *sans interruption*, tous les éléments de la batterie. Tous les appareils à courants continus de Gaiffe et Trouvé sont munis de cet ajustement nécessaire.

Les batteries à *trous*, c'est-à-dire où le courant ne peut s'établir lentement de 0 au maximum, sont *dangereuses* parce qu'elles produisent des *secousses* qui peuvent, dans certaines régions, déterminer des accidents très graves.

Il faut avoir toujours présent à l'esprit que dans les batteries à courant continu une *quantité* considérable d'électricité est mise en mouvement et que leur usage n'est possible que parce que la force électromotrice est extrêmement faible.

L'action chimique de la pile est forte, car ce phénomène est proportionnel à la quantité d'électricité mise en mouvement. Mais c'est justement cette action qui agit sur les phénomènes de nutrition, l'emploi des courants continus a donc pour but l'utilisation de l'action chimique de l'électricité. Vouloir, comme on l'a essayé, utiliser des piles à courants continus sans action chimique est donc une grosse erreur, d'abord au point de vue physique et ensuite au point de vue physiologique.

C. *Appareils induits.* — Le courant induit a pour caractéristique d'être d'une durée extrêmement courte. Il se produit dans un circuit lorsque, dans le voisinage, un autre courant commence et finit, ou bien lorsque un circuit, une bobine ou un aimant, se trouvent approchées et éloignées vivement d'un autre circuit traversé par un courant.

De là trois ordres d'appareils :

1° A. *Volta-faradiques.* — C'est le type le plus employé : Bobine de Rhumhcorff, induits de Gaiffe et Trouvé.

2° A. *Magnéto-faradiques.* — Machine de Clarke, de Gaiffe. Ces instruments sont aujourd'hui abandonnés et avec raison.

3° A. *Dynamo-électriques.* — Ces machines sont d'un emploi exclusivement industriel.

La bobine animée par une pile et munie d'un interrupteur spécial reste donc le type médical des appareils induits.

Les effets physiologiques produits dépendent des conditions physiques de l'appareil.

Les actions sensibles dépendent de la force électromotrice, tandis que l'action sur le muscle dépend exclusivement de la quantité d'électricité qui est mise en mouvement dans la bobine.

Les bobines à fil *fin* et *long*, ont une *tension*, c'est-à-dire une force électromotrice considérable ; elles agissent donc vivement sur la sensibilité et, par suite, elles conviennent au traitement des névralgies et des affections douloureuses, par la révulsion intense qu'elles provoquent.

Les bobines à fil *gros* et *court* possèdent une faible *tension* ou force électromotrice, mais la masse d'électricité qu'elles mettent en mouvement est assez forte, elles provoquent donc de vives contractions sans agir fortement sur la sensibilité. On devra donc les choisir quand il s'agit d'électriser des muscles.

Enfin pour qu'une bobine induite soit propre à l'usage médical, il faut que le *trembleur* ou *interrupteur* soit disposé de manière à pouvoir varier la rapidité des interruptions : celles-ci devront être *lentes* pour agir sur les muscles, *rapides*, quand on veut agir sur le système nerveux.

Les meilleurs appareils induits sont en France, les appareils à chariot de Gaiffe et de Trouvé qui ont construit des modèles portatifs que l'on peut considérer comme parfaits. Ces modèles sont surtout absolument supérieurs à tout ce qui se construit en Angleterre et en Allemagne, où l'on trouve comme appareils portatifs des types à bobines munies de fil trop fin et à trembleur défectueux.

### INDICATIONS ET PROCÉDÉS D'APPLICATION (1)

A. *Électricité statique.* — Le malade, étant relié à la machine par un conducteur, est isolé sur un plateau, à pieds de verre assez larges pour recevoir un tabouret. Une fois la machine en rotation le malade est placé dans un véritable *bain* électrique.

On peut ensuite produire des courants par *souffle* en promenant le long du corps, ou dans le voisinage d'un point particulier, des excitateurs munis d'une pointe.

Pour obtenir des *étincelles* et des *chocs*, on se sert d'un excitateur à

(1) Pour plus de détails, voir BARDET, *Électricité médicale* (Doin, édit.).

boule *isolé* de l'opérateur par un manche en verre et relié au sol par une chaîne.

Les indications principales sont les affections de toute nature à forme hystérique. Accessoirement on peut utiliser les contractions et chocs, obtenus avec l'étincelle dans les névralgies ; dans ces cas il se produit une action révulsive souvent favorable.

B. *Électricité galvanique.* — On peut employer le courant de la pile de deux manières, suivant qu'il s'agit d'obtenir une action profonde sur les tissus, *galvanisation continue* ou *interrompue*, ou de déterminer une action chimique violente et même caustique, *électrolyse.*

Dans les affections organiques du système nerveux, dans les atrophies, dans les affections viscérales, gastralgie, dyspepsie, constipation, obstruction, troubles des organes génito-urinaires dans les deux sexes, la *galvanisation* a rendu de très grands services.

La *galvanisation continue* ou même *interrompue* doit toujours être employée avec ménagement, car l'action chimique qui est impossible à éviter peut amener l'escarrification des points où sont appliquées les électrodes. Celles-ci doivent être garnies de tissus humides pour diminuer l'action caustique dans la limite du possible, on emploiera quand la chose sera pratique des tampons ou plaques à large surface. Se rappeler que les escarres négatives (bases) sont molles tandis que les escharres positives (acides) sont rétractiles.

Lorsqu'on agit au voisinage de la moelle, des ganglions cervicaux et de l'œil il ne faut jamais opérer par secousses et la galvanisation interrompue est absolument proscrite. Du reste, règle générale et à moins d'indication spéciale, on devra toujours augmenter lentement et sans secousse l'intensité du courant.

Le maximum d'intensité à employer est de 15 à 20 milliampères. Des intensités plus élevées produisent toujours une action locale vive si l'électrisation dure plus que quelques secondes. Aux environs de la tête il est utile d'aller avec prudence et de ne jamais dépasser 12 à 15 millièmes, tout en prolongeant l'opération ce qui permet d'obtenir, au point de vue de la quantité d'électricité employée, un effet égal.

Pour l'*électrolyse* au contraire, à moins qu'il ne s'agisse du traitement des anévrysmes, on peut toujours atteindre de très fortes intensités, soit 60, 80, 100 et plus, milliampères.

C. *Électricité induite.* — Dans les affections douloureuses, névralgies, rhumatismes, arthrites, etc., on peut avoir un bon résultat de l'emploi des courants. Dans ce cas on emploiera la bobine de fil fin des appareils à chariot désignés plus haut, et l'application se fera avec le maximum d'énergie électrique que pourra supporter le malade, on se trouvera bien de l'emploi, comme rhéophore, de deux petits balais métalliques qui seront promenés rapidement sur la région douloureuse pendant un temps très court.

Au contraire dans les cas de paralysie et d'atrophie c'est toujours une bobine à gros fil qui devra être employée, les rhéophores seront constitués par des petits cônes de charbon entouré de peau mouillée et l'opérateur devra *agir séparément sur chacun des muscles des régions à électriser*, sans jamais, comme cela se fait trop souvent, agir sur des masses. Le praticien ne devra jamais perdre de vue que l'électrisation d'un muscle malade a pour but de lui faire exécuter une véritable gymnastique. L'électrisation ne doit *jamais* être *doulou-*

*reuse* et l'énergie nécessaire à obtenir avec la bobine employée est suffisante quand une contraction modérée est obtenue.

En gynécologie on a tiré de bons effets de la faradisation, mais il faut agir *directement* sur l'utérus à l'aide d'excitateurs spéciaux (Gaiffe).

**ENTRAINEMENT.** — On donne le nom d'entrainement à l'ensemble des moyens hygiéniques mis en pratique chez l'homme et chez les animaux, dans le but de favoriser le développement des organes dans une direction donnée. L'entrainement comprend une série de moyens que l'on range sous les huit titres suivants : 1° exercices ; 2° évacuants ; 3° alimentation ; 4° soins de la peau ; 5° air pur ; 6° influence morale ; 7° abstinence vénérienne ; 8° tempérance. Tous ces moyens ont pour effet d'éliminer les liquides ou les solides viciés ou inutiles à l'harmonie des fonctions et d'imprimer une activité durable à la nutrition.

L'entrainement est applicable à la cure de certaines affections : traitement de l'obésité, traitement du diabète, traitement de la débilité organique.

**ESCARGOT.** — Voir *Mollusque.*

**FROMAGE.** — Aliment très azoté, souvent d'une digestion facile ; voici l'analyse des principaux fromages.

| Fromages | Eau | Substances azotées | Graisses | Substances non azotées | Sels |
|---|---|---|---|---|---|
| Blanc ............... | 68.760 | 19,969 | 9,429 | 6,032 | 0,810 |
| Roquefort........... | 34,550 | 26,520 | 30,140 | 3,720 | 5,070 |
| Gruyère............. | 40,000 | 31,5 | 24,00 | 1,5 | 3,00 |
| Hollande........... | 36,10 | 29,43 | 27,54 | » | 6,93 |
| Neufchâtel......... | 34,47 | 13,03 | 41,91 | 6,96 | 3,63 |
| Camembert.......... | 51.94 | 18,90 | 21,05 | 4,40 | 4,71 |
| Brie ...... ....... | 45,25 | 18,48 | 25,73 | 4,93 | 5,61 |
| Chester. ........... | 35,92 | 25,99 | 36,34 | 7,59 | 4,16 |
| Parmesan ........... | 27,56 | 44,08 | 15,95 | 6,69 | 5,72 |

**FRUITS.** — Les fruits renferment des acides, des sels de chaux et de potasse, ce sont des aliments utiles. Parmi ces fruits il faut mettre en première ligne le raisin dont on fait usage en thérapeutique sous le nom *de cure de raisin.*

La cure de raisin a lieu en Suisse, en Allemagne et en France. Purgatif doux et reconstituant, la cure de raisin est surtout employée dans le traitement de la constipation et de la dyspepsie gastro-intestinale des gros mangeurs (Carrière).

**GALAZYME.** — Voir *Lait.*

**GRAISSES.** — Les aliments gras sont au nombre de trois, les *beurres*, les *graisses*, les *huiles*. Ils jouent un rôle considérable dans l'alimentation. — Ils fournissent à l'économie des aliments hydro-carbonés et s'opposent à la dénutrition.

LES GRAISSES OU HUILES FIXES se distinguent en végétales et animales. Parmi ces dernières, il faut placer les huiles de foie de morue qui se distinguent en huile blanche, blonde et brune.

Ces huiles peuvent être fournies par les raies ou par les squales ;

leur composition est presque identique, elles contiennent de la margarine et surtout de l'oléine ; on y trouve de plus, du soufre et du phosphore, du chlore, de l'iode.

On doit préférer les huiles blondes aux huiles brunes.

Les huiles doivent surtout être données avec les repas, la dose
administrée est variable, on peut aller jusqu'à 300 gr. par 24 heures
(Jaccoud).

On a proposé plusieurs formules pour rendre acceptable l'huile de
foie de morue ; les unes sont purement culinaires et consistent à ajouter
de l'huile de foie de morue à la salade et mieux encore aux sardines
et au thon. Les autres sont pharmaceutiques ; voici quelques-unes des
préparations d'huile de foie de morue :

POUDRE A L'HUILE DE FOIE DE MORUE (Vigier).

| | |
|---|---|
| Huile de foie de morue | 20 gr. |
| Sucre porphyrisé | 25 — |
| Carbonate de potasse | 1 — |
| Essence de menthe | IV gouttes |
| Essence d'amandes amères | II — |

POTION A L'HUILE DE FOIE DE MORUE (Mouchon).

| | |
|---|---|
| Huile de foie de morue | 60 gr. |
| Blanc de baleine | 10 — |
| Sirop simple | Q. s. |
| Rhum de la Jamaïque | 25 gr. |

MÉLANGE A L'HUILE DE FOIE DE MORUE (Fonssagrives).

| | |
|---|---|
| Huile ne foie de morue blonde | 100 gr. |
| Iodoforme | 0 — 25 centigr. |
| Huile essentielle d'anis | X gouttes |

AUTRE MÉLANGE.

| | |
|---|---|
| Huile de foie de morue blonde | 100 gr. |
| Eucalyptol | 1 — |

On a conseillé plusieurs succédanés à l'huile de foie de morue et on
a fait des huiles phosphorées iodées. Toutes ces préparations sont
inférieures à l'huile de foie de morue et ont été abandonnées. Cependant il faut se rappeler que suivant Gubler, le foie gras de Strasbourg
aurait des propriétés analogues à celles de l'huile de foie de morue.

Le BEURRE est constitué par de la margarine, de la butyroléine et de
la burtyrine. Le beurre entre dans certaines préparations pharmaceutiques et en particulier dans les pommades ophtalmiques.

Il existe aussi des beurres médicamenteux, voici celui recommandé
par Trousseau.

BEURRE BROMO-IODE (Trousseau).

| | |
|---|---|
| Iodure de potassium | 0 gr. 05 centigr. |
| Bromure de potassium | 0 — 20 — |
| Chlorure de sodium | 2 — |
| Beurre frais | 45 — |

## GYMNASTIQUE. — Voir *Kinésithérapie.*

## HUILE DE FOIE DE MORUE. — Voir *Graisse.*

## HUITRES. — Voir *Mollusque.*

# HYDROTHÉRAPIE.

**HYDROTHÉRAPIE.** — L'hydrothérapie est la médication par l'eau employée sous toutes ses formes, cependant l'usage a restreint le sens étymologique du mot qui ne s'applique plus qu'aux ablutions et aux douches.

On divise les douches :

|  |  |
|---|---|
| D'APRÈS LEUR TEMPÉRATURE en | Chaude.<br>Froide.<br>Ecossaise.<br>Alternative. |
| D'APRÈS LEUR APPLICATION en | Générale.<br>Locale. |
| D'APRÈS LES FORMES DU JET en | Douche en jet.<br>Douche en pluie.<br>Douche en cercles.<br>Douche en colonnes.<br>Douche en promenade. |

*Douche chaude.* — 30 à 35°, *excitante* lorsqu'elle est *courte*, *sédative* lorsqu'elle est *prolongée*.

*Douche froide.* — 9° centigrades, *tonique* et *sédative*, très courte de 10 à 30 secondes au maximum. L'eau doit avoir une certaine *pression*, c'est-à-dire, être projetée avec force. C'est par sa température et sa pression que la douche froide produit la *réaction*, ce sentiment de chaleur et de bien-être qui lui succède.

*Douche écossaise.* — Douche chaude à 30° portée progressivement à 35, 40 et 45° et suivie immédiatement d'un jet froid très court.

*Douche alternative.* — Eau chaude suivie de douche froide pendant un nombre égal de secondes et en répétant deux ou trois fois de suite cette alternance.

*Douche en jet* ou douche mobile, ou en lance est la plus usitée : le patient est à deux mètres environ de l'opérateur qui est placé sur une tribune élevée de deux marches. — Jet d'eau sur la partie postérieure du corps, puis sur la poitrine et les membres en terminant par les pieds. L'ajutage est 1° un embout dont l'orifice mesure 14, 16, 18 ou 20 millimètres ; 2° une pomme d'arrosoir ; 3° un éventail. Le jet doit être brisé avec la main ou une palette *ad hoc*.

*Douche en pluie.* Large pomme d'arrosoir placée à 2 mètres 50 du sol et laissant échapper une pluie verticale. Le patient doit avoir la tête couverte d'un bonnet de caoutchouc ou de toile cirée, et pencher le haut du corps pour recevoir la douche sur le tronc et non sur le vertex.

*Douche en colonne.* — C'est la douche en pluie avec une lance à la place de la pomme d'arrosoir ; la douche en cloche s'obtient à l'aide d'une pomme ayant une ouverture circulaire au niveau de sa circonférence.

*Douche en cercle.* (Douche en poussière.) — 8 à 10 cerceaux creux superposés horizontalement distants de 12 à 15 centimètres imitant un cylindre dans lequel entre le patient. Ces cerceaux sont percés de nombreux trous, chaque cercle est commandé par son robinet dès que tout est ouvert, il se produit un véritable tourbillon. Douche très excitante peu usitée avec raison.

*Douche promenade.* (Système Level.) — A 2 mètres 50 du sol un cylindre creux de 4 mètres 50 de long, percé de nombreux trous, le patient se promène sous la pluie. Très favorable pour la réaction.

*Douches locales.* — Les principales douches locales sont : la douche ascendante, utérine, hypogastrique, splénique, hépatique, oculaire, périnéale, vaginale, rectale, cette dernière n'est autre chose qu'un lavement forcé.

Les bains de pieds et de siège à *eau courante* sont également des douches locales.

Les affusions, l'enveloppement dans le drap mouillé peuvent suppléer les douches sans toutefois les remplacer.

Quelle que soit la variété hydrothérapique employée, le patient doit marcher *avant la douche*, faire des mouvements *pendant la douche*, en se cramponnant à la barre d'appui, s'habiller vite et faire un exercice violent *après la douche* : course, escrime, gymnastique ou massage pour favoriser la réaction.

L'eau peut être chargée de produits médicamenteux divers. Douche saline, alcaline, de Barèges, etc.

## KÉFYR ET KOUMYS. — Voir *Lait.*

## KINÉSITHÉRAPIE. — Application de la gymnastique à la cure des maladies.

La *gymnastique* est la science raisonnée des mouvements, elle a pour but le développement régulier du corps, l'accroissemnent et l'équilibration de toutes les forces de l'organisme.

La gymnastique comprend :

1º GYMNASTIQUE SANS APPAREIL (gymnastique de chambre et d'assouplissement) Laisné-Schreiber.

Elle comprend la *marche*, la *course*, les *sauts*, les *équilibres*, les *attitudes prolongées*, les *mouvements déterminés des bras et des jambes et leur combinaison* avec les *mouvements du tronc.*

2º La GYMNASTIQUE AVEC APPAREILS comprend les instruments, les agrès, les appareils.

Les *instruments* sont les *bâtons* ou les *haltères longs* (xylofers de Laisné) et les *perches à sauter.*

Les *agrès* se composent des *anneaux*, des *trapèzes*, des *échelles de cordes*, des *portiques.*

Les *appareils* comprennent les *barres parallèles*, les *échelles de bois* simples ou doubles, les *poutres à équilibre*, les *planches à rétablissement* et les *murs à rainures.*

3º La GYMNASTIQUE SUÉDOISE, DITE DE LING, consiste à provoquer la la contraction volontaire de certains muscles tandis qu'on leur oppose avec la main une résistance.

4º GYMNASTIQUE DE L'OPPOSANT. — Substitution dans la méthode de Ling à l'opposition faite par la main d'un professeur de chaînes élastiques. (Pickney.)

5º GYMNASTIQUE MÉCANIQUE. — Méthode de Zander, de Stockolm. — Appareils mûs par la vapeur, imprimant aux différentes parties du corps des mouvements automatiques.

6º GYMNASTIQUES LOCALES. — *Gymnastique abdominale.* — Mouvements d'extension et de flexion du tronc; exercice du mur (Dally); application du corps le long d'une surface verticale et élévation des bras. — *Gymnastique respiratoire.* Mouvements combinés des bras (Dally), chant, mouvements d'inspiration prolongés.

**Action physiologique.** — *Respiration.* Augmentation de la capacité respiratoire. Augmentation de l'irrigation et de la ventilation pulmonaire. Augmentation dans les actes chimiques respiratoires.

*Circulation.* — Augmentation des battements du cœur et des contractions cardiaques; fait avec excès les mouvements de gymnastique entraînent des troubles cardiaques avec dégénérescence du mycarde (cœur surmené).

*Musculation.* — Accroissement de la masse musculaire. Activité plus grande des combustions musculaires.

*Système nerveux.* — Equilibre entre les fonctions du cerveau et celles de la moelle. Régularisation des fonctions du système nerveux.

*Sécrétion.* — Accroissement de la sécrétion de la sueur. Augmentation de la quantité d'urée dans les urines, disparition de l'acide urique.

*Digestion.* — Augmentation de l'activité des fonctions digestives. Réveil de l'appétit. Disparition de la constipation.

*Nutrition.* — Augmentation des fonctions générales de nutrition. Accroissement de poids. Accroissement des forces musculaires. Disparition de la graisse.

Quand les exercices sont trop prolongés, amaigrissement et affaiblissement de l'organisme. Surmenage.

**Applications thérapeutiques.**

AFFECTIONS RESPIRATOIRES. — Faiblesse et étroitesse de la poitrine. Emphysème, asthme. Traitement prophylactique de la tuberculose. Appliquer ici les préceptes de la gymnastique respiratoire.

MALADIES DE L'APPAREIL CIRCULATOIRE.—*Anémie et chlorose.* Promenade en plein air. Excursions alpestres. Gymnastique sous toutes les formes. *Maladies du cœur.* Grande prudence dans l'emploi des exercices gymnastiques. Gymnastique suédoise. Appareil de Zander. Ascensions méthodiques.

AFFECTIONS GASTRO-INTESTINALES. — Traitement des dyspepsies de la constipation. Gymnastique abdominale. Exercice du mur.

AFFECTIONS MUSCULAIRES. — Atrophie, contractures, paralysies. Déformations. Lordose. Scoliose. Syphose. Gymnastique orthopédique.

AFFECTIONS DU SYSTÈME NERVEUX. — *Chorée.* Emploi de la gymnastique (Blache Laisné). *Nervosisme.* — Grande utilité de la gymnastique. *Hystérie. Epilepsie.*

MALADIES DE LA NUTRITION.

*Traitement de l'obésité.* De l'entraînement. *Goutte.* Utilité des exercices. Diabète. Exercices multiples, jardinage, menuiserie.

**LAIT.** — Le lait, aliment complet chez l'homme, renferme tous les principes alimentaires primordiaux; la composition moyenne des différents laits est représentée par les chiffres suivants, par litre (Fery).

| | Femme | Anesse | Vache | Chèvre |
|---|---|---|---|---|
| Densité ................. | 1033,50 | 1032,10 | 1033,40 | 1038,85 |
| Eau .................... | 900,10 | 914,00 | 910,08 | 869,52 |
| Extrait sec............. | 133,40 | 118,10 | 123,32 | 164,38 |
| Beurre................. | 43,43 | 30,10 | 34,00 | 60,68 |
| Sucre................. | 76,14 | 69,30 | 52,16 | 48,58 |
| Caséine ............... | 10,52 | 12,30 | 28,12 | 44,87 |
| Sels.................. | 2,14 | 4,50 | 6,00 | 9,10 |

*Propriétés thérapeutiques.* — Régulateur de l'acidité du suc gastrique (Ch. Richet), (affections de l'estomac), diurétique (maladies du cœur, néphrite) antidiarrhéique (maladies de l'intestin) reconstituant (débilité, cachexie).

*Régime lacté.*—Exclusif ou mitigé. *Exclusif :* alimentation exclusive avec le lait; 3 à 4 litres par jour suffisent à la nutrition. Fractionnement par petites doses, un grand verre (200 gr.), toutes les heures ou un demi-verre toutes les demi-heures. — Couper le lait avec des eaux alcalines ou de l'eau de chaux seconde. — Soupes et potages au lait. — Régime lacté *mitigé* : lait aux repas ou en dehors des repas.

*Indications.* — Ulcère de l'estomac, catarrhe de l'estomac, néphrite, diarrhée chronique.

*Contre indication.* — Dilatation de l'estomac.

**Petit lait.** — Lait dont on a retiré la caséine et le beurre. Composition.

| | Brebis | Vache | Chèvre |
|---|---|---|---|
| Eau................................ | 91,960 | 62,264 | 91,380 |
| Matières albuminoïdes (albumine et caséine) | 2,130 | 1,080 | 1,142 |
| Sucre de lait........... ............. | 5,070 | 5,100 | 4,538 |
| Matières grasses ........................ | 0,252 | 0,116 | 0,370 |
| Sels et matières extractives.............. | 0,558 | 0,410 | 0,570 |
| | 100,000 | 100,000 | 100,000 |

*Cure de petit lait.* — Se pratique en France, en Suisse et dans le Tyrol.

*Indications.* — Catarrhe de l'estomac, diathèse urique, affections intestinales, affections consomptives.

*Petits laits médicamenteux.* — On prépare en pharmacie le petit lait à l'aide de l'acide tartrique et de l'acide citrique. Ce petit lait entre dans plusieurs préparations pharmaceutiques et en particulier dans le petit lait de Weiss qui est un petit lait purgatif.

**Lait fermenté.** — Le sucre de lait peut subir la fermentation alcoolique et constitue les laits fermentés ou alcooliques au nombre de trois : le koumys, le kéfyr, la galazyme.

**Koumys.** — Le koumys est du lait de jument fermenté. Le koumys contient, en dehors des principes du lait, de l'acide lactique et de l'alcool, on le distingue en koumys jeune et en koumys vieux, le premier contenant 1 pour 100 d'alcool et le second de 2 à 3 pour 100.

**Kéfyr.**—C'est du lait de vache fermenté à l'aide d'un ferment spécial le *dispora caucasica*, qui constitue des petites masses jaune, auxquelles on donne le nom de *graines de kéfyr.*

Le kéfyr se prépare de la façon suivante : on met dans un litre de lait quatre cuillerées de graines de kéfyr que l'on a eu soin de laver avec une solution légèrement alcaline. L'on maintient le tout dans un vase débouché pendant 8 à 10 heures. On agite le liquide toute les heures puis on filtre et on place le lait dans de petites bouteilles qu'on ne remplit pas complètement, on ficelle des bouteilles et on les maintient à la température de 10 à 50°.

Le kéfyr se distingue comme le koumys en kéfyr jeune et en kéfyr vieux, le premier renferme 1,60 pour 100 d'alcool et le second, 1,50.

**Galazyme.** — La galazyme est un lait dans lequel on introduit des ferments spéciaux, il renferme 1 pour 100 d'alcool. Il s'obtient de la façon suivante : dans un litre de lait on verse le mélange suivant :

| | |
|---|---|
| Levure haute de grains | 4 gr. |
| Sucre en poudre | 10 — |
| Eau | Q. s. pour dissoudre. |

Fermer hermétiquement la bouteille et la ficeler, on peut faire usage de ce lait fermenté dès le lendemain.

*Indications.* — Aliment tonique (maladies consomptives, catarrhe des ivrognes).

## LAIT DE POULE. — Voir *Œuf.*

## LÉGUMES. — Les légumes se divisent en légumes féculents et en légumes herbacés.

Les légumes féculents, haricots, lentilles, fèves, renferment eun grande quantité de légumine et d'amidon, ce sont des aliments très nourrissants.

Voici d'ailleurs l'analyse des principaux légumes précédents :

| | Haricots blancs | Pois | Lentilles | Fèves |
|---|---|---|---|---|
| Légumine..................... | 26,9 | 23,9 | 25,0 | 24,4 |
| Amidon et dextrine............ | 48,8 | 59,6 | 55,7 | 51,5 |
| Substance huileuse.......... | 3,0 | 2,0 | 2,5 | 1,5 |
| Ligneux et cellulose .......... | 2,8 | 3,6 | 2,1 | 3,0 |
| Sels.......................... | 3,5 | 2,0 | 2,2 | 3,0 |
| Eau ...................... | 15,0 | 8,9 | 12,5 | 16,0 |

Parmi ces aliments il faut mettre hors de pair la lentille qui contient une grande quantité de fer 0,01310 pour 1,000, plus que la chair musculaire de bœuf qui n'en contient que 0,00480. La farine de lentille cuite et maltée sert de base à la Révalescière.

Les légumes herbacés se divisent en trois groupes, les légumes riches en albumine végétale et en azote (chou, asperge, etc.). Les légumes mucilagineux et salins (laitue et chicorée); les légumes riches en acide (oseille et tomate). Tous les légumes contiennent une quantité plus ou moins considérable de sels de potasse utiles à l'économie.

## LIQUEURS. — Voir *Boissons alcooliques.*

## MALT. — Voir *Boissons.*

## MASSAGE. — (Massothérapie.)

Ensemble de manipulations pratiquées avec les mains nues ou armées d'instruments spéciaux, dans un but hygiénique ou thérapeutique.

1° Massage hygiénique, pratiqué sur tout le corps, consiste en frictions et mouvements articulaires forcés.

2° Massage médical, généralement local, comprend de nombreuses manipulations variant avec chaque praticien mais pouvant être ramenées à quatre types principaux.

*Effleurage.* — Passes légères pratiquées avec les paumes des mains posées à plat sur la partie à masser, de manière à s'y adapter exactement, avec l'extrémité des pouces ou des quatre doigts ou encore sur la face dorsale des phalanges, poings fermés; mains rapprochées (Kammgriff, des Allemands).

*Massage à frictions.* — Une main pratique des frictions circulaires énergiques avec les extrémités digitales tandis que l'autre main exerce des frictions centripètes. Cette manœuvre exige une alternance dans les mouvements des deux mains qui doivent être exactement rythmés.

*Pétrissage.* — Consiste à pressurer, comprimer, écraser les tissus saisis dans une seule main ou dans les deux, *comme si on voulait exprimer une éponge qui s'imbiberait sans cesse.*

*Tapotement.* — Se pratique avec la face palmaire de la main (claquement), son bord cubital (hachure), un ou plusieurs doigts (pointillement).

Les principaux instruments qui peuvent remplacer la main sont le battoir dorsal de Kleman, le rouleau de Butler et le cylindre de Stein (ces deux derniers permettant l'usage simultané du massage et de l'électricité), le percuteur musculaire, le tapoteur de Granville mu par un mouvement d'horlogerie, le percuteur électrique, etc., etc.

Tout cet arsenal ne saurait remplacer une main expérimentée.

On doit toujours masser sur la peau dépouillée de vêtements — avec la main soit sèche, soit enduite de vaseline ou de graisse.

Les séances durent de cinq à quinze minutes. On ne saurait trop se défier de la force.

Les qualités du bon masseur sont :

Vigueur et adresse, connaissance exacte des manipulations, et de leurs effets physiologiques; il doit savoir l'anatomie, pouvoir faire un diagnostic et suivre la marche du traitement.

Conclusion : *Le médecin doit masser lui-même.* Ce n'est que dans des cas très simples qu'il peut faire exception à cette règle, après s'être assuré de l'habileté de la personne à qui il confie le massage : *il doit surveiller constamment le traitement.*

**Effets physiologiques.** — Le massage active les fonctions de la peau, facilite la résorption des liquides épanchées, calme les douleurs, modifie les phénomènes musculaires, active les fonctions de nutrition, favorise la diurèse.

**Applications thérapeutiques.** — *Applications chirurgicales.* — Traitement de l'entorse, procédé Le Batard, procédé Girard, procédé Magne. Traitement des fractures (Lucas-Championnière).

*Applications médicales.* — Traitement des névralgies, traitement de la migraine, pulpation de Laisné; traitement de la névralgie sciatique rebelle; traitement de Schreiber.

Traitement des affections articulaires, raideurs articulaires, ankylose, épanchements articulaires. Traitement des névroses, traitement de la chorée, traitement du nervosisme et de l'hystérie, traitement de Wier-Mitchell (immobilité, massage, électricité).

Traitement des affections viscérales, maladies du cœur, massage de l'œdème. Maladies abdominales, traitement de la constipation, traitement de la dilatation de l'estomac.

**MOLLUSQUES.** — L'homme consomme surtout comme mollusque l'huître, la moule et l'escargot. Ces trois aliments sont très azotés et contiennent en matière azotée, la moule 11,72, l'huître 14,010 et l'escargot 16,25 pour 100.

Voici d'ailleurs la composition des principaux mollusques :

|  | Huître | Moule | Escargot |
|---|---|---|---|
| Eau .......................... | 80,585 | 15,74 | 76,17 |
| Matières azotées............... | 14,010 | 11,72 | 16,25 |
| Matières grasses............... | 1,515 | 2,42 | 0,953 |
| Sels (par numération) ......... | 2,695 | 2,73 | 2,925 |
| Substances non azotées....... | 1,395 | 1,39 | 4,602 |
|  | 100,000 | 100,000 | 100,000 |

**Huître.** — Est un aliment fort digestible, le foie constituant la plus grande partie comestible de cette huître et la fragmentation du foie vivant permettant de mettre en contact le glycogène et le ferment hépatique et d'obtenir ainsi une autodigestion.

Une douzaine d'huîtres représente le dixième de la ration journalière. L'eau des huîtres est légèrement azotée, elle renferme 0,863 pour 100 d'azote.

**Moule.** — Les moules sont moins nourrissantes que les huîtres; elles renferment un principe toxique la mytilotoxine ($C^6H^{15}Az^2O$) qui est une ptomaïne.

**Escargot.** — Plus nourrissant que l'huître a été employé dans la cure des affections pulmonaires sous forme de pâte ou de bouillon.

*Pâte d'escargot.* — Pilez les escargots ajouter cinq fois leur poids de sucre, puis on recueille le liquide qui résulte de cette opération et on le réduit dans le bain-marie à la consistance voulue.

BOUILLON D'ESCARGOT.

| Escargots | 120 | gr. |
|---|---|---|
| Eau | 1000 | — |
| Capillaire | 5 | — |

On met les escargots dans l'eau et l'on chauffe pendant deux heures au bain-marie, puis on ajoute la capillaire.

**MOULE.** — Voir *Mollusques.*

**ŒUF.** — Aliment complet pour les oiseaux, incomplet pour l'homme. — L'œuf pèse 50 gr., la coquille 6 gr., le jaune 8, le blanc 36.

La digestion de l'œuf est d'autant plus rapide que l'albumine est moins coagulée.

*Préparations.* — Œuf poché, œuf à la coque, jaunes d'œufs dissous dans du bouillon. L'œuf sert de plus à faire des émulsions; la plus connue est le *lait de poule.*

**Lait de poule.** — Emulsionner deux jaunes d'œufs dans de l'eau chaude, sucrer et aromatiser avec un peu d'eau de fleurs d'oranger.

**Crème américaine.** — Battre deux jaunes d'œufs ; ajouter du sucre en poudre et aromatiser avec rhum, eau-de-vie ou vin d'Espagne.

**Crème ordinaire.** — On donne ce nom aux jaunes d'œufs mélangés au lait et ayant subi une certaine cuisson.

*Indications.* — Affections de l'estomac ; débilité.

*Contre-indication.* — Pour le blanc d'œuf, néphrite.

**PAIN.** — Plus le pain est blanc, plus il est azoté ; la croûte est plus nourrissante que la mie (Barral). La croûte contient plus de sucre que la mie (Esbach). Le son renferme des phosphates assimilables ; il est utile lorsqu'on veut introduire les phosphates dans l'économie

*Pain de gluten.* — Le pain de gluten est destiné aux diabétiques ; il renferme toujours une certaine quantité de principes amylacés, de 10 à 40 pour 100, variable suivant les modes de préparation et suivant les origines.

*Pain grillé*, pain desséché d'une mastication difficile, est utile dans certaines affections de l'estomac, introduit quelques éléments peptogènes par le peptones qu'il renferme.

*Pain d'amandes* employé par Pavy pour remplacer le pain de gluten chez les diabétiques. — *Pain d'amandes de Kronser.*

| | |
|---|---|
| Amandes douces | 500 gr. |
| Crème de tartre | Une cuillerée à café |
| Œufs | n° 4 |
| Jaune d'œufs | n° 12 |
| Cardamone en poudre | 7 pains |

**PEPTONES.** — On donne ce nom à la transformation des substances azotées par la pepsine ou la pancréatine ou par le suc des plantes carnivores.

Les peptones présentent cette réaction caractéristique qui les sépare des substances albuminoïdes : c'est qu'elles ne sont plus précipitables ni par la chaleur ni par les acides. Elles font virer les solutions cupro-potassique ou cupro-sodiques au violet.

Les peptones selon leur mode de préparation présentent des propriétés différentes. Elles peuvent être neutres ou acides. Au point de vue commercial les peptones se présentent sous trois états : *liquides, solides* ou *sèches.* On les prend le plus souvent dissoutes dans du bouillon. Pour entretenir la nutrition, il faut 1 gr. de peptones sèches par kilogr. du poids du corps.

*Lavements peptonisés.* — C'est le seul mode d'alimentation par le rectum. Voici la formule de ces lavements : dans un verre de lait, verser les trois substances suivantes :

*a* Un jaune d'œuf ;
*b* V gouttes de laudanum ;
*c* Deux cuillerées à bouche de peptones liquides ou deux cuillerées à café de peptones sèches.

Si les peptones sont acides, ajouter :

Bicarbonate de soude 0 gr. 50 centigr. Pour un lavement que l'on deyra garder, faire précéder le lavement nutritif d'un lavement ordinaire.

*Lavement peptonisé d'Ewald.* — Trois œufs battus. Farine, un pincée bouillie dans une demi-tasse d'une solution de glucose à 20 p. 100. Vin rouge, un verre. Peptone, une cuillerée à thé.

*Indications.* — Dyspepsie par défaut de sécrétion du suc gastrique, maladies consomptives, diarrhée de Cochinchine (Feris), alimentation rectale.

## POIRÉ. — V. *Boissons alcooliques.*

## POISSONS. — Valeur nutritive a peu près égale à celle de la viande. Les poissons se divisent en trois groupes : poissons à chair blanche, à chair jaune et à chair grasse.

Les plus digestifs sont les premiers, les plus nourrissants les seconds.

*Contre-indication*, aliment paraissant développer les affections de la peau surtout les poissons gras.

## RAISIN. — V. *Fruits.*

## RÉGIMES ALIMENTAIRES. — Les régimes alimentaires se distinguent en régime alimentaire normal et régimes alimentaires spéciaux propres à chaque maladie.

**Régime alimentaire normal.** — L'homme perd chaque jour 20 gr. d'azote et 310 gr. de carbone. Le régime alimentaire doit réparer ces pertes journalières.

Il faut toujours qu'il y ait un rapport constant entre les matières azotées, l'amidon et les corps gras. Ce rapport doit être entre les matières azotées, et l'amidon comme 1 est à 3,47 et celui des corps gras comme 1 est à 0,45 (Moleschots).

En se rapportant à ces proportions l'homme adulte devrait prendre journellement 124 gr. de matières azotées, 430 gr. d'amidon et 55 gr. de graisse ce qui correspond à 819 gr. de pain et 219 gr. de viande.

En se basant sur la quantité de carbone ou d'azote, on a les chiffres suivants : l'homme consomme en moyenne par jour et par kilogr. les quantités suivantes (Hervé-Mangon) :

|  | Carbone | Azote |
|---|---|---|
| Pour Paris............. | 5,675 | 0.320 |
| Pour la campagne...... | 5,808 | 0.275 |

La ration de travail est double de la ration d'entretien.

Pour établir la ration alimentaire d'un individu, il suffira de jeter un coup d'œil sur le tableau suivant, de connaître le poids de l'individu et de savoir qu'il faut par jour et par kilogramme de poids du corps de 6 à 9 gr. de carbone de 0,25 à 0,360 d'azote.

| Nom de l'aliment | Azote | C+H Combustibles calculés en carbone |
|---|---|---|
| Viande de bœuf............................ | 3,00 | 11,00 |
| Bœuf rôti................................. | 3,53 | 17,76 |
| Foie de veau.............................. | 3,09 | 18,68 |
| Foie gras (d'oie).......................... | 2,12 | 65,58 |
| Rognons de mouton...... ............... | 2,66 | 12,13 |

| Nom de l'aliment | Azote | C+H Combustibles calculés en carbone |
|---|---|---|
| Chair de raie | 3,83 | 12,25 |
| — de morue salée | 5,02 | 16,00 |
| — de harengs salés | 3,11 | 28,00 |
| — de harengs frais | 1,83 | 21,00 |
| — de merlan | 2,41 | 9,00 |
| — de maquereau | 3,74 | 19,26 |
| — de sole | 1,91 | 12,25 |
| — de saumon | 2,09 | 16,00 |
| — de carpe | 3,49 | 12,10 |
| — de goujon | 2,77 | 13,50 |
| — d'anguille | 2,00 | 30,05 |
| — de moule | 1,80 | 9,00 |
| — d'huitre | 2,13 | 7,18 |
| — de homard crue | 2,93 | 10,96 |
| Œufs | 1,90 | 13,50 |
| Lait de vache | 0,66 | 8,00 |
| — de chèvre | 0,69 | 8,60 |
| Fromage de Brie | 3,94 | 35,00 |
| — de Gruyère | 5,00 | 38,00 |
| — de Roquefort | 4,21 | 44,44 |
| Chocolat | 1,52 | 58,00 |
| Blé dur du Midi (moyenne variable) | 3,00 | 41,00 |
| Blé tendre (moyenne variable) | 1,81 | 39,00 |
| Farine blanche (Paris) | 1,64 | 38,58 |
| Farine de seigle | 1,75 | 41,00 |
| Orge d'hiver | 1,90 | 40,00 |
| Maïs | 1,77 | 44,00 |
| Sarrasin | 2,20 | 42,50 |
| Riz | 1,80 | 41,00 |
| Gruau d'avoine | 1,95 | 44,00 |
| Pain blanc de Paris (33 p. 100 d'eau) | 1,08 | 29,50 |
| Pain de munition français (ancien) | 1,07 | 28,00 |
| — (actuel) | 1,20 | 30,00 |
| Pain de farine de blé dur | 2,20 | 31,00 |
| Châtaignes fraiches | 0,64 | 35,00 |
| — sèches | 1,04 | 49,00 |
| Pommes de terre | 0,33 | 11,00 |
| Fèves | 4,50 | 42,00 |
| Haricots secs | 3,92 | 43,00 |
| Lentilles sèches | 3,87 | 43,00 |
| Pois secs | 3.66 | 44,00 |
| Carottes | 0,31 | 5,50 |
| Champignons de couche | 0,60 | 4,52 |
| Figues fraiches | 0,41 | 15,50 |
| — sèches | 0,92 | 34,00 |
| Pruneaux | 0,75 | 28,00 |
| Infusion de 100 grammes de café | 1,10 | 9,00 |
| — de thé | 1,00 | 10,50 |
| Lard | 1,28 | 71,14 |
| Beurre ordinaire frais | 0,64 | 88,00 |
| Huile d'olive | traces | 98,00 |
| Bière forte | 0,05 | 4,50 |
| Vin | 0,15 | 4,50 |

Il n'y a qu'à multiplier par 6 le chiffre de l'azote pour avoir celui des matières protéiques.

## RÉGIMES ALIMENTAIRES SPÉCIAUX.

*Régime insuffisant.* — Le régime dit diète négative ou encore *cura famis* a été appliqué au traitement des anévrysmes (Valsalva).

des maladies du cœur (Corvisart); de la syphilis (Ulrich de Hutten et Astruc), de la dystocie (Baudeloque), des phlegmons péri-utérins (Nonat); mais l'application la plus répandue est celle qui en a été faite au traitement de l'obésité.

**Régime des obèses.** — Plusieurs régimes ont été proposés contre l'obésité; voici les principaux :

a. *Traitement de Banting*, institué par Harvey qui l'a formulé de la façon suivante :

« Déjeuner : neuf heures du matin, avec 5 ou 6 onces (155 à 186 grammes) de bœuf, mouton, rognons, poisson grillé, lard fumé (*bacon*) ou de viande froide quelconque, sauf porc ou veau; une grande tasse de thé ou de café, sans sucre, sans lait, un peu de biscuit ou 1 once (31 grammes) de pain grillé (*dry toast*); en tout 6 onces (186 grammes) de nourriture solide, 9 onces (279 grammes) de liquide.

« Dîner : deux heures du soir, avec 5 ou 6 onces (de 155 à 186 grammes) de poisson quelconque, excepté saumon, hareng ou anguille, ou un même poids de viande quelconque, excepté porc et veau, un légume quelconque, excepté pommes de terre, panais, betterave, navet et carotte; 1 once (31 grammes) de pain grillé, du fruit, d'un pudding non sucré, de la volaille ou du gibier, et deux ou trois verres de bon vin rouge : xérès ou madère (champagne, porto et bière sont défendus); en tout 10 à 12 onces (310 à 372 grammes) de nourriture solide et 10 onces (310 grammes) de liquide.

« Thé : six heures du soir, avec 2 ou 3 onces (62 à 63 grammes) de fruit cuit, un échaudé (*rusk*) ou deux et une tasse de thé sans lait, sans sucre; en tout, de 2 à 4 onces (62 à 124 grammes) de nourriture solide et 9 onces (279 grammes) de liquide.

« Souper : neuf heures du soir, avec 3 ou 4 onces (93 à 124 grammes) de viande ou de poisson, comme à dîner; un verre ou deux de vin rouge ou de xérès coupé avec de l'eau : en tout 4 onces (124 grammes) de nourriture solide et 7 onces (217 grammes) de liquide.

« A l'heure du coucher, au besoin, un grog de genièvre, de whisky ou d'eau-de-vie sans sucre ou un verre ou deux de vin rouge ou de xérès. »

b. *Régime d'Ebstein*. — Accorde trois repas : le déjeuner, le dîner et le souper.

Le déjeuner a lieu à sept heures et demie en hiver et à six heures en été; il doit se composer d'une grande tasse de thé de 250 centimètres cubes, sans lait ni beurre, et de 50 grammes de pain blanc fortement grillé, chargé de beurre.

Le dîner est le repas le plus important; il a lieu à deux heures; il se compose d'une soupe à la moelle de bœuf de 120 grammes de viande grasse, associée avec une sauce grasse; de légumes en quantité modérée; Ebstein défend les féculents et les légumes contenant du sucre. Comme boisson, deux à trois verres de vin blanc léger, et après le repas, une grande tasse de thé noir sans lait ni sucre.

Le souper a lieu à sept heures et demie; il se compose d'une grande tasse de thé sans sucre ni lait, d'un œuf ou d'un rôti garni de graisse, avec 30 grammes de pain recouvert de beaucoup de beurre.

c. *Régime de Demuth*. — Demuth ne veut pas de diminution des matières azotées, point de diminution de la graisse au-dessous de la ration minina de 50 gr., mais réduction la plus grande, mais non illimitée des hydrocarbures.

d. *Régime d'Œrtel.* — Voici le menu d'Œrtel.

Au matin : 150 gr. de thé ou de café avec un peu de lait ; 75 gr. de pain.

À midi : 100 à 200 gr. de bouilli ou de rosbif, de veau, de gibier ou de volaille peu grasse ; salade et légume léger *ad libitum* ; des poissons préparés sans trop de graisse ; 26 gr. de pain, quelquefois des farineux jusqu'à 100 gr. au maximum. Comme dessert 100 à 200 gr. de fruits, surtout des fruits frais, quelquefois un peu de confitures. Pas de boisson du tout. Dans la saison chaude et à défaut de fruits, de 17 à 25 centilitres de vin léger.

Dans l'après-dîner : une tasse de café ou de thé comme au déjeuner, avec tout au plus 17 centilitres d'eau, exceptionnellement 25 grammes de pain.

Comme souper : un ou deux œufs à la coque, 150 gr. de viande, 25 gr. de pain, un peu de fromage, de la salade ou des fruits. Comme boisson, 17 à 25 centilitres de vin coupé avec un huitième d'eau.

Ceux qui ont souffert de l'obésité sans avoir présenté des symptômes morbides du côté de circulation peuvent prendre plus de liquides ; par exemple, à midi, un ou deux verres de vin ; le soir une demi bouteille de vin et un quart de litre d'eau.

e. *Régime de Schwenninger.* — Diète des boissons. Suppression absolue des boissons aux repas et des aliments liquides. Suppression des hydrocarbures.

f. *Régime de Germain Sée.* — Diminution des matières azotées, les graisses maintenues de 60 à 90 gr. Les hydrocarbures maintenus à leur minimum. — Les boissons augmentées, infusions de thé, chaudes autant que possible ; pas de boissons alcooliques, pas de bière. — Sudations, bains de vapeur, hydrothérapie. — Exercices musculaires appropriés, pas d'équitation, iodures à petites doses et eaux alcalines.

g. *Régime de A. Robin.* — Obèses par excès, obèses par défaut. — Dans le premier cas, augmentation du chiffre de l'urée, ou bien augmentation du rapport des matériaux solides de l'urine et de l'urée (coefficient d'oxydation), dans le second cas diminution.

Dans l'obésité par excès, boissons en abondance, dans l'obésité par défaut, diminution des boissons.

h. *Régime de Dujardin-Beaumetz.* — Réduction des boissons. Repousser les aliments trop aqueux, réduction à leur minimum des féculents. Défense absolue de la pâtisserie, pain très léger. Le malade doit peser tous ses aliments et se limiter aux poids suivants :

Premier déjeuner à huit heures : 25 grammes de pain ; 50 grammes de viande froide (jambon ou autre) ; 200 grammes de thé léger sans sucre.

Deuxième déjeuner à midi : 50 grammes de pain ; 100 grammes de viande ou de ragoût ou deux œufs (l'œuf privé de sa coque pesé 45 à 50 grammes) ; 100 grammes de légumes verts ; 15 grammes de fromage ; fruits à discrétion.

Dîner à 7 heures : pas de soupe ; 50 grammes de pain ; 100 grammes de viande ou de ragoût ; 100 grammes de légumes verts ; salade ; 15 grammes de fromage ; fruits à discrétion.

Purgations répétées, exercices corporels, massages ; bains de vapeur.

**Régime surabondant ou suralimentation.** — Suralimenta-

tion applicable au traitément des maladies consomptives (Debove).
Poudre de viande de 100 à 400 gr. par jour. — Pulpe de viande
crue, œufs, etc.

*Gavage.* — Pour combattre l'anorexie et les vomissements. Pansements de la muqueuse stomacale. Introduction dans l'estomac par le
tube de Debove de mélanges de lait de poudre de viande et d'œufs.

*Alimentation forcée.* — Chez les déments ou dans le cas de
rétrécissement de l'œsophage; introduction de la sonde par les
fosses nasales.

**Régime alimentaire de la goutte.** — Traitement prophylactique; régime alimentaire de la diathèse urique.

Viandes, surtout viandes blanches, pas de gibier, œufs, poissons,
mollusque et crustacés modérément.

Aliments gras avec ménagement; pas de fromages trop avancés.

Légumes. — Tous les légumes sont autorisés et doivent être pris
en abondance, pas d'oseille ni d'épinards. Choux et choux-fleurs
modérément. Légumes féculents avec ménagement. Peu de pain,
remplacer le pain par la pomme de terre (Bouchardat).

Fruits. — Tous favorables, cure de fraises et de raisins.

Boissons. — Usage très modéré de vin. Bordeaux léger et vin blanc
léger coupé avec eau alcaline. Repousser les eaux-de-vie, les liqueurs,
les vins liquoreux, les vins mousseux. Pas de bière. Cidre favorable
(Denis-Dumont). Peu de café, pas de thé.

Régularité dans les repas. Régularité dans les garde-robes, frictions,
massages et bains aromatiques.

**Régime alimentaire des gravelles.** — Doit être examiné dans
la gravelle urique, la gravelle oxalique, les gravelles alcalines et la
gravelle hépatique.

*Gravelle urique.* — Le même traitement que pour la diathèse
urique.

*Gravelle oxalique.* — Suppression des boissons aromatiques, thé et
café. Pas d'épinards ni d'oseille (Esbach), pas de pain de son. Régime
alimentaire mixte. Repousser l'usage exclusif des légumes.

*Gravelle alcaline.* — Régime lacté, usage des balsamiques.

*Gravelle hépatique.* — Toutes les viandes permises, sauf à repousser
les matières grasses; tous les légumes verts sont autorisés, sauf la carotte; pas de féculents; admettre les pommes de terre; très peu de pain;
fruits autorisés, sauf les fruits trop sucrés; défense absolue de la pâtisserie et des mets sucrés; vin léger coupé avec des eaux alcalines; repas
rapprochés; purgatifs légers; exercices.

**Régime alimentaire du diabète.** — Le régime alimentaire du
diabète se divise en régimes exclusifs et régimes mixtes.

*Régimes exclusifs.*

a. *Régime de Cantani.* — Cantani n'ordonne que des viandes et des
graisses, suppression absolue de tous les légumes et de tous les féculents; on y ajoute de l'acide lactique à la dose de 1 à 2 grammes.

b. *Régime de Donkin.* — Diète lactée exclusive. On donne jusqu'à
6 litres de lait par jour.

*Régimes mixtes.*

c. *Régime de Bouchardat.* Régime mixte basé sur l'emploi du pain de gluten. Suppression absolue de tout ce qui contient du sucre ou de tout ce qui en peut produire.

Aliments permis et défendus.

Potages : permis, tous les potages gras ou les potages aux œufs pochés, potages au légumes, potage aux choux, julienne mais pas de navets ni de carottes.

Défendus : les potages aux pâtes même de gluten, les panades, les potages au pain, les potages au lait.

Viandes. — Toutes permises, viandes proprement dites, gibiers, poissons, mollusques, crustacés.

Défendues ; les sauces qui renferment de la farine, du lait, ou de la crème et les poissons frits dans la farine.

Graisses. — Permis tous les aliments gras, ils sont même nécessaire.

Féculents. — Tous interdits. Remplacer le pain par le pain de gluten, substituer la pomme de terre même au pain de gluten, 100 gr. de de pommes de terre contiennent 17 gr. de sucre, tandis que 100 gr. de croûte de pain en contiennent 76, 100 gr. de mie de pain 52 et 100 gr. de pain de gluten 18. Pour le pain préférer la mie à la croûte.

Sucres. — Le sucre et les mets sucrés sont défendus. Remplacer le sucre par la glycérine.

Légumes. — Les légumes verts et aqueux sont tous autorisés ; défendu : les betteraves, les carottes et les navets. User peu d'oignons, de poireaux et d'artichauts.

Fruits. — Tous les fruits sont défendus.

Boissons. — Vin coupé avec des eaux alcalines ; usage très modéré des alcools et des liqueurs ; défense du lait.

Gymnastique, massage, hydrotérapie, exercices corporels.

**Régime dans l'albuminurie.** — Alimentation. Régime lacté absolu ou mixte. Suppression des œufs.

*Régime alimentaire de Senator.* — Régime herbacé, suppression des viandes. L'alimentation se compose des féculents, des légumes, des fruits, des graisses et du lait. Pour les viandes, on peut autoriser la viande de porc et quelques viandes blanches.

Boissons. — Lait ou vin coupé avec des eaux alcalines. Défense absolue du vin pur, des eaux-de-vie, des liqueurs et de la bière.

### BOISSON ANTIBRIGHTIQUE DE SEMMOLA.

| | | |
|---|---|---|
| Iodure de potassium | 1 | gr. |
| Phosphate de soude | 2 | — |
| Chlorure de sodium | 6 | — |
| Eau potable | 1 | litre |

*A boire dans les 24 heures.*

Soins de la peau. — Bains de vapeur, massage ; pas d'hydrothérapie (Semmola). Séjour dans un climat à température chaude et constante ; inhalations d'oxygène.

**Régime dans les maladies de l'estomac.** — Le régime dans les maladies de l'estomac comprend des prescriptions générales et des régimes propres à chacune des maladies.

Les *Règles générales* ont été établies par Leube sous le nom de *Régime de Leube.*

*Régime de Leube.* — Leube établit quatre régimes dont voici l'énumération :

Le premier régime se compose de bouillon, de la solution de viande (*fleisch solution*), de lait, des œufs mollets et crus. Ce sont pour Leube les aliments les plus digestifs, l'ordre dans lequel sont énumérés ces substances, est pour Leube celui de leur digestibilité.

Pour les boissons, on devra prendre de l'eau pure ou légèrement chargée d'acide carbonique ; ce régime convient au début du traitement du catarrhe chronique de l'estomac.

Dans le second régime prennent place, et toujours dans l'ordre de leur digestibilité : la cervelle de veau bouillie, le riz de veau bouilli, le poulet bouilli, le pigeon bouilli ; on y ajoutera les bouillies au lait et les pieds de veau.

Dans le troisième régime, on ajoute à ces aliments le bifteck très saignant et le jambon cru. Leube insiste sur la préparation de ce bifteck, il veut que l'on prenne un morceau de la cuisse qu'on a bien amolli et que l'on a raclé avec une cuiller, pour en retirer les parties les plus tendres, parties que l'on fait rôtir rapidement dans du beurre frais.

Le quatrième régime comprend un grand nombre d'aliments qui sont : le poulet rôti, le pigeon rôti, le chevreuil, la perdrix, le rosbif saignant (surtout froid), le veau rôti, le macaroni. On commencera, dans le quatrième régime, le vin, mais en très petite quantité. Très peu de légumes, très peu de salade, et surtout très peu de ces compotes de fruits qu'on a l'habitude en Allemagne de servir toujours avec le rôti,

**Ulcère de l'estomac.** — Régime lacté exclusif; bicarbonate de soude, 30 à 40 gr. par jour (Debove) ; eau de chaux (de Lucca).

**Catarrhe chronique de l'estomac** — Régime lacté ; eaux alcalines ; lait fermenté.

**Dilatation de l'estomac.** — Le traitement hygiénique de cette affection a été formulée par divers médecins. Voici les prescriptions de ces traitements :

a. *Traitement de Bouchard.* — Deux repas par jour séparés par un intervalle de 9 heures ou bien trois repas, 4 heures entre le premier et le second et 8 heures entre le deuxième et le troisième ; repas pri lentement, mastication prolongée ; pas d'aliments liquides, croûte d pain ou pain grillé.

Déjeuner. Œuf à la coque, fruits cuits en marmelade.

Diner. Viandes froides cuites, viandes chaudes braisées, des purées de viande, poisson bouilli, des crèmes, le riz au lait, des purées de légumes, des fromages, des compotes de fruits. Pour les fruits frais, trois seuls sont permis, les fraises, les pêches et le raisin. Boire un verre et demi à chaque repas, jamais de vin pur ; couper toujours le vin avec des eaux minérales.

b. *Traitement de Huchard.* — 300 gr. de boisson à chaque repas ; 7 heures entre les deux principaux repas ; pas de soupe liquide ; pas de fruits, nourriture exclusive avec les viandes rôties, les œufs et les légumes.

c. *Traitement de Dujardin-Beaumetz.* — Il divise les malades atteints de dilatation de l'estomac en deux groupes : ceux qui ont de la diarrhée et ceux qui sont constipés.

Dilatation de l'estomac ; avec diarrhée : régime végétal composé de féculents de légumes et de fruits, pas de viande, ni œuf ; bière aux repas, 300 gr. à chaque repas. Sept heures entre les repas ; emploi de l'eau sulfo-carbonée ; quatre à cinq cuillerées par jour de l'eau suivante aux repas ou en dehors des repas :

|  |  |
|---|---|
| Sulfure de carbone pur | 25 gr. |
| Essence de menthe | L gouttes |
| Eau | 400 gr. |

A placer dans un vase d'une capacité de 500 cent. cube. Agiter et laisser déposer. Avoir soin de renouveler l'eau à mesure qu'on en puise dans la bouteille.

Dilatation de l'estomac avec constipation. — Même traitement que celui de Bouchard. Purgatifs salins.

Dans les deux cas hydrothérapie. — Lavage de l'estomac, lorsque la dilatation est trop considérable.

**Dyspepsies.** — Distinguer trois cas : dyspepsie par exagération de sécrétion du suc gastrique ; dyspepsie par défaut de sécrétion ; dyspepsie avec troubles sympathiques.

*Dyspepsie par défaut de sécrétion.* — Substances peptogènes, pain grillé, bouillon, mélange de bouillon et de lait (Herzen) ; pulpe de viande crue, poudre de viande, peptones, pepsine, limonade à l'acide chlorhydrique. (Bouchard.)

|  |  |
|---|---|
| Acide chlorhydrique | 4 gr. |
| Eau | 1000 — |

*Un verre à la fin du repas.*

*Dyspepsie par exagération de sécrétion du suc gastrique.* — Régime purement végétal, composé d'œuf, de féculents, de légumes et de fruits.

a) Les œufs seront très peu cuits et surtout à la coque.

b) Les féculents seront à l'état de purée, purée de pommes de terre, de haricots, de lentilles, farine de maïs, farine de marron, gruau d'avoine, gruau d'orge, pâtes alimentaires, macaroni et nouilles. Le tout surtout accommodé au maigre.

c) Légumes très cuits et surtout à l'état de purée, julienne en purée, purée de petits pois, salades très cuites, épinards, haricots verts.

d) Les fruits doivent être cuits en compote, sauf le raisin.

e) Le pain sera très cuit, pain grillé, croûte de pain.

f) *Boissons.* — Pas de vin pur, bière légère, ou lait. Ce dernier, coupé avec des eaux alcalines légères.

*Dyspepsie avec troubles sympathiques.* — Régime végétarien.

**Régime des maladies de l'intestin,** le régime comprend celui propre au traitement de la diarrhée et celui propre au traitement de la constipation.

*Régime dans la diarrhée.* — Lait, régime lacté exclusif, peptones et lait (Bazile Ferris) ; viande crue et poudres de viande, ceinture de flanelle, enduits imperméables, collodion (Drouet).

*Régime dans la constipation.* — Régime végétarien, pain de son, pain d'épice, fruits, pruneaux, raisins, cure de raisins, oranges et eaux alcalines, graine de moutarde, graine de lin, gymnastique abdominale, massage.

**REPTILES.** — On consomme parmi les reptiles la tortue, aliment nourrissant qui contient 16,25 de matière azotée pour 100.

**THÉ.** — Voir *Boissons aromatiques.*

**VIANDES.** — Ce nom est surtout attribué à la chair des mammifères. Voici la composition des principales viandes :

|  | Bœuf | Veau | Cochon | Chevreuil |
|---|---|---|---|---|
| Albumine soluble et hématine...... | 2,25 | 2,27 | 1,63 | 2,10 |
| Musculine et analogues........ | 15,21 | 14,30 | 15,50 | 16,68 |
| Matières gélatinisant par la coction. | 3,21 | 5,01 | 4,08 | 0,50 |
| Graisses................. | 2,87 | 2,56 | 5,73 | 1,90 |
| Matières extractives......... | 1,39 | 1,27 | 1,29 | 2,52 |
| Créatine................ | 0,07 | ? | ? | ? |
| Cendres................. | 1,60 | 0,77 | 1,11 | 1,12 |
| Eau.................. | 73,39 | 73,75 | 70,66 | 76,17 |

Par rapport à leur valeur nutritive. La viande de chevreuil et celle de cheval occupent le premier rang. La digestibilité des viandes dépend de leur état de cohésion ; — les viandes d'animaux jeunes sont plus digestibles que celles d'animaux vieux ; — digestibilité plus grande des poudres de viande et des viandes crues et cuites réduites à l'état de pulpe. — Emploi de pulpeurs mécaniques, pour rendre les viandes plus digestibles.

*Viande crue.* — Employer surtout la viande du mouton, la viande crue de bœuf pouvant donner le tænia. Très employée au thérapeutique ; plusieurs modes d'administrations. Se prépare soit en râclant la viande avec un couteau (pulpe de viande, soit en hachant très finement la viande).

*Préparations culinaires.* — Œufs brouillés à la viande crue. — Purée de pommes de terre à la viande crue. — Epinards à la viande crue. — Boullettes de viande crue.

*Potage médicinal* (Laborde). — Pulpe de viande 25 à 50 gr. Incorporer dans une assiettée de potage au tapioca.

*Préparations pharmaceutique.* — Comprennent des conserves, de loochs et des marmelades.

CONSERVE DE DAMAS (Adrian).

| Filet de bœuf | 60 | gr. |
|---|---|---|
| Sel marin | 1 | — |
| Gelée de fruits (au gré du malade | 500 | — |

LOOCH A LA VIANDE CRUE (Yvon).

| Viande crue | 50 | gr. |
|---|---|---|
| Amandes douces mondées | 15 | — |
| Amandes amères | 1 | — |
| Sucre blanc | 16 | — |

Pilez dans un mortier de marbre, ajoutez la quantité d'eau nécessaire et faire une émulsion.

MARMELADE DE VIANDE (Laillier).

| Viande crue râpée | 100 | gr. |
|---|---|---|
| Sucre pulvérisé | 40 | — |
| Vin de Bagnols | 20 | — |
| Teinture de canelle | 3 | — |

*Indications.* — Maladies consomptives, diarrhée chronique, suralimentation.

*Inconvénients.* — Production du tænia.

**Poudres de viande.** — Viande desséchée au-dessous de 100 degrés, puis réduite en poudre. Pour qu'une poudre de viande soit bonne, à l'examen microscopique, elle doit permettre de constater la présence de fibres striées, la présence de bactéries en trop grand nombre doit la faire repousser.

*Fabrication domestique de poudre de la viande.* — Prendre du bouilli froid, le hacher, dessécher ce hachis au bain-marie, réduire en poudre à l'aide d'un moulin à café.

*Mode d'administration.* — Mélange de la poudre de viande avec les aliments et les potages; poudre de viande en cachets; mélange de chocolat et de poudre de viande, en tablette ou à l'état liquide; mélange de poudre de viande et de farine de lentilles; mélange de poudre de viande et de légumes ou d'essence de légumes (cartouches alimentaires) (Hiern); mélange avec la kola (alimentation intensive, Hœckel).

*Grogs à la poudre de viande.*

Dans un bol verser :

| | |
|---|---|
| Poudre de viande | 2 cuillerées à bouche |
| Sirop de punch | 3 cuillerées |
| Lait | Q. s. |

pour faire du tout un mélange très liquide.

*Indications.* — Maladies consomptives, gavage et suralimentation (Debove, Dujardin-Beaumetz).

**VIN.** — Voir *Boissons alcooliques.*

# TROISIÈME PARTIE

---

# EAUX MINÉRALES

---

Dans cette troisième partie, nous donnons un résumé très succinct des principales eaux de la France et de l'étranger, suivant leur ordre alphabétique ; c'est ce qui constitue le premier chapitre de cette troisième partie. Le second chapitre concerne les applications thérapeutiques de ces eaux. Ces indications ont été puisées presque entièrement dans l'article consacré à ce sujet dans notre Dictionnaire thérapeutique, article que l'on doit au D<sup>r</sup> Campardon. Dans ce second chapitre, nous avons suivi l'ordre alphabétique non des eaux minérales, mais des maladies.

D. B.

ARG — 432 —

# A

**AIX** (Bouches-du-Rhône). — Altitude : 204 mètres. — Eaux tièdes et chaudes : *Température 21 à 36°. — Minéralisation par litre : 0,2258 à 0,5176, dont 0,1072 à 0,2416 de carbonate de chaux : Indéterminées, thermales simples. — Durée de la saison :* toute l'année.

**AIX** (Savoie). — Altitude : 262 mètres. — Eaux très chaudes : T. 45 à 46°5. — *Sulfurées calciques faibles :* 0,41, dont 0,20 de carbonates alcalins, 0,22 de sulfates alcalins. — Du 15 mai au 1er novembre. Etablissements.

**AIX-LA-CHAPELLE** (Allemagne, Prusse). — Altitude : 173 m. — Eaux très chaudes. T. 45 à 55°. — *Chlorurées sulfurées :* 4 gr. 0791 dont 2,616 de chlorure de sodium, 0,0136 de sulfure de sodium, 0,2836 de sulfate de soude. — Etablissements très complets. 1er mai au 1er octobre.

**ALET** (Aude). — Altitude 210 m. — Eaux tièdes. : T. 20 à 29°. — *Bicarbonatées calciques faibles :* (1 source ferrugineuse). — 0,5750 dont 0,1681 de bicarbonate de magnésie. — Etablissement suffisamment installé.

**ALHAMA-DE-ARAGON** (Espagne). — Altitude : 684 m. — Eaux chaudes : T. 33°. — *Thermales simples, peu minéralisées :* 0,612 dont 0,135 de carbonate de chaux. — Etablissement. Toute l'année.

**ALLEVARD** (Isère). — Altitude : 475 m. — Eaux tièdes : T. 24°2. — *Sulfurées calciques :* 0,599, et 0 l. 052 d'acide sulfhydrique. — Salles d'inhalations. 1er mai au 1er octobre.

**AMÉLIE-LES-BAINS** (Pyrénées-Orientales). — Altitude : 225 m. — Eaux chaudes : T. 36 à 61°. — *Sulfurées sodiques :* 0,314, dont 0,0396 de sulfure de sodium. — Trois établissements. Novembre à mars.

**ANDABRE** (Aveyron). — Altitude : 450 m. — Eaux froides : T. 10°. — *Bicarbonatées sodiques (source ferrugineuse) :* 2,3806, dont 1,8288 de bicarbonate de soude, 0,2850 bicarbonate de chaux, 0,2345 bicarbonate de magnésie; acide carbonique 0 l. 0011. — Etablissement hydrothérapique.

**ARCHENO** (Espagne, Murcie). — Altitude : 130 m. — Eaux froides : T. 5° 205. — *Chlorurées sulfurées :* 4 gr. 1176, dont 2,5574 de chlorure de sodium. — 38,3 d'acide sulfhydrique. — Etablissement. 2 saisons d'été, avril à juillet, septembre à décembre.

**ARGELÈS-GAZOST**. — V. *Gazost.*

**ARNSTADT** (Allemagne, Thuringe). — *Chlorurée sodique :* 4,95 dont 3,71 de chlorure de sodium. — Etablissement. Toute l'année.

**AUDINAC** (Ariège). — Eaux tièdes : T. 22°. — *Sulfatées calciques :* 1,983, dont 1,117 de sulfate de chaux. — Deux établissements. Mai à octobre.

**AULUS** (Ariège). — Eaux froides et tièdes : T. 17 à 20°. — *Sulfatées calciques :* 2,33 dont 1,816 de sulfate de chaux. — Etablissements. 15 mai au 15 octobre.

**AUTEUIL.** — Eaux froides. — *Sulfatées ferrugineuses :* 3,225 dont 1,740 de sulfate de chaux, et 0,7150 de sulfate d'alumine et de protoxyde de fer.

**ARÈNE** (Hérault). — Altitude : 287 m. — Eaux tièdes : T. 28°. — *Bicarbonatées mixtes :* 0,3551, dont 0,1672 de bicarbonate de chaux, et 0,0002 d'arséniate de soude. — Eau de table.

**AX** (Ariège). — Altitude : 700 m. — Eaux chaudes : T. 24 à 78°. — *Sulfurées sodiques :* 0,26, dont 0,021 de sulfure de sodium. — Établissements. 15 juin au 30 septembre.

# B

**BADEN** (Suisse, Argovie). — Altitude : 360 m. — Eaux très chaudes : T. 48° 6 à 1°5. — *Chlorurées sulfatées :* 4,3514, dont 1,414 de sulfate de chaux, et 1,698 de chlorure de sodium. — Pas d'établissement, mais hôtels aménagés. Du 1er mai au 15 octobre.

**BADEN-BADEN** (Allemagne). — Altitude : 305 m. — Eaux très chaudes : T. 47 à 68°. — *Chlorurées sulfatées :* 2,31, dont 1,60 de chlorure de sodium, et 0,30 de sulfate de chaux, et 13 cc. d'acide carbonique. — Etablissements. Du 1er juin au 15 septembre.

**BADEN** (Autriche). — Altitude : 212 m. — Eaux chaudes : T. 28 à 36°. — *Chlorurées sulfatées :* 0,1685, dont 0,734 de sulfate de chaux, 0,301 de sulfate de soude, 0,235 de chlorure de sodium, 0,230 de chlorure de magnésium. — Etablissements. 1er mai au 1er octobre.

**BAGNÈRES-DE-BIGORRE** (Hautes-Pyrénées). — Altitude : 550 m. — Eaux froides et chaudes : T. 18 à 51° 2. — *Sulfurées sodiques, sulfatées calciques :* 2,6, dont 1 gr. de sulfate de chaux, 0,1814 de chlorure de sodium, 0,0178 de sulfate de sodium. — Etablissements. Toute l'année.

**BAGNÈRES-DE-LUCHON.** — V. *Luchon.*

**BAGNOLES** (Orne). — Altitude 163 m. — Eaux froides et tièdes : T. 12 à 27°. — *Indéterminées, faiblement métalliques, chlorurées sodiques et ferro-manganésienne.* Du 15 mai au 1er octobre.

**BAGNOLS** (Lozère). — Altitude : 860 m. — Eaux chaudes : T. 35 à 42°. — *Sulfurées calciques faibles :* 0,6132, dont 0,22 de bicarbonate de soude, et 0,14 de chlorure de sodium. — 1 cent. cube 7 d'acide sulfurique. — Deux établissements. 1er juin au 15 septembre.

**BAINS** (Vosges). — Altitude : 306 m. — Eaux chaudes : T. 34 à 48°. — *Indéterminées thermales simples :* 0,20 à 0,30 (sulfate et carbonate de soude, chlorure de sodium). — Etablissement, buvette, bains, piscine, douches. 15 mai au 15 septembre.

**BALARUC** (Hérault). — Altitude : niveau de la mer. — Eaux très chaudes : T. 48°. — *Chlorurées sodiques :* 10 gr., dont 7,04 de chlorure de sodium. — Etablissement avec buvettes, bains, douches, étuve, bains de vapeur, bains de boue. Toute l'année.

**BARBAZAN** (Haute-Garonne). — Altitude : 450 m. — Eaux froides. — *Sulfatées calciques froides, ferrugineuses :* 2,0385, dont 1,5040 de sulfate de chaux, 0,0015 d'oxyde de fer. — Etablissements : buvette, bains, douches. 1er juin au 15 octobre.

**BARÈGES** (Hautes-Pyrénées). — Altitude : 1280 m. — Eaux froides et chaudes : 18 à 44°. — *Sulfurées sodiques fortes :* 0,30, dont 0,034 de sulfure de sodium. — Etablissements : bains, douches, piscine, buvette. 15 juin au 15 septembre.

**BARZUN-BARÈGES** (Hautes-Pyrénées). — Altitude : 1,200 m. — Eaux tièdes : T. 29°. — *Sulfurées sodiques.*

**BATH** (Angleterre). — Niveau de la mer. — Eaux chaudes : T. 43 à 47°. — *Sulfatées calciques.*

**BAUCHE** (la) (Savoie). — Altitude : 480 m. — Eaux froides : T. 12°. — *Ferrugineuses. Bicarbonatées mixtes :* 0,40 de bicarbonates alcalins, 0,17 de protoxyde et de crénate de fer. — Etablissement : buvette. 1er juin au 1er septembre.

**BELLEVILLE** (Paris). — *Source sulfurée calcique froide :* Inusitée.

**BEN-HAROUN** (Algérie). — Eaux froides : T. 17°5. — *Bicarbonatées sulfatées :* Eaux de table.

**BERINGERBAD** (Allemagne, Saxe). — *Eaux chlorurées calciques et sodiques.*

**BERKA** (Allemagne, Weimar). — *Eaux sulfatées calciques.*

**BERTUCH** (Prusse Rhénane). — Altitude : 144 m. — Eaux tièdes : T. 33°. — *Sulfatées sodiques moyennes :* 1,7675, dont 0,9210 de sulfate de soude. — Etablissement : buvette, bains, douches. 15 mai au 15 septembre.

**BEX** (Suisse, canton de Vaud). — Altitude : 400 m. — Eaux froides : T. 10 à 12°. — *Sulfatées calciques et chlorurées sodiques.* Etablissement : bains. Toute l'année.

**BIBRA** (Allemagne, Saxe). — Eaux froides : T. 14°. — *Chlorurées magnésiennes :* 0,293, dont 0,076 de chlorure de magnésium

**BIRMENSTORFF** (Suisse, Argovie). — Altitude : 539 m. — Eaux froides : T. 10°2. — *Sulfatées magnésiques :* 32,64, dont 22,01 de sulfate de magnésie, 7,08 de sulfate de soude, et 1,146 de chlorure de magnésium. — Eau purgative.

**BONDONNEAU** (Drôme). — Altitude : 140 m. — Eaux froides : T. 10° — *Bicarbonatées mixtes :* 0,602, dont 0,300 de bicarbonates de chaux et de magnésie. — Etablissement : bains, lotions, douches. Mai à octobre.

**BORCET** (Burtscheid) (faubourg d'Aix-la-Chapelle). — V. cette eau.

**BORSZEK** (Autriche, Transylvanie). — Altitude : 800 m. — Eaux froides : T. 9°. — *Bicarbonatées calciques ferrugineuses :* 4,238, dont 2,454 de carbonate de chaux, 1,264 de carbonate de soude, 1,140 de carbonate de magnésie, et 0,122 de carbonate de fer. — Etablissement : bains, douches.

**BOULOU** (le) (Pyrénées-Orientales). — Altitude : 270 m. — Eaux froides : T. 16 à 17°. — *Bicarbonatées sodiques.*

**BOURBON-LANCY** (Saône-et-Loire). — Altitude : 240 m. — Eaux très chaudes : T. 46 à 56°. — *Chlorurées sodiques :* 2,27, dont 1,30 de chlorure de sodium. — Etablissement : buvette, bains, piscine, douches étuves. 15 mai au 15 septembre.

**BOURBON-L'ARCHAMBAULT** (Allier). — Altitude : 270 m. — Eaux très chaudes et froides : 52° et 12°8. — *Chlorurées sodiques :* 4,35, dont 2,24 de chlorure de sodium, et 1,33 de bicarbonates alcalins. — Etablissements : buvette, bains, piscines, douches, boues. 1er juin au 15 septembre.

**BOURBONNE-LES-BAINS** (Haute-Marne). — Altitude : 394 m. — Eaux très chaudes : T. 50 à 58°. — *Chlorurées sodiques fortes :* 7,54, dont 5,8 de chlorure de sodium, 0,40 de chlorure de magnésium, 0,06 de bromure de sodium. — Etablissement : buvettes, bains, douches d'eau et de vapeur, boues. 15 juin au 15 octobre.

**BOURBOULE** (la) (Puy-de-Dôme). — Altitude : 846 m. — Eaux tièdes et très chaudes : T. 30 à 56°. — *Chlorurées bicarbonatées (arsenicales) :* 6,46951, dont acide carbonique libre et combiné 1,7654 acide chlorhydrique 1,8517, acide arsénique 0,01081. Etablissement : buvette, bains, douches, inhalations. Du 1er juin au 15 septembre.

**BRIDES** (Savoie). — Altitude : 570 m. — Eaux chaudes : T. 35°. — *Chlorurées sulfatées :* 5,68, dont 2,35 de sulfate de chaux, 1,22 de chlorure de sodium. — Etablissement : buvette, piscines, bains, douches, inhalations. 15 mai au 30 septembre.

**BUSSANG** (Vosges). — Altitude : 624 m. — Eaux froides : T. 13°. — *Bicarbonatées mixtes, ferrugineuses :* 1,27 de bicarbonates de soude, de chaux, de magnésie, 0,095 de protoxyde et de crénate de fer. — Eau de table. Juillet et août.

# C

**CADÉAC** (Hautes-Pyrénées). — Eaux froides : T. 15°. — *Sulfurées sodiques :* 0,4480, dont 0,0750 de sulfure de sodium, et 0,1180 de chlorure de sodium. — Etablissement : bains, douches, boissons, inhalations. 1er juillet au 1er octobre.

**CAILLE** (la) (Savoie). — Altitude : 600 m. — Eaux chaudes : T. 30°. — *Sulfurées calciques faibles :* 0,3591, dont 0,0032 de sulfure de calcium. — Etablissement : buvette, bains, douches.

**CAMBO** (Basses-Pyrénées). — Altitude : 62 m. — Eaux froides : T. 21°. — *Sulfurées calciques :* 2,0531, dont sulfate de magnésie 0,4960, sulfate de chaux 0,9300. — Etablissement : boissons, bains. Avril à octobre.

**CAMOINS-LES-BAINS** (Bouches-du-Rhône). — Eaux froides : T. 15°. — *Sulfatées calciques :* 1,536, dont 1,010 de sulfate de chaux. — Etablissement : buvette, douches, bains. 15 mai au 15 octobre.

**CAPVERN** (Hautes-Pyrénées). — Altitude : 400 m. — Eaux tièdes : T. 24°. — *Sulfatées calciques.* Etablissements : bains, douches, boisson. 15 mai au 1er novembre.

**CARCANIÈRES** (Ariège). — Eaux chaudes : T. 26 à 56°. — *Sulfurées sodiques :* 0,001 à 0,017 de sulfure de sodium par litre. — Etablissements : buvette, bains, douches. Juin à septembre.

**CARLSBAD** (Bohême). — Altitude : 384 m. — Eaux chaudes et très chaudes : T. 30 à 73°. — *Bicarbonatées chlorurées sulfurées :* en moyenne 5,5168, dont 1,298 de carbonate de soude, 2,4053 de sulfate de soude, 1,0418 de chlorure de sodium. — Etablissements : buvette, bains, douches.

**CARRATRACA** (Espagne, Malaga). — Eaux froides : T. 19°. — *Sulfurées calciques.*

**CASTELLAMARE DI STABIA** (Italie). — Eaux froides : T. 19°2. — *Chlorurées, bicarbonatées sulfureuses.*

**CASTÉRA-VERDUZAN** (Gers). — Eaux tièdes : *Sulfurées calciques faibles :* 1,36026, dont 0,00056 de sulfure de calcium. Etablissement : buvette, bains. Du 1er juin au 15 octobre.

**CAUTERETS** (Hautes-Pyrénées). — Altitude : 932 m. — Eaux chaudes : 24 à 56°. — *Sulfurées sodiques :* 0,22, dont 0,018 à 0,023 de sulfure de sodium. — Etablissements : buvettes, bains, douches, inhalations. 1er juin au 1er octobre.

**CAUVALAT** (Gard). — Altitude: 260 m. — Eaux froides : T. 15°. — *Sulfurées calciques :* 1,799, dont 0,019 de sulfure de calcium. — Etablissements : buvette, bains. 1er mai au 1er novembre.

**CELLES** (Ardèche). — Eaux froides et tièdes : T. 13 à 25°. *Bicarbonatées mixtes :* 1,887, dont 0,700 de carbonates alcalins. — Etablissements : bains, inhalations, buvette. Juillet à septembre.

**CHABETOUT** (Puy-de-Dôme). — Eaux froides : T. 14°. — *Bicarbonatées mixtes :* 3,105, dont 1,886, de bicarbonate de soude, et 1,278 de bicarbonate de chaux. — Petit établissement : buvette, bains, douches.

**CHALLES** (Savoie). — Altitude 260 m. Eaux froides : T. 14°. — *Sulfurées sodiques fortes :* 1,023887, dont 0,1972, de soufre total. — Eau de table. — Etablissement : buvette, bains, douches, inhalations. 1er mai au 31 octobre.

**CHAMBON** (Puy-de-Dôme). — Eaux froides. — *Bicarbonatées mixtes :* 1,5184, dont 1,33 de bicarbonates. — Pas d'établissement.

**CHATEAUNEUF - LES - BAINS** (Puy-de-Dôme). — Eaux froides et chaudes : T. 13 à 38°. — *Sulfureuses, ferrugineuses.* — Etablissements. 1er juin au 15 octobre.

**CHATELDON** (Puy-de-Dôme). — Altitude : 350 m. — Eaux froides : T. 11° — *Bicarbonatées sodiques :* 1,851 dont 1,50 de bicarbonates alcalins. — Eau de table. 15 mai au 1er octobre.

**CHATEL-GUYON** (Puy-de-Dôme). — Altitude : 512 m. — Eaux tièdes et chaudes : T. 27 à 33°. — *Bicarbonatées chlorurées :* 6,94 dont 1,75 de chlorure de sodium, 0,62 de bicarbonate de soude, 2,01 de bicarbonate de chaux, 0,04 à 0,05 de carbonate de fer, et 0,276 d'acide carbonique. — Eau de table. — Etablissements : buvette, bains, piscine, douches. 4 juin au 15 septembre.

**CHATENOIS** (Bas-Rhin). — Eaux froides : *Chlorurées sodiques et sulfureuses :* 4,214 dont 3,200 de chlorure de sodium et 0,086 de sulfate de soude. — Eau de table.

**CHAUDES** (Eaux-). — V. *Eaux-Chaudes.*

**CHAUDESAIGUES** (Cantal). — Altitude : 650 m. — Eaux très chaudes. T. 51 à 81°. — *Indéterminées thermales simples :* 0,81, dont 0,53 de carbonates alcalins. — Etablissements : boissons, bains, douches, étuves. Du 15 mai au 15 septembre.

**CHAUFONTAINE** (Belgique, Liège). — Eaux chaudes : T. 33°. — *Ferrugineuses.*

**CHAUMONT** (Maine-et-Loire). — Eaux froides. — *Bicarbonatées ferrugineuses :* 0,400, dont 0,067 de bicarbonates alcalins, 0,150 de chlorure de sodium, 0,017 de bicarbonate de fer.

**CHAVES** (Portugal, Tras-os-Montes). — Eaux très chaudes : T. 54°. — *Sulfureuses.* — Etablissements : buvette, bains.

**CHELTENHAM** (Angleterre, Glocester). — Altitude : 100 m. Eaux froides : T. 7 à 19°. *Chlorurées sodiques* : 5,5405 à 9,780,8 dont 3,0808 à 5,7975 de chlorure de sodium. — Etablissements : buvette. 15 mai au 15 octobre.

**CHEMILLÉ** (Maine-et-Loire). — Eaux froides. — *Ferrugineuses carboniques* : 0,280, dont 0,017 de bicarbonate de fer, et 0,033 de bicarbonates alcalins.

**CHEZAH** (Algérie, Oran). — Eaux froides. — *Chlorurées sodiques* : 5,02, dont 2,66 de chlorure de sodium, et 0,70 de sulfate de chaux.

**CHIANCIANO** (Italie, Toscane). — Eaux froides et chaudes : T. 15 à 36°. — *Sulfatées calciques* : 2,400, dont 0,939 de sulfate de chaux, 0,458 de sulfate de soude, 0,131 de sulfate de magnésie, et 0,035 de carbonate de fer. — Etablissement : buvette, bains.

**CHICHIMEQUILLO** (Mexique). — Eaux très chaudes : T. 96°4.

**CHICLANA** (Espagne, Cadix). — Altitude : 9 m. — Eaux tièdes : T. 18°75. — *Sulfatées calciques moyennes, sulfureuses faibles.* — Etablissements : bains, buvette. 15 mai au 30 juin, 1er septembre à fin d'octobre.

**CHICKS SPRING'S** (États-Unis, Caroline). — Eaux froides. *Sulfureuses faibles, ferrugineuses faibles.*

**CIVILLINA** (Italie, Vénétie). — Eaux froides. — *Ferrugineuses sulfatées* : 0,404, dont 0,161 de sulfate de fer.

**CIVITA-VECCHIA** (Italie). — Bains *sulfureux et thermaux.*

**CLAVÉE** (la) (Vienne). — Eaux froides : *Ferrugineuses, sulfurées, carboniques* : 0,349, dont 0,0029 de sulfure de sodium, 0,066 de carbonate de protoxyde de fer, et 0,139 de carbonate de chaux.

**CLERMONT-FERRAND** (Puy-de-Dôme). — Eaux froides et tièdes. — *Ferrugineuses et carboniques* : 3,173 à 4,965, dont 0,944 à 1,375 de bicarbonate de chaux, et 0,028 à 0,033 de bicarbonate de fer. — Etablissements : buvettes, bains.

**CLIFTON** (Angleterre, Bristol). — Eaux tièdes : T. 23° — *Carboniques, amétallites* : 0,6280, dont 0,2524 de carbonate de chaux. — Etablissements : buvette, bains, piscine. — Toute l'année.

**CLIFTON SPRINGS** (États-Unis, Ontario). — Eaux froides : T. 11°. — *Sulfureuses.*

**COAMO** (Grandes Antilles). — Eaux chaudes. — *Sulfureuses.*

**COCONUCO** (Amérique du Sud, Nouvelle-Grenade). — Eaux très chaudes : T. 72°8. — *Bicarbonatées sodiques et sulfurées.* — Grande quantité de gaz sulfhydrique et carbonique.

**COINER'S** (États-Unis, Virginie). — Eaux tièdes : *Sulfureuses.*

**COISE** ou **COÈZE** (Savoie). — Eaux froides. — *Bicarbonatées sodiques :* 0,9142, dont 0,8136 de bicarbonate de soude.

**COLD** (États-Unis, Virginie). — *Eaux sulfureuses.*

**COLLIOURES** (Pyrénées-Orientales). — Niveau de la mer. — Eaux tièdes. — *Bicarbonatées, ferrugineuses et carboniques.*

**COLOMBAJO** (Italie, Toscane). Eaux tièdes : T. 18°. — *Sulfatées calciques :* 0,544, dont 0,394 de sulfate de chaux. — Etablissement.

**COMPANS** (Seine-et-Marne). — Eaux froides. — *Sulfurées calciques et sulfureuses :* 0,4690, dont 0,0290 de sulfures de calcium et de magnésium.

**CONDILLAC** (Drôme). — Altitude : 100 m. — Eaux froides : T. 13°. — *Bicarbonatées calciques moyennes, carboniques fortes :* 2,240, dont 1,35 de bicarbonate de chaux. — Eau de table. — Etablissement : buvettes, bains, douches. 15 mai au 15 octobre.

**CONSTANTINOGORSK** (Russie d'Europe, Caucase). — Eaux froides et chaudes : T. 17 à 41°. — *Sulfatées sodiques, ferrugineuses et sulfureuses.* — Etablissement.

**CONTREXÉVILLE** (Vosges). — Altitude : 350 m. — Eaux froides : T. 11°. — *Bicarbonatées sulfatées :* 2,88, dont 1,22 de sulfate de chaux, 0,292 de sulfate de soude et de magnésie, 0,789 de bicarbonates de chaux et de magnésie. — Eau de table. — Etablissement : buvette, bains, douches. 1er juin au 15 septembre.

**COOPER'S WELL** (États-Unis, Mississipi). — Eaux froides : *Sulfatées calciques ferrugineuses :* 1,3593, dont 0,1639 de sulfate de soude, 0,4509 de sulfate de chaux, 0,0472 de peroxyde de fer.

**CORDÉAC** (Isère). — Eaux froides : T. 14°5. — *Chlorurées sodiques :* 0,7500, dont 0,7144 de chlorure de sodium et de bicarbonate de soude.

**CORENC** (Isère). — Eaux froides. — *Chlorurées sodiques :* 4,807, dont 1,420 de chlorure de sodium.

**CORMONS** (Autriche, Illyrie). — Eaux froides : T. 14° 5. — *Chlorurées calciques :* 1,300, dont 0,771 de chlorure de calcium.

**CORNELLA DE LA RIVIÈRE** (Pyrénées-Orientales). — Eaux froides : T. 17°. — *Bicarbonatées, ferrugineuses, carboniques.*

**CORTEGADA** (Espagne). — Eaux chaudes : T. 26 à 38°. — *Sulfureuses et ferrugineuses bicarbonatées.* — Buvettes, bains.

**COS** (île de). — *Eaux chlorurées sodiques :* 3,720, dont 2,230 de chlorure de calcium.

**COUCHONS** (Pyrénées-Orientales). — Eaux froides. — *Ferrugineuses.*

**COUDES** (Puy-de-Dôme). — Eaux froides : T. 14°7. — *Chlorurées sodiques, bicarbonatées et carboniques :* 2,363 à 3,473, dont 0,600 à 1,030 de chlorure de sodium, 0,620 à 0,926 de bicarbonate de soude, 0,513 à 0,732 de bicarbonate de chaux, 1,620 à 2,098 d'acide carbonique libre.

**COURMAYEUR** (Italie, Aoste). — Eaux tièdes : T. 13° à 21°. *Bicarbonatées calciques moyennes et ferrugineuses faibles et carboniques fortes :* 2,6475, dont 1,3356 de bicarbonate de chaux. — Etablissement : buvette.

**COURPIÈRE** (Puy-de-Dôme). — Eaux froides : T. 14°. — *Bicarbonatées sodiques, ferrugineuses :* 4,444, dont 2,6154 de bicarbonate de soude, 0,0415 de bicarbonate de fer.

**COURRIÈRE** (la). V. *Durtal.*

**COURS** (Gironde). — Eaux froides : T. 13°8. *Bicarbonatées calciques ferrugineuses :* 0,233, dont 0,184 de bicarbonate de chaux et 0,030 de bicarbonate de protoxyde de fer.

**COURTOMER** (Orne). Eaux froides. — *Ferrugineuses et carboniques.*

**CRANSAC** (Aveyron). — Altitude : 300 m. — Eaux froides : T. 11°. — 4,100, dont 2,84 de sulfates alcalins. — Etablissement voisin : buvette, bains. 15 juin au 1er octobre.

**CRAVEGGIA** (Italie, Piémont). — Eaux tièdes : T. 27°. — *Sulfatées sodiques :* 0,337, dont 0,197 de sulfate de soude.

**CRÈCHES** (Saône-et-Loire). — Eaux froides : *Sulfatées calciques, ferrugineuses et carboniques :* 0,577, dont 0,270 d'acide carbonique, 0,071 d'acide sulfhydrique, 0,023 de protoxyde de fer, 0,130 de chaux.

**CREDO** (Gironde). — Eaux froides : T. 13°. — *Bicarbonatées ferrugineuses :* 0,230, dont 0,137 de carbonate de chaux, 0,012 de carbonate de fer.

**CREUTZNACH** (Prusse). — Altitude : 110 m. — Eaux froides et chaudes : T. 12 à 30° 5. — *Chlorurées sodiques :* 11,838, dont 9,520 de chlorure de sodium. — Etablissements : buvette, bains, douches, boues. 15 juin à 15 octobre.

**CRONTHAL.** — V. *Kronthal.*

**CUBA** (Amérique). — Eaux chaudes : T. 22 à 35°. — *Sulfureuses.*

**CUDOWA** (Allemagne, Prusse). — Altitude : 368 m. — Eaux froides : T. 12°. — *Bicarbonatées sodiques, ferrugineuses et carboniques moyennes.* : 2,838, dont 1,148 de bicarbonate de soude, 0,255 de carbonate de fer, 4655 cc. de gaz acide carbonique. — Etablissement.

**CUMBAL** (Amérique du Sud). — Eaux très chaudes. *Sulfureuses.*

# D

**DANEVERT** (Suède). — Eaux froides. — *Ferrugineuses bicarbonatées.*

**DARUVAR** (Autriche, Esclavonie). — Eaux chaudes : T. 40 à 45°. — *Bicarbonatées mixtes :* 0,342 dont 0,205 de carbonate de chaux.

**DAX** (Landes). — Altitude : 40 m. — Eaux chaudes : 47 à 64°. — *Sulfatées calciques* (boues minérales). 1,02 dont 0,35 de sulfate de chaux, 0,16 de sulfate de magnésie. — Etablissements : bains, douches, boues. Toute l'année.

**DEINACH** (Empire d'Allemagne, Wurtemberg). — Eaux froides. — *Bicarbonatées mixtes.*

**DEI VEGRI** (Italie, Vicence). — Eaux froides : T. 10°. — *Sulfatées, salines et ferrugineuses :* 0,4679 dont 0,40232 de sulfate de magnésie. — Etablissement : buvette.

**DENIS-LÈS-BLOIS** (Saint-) (Loir-et-Cher). — Eaux froides : T. 12° 2. — *Bicarbonatées ferrugineuses, carboniques et sulfureuses faibles.* — Etablissement : buvette, bains, douches. 1er mai au 15 octobre.

**DESAIGNES** (Ardèche). — Eaux froides. — *Bicarbonatées sodiques* (gazeuses). — 5,246 dont 4,130 de bicarbonate de soude. — 1 litre 25 d'acide carbonique. — Eaux de table.

**DIEMERINGEN** (Alsace-Lorraine). — Eaux froides : T. 12°. *Chlorurées sodiques.*

**DIEU-LE-FIT** (Drôme). — Altitude : 363 m. — Eaux froides. — *Bicarbonatées calciques :* 1,9058, dont 1,494 de bicarbonate de chaux.

**DIEZGO** (Espagne). — Eaux froides : T. 15°. — *Bicarbonatées sodiques.*

**DIGNE** (Basses-Alpes). — Eaux chaudes : T. 25 à 46°2. — *Sulfurées calciques :* 4,350, dont 1,785 de chlorure de sodium, 0,925 de sulfate de soude. — Etablissement : buvette, bains.

**DINAN** (Côtes-du-Nord). — Altitude : 18 m. — Eaux froides : 12 à 18°. *Ferrugineuses bicarbonatées.*

**DINKHOLD** (Allemagne, Nassau). — *Bicarbonatées calciques :* 1,275, dont 0,440 de carbonate de chaux, et 0,189 de sulfate de soude.

**DINSDALE** (Angleterre, York). — Eaux froides : T. 11°. — *Sulfatées calciques :* 1,640 de matières fixes et 450 cent. cub. d'hydrogène sulfuré.

**DIPSO** (Grèce, île de Négrepont). — Eaux chaudes et très chaudes: T. 24 à 76°. — *Chlorurées sodiques :* 6,399, dont 4,969 de chlorure de sodium. — Etablissement. 1ᵉʳ mai au 15 septembre.

**DIZENBACH** (Allemagne, Wurtemberg). — Eaux froides. — *Carbonatées calciques.* — Etablissements hydrothérapiques.

**DOBBELBAD** (Autriche, Styrie). — Eaux chaudes : T. 28 à 35°. — *Ferrugineuses bicarbonatées :* 0,414, dont 0,232 de carbonate de chaux, et 0,026 de carbonate de fer. — Etablissement : buvette, bains, étuves.

**DIVONNE-LES-BAINS** (Ain).— Altitude : 475 m. — Eaux froides : T. 6° 5. — Etablissement hydrothérapique. Toute l'année.

**DOBÉRAN** (Allemagne, Mecklembourg-Schwérin). — Eaux froides : T. 7°. *Ferrugineuses bicarboniques faibles, chlorurées sodiques, chlorurées sodiques et magnésiennes.* — Etablissement : bains de mer. Mai à octobre.

**DOCCIE BASSE ET DOCCIONE** (Italie, Lucques). — Eaux chaudes : T. 39 et 54°. — *Sulfatés sodiques et calciques.* — Etablissements : buvette, bains, douches. Toute l'année.

**DOCCIO** (Italie, Toscane). — Eaux chaudes : T. 43°. — *Sulfureuses.*

**DOFANA** (Italie, Florence). — Eaux chaudes : T. 32°. — *Chlorurées sodiques :* 14,907, dont 8,324 de chlorure de sodium, et 4,328 de sulfate de soude.

**DOMAINE** (Suisse, Berne). — Altitude : 1065 m. — Eaux chaudes. — *Sulfureuses.*

**DOMATS** (Yonne). — Eaux froides, composition inconnue.

**DOMBHAT** (Autriche, Transylvanie). — Eaux froides : T. 13°. *Ferrugineuses bicarbonatées :* 7,600, dont 3,686 de carbonate de soude, et 0,129 de carbonate de fer. — Eau de table. — Etablissement : buvette, bains.

**DOMÈNE** (Isère). — Eaux chaudes : T. 46°. — *Chlorurées sodiques, sulfurées :* 4,760 dont 3,419 de chlorure de sodium, et 1,145 de sulfate de magnésie, 0 litre 047 d'hydrogène sulfuré.

**DOMERAY** (Maine-et-Loire). — Eaux froides : T. 11°. — *Bicarbonatées ferrugineuses :* 1,534, dont 0,133 de bicarbonate de chaux, 0,150 de bicarbonate de magnésie, 0,017 de carbonate de fer, 0,013 de sulfate de fer.

**DORFGEISMAR** (Allemagne, Hesse-Darmstadt). — Eaux froides : T. 12. — *Ferrugineuses :* 1,464, dont 0,318 d'oxyde de fer.

**DORNA** (Autriche, Galicie). — *Bicarbonatées ferrugineuses.*

**DORRES** (Pyrénées-Orientales). — Altitude : 1458 m. — Eaux chaudes : T. 43°. — *Sulfurées sodiques :* 0,0155 de sulfure de sodium.

**DORTON** (Angleterre, Buckingham). — *Ferrugineuses et carboniques.*

**DOTIS** (Autriche, Hongrie). — Eaux chaudes. — *Sulfureuses.* — Etablissement.

**DOUBLING GAP** (Etats-Unis, Pensylvanie). — *Sulfureuses et ferrugineuses.*

**DOVADOLA** (Italie, Florence). — *Chlorurées sodiques :* 76,0574, dont 68,1599 de chlorure de sodium. — Eau de table.

**DRIBURG** (Allemagne, Prusse). — Altitude : 220 m. — Eaux froides : T. 10 à 16°. — *Sulfatées mixtes, bicarbonatées ferrugineuses, carboniques fortes :* 5,8551, dont 1,85 de sulfates, 1,3906 de bicarbonate de chaux, et 0,0714 de bicarbonate de fer, 1179 cent. cub. de gaz acide carbonique. — Etablissement : buvette, bains, douches. 15 juin ou 15 septembre.

**DRIZE** (Suisse, Genève). — Eaux froides : T. 14°. — *Bicarbonatées ferrugineuses.*

**DUIVON** (Loire). — Eaux froides. — *Bicarbonatées mixtes.*

**DUMBLANE** (Grande-Bretagne, Ecosse). — Eaux froides. — *Chlorurées sodiques :* 4,902, dont 2,519 de chlorure de sodium.

**DURKHEIM** (Allemagne, Bavière). — Eaux froides : T. 13° 7 à 18°,7. — *Chlorurées sodiques :* 14,966, dont 12,850 de chlorure de sodium. — Etablissements : buvette, bains, cures de raisin. Mai à novembre.

**DURTAL** (Maine-et-Loire). — Eaux froides : T. 11 à 12°. — *Bicarbonatées ferrugineuses :* 0,351, dont 0,158 de bicarbonate de chaux, 0,017 de bicarbonate de fer.

# E

**EAUX-BONNES** (Basses-Pyrénées). Altitude : 748 m. — Eaux froides et chaudes : T. 22 à 32°. *Sulfurées sodiques :* 0,57, dont 0,021 de sulfure de sodium. — Etablissement : buvettes. 1er juin au 1er octobre.

**EAUX-CHAUDES** (Basses-Pyrénées). — Altitude : 675 m. — Eaux froides et chaudes : T. : 10 à 36°. — *Sulfurées sodiques :*

0,31422, dont 0,00882 à 0,00913 de sulfure de sodium. — Etablissement : buvette, bains, douches. 1er juin au 1er octobre.

**EILSEN** (Allemagne, Schaumbourg-Lippe). — Eaux froides : T. 15°. — *Sulfatées calciques :* 4,0035, dont 2,1330 de sulfate de chaux. — Etablissement : buvette, bains, boues.

**EIMBECK** (Allemagne, Hanovre). — *Bicarbonatées calciques.*

**ELISABETHBAD** (Allemagne, Prusse). — *Carbonatées calciques ferrugineuses.* — Etablissement balnéaire.

**ELLORRIO** (Espagne, Biscaye). — Eaux froides : T. 15°. — *Sulfatées mixtes :* 1,709, dont 1,056 de sulfates de soude et de chaux. Etablissement balnéaire.

**ELMEN** (Allemagne. Prusse). — Eaux froides : T. 13°. — *Chlorurées sodiques :* 23,847, dont 21,434 de chlorure de sodium, et 0,151 de bromure de magnésium. Etablissement.

**ELOPATAK** (Autriche, Transylvanie). — Eaux froides : T. 11°. — *Ferrugineuses bicarbonatées :* 1,916, dont 1,045 de bicarbonate de soude et 0,169 de carbonate de fer.

**ELSTER** (Allemagne, Saxe). — Altitude : 473 m. — Eaux froides : T. 13 à 15°. — *Sulfatées sodiques, ferrugineuses et gazeuses:* 6,1310, dont 2,9475 de sulfate de soude, 0,0629 de carbonate d'oxyde de fer, 1371 cent. cub. d'acide carbonique libre. — Etablissement : bains, boues. 15 mai au 30 septembre.

**EMBELLE** (Cantal). — Eaux froides. — *Ferrugineuses bicarbonatées.*

**EMPFING** (Allemagne, Bavière). — Eaux froides. — *Bicarbonatées calciques.*

**EMS** (Allemagne, Nassau). — Altitude : 95 m. — Eaux chaudes : 29,5 à 47°,5. — *Bicarbonatées chlorurées sodiques et gazeuses :* 3,519531, dont 1,9790 de bicarbonate de soude, et 0,9831 de chlorure de sodium, 597 cent. cub. 48 de gaz acide carbonique libre. — Eau de table. — Etablissements : bains, douches, inhalations. Mai à octobre.

**ENCAUSSE** (Haute-Garonne). — Altitude : 362 m. — Eaux tièdes : T. 22 à 28°. — *Sulfatées calciques :* 3,0741, dont 2,1390 de sulfate de chaux. — Etablissements : buvette, bains, douches.

**ENGHIEN-LES-BAINS** (Seine-et-Oise). — Altitude : 448 m. — Eaux froides : T. 22 à 28°. — *Sulfurées calciques :* 0,5105, dont 0,0392 de chlorure de sodium, et 0,2178 de carbonate de chaux, 0,0225 d'acide sulfhydrique libre. — Etablissement : buvette, bains. 1er mai au 1er octobre.

**ENGUISTEIN** (Suisse, Berne). — Eaux froides. — *Carbonatées calciques :* 0,259, dont 0,212 de carbonate de chaux. — Etablissement balnéaire.

**ENN** (Pyrénées-Orientales). — Eaux chaudes : T. 50°. — *Thermales simples.*

**EPERVIÈRE** (Maine-et-Loire). — Eaux froides. — *Ferrugineuses bicarbonatées :* 0,358, dont 0,013 de bicarbonate de fer, et 0,108 de bicarbonates alcalins.

**EPINAY** (Seine-Inférieure). — Eau froide : T. 15°. — *Bicarbonatées ferrugineuses :* 0,347, dont 0,064 de carbonate de fer, et 0,136 de bicarbonate de chaux.

**EPPENHAUSEN** (Allemagne, Prusse). — Eaux froides. — *Sulfatées calciques :* 0,371, dont 0,212 de sulfate de chaux.

**EPSOM** (Angleterre, Surrey) — Eaux froides. — *Sulfatées magnésiennes :* 9 gr. environ de sulfate de magnésie. — Eaux purgatives.

**EPTINGEN** (Suisse, Bâle). — Altitude : 550 m. — Eaux froides : T. 7°. — *Sulfatées magnésiennes :* 0,870, dont 0,393 de sulfate de magnésie.

**ERDOBENYE** (Autriche, Hongrie). — *Ferrugineuses sulfatées.*

**ERLACHBAD** (Autriche, Tyrol). — Indéterminées.

**ERLAU** (Autriche, Hongrie). — Eaux chaudes : T. 22°. — *Chlorurées sodiques.* — Etablissements.

**ERLENBAD** (Allemagne, Bade). — Eaux tièdes : T. 23°. — *Chlorurées sodiques :* 2,35800, dont 1,41361 de chlorure de sodium. — Etablissement.

**ESCALDAS** (Pyrénées-Orientales). — Altitude : 1350 m. — — Eaux chaudes : T. 17 à 42°. — *Sulfurées sodiques :* 0,1445, dont 0,0333 de sulfure de sodium. — Etablissements : buvette, bains, étuves, inhalations. 1er juin au 1er octobre.

**ESCOULOUBRE** (Aude). — Altitude : 700 m. — Eaux chaudes : T. 29 à 37°. — *Sulfurées sodiques :* 0,027342 de sulfure de sodium.

**ESKI-CHERER** (Turquie d'Asie, Anatolie). — Eaux chaudes. — *Sulfureuses.*

**ESTILL-SPRINGS** (Etats-Unis, Kentucky). — Eaux chaudes. — *Sulfureuses.*

**ESTOHER** (Pyrénées-Orientales). — Eaux froides : T. 15°. — *Bicarbonatées ferrugineuses.*

**EUZET-LES-BAINS** (Gard). — Altitude : 130 m. — Eaux froides : T. 13 à 18°. — *Sulfurées calciques :* 3,130, dont 1,660 de sulfate de chaux, 4 cc. 7 d'acide sulfhydrique libre. — Etablissements : buvette, bains, douches.

**EVAUX** (Creuse). — Altitude : 460 m. — Eaux chaudes et très chaudes : T. 24 à 57°. *Sulfatées sodiques, ferrugineuses :* 1,35520, dont 0,717 de sulfate de soude. — Etablissements : buvette, bains, piscines, douches. Mai à octobre.

**EVIAN** (Haute-Savoie). — Altitude : 378 m. — Eaux froides : T. 11°,3 à 12°,1. — *Bicarbonatées mixtes :* 0,394 de bicarbonates. — Etablissement, 15 juin au 14 septembre.

# F

**FACHINGEN** (Allemagne, Nassau). — Eaux froides : T. 10°1. — *Bicarbonatées sodiques moyennes, ferrugineuses faibles, carboniques fortes :* 4,97275, dont 3,64432 de bicarbonate de soude et 0,00014 d'oxyde de fer, 2 litres 238 d'acide carbonique. — Pas d'établissement. Eaux exportées.

**FALCIAJ** (Italie, Toscane). — Eaux froides : T. 17°. — *Bicarbonatées ferrugineuses :* 1,070 dont 0,056 de carbonate de fer, et 0,9 de carbonates alcalins, 233 cent. cub. de gaz acide carbonique.

**FARNBULL** (Suisse). — Altitude : 800 m. — Eaux chaudes. *Sulfureuses.* — Etablissement.

**FAUQUIER WHITE SULPHUR SPRINGS** (Etats-Unis, Virginie). — Eaux froides : T. 10°,5. — *Sulfureuses.*

**FAVORITA DE CARABANA** (Espagne, Madrid). — Eaux froides : T. 12 à 16°. — *Sulfatées sodiques :* 81,7353, dont 74,1419 de sulfate de soude. — Purgatives.

**FAYETTE SPRINGS** (Etats-Unis, Pensylvanie). — Eaux très froides. — *Chalybées.*

**FELDAFING** (Allemagne, Bavière). — Eaux froides : T. 8°. — *Sulfurées calciques :* 2,02, dont 0,99 de carbonate de chaux, 15 cent. cub. 2 d'hydrogène sulfuré.

**FÉLIX DE PAILLIÈRES** (Saint-) (Gard). Eaux froides : T. 13°,5. — *A métallite, bicarbonatée ferrugineuse faible, carbonique moyenne :* 0,405, dont 0,046 de bicarbonate de fer.

**FELLATHALE** (Autriche, Illyrie). — Eaux froides : T. 9°. — *Bicarbonatées sodiques :* 4,208, dont 2,648 de bicarbonate de soude. — Etablissement.

**FENEU** (Maine-et-Loire). — Eaux froides : T. 13°,8 à 14,3. — *Bicarbonatées ferrugineuses faibles, carboniques moyennes :* 0,209, dont 0,017 de bicarbonate de fer.

**FERENTINO** (Italie, Rome). — Eaux froides : T. 16°. — *Sul-*

*fatées, sulfureuses, carboniques :* 2,46, dont 1,073 de sulfates alcalins, 568 cent. cub. de gaz acide carbonique et 20 d'acide sulfhydrique.

**FÉRON** (Nord). — Eaux froides : T. 14°. — *Bicarbonatées calciques, ferrugineuses faibles, carboniques faibles.*

**FERRIÈRES** (Loiret). — Eaux froides : T. 13°,5, — *Bicarbonatées ferrugineuses, carboniques faibles.*

**FEURS** (Loire). — Eaux froides : T. 13°,8. — *Bicarbonatées ferrugineuses.*

**FEZ** (Maroc). — Eaux chaudes. — *Sulfureuses.*

**FIDERIS** (Suisse, Grisons). — Eaux froides : T. 9°. — *Bicarbonatées sodiques, ferrugineuses :* 1,160, dont 0,586 de carbonate de soude et 0,018 de carbonate de fer. — Etablissement : buvette, bains.

**FIESTEL** (Allemagne, Prusse). — Eaux froides : T. 12 à 14°. — *Sulfatées calciques :* 2,142, dont 1,441 de sulfate de chaux. — Etablissement : boisson, bains, boues.

**FILETTA** (Italie, Toscane). — Eaux chaudes : T. 33°. — *Sulfatées calciques :* 2,141, dont 1,018 de sulfate de chaux.

**FILEY** (Angleterre, York). — *Chlorurées sodiques.*

**FITERO** (Espagne, Navarre). — Altitude : 223 m. — Eaux chaudes : T. 46°,3 à 47°,6. — *Chlorurées calciques :* 0,44932, dont 0,16476 de chlorure de calcium. — Etablissement : buvette, bains, douches, inhalations. 1er juin au 30 septembre.

**FLASCH** (Suisse, Grisons). — *Bicarbonatées calciques.* — Etablissement.

**FLINSBERG** (Allemagne, Prusse). — Eaux froides : T. 9°. — *Ferrugineuses bicarbonatées :* 0,217, dont 0,017 de bicarbonate de fer, 992 cent. cub. d'acide carbonique.

**FLORET** (Saint-) (Puy-de-Dôme). — Eaux froides : T. 15°,5. — *Bicarbonatées sodiques moyennes et ferrugineuses faibles.*

**FLORIDA** (springs of) (Etats-Unis, Floride). — *Sulfureuses.*

**FLORINS-SAINT-ANDRÉ** (Hautes-Alpes). — Eaux froides : T. 13° — *Carboniques et sulfureuses faibles.*

**FLUE** (Suisse, Soleure). — Altitude : 1670 m. — Eaux froides : T. 20°. — *Carbonatées calciques (ferrugineuses).* — Etablissement.

**FONCAUDE** (Hérault). — Altitude : 40 m. — Eaux tièdes : T. 25° 5. — *Bicarbonatées calciques :* 0,2861, dont 0,1880 de carbonate de chaux. — Etablissement : buvette, bains. 1er mai à fin octobre.

**FONCIRGUE** (Ariège). — Altitude 304 m. — Eaux froides : T. 20° — *Bicarbonatées calciques ferrugineuses :* 1,5131, dont 1,1897 de bicarbonate de chaux et 0,0077 d'oxyde de fer. — Etablissement : buvette, bains.

**FONFRÈDE** (Lot-et-Garonne). — Eaux froides : T. 15°. — *Sulfatées calciques faibles.*

**FONGA** (Italie, Toscane). — Eaux froides : T. 17°. — *Bicarbonatées calciques* : 0,783, dont 0, 337 de carbonate de chaux.

**FONSANGE** (Gers). — Eaux tièdes : T. 23° 5. — *Sulfureuses faibles.* — Etablissement : buvette, bains, douches.

**FONTAINE-BONNELEAU** (Oise). — Eaux froides : T. 9 à 10. — *Crétacées ferrugineuses faibles :* 0,616, dont 0,357 de bicarbonate de chaux, et 0,063 de crénate de fer.

**FONTANES** (Cantal). — Eaux froides : T. 13 à 14° 3. — *Bicarbonatées ferrugineuses, carboniques moyennes.*

**FONTANEYRE** (Cantal). — Eaux froides : T. 12°8 à 14° 3. — *Ferrugineuses bicarbonatées.*

**FONTE** (Espargne, Saragosse). — Eaux froides : T. 13° 2. — *Sulfatées mixtes.* — Etablissement. 1er juin au 30 septembre.

**FONTENELLE** (Vendée). — Eaux froides : T. 13 à 14°. — *Ferrugineuses.*

**FONTENELLES** (Vienne). — Eaux froides : T. 13° 7. — *Sulfurées calciques faibles :* 0,300, dont 0,0068 de sulfure de calcium.

**FONT-SANTA DE SAN-PEDRO-DE-TORELLO** (Espagne, Barcelone). — Eaux froides : T. 17 à 19°. — *Sulfureuses.* — Etablissement : bains, buvette.

**FORBACH** (Alsace-Lorraine). — Eaux froides : T. 17° 5. — *Chlorurées sodiques, sulfureuses faibles :* 6,480, dont 5,420 de chlorure de sodium.

**FORCERAL** (Pyrénées-Orientales). — Eaux froides : T. 18° 12. — *Bicarbonatées ferrugineuses, carboniques fortes.*

**FORDONGIANUS** (Italie, Sardaigne). — Eaux très chaudes. T. 66°. — *Sulfatées calciques.*

**FORGES-LES-EAUX** (Seine-Inférieure). — Altitude : 160 m. — Eaux froides : T. 6 à 7°. — *Ferrugineuses :* 0,2554, dont 0,067 de crénate de protoxyde de fer. — Etablissement : buvette, bains. 15 juin au 15 septembre.

**FORGES-SUR-BRIIS** (Seine-et-Oise). — Eaux froides : T. 13° 8. — *Indéterminées.*

**FORTUNA** (Espagne, Murcie). — Eaux chaudes : T. 53°. — *Chlorurées sodiques.*

**FORTYOGO** (Autriche, Transylsanie). — *Eaux sulfurées cal-*

ciques : 1,421, dont 0,508 de sulfate de chaux, 62 cent. cub. d'acide sulfhydrique.

**FOUILLOUX** (Cantal.) — Eaux froides. — *Bicarbonatées ferrugineuses.*

**FRAILLES** (Espagne, Jaen). — Eaux froides : T. 17 à 19°. — *Sulfatées magnésiennes :* 0,930, dont 0,136 de sulfate de magnésie. — Établissement : buvette, bains, douches.

**FRANCFORT-SUR-LE MEIN** (Allemagne, Hesse-Nassau). — *Chlorurées sodiques :* 2,324, dont 1,566 de chlorure de sodium.

**FRANCFORT-SUR-L'ODER** (Allemagne, Brandebourg). — *Sulfatées calciques et ferrugineuses :* 0,192, dont 0,105 de sulfate de chaux.

**FRANKENHAUSEN** (Allemagne, Schwarzburg-Rudolstadt). — Eaux froides : T. 13°. — *Chlorurées sodiques :* 18,053, dont 16,248 de chlorure de sodium. — Etablissement.

**FRANKFORT-SPRINGS** (Etats-Unis, Pensylvanie). — *Bicarbonatées ferrugineuses.*

**FRANZ JOSEPH-BITTERQUELLE** (Autriche, Hongrie). — *Sulfatées magnésiennes :* 47 de sulfate de magnésie pour 1000. — Eau d'exportation.

**FRANZESBAD** (Bohême). — Altitude : 510 m. — Eaux froides : T. 8° 5 à 10°. — *Bicarbonatées sulfatées chlorurées, ferrugineuses :* 4,940, dont 2,075 de sulfate de soude, 0,950 de chlorure de sodium, 0,800 de carbonate de soude et 0,025 de carbonate de fer. — 1053, 8 cc. d'acide carbonique libre. — Etablissements : buvette, bains, douches, boues. 1er mai à fin septembre.

**FREIENWALDE** (Allemagne, Brandebourg). — Eaux froides : T. 9°. — *Bicarbonatées ferrugineuses.*

**FRENCH LICK SPRINGS** (Etats-Unis, Indiana). — *Sulfurées sodiques.*

**FRIEDRICHSHALL** (Allemagne, Saxe-Meiningen). — Eaux froides : *Sulfatées mixtes :* 23,6964, dont 6,056 de sulfate de soude 5,1502 de sulfate de magnésie, et 1,3465 de sulfate de chaux. — Eau purgative (transport).

**FREYERSBACH** (Allemagne, Bade). — Altitude : 1280 m. — Eaux froides : T. 13° — *Ferrugineuses bicarbonatées :* 4,60376, dont 0,03826 de bicarbonate de fer. — Etablissement : buvette, bains, douches, cure de petit-lait.

**FUENCALIENTE** (Espagne, Ciudad-Real). —Eaux chaudes : T. 36 à 40°. — *Ferrugineuses bicarbonatées :* 1,644, dont 0,358 de carbonate de fer. — Etablissement : buvette, bains. 1er juin à fin septembre.

**FUENTE-ALAMO** (Espagne, Jaën). — Eaux froides : T. 18°. — *Chlorurées calciques.*

**FUENTE-AMARGOSA** (Espagne, Malaga). — Eaux froides : T. 21°. — *Sulfurées calciques.* — Etablissement : 20 juin an 1ᵉʳ octobre.

**FUENTE-PODRIDA** (Espagne, Valence). — Eaux froides : T. 19 à 20° — *Sulfurées calciques.* — Etablissement. 25 mai au 25 septembre.

**FUENTE - SANTA DE GAYANGOS** (Espagne, Burgos). — Eaux froides : T. 15°5. — *Sulfurées calciques.* — Etablissement. 20 juin au 20 septembre.

**FUENSENTA DE LORCA** (Espagne, Murcie). — Eaux tièdes : T. 23°5. — *Chlorurées sodiques sulfureuses.* — Etablissement. Avril à décembre.

**FUMADES** (les) (Gard). — Altitude : 130 m. — Eaux froides : T. 13 à 14°. — *Sulfurées calciques (bitumineuses)* : 2,7505, dont 0,0415 d'acide sulfhydrique, et 2,1722 de sulfate de chaux.

**FURED** (Autriche, Hongrie). — Eaux froides : T. 12°5. — *Bicarbonatées calciques, ferrugineuses et carboniques fortes.* — Etablissements : buvette, bains, boues. 1ᵉʳ juin au 15 septembre.

# G

**GABIAN** (Hérault). — Eaux froides : T. 13°4. — *Bicarbonatées ferrugineuses.*

**GADARA** (Syrie). — Eaux très chaudes : *Sulfurées.*

**GADINIÈRE** (la) (Ain). — Eaux froides : *Sulfatées calciques* : 2,4325, dont 0,8545 de sulfate de chaux et 0,7353 de sulfate de magnésie.

**GAIS** (Suisse, Appenzell). — Altitude : 934 m. — Eaux froides : T. 12°4. — *Bicarbonatées calciques, ferrugineuses faibles.* — Cure de petit lait.

**GALERA** (Espagne, Grenade). — Eaux froides : T. 15°. — *Sulfureuses.*

**GALLERAJE** (Italie, Toscane). — Eaux chaudes : T. 47°. — *Sulfureuses.* — Eaux froides : T. 18°. — *Bicarbonatées ferrugineuses.* — Etablissement.

**GALMIER** (Saint-) (Loire). — Altitude : 400 m. — Eaux froides :

T. 8°. — *Bicarbonatées calciques* : 2,88, dont 1,02 de bicarbonate de chaux. — Eaux de table.

**GANDESA** (Espagne, Tarragone). — Eaux chaudes : *Sulfureuses*.

**GARRIS** (Basses-Pyrénées). — Eaux froides : T. 12°8. — *Sulfureuses* : 0,3963, dont 0,0298 de sulfure de calcium.

**GASTEIN** (Autriche, Salzbourg). — Altitude : 1050 m. — Eaux chaudes 31 à 37°. — *Sulfatées sodiques* : 0,3391, dont 0,1957 de sulfate de soude. — Etablissements : buvette, bains, douches. 15 mai au 1er octobre.

**GAUTHERSBAD** (Allemagne, Schwazbourg - Sondershausen). — Eaux froides : *Sulfatées calciques et chlorurées sodiques*. — Etablissement.

**GAVA** (Espagne, Barcelone). — Eaux froides : T. 18°. — *Bicarbonatées ferrugineuses* : 295 cent. cub. d'acide carbonique, 0,4349, dont 0,1019 de carbonate de fer.

**GAVIRIA** (Espagne, Guipuzcoa). — Eaux froides. — *Sulfureuses*.

**GAZOST** (Hautes-Pyrénées). — Eaux froides : T. 12 à 14°. — *Sulfurées sodiques et bromo-iodurées* : 0,5757, dont 0,0320 de sulfure de sodium. — Eau de transport.

**GEBANGAN** (Indes Hollandaises). — *Chlorurées sodiques* : 18,291, dont 16,919 de chlorure de sodium et 0,143 d'iodure de magnésium.

**GEILNAU** (Allemagne, Nassau). — Eaux froides : T. 10°. — *Bicarbonatées sodiques* : 2,044239, dont 1,060190 de bicarbonate de soude.

**GEORGES-DES-MONTS** (Saint-) (Puy-de-Dôme). — Eaux froide : *Bicarbonatées ferrugineuses*.

**GÉORGIE** (Eaux minérales de) (États-Unis). — 1° **India springs**. — *Sulfureuses*.

2° **Madison springs**. — *Bicarbonatées ferrugineuses fortes*.

3° **Warm springs**. — Eaux très chaudes : T. 95° (Farenheit). — *Sulfureuses*.

4° **Gordon's springs and Rowland's springs**. — *Bicarbonatées ferrugineuses*.

5° **Catoosa springs**. — *Bicarbonatées sodiques et ferrugineuses*.

**GERARDMER** (Vosges). — Altitude : 666 m. — Établissement hydrothérapique et cures d'air et de petit lait.

**GÉRAUD** (Saint-) (Cantal). — Eaux froides : T. 12°5. — *Bicarbonatées sodiques ferrugineuses*.

**GERM** (Hautes-Pyrénées). — Altitude : 1123 m. — Eaux froides et tièdes : T. 11°8 à 26°. — *Sulfurées sodiques et ferrugineuses.* — Etablissement.

**GEROLDSGRUN** (Allemagne, Bavière). — Eaux froides. — *Bicarbonatées magnésiennes et ferrugineuses :* 1,346, dont 0,933 de carbonate de magnésie, et 0,068 de carbonate de fer.

**GERVAIS** (Saint-) (Haute-Savoie). — Altitude : 856 m. — Eaux chaudes : T. 39 à 42°. — *Sulfureuses chlorurées sulfatées :* 4,98, dont 2,03 de sulfate de soude, 1,60 de chlorure de sodium, 0,004 de sulfure de calcium. — Etablissement : buvette, bains, douches, boues. 1er juin au 15 septembre.

**GETTYSBÜRG SPRINGS** (États-Unis, Pensylvanie). — *Bicarbonatées calciques, sulfatées magnésiennes :* 0,29752, dont 0,15145 de bicarbonate de chaux, et 0,06257 de sulfate de magnésie. — Etablissement : buvette. — Eau de transport.

**GIESSHUBL-PUGHSTEIN** (Bohême). — Eaux froides : T. 9°. — *Bicarbonatées sodiques :* 1,845 dont 1,027 de bicarbonate de soude. — Etablissement : buvette, bains. 15 mai au 1er octobre.

**GIGONDAS** — V. *Montmirail.*

**GIGONZA** (Espagne, Cadix). — Eaux froides : T. 18°. — *Sulfurées sodiques :* 2,710, dont 0,123 de sulfure de sodium. — Etablissement.

**GILSLAND** (Angleterre, Cumberland). — *Sulfureuses.*

**GIMEAUX** (Puy-de-Dôme). — Altitude 414 m. — Eaux froides et tièdes : T. 12 à 24°7. — *Bicarbonatées calciques, carboniques fortes :* 3,367 dont 1,090 de bicarbonate de chaux. — 0,839 d'acide carbonique libre.

**GINOLES** (Aude). — Eaux tièdes et chaudes : T. 20 à 38° 5. — *Sulfatées magnésiennes :* 0,494, dont 0,303 de sulfate de magnésie. — Etablissement : buvette, bains, douches.

**GIULIANO** (San) (Italie, Toscane). — Altitude : 40 m. — Eaux chaudes : T. 24 à 39°. — *Sulfatées calciques :* 3,3643, dont 1,4019 de sulfate de chaux. — Etablissements : buvette, bains, douches. 15 mai au 15 septembre.

**GLAINE-MONTAIGUT** (Puy-de-Dôme). — Altitude : 516 m. — Eaux froides : T. 18°8. — *Bicarbonatées ferrugineuses.*

**GLEEN SPRINGS** (États-Unis, Caroline Sud). — *Sulfatées et magnésiennes.*

**GLEICHENBERG** (Autriche, Styrie).— Altitude : 210 m. — Eaux froides.— 11 à 12° — *Bicarbonatées, chlorurées sodiques moyennes ou ferrugineuses, carboniques fortes :* 5,1824, dont 2,4114 de carbonate de soude, 1,777 de chlorure de sodium, — 1172 cent. cub. d'acide carbonique libre. — Etablissement : buvette, cure de petit lait, bains, douches.

**GLEISSEN** (Allemagne, Prusse). — Eaux froides. — *Bicarbonatées ferrugineuses*. — Etablissement (cure de petit lait).

**GLEISWEILER** (Allemagne, Bavière). — Altitude : 330 m. — Eaux froides : T. 11°8. — *Chlorurées sodiques faibles*. — Etablissement hydrothérapique, cure de petit lait.

**GLORIANES** (Pyrénées-Orientales). — Eaux froides : T. 12°5. *Bicarbonatées ferrugineuses*.

**GMUND** (Autriche). — Eaux froides. — *Sulfureuses*.

**GODELHEIM** (Allemagne, Prusse). — *Ferrugineuses bicarbonatées :* 3,599, dont 0,126 de carbonate de fer. — Etablissement.

**GODESBERG** (Allemagne, Prusse). — Eaux froides. — *Bicarbonatées sodiques :* 1,764, dont 0,880 de carbonate de soude, 600 cent. cub. d'acide carbonique libre. — Etablissement.

**GOHIER** (Maine-et-Loire). — Eaux froides : T. 13°2. — *Bicarbonatées ferrugineuses :* 0,601, dont 0,03 de bicarbonate de fer.

**GOLIA-PRISTANE** (Russie d'Europe, Tauride). — Boues renfermant de l'iode et du brome.

**GOLAISE** (la) (Suisse). — Eaux froides. — *Sulfurées calciques*.

**GOLDBACH** (Allemagne, Bavière). — Eaux froides. — *Ferrugineuses :* 0,341, dont 0,034 de carbonate de fer.

**GOLDBERG** (Allemagne, Mecklembourg-Schwérin). — Eaux froides. — *Chlorurées sodiques*. — Etablissement.

**GONTEN** (Suisse). — Altitude : 904 m. — Eaux froides : T. 13°1. — *Bicarbonatées ferrugineuses*. — Etablissement : buvette, bains, cure de lait.

**GOPPINGEN** (Allemagne, Wurtemberg). — Eaux froides. — *Bicarbonatées magnésiennes*. — Etablissement : buvette, bains.

**GORTWA-KISFALU** (Autriche, Hongrie). — *Ferrugineuses bicarbonatées :* 0,567, dont 0,090 de chlorure de fer.

**GOSCHWITZ** (Allemagne, Saxe-Weimar). — Eaux froides. — *Sulfatées calciques :* 1,996, dont 0,705 de sulfate de chaux.

**GOURNAY-EN-BRAY** (Seine-Inférieure). — Eaux froides. *Ferrugineuses bicarbonatées :* 0,275, dont 0,093 de carbonate de fer.

**GRAENA** (Espagne, Grenade). — Eaux froides et chaudes : T. 14 à 40°. — *Bicarbonatées ferrugineuses :* 2,4398, dont 0,5326 de carbonate de fer. — Etablissement : buvette, bains. 5 mai au 20 juin, 15 août au 25 octobre.

**GRAMAT** (Lot). — Altitude : 300 m. — Eaux froides. — *Ferrugineuses bicarbonatées.*

**GRAN** (Autriche, Hongrie). — Eaux froides : T. 12°. — *Sulfatées magnésiennes : 56,063,* dont 52,414 de sulfate de magnésie.

**GRANDEYROL** (Puy-de-Dôme). — Eaux froides : T. 10 à 12°,5. — *Bicarbonatées ferrugineuses.*

**GRANDRIF** (Puy-de-Dôme). — Altitude : 900 m. — Eaux froides : T. 10°. — *Bicarbonatées calciques : 0,587,* dont 0,332 de bicarbonate de chaux.

**GRAVALOS** (Espagne, Logrono). — Eaux froides : T. 16°. — *Sulfurées calciques : 1,160,* dont 0,0305 de sulfure de calcium. Etablissement : buvette, bains. 1er juin au 1er octobre.

**GRAVILLE** (Seine-Inférieure). — *Iodurée ferro-crénatée.*

**GREIFSWALD** (Allemagne, Prusse). — *Chlorurées sodiques.*

**GRÉOULX** (Basses-Alpes). — Altitude : 350 m. — Eaux chaudes : T. 20 à 28°. — *Chlorurées sulfurées : 2,61,* dont 0,05 de sulfure de calcium, et 1,54 de chlorure de sodium. — Etablissement : buvette, bains, boues. Mai à octobre.

**GRIESBACH** (Allemagne, Bade). — Altitude : 500 m. — Eaux froides : T. 8°,1 à 10°,2. — *Bicarbonatées calciques, ferrugineuses, carboniques fortes : 3,1165,* dont 0,0712 de bicarbonate d'oxyde de fer, 1,594 de bicarbonate de chaux, 1266,7 cc. d'acide carbonique libre. Etablissement : buvette, bains. — Eau d'exportation.

**GROSS-ALBERSTHOFEN** (Allemagne, Bavière). — *Sulfatées magnésiennes : 1,246,* dont 0,652 de sulfate de magnésie.

**GROSS-WARDEIN** (Autriche, Hongrie). — Eaux chaudes : T. 38 à 45°. — *Sulfurées calciques : 3,831,* dont 0,464 de sulfate de chaux, 207 cc. d'hydrogène sulfuré.

**GROSS-WUNITZ** (Autriche, Bohême). — Eaux froides : T. 12 à 13°. — *Sulfatées sodiques et magnésiques : 22,394,* dont 10,673 de sulfate de soude et 6,836 de sulfate de magnésie.

**GRUBEN** (Allemagne, Silésie). — *Sulfatées ferrugineuses : 0,123,* dont 0,030 de sulfate de fer. — Etablissement.

**GRULL** (Allemagne, Prusse). — Eaux froides : T. 19°. — *Chlorurées sodiques : 18,463,* dont 15,322 de chlorure de sodium. — Etablissement : buvette, bains, douches.

**GUAGNO** (Saint-Antoine de) (Corse). — Eaux chaudes : T. 37 à 52°. — *Sulfurées sodiques : 0,961,* dont 0,106 de sulfure de sodium. Etablissement : bains, piscines, douches.

**GUARDIA VIEJA** (Espagne, Almeria). — Eaux chaudes : T. 23 à 40°. — *Chlorurées sodiques sulfureuses : 43,549,* dont 14,595 de sulfate de soude, 7,502 de chlorure de sodium. — Etablissement. Juin à septembre.

**GUIBERTES** (les) (Hautes-Alpes). — Altitude : 1429 m. — Eaux chaudes : T. 47°. — *Sulfurées calciques.*

**GUILLON** (Doubs). — Altitude : 360 m. — Eaux froides : T. 13° — *Sulfurées calciques :* 20 litres 252 d'acide sulfhydrique. — Etablissement : buvette, bains.

**GUITERA** (Corse). — Eaux chaudes : T. 45°. — *Sulfurées sodiques.* — Etablissement. 1er juin au 20 septembre.

**GURNIGEL** (Suisse, Berne). — Altitude : 1153 m. — Eaux froides : T. 7 à 8°. — *Sulfurées calciques :* 1,9335, dont 0,0045 de sulfure de calcium. — Etablissement : buvette, bains, cure de petit lait. 10 juin au 15 septembre.

# H

**HAIDECK** (Allemagne, Bavière). — *Sulfatées sodiques :* 1,7635, dont 0,6510 de sulfate de soude.

**HAJ-STUBNA** (Autriche, Hongrie). — Eaux chaudes : T. 44°. — *Sulfatées mixtes :* 2,406, dont 1,871 de sulfates. — Etablissement : buvette, bains.

**HALL** (Autriche). — Altitude : 337 m. — Eaux froides : T. 11°. — *Chlorurées sodiques* (iodo-bromurées) : 17,538, dont 16,358 de chlorure de sodium, 0,009 d'iodure de sodium, 0,041 d'iodure de magnésium, 0,074 de bromure de magnésium. — Etablissement.

**HALL** (Autriche, Tyrol). — Eaux froides. — *Chlorurées sodiques.* — Etablissement.

**HALL** (Allemagne, Wurtemberg). — Eaux-froides. — *Chlorurées sodiques :* 21,456, dont 19,522 de chlorure de sodium. — Etablissement : bains, buvette.

**HALLE** (Allemagne, Prusse). — Eaux froides : T. 11°,6. — *Chlorurées sodiques :* 9,83 dont 0,09 de chlorure de sodium.

**HALLECK'S SPRING** (États-Unis). — *Chlorurées sodiques :* 5,960, dont 4,680 de chlorure de sodium.

**HAMMA** (Algérie, Constantine). — Eaux chaudes : T. 35 à 37°. — *Bicarbonatées ferrugineuses.*

**HAMMA** (el) (Tunisie). — Eaux chaudes : T. 36°. — *Sulfureuses.*

**HAMMA DE GABÈS** (el) (Tunisie). — Eaux chaudes. T. 34 à 35°. — *Sulfureuses.*

**HAMMAM** (el) (Algérie, Constantine). — Eaux chaudes : T. 36°. — *Salines.*

**HAMMAM-AIDA** (Turquie d'Asie, Anatolie). — *Indéterminées.* — Etablissement.

**HAMMAM-ANEGNED** (Algérie, Alger). — Eaux très chaudes. — *Sulfureuses.*

**HAMMAM-BERDA** (Algérie, Constantine). — Eaux tièdes : T. 29°. — *Carbonatées mixtes* : 0,38766, dont 0,23725 de carbonates.

**HAMMAM-BOUGHARA** (Algérie, Oran). — Altitude : 282 m. — Eaux chaudes : T. 48°. — Etablissement.

**HAMMAM-MÉLOUANE** (Algérie). — Eaux très chaudes : T. 39 à 40°. *Chlorurées sodiques fortes :* 40,0113, dont 36,0690 de chlorure de sodium. — Etablissement : buvette, bains, piscines.

**HAMMAM-MESKOUTIN** (Algérie). — Altitude : 100 m. — Eaux très chaudes : T. 46 à 95°. — *Chlorurées arsénicales :* 1,52007, dont 0,41560 de chlorure de sodium et 0,00050 d'arsenic. — Etablissements : buvette, piscines, bains, étuves. 1er avril au 15 juin.

**HAMMAM-RIRHA** (Algérie, Alger). — Altitude : 600 m. — Eaux froides et très chaudes : T. 17 à 65°. — *Sulfatées calciques et ferrugineuses.* Etablissement : buvette, bains.

**HAMMAM-SEYNOUR** (Algérie). — Altitude : 820 m. — *Ferrugineuses.*

**HAMPTEAD** (Angleterre, Middlesex). — *Ferrugineuses :* 0,096, dont 0,021 d'oxyde de fer, et 56 cc. d'acide carbonique.

**HARKANY** (Autriche, Hongrie). — Eaux chaudes : T. 58°. — *Sulfatées calciques.* — Etablissement.

**HARO** (Espagne, Logroño). — Eaux froides : T. 13 à 16°. — *Chlorurées sodiques et sulfureuses.* 1er juin au 1er octobre.

**HARTZBURG** (Allemagne, Brunswick). — Eaux froides : T. 12 à 13°. — *Chlorurées sodiques.* Etablissement : cure de petit lait.

**HAUTERIVE**. — Source de Vichy.

**HEALING SPRING** (États-Unis, Virginie). — Eaux chaudes : T. 47°. — *Carbonatées mixtes ferrugineuses :* 0,483, dont 0,04 de carbonate de fer.

**HECHINGEN** (Allemagne, Prusse). — Eaux froides : T. 10 à 12°. — *Sulfurées calciques.* — Etablissement : buvette, bains, douches.

**HECKINGHAUSEN** (Allemagne, Prusse). — *Sulfureuses.*

**HEILBRUNN** (Allemagne, Bavière). — Altitude : 800 m. — Eaux froides : T. 16°. — *Chlorurées sodiques* (iodo-bromurées) : 6,0143, dont 4,9508 de chlorure de sodium, 0,0286 d'iodure de sodium, 0,0478 de bromure de sodium.

**HEILSTEIN** (Allemagne, Prusse). — Eaux froides : T. 10°. — *Bicarbonatées sodiques :* 1,037, dont 0,800 de carbonate de soude.

**HEINRICH** (Suisse, Appenzell). — Eaux froides. — *Ferrugineuses bicarbonatées.*

**HEPPINGEN** (Allemagne, Prusse). — *Bicarbonatées sodiques :* 1,878, dont 0,768 de carbonate de soude.

**HERBITZHEIM** (Alsace-Lorraine). — Altitude : 209 m. — *Chlorurées sodiques.*

**HERLEIN** (Autriche, Hongrie). — *Ferrugineuses bicarbonatées.*

**HERMIDA** (la) (Espagne, Santander). — Eaux chaudes : T. 40 à 57°,5. — *Chlorurées sodiques.* — Etablissement : buvette, bains. Juin à septembre.

**HERMOINE** (Grèce, Péloponèse). — Eaux froides. — *Chlorurées sodiques.* — Eau d'exportation.

**RHESE** (las). — V. *La Herse.*

**HERVIDEROS DEL EMPERADOR** (los) (Espagne, Ciudad-Real). — Eaux tièdes : T. 25°. — *Bicarbonatées calciques.* — Etablissement : bains, piscines. 15 juin au 15 septembre.

**HERVIDEROS DE FONTILLESCA** (los) (Espagne, Ciudad-Real). — Eaux froides : T. 18°. — *Bicarbonatées ferrugineuses.*

**HERVIDEROS Y EL VILLAR DEL POZZO** (Espagne, Ciudad-Real). — Eaux tièdes : T. 16 à 21°. — *Ferrugineuses bicarbonatées :* 0,1375, dont 0,0430 de carbonate de fer. — Etablissement : buvette, bains. 10 juin au 15 septembre.

**HEUSTRICH** (Suisse, Berne). — Altitude : 630 m. — Eaux froides : T. 5°,8 à 10°,8. — *Sulfureuses :* 0,9823, dont 0,2005 de sulfate de potasse, 11 cc., 08 d'acide sulfhydrique. — Etablissement : buvette. 25 mai au 25 septembre.

**HILDEGARDE-BRUNNEN** (Autriche, Hongrie). — Eaux froides : T. 12°. — *Sulfatées sodiques et magnésiques :* 16,795, dont 9,005 de sulfate de soude et 5,604 de sulfate de magnésie.

**HOLSTON-SPRINGS** (Etats-Unis, Virginie). — Eaux chaudes : T. 38°. — *Sulfatées mixtes.*

**HOMBOURG** (Allemagne, Prusse). — Altitude : 200 m. — Eaux froides : T. 11°. — *Chlorurées sodiques ferrugineuses :* 13,98664,

26

dont 9,86090 de chlorure de sodium, et 0,03196 de bicarbonate de fer. — Etablissement : buvette, bains, douches. Mai à octobre.

**HONORÉ** (Saint-) (Nièvre). — Altitude : 272 m. — Eaux tièdes : T. 26°. — *Sulfureuses faibles, carboniques moyennes :* 0 l., 07 d'acide sulfhydrique libre, 0,67, dont 0,13 de bicarbonates alcalins. — Etablissement : buvette, bains, douches, inhalations. 15 mai au 15 septembre.

**HOT SPRINGS OF ARKANSAS** (États-Unis). — Eaux chaudes : T. 55 à 82°. — *Bicarbonatées ferrugineuses, sulfatées calciques, sulfureuses.* — Etablissement : bains, douches.

**HOT SPRINGS** (États-Unis, Virginie). — Eaux chaudes : T. 55°. — *Bicarbonatées calciques :* 0,3786, dont 0,4104 de bicarbonate de chaux. — Etablissement : bains, douches, piscines.

**HUGUENOT SPRINGS** (États-Unis, Virginie). — *Sulfureuses, bicarbonatées ferrugineuses.*

**HUNYADI-JANOS** (Autriche, Hongrie). — Eaux froides : T. 7 à 13°. — *Sulfatées sodiques et magnésiques :* 35,0548, dont 15,9148 de sulfate de soude et 16,0158 de sulfate de magnésie. — Eau de transport.

**HYPATI** (Grèce). — Eaux chaudes : T. 31°,5. — *Sulfureuses chlorurées :* 3,1243, dont 1,5089 de chlorure de sodium, 209 cc 88 d'acide sulfhydrique. 1er mai au 31 août.

# I

**ISCHL** (Autriche, Hongrie). — Altitude : 480 m. — Eaux froides : T. 10°. — *Chlorurées sodiques :* 5,5989 à 25,526 de chlorure de sodium par litre. — Etablissements : buvette, bains, cure de petit lait. 15 mai au 15 septembre.

**ISOLA-BONA** (Italie). — Eaux froides. — *Sulfureuses.*

**IVANDA** (Autriche, Hongrie). — Eaux froides. — *Sulfatées sodiques :* 21,452, dont 15,279 de sulfate de soude. — Eau d'exportation.

**IWONICZ** (Autriche, Hongrie). — Altitude : 410 m. — Eaux froides. — *Chlorurées et bicarbonatées sodiques* (iodo-bromurées), *bicarbonatées ferrugineuses :* 11,0742, dont 0,0240 d'iodure de sodium, 0,0365 de bromure de sodium, 7,9767 de chlorure de sodium, 2,3535 de bicarbonate de soude, 0,0081 de bicarbonate d'oxyde de fer. — Etablissement. 15 mai au 15 septembre.

# J

**JAEN** (Espagne, Jaen). — Eaux tièdes : T. 27°5. — *Sulfatées magnésiennes :* 0,794, dont 0,320 de sulfate de magnésie. — Etablissement. 24 juin au 1er novembre.

**JAKABFALVA** (Autriche, Transylvanie). — Eaux froides T. 12°. — *Bicarbonatées sodiques et ferrugineuses :* 4,950, dont 2,764 de carbonate de soude et 0,086 de carbonate de fer.

**JALEYRAC** (Cantal). — Eaux froides : T. 15°,5. — *Ferrugineuses bicarbonatées :* 0,72, dont 0,04 de carbonate de fer.

**JAMAIQUE** (la) (Grandes Antilles). — *Sources sulfureuses et ferrugineuses.*

**JAMNICZA** (Autriche, Croatie). — Eaux froides : T. 14°,5. — *Bicarbonatées sodiques et ferrugineuses :* 13,390, dont 6,960 de carbonate de soude et 0,30 de carbonate de fer. — Etablissement : buvette, bains.

**JASTRZEMB** (Allemagne, Prusse). — Altitude : 250 m. — Eaux froides. — *Chlorurées sodiques bromo-iodurées :* 12,0932, dont 11,0962 de chlorure de sodium ; 0,0077 d'iodure de sodium et 0,0413 de bromure de sodium. — Etablissement : buvette, bains.

**CIECHOCINEK**. — *Chlorurées sodiques bromo-iodurées.* A peu près comme les précédentes.

**JARABA** (Espagne, Saragosse). — Eaux chaudes : T. 29 à 34°. — *Bicarbonatées calciques.* Etablissement. 15 juin au 15 septembre.

**JARROUSSET** (Cantal). — Eaux froides. — *Bicarbonatées ferrugineuses.*

**JAXTFELD** (Allemagne, Wurtemberg). — Altitude : 140 m. — Eaux froides : T. 17°,5. — *Chlorurées sodiques.* — Etablissement.

**JASZCROROWKA** (Autriche, Galicie). — Altitude : 910 m. — Eaux tièdes : T. 20°,4. — *Indéterminées.* — Etablissement.

**JENATZ** (Suisse, Grisons). — Eaux froides : T. 13°. — *Bicarbonatées ferrugineuses :* 0,3572, dont 0,0530 de carbonate de fer.

**JENZAT** (Allier). — Altitude : 300 m. — Eaux tièdes : T. 26°,6. — *Bicarbonatées sodiques :* 1,650, dont 0,585 de bicarbonate de soude.

**JOHANENSBERG** (Allemagne, Prusse). — *Chlorurées sodiques, bicarbonatées calciques :* 5,5060, dont 2,280 de chlorure de sodium, et 1,6283 de bicarbonate de chaux.

**JOHANNISBAD** (Autriche, Bohême). — Altitude : 600 m. — Eaux froides et chaudes : T. 8 à 29°,5. — *Indéterminées.* — Etablissement.

**JOHNSONS SPRINGS** (États-Unis, Virginie). — *Sulfureuses faibles.*

**JONE'S WHITE SULPHUR AND CHALYBEATE SPRINGS** (États-Unis, Caroline). — *Sulfurées sodiques faibles, bicarbonatées ferrugineuses fortes.*

**JOOS** ou **JAZOW** (Autriche, Galicie). — Eaux froides : T. 13°. — *Sulfatées sodiques.*

**JORDANSBAD** (Allemagne, Wurtemberg). — *Bicarbonatées mixtes, ferrugineuses faibles.*

**JOUHE** (Jura). — Eaux froides : T. 10°,5. — *Chlorurées sodiques :* 1,921, dont 0,7969 de chlorure de sodium.

**JULUISHALL-HARTZBURG** (Allemagne, Brunswick). — Altitude : 314 m. — Eaux froides. — *Chlorurées sodiques.* Etablissement : buvette, bains.

**JURÉ** (Loire). — Eaux froides : T. 10 à 15°. — *Bicarbonatées mixtes.*

# K

**KAIAPHA** (Grèce, Péloponèse). — Eaux chaudes : T. 32°. — *Sulfureuses.* — Etablissement.

**KAIZENBAD** (Allemagne, Bavière). — Altitude : 798 m. — *Bicarbonatées sulfatées ferrugineuses faibles.*

**KANITZ** (Allemagne, Bavière). — *Bicarbonatées sodiques faibles.* — Etablissement.

**KARLSBAD.** — V. *Carlsbad.*

**KARLSDORFER-SAUERBRUNN** (Autriche, Styrie). — *Bicarbonatées sulfatées.*

**KEMMERN** (Russie, Livonie). — Eaux froides : T. 8°. — *Sulfurées calciques.* — Etablissement : buvette, bains.

**KIS-CZEG** et **KIS-KALAN** (Autriche, Transylvanie). — Eaux froides : T. 12°. — *Sulfatées sodiques, bicarbonatées mixtes.*

**KISLOVODSK** (Russie, Caucase). — Eaux froides : T. 14°,3.

— *Bicarbonatées calciques, ferrugineuses, carboniques fortes.* — Etablissement.

**KISSINGEN** (Bavière). — Altitude : 197 m. — Eaux froides : T. 11 à 17°. — *Chlorurées sodiques :* 7,46547, dont 5,822 de chlorure de sodium. — Etablissements : bains, cure de petit lait. 15 mai au 15 septembre.

**KITTREL'S SPRINGS** (États-Unis, Caroline). — *Ferrugineuses.*

**KLAUSEN** (Autriche, Styrie). — Eaux froides : T. 15°. — *Ferrugineuses fortes :* 0,247, dont 0,095 de carbonate de fer.

**KLEINERN** (Allemagne). — *Bicarbonatées magnésiques.*

**KLOCKOS** (Hongrie). — Eaux froides : T. 13°. — *Ferrugineuses.*

**KNUTWYL** (Suisse). — Eaux froides : T. 10°. — *Sulfatées calciques.* — Bains.

**KOCHEL** (Allemagne, Bavière). — *Bicarbonatées sodiques :* 1,4341, dont 0,9439 de bicarbonate de soude.

**KONDRAU** (Allemagne, Bavière). — Eaux froides : T. 9°. — *Indéterminées.*

**KÖNIGSBORN** ( Allemagne , Westphalie ). — *Chlorurées sodiques.*

**KÖNIGSWART** (Bohème). — Altitude : 632 m. — Eaux froides : T. 7 à 8°. — *Bicarbonatées mixtes ferrugineuses :* 7,1499, dont 0,1027 de carbonate d'oxyde de fer. — Etablissement : balnéothérapie complète, buvette.

**KONOPKOWKA** (Autriche, Galicie). — *Sulfurées calciques.*

**KORSOW** (Autriche, Galicie). — *Bicarbonatées ferrugineuses.*

**KORYTNICA** (Hongrie). — Altitude : 796 m. — *Sulfatées calciques, bicarbonatées ferrugineuses :* 3,3550, dont 0,0883 de carbonate d'oxyde de fer.

**KOSEN** (Allemagne, Prusse). — Eaux froides : T. 17°,5. — *Chlorurées sodiques :* 49,5359, dont 41,0981 de chlorure de sodium. — Etablissement : buvette, bains, cure de raisins. 15 mai au 15 septembre.

**KOSIA** (Roumanie). — *Chlorurées sodiques et sulfureuses.*

**KOSTREINITZ** (Autriche). — Eaux froides : T. 17°. — *Bicarbonatées sodiques fortes, ferrugineuses :* 10,5433, dont 6,1013 de bicarbonate de soude.

**KÖSTRITZ** (Allemagne, Prusse). — Altitude : 170 m. — *Chlorurées sodiques fortes :* 227,155, dont 212,271 de chlorure de sodium. — Etablissement.

**KOVAZNA** (Hongrie). — Altitude : 522 m. — *Chlorurées bicarbonatées sodiques :* 16,6652, dont 3,4407 de chlorure de sodium et 10,2487 de bicarbonate de soude.

**KRANKENHEIL** (Bavière). — Altitude : 670 m. — Eaux froides : T. 9°. — *Bicarbonatées chlorurées sodiques, sulfureuses faibles.* — Etablissement : buvette, bains.

**KREUTH** (Bavière). — Altitude : 849 m. — Eaux froides : T. 12 à 14°. — *Sulfatées mixtes, sulfureuses faibles :* 1,0312, dont 0,6346 de sulfates, 0,80 cc. d'hydrogène sulfuré. — Etablissement : buvette, bains, douches. — 15 juin au 15 septembre.

**KREUZNACH.** — V. *Creuznach.*

**KRONDORF** (Bohême). — *Bicarbonatées sodiques fortes, ferrugineuses :* 20,651, dont 10,932 de bicarbonate de soude, 0,073 de carbonate d'oxyde de fer.

**KRONTHAL** (Allemagne, Hesse-Nassau). — Altitude : 170 m. — Eaux froides : T. 13 à 17°. — *Chlorurées sodiques moyennes, ferrugineuses faibles, carboniques fortes :* 3,85297, dont 3,54794 de chlorure de sodium, 0,01362 de carbonate de fer. — Etablissement : buvette, bains.

**KRUMBACH** (Allemagne, Bavière). — *Bicarbonatées calciques.* — Etablissement balnéothérapique.

**KRYNICA** (Autriche, Galicie). — Altitude : 589 m. — Eaux froides. — *Bicarbonatées calciques et ferrugineuses, carboniques fortes.* — Etablissement.

**KRZESZOWICE** (Autriche, Galicie). — Eaux froides. — *Bicarbonatées sulfatées.* — Etablissement : bains, buvette.

**KYLLÈNE** (Grèce, Péloponèse). — Eaux tièdes : T. 24 à 25°,5. — *Sulfureuses.* — Etablissement : boissons, bains.

**KYTHNOS** (Grèce, Archipel). — Eaux chaudes. — *Chlorurées sodiques :* 34,488, dont 26,635 de chlorure de sodium. — Etablissement : boissons, bains.

# L

**LA BARAQUETTE** (Cantal). — Eaux froides : T. 12 à 13°. — *Bicarbonatées ferrugineuses.*

**LA BARTHE-DE-NESTE** (Hautes-Pyrénées). — Eaux froides : T. 13°. — *Amétallites.* — Etablissement.

**LABARTHE-RIVIÈRE** (Haute-Garonne). —Eaux froides : T. 21°,2. — Etablissement.

**LA BASSÈRE** (Hautes-Pyrénées). — Eaux froides. — *Sulfurées.*

**LA BASTIDE** (Cantal). — Eaux froides : T. 12°,5. — *Bicarbonatées ferrugineuses.*

**LA BAUCHE** (Savoie). — Altitude : 480 m. — Eaux froides : T. 12°. — *Ferrugineuses bicarbonatées :* 0,72250, dont 0,14257 de carbonate d'oxyde de fer. — Etablissement : buvette, bains. 1er juin au 1er octobre.

**LABESTZ-BISCAYE** (Basses-Pyrénées). — Eaux froides : T. 10°. — *Sulfurées calciques, ferrugineuses bicarbonatées.* — Etablissement : buvette, bains.

**LA BOURBOULE.** — V. *Bourboule.*

**LA CAILLE** (Haute-Savoie). — Altitude : 600 m. — Eaux tièdes : T. 30°,2. — *Sulfurées calciques :* 0,3591, dont 0,0032 de sulfure de calcium, et 0,0071 d'acide sulfhydrique. — Etablissement : buvette, bains.

**LACAUNE** (Tarn). — Altitude : 900 m. — Eaux froides : T. 8 à 24°. — *Alcalines et arsénicales faibles, bicarbonatées calciques et ferrugineuses :* 0,0006 d'arséniate de chaux, 0,044 de bicarbonate de fer. — Etablissement : buvette, bains. 1er juin au 1er octobre.

**LA CHALDETTE** (Lozère). — Eaux tièdes : T. 31°. — *Non analysées.*

**LAC-VILLERS** (Doubs). — Eaux froides. — *Bicarbonatées calciques ferrugineuses.*

**LAER** (Allemagne, Hanovre). — Eaux froides. — *Chlorurées sodiques :* 15,167, dont 11,892 de chlorure de sodium. — Etablissement : buvette, bains.

**LA FERRIÈRE** (Isère). — Eaux froides : T. 9°,4. — *Sulfureuses faibles.*

**LA GADINIÈRE** (Gers). — Eaux froides : T. 19°,9. — *Sulfatées ferrugineuses :* 2,0015, dont 0,8545 de sulfate de chaux, 0,7353 de sulfate de magnésie, 0,0140 de carbonate d'oxyde de fer.

**LA HERSE** (Orne). — Eaux froides. — *Bicarbonatées ferrugineuses.*

**LAIFOUR** (Ardennes). — Eaux froides. — *Bicarbonatées ferrugineuses :* 0,0400 de carbonate de fer.

**LA LICHE** (Hautes-Alpes). — Altitude : 1927 m. — Eaux froides : T. 17°. — *Sulfureuses.*

**L'ALLIAZ** (Suisse, Vaud). — Altitude : 1040 m. — Eaux froides : T. 8°,43. — *Sulfurées calciques :* 1,5360 de sulfate de calcium. — Etablissement : buvette, cure de petit lait.

**LAMALOU** (Hérault). — Altitude : 190 m. — Eaux froides et très chaudes : T. 17 à 46°. — *Bicarbonatées mixtes ferrugineuses :* 0,0100 de carbonate de fer. — Etablissement : buvette, bains, douches. 1er mai au 1er novembre.

**LA MOLLA** (Italie, Piémont). — Eaux froides : T. 18°. — *Bicarbonatées ferrugineuses.*

**LA MOTTE-LES-BAINS** (Isère). — Altitude : 1600 m. — Eaux très chaudes : T. 57 à 60°. — *Chlorurées sodiques moyennes :* 3,56 à 3,80 de chlorure de sodium. — Etablissement : buvette, bains. 1er juin au 1er octobre.

**LAMSCHEID** (Prusse). — Eaux froides : T. 18°. — *Carbonatées calciques et ferrugineuses :* 0,321 de carbonate de chaux et 0,12 de carbonate de fer.

**LANDECK** (Prusse). — Altitude : 452 m. — Eaux froides : T. 17 à 29°. — *Sulfureuses faibles.* — Etablissement balnéothérapique. 15 mars au 15 octobre.

**LANDETTE** (Espagne. Cuença). — Eaux froides : T. 19. — *Bicarbonatées mixtes.* Etablissement balnéothérapique.

**LANGENAU** (Bavière). — Eaux froides : T. 8°,7. — *Bicarbonatées calciques ferrugineuses :* 0,9105, dont 0,0326 de carbonate d'oxyde de fer. — Etablissement : buvette, bains.

**LANGENAU-NIEDER** (Prusse). — Altitude : 875 m. — Eaux froides : T. 9°,3. — *Bicarbonatées ferrugineuses, carboniques fortes :* 0,033 de carbonate de fer. — Etablissement : buvette, bains, boues.

**LANGENBRÜCKEN** (Allemagne, Bade). — Altitude : 136 m. — Eaux froides : T. 14°,6. — *Indéterminées.* — Etablissement balnéothérapique.

**LANGENSALZA** (Prusse). — Eaux froides : T. 12°,5. — *Sulfatées calciques et sulfureuses.*

**LANNASKÈDE** (Suède). — Eaux froides : T. 8° — *Ferrugineuses sulfatées.*

**LA PAUTE** (Isère). — Eaux froides : T. 12°,3. — *Sulfureuses faibles.*

**LA PRESTE** (Pyrénées-Orientales). — Altitude : 1100 m. — Eaux chaudes : T. 37 à 44°,6. — *Sulfurées sodiques :* 0,1337, dont 0,0127 de sulfure de sodium. — Etablissement : buvette, bains. 1er mai au 1er novembre.

**LA PUDA** (Espagne, Barcelone). — Altitude : 126 m. — Eaux froides : T. 21°,2 à 30°. — *Chlorurées sodiques moyennes, sulfurées sodiques faibles.* — Etablissement : buvette, bains. 15 juin au 15 septembre.

**LA PYRONÉE** et **CONCHES** (Cantal). — Eaux froides : T. 10°. — *Bicarbonatées ferrugineuses.*

**LA REVAUTE** (Cantal). — Eaux froides. — *Bicarbonatées ferrugineuses.*

**LA ROCHE CARDON** (Rhône). — Eaux froides : T. 12°,8. — *Bicarbonatées ferrugineuses.*

**LA ROCHE POSAY** (Vienne). — Eaux froides : T. 11 à 12°. — *Sulfatées calciques, sulfureuses faibles.* — Etablissement.

**LA SAULCE** (Hautes-Alpes). — Eaux froides : T. 15 à 22°. — *Chlorurées sodiques :* 2,516, dont 2,135 de chlorure de sodium. ..

**LA SAXE** (Italie, Aoste). — Eaux froides : T. 13 à 17°. — *Sulfureuses, ferrugineuses.* — Etablissement : buvette, bains.

**LASSERRE** (Lot-et-Garonne). — Eaux froides : T. 12°,5. — *Indéterminées.*

**LASZINA** (Autriche, Croatie). — *Carboniques fortes.*

**LAZLO-HUNYADI** (Hongrie). — *Sulfatées magnésiques :* 24,2065 de sulfate de magnésie, 22,7810 de sulfate de soude.

**LA TERRASSE** (Isère). — Eaux froides : T. 9°6. — *Chlorurées sodiques moyennes, sulfureuses faibles.*

**LA TROLLIÈRE** (Allier). — Eaux froides : T. 13° 3. — *Crénatées ferrugineuses.*

**LAUCHSTADT** (Prusse). — Eaux froides : T. 13°5. — *Sulfatées calciques moyennes.*

**LAURENZENBAD** (Suisse, Argovie).—Altitude : 518 m.— Eaux froides : T. 18°. — *Indéterminées.*

**LAUTARET** (Hautes-Alpes). — Eaux chaudes : T. 44° — *Sulfureuses.*

**LAVAL** (Isère). — Eaux tièdes : T. 24°7. — *Sulfatées mixtes :* 2,613 dont 1,128 de sulfate de magnésie, et 1,048 de sulfate de soude.

**LAVARDENS** (Gers). — Eaux tièdes. — *Amétallites.*

**LA VEYRASSE** (Hérault). — Eaux froides : T. 13°. — *Bicarbonatées mixtes.*

**LAVEY** (Suisse, Vaud). — Altitude : 375 m. — Eaux chaudes : T. 46°. — *Chlorurées sodiques :* 1,3120 dont 0,3633 de chlorure de sodium. — Etablissement, buvette, bains.

**LEAMINGTON** (Angleterre, Warwickshire). — Altitude : 65 m. — Eaux froides : T. 23°4. — *Chlorurées sodiques* ou *chlorurées sulfurées* : 11,5125 dont 3,4243 de chlorure de sodium, 3,1920 de sulfate de soude. — Etablissements : buvette, bains. Toute l'année.

**LE BOULOU.** — (V. *Boulou*) (le).

**LECCIA** (Italie, Florence). — Eaux chaudes : T. 35°. — *Bicarbonatées ferrugineuses* : 1,199 dont 0,059 de carbonate de fer.

**LE CROL** (Aveyron). — Eaux froides : T. 12°5. — *Sulfatées ferrugineuses* : 1,335 dont 0,540 de sulfate ferreux, et 0,285 de sulfate ferrique.

**LEDESMA** (Espagne, Salamanque). — Altitude : 720 m. — Eaux chaudes : T. 32 à 52°. — *Sulfurées calciques.* — Etablissements, buvettes, bains, douches.

**LEE'S SPRINGS** (Etats-Unis, Tennessee). — *Sulfureuses.*

**LEISSENGEN** (Suisse, Berne). — Eaux froides. — *Sulfurées calciques* : 0,0070 à 0,0018 de sulfure de calcium. — Etablissement : buvettes, bains.

**LENK** (Suisse, Berne). — Altitude : 1100 m. — Eaux froides : T. 8°5. — *Sulfatées calciques,* ou *ferrugineuses bicarbonatées.* — Etablissement : buvette, bains, douches, inhalations. 15 juin au 15 septembre.

**LE PLAN** (Haute-Garonne). — Eaux froides : T. 12°1. — *Bicarbonatées ferrugineuses* : 0,155 dont 0,012 d'oxyde de fer.

**LÈS** (Espagne, Lerida). — Eaux froides et chaudes : T. 19°5 à 32°. — *Sulfurées sodiques* : 0,0089 à 0,0152 de sulfure de sodium. — Etablissements.

**LES ROCHES** (Puy-de-Dôme). — Eaux froides : T. 19°5. — *Chlorurées sodiques* et *bicarbonatées ferrugineuses* : 3,500 dont 1,165 de chlorure de sodium, 0,042 de carbonate de fer. — Eaux d'exportation.

**LEUSTETTEN** (Allemagne, Bavière). — *Bicarbonatées calciques* : 0,192 dont 0,161 de carbonate de chaux.

**LEVANA** (Italie, Florence). — Eaux froides. — *Bicarbonatées mixtes.*

**LEVERN** (Prusse). — Eaux froides : T. 9°5 à 12°. — *Bicarbonatées calciques faibles.*

**LE VERNET.** — V. *Vernet* (le).

**LEVICO** (Italie). — Altitude : 530 m. — Eaux froides : T. 8 à 12° 5. — *Sulfatées ferrugineuses et arsénicales* : 1,86933, dont 0,12852 de sulfate ferrique et 0,00905 d'acide arsénieux. — Etablissement : bains, buvette. 1er mai au 30 septembre.

**LICHE** (la). (*V. La Liche.*)

**LIDJA** (Turquie d'Asie, Anatolie). — Eaux chaudes : T. 59°. — *Sodiques faiblement minéralisées.*

**LIEBAU** (Russie, Courlande). — *Sulfatées calciques et sulfureuses* : 1,7889 dont 1,3263 de sulfate de chaux.

**LIEBENSTEIN** (Allemagne, Saxe-Meiningen). — Altitude : 312 m. — Eaux froides : T. 10°. — *Bicarbonatées ferrugineuses, carboniques fortes :* 0,0812 à 0,10040 de carbonate de protoxyde de fer. — Établissement : buvette, bains, douches. — Juin à septembre.

**LIEBENZELL** (Allemagne, Wurtemberg). — Altitude : 286 m. — Eaux chaudes : T. 21°7 à 26°. — *Chlorurées sodiques et ferrugineuses faibles :* 1,1548 dont 0,7222 de chlorure de sodium et 0,0004 de carbonate d'oxyde de fer. — Établissements : buvette, bains, douches : 15 mai au 15 octobre.

**LIEBWERDA** (Autriche, Bohême). — Eaux froides : T. 10°. — *Bicarbonatées ferrugineuses faibles, carboniques fortes :* 0,2278 dont traces de carbonate d'oxyde de fer. — Cure de petit lait.

**LIERGAMÈS** (Espagne, Santander). — Eaux tièdes : T. 20°. — *Sulfurées calciques.* — Établissement : 1er juin au 1er octobre,

**LIGOURIO** (Grèce, Argolide). — Pas d'analyses.

**LIMPACH** (Suisse, Berne). — Altitude : 600 m. — Eaux froides : T. 13°. — *Bicarbonatées calciques :* 0,072 dont 0,045 de carbonate de chaux.

**LINARÈS** (Espagne, Ségovie). — Eaux tièdes : T. 22°. — *Chlorurées sodiques,*

**LINTZI** (Grèce, Péloponèse). — Eaux chaudes : T. 33° — *Chlorurées sodiques :* 1,700 dont 1,015 de chlorure de sodium. — Établissement : buvette, bains.

**LIPARI** (Ile de) (Italie). — Eaux chaudes : T. 53 à 34°. — *Arsénicales* (?).

**LIPETZK** ou **LIEPIETZK** (Russie, Tambov). — Eaux froides. — *Bicarbonatées ferrugineuses fortes :* 0,3168 à 0,2450 sur 0,900 de bicarbonate de fer.

**LIPOCZ** (Hongrie). — Eaux froides : T. 12°5 à 16°2. — *Bicarbonatées calciques :* 2,9979 à 5,3501 dont 1,1618 à 1,5172 de bicarbonate de chaux.

**LIPPA** (Serbie). — Eaux froides : T. 10°. — *Bicarbonatées ferrugineuses :* 1,255 dont 0,081 de carbonate de fer.

**LIPPIK** (Hongrie). — Eaux chaudes : T. 31 à 64°. — *Bicarbonatées chlorurées, iodurées, sodiques et carboniques fortes.* — Établissements : buvette, bains, piscine. — Exportation.

**LIPPSPRINGE** (Prusse). — Altitude : 126 m. — Eaux tièdes : T. 21°2. — *Sulfatées mixtes* : 2,3091 dont 1,6024 de sulfates de soude et de chaux. — Etablissement : buvette, bains, inhalations. — Exportation.

**LISBONNE** (Portugal). — Eaux chaudes : T. 33 à 34° — *Chlorurées sodiques fortes, sulfatées calciques faibles, sulfureuses, carboniques faibles.* — Etablissements : buvette, bains, douches (etc.). 1er juin au 15 octobre.

**LIVORNO** (Italie, Toscane). — Eaux froides. — *Sulfurées calciques.*

**LLANDRINDOD WELLS** (Angleterre, Radnow). — Eaux froides. — *Chlorurées sodiques fortes, ferrugineuses faibles* : 2,5429 à 3,4880 de chlorure de sodium. — Etablissement : buvette, bains.

**LLO** (Pyrénées-Orientales). — Eaux tièdes : T. 27°1 à 29°1. — *Sulfurées sodiques.*

**LOBAU** (Allemagne, Saxe). — Eaux froides : — *Bicarbonatées mixtes.*

**LOBENSTEIN** (Allemagne, Reuss-Lobenstein). — Altitude : 400 m. — Eaux froides : T. 9°5 Réaumur. — *Indéterminées.* — Etablissement : hydrothérapie, cure de petit-lait.

**LOCHBAD** ou **LOCHBACHBAD** (Suisse, Berne). — Altitude : 603 m. — Eaux froides : T. 9° R. — *Bicarbonatées, chlorurées sulfatées.* — Etablissement : buvette, bains, douches.

**LOCHLI** (Suisse), — Eaux froides : T. 7° R. — *Sulfatées magnésiennes et ferrugineuses.* — Etablissement balnéothérapique.

**LODOSA** (Espagne, Navarre). — *Bicarbonatées ferrugineuses.*

**LOKA** (Suède). — Eaux froides : T. 8°. — *Amétallites sulfureuses faibles.*

**LONS-LE-SAULNIER** (Jura). — Altitude : 400 m. — Eaux froides : T. 14°. — *Chlorurées sodiques fortes* : 15,386 dont 10,298 de chlorure de sodium. — Etablissement, buvette, bains, douches.

**LOS HERVIDEROS DEL EMPERADOR** (Espagne, Ciudad-Réal). — Eaux froides : T. 16 à 22° — *Bicarbonatées ferrugineuses.* — Etablissement. 1er juin au 30 septembre.

**LOSDORF** (Suisse, Soleure). — Altitude : 680 m. — Eaux froides : T. 14 à 15°8. — *Sulfurées sodiques* : 0,2328 de sulfure de sodium. — Etablissement : buvette, bains.

**LOUECHE-LES-BAINS** ou **LOÈCHE** (Suisse, Valais). Altitude : 1415 m. — Eaux chaudes : T. 38 à 46°. — *Sulfatées* *calciques* : 1,9897 dont 1,5200 de sulfate de chaux. — Etablissement: buvette, bains, douches. — 1ᵉʳ juin au 30 septembre.

**LOUJO** ou **LATOJA** (Espagne, Pontevedra). — Eaux chaudes : T. 26 à 30°. — *Chlorurées sodiques* : 22,56 dont 19,15 de chlorure de sodium. — Etablissement : buvette, bains. 1ᵉʳ juin au 30 septembre.

**LOUTVAKI** (Grèce, Péloponèse). — Eaux chaudes : T. 31°5. — *Chlorurées sodiques* : 8,308 à 9,004 de chlorure de sodium.

**LOUVAINES** (Maine-et-Loire). — Eaux froides. — *Bicarbonatées ferrugineuses* : 0,008 de carbonate de fer.

**LOVETTE** (Autriche, Transylvanie). — Eaux froides. — *Bicarbonatées chlorurées.*

**LÖWENBACHLI** (Suisse, Appenzell). — *Salines légères.*

**LU** (Italie, Alexandrie). — Eaux froides : T. 14°. — *Sulfureuses.* — Etablissement, buvette, bains.

**LUBIEN** (Autriche, Galicie). — Eaux froides : T. 10°. — *Sulfurées calciques.*

**LUCAINERA DE LAS TORRES** (Espagne, Almeria). — Eaux tièdes : T. 20°. — *Sulfurées calciques.* — Etablissement : buvette, bains.

**LUCHON** (Haute-Garonne). — Altitude : 628 m. — Eaux chaudes : T. 66°. — *Sulfurées sodiques* : 0,058 de sulfure de sodium. — Etablissement : buvette, bains, douches, piscines, étuves, inhalations. 1ᵉʳ juin au 15 octobre.

**LUCQUES**. — V. *Doccie basse.*

**LUCSKY** (Hongrie). — Eaux chaudes : T. 32°. — *Ferrugineuses.*

**LUDWIGSBRUNNEN** (Allemagne, Hesse). — Eaux froides : T. 12°. — *Bicarbonatées calciques, chlorurées sodiques* : 4,531 dont 1,540 de bicarbonate de chaux et 1,989 de chlorure de sodium.

**LUGO** (Espagne, Lugo). — Eaux chaudes : T. 30°R. — *Sulfurées sodiques.* — Etablissement : 1ᵉʳ juin au 30 septembre.

**LUHASCHOWITZ** (Autriche, Moravie). — Altitude : 1,200 m. — Eaux froides : T. 8 à 9°. — *Bicarbonatées mixtes, iodurées, bromurées.* — Etablissement : buvette, balnéothérapie.

**LUND** (Suède). — *Bicarbonatées mixtes.*

**LUNÉHURG** (Allemagne, Hanovre). — *Chlorurées sodiques* : 251,692 de chlorure de sodium. — Balnéothérapie.

**LUTERSWYLL** (Suisse, Soleure). — Eaux froides. — *Bicarbonatées ferrugineuses.*

27

**LUTHERN** (Suisse, Lucerne). — *Ferrugineuses.*

**LUXBURG** (Suisse, Thurgovie). — Eaux froides : T. 12°5. — *Bicarbonatées mixtes, sulfureuses faibles.*

**LUXEUIL** (Haute-Saône). — Altitude : 417 m. — Eaux chaudes : T. 27 à 51°. — *Indéterminées, thermales simples* (manganiques). — Etablissement, buvette, bains, douches, piscine. — 15 mai au 1er octobre.

# M

**MACKWILLER** (Alsace-Lorraine). — Eaux froides. — *Chlorurées sodiques.*

**MACERATO** (Italie, Toscane). — Eaux froides. — *Bicarbonatées chlorurées, sulfureuses faibles.*

**MACON** (Saône-et-Loire). — Eaux froides : T. 13°2. — *Bicarbonatées ferrugineuses* : 0,671 dont 0,013 de protoxyde de fer.

**MADISON SPRINGS** (Etats-Unis, Géorgie). — Eaux froides. — *Bicarbonatées ferrugineuses.*

**MADONA A PAPIONA** (Italie, Toscane). — *Bicarbonatées sodiques* : 1,7689 de bicarbonate de soude.

**MAGDELEINE DE FLOURENS** (Sainte-). — Eaux froides. — *Bicarbonatées ferrugineuses* : 0,0812 de carbonate de fer.

**MAGNAC** (Cantal). — Eaux froides : T. 14°. — *Bicarbonatées ferrugineuses, sulfureuses faibles.*

**MAGYAR-STENTZ-LAZLO** (Hongrie). — *Sulfurées.*

**MAINE** (Springof). (Etats-Unis, Maine). — *Chlorurées sodiques, ferrugineuses* : 6,11 de chlorure de sodium, 0,08 de carbonate de fer.

**MALAGA** (Espagne). — Eaux froides : *ferrugineuses.*

**MALAHA** (Espagne, Grenade). — Eaux tièdes : T. 23 à 32°. — *Ferrugineuses bicarbonatées.* — Etablissement : buvette, bains. 1er juin au 1er octobre.

**MALÉON** (Ardèche). — Eaux froides : T. 13°7. — *Bicarbonatées sodiques* : 1,260 de bicarbonate de soude. — Etablissement : buvette, bains.

**MALLOW** (Angleterre, Irlande). — Eaux tièdes : T. 22°. — Etablissement balnéothérapique.

**MALMAS** (Autriche, Transylvanie). — Eaux tièdes : T. 19°. — *Sulfurées calciques.* — Etablissement : buvette, bains, douches.

**MALMÉDY** (Prusse). — Eaux froides. — *Bicarbonatées ferrugineuses* : 0,1346 à 0,1576 de bicarbonate de fer. — Buvette.

**MALOU** (la). — V. *Lamalou.*

**MALVERN** (Angleterre). — Eaux froides : T. 11°3. — *Bicarbonatées ferrugineuses faibles* : 0,023 de bicarbonate de fer. — Etablissement : buvette, bains douches.

**MAMAKAI** (Russie, Caucase). — *Sulfurées sodiques* : 0,0158 de sulfure de sodium.

**MARAT** (Puy-de-Dôme). — Pas d'analyse.

**MARBELLA** (Espagne, Grenade). — Eaux tièdes : T. 26°. — Pas d'analyse.

**MARCOLS** (Ardèche). — Altitude : 100 m. — Eaux froides : T. 14°. — *Bicarbonatées sodiques* : 2,468 de bicarbonate de soude. — Exportation.

**MARIE** (Sainte-) (Cantal). — Eaux froides : T. 12°,7. — *Ferrugineuses* : 0,520 dont 0,045 de carbonate de fer. — Exportation.

**MARIE** (Sainte-) (Hautes-Pyrénées). — Altitude : 450 m. — Eaux froides : T. 17°,2. — *Sulfatées calciques et carboniques faibles* : 2,400 dont 1,430 de sulfate de chaux. — Etablissements : buvette, bains.

**MARIENBAD** (Bohême). — Altitude : 644 m. — Eaux froides : T. 7 à 11° — *Bicarbonatées sulfatées chlorurées* : 1,96 dont 0,33 de sulfate de soude, 0,66 de chlorure de sodium, 0,76 de carbonates alcalins. — Etablissements : buvette, bains, douches, étuves, boues. 1er mai au 1er octobre.

**MARIENFELDS** (Allemagne, Nassau). — Eaux froides. — *Bicarbonatées mixtes* : 1,98286, dont 0,8247 de carbonates alcalins.

**MARIMONT** (Belgique). — *Bicarbonatées mixtes.*

**MARMOLEJO** (Espagne, Jaën). — Eaux tièdes : T. 21 à 24°,5. — *Bicarbonatées mixtes, sulfatées magnésiennes* : 1,1658 de bicarbonates, et 2,1115 de sulfate de magnésie. — Etablissement : buvette, bains, 1er septembre au 31 octobre.

**MARLIOZ** (Altitude : 250 m. — Eaux froides : T. 14°. — *Sulfurées sodiques* : 0,029 de sulfure de sodium. — Etablissement : buvette, inhalations, 15 mai au 1er novembre.

**MARSCHING** (Allemagne, Bavière). — *Sulfurées calciques.*

**MARTIAL** (Saint-) (Puy-de-Dôme). — Eaux froides et tièdes : T. 22 à 24°,5. — *Bicarbonatées chlorurées sodiques.*

**MARTIGNÉ-BRIANT** (Maine-et-Loire). — Eaux froides : T. 13°. — *Bicarbonatées ferrugineuses* : 0,0400 de carbonate de fer. — Etablissement : buvette, bains, douches.

**MARTIGNY-LES-LAMARCHE** (Vosges). — Eaux froides : T. 13°,5. — *Sulfatées calciques* : 2,594, dont 1,420 de sulfate de chaux.

**MARTINECZ** (Hongrie). — Eaux froides : T. 13°. — *Bicarbonatées ferrugineuses* : 0,140, dont 0,063 de carbonate de fer.

**MARTINIQUE** (la) (Petites Antilles). — Eaux chaudes : T. 32°. — *Bicarbonatées ferrugineuses* : 0,016 de bicarbonate de fer. — Etablissement balnéothérapique.

**MARTOS** (Espagne, Jaën). — Eaux froides : T. 19°. — *Sulfurées calciques*. — Etablissement. 15 juin au 10 octobre.

**MARTRES-DE-VEYRE** (les) (Puy-de-Dôme). — Eaux tièdes : T. 22 à 25°. — *Bicarbonatées chlorurées* : 6,1709, dont 2,4890 de bicarbonate de soude, et 1,9480 de chlorure de sodium. — Buvette.

**MASKA** (Gers). — *Sulfatées calciques*.

**MASINO** (Italie, Sondrio). — Altitude ; 1,168 m. — Eaux chaudes : 38 à 39° — *Indéterminées*. — Etablissement : buvette, balnéothérapie, hydrothérapie, 15 juin au 15 septembre.

**MASSANETA-SPRINGS** (Etats-Unis, Virginie). — *Alcalines magnésiennes*.

**MATHIAS** (Saint-) (Prusse). — *Bicarbonatées ferrugineuses* 0,2284 de bicarbonate d'oxyde de fer.

**MATLOCR** (Angleterre, Derby). — Eaux tièdes : T. 28°. — *Bicarbonatées calciques*.

**MATTIGBAD** (Autriche) — Altitude : 431 m. — Eaux froides : T. 8°. — *Bicarbonatées ferrugineuses faibles* : 1,3937, dont 0,0184 de carbonate d'oxyde de fer.

**MATTIGHOFEN** (Autriche). — Altitude : 440 m. — *Bicarbonatées ferrugineuses*.

**MAUER** (Autriche). — Eaux froides. — *Bicarbonatées ferrugineuses* : 1,1970 dont 0,1084 de bicarbonate d'oxyde de fer.

**MAYRES** (Isère). — Altitude : 470 m. — Eaux tièdes : T. 32°. — *Sulfatées chlorurées* : 4,000, dont 1,180 de sulfate de chaux, 1,228 de chlorure de sodium.

**MÉDAGUE** (Puy-de-Dôme). — Eaux froides : T. 15 à 16°. — *Bicarbonatées mixtes et ferrugineuses*.

**MEDEWI** (Suède). — *Sulfurées calciques*.

**MEDICO** (Portugal, Minho). — Eaux chaudes : T. 57°,5. — *Sulfurées sodiques :* 0,00987 d'hydrogène sulfuré.

**MEHADIA** (Hongrie). — Altitude : 168 m. — Eaux chaudes : T. 37 à 52°. — *Chlorurées sodiques.* — Etablissements : buvette, bains, piscine, 1er mai au 15 septembre.

**MEINBERG** (Allemagne, Lippe). — Eaux froides : T. 4. à 17°,3. *Chlorurées sodiques fortes, sulfureuses faibles.* — Etablissement : buvette, balnéothérapie.

**MELKSHAM** (Angleterre Wittshire). — Eaux froides. — *Bicarbonatées ferrugineuses.*

**MELTINGEN** (Suisse, Soleure). — Altitude : 423 m. — *sulfatées calciques, ferrugineuses.*

**MERGENTHEIM-KARLSBAD** (Allemagne, Wurtemberg). — Attitude : 170 m. — Eaux froides : T. 10°,5. — *Chlorurées sodiques :* 22,272, dont 10,3770 de chlorure de sodium. — Etablissement, buvette, bains, 15 mai au 1er octobre.

**METELIN** (Turquie d'Asie, Archipel). — Eaux chaudes : T. 30 à 42°. *Sulfatées sodiques.*

**MÉTHANA** (Grèce, Péloponèse). — Eaux chaudes : T. 26 à 28°. *Chlorurées sulfurées :* 23,437 de chlorure de sodium. — Etablissement.

**MÉZIÈRES** (Ardennes). — Eaux froides : T. 16°,2. — *Sulfatées chlorurées.*

**MIERS** (Lot). — Altitude : 270 m. — Eaux froides : T. 15°. — *Sulfatées sodiques :* 5,371, dont 2,675 de sulfate de soude. — Etablissement : buvette, 1er juin au 31 août.

**MILO** (Grèce, Archipel). — Eaux chaudes : — T. 29 à 70. — *Ferrugineuses.*

**MINA-NOVA** (Portugal, Estramadure). — *Sulfatées ferrugineuses :* 0,560, dont 0,135 de sulfate ferreux.

**MINDELHEIM** (Allemagne, Bavière). Altitude : 670 m. — *Bicarbonatées calciques :* 0,2504 de carbonate de chaux.

**MINGOLSHEIM** (Allemagne, Bade). — Eaux froides : T. 7°. — *Sulfurées.*

**MIRABELLO** (Italie, Alexandrie). — Eaux froides. T. 13. — *Sulfurées calciques.*

**MIRAL** (Drôme). — Eaux froides. — *Chlorurées sodiques :* 5,730 à 15,952 de chlorure de sodium.

**MIRANDELLA** (Portugal, Tras-os-Montes). — *Bicarbonatées ferrugineuses.*

**MOCHING** (Allemagne, Bavière). — *Bicarbonatées calciques* : 4,302 de carbonate de chaux.

**MOFFAT** (Ecosse). — Eaux froides. — *Sulfatées ferrugineuses, sulfurées chlorurées sodiques.*

**MOGGIONA** (Italie, Florence). — Eaux tièdes : T. 27°. — *Bicarbonatées calciques.*

**MOHA** (Hongrie). — *Bicarbonatées calciques* : 4,236, dont 2,448.

**MOINGT** (Loire). — Eaux froides : T. 11°,8. — *Bicarbonatées sodiques ferrugineuses* : 4,652, dont 3,460 de bicarbonate de soude et de potasse.

**MOLAR** (el) (Espagne, Madrid). — Altitude : 840 m. — Eaux froides : T. 16°. — *Amétallites sulfureuses faibles.* — Etablissement: buvette, balnéothérapie, 15 juin au 15 septembre.

**MOLGAS** (Espagne). — Eaux chaudes : T. 40 à 47°. — *Bicarbonatées sodiques.* — Etablissement : bains, 1er juin au 15 octobre.

**MOLINA** (Espagne). — Eaux tièdes : T. 21° *Sulfurées calciques.*

**MOLIGT** (Pyrénées-Orientales). — Altitude : 450 m. — Eaux chaudes : T. 31°. *Sulfurées sodiques* : 0,16 à 0,30, dont 0,011 à 0,043 de sulfure de sodium. — Etablissement : buvette, bains, douches. Toute l'année.

**MONCADA Y REINAH** (Espagne, Barcelone). — Eaux froides : T. 17°. *Sulfatées ferrugineuses* : 0,127 de sulfate de fer.

**MONCHIQUE** (Portugal). — Eaux chaudes : T. 31 à 34°. — *Indéterminées.* — Etablissements : bains, piscine.

**MONDON** (Espagne, Malaga). — Eaux froides. — *Bicarbonatées ferrugineuses.*

**MONDORF** (Luxembourg). — Eaux tièdes : T. 24°7. — *Chlorurées sodiques* : 8,819 de chlorure de sodium. — Etablissement : buvette, bains, inhalations.

**MONESTIER DE BRIANÇON** (le) (Hautes-Alpes). — Eaux chaudes : T. 22 à 45°. — *Bicarbonatées calciques* : 0,4066 à 1,1974 de carbonate de chaux. — Etablissement : buvette, balnéothérapie.

**MONESTIER DE CLERMONT** (le) (Isère). — Eaux froides : T. 12°,3. — *Bicarbonatées calciques* : 0,886 de bicarbonate de chaux.

**MONFALCONE** (Autriche, Illyrie). — Eaux chaudes : T. 39°. — *Chlorurées sodiques, sulfureuses faibles* : 9,152 de chlorure de sodium. — Etablissement balnéothérapique.

**MONREPOS** (Gironde) — Eaux froides : T. 13°,2. — *Ferrugineuses* : 0,018 de carbonate de fer.

**MONSAO** (Portugal Minho). — Eaux chaudes : T. 31°,76 à 43°. *Chlorurées sulfatées.* — Etablissement.

**MONSUMMANO** (Italie, Lucques). — Altitude : 270 m. — Eaux chaudes : T. 28 à 32°. — *Carbonatées sulfatées calciques.* — Etablissement balnéothérapique.

**MONTAFIA** (Italie, Alexandrie). — Eaux froides : T. 11 à 13° — *Sulfurées calciques.*

**MONTBRUN** (Drôme). — Eaux froides : T. 12°, 9 à 13°,2. — *Sulfurées calciques.*

**MONTBARRI** (Suisse, Fribourg). — Altitude : 953 m. — Eaux froides : T. 11° — *Sulfatées calciques :* 9,171, dont 0,397 de sulfate de chaux.

**MONTBRISON** (Loire). — Eaux froides : T. 12°7. — *Bicarbonatées sodiques :* 3,462, dont 2,425 de bicarbonate de soude.

**MONT-DORE** (Puy-de-Dôme). — Altitude : 1,046 m. — Eaux chaudes. T. 38 à 45° — *Indéterminées, faiblement minéralisées :* 1,69, dont 0,558 de bicarbonate de soude, 0,025 de bicarbonate de potasse, 0,311 de bicarbonate de chaux, 0,361 de chlorure de sodium, près de 0,001 d'arséniate de soude. — Etablissements : ressources balnéaires complètes : 15 juin au 15 septembre.

**MONTE-ALCETO** (Italie, Toscane). — Eaux chaudes : T. 22 à 34°. *Sulfatées calciques.*

**MONTE-ALFEO** (Italie, Pavie). — Eaux froides : T. 11°,5. — *Polymétallites.* — Etablissement : ressources balnéaires complètes. — Toute l''année.

**MONTE-CATINI** (Italie, Lucques). — Altitude : 280 m. — Eaux tièdes : T. 21 à 29°. — *Chlorurées sodiques :* 18,545 à 11,1276 de chlorure de sodium. — Buvette, bains, douches, etc. — Toute l'année. — Exportation.

**MONTEGUT-SEGLA** (Haute-Garonne). — T. 12°. — *Ferrugineuses faibles :* 0,002 d'oxyde de fer.

**MONTLIGNON** (Seine-et-Oise). — *Bicarbonatées ferrugineuses froides.*

**MONT-LOUIS** (Pyrénées-Orientales). — Eaux froides : T. 11°. *Ferrugineuses.*

**MONTEMAYOR** (Espagne). — Altitude : 750 m. — Eaux chaudes : T. 42°. — *Sulfurées sodiques.* — Etablissement balnéothérapique. 1er juin au 15 octobre.

**MONTE-ORTONE** (Italie, Padoue). — Eaux chaudes : T. 63°. — *Chlorurées sodiques :* 3,7550, dont 2,0661 de chlorure de sodium.

**MONTMIRAIL** (Vaucluse). — Altitude 100 m. — Eaux

froides : T. 16°,6. — *Sulfurées calciques et sulfatées mixtes : 1,26,* dont 0,047 de sulfure de sodium, et 0,44 de bicarbonates de chaux et de magnésie. Etablissement : buvette, bains, douches, étuve. — Exportation.

**MONTROND** (Loire). — Eaux tièdes : T. 24. *Bicarbonatées sodiques ferrugineuses* : 4,7714, dont 4,32164 de bicarbonate de soude, et 0,04 de carbonate de protoxyde de fer. — Etablissement : buvette, bains. — Exportation.

**MORBO** (Italie, Toscane). — Altitude : 467 m. — Eaux froides et tièdes : T. 18 à 50°. — *Sulfurées calciques, bicarbonatées mixtes et ferrugineuses.* — Etablissement, buvette, bains.

**MORTEFONTAINE** (Oise). — Eaux froides : T. 13°,3. — *Sulfurées calciques.*

**MOUDANG** (Hautes-Pyrénées). — Altitude : 1655 m. — Eaux froides : T. 13°,3. — *Sulfurées calciques et ferrugineuses.*

**MOURISCO ET LAMEIRA** (Portugal, Minho). — Eaux chaudes : T. 36°,5. — *Sulfurées sodiques.*

**MOUZAIA-LES-MINES** (Algérie, Alger). — Eaux froides : T. 14 à 21°. — *Sulfurées sodiques, ferrugineuses.*

**MULA** (Espagne, Murcie). — Altitude : 160 m. — Eaux chaudes : T. 38°,5. — *Bicarbonatées ferrugineuses.* — Etablissement : 15 avril au 15 juin, 9 septembre au 15 novembre.

**MUNSTERSBERG** (Prusse). — Eaux froides : T. 13°. — *Bicarbonatées calciques et ferrugineuses* : 0,162 de carbonate de chaux, et 0,019 de carbonate de fer.

**MUSKAU** (Prusse). — Eaux froides : T. 12°. — *Sulfatées et carbonatées ferrugineuses* : 3,928, dont 0,360 de carbonate ferreux, et 3,004 de sulfate de chaux. — Etablissement, buvette, bains.

# N

**NABIAS** (Hautes-Pyrénées). — Eaux froides : T. 12°5. — *Sulfurées sodiques et bromo-iodurées* : 0,5757, dont 0,0320 de sulfate de sodium etc., 0,0101 de bromures et iodures alcalins. — Eau d'exportation.

**NAUHEIM** (Allemagne, Hesse-Électorale). — Altitude : 150 m. — Eaux chaudes : T. 21 à 39°. — *Chlorurées sodiques* : 14 gr. de chlorure de sodium, 1,30 de chlorure de calcium, 1,40 de carbonate de chaux, traces de brome et d'iode. — Etablissement : buvette, bains, douches, eaux-mères. Mai à octobre.

**NECTAIRE** (Saint-)(Puy-de-Dôme). — Eaux froides et chaudes : T. 10 à 45° — *Polymétallites :* 2,60 de chlorure de sodium, 2 gr...de bicarbonate de soude, bicarbonate de potasse, de chaux, de magnésie, un peu de fer. — Etablissement : buvette, douches, bains, cure de petit lait. 1er juin au 15 septembre.

**NÉRIS** (Allier). — Altitude : 260 m. — Eaux très chaudes : T. 48 à 52° — *Indéterminées thermales simples :* 1,22, dont 0,57 de bicarbonates alcalins, 0,368 de sulfate de soude, 0,198 de chlorure de sodium. — Etablissement : buvette, bains, douches, étuves, boues. 15 mai au 15 octobre.

**NEYRAC** (Ardèche). — Eaux froides et tièdes : T. 14 à 27°. — *Bicarbonatées ferrugineuses faibles :* 2,18 dont 1,35 de bicarbonates alcalins, et 0,08 de protoxyde de fer. — Etablissement, buvette, bains.

**NIEDERBRONN** (Alsace). — Altitude : 192 m. — Eaux froides : T. 17°5. — *Chlorurées sodiques :* 4,62075, dont 3,08857 de chlorure de sodium. — Etablissement : buvette, bains, douches. — Exportation. Mai à octobre.

# O

**OLETTE** (Pyrénées-Orientales). — Altitude : 584 m. — Eaux froides : T. 180. — *Sulfurées sodiques.*

**OREZZA** (Corse). — Altitude : 603 m. — Eaux froides : T. 11° — *Ferrugineuses :* 0,84, dont 0,12 de protoxyde de fer. — Etablissement : buvette. — Eaux d'exportation. Juillet et août.

# P

**PANTICOSA** (Espagne, Aragon). — Altitude : 830 m: — Eaux tièdes : T. 27 à 29°. — *Indéterminées azotées.*

**PFEFFERS.** — V. *Ragatz*

**PIERREFONDS** (Seine-et-Oise). — Altitude : 84 m. — Eaux froides : T. 12°4. — *Sulfureuses calcaires.* — Etablissement : buvette, bains. 1er juin au 30 septembre.

**PLOMBIÈRES** (Vosges). — Altitude : 421 m. — Eaux froides : T. 11 à 70°. — *Indéterminées thermales simples :* 0,19 à 0,31 de bicarbonates alcalins, et traces d'arséniate de soude. 15 mai au 15 octobre.

**POUGUES** (Nièvre). — Altitude : 200 m. — Eaux froides et chaudes : T. 12° — *Bicarbonatées mixtes :* 4,53, dont 1,66 de bicarbonate — Etablissement : buvette, bains, douches. 25 mai au 15 octobre.

27.

**PULLNA** (Bohême). — *Sulfatées mixtes* : Eaux froides : T. 7°5. — 16 gr. de sulfate de soude. — Eau d'exportation.

**PYRMONT** (Allemagne, Waldeck). — Altitude : 130 m. — Eaux froides : T. 10 à 15°. — *Ferrugineuses et chlorurées sodiques* : 12,54, dont 2,51 de sulfate de chaux et 9 gr. de chlorure de sodium. — Etablissement : buvette, douches, bains. 15 mai au 15 octobre.

# R

**RAGATZ** (Suisse, Saint-Gall). — Altitude : 681 m. — Eaux chaudes : T. 33 à 37°. — *Indéterminées thermales simples.*

**RIPPOLSDAU** (Allemagne, Bâle). — Altitude : 470 m. — Eaux froides : T. 10°. — *Bicarbonatées sulfatées, ferrugineuses.*

**ROYAT** (Puy-de-Dôme). — Altitude : 250 m. — Eaux tièdes : T. 20 à 55°. — *Bicarbonatées chlorurées* : 1,349 de bicarbonate de soude, 0,435 de bicarbonate de potasse, 1,728 de chlorure de sodium. — Etablissement : buvette, bains, hydrothérapie, inhalations. 15 mai au 30 septembre.

# S

**SAIDSCHÜTZ** (Bohême). — Eaux froides : T. 15°5. — *Sulfatées magnésiennes* : 10 gr. de sulfate de magnésie. — Eau d'exportation.

**SAIL-SOUS-COUZAN** (Loire). — Altitude : 400 m. — Eaux froides : *Bicarbonatées sodiques.*

**SAINT-ALBAN**. — V. au nom du Saint.

**SAINT-PARDOUX** (Allier). — Altitude : 603 m. — Eau de table.

**SAINT-SAUVEUR** (Hautes-Pyrénées). — Altitude : 770 m. — Eaux chaudes : T. 22 à 34°. — *Sulfurées sodiques* : 0,265, dont 0,040 de sulfure de sodium. — Etablissement : buvettes, hydrothérapie. 1er juin au 30 septembre.

**SALIES DE BÉARN** (Basses-Pyrénées). — Altitude : 30 m. — Eaux froides : 22,9 de chlorure de sodium. — Balnéothérapie.

**SALINS** (Jura). — Altitude : 330 m. — Eaux froides. — *Chlorurées sodiques* : 25,99, dont 22,745 de chlorure de sodium. — Etablissement : buvette, bains, hydrothérapie. 1er juin au 15 octobre.

**SALINS-MOUSTIER** (Savoie). — Altitude : 492 m. — Eaux chaudes : T. 35°. — *Chlorurées sodiques* : 16 gr. dont 11 de chlorure de sodium. — Etablissement : bains, douches, boues.

**SAXON** (Suisse, Valais). —.Altitude : 479 m. — Eaux tièdes T. 24 à 25°. — *Bicarbonatées calciques* : 0,888, dont bicarbonates alcalins, bromures et iodures de sodium, de calcium et de magnésium. 15 mai au 15 septembre.

**SCHINZNACH** (Suisse, Argovie). — Altitude : 350 m. — Eaux chaudes : T. 36°. — *Sulfurées calciques.*

**SCHLANGENBAD** (Allemagne, Nassau). — Altitude : 300 m. — Eaux chaudes : T. 30°. — *Indéterminées thermales simples* : 0,31. — Hydrothérapie.

**SCHWALHEIM** (Allemagne, Hesse). — Eaux froides : T. 10ᵈ. — *Chlorurées sodiques* : 2,32, dont 1,49 de chlorure de sodium. — Etablissement : buvette. — Eaux d'exportation.

**SEDLITZ** (Bohême). — *Sulfatées magnésiques* : 33,57, dont 31 gr. de sulfate de magnésie. — Eaux d'exportation.

**SELTZ** (Allemagne, Nassau). — Eaux froides : T. 16°8. — *Bicarbonatées chlorurées* : 7,09, dont 2,040 de chlorure de sodium, 1,02 de bicarbonate de soude.

**SERMAIZE** (Marne). — Eaux froides. — *Bicarbonatées, sulfatées ferrugineuses.* — Laxatives, diurétiques, comme celles de Montmirail.

**SODEN** (Nassau). — Altitude : 145 m. — Eaux froides et chaudes : T. 15 à 31°. — *Chlorurées sodiques.* — Etablissement : inhalations, pulvérisations, hydrothérapie.

**SOULTZMATT** (Alsace). — Eau digestive et de table.

**SPA** (Belgique). — Altitude : 250 à 400 m. — Eaux froides : T. 10°. — *Ferrugineuses* : 0,20 de bicarbonates alcalins, 0,19 de bicarbonate de fer. 1ᵉʳ mai au 1ᵉʳ octobre.


# T


**TŒPLITZ** (Bohême). — Altitude : 205 m. — Eaux chaudes : T. 28 à 48°. — *Indéterminées* : comme Plombières et Néris.

**TERCIS** (Landes). — Eaux chaudes : T. 37°. — *Chlorurées sulfurées.*


# U


**URIAGE** (Isère). — Altitude : 414 m. — Eaux froides. — *Chlorurées sulfurées.* 11,12, dont 1,42 de sulfate de chaux, 2,25 de sulfate de soude et magnésie, 7,2 de chlorure de sodium. — Etablissement. 15 mai au 15 septembre.

**USSAT** (Ariège). — Eaux chaudes : T. 30 à 35°. — *Bicarbonatées calciques* : 0,72 de bicarbonates alcalins, surtout de carbonate de chaux, 0,9 de sulfate de chaux.

# V

**VALS** (Ardèche). — Altitude : 260 m. — Eaux froides : T. 13 à 16° — *Bicarbonatées sodiques* : 1,71 à 7,28 de bicarbonate de soude. — Etablissement : buvette, bains, douches, 1er juin au 1er octobre. — Eau d'exportation.

**VERNET** (Pyrénées-Orientales). — Altitude : 620 m. — Eaux chaudes : T. 34 à 37°. — *Sulfurées sodiques* : 0,0040 à 0,0042 de milligrammes de sulfate de sodium. — Etablissement : buvettes, inhalations, bains, hydrothérapie.

**VICHY** (Allier). — Altitude : 240 m. — Eaux froides et chaudes : T. 14 à 43°. — *Bicarbonatées sodiques* : 4,01 à 5,02 de bicarbonate de soude. — Etablissement avec toutes ressources balnéaires. — 1er avril au 1er octobre. — Eaux d'exportation.

**VITERBE** (Italie, Rome). — Altitude : 380 m. — Eaux froides et chaudes : T. 13 à 61°. — *Sulfurées calciques ferrugineuses* : 4,850, dont 0,946 de carbonate de chaux, 1,160 de sulfate de chaux. — Etablissement : boues et étuves.

**VITTEL** (Vosges). — Altitude : 336 m. — Eaux froides : T. 11°. — *Bicarbonatées sulfatées* : 0,18 à 0,73 de bicarbonate de chaux, 0,10 à 0,64 de chlorure de sodium. — Etablissement. 1er juin au 1er octobre.

# W

**WEISSEMBURG** (Suisse, Berne). — Altitude : 896 m. — Eaux tièdes : T. 25 à 26°. — *Sulfatées calciques*.

**WIESBADEN** (Nassau). — Altitude : 100 m. — Eaux très chaudes : T. 67°. — *Chlorurées sodiques*.

**WILBAD** (Vurtemberg). — Altitude : 427 m. — Eaux chaudes : T. 32 à 39°. — *Indéterminées.* Hydrothérapie, balnéothérapie.

**WILDEGG** (Suisse, Argovie). — Altitude : 350 m. Eaux froides : T. 12° — *Chlorurées sodiques iodo-bromurées* : 2,16, dont 1,09 de sulfate de chaux, 0,58 de chlorure de sodium. — Etablissement : buvette, bains. 15 mai au 15 septembre.

# APPLICATIONS THÉRAPEUTIQUES
# DES EAUX

---

## INDEX ALPHABÉTIQUE

### DES PRINCIPALES MALADIES ET DES STATIONS QUI LEUR CONVIENNENT

---

**ABCÈS FROIDS.** — V. *Scrofule.*

**ACNÉ.** — *Traitement externe :* Eaux d'Enghien (pulvérisations), Luchon, Louesche (douches de vapeurs sulfureuses), Vichy, Vals (bains), Royat, Condillac, Vichy (douches en pluie).

*Traitement interne :* Stations variant avec le tempérament du sujet.

*Srofuleux et lymphatiques.* — Chlorurées sodiques : Creuznach, Salins, Bourbon-l'Archambault, la Bourboule. — Chlorurées sulfurées (Uriage). — Chlorurées calciques (Enghien).

*Arthritiques.* — Bicarbonatées sodiques (Vichy, Vals, le Boulou). — Bicarbonatées mixtes (Pougues); bicarbonatées chlorurées : Chalet-Guyon, Royat.

*Dyspeptiques.* — Alcalines : Vichy, Vals.

*Herpétiques et lymphatiques.* — Sulfurées calciques et sodiques : Barèges, Luchon, Allevard, Enghien, Saint-Honoré, la Bourboule.

*Anémiques.* — Ferrugineuses froides : Forges-les-Eaux.

*Constipés.* — Eaux minérales purgatives : Montmirail, Aulus, Brides, Caprern.

*Syphilitiques :* Luchon, Cauterets, Enghien.

**ALBUMINURIE.** — S'il y a cachexie anémique, dyspepsie, anorexie coïncidant avec l'albuminurie, ou qu'elle soit consécutive à une néphrite, bicarbonatées-chlorurées (Royat), carbonatées sulfurées chlorurées (Carlsbad).

S'il y a chloro-anémie, Saint-Nectaire et les sources ferrugineuses.

**AMÉNORRHÉE.** — Chez un tempérament sanguin, avec congestion utérine et constipation : Montmirail, et les sulfurées calciques.

Chez une névropathe : Néris.

Chez une chloro-anémique : Luxeuil, Bains.

Chez une lymphatique, une scrofuleuse créthique : Ussat (sources chaudes), Saint-Laurent, Eaux-Chaudes.

Chez une lymphatique déprimée : bains de mer des stations du nord, Menton.

**ANÉMIE.** — A la suite de traumatismes, d'états infectieux, de métrorrhagies, de misère physiologique : Spa, Forges, Cransac, Andabre, Campagne, Sylvanès, Charbonnières, Neyrac, Saint-Pardoux, Schwalbach, Pyrmont, Saint-Moritz, Orezza, Bussang, Saint-Alban.

Chez les anémiés arthritiques : Royat, Saint-Nectaire.

*Anémiés lymphatiques :* sulfureuses ferrugineuses : Bagnères-de-Bigorre, ferrugineuses de Vals ; chlorurées bicarbonatées : La Bourboule, Saint-Nectaire, Rouzat, Vic-sur-Cère.

*Anémiés jeunes et lymphatiques*, s'il sont déprimés : bains de mer du nord, et Menton. — S'ils sont excités, plages du Midi, Préfailles, Biarritz, Sables-d'Olonne, Arcachon, Saint-Jean de Luz (etc.).

**ANGINE GLANDULEUSE.** — Existant chez les lymphatiques et les herpétiques.

Si les sujets sont déprimés : eaux sulfurées : Cauterets (la Raillière), Saint-Honoré, Eaux-Bonnes, Ax, le Vernet, Amélie-les-Bains, Luchon, Moligt ; — sulfurées calcaires : Enghien, Pierrefonds.

Si les malades sont excités : oligo-métalliques du Mont-Dore, ou chloro-bicarbonatées de la Bourboule, intus et extra.

Si le sujet est rhumatisant, goutteux : Royat.

**ARTHRITIS-ARTHRITISME.** — Stations différentes suivant la période prodromique et les quatre périodes de Bazin.

*Période prodromique.* — Chlorurées sodiques légères ; Bourbon-Lancy, Moustiers ; si les malades sont sanguins, constipés, sulfatées calciques : Aulus, Audinac.

Chez les arthritiques sanguins, avec gravelle ou diarrhée séreuse : Vichy.

Chez les arthritiques avec gravelle urique ou phosphatique : Vittel, Contrexeville, Carlsbad, Wiesbaden.

Chez les arthritiques avec catarrhe pulmonaire : Mont-Dore.

Chez les arthritiques herpétiques et scrofuleux : la Bourboule.

Chez les arthritiques névropathes : Néris.

*Trois premières périodes* (affections de la peau, attaques de rhumatisme, maladies, lésions articulations) : Eaux bicarbonatées chlorurées de Royat.

Chez les arthritiques sanguins, constipés : Aulus.

Pour les arthritides humides en voie de guérison : Aix-la-Chapelle, Bagnères-de-Bigorre, Néris (chlorurées sodiques, sulfurées).

*Quatrième période* (période cachectique, affections organiques du cœur et des gros vaisseaux, etc.) : Pas d'eaux minérales. — Il y a contre-indication formelle.

**ASTHME.** — Eaux où est employé le traitement par inhalation : Allevard, Cauterets, Saint-Honoré, Saint-Sauveur, Mont-Dore, Saint-Alban, Royat.

## ATAXIE LOCOMOTRICE PROGRESSIVE. —

Dans la période active, pas de médication thermale ; quand la maladie semble s'être arrêtée dans sa marche après disparition des douleurs fulgurantes, des arthropathies, eaux chlorurées sulfurées sodiques (Aix-la-Chapelle), chlorurées sodiques (Lamalou, Lamotte), chlorurées sulfurées (Uriage, Balaruc, Digne, Gréoulx).

**ATONIE.** — S'il y a atonie générale, il faut s'adresser à la cause première qui détermine l'insuffisance de l'incitation nerveuse. S'il y a atonie partielle, ou d'un organe, le traitement sera indiqué au nom de cet organe.

## BILE-BILIAIRE. — Voy. *Foie*.

## BRONCHITE CATARRHALE CHRONIQUE.

— Eaux sulfurées, surtout celles qui laissent dégager de l'hydrogène sulfuré. Cauterets, Eaux-Bonnes, Luchon, Ax, Amélie, Cambo (source sulfureuse et ferrugineuse). — Cette médication, qui est excitante, est contre indiquée chez les sujets sanguins.

Si le catarrhe est récent, peu étendu, à grosses bulles : Enghien, Allevard, Saint-Honoré, Pierrefonds, Cambo.

Pour les catarrheux arthritiques : Royat.

Pour les catarrheux lymphatiques : la Bourboule.

Pour les catarrheux à poussées aiguës : Mont-Dore.

A l'étranger : Ems, Weissembourg, Schinznach.

## CACHEXIES. — *Cachexie des chloro-anémiques:* ferrugineuses faibles, au début ; s'il y a éréthisme : Evian, Cambo, Bagnères-de-Bigorre.

Si la dépression domine : Royat, Saint-Nectaire (sources arsenicales), Sainte-Marguerite, Châteauneuf.

S'il y a constipation opiniâtre : Châtel-Guyon, Aulus, Cransac.

S'il y a lymphatisme ou scrofule : la Bourboule.

Si l'état de l'estomac le permet : Forges-les-Eaux.

*Cachexie paludéenne,* avec engorgement de la rate et du foie : bicarbonatées sodiques, Vals et ses sources ferrugineuses.

Avec engorgement intestinal : Châtel-Guyon.

Avec entéralgie : Plombières, Aulus, Encausse.

Avec entéralgie compliquée d'anémie profonde : Encausse, Forges, Cransac, Luxeuil, la Bourboule, Saint-Nectaire, Châteauneuf.

*Cachexie scrofuleuse* : La Bourboule, Salins, Salies de Béarn, Saint-Nectaire, Vichy et ses sources ferrugineuses.

## CATARRHE BRONCHIQUE. — V. *Bronchite*.

## CATARRHE UTÉRIN. — V. *Utérus*.

## CHLOROSE. — Pour les chorotiques éréthiques : Evian, Forges-les-Eaux, Pyrmont.

Pour les arthritiques et névropathiques : Néris.

Pour les déprimées : Luxeuil, Bagnères-de-Bigorre, Bagnères-de-Luchon, Ax, Saint-Sauveur, le Vernet, Cauterets, Moligt, Eaux-Chaudes.

Pour les chloro-anémiées, avec prédominance des névralgies utérines : Néris, Bagnères-de-Bigorre, Gréoulx, Luxeuil, Cauterets, Saint-Sauveur.

Pour les chloro-anémiques dyspeptiques : Pougues, Vichy.
Pour les dysménorrhéiques : Vichy, Royat, Saint-Nectaire.
Pour les chloro-anémiques avec diarrhée rebelle : Evian, Vichy.
Pour les constipées : Châtel-Guyon, Bourbon-Lancy.
Pour les rhumatisantes : Barbotan.

## CONSTIPATION. — Eaux purgatives de Montmirail, Pullna, Birmenstof. Cure aux eaux chlorurées et sulfatées calciques : Châtel-Guyon, Aulus, Royat, Capvern etc.

## COQUELUCHE. — Comme pour la bronchite.

## COUPEROSE. — V. *Acné*.

## CYSTITE. — V. *Vessie*.

## DARTRES, DERMATOSES. — Eczéma : Enghien, Aix-la-Chapelle, Luchon, Cauterets, Niederbronn, Uriage, Loesche.

*Forme pustuleuse :*
Impetigo : Ax, Luchon, Olette, Barèges.
Ecthyma : Creuznach, Salins, Bourbonne, Schinznach, Aix, Enghien, Barèges, Manheim.
Acné : Enghien, Vichy.
Mentagre : Luchon, Saint-Sauveur, Enghien, Ems, Schlagenbad.

*Forme bulbeuse :*
Pemphigus : Ax.
Rupia : Ax.
Teignes : Bains de mer.

*Forme squameuse :*
Psoriasis : Luchon, Vigérie, Ax.
Lèpre vulgaire : Lavey, Enghien, Foncaude, Salins.
Ichthyose : Luchon.
Pityriasis capitis et inguium : Aix-la-Chapelle.

*Forme papuleuse :*
Lichen : Ems, Vichy, Schlagenbad, Creuznach.
Prurigo : Néris, Plombières, Bains, Luxeuil, Ussat, Neyrac.

## DIABÈTE. — Diabétiques gras : Vichy, Vals.
Diabétiques dyspeptiques : Contrexéville.
Diabétiques excités, anémiés : Evian,
Diabétiques anémiés déprimés : Capvern.
Diabétiques lymphatiques et scrofuleux : La Bourboule.

## DYSPEPSIE. — *Dyspepsie simple.* Bicarbonatées : Vichy, Vals (*non ferrrugineuses* pour les sujets sanguins, *ferrugineuses* pous les anémiés déprimés), Pougues, Saint-Alban, Chaudesaigues (dyspeptiques rhumatisants), Saint-Maurice (dyspeptiques rhumatisants, et anémiés).
Pour les dyspeptiques lymphatiques anémiés : Saint-Nectaire.
*Dyspepsie acide :* Bagnols, Alet, Evian, Foncaude.
*Dyspepsie avec gastrorrhée :* Carlsbad, Marienbad, Hambourg, Kissingen, Saint-Maurice, Vic-sur-Cère, Saint-Nectaire, Miers, Sermaize, Brides, Saint-Gervais, Châtel-Guyon.

*Dyspepsie flatulente :* Luxeuil, Plombières, Bourbon-Lancy, Ussat, Bagnères-de-Bigorre, Lamalou, Saint-Sauveur.

## ESTOMAC (Maladies de l').

1º *Atonie.* — Alcalines gazeuses : Saint-Nectaire ; — bicarbonatées chlorurées : Saint-Maurice, Vic ; — bicarbonatées calciques ou mixtes : Châteauneuf, Lamalou, Sail-les-Bains, Saint-Alban, Myon, Sail-sous-Couzan, Celles, Condillac, Chateldon, Renaison, Medague, Teyssières-les-Boullies.

2º *Gastralgie.* — *Gastralgie par accès :* Vichy, Pougues, Saint-Alban.

*Gastralgie fixe ou continue :* Plombières, Luxeuil, Forges (anémiques) ; Néris, Plombières (névropathes) ; Bourbon-Lancy, Bagnères-de-Bigorre (rhumatisants) ; Royat (goutteux).

3º *Gastrite chronique.* — Eaux peu minéralisées : Evian, le Mont-Dore, Luxeuil, Plombières, Ussat, Bagnères-de-Bigorre.

4º *Dilatation de l'estomac :* Carlsbad, Châtel-Guyon.

## FOIE (maladies du — et des voies biliaires).

1º *Période précédant l'engorgement du foie :* Vichy, Vals ; — s'il y a constipation : Aulus.

2º *Engorgements du foie.* — Pour les sujets faibles et névropathes : Saint-Alban, Plombières, Aulus s'il y a constipation.

Pour les sujets pléthoriques : Bourbonne, Balaruc, Marienbad.

Pour les sujets anémies excités ou déprimés : Luxeuil, Pougues, Cransac, Chaudesaigues, Sylvanès, Carlsbad, Nordenbad.

3º *Calculs biliaires :* Vichy surtout, et Vals ; — si ces eaux sont trop énergiques et amènent de fréquentes coliques : Pougues Sermaize, Bourbon-Lancy, Montmirail (source Verte), Marigny, Contrexéville.

## FURONCLES. — Chez les scrofuleux lymphatiques : la Bourboule, Uriage.

## GOUTTE. — Contre-indication formelle des eaux sulfureuses.

1º *Goutte aiguë* (rhumatisme goutteux) : Vichy, si le sujet est sanguin.

Si le sujet est anémié, excité : Royat (source Saint-Mart).

Si le sujet est lymphatique, ou scrofuleux : Bourbon-l'Archambault.

Si le sujet est névropathe : Néris, Luxeuil, Evaux, Dax.

2º *Goutte chronique, atonique, goutte blanche.* — Si le sujet est en bon état : Vichy, Bourbonne, Saint-Nectaire, Wiesbaden, Tœplitz.

S'il y a cachexie : Contrexéville.

S'il y anémie profonde avec dépression : Royat, Sylvanès, Barbotan, Rennes, Luxeuil, et toutes les bicarbonatées chlorurées ferrugineuses.

S'il y a anémie avec névropathie et excitation : Néris, Bains, Evian.

S'il y a déterminations articulaires sans état inflammatoire : Boues de Dax et de Saint-Amand.

## GRAVELLE. — 1º *Gravelle urique.* S'il n'y a pas de goutte, et si l'état général est bon : Vichy, Vals, le Boulou (bicarbonatées sodiques) ; Saint-Alban, Sail, Celles, Royat, Pougues, Contrexéville, Capvern et Vittel.

S'il y a dysurie : La Preste, Moligt, Olette, Mauhourat, Forges.

S'il y a goutte : Martigny, Royat, Vichy (sanguins) ; Evian (excités) ; Aulus (constipés sanguins) ; Carlsbad, Ischia, Castellamare de Stabia, à l'étranger.

2° *Gravelle phosphatique ou catarrhale* : La Preste, Contréxeville, Pougues, Saint-Alban, Evian, Capvern, Ems.

S'il y a constipation : Châtel-Guyon, Saint-Galmier.

Si le sujet est vieux ou débilité : Cransac, Bussang, Orezza, Passy.

## HERPÉTISME. — La Bourboule.

## INTESTIN (Maladies de l').

1° *Atonie.* — Si le sujet est arthritique, syphilitique ou herpétique : Pougues et les bicarbonatées mixtes.

Si le sujet n'est pas goutteux : Cauterets (Mauhourat).

2° *Entérite chronique :* Evian, Plombières, Cambo, Bagnères-de-Bigorre et leurs sources ferrugineuses.

Chez les lymphatiques, les scrofuleux, les rhumatisants non goutteux, mais déprimés, avec diarrhée ancienne : Cauterets (Mauhourat).

3° *Névroses et névralgies :* Plombières, Néris, Bains, Ussat, Dax, Bourbon-Lancy, Saint-Laurens, Gréoulx, Foncaude.

S'il y a anémie et excitation : Royat, Lamalou, Luxeuil.

4° *Diarrhée chronique séreuse ou glaireuse du gros intestin.* — Chez les excités et les anémiés : Evian.

Chez les lymphatiques, les scrofuleux, les syphilitiques, les rhumatisants : Cauterets (Mauhourat).

Chez les arthritiques : Celles.

5° *Dysenterie chronique :* Vichy, Foncaude, Olette, Bagnoles de l'Orne.

6° *Entérite pseudo-membraneuse :* Cauterets (Mauhourat) ?

7° *Entérite chronique sèche avec météorisme au niveau des côlons :* Montmirail, Aulus, Capvern et les sulfatées calciques.

## LARYNGITE. — V. *Angine et Bronchite catarrhale.*

## LYMPHATISME. — V. *Scrofule.*

## MALADIES CHIRURGICALES (Suites d'anciens traumatismes).

1° *Ankyloses succédant à une arthrite récente ou à un traumatisme :* Barèges, Evian, Amélie-les-Bains, Bourbonne, Dax.

2° *Entorse.* — Dans les suites de l'entorse simple : Bagnols de la Lozère, Bourbonne, Chaudesaigues, Bourbon-l'Archambault, si le malade est déprimé ; — Néris, s'il est excité ; — boues de Dax, s'il y a persistance de raideurs articulaires.

Dans l'entorse avec lésions graves : Barèges, Bourbonne, Bourbon-l'Archambault.

3° *Luxations :* Amélie, Balaruc, Aix-en-Savoie, Bourbonne, si le malade est déprimé ; — Néris, s'il est excité ; — boues de Dax.

4° *Hydarthroses.* — Hydarthroses rhumatismales : Bourbonne ; — hydarthroses traumatiques : Barèges, Bourbonne.

5° *Fractures.* — Dans les fractures compliquées, avec abcès profond, nécrose, ostéite : Barèges, Bourbonne, si toutefois toute trace d'inflammation a disparu.

6° *Blessures :* Bourbonne, Barèges, Aix, Bourbon-l'Archambault, Amélie-les-Bains, Bagnères-de-Luchon.

7° *Coups de feu :* Barèges, Bourbonne, Bourbon-l'Archambault.

8° *Ulcères.* — Scrofuleux : Bourboule, Bourbonne, Bourbon-l'Archambault : — calleux et atoniques : Barèges ; — variqueux : Barèges.

## NÉRVOSISME. — Eaux peu minéralisées, à thermalité

moyenne : Néris, Plombières, Luxeuil, Bagnères-de-Luchon.

Chez les hystériques : Néris, Saint-Sauveur, Luxeuil, Evian, Royat (César) ; la Chaldette, Ussat, Encausse, Foncaude.

Chez les déprimées : Ax, Luchon, le Petit Saint-Sauveur, Bourbon-Lancy, Uriage, Pougues, Saint-Alban, Vals.

## NÉVRALGIE. — Eaux faiblement minéralisées :

*Névralgie à frigore :* Plombières (névralgies gastro-intestinales), Néris (névralgies rhumatismales : sciatique, lumbago, intercostales), Bains (névralgies de l'utérus et de l'appareil génito-urinaire), Dax (rhumatisme musculaire), Luxeuil (névralgies chez les anémiés).

S'il y a diathèse, l'eau qui convient à la diathèse fera disparaître ces névralgies.

Chez les arthritiques : Vals, Royat.

Chez les lymphatiques scrofuleux : Bourbon, Lancy, la Bourboule.

## OBÉSITÉ. — Marienbad, Vichy, Brides ; à défaut de ces sta-

tions, les eaux purgatives de Montmirail et Châtel-Guyon.

## OZÈNE. — V. *Rhinite.*

## PARALYSIES.

1° *Paralysies d'origine cérébrale :* Balaruc, Bourbonne, Bourbon-l'Archambault, Lamotte et Niederbronn, pendant la période de réparation ; — après disparition des lésions cérébrales : Bourbon-Lancy, Néris, Plombières, Luxeuil.

2° *Paralysies d'origine rachidienne.* — Après disparation de l'état aigu : Balaruc, Bourbonne, Bourbon-l'Archambault, Lamotte, Barèges, Luchon, Wiesbaden, Schinznach, Tæplitz, Wilbad, Gastein, Pfeffers, Loesche, Evaux, Miers, Bagnères-de-Bigorre, Ussat, Bagnoles Aulus, Aix-en-Savoie. Mont-Dore, Néris, Plombières, Bourbon-Lancy, Luxeuil, Chaudesaigues.

3° *Paralysie rhumatismale :* Néris, Luxeuil, Plombières, Bourbon-Lancy, Mont-Dore, Chaudesaigues.

4° *Paralysie syphilitique.* — V. *Syphilis.*

5° *Paralysie métallique :* Mercuriaux, sels plombiques ou arsenicaux, hautes thermalités : Ax, Cauterets, Luchon, Aix (en Savoie), le Vernet, Balaruc, Bourbon-l'Archambault, Plombières, Uriage, etc.

6° *Paralysie traumatique.* — Eaux thermales faibles : Luxeuil, Néris, Bourbon-Lancy.

7° *Paralysie infantile :* Balaruc, Bourbon-Lancy.

8° *Paralysie hystérique :* Plombières, Néris, Bains, Ems, Saint-Sauveur, Moligt, Olette.

9° *Paralysie par épuisement.* — A la suite de fatigues, d'excès vénériens : Balaruc, Bourbon-Lancy, Plombières, Néris, Luxeuil.

10° *Paralysie consécutive aux fièvres graves.* — Si l'affection déterminante est récente, eaux faibles : Néris, Plombières, Bourbon-Lancy, Mont-Dore ; — si elle est ancienne : Balaruc, Bourbonne, Bourbon-l'Archambault, Lamotte, Uriage.

11° *Paralysie sénile :* Balaruc.

## PHTHISIE.

Chez les lymphatiques avec forme torpide : Eaux-Bonnes ; avec état catarrhal et tendance à l'hémoptysie : Mont-Dore (oligo-métalllisées).
Chez les scrofuleux éréthiques : La Bourboule.
Chez les goutteux ou rhumatisants excités : Royat, Ems.

## POLYSARCIE. — V. *Obésité.*

### REINS (Maladie des).

1° *Néphrite calculeuse chronique.* — Si les symptômes d'inflammation ont disparu : Martigny, Contrexéville, Vittel, Capvern.

2° *Néphrites congestives :* Contrexéville, Aulus, Vichy (Célestins).
Dans la néphrite calculeuse, s'il y a éréthisme : Evian ; s'il y a débilité : Saint-Alban, Vals, Royat.
S'il y a engorgement lymphatique de l'appareil urinaire : Cestona.

## RHINITE CHRONIQUE. — Si le sujet est sanguin:

Vichy, (Hôpital) ; déprimé, rhumatisant non goutteux : Enghien, Pierrefonds, Cauterets (la Raillière).
S'il y a lymphatisme et herpétisme,
Chez les sujets excités : la Bourboule, Mont-Dore.
Chez les déprimés : Enghien, Pierrefonds, Cauterets, Luchon.
Dans la rhinite chronique avec ozène : sulfurées sodiques bromo-iodurées, Challes.
Chez les arthritiques : Vichy (l'Hôpital).
Chez les arthritiques anémiés et excités : Royat (Eugénie).
Chez les syphilitiques : Luchon, Cauterets, Aulus (syphilitiques sanguins et congestionnés).

## RHUMATISME. — Rhumatisme chronique avec ou sans

gravelle, mais sans complication de goutte ; eaux d'une haute thermalité : Aix-en-Savoie.
Chez les rhumatisants éréthiques : Néris, Plombières.
Chez les sujets sanguins : Mont-Dore, Vichy, Vals.
Chez les scrofuleux et les lymphatiques : Vichy, Vals, la Bourboule.
Chez les débilités : Uriage, le Vernet, Saint-Honoré, Cauterets, Enghien, Encausse, Bagnoles, Loesche, Bagnères-de-Luchon, Barèges, Moligt, Montmirail (sulfurée alcaline), Accorus, Saint-Gervais, Royat, Saint-Nectaire.
Chez les névropathes : Lamalou, Bourbon-Lancy.
Dans le rhumatisme chronique avec déformation des articulations, ou dans le rhumatisme musculaire opiniâtre : Bourbonne, Bourbon-Lancy, Bourbon-l'Archambault.
Si tout phénomène inflammatoire a disparu : Dax, Saint-Amand, Barbotan, Aix-la-Chapelle, Baden-Baden, Loesche, Vignonne, Tœplitz, Statchelberg, Wiesbaden, Wilbad.

## SCROFULE. — (3 périodes.)

1re *Période*. — (Période latente correspondant à la première enfance), médication marine : Présailles, Sables-d'Olonne, Royan, Arcachon, Biarritz, Saint-Jean-de-Luz, Menton, etc.

2° *Période*. — (Période active, deuxième enfance, adolescence) ;
eaux chlorurées sodiques, chloro-carbonatées : Salins, Salies-de-
Béarn, Bourbonne, Bourbon-Lancy, Lamotte, Uriage, la Bourboule.

3° *Période*. — (Période d'état) : Sources sulfureuses, Luchon, Cauterets, Ax, Bagnols, Amélie, le Vernet, Olette, Eaux-Bonnes, Allevard,
Saint-Honoré, Barèges, Euzet, Cambo, Enghien, Gréoulx.

## STÉRILITÉ. — 1° S'il y a acidité du mucus vaginal, médica-
tion marine, Vichy. 2° Suivant les différents états pathologiques de
l'utérus : Forges, Luxeuil, Néris, Bigorre. (V. *Utérus*.)

La médication minérale ne peut évidemment avoir aucune action
sur la stérilité due à des malformations des organes génitaux.

## SYPHILIS. — Les accidents cutanés seuls peuvent être traités
aux eaux suivantes : Cauterets, Luchon, Aix en Savoie, Challes, Aix-
la-Chapelle, Uriage, Creuznach, Kissingen, Nauheim, Wiesbaden,
Bourbonne, Balaruc, Carlsbad, la Bourboule, Aulus (?).

## UTÉRUS (maladies de l').

1° *Atonie*. — Se rencontre surtout chez les lymphatiques.

Chez les femmes déprimées : Cauterets (le Petit Saint-Sauveur), Capvern.

Chez les excitées ou facilement excitables : Bagnères-de-Bigorre,
Eaux-chaudes, Saint-Nectaire, Saint-Alban, Pougues, Plombières,

2° *Métrite chronique*. — Chez les scrofuleuses et les lymphatiques :
Lamotte, Bourbonne, Niederbronn, Wiesbaden, Cauterets, Luchon,
Amélie, Ax, Bagnoles, Saint-Sauveur.

Chez les névropathes : Néris, Luxeuil, Plombières, Saint-Laurent,
Aix en Provence, Bains, Bagnères-de-Bigorre, Ussat, Foncaude.

Chez les arthritiques, les rhumatisantes sanguines : Vichy ; — chez
les rhumatisantes anémiées et excitées : Royat.

Dans les engorgements chroniques passifs de l'utérus et du col :
Bourbonne, Lamotte, Niederbronn, Wiesbaden, Vichy, Vals.

3° *Tumeurs utérines, tumeurs fibreuses :* Lamotte, Vichy, chez les
femmes sanguines : Vals chez les anémiées.

Pour les tumeurs ou ulcérations cancéreuses, il y a contre-indication des eaux minérales.

Pour les granulations du col : Bicarbonatées mixtes, Porretta.

Pour les déplacements utérins : Forges, Luxeuil, Jonas, Bourbon-
l'Archambault, Plombières (névropathes) :

Pour la menstruation pénible : Uriage.

## VESSIE-URÈTHRE (maladies de la — et de l'—).

1° *Atonie de la vessie et des organes uropoiétiques :* Forges. Evian,
Bussang, Orezza, Auteuil, Passy. — S'il y a constipation : Evian,
Cransac, Carlsbad, Vittel, Contrexéville. — S'il y a goutte : Martigny,
la Preste, Vichy, Vals. — S'il y a dépression : Cauterets (Mauhourat).

2° *Algies vésicales et uréthrales, d'origine spinale avec gravelle urique ou phosphatique* : Evian (Cachat).

3° *Angiome villeux avec hématurie* : Cransac.

4° *Affections anciennes de la vessie chez les anémiées* : Cransac (ferrugineuses).

5° *Blennorrhagie chronique* : Pougues, Saint-Léger, Aulus, Saint-Boes.

6° *Blennorrhée* : Aulus chez les constipés : Pougues, Vichy, Vals, La Preste ; — chez les anémiés : Vals (la Dominique), Cransac, Orezza, Bussang, Forges, Saint-Boes.

7° *Catarrhe vésical* : Martigny-les-Bains.

Catarrhe avec cystite du col et épreintes : Evian.

Catarrhe avec gravelle phosphatique : La Preste.

Catarrhe avec gravelle urique : Wildungen, Saint-Boes.

Catarrhe muqueux ou muco-purulent : Contrexéville.

Catarrhe léger et récent : Pougues.

Catarrhe vésical lié à l'arthritisme : Capvern. — Chez les névropathes : Evian, Vals.

Catarrhe vésical lié à l'herpétisme : La Porretta, Saint-Sauveur.

Catarrhe chez les rhumatisants, les goutteux, les sanguins, les congestionnés : Aulus.

8° *Calculs phosphatiques* : Saint-Léger.

*Calculs uriques et oxaliques* : Vals, Vichy, Saint-Alban, Pougues, Vic, Evian, Capvern, Contrexéville. — S'il y a coliques néphrétiques et dysurie : La Preste, Moligt, Olette, Contrexéville, Martigny, Vittel.

9° *Cystite chronique du col* : Evian.

10° *Emission rare d'urine chez les constipés, les congestionnés, les hypocondriaques* : Châtel-Guyon, Aulus, Vittel.

11° *Hypertrophie et induration des parois vésicales* : Saint-Amand.

12° *Hématurie* : Cransac, Forges-les-Eaux, Passy, Spa, Orezza, Aulus, Châtel-Guyon, Rubinat, Birmenstorf, Hunyadi-Janos, Pullna, Montmirail.

13° *Névroses et névralgies rhumatismales du col de la vessie et de l'urèthre* : Neris, Evian.

14° *Parésie et paralysie de la vessie* : Boues de Dax, de Saint-Amand, Forges-les-Eaux, Evian, Capvern, Wildungen.

15° *Paralysie de la vessie avec atrophie musculaire* : Acqui et ses boues.

16° *Pollutions nocturnes et pertes séminales* : La Preste.

17° *Stagnation de l'urine* (muco-purulente dans la vessie) : Soultzmatt.

18° *Troubles des nerfs moteurs et sensitifs de la vessie* : Saint-Amand.

19° *Incontinence d'urine chez les enfants* : Contrexéville. — Chez les adultes : Contrexéville, Martigny, La Preste, Vals, Vichy, Vittel-Soultzmatt, Dax, Saint-Amand, Acqui, Forges-les-Eaux, Bussang.

20° *Rétrécissement de l'urèthre* : *rétrécissements inflammatoires* : Martigny ; — avec cystite subaiguë ou chronique : Contrexéville, La Preste, Soultzmatt.

# QUATRIÈME PARTIE

## FORMULAIRE
# THÉRAPEUTIQUE

Dans cette quatrième partie, on trouvera résumées *très sommairement* les principales indications du traitement à suivre dans la plupart des maladies. Ces indications porteront presque exclusivement sur les maladies internes ; pour les affections chirurgicales et spéciales, on devra consulter les ouvrages consacrés à ces sujets. Comme pour les autres parties du Formulaire, on a suivi l'ordre alphabétique.

Nous avons cru devoir ici reproduire les formules les plus importantes et celles qui, dans notre pratique, nous ont donné les meilleurs résultats. Pour les autres Formules, on les retrouvera dans la première partie du formulaire pour ce qui a trait à la pharmacie ; dans la seconde partie pour ce qui concerne l'hygiène alimentaire, et dans la troisième pour les eaux minérales et la médication thermale. Ces recherches seront d'ailleurs rendues faciles par la disposition alphabétique adoptée pour tout le Formulaire.

D. B.

**ANÉMIE.** — *Préparations ferrugineuses.* — Fer, réduit, oxyde de fer, éthiops minéral, safran de mars apéritif, sous-carbonate de fer, pilules de Valette, pilules de Blaud, sucro-carbonate de fer, iodure de fer, pilules de Blancard, tartrate ferrico-potassique, Boules de mars, citrate de fer ammoniacal, citrate de fer, lactate de fer, pyro-phosphate de fer, chlorure et oxychlorure, protoxalate de fer, albuminate de fer, peptonates de fer, eaux minérales ferrugineuses naturelles et artificielles, etc., etc.

Sang. — Poudre de sang desséchée, hémopulvine, hémoglobine, oxy-hémoglobine, etc...

*Maganèse, arsenic.*

Hygiène thérapeutique. — *Hygiène alimentaire.* — Poudre de viande, viande crue, légumes ferrugineux.

*Climatothérapie.* — Air de la mer, air des montagnes, séjour à la campagne.

*Aérothérapie.* — Bains d'air comprimés, inhalations d'oxygène.

*Kinésithérapie.* — Gymnastique, massage.

## ANGINE COUENNEUSE. — V. *Diphthérie.*

## ANGINE DE POITRINE. — *Médication iodurée, traitement bromuré, trinitrine* (voir *Cœur*); suppression du tabac, médication spéciale de la cause.

*Traitement* de l'accès, injections de morphine, inhalations de nitrite d'amyle, nitrite de sodium, électricité.

**ANUS.** — *Fissure*, pommade calmante, pommade iodoformée, pommade astringente, cocaïne, injection sous-cutanée de cocaïne, purgatifs. *Dilatation.* Douche anale percutante.

*Prolapsus du rectum.* — Lavements froids, lotions froides, douches rectales, injections sous-cutanées de strychnine (Fouché), injections d'ergotine (Vidal), électro-puncture (Gosselin). Cautérisation ponctuée, appareil compressif.

**AORTE** (maladies de l'). — *Aortite et dégénérescence athéromateuse.*

*Traitement ioduré.* — Iodure de potassium, iodure de sodium.

SOLUTION IODURÉE.

| | |
|---|---|
| Iodure de potassium | 15 gr. |
| Eau | 250 — |

Une cuillerée à café à prendre dans un verre de bière au déjeuner et au dîner. Porter graduellement la dose d'abord à une cuillerée à dessert, puis à une cuillerée à bouche. En cas d'intolérance, substituer l'iodure de sodium à l'iodure de potassium aux mêmes doses.

Médication opiacée.

*Médication locale.* — Médication révulsive, pointes de feu, vésicatoire.

*Anévrisme de l'aorte.* — *Traitement ioduré.* — *Médication opiacée.* *Traitement local*, électro-puncture : applications de glace, introduction de corps coagulants (ressort de montre) (Baccelli).

**APOPLEXIE.** — *Avant l'attaque. Traitement de la congestion cérébrale.* Purgatifs et en particulier aloès, iodure de potassium, médication alcaline.

THÉRAPEUTIQUE HYGIÉNIQUE. — Traitement de l'obésité et de la polycarice.

*Traitement de l'attaque.* — Émissions sanguines générales ou locales ?

*Après l'attaque.* — Émissions sanguines ? *Applications locales froides,* strychnine, électricité.

**ASTHME.** — *Traitement en dehors de l'accès.* — Iodure de potassium ou iodure de sodium, modificateurs de la sécrétion bronchique et de la nutrition.

SOLUTION IODURÉE.

| | |
|---|---|
| Iodure de potassium | 15 gr. |
| Eau | 250 — |

D'une cuillerée à café à une cuillerée à bouche à prendre dans un verre de bière au déjeuner et au dîner.

SOLUTION IODURÉE COMPOSÉE.

| | |
|---|---|
| Iodure de potassium ou de sodium | āā 15 gr. |
| Teinture de lobelia | |
| Eau | 250 — |

D'une cuillerée à café à une cuillerée à bouche au déjeuner et au dîner dans un verre de bière.

Arsenic, préparations arsenicales, cigarettes arsenicales, gomme ammoniaque.

*Traitement antispasmodique.*

Bromures, belladone, dature et daturine, lobelia, plantes béchique, maroube, hysope, aunée, camphrée de Montpellier, enphorbia pilulifera.

GOUTTES D'EUPHORBIA.

Teinture d'euphorbia pilulifera       10 gr.

*III gouttes à prendre 3 fois par jour dans une grande tasse d'infusion d'aunée.*

*Toniques du cœur*, digitale, spartéine, caféine.

Eaux minérales, injections rectales gazeuses (Bergeon).

*Hygiène thérapeutique.* Respirateur élastique de Ferris, aérothérapie, inhalations d'air comprimé, expiration dans l'air raréfié. — Climatothérapie, séjours d'altitude, séjour dans des climats spéciaux et variables suivant les asthmatiques, séjour dans les étables.

*Traitement de l'accès.* — Injections de morphine, injections de pilocarpine.

Inhalations, iodure d'éthyle, papier nitré, pyridine (G. Sée): 4 à 5 gr. de pyridine à placer sur une assiette dans une chambre jaugeant 25 mètres cubes, y rester 20 à 30 minutes.

ASTHME DES FOINS. — Iodure de potassium, injections et pulvérisations nasales antiseptiques, sulfate de quinine, résorcine, acide phénique, solution de cocaïne, cautérisation des fosses nasales.

28

*Climatothérapie.* — Séjour aux bords de la mer au moment de la floraisons des foins.

## BLENNORRHAGIE. — *Blennorrhagie aiguë. Période d'inflammation.* Tisane diurétique, poudre diurétique, poudre du voyageur.

*Période non inflammatoire.* — Balsamiques, copahu, potion de Choppard, opiats, capsules, fractionnement des doses. Capsules de santal, kava.

*Blennorrhagie chronique.* — Injecions urétrales, injections astringentes, permanganate de potasse (Bourgeois).

INJECTIONS AU SUBLIMÉ.

| | | |
|---|---|---|
| Liqueur de van Swieten | 10 | gr. |
| Eau | 190 | — |

INJECTIONS TANNIQUES.

| | | |
|---|---|---|
| Tannin | 6 | gr. |
| Glycérine neutre | 200 | — |

Injections iodoformées à la vaseline (Albin-Meunier), Bougies médicamenteuses, bougies porte-remèdes (Reynal), catéthérisme.

*Traitement hygiénique,* bains de mer.

## BRONCHITE. — BRONCHITE AIGUË. — *Tisanes* : Tisanes béchiques. *Sirop béchiques:* Sirops pectoraux, *pâtes béchiques.* — *Bonbons pectoraux.* — *Loochs calmants :* Potions calmantes, opium, codéine, narcéine, aconit, eau de laurier-cerise, etc., etc.

POTION CONTRE LA GRIPPE.

Dans une tasse de lait ou d'infusion de capillaires, verser les trois substances qui suivent:

| | | |
|---|---|---|
| a) Deux cuillerées à bouche de sirop de Tolu | 250 | gr. |
| b) Une cuillerée à dessert d'eau distillée de laurier-cerise | 120 | — |
| c) Dix gouttes d'alcoolature de racine d'aconit | 10 | — |

*Prendre une tasse de ce mélange 3 fois par jour, le matin, dans l'après-midi et le soir.*

POTION CALMANTE.

| | | |
|---|---|---|
| Eau de laurier-cerise | | |
| Eau de laitue | ʒ̄ā̄ | 30 gr. |
| Eau de tilleul | | |
| Sirop diacode | | |

*Médication révulsive.* — Papier chimique, teinture d'iode, emplâtre de thapsia, huile de coton, vésicatoire.

BRONCHIQUE CHRONIQUE. — *Balsamiques.* Tolu, copahu, térébenthine. terpine, terpinol, goudron, Gomme ammoniaque (Delioux de Savignac), encalyptus, Boldo, Buchu, créosote, vin créosoté.

VIN CRÉOSOTÉ.

| | | |
|---|---|---|
| Créosote de goudron de hêtre | 3 | gr. |
| Alcool | 100 | — |
| Vin de Bagnols | 300 | — |
| Sirop de sucre | 100 | — |

De une à deux cuillerées à bouche aux repas.

*Sulfureux*, sirop sulfureux, eaux sulfureuses.

*Expectorants*, tartre stibié, kermès, oxyde blanc d'antimoine.

*Médication révulsive* sous toutes ses formes.

*Injections gazeuses rectales* (Bergeon), injections sous-cutanées eucalyptées (Albin-Meunier).

*Hygiène thérapeutique*, aérothérapie, bains d'air, bains d'air comprimé, inhalations d'air comprimée, inhalations dans l'air raréfié, climatothérapie.

Bronchite épidémique. — Grippe. — *Préparations calmantes, tisanes expectorantes:* aconit. *Préparations complexes :* tolu, aconit, laurier-cerise (voir *Bronchite aiguë*), sudorifiques.

Bronchite capillaire ou broncho-pneumonie. —*Médication vomitive* : ipéca.

*Médication calmante :* chloral.

*Préparations opiacées :* élixir parégorique, quinine, aconit.

*Antithermique :* antipyrine.

*Médication tonique et alcoolique :* lait additionné d'alcool.

*Tonique du cœur*, caféine, digitales.

TEINTURE COMPOSÉE.

Alcoolature de racines d'aconit }
Teinture de digitale          } ãã   10 gr.

*X gouttes à prendre de 2 à 3 fois par jour.*

*Médication révulsive* sous toutes ses formes, ventouses sèches, ventouse Junod.

## CALCULS BILIAIRES. — V. *Foie.*

## CHANCRE MOU. — *Traitement local.* — Iodoforme, iode, résorcine, sublimé, cautérisations, bains chauds 40 à 42° (Aubert, de Lyon).

## CHORÉE. — *Médication musculaire.* — Strychnine, anhiline, (Turnbull), curare, éserine (Bouchut), hysciamine (Oulmont).

*Médication bromurée* (bromures et polybromures). — Sulfate de zinc, picrotoxine.

*Médication calmante.* — Chloral. Opium à haute dose.

*Médication débilitante.* — Tartre stibié (Gillette).

*Médication tonique.* — Arsenic.

*Médication locale.* — Pulvérisation d'éther (Lubleski).

*Electrothérapie.* — Courants continus, bains galvaniques.

*Hygiène thérapeutique.* — Hydrothérapie. Gymnastique méthodique et massage.

## CIRRHOSE. — V. *Foie.*

## CŒUR (Maladies du). — Les distinguer en maladies mitrales et maladies aortiques pouvant avoir les unes et les autres une période d'asystolie.

Maladie mitrales. — Trois périodes : *période de compensation* (hyper-systolique), *période d'insuffisance cardiaque* (hyposystolique), *période de dégénérescence cardiaque* (asystolique).

*Maladies mitrales compensées.* — Pas de médication pharmaceutique, hygiène thérapeutique, choix de la profession, de l'alimentation et du séjour, traitement de l'obésité.

*Maladies mitrales non compensées.*

*Toniques du cœur :* Digitale, convallaria, spartéine, adonidine, caféine.

*Digitale,* surtout en macération.

### MACÉRATION DE DIGITALE.

| | |
|---|---|
| Poudre de feuilles de digitale | 0 gr. 25 centigr. |

*F. macérer 12 heures dans :*

| | |
|---|---|
| Eau | 120 — |

*Filtrer avec soin. Une cuillerée à bouche toutes les heures.*

Administrer la digitale par périodes de quatre jours espacés par des périodes de quatre autres jours, pendant lesquelles on pourra administrer les autres toniques, spartéine, convallaria, adonidine et caféine.

### SIROP DE CONVALLARIA.

| | | |
|---|---|---|
| Extrait de feuilles et de fleurs de con-vallaria | | 15 gr. |
| Sirop des cinq racines | ãã | 120 — |
| Sirop d'écorces d'oranges | | |

*Une cuillerée à bouche le matin, à midi et le soir.*

### SOLUTION DE CAFÉINE.

| | | |
|---|---|---|
| Caféine pure | ãã | 3 gr. |
| Benzoate de soude | | |
| Eau | | 120 — |

*Une cuillerée à bouche à prendre matin et soir.*

Injections sous-cutanées, de caféine et de benzoate de soude.

*Bromure de potassium.* — Strychnine.

*Traitement des accidents secondaires.* — Hydropysies, régime lacté, purgatifs drastiques. (V. *Intestins.*)

*Traitement local.* — Piqûres, pointes de feu, ponction aspiratrice, paracenthèse abdominale.

*Traitement des congestions passives.* — V. les mots *poumons, foie, reins, cerveau.*

Maladies de l'orifice aortique. — Combattre ici les phénomènes d'anémie cérébrale.

*Médication opiacée.* — Opium, morphine : Trinitrine, nitrite d'amyle, nitrite de sodium.

### POTION A LA TRINITRINE.

| | |
|---|---|
| Solution alcoolique de trinitrine au 100° | XXX gouttes |
| Eau | 300 gr. |

*Une cuillerée à bouche à prendre le matin, dans l'après-midi et le soir.*

Inhalations de nitrite d'amyle. Traitement ioduré.

# COLIQUES HÉPATIQUES. — V. *Foie.*

## COLIQUES NÉPHRÉTIQUES. — V. *Reins*.

## CONGESTION CÉRÉBRALE. — V. *Apoplexie*.

## CONSTIPATION. — V. *Intestin*.

## COQUELUCHE. — Première période : *Vomitifs*.

Deuxième période. — Toux convulsive, antispasmodiques, belladone, musc, asa fœtida, valériane, acide cyanhydrique, grindelia robusta chloroforme, chloral, bromure.

POTION BROMURÉE.

| Bromure de potassium | | |
|---|---|---|
| Bromure de sodium | ãã | 2 gr. |
| Bromure d'ammonium | | |
| Eau de tilleul | ãã | 60 — |
| Sirop de chloral | | |

*Une cuillerée à café à une cuillerée à bouche pour un verre de lait, additionné d'un jaune d'œuf à prendre matin et soir.*

Ciguë, opium.

*Médication externe.* — Attouchement à la cocaïne, inhalations, d'acide carbonique.

*Médication antiparasitaire.* — Inhalation des salles d'épuration pulvérisation d'acide phénique, attouchements à la résorcine (Mon-Corvo).

Médication empirique. — Teinture de myrrhe (Campardon), teinture de drosera, 60 gouttes en vingt-quatre heures de 1 à 6 gouttes toutes les heures.

*Médication tonique.* — Café, caféine, bromhydrate de caféine alcool.

*Traitement hygiénique.* — Climatothérapie, changement d'air, aérothérapie, bains d'air comprimé, inhalations d'acide carbonique.

## CROUP. — V. *Diphthérie laryngée*.

## DIABÈTE. — Médication bromurée, médication arsenicale, médication alcaline, acide lactique, *médication opiacée*. Valériane, seigle ergoté, iode et iodures.

*Traitement lithiné-arsénial* (Martineau). — Dans un verre d'eau de Vichy (Hauterive) faire dissoudre un des paquets suivants :

Carbonate de lithine          10 gr.

*En 20 paquets, et ajouter au mélange trois gouttes de la liqueur suivante :*

Liqueur de Fowler          10 gr.

*Prendre ce mélange deux fois par jour, au déjeuner et au dîner.*

Hygiène thérapeutique. — *Régime exclusif, régime de Cantani, régime mixte* (Bouchardat).
Exercices, hydrothérapie.
*Traitement thermal.*

## DIARHÉE. — V. *Intestin*.

## DIPHTHÉRIE. — *Traitement local*. Irrigations, siphon,

28.

d'eau de selz, injections de solutions d'acide lactique et d'eau de chaux, glace (Grand-Boulogne). Pulvérisateurs à vapeur et à main.

*Applications locales,* jus de citron, perchlorure de fer, acide citrique pétrole (Lamare), chlorate de potasse, résorcine.

*Cautérisations nitrate d'argent,* ses dangers.

*Modificateurs de la muqueuse,* iode, brome, tanin.
*Inhalations hydrocarburées.*

INHALATIONS DE DELTHIL.

| | |
|---|---|
| Goudron de gaz | 40 gr. |
| Essence de térébenthine | 30 — |

*Placer dans un vase de métal et allumer le mélange.*

MÉTHODE DE RENOU.

| | |
|---|---|
| Acide phénique | 250 gr. |
| Acide salycilique | 50 — |
| Alcool | 1 litre |

*Une cuillerée à bouche toutes les 2 heures dans 2 litres d'eau bouillante.*

Inhalations d'acide fluorhydique (Bergeron, Chevy), essence de térébenthine en vaporisation (Couétour).

*Traitement interne.* — Benzoate de soude (Letzerich), chlorate de potasse à haute dose (Seligmuller), cubèbe et copahu (Trideau), pilocarpine (Guttmann), sulfureux, sulfure de calcium, eucalyptol ; sulfure de potasse (Fontaine), acide phénique (Bernier de Bournonville). *Médication tonique,* alcool, alimentation, toniques du cœur, caféine.

*Traitement prophylactique.* — Désinfection des locaux.

*Diphthérie laryngée.* — Même traitement que pour la diphthérie. *Médication vomitive :* ipéca, sulfate de cuivre, apomorphine.

*Trachéotomie,* procédé rapide, procédé lent, procédé mixte. Pansements antiseptiques, pulvérisations médicamenteuses.

## DYSENTERIE. — V. *Intestin.*

## ÉPILEPSIE. — *Médication bromurée.* (Bromure de potassium, bromure de sodium, bromure d'ammonium, bromure de calcium, bromure zinc, bromure de camphre, bromure de nickel, bromhydrate de conine.)

Acétanilide, picrotoxine, nitrite de sodium, curare.

*Sels métalliques.* — Nitrate d'argent, sulfate de cuivre ammoniacal, oxyde de zinc.

*Médication végétale.* — Belladone, jusquiame, narcisse des prés, feuilles d'oranger, pivoine, caille-lait, etc...

HYGIÈNE THÉRAPEUTIQUE. — *Régime alimentaire :* végétarien, suppression des alcools, séjour en plein air.

## ESTOMAC (maladies de l'). ULCÈRE DE L'ESTOMAC. — Régime lacté, préparations opiacées, gouttes noires anglaises, injection de morphine, cocaïne, eau de chaux (Lucca), bicarbonate de soude à haute dose, 30 à 40 gr. (Debove), nitrate d'argent (Trousseau), perchlorure de fer (Luton), sous-nitrate de bismuth, 70 à 80 gr. (Bonnemaison), chloral (Hertzka).

Lavages de l'estomac lorsque l'ulcération est cicatrisée ou en voie de cicatrisation.

*Traitement des hématémèses.* — Glace à l'intérieur et à l'extérieur, injection d'ergotine ou d'ergotinine. Immobilité, repos de l'estomac, transfusion.

CANCER DE L'ESTOMAC. — *Traitement opiacé.* Emplâtres calmants de thériaque et de ciguë, lavage de l'estomac lorsqu'il existe une dilatation considérable de l'organe, *régime alimentaire spécial.*

*Traitement chirurgical.* — Gactrectomie et gastrostomie, dilatation digitale du pylore.

*Alimentation rectale*, lavements nutritifs.

### LAVEMENT NUTRITIF.

Dans une tasse de lait verser les trois substances qui suivent :
*a*) Un jaune d'œuf ;
*b*) Cinq gouttes laudanum ;
*c*) Deux cuillerées à café de peptones sèches ou deux cuillerées à bouche de peptones liquides.

Si les peptones sont acides ajouter un paquet de la poudre suivante.

Bicarbonate de soude 0 gr. 20 centigr.

*A prendre en un lavement que l'on devra garder.* — *Faire précéder le lavement alimentaire d'un grand lavement.*

DILATATION DE L'ESTOMAC. — *Hygiène alimentaire spéciale*, amers, strychnine purgatif.

*Antisepsie intestinale*, surtout en cas de dilatation avec diarrhée (v. *Diarrhée putride*), sulfure de carbone, iodoforme, charbon.

Hydrothérapie, massage, lavage de l'estomac, électrisation de l'estomac.

**Dyspepsie.** — DYSPEPSIE DOULOUREUSE ET GASTRALGIE. — Médication opiacée, gouttes noires et gouttes blanches, cocaïne. Poudre inerte. Eau chloroformée.

### POTION A LA COCAÏNE.

Chlorhydrate de cocaïne 0 gr. 50 centigr.
Eau 300 —

*2 cuillerées à bouche à prendre 3 fois par jour.*

### CACHETS DE POUDRE INERTE.

Sous-nitrate de bismuth ⎫
Magnésis anglaise ⎪
Craie préparée ⎬ ãã 10 gr.
Phosphate de chaux ⎭

*En 40 cachets médicamenteux un cachet à chaque repas.*

### EAU CHLOROFORMÉE (Lasègue).

Eau chloroformée saturée 150 gr.
Eau de fleurs d'oranger 140 —
Teinture de badiane 10 —

*Une cuillerée à bouche de quart d'heure en quart d'heure au moment des crises douloureuses.*

*Médication révulsive.*
Régime alimentaire spécial.

DYSPEPSIE AVEC VOMISSEMENTS. — Traitement variable suivant la cause. Injections de morphine et d'atropine, teinture d'iode (5 à 10 gouttes, Lasègue), cocaïne, boissons glacées, champagne frappé.

*Traitement externe.* — Pulvérisation d'éther (Lubleski de Varsovie), emplâtre de thériaque (Guéneau de Mussy), lavage de l'estomac, gavage, électrisation polaire positive (Apostoli), inhalations d'oxygène (Hayem).

INJECTION SOUS-CUTANÉE CONTRE LES VOMISSEMENTS.

| | |
|---|---|
| Sulfate neutre d'atropine | 0 gr. 01 centigr. |
| Chlorhydrate de morphine | 0 — 10 — |
| Eau bouillie | 20 — |

Chaque seringue contient un demi-centigramme de chlorhydrate de morphine et un demi-milligramme de sulfate neutre d'atropine.

DYSPEPSIE ATONIQUE ET PUTRIDE — Eaux alcalines, amers, préparations de strychnine, gouttes amères de Baumé, préparations de pepsine, substances peptogènes, acide chlorhydrique, acide lactique et lactates alcalins.

*Régime alimentaire spécial.* Hydrothérapie, exercices.

DYSPEPSIE ACIDE ET CATARRHE DE L'ESTOMAC. — Poudres inertes, eaux alcalines, régime lacté et régime alimentaire spécial. Poudres alcalines.

POUDRE ALCALINE.

| | | |
|---|---|---|
| Sous-nitrate de bismuth | | |
| Magnésie anglaise | ⟩ āā | 10 gr. |
| Bicarbonate de soude | | |

*En 30 cachets médicamenteux, un avant chaque repas.*

Lavage de l'estomac lorsqu'il existe de la dilatation, lavage au lait de bismuth, à l'eau chloroformée, pansement de l'estomac.

DYSPEPSIE FLUTULANTE. — Médication antiseptique, poudre de charbon, iodoforme, naphthaline, poudres inertes, régime alimentaire spécial, hydrothérapie.

## FIÈVRE INTERMITTENTE. — Médication quinique,

poudre de quinquina, quinium, extrait de quinquina, sulfate de quinine, chlorhydrate de quinine (ce dernier préférable parce qu'il contient plus de quinine, 81, 60 pour 100, au lieu de 57, 24 que contient le sulfate acide de quinine, et parce qu'il est plus soluble), bromhydrate de quinine, salicylate de quinine.

Lavements de sulfate de quinine.
Suppositoires de sels de quinine.
Pommades.

INJECTIONS SOUS-CUTANÉES DE QUININE.

| | | |
|---|---|---|
| Chlorhydrate de quinine | | 0 gr. 50 centigr. |
| Glycérine neutre | ⟩ āā | 2 — |
| Eau distillée | | |

Injections intra-trachéales (Jousset de Belleyme).
*Cinchonine, quinidine, quinoléine quinoïdine.*
*Succédanés du quinquina :* 1° succédanés végétaux ; épine-vinette, berberis, salicine, encalyptus, cédron et cidrine ;
2° Succédanés minéraux : carbazotate d'ammoniaque, acide picrique, arsenic.

Médicaments antifermentescibles ; acide salicylique, acide phénique, antipyrine, antifébrine, kairine, résorcine.

3° Succédanés d'origine animale : toile d'araignée.

*Modes d'administration.* — 1° Méthode romaine ou de Torti. Sulfate de quinine au moment de l'accès pour combattre le suivant.

2° Méthode anglaise ou de Sydenham, donner le quinine immédiament après l'accès en fractionnant les doses d'un accès à l'autre.

3° Méthode française. Dose massive, 3 heures avant l'accès.

*Hygiène thérapeutique.* — Règles propres à l'habitation, alimentation tonique, usage du vin et de l'alcool (Burdel), filtration des eaux.

Traitement prophylactique, usage du sulfate de quinine ; imprégnation quinique.

## FIÈVRE TYPHOÏDE. — Trois grandes indications :
abaisser la température, désinfecter le tube digestif, soutenir le malade.

a) *Abaisser la température, médication antithermique.* — Sulfate de quinine, antipyrine, acide, salycilique.

*Bains.* — Bains tièdes, bains froids, lotions, lavements froids.

b) *Médication antiseptique.* — Salicylate de bismuth, naphthaline, iodoforme, sulfure de carbone.

EAU SULFO-CARBONÉE.

| | |
|---|---|
| Sulfure de carbone pur | 25 gr. |
| Eau | 400 — |
| Essence de menthe | L gouttes |

*A placer dans un vase d'une contenance de 500 cent. cub., agiter et laisser déposer ; avoir soin de renouveler l'eau à mesure qu'on en puise dans la bouteille.*

*Donner par jour de 8 à 10 cuillerées de cette eau en ayant soin de verser chaque cuillerée dans un demi-verre de lait ou de limonade vineuse.*

Lavements au charbon, lavements antiseptiques, désinfection des garde-robes.

*Médication purgative.* — Purgatifs salins sous toutes les formes, eaux purgatives.

c) *Médication tonique.* Vins, alcool, glycérine (Semmola), bouillon, lait.

*Médications exclusives.* — Saignées (Bouillaud), mercuriaux calomel (Salet, de Saint-Germain-en-Laye), salycilate de soude, sulfate de quinine (Halloppeau). Benzoate de soude (A Robin), seigle ergoté (Duboué).

*Médications jugulantes*, bains froids (Brandt) sulfate de quinine, bains tièdes (Pécholier).

*Médication des indications :* variable suivants les indications de la fièvre typhoïde.

*Traitement hygiénique.* — Importance des soins hygiéniques, aération et ventilation de la chambre, soins de propreté, pansement des escarres.

## FLUEURS BLANCHES. — V. *Vaginite.*

**FOIE.** — Lithiase biliaire. — *Médicaments lithontriptiques :* Remède de Durande, savon térébenthiné (Frank), chloroforme (Corlieu), choleate de soude (Schiff), choleate de fer (Buckler).

*Médicaments cholagogues*, podophyllin (Bufalini), hydrastin, leptandrin, évonymin.

Evonymin
Savon médicinal } ãã  10 centigr.

*Pour 1 pilule. 2 pilules le soir en se couchant.*

*Médication purgative :* Purgatifs salins.

*Médicaments alcalins :* Eaux alcalines, Vichy, Vals.

*Eaux alcalines et purgatives :* Eaux diurétique, Vittel, Contrexéville, Eivan.

*Hygiène thérapeutique.* — Alimentation spéciale, exercice, hydrothérapie, massage.

COLIQUES HÉPATHIQUES. — Colique fruste, dyspepsie hépatique (eau chloroformée (Villemin). Préparations opiacées. Solution de cocaïne (v. *Estomac*), injections de morphine et d'atropine (v. *Estomac*), suppositoires calmants. Lavements de chloral : Pulvérisations d'éther. Chloroformisation à la reine.

ICTÈRE. — *Ictère par obstruction, ictère catarrhal.* — Purgatifs alcalins, antisepsie intestinale, irrigations rectales froides (Krull), régime lacté, diurétiques, boldo, buchu, massage.

*Ictère grave, médication stimulante et tonique,* sulfate de quinine, injections d'éther.

CONGESTION DU FOIE. — *Purgatifs :* Salins, cholagogues, calomel.

*Médications révulsive :* Vésicatoire, pointes de feu.

*Médication interne :* iodure de potassium, acide hyppurique (Poulet, de Plancher-aux-Mines).

Acide hippurique pur    25 gr.
Lait de chaux    Q. s.
*Pour neutraliser.*
Sirop de sucre    500 gr.
Essence de citron ou d'anis    Q. s.
*Pour aromatiser.*
*4 à 6 cuillerées à bouche par jour.*

*Hydrothérapie.* — Douches locales.

CIRRHOSE. — Première période ou période de congestion. — Traitement de la congestion.

Période d'épanchement. —Diurétiques, régime lacté, purgatifs, paracenthèse abdominale.

HÉPATITE : Traitement de la congestion, sulfate de quinine.

*Hépatite suppurée:* Ponctions aspiratrices, ouverture de l'abcès, procédés rapides, incision de la poche (Dutrouleau, Little), procédés antiseptiques, lavages antiseptiques.

**GOUTTE.** — *Traitement de l'accès.* — Colchique. Colchicine, vin de colchique, teinture de colchique, aconit, gaïac, sulfate de quinine. Traitement complexe.

MÉLANGE ANTIGOUTTEUX.

Teinture de semences de colchique ⎫
Alcoolature de racine d'aconit ⎪ āā 10 gr.
Teinture de gaïac ⎬
Teinture de quinine ⎭

*XXX gouttes du mélange à prendre le matin à midi et le soir dans un verre d'infusion de feuilles de frêne.*

*Alcalins.* — Salicylate de soude, salicylate de lithine, benzoate de soude.

*Traitement local.* — Cataplasme, cataplasmes médicamenteux de colchique, baumes calmants.

*Traitement en dehors de l'accès.* — Lithine, amères et toniques, traitement thermal.

Hygiène thérapeutique. — *Régime alimentaire*, exercices, massage.

# GRAVELLE URINAIRE. — V. *Reins.*

# GRIPPE. — V. *Bronchite épidémique.*

# HÉMATURIE. — V. *Reins.*

# HÉMOPTYSIE. — *Médication vaso-constrictive.* Ergot de seigle : Ergotine, ergotinine (v. *Métrorrhagies*).

*Médication astringente :* Grande consoude, lierre terrestre, ratanhia.

*Médication acide :* Tisane chlorhydrique, perchlorure de fer à l'intérieur et en inhalations.

*Médication vomitive :* Ipéca, 10 centigr. toutes les dix minutes.

*Médication calmante :* Injections de morphine, ventouses sèches, ligature des membres, glace, repos absolu.

# HÉMORRHAGIE CÉRÉBRALE. — V. *Apoplexie.*

# HÉMORRHOIDES. — Piment (Allègre), mille-feuille (Teissier) hamamelis virginia, extrait fluide d'hamamelis (*pounds extract, Hazeline*).

SOLUTION ANTIHÉMORRHOÏDALE.

Teinture d'hamamelis 10 gr.

X *gouttes à prendre trois fois par jour.*

*Traitement local.* — Suppositoires, calmants, lavements froids, injections sous-cutanées de strychnine (Fouché), d'ergotine et d'ergotinine (Vidal), applications locales de glace, purgatifs.

*Hygiène thérapeutique.*

*Intervention chirurgical:* Dilatation, ablation, cautérisation.

# HYSTÉRIE. — Traitement en dehors de l'attaque.

*Médication bromurée :* Bromure de potassium, bromure de sodium, polybromures.

Bromure de potassium
—     de sodium     } āā     10 gr.
—     d'ammonium
Eau     250 —

*1 cuillerée à bouche à prendre matin et soir.*

Bromure de camphre, bromure de zinc, valériane, vélérianate d'ammoniaque.

*Médication antispasmodique :* Asa fœtida, castoreum, camphre, galbanum, sagapenum, etc.

*Médication phosphorée :* Phosphure de zinc.

*Médication opiacée :* Opium, morphine.

*Traitement hygiénique.* — Education, vie en plein air, hygiène morale, suggestion, hypnotisme, balnéothérapie, bains prolongés, bains aromatiques, hydrothérapie, électricité, métallothérapie.

*Traitement chirurgicale.* — Castration.

TRAITEMENT DE L'ATTAQUE. — Eau froide, flagellation, faire boire les malades, compression de l'ovaire, compression permanente.

## ICTÈRE. — V. *Foie.*

## INTESTIN. — CONSTIPATION.

*Purgatifs et laxatifs :* Purgatifs salins, sels de soude, sels de magnésie, sels de potasse, eaux minérales purgatives.

### MÉLANGE SALIN PURGATIF.

Sulfate de soude
Sel de seignette     } āā     20 gr.
Crème de tartre

*Pour 1 litre d'eau. Un verre à prendre le matin à jeun.*

### POUDRE LAXATIVE.

Follicules de séné en poudre
Soufre sublimé     } āā   6 gr.
Fenouil en poudre
Crème de tartre en poudre     2 —
Poudre de réglisse     8 —
Sucre pulvérisé     25 —

*M. D'une cuillerée à café à une cuillerée à dessert à prendre le soir dans un peu d'eau.*

*Purgatifs sucrés:* Manne, miel.

*Purgatifs cholagogues :* Calomel, rhubarbe, podophyllin, aloès.

*Purgatifs drastiques :* Séné, Cascara sagrada.

*Purgatifs drastiques proprement dits :* Huile de croton, jalap, scammonée.

### TISANE PURGATIVE.

Follicules de séné passées à l'alcool
Pensées sauvages     } āā  10 gr.

*Faire infuser pendant 1 heure dans 1 litre d'eau bouillante édulcorée.*

### SIROP PURGATIF.

Teinture de jalap composée
Sirop de séné     } āā     30 gr.
Sirop de nerprun

*De 1 à 5 cuillerées à bouche le matin à jeun.*

*Purgatifs huileux.* Huile de ricin.

*Hygiène thérapeutique :* Alimentation spéciale, massage, hydro-thérapie, électricité, douche ascendante, lavements.

### LAVEMENT PURGATIF.

| | |
|---|---|
| 'Sulfate de soude | 10 gr. |
| Miel de mercurial | 40 — |
| Infusion de séné | 200 — |

ETRANGLEMENT ET OCCLUSION INTESTINALE. — *Purgatifs* (toute la série), en commençant par les moins actifs; mercure à l'état liquide.

*Lavements :* Entéroclisme (Cantani), irrigation rectale, injections gazeuses, lavements d'eau de seltz, lavements de tabac.

Glace, massage abdominal.

*Électricité* (Boudet de Paris) : Courants continus et intermittents.

*Intervention chirurgicale :* Entérostomie, laparotomie.

FLUX INTESTINAUX ET DIARRHÉE. — Sous-nitrate de bismuth, craie, oxyde de zinc, poudres calcaires; astringents végétaux, ratanhia, bistorte, opium, laudanum.

### POTION CONTRE LA DIARRHÉE.

| | |
|---|---|
| Laudanum de Sydenham | X gouttes |
| Sous-nitrate de bismuth | 10 gr. |
| Eau de menthe | 10 — |
| Infusion de bistorte | 70 — |
| Sirop de ratanhia | 30 — |

*De 2 à 6 cuillerées à bouche par jour.*

*Lavements astringents :* Laudanisés, lavements d'ipéca, cataplasmes, collodion (Drouet).

*Traitement hygiénique :* Régime lacté, viande crue, peptones, ceinture de flanelle.

DIARRHÉES PUTRIDES. — Antisepsie intestinale.

### EAU SULFOCARBONÉE.

| | |
|---|---|
| Sulfure de carbone pur | 25 gr. |
| Eau | 400 — |
| Essence de menthe | XXX gouttes |

*A placer dans un vase d'une contenance de 500 centimètres cubes. Agiter et laisser déposer ; avoir soin de renouveler l'eau à mesure qu'on en puise dans la bouteille de 5 à 10 cuillerées par jour. Aux repas ou en dehors des repas, verser chaque cuillerée dans un demi-verre de lait ou d'eau rougie.*

### POUDRE DE NAPHTALINE (Bouchard.).

| | | |
|---|---|---|
| Naphthaline | ⎱ āā | 5 gr. |
| Sucre | ⎰ | |
| Essence de bergamote | | I à II gouttes |

*Diviser en 20 paquets. 1 paquet toutes les heures.*

DYSENTERIE : Purgatifs cholagogue, pilules de Segond, calomel, ailante glanduleux, ipéca, ipéca à la brésilienne.

### POTION A L'IPÉCA (Delioux de Savignac).

| | |
|---|---|
| Poudre d'ipéca | 4 gr. |

*Faire bouillir dans :*

| | |
|---|---|
| Eau | 300 — |

*Filtrer et ajouter :*

| | | |
|---|---|---|
| Sirop d'opium | } ãã | 30 gr. |
| Hydrolat de cannelle | | |

*A prendre par cuillerée à bouche d'heure en heure.*

*Traitement externe.* — Lavement iodé (Delioux de Savignac), pansements intestinaux, entéroclisme.

LAVEMENT ASTRINGENT.

| | | |
|---|---|---|
| Extrait de saturne | 3 | gr. |
| Eau | 250 | — |

*Traitement hygiénique*, régime lacté.

ENTÉRITE, poudres inertes, *préparations opiacées*, cataplasmes, régime lacté.

## KYSTES HYDATIQUES. — *Traitement prophylactique :* ébullition de l'eau.

*Traitement de la période d'état :* Iodure de potassium (Semmola), électrolyse.

*Ponction aspiratrice, ouverture de la poche*, procédé de Bégin; procédé de Récamier et Gallard; procédé de Jobert (laisser le trocard en place); lavage de la poche, pansement antiseptique.

## LARYNGITE STRIDULEUSE. — Bromure de potassium. — Chloral, cocaïne, applications locales chaudes.

## LOMBRIC. — V. *Vers intestinaux.*

## MÉNINGITE. — Calomel à doses fractionnées, sulfate de quinine, iodure de potassium, extrait de noyer (Luton, de Reims), tannin.

*Médication calmante :* Bromure de potassium, médication opiacée. tannin.

*Médication locale :* Réfrigérants, glace, irrigations d'eau froide.

*Médication révulsive:* Vésicatoire, frictions stibiées, huile de croton.

## MÉTRORRHAGIE. — *Ergot de seigle :* ergotine, ergotinine, injections sous-cutanées d'ergotine et d'ergotinine.

INJECTION D'ERGOTINE.

| | | |
|---|---|---|
| Ergotine | | 2 gr. |
| Glycérine neutre | } ãã | 15 — |
| Eau | | |

*Injecter une seringue entière du mélange.*

| | |
|---|---|
| Ergotinine de Tanret | 0 gr. 010 milligr. |
| Eau de laurier-cerise | 10 — |

*Injecter un demi-centimètre cube de cette solution.*

Suppositoire à l'ergotine, sulfate de quinine, alcool à haute dose, *Traitement local.*

Injections chaudes : 40 à 45 degrés (Ricord et Tarnier).

Injections astringentes : perchlorure de fer.

Applications locales de glace, tamponnement.

Position de la malade : immobilité.

*Traitement de la cause.*

**MIGRAINE.** — V. *Névralgie.*

**MYÉLITE.** —*Traitement local.*— *Révulsions :* pointes de feu, frictions irritantes, pommade de Gondret, pommade stibiée, moxa, cautères, applications réfrigérantes, sac de glace (Cohapmann), sac d'eau chaude.

*Électricité* : Courants continus, ascendants et descendants, courants intermittents, électropuncture.

*Hydrothérapie :* Balnéation.

*Traitement pharmaceutique* : Strychnine, iodure de potassium, bromure de potassium, nitrate d'argent, phosphore, phosphure de zinc, acétanilide.

*Médication calmante :* Opium et ses dérivés.

*Médication spéciale.* — Traitement de la cause, forme aiguë, forme chronique, myélites systématisée.

**NÉPHRITE.** — V. *Reins.*

**NÉVRALGIES.** — *Médication analgésique :* Injections de morphine, paraldehyde, chloral, aconit, aconitine, acétanilide, antypirine, en injections sous-cutanées 0,50 par cent. cube d'eau, injecter une seringue entière (Germain Sée), alcoolature de racine d'aconit, gelsemium, gelsemine, piscadia erythrina.

> Teinture de piscidia           10  gr.
> *X gouttes à prendre 5 fois par jour.*

*Traitement révulsif :* Vésicatoire, cautérisation, pointes de feu, acupuncture, électropuncture, aquapuncture, injections substitutives (Luton), sulfure de carbone, injections de chloroforme.

Procédés réfrigérants, pulvérisations d'éther, chlorure de méthyle (Debove).

*Hygiène thérapeutique :* Massage, hydrothérapie, électrothérapie, courants continus.

*Traitement chirurgical :* Elongation des nerfs, névrotomie, névrectomie.

*Métallothérapie.*

Névralgie faciale : Aconitine, gelsemine, sulfate de cuivre ammoniacal (Féreol), application externe de menthol, opium, morphine, acétanilide, antipyrine, sulfate de quinine.

*Traitement chirurgical.* (V. *Névralgie.*)

Névralgie sciatique : Térébenthine (Martinet), acide salicylique, opium.

*Médication révulsive* sous toutes ses formes, pulvérisation de chlorure de méthyle.

Migraine : Aconitine, morphine, caféine, guarana et paulinia, éthoxy-caféine (Filehne), antipyrine, hydrothérapie.

**OXYURE.** — V. *Vers intestinaux.*

**PÉRICARDE** (maladies du). — *Péricardite :* Médication révulsive, vésicatoire, pointes de feu, paracenthèse du péricarde.

**PLEURÉSIE.** — *Médication révulsive :* Vésicatoires, teinture d'iode, pointes de feu, ventouses scarifiées.

*Traitement de l'épanchement :* Injections de pilocarpine, diurétiques et sudorifiques, diète sèche, *ponction aspiratrice.*

PLEURÉSIE PURULENTE : Ponction, pleurotomie précoce et tardive, pleurotomie antiseptique, lavages antiseptiques, pansements rares, résection des côtés (opération d'Estlander).

## PHTHISIE PULMONAIRE.

*Injections pulmonaires directes* (Hiller, Lépine, Gouguenheim).

*Injections sous-cutanées antiseptiques :* Acide phénique (Filleau), iode et iodures.

*Injections rectales gazeuses* (Bergeon), avec hydrogène sulfuré et sulfure de carbone.

*Injections sous-cutanées à la vaseline* (Albin Meunier), eucalyptol, iodoforme, sulfure de carbone.

*Inhalations :* Vapeurs d'acide fluorhydrique (Chevy, Seiler), mélanges antiseptiques, iode, iodoforme, goudron, mélanges complexes (Le Fort (de Lille), acide sulfureux.

*Pulvérisations :* De biiodure de mercure (Miquel), pulvérisations sulfureuses, balsamiques et modificateurs de l'expectoration, créosote, gommes, résines, térébenthine, eucalyptus eucalyptol.

*Médication sulfureuse.*

*Médicaments agissant sur la nutrition :* arsenic, huile de foie de morue, succédanés de l'huile de foie de morue, huile de squale, huile phosphorée, glycérine (Jaccoud), phosphates de soude, de potasse, vins phosphatés.

VIN PHOSPHATÉ.

| | | |
|---|---|---|
| Phosphate de soude | 6 | gr. |
| Phosphate de potasse | 3 | — |
| Vin de Bagnols | 200 | — |
| Sirop d'écorces d'orange | 60 | — |

*Médication révulsive :* Pointes de feu, vésicatoires, teinture d'iode.

*Médication calmante :* Opium et ses alcaloïde, belladone, aconit, eau de laurier-cerise, chloral, uréthane.

*Médication anti sudorale :* Granules d'atropine (Vulpian), phosphate de chaux (Guyot), agaric et agaricine, seigle ergoté, ergotine, ergotinine (Tenneson), lotions froides et lotions vinaigrées.

*Médication antifébrile :* Sulfate de quinine, antipyrine.

*Médication tonique :* Alcool, quinquina, morphine.

TRAITEMENT HYGIÉNIQUE : Lait, lait fermenté, koumys, kéfyr, galazyme, aliments gras, beurre, viande crue, sang, suralimentation, poudre de viande, gavage.

CLIMATOTHÉRAPIE : Climats d'altitude, climats de plaine, gymnastique respiratoire, aérothérapie, bains d'air comprimé, air marin, diète respiratoire, gymnastique, hydrothérapie.

**PNEUMONIE.** — V. *Poumon.*

**POUMON** (maladie du). — PNEUMONIE.

*Antimoniaux :* Tartre stibié, 0,30 centigr. par jour, kermès, oxyde blanc d'antimoine. Ipéca, digitale, sulfate de quinine, vératrum et vératrine. Médicaments antithermiques, antipyrine.

*Médication tonique :* Alcool, potion de todd.

*Médication révulsive :* Ventouses scarifiées, vésicatoires.

EMPHYSÈME PULMONAIRE. — *Traitement aérothérapique :* Bains d'air comprimé, inspirations dans l'air comprimé et expiration dans l'air raréfié, appareil de Waldenburg, appareil de Dupont, respirateur élastique de Bazile Ferris.

*Climatothérapie :* Séjour des altitudes. (Voir *Asthme.*)

GANGRÈNE DU POUMON. — *Médication antiseptique :* Eucalyptol (Bucquoy), hyposulfate de soude (Lancereaux), inhalations antiseptiques iodoformées. *Médication tonique.*

# PYÉLITE. — V. *Reins.*

**REINS** (maladies des). — GRAVELLES URINAIRES. — Diviser les gravelles en deux grands groupes : les *gravelles acides* qui comprennent la gravelle urique et la gravelle oxalique, et les *gravelles alcalines* qui comprennent la gravelle calcaire et la gravelle ammoniacale.

GRAVELLE URIQUE : Diurétiques alcalins.

SIROP DIURÉTIQUE.

| | |
|---|---|
| Citrate de potasse | 12 gr. |
| Infusion d'arénaria rubra | 90 — |
| Sirop des cinq racines | 30 — |

*Par cuillerées à bouche dans les vingt-quatre heures.*

*Sels de lithine :* 0,50 centigr. de carbonate de lithine dans un verre d'eau de seltz au déjeuner et au diner, mélange effervescent de carbonate de lithine.

*Sels de soude : Eaux alcalines,* benzoate de soude.

*Hygiène thérapeutique :* Régime alimentaire spécial, exercices, hydrothérapie, eaux minérales diurétiques.

GRAVELLE OXALIQUE : Diurétiques, mais surtout traitement hygiénique, pas d'alcalins.

*Hygiène alimentaire spéciale,* suppression de tous les aliments contenant de l'acide oxalique.

LITHIASES ALCALINES : La plus fréquente est la gravelle ammoniacale.
*Modificateurs des urines :* Huile de Harlem. *Résines et baumes :* Buchu, boldo, santal, térébenthine (Pichi).

PILULES DE TÉRÉBENTHINE.

| | | |
|---|---|---|
| Térébenthine de Venise | } āā | 10 centigr. |
| Extrait mou de quinquina | | |

*Pour 1 pilule. 3 pilules au déjeuner et au diner.*

Acide borique.

*Traitement local :* Injections d'acide borique, de résorcine, d'acide salicylique, etc., lavages de la vessie. *Hygiène alimentaire :* Régime lacté.

COLIQUES NÉPHRÉTIQUES : Médication opiacée, injections de mor-

phine, suppositoires calmants, chloral, lavements de chloral, chloroformisation à la reine, diurétique, bains.

HÉMATURIE : Traitement de la cause, traitement du symptôme,
seigle ergoté, ergotine, ergotinine, capsules de santal.

PYÉLITE : *Balsamiques, antifermentescibles*, térébenthine, goudron,
benzoate de soude, régime lacté. *Intervention chirurgicale :* Néphrec-
tomie et néphrotomie.

NÉPHRITE AIGUE. — *Médication antiphlogistique :* Ventouses scarifiées. *Médication révulsive :* Pointes de feu, vésicatoires à l'ammoniaque, vésicatoires à la cantharide.

NÉPHRITE CHRONIQUE. — *Diurétique, sudoriques, purgatifs,* purgatifs drastiques. *Préparations tanniques,* préparations iodées, *régime
lacté,* trinitrine, inhalations d'oxygène, bains d'air comprimé.

URÉMIE. — Purgatifs, régime lacté.

## RHUMATISME ARTICULAIRE AIGU. — MÉDI-
CATION SALICYLÉE : Acide salicylique, salicine, salicylate de soude,
salicylate de lithine.

### SOLUTION DE SALICYLATE.

| | |
|---|---|
| Salicylate de soude | 15 gr. |
| Eau | 250 — |

*De 2 à 6 cuillerées à bouche par jour.*

Antipyrine, acétanilide.

TRAITEMENT ALCALIN. — *Sels de potasse :* Bicarbonate de potasse
carbonate de potasse et nitrate de potasse. *Sels de soude :* Bicarbonate de soude et benzoate de soude. *Sels ammoniacaux :* Propylamine et trimethylamide, cyanures, cyanure de zinc (Luton).

*Traitement local :* Applications iodées, coton iodé, révulsifs, vésicatoires, pointes de feu, immobilité, liniment.

### LINIMENT CALMANT.

| | | |
|---|---|---|
| Laudanum | | |
| Chloroforme | āā | 20 gr. |
| Huile de jusquiame | | |

*Baumes :* Oppodeldoch, de Fioravanti, liniments térébenthinés.

BALNÉOTHÉRAPIE : *Bains de vapeur, bains sulfureux.*

## RHUMATISME CHRONIQUE. — Arsenic, iode et
iodure, salicylate de soude et de lithine. Electrothérapie, massage.
*Traitement thermal, climatothérapie.*

## ROUGEOLE. — Sudorifiques.
Traitement des complications. (V. *Broncho-pneumomie, diarrhée.*)

## SCARLATINE. — *Traitement de la période d'éruption,*
médicaments sudorifiques, bains froids et effusions d'eau froide, lorsque l'éruption est incomplète ou se fait mal. Médicaments antithermiques, médication tonique,

*Traitement de la période de démasquation,* onction avec des corps
gras. Axonge (Eberth), huile (Scontitters), vaseline.

*Hygiène alimentaire* (régime lacté, chambre à température constante),
bains chauds.

## SCIATIQUE. — V. *Névralgie.*

## SYPHILIS. — Diviser le traitement par périodes.

1° Période. — *Traitement local :* Iodoforme, pommade mercurielle, solutions antiseptiques, résorcine.

2° Période. — *Traitement mercuriel :* Mercure sous toutes ses
formes, mercure métallique (pilules de Sédillot). Bichlorure de mercure (liqueur de Van Swieten) protochlorure de mercure (électuaire
brésilien), protoiodure de mercure (pilules de Ricord), biiodure de
mercure (sirop de Gibert). Frictions mercurielles, bains de sublimé
fumigations mercurielles, injections hydragyriques sous-cutanées,
peptones mercuriques ammoniques, calomel, oxyde jaune de mercure.

*Période de transition.* — Traitement ioduré et traitement mercuriel.

*Période tertiaire.* — Traitement ioduré.

*Traitement général de la syphilis.* — Méthode des traitements *suc-
cessifs* (Fournier), traitement interrompu par des stades de repos,
dits *stades* d'accoutumance. De trois à quatre années de traitement.

*Traitement végétal.* — Gaïac, tayuya, pilocarpine, robs végétaux.

## TÆNIA. — V. *Vers intestinaux.*

## TUBERCULOSE PULMONAIRE. — V. *Phthisie.*

## URÉMIE. — V. *Reins.*

## VAGINITE. — Injections vaginales astringentes et modifica-
trices de résorcine (10 gr. de résorcine pour un litre d'eau fraîche),
de sulfate de cuivre.

| | |
|---|---|
| Sulfate de cuivre | 20 gr. |
| Eau | 1 litre |

de chloral,

| | |
|---|---|
| Chloral | 20 gr. |
| Eau | 100 — |

*Une cuillerée à bouche de cette solution dans* 1 *litre d'eau froide pour une
injection.*

Antisepsie vaginale, suppositoires vaginaux, injection de pommade
dans le vagin (Terrillon et Auvard). Terre glaise et glycérine (Tripier), tampons d'ouate enduits de pommades modificatrices, baume de
gurgum.

| | |
|---|---|
| Baume de gurgum | 1 partie |
| Eau de chaux | 2 — |

*Pour enduire un cône d'ouate qu'on introduit dans le vagin.*

Sachets médicamenteux, pulvérisation de poudres médicamenteuses,
irrigation continue.

## VARIOLE. — *Traitement de l'éruption :* traitement abortif,
masque abortif : collodion sublimé (sublimé corrosif, 0, 30 ; térébenthine de Venise, 50 ; collodion élastique, 30), à appliquer avec un pinceau sur la face (Delcour de Savignac).

POMMADE A L'ONGUENT NAPOLITAIN (Revillod, de Genève).

| | |
|---|---|
| Onguent napolitain | 20 gr. |
| Savon | 10 — |
| Glycérine | 4 — |

Emplâtre de vigo cum mercurio en masse épispastique, saupoudrer le tout avec de l'amidon (Duj.-Beaumetz).

Cautérisation des vésicules.

Traitement de l'éruption générale, acide phénique (Chaufrat), perchlorure de fer (Guipon, de Laon), térébenthine (Jenna de Buenos-Ayres).

Traitement éthéro-opiacé (Du Castel). Injections sous-cutanées d'éther, extrait thébaïque à la dose de 10 et 20 centigr.

Traitement de la septicémie, poudre désinfectante à l'acide salicylique (Baudon). Badigeonnages à la teinture d'iode (Boinet); bains médicamentaux, bains chloratés, au thymol, au vinaigre antiseptique.

Traitement de l'hyperthemie. Bains froids, médicaments antithermiques.

Traitement des troubles du côté du cœur. Toniques du cœur. Benzoates de soude et de caféine.

Traitement prophylactique, vaccin et revaccination.

**VERS INTESTINAUX.** — *Oxyure :* Traitement. Lavements anthelminthiques, lavements à l'eau sulfureuse (Lallemand). Lavements d'éther (Delasiauve). Lavements à la glycérine, lavements sucrés. Suppositoires d'onguent napolitain, mèches enduites d'onguent napolitain (Dumas, de Montpellier).

*Lombric.* — Calomel, mousse de Corse, santonine, méthode évacuante (Guermonprez).

*Tænia.* — Tænicides et tænifuges, association des deux médicaments. Faire coïncider le tænifuge avec la période où le tænicide tient le vers endormi, avoir toujours soin de faire aller le malade à la garde-robe dans un vase plein d'eau; administrer toujours les tænifuges à jeun.

Écorce de grenadier, pelletiérine, potion au tannate de pelletiérine, Kousso Kamala, fougère mâle associée au calomel (4 gr. d'extrait en capsules et 0 gr. 50 cent. de calomel), graines de citrouille, strychnine (Masse, de Bordeaux).

**VOMISSEMENTS.** — V. *Estomac* (Dyspepsie).

# CINQUIÈME PARTIE

---

# DES EMPOISONNEMENTS

## ET CONTREPOISONS

---

Dans cette partie du Formulaire, nous avons encore adopté l'ordre alphabétique, et pour chaque empoisonnement nous avons résumé les principaux symptômes et le traitement qui leur était applicable. La plupart de nos indications sont tirées d'un travail du docteur William Murrell, ayant pour titre : *Waht to do in ceses of Poisoning.* (Que doit-on faire en cas d'empoisonnement?) Cet ouvrage nous a paru des plus complets et des plus pratiques.

D. B.

---

**ACÉTIQUE.** (acide). — *Symptômes*. — L'acide acétique peut détruire la muqueuse de l'œsophage et de l'estomac, et même produire la perforation.

Odeur dans l'haleine, grande douleur dans l'abdomen, etc., quelquefois convulsions, collapsus, mort.

*Traitement.* — 1° Magnésie à volonté; lait, huile, gruau épais.

2° Morphine : Injection hypodermique de 0,03 centigr.

3° Injection d'éther.

**ACONIT.** *Symptômes*. — Chaleur au creux de l'estomac, picotements dans la bouche, les lèvres et la langue, sensation de constriction dans la gorge, fourmillements, fréquence des mouvements de déglutition s'étendant à toute la surface du corps, engourdissement du bout des doigts, perte de la sensibilité, nausées, et souvent vomissements. Disparition des sensations, surdité, troubles de la vision. Pouls fort et fréquent, puis irrégulier, et finalement presque imperceptible. Respiration faible et peu fréquente. Parfois convulsions, mais ordinairement, pas de délire ni de coma. Pupilles généralement dilatées, quelquefois contractées, s'il n'y a pas de convulsions. — Prostration considérable. Transpiration froide et visqueuse vers la fin, et souvent mort subite, après quelques légers efforts faits par le malade pour essayer de se redresser.

*Traitement.* — 1° *Pompe stomacale ou vomitifs* : moutarde blanche, (1 cuillerée à bouche de la poudre dans de l'eau); sulfate de zinc, 2 gr. dans de l'eau; vin d'ipéca (2 cuillerées à bouche dans de l'eau); injection hypodermique d'apomorphine (0,30 centigr. de la solution à 2 pour 100).

2° *Stimulants,* à volonté : Alcool, sel volatil (sel ammoniac 2, carbonate de potasse 3). S'ils ne sont pas gardés par l'estomac, les bien délayer dans de l'eau et les injecter dans le rectum.

3° *Atropine* : Injection hypodermique de 0,10 centigrammes, de la solution à 1 pour 100, ou bien IV gouttes de la solution de sulfate d'atropine, ou XX gouttes de teinture de belladone par la bouche ou le rectum. Si le pouls devient meilleur, répéter la dose au bout d'un quart d'heure.

5° *Chaleurs* aux extrémités avec des serviettes chaudes ou des bouteilles d'eau chaude. Frictions avec la main. Massage.

6° Mettre le patient dans la *position couchée*.

7° *Digitale.* S'il ne survient pas d'amélioration, injection hypodermique de 1/2 milligramme de digitaline, ou bien de 1 gramme de teinture de digitale, répétés au bout de vingt minutes, si le pouls devient meilleur.

8° Inhalations de *nitrite d'amyle*.

9° Respiration artificielle pendant deux heures, si c'est nécessaire.

**ACONITINE.** — V. *Aconit.*

**ALCOOL.** — *Symptômes*. — Confusion de la pensée, étourdissements, difficulté à se tenir debout, ou à marcher, démarche chancelante, expression vague, face rouge, quelquefois pâle, conjonctives injectées, lèvres livides, haleine alcoolique, peau couverte de sueur, pupilles dilatées et fixes, parfois contractées ; convulsions, coma, mort. La rémission de ces symptômes n'est pas rare, suivie néanmoins d'une mort survenant rapidement en quelques heures ou le même jour.

*Traitement.* — 1° *Pompe stomacale ou vomitifs* : apomorphine (0,30 centigr. de la solution à 2 p. 100), moutarde (1 cuillerée à bouche dans de l'eau), sulfate de zinc (2 gr. dans de l'eau), vin d'ipéca (2 cuillerées à bouche dans de l'eau).

2° Si le patient est insensible, stimulez-le de toutes les manières que vous pourrez, frappez-le avec l'extrémité d'une serviette mouillée, pincez-le, faites-lui passer des courants interrompus dans les jambes.

3° *Café* fort et chaud (1/2 litre) par la bouche.

4° *Douches* froides et chaudes alternées.

5° Inhalations d'*ammoniaque* ou de *nitrite d'amyle*.

## AMANDES AMÈRES. — *V. Acide prussique.*

## AMMONIAQUE. — *Symptômes.* — Ordinairement, aussitôt après l'absorption, chaleur cuisante dans la bouche, la gorge, la poitrine et l'estomac ; lèvres et langue tuméfiées, rouges, luisantes et couvertes de morceaux d'épithélium détaché. — Toux suffocante, dyspnée violente, vomissements avec sécrétion abondante de salive mêlée de sang. Face pâle et anxieuse, yeux petits, hagards et injectés. — Pouls lent, membres froids. Irritation considérable du larynx et des voies respiratoires ; voix faible ou même aphonie — Mort immédiate, ou ne survenant que quelques jours après, à la suite d'une affection de la gorge ou des voies respiratoires.

*Traitement.* — 1° *Vinaigre* dilué dans de l'eau, jus de citron ou d'orange à volonté. — *Acide acétique* ou tout autre acide dilué dans une grande quantité d'eau. — (On peut employer le vinaigre de toilette.) — Si la déglutition est impossible, inhalation d'acide acétique ou de vinaigre sur un mouchoir de poche.

2° *Boissons émollientes*, telles que blancs d'œuf dans de l'eau, lait, tisane d'orge, d'arrow-root, etc., huile d'olive.

3° S'il y a de la dyspnée par suite d'œdème de la glotte, il est nécessaire de faire la trachéotomie.

4° Pour faire disparaître les douleurs, injection hypodermique de morphine (0 gr. 30 centigr. de la solution à 1 p. 100).

## ANILINE. — *Symptômes.* — Vertiges, sueurs profuses, du surface corps froide, face, lèvres et doigts d'une coloration bleue intense. Respiration haletante, odeur de l'aniline dans l'haleine.

*Traitement.* — Suppression de la cause, air frais, stimulants, respiration artificielle, saignée ou transfusion.

## ANTIMOINE, TARTRE STIBIÉ, ÉMÉTIQUE.
— *Symptômes.* — Saveur métallique dans la bouche, nausées, vomissements continus, chaleur ardente et sensation de constriction dans la gorge, difficulté dans la déglutition, douleur dans la bouche et le

pharynx, avec desquamation de la muqueuse, douleur à l'estomac, diarrhée violente. — Crampes dans les bras et les jambes, avec transpiration visqueuse, congestion de la tête et de la face, grande dépression, faiblesse considérable. — Pouls faible, respiration courte et douloureuse. — Collapsus, mort. Quelquefois absence de vomissements. Parfois encore, convulsions tétaniques et éruption pustuleuse de la peau semblable à celle de la variole.

*Traitement.* — 1° Dans les cas où il n'y a pas de vomissements (ce qui est rare), donner des *vomitifs :* apomorphine (0,30 centigr. de la solution à 2 p. 100), moutarde (1 cuillerée à bouche dans de l'eau), sulfate de zinc (2 gr. dans de l'eau), vin d'ipéca (2 cuillerées à bouche dans de l'eau). Eau tiède en grande abondance pour faciliter les vomissements.

2° *Acide gallique ou tannique :* 2 gr. dans de l'eau, répétés aussi souvent qu'ils sont rejetés. — Décoction d'écorce de chêne.

3° *Thé* et *café* forts en grande quantité.

4° *Emollients :* blancs d'œufs, tisane d'orge, d'arrow-root, lait, etc.

5° *Stimulants*, s'il y a collapsus, injections d'éther.

6° Envelopper le sujet dans une couverture chaude, bouteilles d'eau chaude aux pieds.

7° Morphine (injection de 0 gr. 03 centigr. de morphine) si les symptômes aigus se calment.

# ARSENIC, ACIDE ARSÉNIEUX, ARSENIC BLANC (Empoisonnements aigus). — *Symptômes.* — Apparition de ces symptômes dans l'intervalle d'un quart d'heure à une heure. — Faiblesse, dépression, douleur brûlante à l'estomac, nausées, vomissements de matières brunes mélangées de mucosités et striées de sang. — Ces matières peuvent être vertes comme de la bile, noires comme de la suie, ou bleues comme de l'indigo. — Vomissements pénibles, — Crampes violentes dans les jambes. — Sensation de constriction avec sécheresse ou chaleur dans la gorge, et souvent soif ardente. — Pouls petit, fréquent, irrégulier, devenant parfois imperceptible. — Respiration douloureuse, par suite de la grande sensibilité de l'abdomen. — Peau froide et visqueuse. — Collapsus. — Mort. Il peut se produire de petits accès tétaniques, de la salivation, de la rétention d'urine, en outre, une éruption (eczéma arsénical) peut apparaître sur la peau.

*Traitement.* — 1° *Pompe stomacale* ou *vomitifs :* apomorphine (injection hypodermique de 0,30 centigr. de la solution officinale), moutarde (1 cuillerée à bouche), sulfate de zinc (2 gr.). Puis administration d'une grande quantité d'eau chaude ou salée pour laver l'estomac. (Il est important que le poison soit intégralement rejeté.)

2° *Fer dyalisé,* donner à volonté du sexquioxyde de fer, fait en précipitant la teinture de perchlorure de fer par le carbonate de soude, et en filtrant à travers un mouchoir. (On doit donner ce médicament dans de l'eau chaude et en quantité illimitée ou du fer dialysé par doses de 90 gr. à plusieurs reprises.)

3° *Magnésie* en abondance.

4° *Huile de noix* ou huile commune, ou parties égales d'huile commune et d'eau de chaux, doses considérables et souvent répétées.

5º *Stimulants* à volonté, s'il y a prostration.

6º *Boissons mucilagineuses*, telles que blanc d'œuf, tisane d'orge, et de graine de lin.

7º *Chaleur*, couvertures chaudes, bouteilles chaudes aux extrémités, frictions.

8º *Morphine*, si les symptômes aigus diminuent, cataplasmes de farine de lin sur l'abdomen, et injection hypodermique de 0,03 centigr. de morphine.

**ARSENIC** (Empoisonnements chroniques). — *Symptômes*. — Paupières bouffies, douleur et rougeur des yeux, soif et sécheresse de la bouche, rougeur de la membrane intérieure du nez. Perte de l'appétit, sensation de poids au creux de l'estomac. — Peau sèche et d'aspect terne, souvent couverte de squames. Douleurs vives dans les membres et les articulations. Disparition du sommeil ou cauchemars, voix dure et rude. Nausées, vomissements, diarrhée, les matières rendues étant visqueuses et contenant du sang. Toux accompagnée quelquefois de crachats sanglants. Amaigrissement et faiblesse générale.

*Traitement*. — Suppression de la cause. — Changement d'air et de demeure. Toniques.

**ARUM MACULATUM.** — *Symptômes*. — Tuméfaction de la langue, vomissements intenses, convulsions, pupilles dilatées, insensibilité, coma.

*Traitement*. — 1º Vomitifs : sulfate de zinc ou ipéca.

2º *Huile de ricin*, 30 gr.

3º Tasse de café fort ;

4º Cataplasmes de farine de lin, s'il y a de la douleur.

**ATROPINE.** — *Symptômes*. — V. *Belladone*.

*Traitement*. — 1º *Pompe stomacale* ou *vomitifs* : apomorphine (0 gr. 30 centigr. de la solution hypodermique à 2 p. 100), moutarde (1 cuillerée à bouche), sulfate de zinc (2 gr.), vin d'ipéca (2 cuillerées à bouche). L'estomac peut être lavé avec du thé ou de l'acide tannique ;

2º *Stimulants* tels que alcool, sel volatil (ammoniaque et carbonate de potasse), éther chlorhydrique ;

3º *Café* fort ;

4º *Sinapismes* aux jambes, bouteilles d'eau chaude aux pieds ; stimulation avec une serviette mouillée, douches chaudes et froides alternées, courants interrompus dans les membres ; massage (etc.).

5º *Pilocarpine :* injection hypodermique de 0 gr. 60 centigr. de la solution à 5 p. 100, répétée aussi souvent qu'il est nécessaire, ou bien 7 grammes de teinture de jaborandi par la bouche ou le rectum.

6º *Respiration artificielle*.

**BARYUM** ou **BARYTE.** — *Symptômes*. — Douleurs dans l'estomac et l'intestin, vomissements, visage anxieux, pouls faible, respiration courte et saccadée. Quelquefois étourdissements, crampes, paralysie, convulsions. Collapsus, mort.

BEN — 518 —

*Traitement.* — 1° *Pompe stomacale* ou *vomitifs :* sulfate de zinc (2 gr.) moutarde (1 cuillerée à bouche), vin d'ipéca (2 cuillerées à bouche). L'amorphine peut être employée comme émétique ;

2° Sulfate de soude (sel de Glauber) à la dose de 30 gr. dans de l'eau ou du lait ; sulfate de magnésie (sel d'Epsom) à la dose de 30 gr. ; alun à la dose de 3 gr. 50 centigr. L'acide sulfurique dilué à la dose de 2 gr., peut être ajouté à ces médicaments ; on peut encore le donner seul, dilué dans l'eau. Le sulfate de soude est probablement le véritable antidote physiologique ;

3° Coucher le malade dans des couvertures chaudes. Bouteilles ou briques chaudes à ses pieds. Stimulants et injection d'éther, s'il y a collapsus. Injection hypodermique de morphine si la douleur persiste après atténuation des symptômes aigus.

## BELLADONE. — *Symptômes.* — Chaleur et sécheresse de la bouche et de la gorge avec suppression de la salive, difficulté dans la déglutition et soif ardente. Visage rouge, yeux proéminents et brillants, vision trouble ou double, pupilles largement dilatées et insensibles à la lumière. Grande excitation, délire bruyant, diminution du pouvoir musculaire, marche hésitante et chancelante. Peau sèche et quelquefois éruption semblable à celle de la fièvre scarlatine.

*Traitement.* — 1° *Pompe stomacale* ou *vomitifs :* moutarde (1 cuillerée à bouche) ; sulfate de zinc (2 gr.) ; vin d'ipéca (2 cuillerées à bouche). L'apomorphine peut être employée comme émétique ;

2° *Stimulants* tels que : alcool, sel volatil, éther chlorhydrique, etc. ;

3° *Café* fort et chaud ;

4° *Sinapismes* aux jambes, bouteilles d'eau chaude aux pieds, stimulation avec une serviette mouillée, douches chaudes et froides alternées, courants interrompus dans les membres (etc.) ;

5° *Pilocarpine :* injection hypodermique de 0 gr. 03 centigr., de pilocarpine (0 gr. 60 centigr. de la solution à 5/100), répétée, si c'est nécessaire, ou bien 7 gr. de teinture de jaborandi par la bouche ou le rectum ;

6° *Respiration artificielle,* pendant deux heures si c'est nécessaire, cathétérisme s'il y a rétention ;

7° Dans les mauvais cas ou en l'absence de pilocarpine, l'injection hypodermique de morphine ou de physostigmine est justifiée.

L'atropine est l'antagoniste de la physostigmine ; mais la valeur exacte de la physostigmine dans les empoisonnements par l'atropine est encore à déterminer.

## BENZINE. — *Symptômes.* — Poison actif. Les vapeurs agissent comme un narcotique, et par suite produisent certains symptômes nerveux. Bourdonnements dans la tête, tremblements convulsifs, contractions des muscles, convulsions, difficulté à respirer. Pris à l'intérieur, le poison peut provoquer de la dilatation de la pupille, du trismus, de l'irrégularité dans la respiration, de la froideur des extrémités, de la paraplégie, de la distension de l'abdomen, et enfin la mort.

*Traitement.* — 1° *Pompe stomocale* ou *vomitifs :* moutarde (1 cuillerée à bouche), sulfate de zinc (2 gr.), ipéca (2 gr.). Si ce sont des vapeurs qui ont été absorbées, ces procédés sont inutiles ;

2° *Stimulants* : alcool, ammoniaque (2 gr. dans de l'eau), éther chlorhydrique (2 gr. dans de l'eau), répétés souvent. Si le patient ne peut pas avaler, on peut injecter de l'alcool sous la peau. Inhalations d'ammoniaque au moyen d'un mouchoir de poche ;

3° *Douches* alternativement chaudes et froides, en projetant l'eau sur la poitrine.

4° *Atropine* : injection hypodermique de 0 gr. 10 centigr. de la solution officinale, ou XXX gouttes de teinture de belladone dans de l'eau par la bouche ;

5° *Respiration artificielle* jusqu'à ce que le patient soit revenu à lui ou que le cœur ait cessé de battre ;

6° *Électricité* : courants interrompus sur la poitrine ou dans la région du cœur.

## BICHROMATE DE POTASSIUM. — *Symptômes.* —

Poison irritant puissant. Vive douleur dans l'abdomen, vomissements violents. Pupilles dilatées. Crampes violentes dans les jambes. Dépression générale considérable, pouls faible, peau couverte d'une sueur visqueuse. Diminution considérable ou suppression totale de l'urine.

Les employés des manufactures souffrent d'une saveur nauséeuse amère dans la bouche, d'une irritation de la muqueuse du nez, d'éternuements incessants, d'une augmentation de la sécrétion lacrymale, et même d'une grande inflammation des yeux. Desquamation chronique des mains, des pieds et des épaules. Les attaques de conjonctivite ne sont pas rares. Avec le temps la destruction de la cloison du nez peut se produire.

*Traitement.* — 1° *Pompe stomacale* ou *vomitifs* : moutarde (1 cuillerée à bouche), sulfate de zinc (2 gr.); ipéca (2 gr.);

2° Carbonate de magnésie ou de chaux dans du lait, ou bien blancs d'œufs dans du lait ou de l'eau ;

3° Tisane d'orge, arrow-root ou gruau épais ;

4° Chaleur aux extrémités, stimulants à volonté et injection d'éther s'il y a collapsus, injection hypodermique de morphine pour calmer les douleurs.

## BISMUTH. — L'empoisonnement est probablement dû à la présence d'arsenic ou d'impuretés.

Pour le traitement, v. *Arsenic*.

## BRUCINE. — V. *Strychnine*.

## BRYONE. — *Symptômes.* — Etourdissements, délire, vomissements, diarrhée avec matières aqueuses, pupilles dilatées, coma.

*Traitement.* — 1° *Vomitifs* : moutarde, sulfate de zinc, ipéca ;

2° *Stimulants* : alcool, éther chlorhydrique, sel volatil, injection d'éther.

## CAFÉINE. — *Symptômes.* — Douleur cuisante dans la gorge et le pharynx, étourdissements, faiblesses, nausées, engourdissements, douleurs et sensibilité de l'abdomen, soif vive, langue sèche. Tremblements des extrémités ; pouls faible, peau froide, collapsus.

*Traitement.* — 1° *Vomitifs* : moutarde, carbonate d'ammoniaque, ipéca, sel ;

2° *Stimulants* à volonté. Alcool, champagne, sel volatil (etc.). Frictions avec la main. Chaleur aux extrémités. Massage ;

3° Morphine et atropine : injection hypodermique de 0 gr. 30 centigr. de morphine avec 0 gr. 01 centigr. d'atropine.

## CALABAR. — *Symptômes.* — V. *Physostigmine.*

*Traitement.* — 1° *Pompe stomacale* ou *vomitifs* : moutarde (1 cuillerée à bouche), sulfate de zinc (2 gr.), ipéca (2 gr.), apormophine (0 gr. 30 centigr. de la solution à 2/00) ;

2° *Atropine* : injection hypodermique de 0 gr. 10 centigr. de la solution à 1 p. 100 de sulfate d'atropine, ou XV gouttes de teinture de belladone par la bouche ou le rectum. — A répéter tous les quarts d'heure jusqu'à ce que la pupille soit dilatée, ou que le pouls soit relevé ;

3° *Chloral* : si le médicament précédent fait défaut donner 0 gr. 60 centigr. de chloral par la bouche ou le rectum tous les quarts d'heure ou toutes les heures ;

4° *Strychnine* : dans les cas désespérés, injection hypodermique de 0 gr. 25 centigr. de la solution à 2 p. 100 de nitrate de strychnine, ou 1 gr. 20 centigr. de teinture de noix vomique par la bouche ou le rectum ;

5° *Stimulants* à volonté : vin, éther chlorhydrique, sel volatil ;

6° *Respiration artificielle.*

## CAMPHRE. — *Symptômes.* — Odeur dans l'haleine, vertiges, défaillances, troubles de la vision, bourdonnements d'oreilles, délire, convulsions, visage contracté, refroidissement de la surface du corps, peau moite. Quelquefois douleurs et cuissons dans les organes génitaux, avec envies d'uriner. Pouls rapide et faible, respiration difficile. Jamais de douleurs ni de vomissements. La guérison peut être précédée d'un long sommeil avec sueurs abondantes.

*Traitement.* — 1° *Pompe stomacale* ou *vomitifs* : apomorphine (0 gr. 30 centigr. de la solution hypodermique à 2 p. 100) ; moutarde (1 cuillerée à bouche), sulfate de zinc et ipéca (2 gr. dans de l'eau) ;

2° *Stimulants* à volonté : sel volatil, inhalations d'éther, injections d'alcool sous la peau. Si le camphre a été pris sous la forme solide, il n'est pas prudent de donner des liqueurs spiritueuses par la bouche ;

3° *Chaleur* aux extrémités : couvertures chaudes, bouteilles d'eau chaude (etc.). Frictions avec la main ou de l'alcool. Massage ;

4° *Douches* chaudes et froides alternées sur la poitrine.

## CANTHARIDES. — *Symptômes* — Sensation de chaleur dans la gorge et l'estomac avec difficulté de la déglutition. Vomissements de mucosités mêlées de sang et pouvant contenir de petites parcelles de la poudre ingérée. Diarrhée avec matières sanguinolentes et visqueuses, salivation avec gonflement des glandes salivaires. Envie incessante d'uriner, avec évacuation d'un peu de sang seulement ou d'urine albumineuse à chaque tentative (symptôme caractéristique). Péritonite, température élevée, pouls rapide, maux de tête, abolition de la sensibilité, convulsions, mort.

*Traitement.* — 1° *Pompe stomacale*, si l'on s'aperçoit de suite de l'empoisonnement, et si la gorge peut supporter son emploi. Sinon *vomitifs* : apomorphine (0 gr. 30 centigr. de la solution hypodermique à 2 p. 100), moutarde (une cuillerée à bouche), sulfate de zinc ou ipéca (2 gr. dans de l'eau) ;

2° *Boissons émollientes* : tisane d'orge, gomme et eau, blanc d'œufs dans de l'eau, gruau, tisane de graine de lin, mais pas d'huile et sous aucune forme ;

3° *Morphine.* S'il y a de la douleur, 1 gr. 75 centigr. de laudanum par la bouche ou 0 gr. 03 centigr. de morphine par voie hypodermique. S'il y a diarrhée avec efforts, on peut préférer un suppositoire avec 0 gr. 03 centigr. de morphine ;

4° *Bains chauds* ou cataplasmes de farine de lin sur le ventre si les symptômes les plus aigus se calment.

## CARBONIQUE (acide). — *Symptômes.* —

Irritation de la gorge, pesanteur et douleurs dans la tête, engourdissement, étourdissements, bourdonnements d'oreilles, abolition graduelle de la puissance musculaire jusqu'à ce que le patient devienne insensible, et que la tête retombe sur la poitrine. Lividité de la face et du corps tout entier, battements violents du cœur, respiration rapide, coma, mort.

*Traitement.* — 1° *Plein air*, ouvrir toutes les portes et fenêtres ;

2° *Respiration artificielle ;*

3° Ammoniaque sous les narines. Frictions et chaleur aux extrémités, courants interrompus dans les membres ;

4° *Stimulants* en quantité modérée. Injection d'un demi-litre de café fort et chaud dans le rectum ;

5° Inhalations *d'oxygène* (environ 1 litre) si l'on peut s'en procurer ;

6° *Douches* froides sur la tête et la poitrine ;

7° La saignée, ou la transfusion peuvent bien faire.

## CARBONE (oxyde de). — Comme l'*acide carbonique*.

## CAUSTIQUE (potasse). — SOUDE CAUSTIQUE. —

Pour les symptômes. V. *Potasse* ou *soude*.

*Traitement.* — 1° Larges doses d'eau mélangée de vinaigre, d'acide acétique, d'acide citrique, ou de jus d'orange ;

2° *Boissons émollientes,* telles que blanc d'œuf dans de l'eau, lait, gruau, tisane d'orge (etc.) ;

3° Huile d'olive à volonté.

## CHLORAL. — HYDRATE DE CHLORAL. —

*Symptômes.* — Sommeil profond, abolition de la puissance musculaire, diminution ou abolition des actions réflexes et de la sensibilité. Face livide et gonflée, quelquefois rouge ; pouls lent, ou faible et rapide. Diminution de la fréquence des mouvements respiratoires. Pupilles contractées pendant le sommeil, parfois dilatées ; extrémités et surface du corps froides, température s'abaissant à 33°. Il peut y avoir sur la peau une éruption semblable à l'urticaire, dans les cas prolongés. Mort par arrêt de la respiration ou paralysie du cœur. Dans un cas, après guérison le malade resta idiot.

*Traitement.* — 1° *Pompe stomacale* ou *vomitifs*, moutarde (1 cuillerée à bouche), sulfate de zinc ou ipéca (2 gr.), apomorphine (0 gr. 30 centigr. de la solution à 2 p. 100), répétés s'il est nécessaire ;

2° Relever la température avec des couvertures chaudes, fréquemment renouvelées, des bouteilles d'eau chaude, des briques chaudes, des frictions sèches (etc.). Le massage est d'une grande utilité ;

3° Réveiller le malade, en le *stimulant* de toutes les manières, en lui parlant fort, en lui frappant le visage et la poitrine avec une serviette mouillée, en le pinçant, en lui sinapisant les jambes, en employant les courants dans les membres, etc. ;

4° Injection d'un 1/2 litre de *café* fort et chaud dans le rectum.

5° Dans les mauvais cas, injection hypodermique de 0 gr. 30 centigr. de la solution à 2 p. 100 de *strychnine,* ou 0 gr. 80 centigr. de teinture de *noix vomique* par la bouche ou le rectum, répétés si c'est nécessaire ;

6° Inhalations de nitrite d'amyle de temps en temps ;

7° *Respiration artificielle,* à continuer pendant quelques heures s'il est nécessaire.

**CHLORE** (inhalations). — *Symptômes.* — Irritation de la gorge, toux, difficulté à respirer, impossibilité d'avaler.

*Traitement.* — 1° *Air frais ;*

2° Inhalations de vapeur d'eau ;

3° Inhalations d'ammoniaque ou d'hydrogène sulfuré ;

4° Inhalations de chloroforme ou d'éther pour rendre la toux moins douloureuse.

**CHLOROFORME** (inhalations). — *Symptômes.* — Si connus qu'ils n'ont pas besoin d'énumération.

*Traitement.* — 1° Tirer la langue avec une pince, et dégager ainsi la bouche ;

2° Débarrasser complètement la poitrine : frapper le visage et la poitrine avec l'extrémité d'une serviette mouillée, ouvrir portes et fenêtres. Douches froides et chaudes alternées sur la tête et la poitrine ;

3° *Respiration artificielle* à commencer de suite ;

4° Mettre la tête plus bas que le reste du corps ;

5° Inhalations de *nitrite d'amyle ;*

6° *Electricité,* courants interrompus, un pôle au creux de l'estomac, et l'autre sur le larynx. On doit les employer avec prudence et pendant un temps très court seulement. Les forts courants doivent être évités.

**CHLOROFORME** (ingurgitation). — *Symptômes.* — Odeur dans l'haleine, anxiété, douleur cuisante dans la gorge, l'estomac et l'abdomen, froideur des extrémités, démarche chancelante. Quelquefois vomissements, insensibilité profonde, coma avec anesthésie complète, dilatation de la pupille, respiration stertoreuse, peau froide, pouls imperceptible.

*Traitement.* — 1° *Pompe stomacale* ou *vomitifs :* moutarde (1 cuillerée à bouche); sulfate de zinc ou ipéca (1 gr.) On peut employer l'apomorphine à la dose de 0 gr. 30 centigr. de la solution à 2 p. 100;

2° Administration copieuse d'eau contenant du carbonate de soude en solution;

3° *Stimuler* le patient de toutes les manières possibles, massage, sinapismes aux jambes;

4° Injection d'un 1/2 litre de *café* fort et chaud dans le rectum;

5° Inhalations fréquente de *nitrite d'amyle.*

**CHROMIQUE** (acide). — *Traitement.* — *Pompe stomacale* ou *vomitifs :* moutarde (1 cuillerée à bouche), sulfate de zinc (2 gr.), vin d'ipéca (1 cuillerée à bouche);

2° *Carbonate de magnésie* ou *de chaux* dans du lait ou blancs d'œufs dans du lait ou de l'eau;

3° *Boissons émollientes :* tisane d'orge, de graine de lin, arrow-root, rugau, etc.

**CIGUË. — CICUTINE.** — *Symptômes.* — Faiblesse des jambes, démarche titubante, abolition de la force musculaire dans les bras, et de tout pouvoir volontaire, pupilles dilatées et fixes, perte de la vue, impossibilité d'avaler, paralysie des muscles de la respiration, asphyxie, mort.

*Traitement.* — 1° *Pompe stomacale* ou *vomitifs :* moutarde (1 cuillerée à bouche), sulfate de zinc ou ipéca (2 gr.);

2° *Acide tannique* ou *gallique,* décoction d'écorce de chêne, ou thé fort en quantité illimitée; après quoi on peut encore vider l'estomac;

3° *Stimulants,* eau-de-vie, éther chlorhydrique, ammoniaque;

4° *Chaleur* aux extrémités au moyen de bouteilles d'eau chaude, de frictions, etc,;

5° *Respiration artificielle* longtemps continuée;

6° Injection hypodermiques de 0 gr. 30 centigr. de la solution de *sulfate d'atropine* à 1 p. 100.

**COLCHIQUE.** — *Symptômes.* — Douleur cuisante dans l'estomac, vomissements continus (les matières rejetées sont mêlées de sang). Irritation de la gorge et soif intense. Grande prostration, douleurs de tête, sueurs profuses, pupilles dilatées, pouls faible ou rapide et intermittent, secousses musculaires, douleur aux extrémités ou dans les articulations. L'intelligence peut être conservée, ou coexister avec du délire. Quelquefois suppression des urines. Symptômes quelquefois semblables à ceux du choléra.

*Traitement.* — 1° *Pompe stomacale* ou *vomitifs :* moutarde (1 cuillerée à bouche de sulfate de zinc (2 gr.), ou vin d'ipéca 2 cuillerées à bouche);

2° *Acide tannique* ou *gallique* par doses de 2 gr. souvent répétées, ou bien thé fort;

3° *Boissons émollientes :* blancs d'œufs dans de l'eau, tisane d'orge, arrow-root, etc.;

4° *Stimulants,* s'il y a des symptômes de collapsus; eau-de-vie, éther chlorhydrique, sel volatil, injection d'éther;

5° Injection hypodermique de 0 gr. 30 centigr. de morphine.

**COLOQUINTE** — *Symptômes.* — Vomissements continus (les matières rendues contiennent des mucosités et quelquefois du sang), faiblesse, extrémités froides, pouls faible, collapsus, mort.

*Traitement.* — 1° *Pompe stomacale* ou *vomitifs* : moutarde et eau, sulfate de zinc ou ipéca.

2° *Camphre* : X gouttes d'esprit de camphre, ou III gouttes d'essence de camphre sur du sucre ou dans du lait tout les quarts d'heure ;

3° *Laudanum* : 1 gr. 50 centigr. de laudanum dans un peu d'eau-de-vie et d'eau, ou si le patient ne peut avaler, le mêler avec 60 grammes d'amidon et d'eau, et le donner en lavement ;

4° *Stimulants* à volonté : eau-de-vie chaude, et eau, éther chlorhydrique, sel volatil, injection d'éther, etc. ;

5° *Boissons émollientes* : blancs d'œufs dans de l'eau, gomme et eau, tisane d'orge, arrow-root, etc. ;

6° *Chaleur* : couvertures chaudes, bouteilles d'eau chaude, briques chaudes aux pieds, frictions avec la main. — Cataplasmes chauds de farine de lin sur le ventre.

**CRAYONS DE COULEUR.** — *Symptômes.* — Variant avec la composition du crayon et la quantité absorbée ; généralement vomissements, soif intense, accompagnée parfois de convulsions et de mort.

*Traitement.* — Dépend des symptômes. Mais on doit toujours donner des vomitifs : sulfate de zinc, moutarde, et après eux 2 ou 3 cuillerées à bouche de fer dialysé dans de l'eau.

**CRÉOSOTE.** — V. *Acide phénique.*

**CROTON** (huile de). — *Symptômes.* — Douleur intense dans l'abdomen, vomissements, diarrhée. Les déjections ont pour caractère une grande fluidité. Pâle face, traits pincés, pouls petit et filiforme, peau moite, collapsus, mort.

*Traitement.* — 1° *Pompe stomacale* ou *vomitifs* : moutarde (1 cuillerée à bouche), sulfate de zinc ou ipéca (2 gr.) ;

2° *Boissons émollientes* à volonté : tisane d'orge, blancs d'œufs et eau, gruau, arrow-root, etc. ;

3° *Camphre* : III gouttes d'essence ou X gouttes d'esprit sur du sucre ou dans du lait toutes les dix minutes jusqu'à concurrence de 5 ou 6 doses ;

4° *Stimulants* à volonté : eau-de-vie, sel volatil, éther chlorhydrique, injection d'éther ;

5° Injection hypodermique de 0,03 centigr. de *morphine*, ou 1 gr. 75 de laudanum par la bouche, à répéter au bout d'une heure si c'est nécessaire ;

6° Cataplasmes de graine de lin sur le ventre.

**CUIVRE.** — *Symptômes.* — Saveur métallique dans la bouche, constriction de la gorge et du pharynx, épreintes et coliques dans l'abdomen, nausées et vomissements, diarrhée avec efforts, suppression partielle des urines, jaunisse. Respiration rapide et difficile, pouls petit et rapide, grande faiblesse, soif intense, sueurs froides, froideur des membres, maux de tête, étourdissements, coma, mort.

*Traitement.* — 1° *Lait* et *œufs* à volonté ;

2° *Pompe stomacale* ou *vomitifs*, moutarde (1 cuillerée à bouche), ipéca, large administration d'eau tiède ;

3° Tisane d'orge, ou d'arrow-root, ou gruau ;

4° Injection hypodermique de 0,03 centigr. de *morphine*, ou XXV gouttes du laudanum par la bouche ;

5° Application de cataplasmes de graine de lin sur le ventre.

**CURARE.** — *Symptômes.* — Symptômes généraux semblables à ceux de l'empoisonnement par la strychnine, mais jamais de tétanos. Paralysie des nerfs moteurs et mort par arrêt des mouvements respiratoires.

*Traitement.* — 1° *Respiration artificielle* à continuer jusqu'à ce que le poison soit éliminé ;

2° *Stimulants* à volonté : eau-de-vie, vin chaud, sel volatil, éther chlorhydrique ;

3° Si c'est par la surface d'une blessure que le poison a été introduit, faire une ligature au-dessus, et laver la blessure complètement. Si les symptômes diminuent, la ligature peut être desserrée avec précaution pour un moment seulement ;

4° La surface de la blessure doit être lavée souvent et avec soin.

**CYANHYDRIQUE** (acide). — V. *Hydrocianique (acide).*

**CYANURE DE POTASSIUM.** — *Symptômes.* — Apparaissent de suite. Douleur cuisante et intense à l'estomac, écume dans la bouche, perte de la force dans les membres, insensibilité, respiration spasmodique, convulsions, contracture des mâchoires et du corps tout entier, mort rapide.

*Traitement.* — 1° Large administration de *sulfate de fer* (vitriol vert) et d'eau, à prendre par doses de 30 grammes ;

2° *Pompe stomacale* ou *vomitifs* : moutarde, sulfate de zinc, ipéca ;

3° *Stimulants* : eau-de-vie, ammoniaque (2 gr. dans de l'eau), sel volatil (3 gr. 50 centigr. dans de l'eau), éther chlorhydrique (2 gr. dans de l'eau) fréquemment répétés. Si le patient ne peut pas avaler, donner ces médicaments en lavement, ou injecter l'alcool sous la peau. — Inhalations d'ammoniaque sur un mouchoir ;

4° *Douches* alternativement chaudes et froides, en projetant l'eau sur la poitrine ;

5° Injection hypodermique *d'atropine* (0,10 cent. de la solution à 1 p. 100), ou teinture de belladone à l'intérieur (XXX gouttes dans de l'eau) ;

6° *Respiration artificielle* (20 inspirations à la minute) à continuer une heure ou plus ;

7° *Électricité* : Courants interrompus sur la poitrine et dans la région du cœur ;

**DATURA. — DATURINE.** — V. *Stramonium.*

**DIGITALE. — DIGITALINE.** — *Symptômes.* — Diarrhée avec douleurs violentes dans le ventre. Vomissements (les matières rejetées ont une coloration verdâtre.) Pouls lent, petit, irrégulier, peu fréquent. Douleurs de tête, léthargie avec délire et convulsions. Pupilles dilatées, insensibles à la lumière, peau froide, pâle, couverte de sueur. Urines supprimées. Coma et mort souvent presque subite.

*Traitement.* — 1° *Pompe stomacale* ou *vomitifs* : moutarde, sulfate de zinc, ipéca, apomorphine ;

2° *Acide tannique* ou *gallique* (2 gr.) dans de l'eau chaude, répétés souvent, ou bien thé ou café fort et chaud ;

3° *Stimulants* : eau-de-vie chaude avec de l'eau, sel volatil, éther chlorhydrique, injectés dans le rectum s'ils ne sont pas retenus par l'estomac ;

4° Injection hypodermique de 0,10 centigr. de la solution *d'aconitine* à 1 p. 200, ou 0,30 centigr. de teinture d'aconit par la bouche ou le rectum, à répéter au bout d'une demi-heure, s'il y a amélioration sensible dans l'action du cœur ;

5° La position couchée doit être strictement conservée pendant quelque temps après que tous les symptômes ont disparu.

**DUBOISINE.** — P. le traitement, v. *Atropine.*

**ERGOT.** — *Symptômes.* — Action toxique légère. Une dose de 30 gr. d'extrait ne provoque généralement pas de symptômes d'empoisonnement à moins que la patiente ne soit enceinte. — Dans un cas, il y a eu : fourmillements dans les doigts et les pieds, crampes dans les jambes, les bras et la poitrine, avec vertiges et faiblesse, une sensation de froid sur tout le corps, pupilles dilatées, pouls petit, vomissements, diarrhée.

*Traitement.* — 1° *Pompe stomacale* ou *vomitifs* : moutarde, sulfate de zinc, ipéca ;

2° *Purgatifs* : huile de ricin (30 gr.), sulfate de magnésie (30 gr.), 1 goutte ou 2 d'huile de croton sur le dos de la langue ;

3° *Acide tannique* ou *galsique* par doses de 2 gr. dans de l'eau, souvent répétées, ou *thé* fort. Les introduire par la pompe stomacale si c'est nécessaire ;

4° *Stimulants* : eau-de-vie, sel volatil, éther chlorhydrique ;

5° Inhalations de *nitrite d'amyle,* et 0,001 milligr. de nitro-glycérine par la bouche (0,10 centigr. de la solution alcoolique à 1 p. 100) répétées tous les quarts d'heure ;

5° Position couchée ; chaleur aux extrémités.

S'il y a menace d'avortement à la suite de l'administration de l'ergot, le repos et l'opium sont les meilleurs remèdes. Si les symptômes sont alarmants, et la patiente enceinte, on doit prendre garde à la propriété que possède l'ergot de débarrasser l'utérus

**ÉTHER** (inhalation). — *Symptômes.* — Très connus.

*Traitement.* — 1° Tirer la langue et dégager la bouche.

2° *Respiration artificielle* immédiate, et la continuer deux heures s'il est nécessaire avec 18 inspirations à la minute ;

3° Débarrasser la poitrine, ouvrir portes et fenêtres, pour donner de l'air. Douches chaudes et froides alternées sur la tête et la poitrine ;

4° Inhalations de nitrite d'amyle ;

5° La trachéotomie peut être nécessaire.

## FOWLER (liqueur de). — V. *Arsenic.*

## GAZ D'ÉCLAIRAGE. — *Symptômes.* — Douleurs de tête et vertiges, perte de la mémoire, et de la puissance musculaire, inconscience, pupilles insensibles à la lumière, et dilatées, respiration pénible, convulsions, coma asphyxie, mort. Odeur du gaz dans l'appartement, et dans l'haleine du patient.

*Traitement.* — 1° Air frais. Ouvrir portes et fenêtres ;

2° *Respiration artificielle ;*

3° *Ammoniaque* sous les narines. Frictions et chaleur aux extrémités. Moutarde en feuilles, ou cataplasmes de farine de moutarde sur les jambes. Courants interrompus aux extrémités. Sinapismes sur le cœur.

4° *Stimulants* en quantité modérée par la bouche ou le rectum. Lavement d'un demi-litre de café fort ;

5° Inhalations d'oxygène (2 litres ou 2 litres et demi), si l'on peut s'en procurer ;

6° Douches chaudes et froides alternées sur la tête et la poitrine ;

7° La saignée peut être bonne.

## GELSEMIUM SEMPERVIRENS (jasmin de la Caropine). — *Symptômes.* — Douleurs de tête suivies de vertiges, douleur dans les prunelles et diminution de la vision. Ptosis, (le malade est complètement incapable d'ouvrir les yeux tout grands). — Diplopie avec vision double. Faiblesse dans les extrémités inférieures (le malade titube et se balance de côté et d'autre en marchant). Grande douleur dans la poitrine, suffocations, respiration pénible, écume dans la bouche, coma, mort.

*Traitement.* — 1° Si l'on est appelé aussitôt que le poison a été pris, on doit employer la *pompe stomacale* ou les *vomitifs :* moutarde, etc. — Après un long intervalle, on doit laisser de côté les vomitifs qui augmenteraient probablement la prostration.

2° Injection hypodermique de 0 gr. 10 centigr. de la solution d'*atropine* à 1 p. 100, à répéter au bout d'un 1/4 d'heure, s'il y a manque de respiration. En l'absence d'atropine, XV gouttes de teinture de belladone par la bouche.

3° *Stimulants :* eau-de-vie, éther chlorhydrique, sel volatil, s'il y a des signes de faiblesse de l'action du cœur ;

4° *Respiration artificielle.*

5° *Douches* chaudes et froides alternées sur la tête et la poitrine.

## HYDROCHLORIQUE (acide). — ACIDE CHLOR-HYDRIQUE. — *Symptômes.* — Chaleur cuisante s'étendant depuis la gorge jusqu'à la région de l'estomac, vomissements de liquides acides, de couleur foncée, mêlés de mucosités et de sang. Langue tuméfiée et sèche, soif intense, difficulté à avaler. Pouls petit, fréquent, irrégulier. Peau froide et visqueuse. Intelligence conservée jusqu'à la fin. Mort ne survenant souvent qu'après quelques semaines.

*Traitement*. — 1° Larges administrations de savon et d'eau, à prendre par doses de 30 gr. Bicarbonate de potasse, de soude, d'ammoniaque, sel volatil, ou même lessive commune de soude à volonté, bien délayé dans de l'eau. La magnésie ou l'eau de chaux peuvent être employées.

2° Lait, huile, gruau épais, blanc d'œufs et eau, gomme et eau, tisane de graine de lin ;

3° Injection hypodermique de morphine ;

4° En règle générale la pompe stomacale ne peut être employée avec sûreté.

## HYDROCYANIQUE (acide). — ACIDE CYANHYDRIQUE.

— *Symptômes*. — Surviennent pendant l'acte même de la déglutition ou presque aussitôt. Insensibilité rapide avec yeux fixes et brillants, pupilles dilatées et insensibles à la lumière, membres flasques, peau froide et couverte d'une sueur visqueuse, pouls imperceptible. Respiration haletante, et à longs intervalles. Il peut y avoir des convulsions.

*Traitement*. — V. *Cyanure de potassium*.

## HYOSCYAMINE.

— V. *Atropine* pour le traitement, et *Jusquiame* pour les symptômes.

## IODE.

— *Symptômes*. — Douleur et chaleur dans la gorge et l'estomac, avec vomissements et diarrhée (les matières vomies peuvent être jaunies par l'iode, ou bleues, s'il y a quelques matières amylacées dans l'estomac ; les déjections peuvent contenir du sang). Vertiges, faiblesse, et quelquefois mouvements convulsifs.

*Traitement*. — 1° *Pompe stomacale* et *vomitifs* : moutarde, sulfate de zinc, vin d'ipéca (30 gr. ou plus) ;

2° Amidon et eau, ou arrow-root, gruau, blancs d'œufs et eau, à volonté ;

3° Inhalations de *nitrite d'amyle ;*

4° Injection hypodermique de 0 gr. 03 centigr. de morphine pour calmer les douleurs, répétée aussi souvent que nécessaire.

## IODOFORME.

— *Symptômes*. — Léger délire nocturne, assoupissement inexplicable, amaigrissement progressif avec température élevée et pouls rapide. Les symptômes ressemblent parfois exactement à ceux de la méningite. Dans quelques cas la mort est survenue.

*Traitement*. — Suppression de la cause.

## JABORANDI.

— L'injection hypodermique de 0 gr. 10 centigr. de la solution d'atropine à 1 p. 100 peut arrêter immédiatement les symptômes. 1 gr. 50 de teinture de belladone par la bouche peut réussir tout aussi bien.

## JUSQUIAME. — HYOSCYAMINE.

— *Symptômes*. — Grande excitation, pouls ample, face rouge, vertiges, abolition de la puissance musculaire des membres, pupilles dilatées, vision double, nausées, vomissements. A hautes doses, perte ou incohérence de la parole, délire, confusion de la pensée, insensibilité et coma.

*Traitement.* — V. *Atropine.*

**KAIRINE.** — A hautes doses produit la cyanose et le collapsus. Pour le traitement, V. *Résorcine.*

**LAURIER** (eau de). — V. *Acide prussique* ou *cyanhydrique.*

**LOBÉLIE.** — Vomissements considérables avec dépression intense et prostration. Maux de têtes, vertiges, tremblements, insensibilité, convulsions, collapsus, mort.

*Traitement.* — 1° Comme d'ordinaire la lobélie provoque les vomissements, les vomitifs sont inutiles. Chez les gens d'un certain âge ou les jeunes enfants, il peut être nécessaire d'employer la pompe *stomacale* ou les *vomitifs* : moutarde, sulfate de zinc, ou ipéca ;

2° *Acide tannique* et *gallique* (2 gr.) souvent répétés, ou *thé* fort. On les introduira avec la pompe stomacale ou le siphon, si c'est nécessaire ;

3° *Stimulants* : eau-de-vie, sel volatil, etc., à volonté, injection d'éther ;

4° 1 gr. 20 de teinture de *noix vomique* par la bouche, ou mieux, injection hypodermique de 0 gr. 10 centigr. de la solution de *nitrate de strychnine* à 2 p. 100 ;

5° Chaleur aux extrémités et à la surface du corps. Couvertures et bouteilles chaudes ;

6° Position couchée à faire conserver strictement, même après la disparition des symptômes aigus.

**MORPHINE** (empoisonnements aigus). — *Symptômes.* — D'abord il peut y avoir excitation mentale d'une nature agréable avec augmentation de l'activité physique, et accélération des battements du cœur. Puis sécheresse de la bouche, augmentation de la soif, maux de tête, lassitude, sensation de poids dans les membres, incapacité à se mouvoir, somnolence et diminution de la sensibilité. Puis ces symptômes passent à un état de sommeil profond tel que le malade ne peut s'éveiller ; en même temps cessation des actions réflexes, yeux à demi fermés, pupilles fortement contractées (rarement dilatées); la mâchoire inférieure retombe, la peau est froide et visqueuse, le seul signe de vie qui reste est fourni par la continuation de la circulation et de la respiration. Respiration lente, pénible, irrégulière et stertoreuse, pouls faible, dépressible et presque imperceptible. Le pouls et la respiration cessent enfin et la mort s'ensuit.

*Traitement.* — 1° Si le poison a été pris par la bouche, *pompe stomacale* ou *vomitifs* : moutarde, sulfate de zinc, ipéca, apomorphine. Lavage de l'estomac. Dans ces empoisonnements les vomissements sont provoqués difficilement. Si la morphine a été absorbée par voie hypodermique ce traitement doit être laissé de côté ;

2° Tenir le malade debout, le frapper avec une serviette mouillée, lui parler et le stimuler de toutes les manières : applications d'électricité aux membres, ammoniaque sous le nez, etc. ;

3° Lavement de 1/2 litre de café fort et chaud ;

4° Projeter de l'eau froide sur la tête, répéter cela fréquemment, essuyer le malade dans l'intervalle;

5° S'il y a des symptômes d'affaiblissement de la respiration, donner une injection de 0 gr. 002 milligr. de sulfate d'atropine répétée au bout d'un 1/4 d'heure, si c'est nécessaire. S'il est impossible de se procurer de l'atropine, injection hypodermique de 1 gr. 75 centigr. de teinture de belladone;

6° Inhalations de *nitrite d'amyle ;*

7° *Respiration artificielle ;*

8° Le massage est d'une grande valeur quand les symptômes aigus ont disparu.

### MORPHINE (empoisonnement chronique). — *Traitement.* —

I. Quand le médecin fait les injections.

1° Ne pas cesser subitement les injections;

2° Diminuer graduellement la dose ;

3° Ne pas donner la morphine pure, mais combinée avec l'atropine;

4° Diminuer la dose de morphine et augmenter celle de l'atropine, jusqu'à ce que les effets de cette dernière prédominent.

II. Dans les cas où l'administration de la morphine est entre les mains du malade :

1° Le malade devra donner à un gardien expérimenté la seringue et la solution de morphine ;

2° On doit diminuer la dose graduellement ;

3° L'intestin doit être entretenu libre ;

4° On doit donner des toniques et en particulier les tonique du cœur: spartéine, trinitrine (Oscar Jennungs et Ball);

5° Si le malade ne peut pas dormir, bromure de sodium, à la dose de 1 gr. 50 centigr. Répéter la dose s'il est nécessaire;

6° Si l'estomac est irrité ou si la diarrhée prédomine, salicytate de bismuth à la dose de 1 gr. 50 dans du lait 3 fois par jour. Un autre bon remède est l'acide phénique et la teinture d'iode à parties égales, à la dose de 1 goutte dans de l'eau 3 fois par jour avant le repas;

7° S'il y a dépression, donner des stimulants, mais avec prudence et seulement à doses modérées. Le champagne sec frappé et le vin de coca sont avantageux ;

8° On peut avoir recours à l'isolement, mais il est préférable de laisser le malade s'occuper et s'amuser;

9° Un bon agent de thérapeutique dans ces cas est le massage. L'électricité est avantageuse et doit être employée de pair avec ce moyen.

### MUSCARINE. — CHAMPIGNONS (*agaricus muscarius*). — *Symptômes.* — Apparaissant généralement dans l'espace de

1/2 heure à une heure après l'absorption. Coliques violentes avec vomissements et diarrhée. Grande excitation cérébrale suivie de coma. Pouls lent, respiration stertoreuse, pupilles dilatées, extrémités froides. Mort par suite de l'action sur le cœur.

*Traitement.* — 1° *Pompe stomacale* ou *vomitifs* : moutarde (1 cuillerée à bouche), sulfate de zinc ou ipéca (2 gr.) ;

2° *Atropine* : XX gouttes de teinture de belladone dans de l'eau, ou mieux injection de 0 gr. 10 centigr. de la solution d'atropine, à répéter au bout d'un 1/4 d'heure, s'il est nécessaire. C'est là le véritable antidote ;

3° *Huile de ricin* (30 gr.).

4° *Stimulants* : eau-de-vie, injection d'éther, esprit de chloroforme (3 gr. 50 dans de l'eau), ou sel volatil (3 gr. 50 dans de l'eau) ;

5° Chaleur aux extrémités et cataplasmes sur le ventre.

## NICOTINE. — V. *Tabac.*

## NITRATE D'ARGENT. — *Symptômes.* — Parfois vomissements d'une matière floconneuse blanchâtre, qui noircit à son exposition à l'air.

*Traitement.* — 1° *Sel commun* dissous dans du lait ou de l'eau, à volonté ;

2° *Vomitifs* : moutarde, sulfate de zinc, ipéca ;

3° Blancs d'œufs, tisane d'orge, arrow-root, etc.

## NITRATE DE POTASSE (salpêtre). — *Symptômes.* — Douleur cuisante et intense dans l'abdomen, nausées, vomissements, quelquefois diarrhée, froideur aux extrémités et dans les membres, paralysie partielle, tremblements, convulsions, collapsus.

*Traitement.* — 1° *Pompe stomacale* ou *vomitifs* : moutarde (1 cuillerée à bouche), sulfate de zinc ou ipéca (2 gr. dans de l'eau);

2° Boissons mucilagineuses, blancs d'œufs et eau, tisane de graine de lin, huile d'olive ;

3° *Stimulants*, s'il y a collapsus : V gouttes d'essence de camphre sur du sucre, ou bien alcool et eau chaude à volonté. Lavement alcoolisé, injections alcooliques sous la peau si la déglutition est abolie ; injection d'éther, etc.

4° *Chaleur*. Entourer le malade de couvertures chaudes. Eau chaude aux pieds, frictions et rubéfaction sur les membres. Position couchée strictement maintenue ;

5° Inhalations de *nitrite d'amyle ;*

6° Injection hypodermique de 0 gr. 15 centigr. de la solution hypodermique d'atropine, s'il y a des signes d'affaiblissement du cœur.

## NITRIQUE (acide). — ACIDE AZOTIQUE. — EAU-FORTE. — *Symptômes.* — Surviennent aussitôt : douleur cuisante intense dans la gorge et le pharynx s'étendant jusqu'à l'estomac. Vomissements violents (les matières vomies consistent en aliments mêlés de sang noir altéré, et de lambeaux de membranes colorées en jaune ; elles ont une réaction acide et une odeur caractéristique).La muqueuse de la bouche est molle et blanche, elle peut être jaune ou même noirâtre. Grande difficulté à parler, abolition complète de la faculté d'avaler. Douleur intense dans l'abdomen ; respiration difficile, pouls petit, fréquent et irrégulier, surface du corps

froide. Il y aurait probablement constipation et peut-être suppression des urines, si cet état durait quelque temps.

*Traitement.* — 1º Hautes doses de savon et d'eau à prendre de suite. Bicarbonate de potasse, de soude, ammoniaque, sel volatil ou même lessive commune de soude, à prendre à volonté, bien délayés dans de l'eau. Magnésie ou eau de chaux la main ;

2º Lait, huile, gruau épais, blancs d'œuf et eau, gomme et eau, tisane de graine de lin ;

3º *Morphine.* Injection hypodermique de 0 gr. 03 centigr ;

4º Généralement la pompe stomacale ne peut être employée avec sûreté. Si le larynx est intéressé, la trachéotomie peut être nécessaire. Le rétrécissement de l'œsophage peut survenir comme phénomène secondaire.

## NITRITE D'AMYLE. — *Traitement.* — 1º *Pompe stomacale* ou *vomitifs* : moutarde, sulfate de zinc, ou ipéca ;

2º *Air frais.* Ouvrir portes et fenêtres ;

3º Conserver la position couchée ;

4. *Respiration artificielle*, s'il est nécessaire.

## NITRITE DE SODIUM. — *Symptômes.* — Lividité de la peau, des lèvres et des mains ; secousses sur tout le corps. Sentiment d'anxiété avec prostration, nausées, vomissements.

*Traitement.* — 1º *Pompe stomacale* ou *vomitifs* : moutarde, ipéca ou sulfate de zinc ;

2º *Air frais ;*

3º Position couchée à maintenir ;

4º *Ergot.* 3 gr. 50 centigr. d'extrait par la bouche, ou 0 gr. 30 centigr. de l'injection hypodermique d'ergotine ;

5º *Atropine.* Injection hypodermique de 0 gr. 001 milligr. de sulfate d'atropine ;

6º *Respiration artificielle* s'il est nécessaire.

## NITRO-BENZINE. — ESSENCE DE MIRBANE. — *Symptômes.* — Ils peuvent tarder un jour ou deux. Lassitude, malaises, nausées, lourdeur particulière de la tête. Grande anxiété, manque de respiration, confusion de la pensée, cyanose souvent très marquée. Il peut y avoir des convulsions, quelquefois semblables au tétanos. Pupilles dilatées bien que généralement un peu sensibles à la lumière. Mort par asphyxie,

*Traitement.* — 1º *Pompe stomacale* ou *vomitifs* : moutarde (1 cuillerée), sulfate de zinc ou ipéca (2 gr.) ;

2º *Stimulants*, eau-de-vie, éther chlorhydrique, souvent répétés. Si le malade ne peut avaler, les administrer en lavements, ou injecter l'alcool sous la peau. Inhalations d'ammoniaque sur un mouchoir de poche ;

3º *Douches* chaudes et froides alternées, en projetant l'eau sur la poitrine ;

4º *Atropine.* Injection hypodermique de 0 gr. 10 centigr. de solution hypodermique d'atropine, ou 30 gouttes de teinture de belladone ;

5° *Respiration artificielle* à faire jusqu'à ce que le malade revienne à lui, ou qu'on ne puisse découvrir aucun battement du cœur ;

6° *Electricité.* Courants interrompus faibles sur la poitrine, et dans la région du cœur.

## NITRO-GLYCÉRINE. — *Symptômes.* — Maux de tête, palpitations. Fourmillements sur tout le corps, même au bout des doigts. Relâchement artériel (le tracé du pouls indiquant le dicrotisme). Rougeur légère de la face, confusion de la pensée. Dépression et sentiment d'anxiété. Nausées, quelquefois même vomissements. Collapsus.

*Traitement.* — 1° Position couchée à maintenir strictement ;

2° Eau froide ou glace à appliquer sur la tête ;

3° *Ergot.* 3 gr. 50 centigr. d'extrait par la bouche, 0 gr. 05 centigr. d'ergotine en injection sous-cutanée, répétés au bout d'un 1/4 d'heure ;

4° *Atropine.* Injection hypodermique de 0 gr. 001 milligr. de sulfate d'atropine, ou XX gouttes de teinture de belladone par la bouche ;

5° Injection d'éther.

## NOIX VOMIQUE. — *Symptômes.* — *Traitement.* — V. *Strychnine.*

## OPIUM. — *Symptômes.* — D'abord, période d'excitation cérébrale de nature agréable, avec accélération des battements du cœur, bientôt remplacée par des maux de tête, de la lassitude, une sensation de poids dans les membres, de l'incapacité à se mouvoir, de la somnolence, de l'affaiblissement, de la sensibilité, et de la contraction des pupilles. Au début, on peut encore stimuler avec difficulté, mais ensuite il est impossible de faire la plus légère impression sur lui ; les réflexes disparaissent, les yeux sont demi-clos, les pupilles cessent d'être impressionnées par la lumière, les muscles se relâchent, la mâchoire inférieure retombe, la peau est froide au toucher, la face, les lèvres sont pâles ou livides. La respiration devient bientôt lente, irrégulière et stertoreuse ; le pouls est faible et dépressible, et la mort survient.

*Traitement.* — 1° *Pompe stomacale* ou *vomitifs :* moutarde, sulfate de zinc ou ipéca (2 gr.). Injection hypodermique ; de 0 gr. 30 centigr. de la solution d'apomorphine à 1 p. 100 ;

2° *Stimulation.* Placer le malade debout, le frapper avec une serviette mouillée, le pincer, lui parler, le stimuler de toutes les façons possibles ;

3° *Café.* 1/2 litre de café fort et chaud, en lavement ;

4° *Douches.* Verser une grande cruche d'eau froide sur la poitrine, répéter souvent en essuyant bien dans l'intervalle ;

5° *Atropine.* Injection hypodermique de 0 gr. 003 milligr. de sulfate d'atropine, s'il survient de l'arrêt de la respiration. S'il n'y a pas d'atropine, 1 gr. 75 centigr. de teinture de belladone sous la peau ou par la bouche. On dit que 0 gr. 003 milligr. d'atropine sont l'antagoniste de 0 gr. 06 centigr. de morphine ;

6° *Nitrite d'amyle* à volonté ;

7° *Respiration artificielle.*

30.

**OXALIQUE** (acide). — *Symptômes.* — La mort peut être instantanée. Généralement, douleur cuisante à l'estomac, crampes dans les membres, vomissements de matières noirâtres, liquides, contenant du sang altéré. Sensation de constriction dans la gorge avec toux sèche. Diarrhée. Bouche sensible et généralement blanche. Il peut y avoir du tétanos ou du coma.

*Traitement.* — 1° Chaux ou blanc d'Espagne à donner à volonté dans de l'eau. Le lait de chaux est un antidote, mais la solution de sucrate est préférable. On doit les administrer par dose de 3 gr. souvent répétées ;

2° Huile de ricin (30 gr.) pour dégager l'intestin ;

3° L'administration de potasse, de soude, d'ammoniaque ou de carbonate de potasse, de soude, ou d'ammoniaque doit être évitée.

**PARALDÉHYDE.** — *Traitement.* — V. *Chloral.*

**PÉTROLE.** — *Symptômes.* — Variables, mais souvent coma. *Traitement.* — *Pompe stomacale* ou *vomitifs. Stimulants* à volonté. Chaleur aux extrémités.

**PHÉNIQUE** (acide). — **CARBOLIQUE** (acide). — **PHÉNOL.** — *Symptômes.* — Sensation de cuisson intense s'étendant de la bouche à l'estomac, arrivant de suite, au moment même de la déglutition, lèvres et bouches blanche et dures. Peau froide et visqueuse ; lèvres, paupières et oreilles livides. Pupilles contractées. Urines foncées, voire même noires, supprimées quelquefois. Insensibilité, coma, abolition complète des mouvements réflexes, respiration rapide et faible, mort. Il peut se produire une grande amélioration avec retour de la conscience, et alors surviennent, après quelques heures, le collapsus et la mort.

*Traitement.* — 1° Sel d'Epsom et sel de Glauber (sulfate de magnésie, et sulfate de soude) 30 gr. dans 3/4 de litre ou plus d'eau chaude. Les sulfates solubles forment dans le sang des sulfophénates qui ne sont pas nuisibles ;

2° *Pompe stomacale* ou *vomitifs* : apomorphine (0 gr. 30 centigr. de la solution à 2 p. 100), moutarde (1 cuillerée à bouche), sulfate de zinc ou ipéca (2 gr.) ;

3° *Lavage de l'estomac* avec du sulfate de soude ou de magnésie, ou de sucrate de chaux, dissous dans une grande quantité d'eau tiède, jusqu'à ce que l'odeur de l'acide ne soit plus perçue. Laisser l'estomac plein de la solution afin qu'il puisse l'absorber ;

4° Blancs d'œufs dans de l'eau en grande quantité ;

5° Donner 30 gr. *d'huile de ricin* ou 1/2 verre d'huile d'olive ;

6° *Stimulants* à volonté, eau-de-vie chaude avec de l'eau, éther chlorydrite, sel volatil, injection d'éther ;

7° Applications chaudes aux extrémités. Frictions, courants interrompus aux extrémités ;

8. *Atropine* Injection hypodermique de 0 gr. 03 centigr. de la solution à 1 p. 100 ;

9° Inhalation de *nitrite d'amyle* ; inhalation d'*oxigène* (Labato, de Poitiers).

10° Saignée ou transfusion dans les cas désespérés.

**PHOSPHORE.** — *Symptômes.* — Douleur à l'estomac. Vomissements, généralement ne durant pas longtemps (les matières vomies peuvent être lumineuses dans l'obscurité). Odeur de phosphore dans l'haleine. Douleur dans la région du foie. Troubles généraux considérables avec affaiblissement de l'action du cœur. Tendances aux hémorrhagies; saignements de nez, vomissements de sang. Il peut y avoir des petechies ou même des ecchymoses étendues. Les règles peuvent apparaître. Perte de l'intelligence avec coma, et dans quelques cas, délire bruyant et violent. Les convulsions ne sont pas rares. Urines diminuées, albumineuses. La mort peut arriver tout d'un coup et d'une manière inattendue. S'il y a guérison, la convalescence est longue.

*Traitement.* — 1° *Vomitifs* : sulfate de zinc et ipéca (2 gr. dans de l'eau).

2° *Sulfate de cuivre* à la dose de 0 gr. 20 centigr. dissous dans de l'eau, toutes les 5 minutes jusqu'à ce que les vomissements soient provoqués. Continuer alors le sulfate de cuivre à la dose de 0 gr. 05 centigr. tous les 1/4 d'heure, en l'administrant avec X gouttes d'acétate de morphine s'il est rejeté;

3° *Essence de térébenthine* à la dose de 2 gr. toutes les 1/2 heures;

4° *Purgation* avec 15 gr. de sulfate de magnésie.

**PHYSOSTIGMINE, ÉSÉRINE.** — *Symptômes.* — Vertiges, défaillances, prostration, abolition de la puissance musculaire dans les extrémités inférieures. Secousses dans les muscles. Pupilles contractées. — Mort par asphyxie.

*Traitement.* — V. *Calabar.*

**PICROTOXINE.** — *Symptômes.* — Nausées, vomissements, faiblesse musculaire, somnolence, quelquefois convulsions. Eruption scarlatiniforme dans quelques cas.

*Traitement.* —1° *Pompe stomacale* ou *vomitifs* : sulfate de zinc, ou ipéca (2 gr. dans de l'eau), moutarde (1 cuillerée à bouche dans de l'eau);

2° *Chloral.* 1 gr. 20 centigr. de chloral dans de l'eau, avec 0 gr. 60 centigr., en plus, au bout d'un quart d'heure, s'il est nécessaire.

3° *Bromure de potassium.* S'il y a tétanos, on peut le donner à la dose de 6 gr. tous les 1/4 d'heure, sans supprimer pour cela chloral.

**PILOCARPINE.** — V. *Jaborandi.*

**PITURI.** — *Symptômes.* — Narcotique léger. D'abord salivation, puis sécheresse de la bouche. C'est un puissant poison respiratoire; il produit en général de la faiblesse, de violents tremblements de tous le corps et de grands maux de tête.

*Traitement.* — Comme *Atropine.*

**PLOMB** (empoisonnement aigu). — *Symptômes.* — Sécheresse de la gorge, saveur métallique, soif intense, coliques, spécialement localisées au niveau de l'épigastre et soulagées par la pression, muscles de l'abdomen généralement contractés. Constipation constante. Crampes dans les membres, sueurs froides, paralysie des extrémités inférieures, convulsions.

*Traitement.* — 1° *Pompe stomacale* ou *vomitifs* : moutarde, sulfate de zinc, ipéca ;

2° 2 gr. d'*acide sulfurique* dilué, ou 15 gr. de sulfate de magnésie, ou de soude ; on peut même les donner tous les trois ensemble délayés dans de l'eau ;

3° Lait, blancs d'œufs et eau, tisane d'orge. — Cataplasmes sur le ventre.

4° S'il y a de la douleur, injection hypodermique de morphine.

**PLOMB** (empoisonnements chroniques). — *Symptômes.* — Douleur dans la région de l'ombilic, coliques. — Bouche sèche, haleine désagréable, soif, saveur astringente dans la bouche. — Liseré bleuâtre sur les gencives, dents noires et encrassées. — Perte de l'appétit, constipation. Paralysie d'un ou plusieurs groupes de muscles. — Perte du sommeil, douleur cuisante dans les épaules et les bras, anémie très marquée, épuisement, troubles de la digestion.—Douleurs articulaires simulant le rhumatisme. Anesthésie de larges plaques de la peau. — Amaurose. — Perte des appétits sexuels. — Avortements fréquents chez les femmes.

*Traitement.* — 1° Boissons salines le matin ;

2° Bonne nourriture ;

3° Massage ;

4° Faradisation ;

5° Traitement prophylactique, surtout pour ceux qui travaillent dans le plomb. Ateliers bien aérés. Les mains doivent être lavées avec soin et les vêtements de dessus changés avant de quitter l'atelier. — Les repas ne doivent pas être pris à l'atelier. Bains chauds fréquents. Acide sulfurique en boisson.

## POISONS DES CHAMPIGNONS. — V. *Muscarine.*

**POTASSE.** — *Symptômes.* — Saveur âcre et caustique. Destruction partielle de la muqueuse buccale. Chaleur et douleur dans la gorge s'étendant jusqu'à l'estomac. — Quelquefois vomissements (les matières vomies sont mêlées de sang noirâtre et de morceaux de muqueuse). Peau froide et visqueuse.— Diarrhée avec grande douleur dans le ventre. Il peut survenir du rétrécissement de l'œsophage comme accident secondaire.

*Traitement.* — 1° *Eau vinaigrée*, acide acétique, acide citrique, etc., à volonté.

2° Boissons émollientes, blancs d'œufs et eau, lait, gruau, tisane d'orge.

3° Huile d'olive en abondance.

**PRÉCIPITÉ BLANC** (calomel). — *Symptômes.* — Vomissements, crampes, diarrhée, douleur violente dans l'estomac, convulsions.

*Traitement.* — 1° *Pompe stomacale* ou *vomitifs* : moutarde, sulfate de zinc, ou ipéca ;

2° Blancs d'œufs et eau, en abondance. Farine et eau, arrow-root, gruau, tisane d'orge, de graine de lin.

3° *Stimulants* : eau-de-vie, éther chlorhydrique, etc.

## PRÉCIPITÉ ROUGE (oxyde rouge de mercure). — *Symptômes.* — Douleurs et crampes dans les extrémités inférieures, vomissements, peau froide et visqueuse. — Puis après quelques jours les gencives peuvent être intéressées.

*Traitement.* — V. *Précipité blanc.*

## PROTOXYDE D'AZOTE. — *Traitement.* — Comme *Ether.*

## PRUSSIQUE (acide). — V. *Acide hydrocyanique.*

## RÉSORCINE. — *Symptômes.* — Vertiges, insensibilité, sueurs profuses de la tête aux pieds, lèvres blanches, langue sèche, pupilles normales, conjonctives insensibles au toucher, dents serrées. Température basse. Urines noires.

*Traitement.* — 1° *Pompe stomacale* ou *vomitifs* : moutarde, ipéca, sulfate de zinc.

2° Blancs d'œufs et eau en grande quantité.

3° Lavages de l'estomac avec de la soude, ou du sucrate de chaux mêlés de grandes quantités d'eau tiède.

4° *Stimulants*, alcool chaud, etc.

5° *Chaleur aux extrémités.* Frictions, courants interrompus.

6° *Atropine* : injection hypodermique de 0 gr. 10 centigr. de la solution de sulfate d'atropine à 1 p. 100.

7° Inhalations de *nitrite d'amyle.*

8° De hautes doses de vin rouge sont employées en Allemagne comme antidote.

## SABINE. — *Symptômes.* — Douleurs, vomissements, efforts violents pour provoquer les selles, coma ou convulsions. — Mort en quelques heures ou après quelques jours.

*Traitement.* — 1° Vomitifs : moutarde, sulfate de zinc, ipéca ;

2° *Huile de ricin* (30 gr.);

3° *Cataplasmes* de farine de lin sur le ventre ;

4° *Morphine* : Injection hypodermique de morphine, s'il est nécessaire.

## SEL D'OSEILLE. — V. *Acide oxalique.*

## SOUDE. — *Traitement.* — 1° Vinaigre, acide acétique, acide citrique, jus d'orange, etc., délayés dans de l'eau, à volonté ;

2° *Boissons émollientes* : blancs d'œufs et eau, lait, gruau, etc.;

3° *Huile d'olive.*

## STRAMONIUM. — *Symptômes.* — Empoisonnement tout à

fait semblable à la belladone. Sécheresse de la peau et de la gorge. Pupilles dilatées. Délire, cauchemars, vision double, éruption de la peau, paralysie des extrémités inférieures. Coma.

*Traitement.* — Comme la belladone, moins la physostigmine.

**STRYCHNINE.** — *Symptômes.* — Tétanos, convulsions avec paroxysmes survenant après des intervalles qui varient dans différents cas de 3 minutes à une demi-heure, et ne durant que de 1 à 5 minutes au plus. Pendant les paroxysmes, yeux proéminents, pupilles dilatées, respiration difficile, pouls faible et très rapide. Quelquefois cris convulsifs, souvent grande anxiété; généralement mort par asphyxie pendant un paroxysme, ou après une période de collapsus.

*Traitement.* — 1° *Pompe stomacale* si on peut se la procurer rapidement; car après que les symptômes tétaniques se sont déclarés, l'introduction du tube peut provoquer un paroxysme, et doit par conséquent être négligé. —*Vomitifs* : moutarde, sulfate de zinc ou ipéca. S'il y a de la difficulté d'ouvrir la bouche, injection hypodermique d'apomorphine ;

2° *Charbon animal* à volonté, ou *teinture d'iode.* (A faire suivre d'un vomitif ou de la pompe stomacale.)

3° *Bromure de potassium*, 15 gr. dans de l'eau, avec 2 gr. d'hydrate de chloral. 7 gr. de bromure avec ou sans 0 gr. 60 centigr. de chloral on peut donner toutes les 15 ou 30 minutes s'il est nécessaire ;

4° Inhalations de *nitrite d'amyle ;*

5° On peut maintenir le malade sous l'influence du chloroforme ou de l'éther ;

7° *Curare* : Injection hypodermique de 0 gr. 20 centigr. de la solution de curare à 1 p. 12.

7° *Respiration artificielle*, si possible.

**SUBLIMÉ CORROSIF** (Bichlorure de mercure). — *Symptômes.* — Lèvres et bouche blanchâtres et tuméfiées. Saveur métallique dans la bouche, sensation de constriction de la gorge s'étendant à l'estomac. Douleur vive à l'estomac. Nausées avec vomissements de matières mélangées de sang. Diarrhée abondante, évacuations muqueuses et striées de sang. Visage tuméfié et rouge, ou bien pâle et anxieux. Pouls petit, fréquent et irrégulier.— Langue blanche et ridée. Peau froide et visqueuse, respiration difficile. Suppression des urines; Syncope, convulsions, mort.

*Traitement.* — 1° *Pompe stomacale* ou *vomitifs* : moutarde, sulfate de zinc ou ipéca, apomorphine ;

2° Blanc d'œufs avec de l'eau, en quantité illimitée. Farine et eau, arrow-root, gruau, tisane d'orge, etc.;

3° *Stimulants*, s'il y a dépression.

**SULFATE DE CUIVRE.**— V. *Cuivre*, pour le traitement.

**SULFATE DE ZINC.** — V. *Zinc*, pour le traitement.

**SULFURIQUE** (acide). — *Symptômes.* — Douleur cuisante s'étendant de la bouche à l'estomac. Muqueuse de la bouche blanchâtre.

Vomissements avec efforts violents, matières sanguinolentes et noirâtres en grande quantité. Insensibilité avec violents accès tétaniques. La mort peut survenir rapidement; sinon il se produit une perforation de l'estomac, suivie de péritonite et d'une mort moins rapide. Si la vie se prolonge, soif violente avec impossibilité d'avaler, aphonie, salivation abondante. Peau pâle et froide, couverte d'une sueur visqueuse. — Mort à la suite d'accidents secondaires, tels que rétrécissement de l'œsophage.

*Traitement.* — 1° Eau de savon, de chaux, lait de chaux, à prendre à volonté. Large administration d'eau, si l'on n'a pas autre chose sous la main. — Le remède le plus rapide est le meilleur.

2° *Magnésie,* bicarbonate de soude, ou de potasse, lessive de soude commune, délayée dans de l'eau.

3° Lait, blancs d'œufs, huile, graine de lin, gruau épais, arrowroot, etc.

4° *Morphine :* injection hypodermique de morphine.
Généralement on ne peut utiliser la pompe stomacale.

## TABAC. — NICOTINE. — Nausées, vomissements accompagnés de faiblesse et de défaillances. Confusion dans les idées, diminution de la vue, pouls faible, peau froide couverte d'une sueur visqueuse. Pupilles d'abord contractées, puis dilatées.

*Traitement.* — 1° *Pompe stomacale* ou *vomitifs ;*

2° *Acide tannique* (2 gr. dans de l'eau) répété souvent, ou bien thé fort. Introduction par la pompe stomachale s'il est nécessaire ;

3° *Noix vomique.* 1 gramme de noix vomique par la bouche, ou mieux, injection hypodermique de 0 gr. 10 centigr. de la solution de nitrate de strychine à 2 p. 100 ;

4° *Stimulants :* alcool, champagne, éther chlorydrique, etc. ;

5° *Chaleur* sur tout le corps, briques, bouteilles chaudes. Frictions.

6° Position couchée à maintenir strictement.

## TARTRE STIBIÉ. — V. *Antimoine.*

## TARTRIQUE (Acide). — *Symptômes.* — Grande douleur à l'abdomen, convulsions, collapsus, mort.

*Traitement.* — 1° Chaux, craie, blanc d'Espagne. Le lait de chaux peut être employé. L'eau de chaux est un antidote, mais le sucrate en solution étant plus fort est meilleur. A donner par doses de 3 gr. souvent répétées ;

2° Huile de ricin (30 gr.) pour dégager l'intestin.
L'administration de potasse, de soude, d'ammoniaque ou de carbodates, doit être laissée de côté.

## TÉRÉBENTHINE. — *Symptômes.* — Odeur dans l'haleine. Ivresse, pupilles contractées, respiration stertoreuse, irritation de la vessie, avec évacuation d'une urine qui possède une odeur de violettes. Quelque ressemblance avec l'empoisonnement par l'opium.

*Traitement.* — 1° *Pompe stomacale* ou *vomitifs :* sulfate de zinc ou ipéca. Injection hypodermique d'apomorphine (0 gr. 60 centigr. de la solution à 2 p. 100);

2° *Sulfate de magnésie* (30 gr. dans de l'eau);

3° *Boissons émollientes* : lait, blanc d'œufs et eau, tisane d'orge ;

4° *Morphine*. S'il y a douleur, injection hypodermique de 0 gr. 03 centigr. de morphine, ou XXX gouttes de laudanum par la bouche.

## VÉRATRINE. — *Symptômes.* — Sensation de chaleur à la gorge et au pharynx, avec augmentation de la sécrétion salivaire. Sensation douloureuse s'étendant parfois jusqu'à l'estomac, et à la suite impossibilité d'avaler. Vomissements avec efforts, diarrhée et douleurs d'entrailles. Maux de tête, palpitations, sentiment d'anxiété, vertiges, défaillances, pouls lent et faible, respiration pénible. Pupilles généralement dilatées, quelquefois contractées. Il peut y avoir des convulsions.

*Traitement.* — 1° *Pompe stomacale* ou *vomitifs* : moutarde, sulfate de zinc, ipéca ;

2° *Stimulants* : alcool, champagne, éther chlorhydrique, sel volatil.

3° *Café*. Café chaud et fort, un lavement s'il est nécessaire ;

4° *Chaleur* aux extrémités, eau chaude, couvertures chaudes, frictions ;

5° Position couchée à maintenir strictement.

## VERT-DE-GRIS. — V. *Cuivre*.

## VITRIOL BLANC. — V. *Zinc*.

## ZINC (sels de). — *Symptômes.* — Brûlures des lèvres et de la muqueuse de la bouche. Douleur et vomissements incessants, accélération du pouls et de la respiration, dilatation de la pupille, paralysie des muscles volontaires, coma, mort.

*Traitement.* — 1° *Carbonate de soude* ou de potasse en grande quantité dissous dans de l'eau chaude. Lessive de soude commune bien délayée ;

2° Lait et œufs à volonté, avec de l'eau tiède ;

3° *Acide tannique, acide gallique*, décoction d'écorce de chêne, thé fort ;

4° Injection hypodermique de 0 gr. 03 centigr. de morphine, ou XXX gouttes de laudanum par la bouche ;

5° Cataplasmes sur l'abdomen ;

6° S'il y a douleur dans le ventre, lavement de gruau ou d'amidon avec de l'eau.

# SIXIÈME PARTIE

---

# EXAMEN DES URINES

---

Nous diviserons ce chapitre en quatre parties :

1° **Cararactères généraux des urines** ;

2° **Eléments normaux** ;

3° **Eléments anormaux** ;

4° **Examen microscopique.**

Y.

# 1° CARACTÈRES GÉNÉRAUX

**VOLUME DES URINES.** — Par volume des urines on entend la quantité de ce liquide émise pendant vingt-quatre heures, cette détermination étant la base de toutes les autres, doit être faite avec soin. On peut faire recueillir l'urine dans un vase gradué, on connaît alors son volume en centimètres cubes, on peut également la peser, dans ce cas la connaissance de la densité permet de passer facilement au volume. Il résulte de mes déterminations que la moyenne de l'adulte homme est de 12 à 1300 centimètres cubes; celle de la femme de 1000 à 1100. On peut également exprimer d'une autre manière la quantité d'urine éliminée en comparant cette quantité avec le poids du corps. On trouve alors que pour chaque kilogramme, un centimètre cube d'urine est éliminé par heure. On est donc autorisé à dire que chaque kilogramme de personne adulte secrète en moyenne un centimètre cube d'urine par heure. Les chiffres que nous venons d'indiquer ne sont pas très constants, la quantité d'urine excrétée variant suivant le plus ou moins d'activité de l'individu, suivant l'augmentation ou la diminution de la transpiration, de la nourriture et surtout des boissons. Il y a des variations dont nous n'avons pas à nous occuper ici, et qui sont sous l'influence de la boisson, du système nerveux, de la nourriture, de l'exhalation pulmonaire et cutanée : nous nous occuperons seulement de celles qui proviennent des maladies et des médicaments.

1° Dans la période aiguë de toutes les maladies fébriles, la quantité d'urine émise diminue, elle revient à la normale, et souvent même la dépasse pendant la convalescence.

2° Vers la fin des maladies mortelles, aiguës ou chroniques la quantité d'urine tombe souvent au-dessous de la normale, mais ce fait n'est pas constant. En effet, dans les cas où la mort provient de l'affaiblissement graduel de toutes les fonctions, celle de l'excrétion urinaire va en s'affaiblissant comme les autres; si au contraire la mort survient brusquement on n'observe pas de diminution de l'urine.

Dans les maladies chroniques il peut y avoir ou augmentation considérable ou diminution de l'urine; cette variation est importante à suivre.

Dans l'hydropisie la quantité d'urine et surtout la séparation de l'eau par les reins éprouvent une diminution considérable; il en résulte que quelques éléments de l'urine (urée et surtout eau) sont retenus dans le sang et favorisent ainsi l'exsudation de la sérosité dans le tissu cellulaire, ou bien rendent plus difficile la résorption du liquide épanché. Une augmentation de l'excrétion urinaire est toujours favorable dans l'hydropisie, c'est pour cette raison que les diurétiques sont indiqués.

Dans la polyurie insipide ou non, mais surtout dans cette dernière, la quantité d'urine se maintient beaucoup au-dessus de la moyenne. Dans ce cas, pour avoir une idée exacte de la marche de la maladie, il est indispensable de se rendre compte de la quantité de matériaux solides renfermés dans l'urine.

**Action des médicaments.** — Quelques-uns exercent une action toute-puissante sur l'excrétion urinaire, on désigne sous le nom de diurétiques, ceux qui l'augmentent, citons l'alcool, l'éther nitreux alcoolisé, la digitale, la scille, le nitrate de potasse, l'acétate de potasse et la caféine. Dans l'ordre inverse les sels de fer et de cuivre diminuent l'excrétion urinaire, les préparations de cantharides et d'arsenic peuvent la supprimer complètement.

**COULEUR.** — La couleur de l'urine est très variable surtout dans les cas pathologiques, elle peut être en effet, incolore ou être assez colorée pour paraître noire en passant par toutes les nuances intermédiaires du jaune, brun, rouge. Une urine incolore ou à peine colorée se rencontre dans les cas de polyurie insipide ou non (Diabète). On observe très souvent l'excrétion d'urine incolore à la suite de certaines influences nerveuses ou bien encore après l'ingestion de boissons alcooliques plus ou moins diurétiques. Une exagération de la couleur normale indique en général une urine riche en éléments solides, aussi la densité en est-elle élevée. On rencontre ces urines dans les cas où l'élimination de l'eau par les reins est diminuée et dans ceux de dénutrition rapide. La coloration augmente également lorsque l'urine séjourne longtemps dans la vessie.

Une couleur foncée indique souvent la présence d'un pigment anormal par exemple une coloration jaune orange ; jaune vert, brun verdâtre révèle le passage des matières colorantes de la bile. L'urine peut être brune, rouge, lorsqu'elle renferme du sang et même presque noire lorsqu'il se manifeste un commencement de décomposition. L'urine présente une couleur blanchâtre lorsqu'elle renferme des matières grasses, elle peut enfin, au moment de son émission, renfermer une matière de couleur violacée qui se rassemble à la surface (indigotine).

Certains médicaments peuvent également communiquer à l'urine une coloration anormale (rhubarbe, séné, safran).

**ASPECT.** — L'urine peut être transparente ou trouble au moment de l'émission, une urine transparente reste telle lorsqu'elle est peu riche en matériaux dissous, elle se trouble dans le cas contraire. Le trouble est dû à la précipitation de l'urate de soude. Si l'urine est trouble au moment de l'émission cela peut être dû soit à la présence de pus, de sang ; de phosphates ou carbonates terreux si l'urine est alcaline. Une urine alcaline est du reste toujours trouble.

**DÉPOT.** — Le dépôt que l'on observe dans une urine peut être de nature très variable, s'il se dissout par la chaleur ou par l'addition d'eau il était dû à la précipitation de sels solubles, la quantité d'eau contenue dans l'urine étant impuissante à les dissoudre. Nous parlerons du reste à l'examen microscopique de tous les éléments qui peuvent constituer ces dépôts.

**ODEUR.** — Les renseignements que l'on peut tirer de l'odeur de l'urine sont peu nombreux et peu importants. Une odeur fétide ou ammoniacale est seule caractéristique elle indique la fermentation putride de l'urine avec transformation de l'urée en carbonate d'ammoniaque. L'odeur de l'urine est souvent modifiée par l'ingestion de certains médicaments ou aliments. Dans quelques cas pathologiques l'odeur de l'urine est profondément altérée. Elle rappelle celle de la souris dans certaines fièvres graves, présente une odeur fétide dans les affections cancéreuses de la vessie et des reins.

**CONSISTANCE.** — Au moment de l'émission, l'urine est toujours assez fluide, mais elle mousse plus ou moins lorsqu'on l'agite dans un vase, ce caractère auquel on attribuait autrefois une grande importance n'a pas de valeur. La mousse est bien plus persistante lorsque l'urine est chargée d'albumine ou de mucus. Les urines qui renferment du pus sont visqueuses lorsque celui-ci est en quantité assez considérable, elles le deviennent beaucoup plus lorsque, étant anciennes, elles renferment de l'ammoniaque provenant de la décomposition de l'urée par suite de l'action qu'exerce cet alcali sur le pus. En général une urine alcaline mousse bien plus facilement qu'une urine acide.

**RÉACTION.** — L'urine normale de l'homme est acide, elle rougit franchement le papier de tournesol. Il faut toujours déterminer la réaction d'une urine au moment de l'émission ou peu de temps après, car elle change peu à peu et au bout d'un certain temps elle devient neutre puis alcaline. Parfois on constate la réaction alcaline au sortir même de la vessie, dans ces deux cas la réaction n'est pas due à la même cause et présente une valeur bien différente au point de vue du diagnostic.

La réaction normale de l'urine est due à la présence de phosphate acide. Lorsqu'on la conserve un temps suffisant il se produit une altération, une fermentation qui transforme l'urée en carbonate d'ammoniaque et dès lors la réaction devient alcaline. On constate que cette réaction est bien due à l'ammoniaque en faisant bouillir l'urine dans un tube à l'ouverture duquel on présente un papier rouge de tournesol.

L'usage habituel d'une eau alcaline, Vichy, Vals, rend l'urine alcaline au bout de très peu de temps; il en est de même d'une alimentation végétale ayant pour base des substances renfermant des acides citrique et tartrique, dont l'élimination se fait à l'état de bicarbonates alcalins. Dans ces conditions l'alcalinité de l'urine est due à des phosphates et carbonates alcalins. Dans les cas pathologiques l'émission d'une urine alcaline constitue toujours un fait fâcheux au point de vue du pronostic. Elle peut être alcaline au sortir même du rein ou bien le devenir dans la vessie, ce dernier cas se rencontre lorsque ce réservoir est paralysé ou fortement irrité pour une cause quelconque.

Lorsqu'une urine est devenue alcaline après l'émission elle doit toujours cette réaction aux produits de décomposition de l'urée, elle contient par suite du carbonate d'ammoniaque, dont on constate la présence ainsi que nous venons de l'indiquer, de plus le sédiment renferme du phosphate ammoniaco-magnésien. Cette décomposition peut également avoir lieu dans la vessie; si une urine alcaline au sortir de la vessie doit cette réaction à des phosphates et carbonates alcalins, elle ne donne pas lieu à un dégagement d'ammoniaque lorsqu'on la chauffe.

**DENSITÉ.** — La densité de l'urine est très variable, elle est en général en raison inverse du volume et proportionnelle à la quantité de matériaux dissous. La densité moyenne est de 1018 à 1022. Une urine dont la densité est faible indiquera chez un sujet en bonne santé, l'ingestion d'une grande quantité de boisson. Si cette densité coïncide avec un volume assez considérable il faut soupçonner un cas de polyurie insipide, si au contraire la densité est forte il peut y avoir soit azoturie soit glycosurie. Si le volume de l'urine émise dans les vingt-quatre heures est peu considérable et que la densité soit forte, il y aura eu ou perte d'eau par transpiration si le sujet est en bonne santé, ou bien au contraire l'individu est malade et en proie à une affection aiguë. Dans le cas où le volume de l'urine restant normal son poids spécifique est diminué on peut craindre que l'urée ne soit pas éliminée ou bien qu'il y ait production moindre de cette substance par suite d'insuffisance de nutrition.

---

## 2° ÉLÉMENTS NORMAUX DE L'URINE

### ÉLÉMENTS ORGANIQUES

Nous parlerons seulement des principaux :

**URÉE.** — **Physiologie.** — L'urée est de tous les éléments de l'urine celui dont les variations offrent le plus d'importance. Si on compare l'urine du même sujet à différentes époques de la journée, ou bien celle de divers individus on en trouve des quantités très variables. Cette quantité varie en effet suivant le régime, le plus ou moins d'exercice, l'âge et le sexe des individus. De toutes ces causes la première est la plus importante, en effet l'urée étant le produit ultime de la transformation des substances protéiques, sa quantité variera suivant la nature et le poids des aliments ingérés (alimentation), et aussi suivant les causes qui favoriseront son élimination (genre de vie). Toutes les causes qui augmentent l'activité des métamorphoses protéiques augmentent également la production d'urée. Il pourra donc arriver que chez un individu bien portant on observe des variations presque aussi considérables que dans les cas pathologiques.

Comme indication générales ;

**Augmentent l'urée.** — Le travail du jour, l'activité musculaire, le régime animal ;

**Diminuent l'urée.** — Le repos de la nuit, l'indolence, un régime végétal.

Mais il faut faire une distinction très importante c'est que la quantité d'urée éliminée ne dépend pas toujours de la quantité produite et par suite n'est pas toujours d'accord avec elle.

Chez un homme adulte qui suit un régime mixte et prend un exercice modéré, la quantité d'urée éliminée en 24 heures varie de 24 à 32 gr.; chez la femme la moyenne n'est que de 20 à 28 gr. Chez les enfants la quantité d'urée est plus grande que chez l'adulte relativement au poids de leur corps.

Un enfant élimine en 24 heures par chaque kg. de son poids :

| | | |
|---|---|---|
| 3 à 6 ans............ environ | | 1 gr. d'urée |
| 8 à 11 ans............ — | | 0 gr. 80 centig. |
| 13 à 16 ans............ | 0 gr. 60 centigr. à 0 gr. 40 | — |

L'influence du régime sur la production de l'urée est très marquée.

Un individu élimine en vingt-quatre heures avec une nourriture exclusivement animale de 51 à 90 gr., d'urée. (Von Franque.)

| | |
|---|---|
| Avec une nourriture mixte ......... | de 36 à 38 gr. |
| Avec une nourriture végétale....... | de 24 à 28 gr. |
| Avec une nourriture non azotée..... | 16 gr. |

**Influence de la boisson.** — L'ingestion d'une grande quantité de liquide en augmentant le volume de l'urine accroît la proportion d'urée éliminée ; dans ce cas, il est évident que l'excès d'urée provient d'une désassimilation.

**Action des médicaments.** — Augmentent la proportion d'urée les ferrugineux, les chlorures alcalins, les préparations de colchique, de scille, etc. ; diminuent l'urée, le café, le thé, les alcooliques, les iodures, bromures et carbonates alcalins, les préparations mercurielles, la valériane, la digitale.

**Pathologie.** — Pour interpréter convenablement la signification des variations de l'urée, il ne faut pas oublier que la quantité de cette substance éliminée, ne dépend pas uniquement de la quantité produite, car elle peut être retenue en partie dans l'économie.

D'une manière générale on peut dire qu'une augmentation persistante dans la quantité d'urée indique un accroissement dans l'absorption ou l'élimination (dénutrition trop rapide), tandis qu'un accroissement momentané indique seulement une élimination plus grande qui succède parfois à une rétention dans l'économie.

La diminution de l'urée peut dépendre d'un ralentissement dans les phénomènes de transformation ou d'assimilation des substances protéiques ou bien de la rétention dans l'économie au fur et à mesure de sa production.

**Maladies dans lesquelles on observe une augmentation d'urée.** — Dans toutes les maladies aiguës et fébriles, il y a d'abord augmentation dans l'excrétion de l'urée, jusqu'à ce que la maladie soit arrivée à son maximum d'intensité. On l'a parfois vu s'élever jusqu'à 80 gr., dans les vingt-quatre heures ; plus tard, à mesure que la fièvre tombe, la quantité d'urée diminue et tombe même au-dessous de la normale alors le malade prend peu d'aliments. Dans la convalescence elle revient peu à peu à la moyenne. Dans les fièvres intermittentes, l'urée augmente surtout pendant l'accès. Dans le diabète on observe parfois une augmentation de l'urée, mais elle provient en grande partie du régime presque exclusivement animal imposé au patient.

**Maladies avec diminution d'urée.** — On observe une diminution de l'urée dans presque toutes les maladies chroniques, elle tient surtout à la diminution d'énergie des métamorphoses organiques ; mais si pendant le cours de l'affection il survient une poussée aiguë la quantité d'urée augmente à ce moment pour diminuer ensuite. La diminution devient très grande lorsque le terme fatal approche. L'urée diminue encore dans les affections cardiaques, l'emphysème pulmonaire, l'anémie, et la cirrhose. Dans ce dernier cas, si la proportion d'urée éliminée est moins considérable c'est qu'il y a rétention dans l'économie et non production moindre, l'urée s'accumule dans le sang.

Dans l'hydropisie la proportion d'urée diminue encore, elle est retenue dans les liquides épanchés, aussi au moment où par l'action d'un diurétique on provoque l'excrétion de l'urine, l'urée est rejetée en quantité considérable. Lorsque l'urée au lieu d'être éliminée par l'urine est retenue dans le sang, on voit survenir des accidents redoutables dont l'ensemble est désigné sous le nom d'accidents urémiques.

**Dosage de l'urée.** — On effectue le dosage de l'urée par un certain nombre de procédés cliniques qui sont tous basés sur la décomposition de cette substance en azote et acide carbonique par l'hypobromite de soude. Le premier de ces deux gaz se dégage seul et de son volume on peut déduire la proportion d'urée. Cette opération peut s'effectuer dans un certain nombre d'appareils; pour les détails de manipulation nous renvoyons au manuel clinique d'analyses de l'un de nous.

**ACIDE URIQUE.** — **Physiologie.** — L'acide urique provient comme l'urée de la transformation des matériaux azotés, mais ce n'est pas un produit ultime de combustion, car, introduit dans l'économie, il y est encore comburé et donne naissance à de l'urée. La proportion éliminée dans les vingt-quatre heures est toujours très faible, comparée à cette dernière substance. On adopte en moyenne le rapport de 1/40.

La quantité d'acide urique éliminée dans les vingt-quatre heures varie de 0 gr. 50 à 0 gr. 70 centigr., elle s'abaisse avec un régime végétal et peut s'élever jusqu'à 1 gr. 40 centigr. et plus dans les vingt-quatre heures si le régime est très azoté. La majeure partie de l'acide urique est contenue dans l'urine à l'état d'urate alcalin, mais le plus souvent, même à l'état normal, elle contient de l'acide urique libre qui a été mis en liberté soit après l'émission, soit dans la vessie. Dans toutes les évaluations d'acide urique, il est encore plus nécessaire que pour l'urée d'opérer sur l'urine des vingt-quatre heures. La proportion de ce corps restant normale il suffit, que l'urine devienne un peu rare pour qu'il se produise un assez abondant dépôt d'acide urique.

**Pathologie.** — Lorsqu'à la simple inspection d'une urine on constate un dépôt même assez abondant d'acide urique, il ne faut pas en conclure qu'il y a production exagérée de ce corps, il suffit, en effet, qu'une urine normale soit un peu concentrée pour qu'il se forme un dépôt d'acide urique très peu de temps après l'émission ; ce dépôt peut avoir lieu dans les conditions suivantes :

1° Après l'émission, les urates alcalins que renferme l'urine, sont beaucoup plus solubles à chaud qu'à froid ; au moment de l'émission l'urine possédant la température du corps, ils restent en solution (à moins que leur quantité ne soit trop considérable), puis très rapidement ils se précipitent et l'acide urique est mis en liberté quand la fermentation acide s'établit.

2° Il peut arriver que cette *précipitation* de l'acide urique s'effectue dans la vessie ; si l'urine y séjourne et s'y concentre, ce qui est très rare, mais surtout si une urine *fortement acide* est sécrétée et se mélange dans les voies urinaires avec une autre urine *faiblement acide* et riche en *urates neutres*, il se fait dans ce cas un dépôt d'urates acides moins solubles que les neutres.

Lorsqu'un individu est dans un état habituel de bonne santé, un excès d'acide urique réel, mais passager, s'observe après un exercice musculaire exagéré, une grande fatigue, un excès de travail ; si cet excès persiste il faut surveiller, ce peut être une menace de gravelle urique. De même que l'urée, l'acide urique augmente dans les maladies fébriles (fièvres éruptives, pneumonie).

Dans les maladies franchement inflammatoires, l'apparition d'un excès d'acide urique peut être considéré comme l'avant-coureur d'une crise et très souvent indique une amélioration, par exemple, dans le cas d'un accès de goutte on de rhumatisme arrivé à son summum. On remarque aussi un excès d'acide urique, mais non accompagné d'un excès d'urée dans toutes les affections où l'hématose se fait mal, et dépendant soit d'une altération dans la composition du sang, soit de troubles respiratoires ou circulatoires (emphysème pulmonaire, affections cardiaques). On observe aussi souvent un excès d'acide urique dans les cas de diabète, mais cet excès provient en grande partie du régime et de l'alimentation.

Le dosage de l'acide urique se fait par pesée. A de l'urine préalablement filtrée, ou ajoute 1 pour 100 d'acide chlorhydrique et après un repos de 24 heures on détermine le poids d'acide urique précipité. Si l'urine est albumineuse, il faut préalablement séparer l'albumine ou bien remplacer l'acide chlorhydrique par l'acide acétique concentré.

## ÉLÉMENTS MINÉRAUX

**CHLORE. — CHLORURE DE SODIUM.** — A l'état normal la quantité de chlorure de sodium rendue chaque jour est excessivement variable, elle dépend de l'alimentation, c'est-à-dire de l'introduction plus ou moins considérable de sel marin dans l'organisme. De même que pour l'acide urique et l'urée la proportion de chlorure éliminée varie suivant l'activité plus ou moins grande du sujet, elle augmente avec le volume de l'urine. Le sel marin est éliminé en plus forte proportion après les repas ; pour ma part j'adopte comme moyenne 6 à 8 gr. de chlore correspondant à 10 à 12 gr. de chlorure de sodium.

Dans les cas pathologiques il faut donc tout d'abord tenir compte du régime ; lorsque le patient est à la diète son urine devient pauvre en chlorures. Sous le bénéfice de cette observation, on trouve une diminution très sensible dans les affections fébriles et en particulier dans la pneumonie ; il n'est pas rare alors de rencontrer des urines qui acidulées, par l'acide azotique, se troublent à peine par l'addition de nitrate d'argent ; cette absence de chlorure de sodium peut être considérée comme le signe d'une mort imminente.

Dans les fièvres intermittentes, l'élimination du chlorure de sodium est diminuée, tout en éprouvant une légère augmentation dans la période qui suit un accès. Dans les maladies chroniques l'élimination du sel marin suit ordinairement le ralentissement des autres fonctions, il n'y a d'exception que dans le cas de diurèse abondante (diabète, hydropisie).

En résumé, dans les affections aiguës une diminution dans la quantité de chlorure de sodium indique une aggravation et une suppression à peu près complète constitue un pronostic excessivement grave. L'augmentation de cet élément a une signification inverse dans les maladies chroniques. L'évaluation de la quantité de chlorure éliminé donne une idée assez exacte de la manière dont s'effectue l'alimentation.

On dose le chlorure de sodium en le précipitant à l'état de chlorure d'argent on peut opérer par pesée ou par liqueur titrée. Pour obtenir des résultats exacts il est préférable d'effectuer le dosage sur le résidu de la calcination de l'urine; mais dans une urine non albumineuse on peut opérer directement.

**ACIDE PHOSPHORIQUE ET PHOSPHATES.** — La quantité d'acide phosphorique totale éliminée dans les vingt-quatre heures est en moyenne de 2 gr. 50 centigr., dont les deux tiers sont à l'état de phosphate alcalin (potasse et soude). Cette quantité est très sensiblement le dixième de celle de l'urée. La proportion de l'acide phosphorique augmente dans l'urine après l'ingestion des phosphates et des substances qui en renferment, elle devient moins abondante dans l'abstinence, mais ne disparaît jamais complètement.

On observe parfois et pendant longtemps une élimination exagérée de phosphates, accompagnée d'un ensemble de symptômes qui ont été étudiés avec soin par le Dr Tessier, et qu'on désigne sous le nom de « Diabète phosphatique ou phosphaturie ». Cet état morbide est accompagné de troubles fonctionnels du système nerveux et d'accidents pulmonaires.

Les symptômes principaux du diabète phosphatique sont :

1° L'élimination exagérée de phosphates (phosphaturie), la polyurie, la polydipsie, l'amaigrissement, les troubles de la vue, les douleurs rhumatoïdes.

Les symptômes secondaires sont la sécheresse de la peau, la boulamie, les éruptions.

Le diabète phosphatique peut être considéré comme symptomatique de la tuberculose, ou l'indice d'un diabète sucré latent ; dans tous les cas il indique toujours un trouble profond de la nutrition. La phosphaturie a des rapports très importants avec les affections chirurgicales. M. le professeur Verneuil a recueilli des observations très intéressantes sur ce sujet; elle retarderait la consolidation du col dans les fractures et joue un rôle dans la production de la cataracte.

L'élimination des phosphates est plus active dans la phtisie pulmonaire, la pseudo-chlorose, les affections du système nerveux et le rhumatisme chronique ; elle diminue dans la chlorose vraie et habituellement dans le cours des maladies aiguës.

Le dosage de l'acide phosphorique s'effectue directement dans l'urine au moyen d'une solution titrée d'azotate d'urane qui précipite cet acide à l'état de phosphate d'urane insoluble ; on est averti du moment où tout l'acide phosphorique est précipité par la coloration rouge que prend la liqueur au contact du ferrocyanure de potassium.

---

# 3° ÉLÉMENTS ANORMAUX

Les éléments anormaux que l'on rencontre dans l'urine sont de trois sortes :

1° Eléments de nature organique ;
2° Eléments de nature minérale ;
3° Eléments organisés.

Ces derniers constituent surtout les sédiments que nous étudierons plus tard.

31.

# I. ÉLÉMENTS DE NATURE ORGANIQUE

**ALBUMINE.** — Il existe dans le suc des muscles des matières azotées dont la composition centésimale est très complexe, mais qui ont des caractères communs. On les désigne sous le nom de matières albuminoïdes. Elles offrent tous les caractères suivants qu'on peut constater sur l'albumine extraite de l'urine.

Elles sont azotées et, par suite, dégagent lorsqu'on les incinère une odeur caractéristique de corne brûlée, elles contiennent du soufre et du phosphore, elles agissent sur la lumière polarisée, leur solution dans l'eau est coagulable par la chaleur. Vers 72° la séparation de l'albumine est complète ; cette coagulation s'effectue dans les liqueurs neutres, mais bien plus facilement encore dans les liqueurs acides, la température à laquelle elle a lieu est alors abaissée.

Elle est au contraire incomplète et peut même ne plus avoir lieu en solution alcaline ; on voit de suite que pour rechercher l'albumine dans une urine il est indispensable de s'assurer de la réaction. Les acides, l'alcool précipitent l'albumine de ses solutions aqueuses et suivant la nature de l'albumine, le précipité se redissout dans l'eau, en totalité ou en partie.

Coagulent l'albumine sans se combiner avec elle : les acides phénique, picrique, azotique, sulfurique, tannique ; ne la coagulent pas les acides : acétique, phosphorique trihydraté. L'acide chlorhydrique concentré et mieux, additionné d'une petite quantité d'acide sulfurique dissout en partie l'albumine et se colore en violet. Les alcalis caustiques dissolvent l'albumine et l'acide acétique sépare de cette dissolution une matière spéciale « la Protéine ».

L'azotate de mercure contenant des vapeurs nitreuses (réactif de Milon), coagule l'albumine et donne une coloration rouge intense si on vient à chauffer. Bon nombre de sels métalliques (alun, acétate de plomb), coagulent l'albumine en se combinant avec elle, parfois le précipité est soluble dans un excès de sel (bichlorure de mercure). L'acide azotique coagule l'albumine ; à chaud il la dissout en se colorant en jaune. L'albumine que l'on trouve dans l'urine est la sérine, elle est identique avec celle du sang et du blanc d'œuf.

**Recherche de l'albumine dans l'urine.** — 1° *Par la chaleur.* — Il ne faut jamais opérer que sur une urine préalablement filtrée et parfaitement limpide, on commence par s'assurer de la réaction de l'urine ; si elle n'est pas acide on ajoute quelques gouttes d'acide acétique et s'il se produit un précipité (dû à la mucine), on filtre de nouveau, puis on chauffe. S'il y a de l'albumine, la coagulation commence vers 60°, mais il est préférable de chauffer jusqu'à l'ébullition.

Lorsque l'urine présente une faible densité et est très pauvre en éléments dissous, il est parfois nécessaire d'y ajouter une petite quantité d'un sel minéral quelconque (sulfate de soude, chlorure de sodium), la coagulation se produit alors. Une fois le coagulum formé il faut s'assurer qu'il ne disparaît point par l'addition de quelques gouttes d'acide acétique, auquel cas il serait formé par des phosphates et carbonates terreux qui se sont précipités par suite du départ de l'acide carbonique sous l'action de la chaleur.

On peut encore rechercher l'albumine au moyen de l'acide azotique. Cet acide est versé goutte à goutte dans l'urine, il faut agiter, s'il y a de l'albumine le trouble ou coagulum ne devient persistant que lorsque la proportion d'acide azotique est assez considérable. C'est un très bon réactif et avec lequel la cause d'erreur due à la précipitation des phosphates et carbonates terreux est éliminée.

On peut enfin se servir d'une solution d'iodure double de potassium et de mercure dont M. *Tanret* a indiqué l'usage et dont il a fait la base d'un procédé de dosage. Ce réactif précipitant également les alcaloïdes il faut s'assurer que le coagulum ne disparaît pas par la chaleur et n'est pas soluble dans l'alcool. Lorsqu'on recherche l'albumine par la chaleur il arrive parfois que l'albumine au lieu de former un coagulum bien net, auquel cas le professeur Bouchard la désigne sous le nom d'albumine *rétractile*, il se forme, au contraire, un trouble.

L'albumine est un produit exclusivement anormal, mais sa présence dans l'urine peut tenir à trois causes différentes :

1° Existence d'une affection des reins, elle peut être accompagnée d'épithélium et de tubes du rein ;

2° Extravasion du sang dans un point quelconque des voies urinaires, l'urine est alors plus ou moins colorée et renferme des globules sanguins.

3° Présence de pus, l'urine renferme alors des leucocytes.

La quantité absolue d'albumine contenue dans une urine n'est jamais très considérable, très souvent elle est inférieure à 1 gr. par litre, 6 à 8 gr. constituent une forte proportion, on en rencontre parfois jusqu'à 18 à 20 et même 40 gr.

L'urine albumineuse mousse toujours par l'agitation beaucoup plus que l'urine normale, même lorsque la réaction est acide. Les urines albumineuses sont de couleur pâle et en général de faible densité lorsqu'elles proviennent d'un sujet atteint de la maladie de Bright, mais elles peuvent être tout aussi colorées qu'une urine normale et même plus si elles renferment du sang.

Toutes les fois qu'une urine examinée au microscope laisse voir des leucocytes et des hématies on doit y trouver de l'albumine, la proportion en est souvent très minime. Si les leucocytes sont abondants il suffit d'acidifier avec quelques gouttes d'acide acétique de filtrer et de chauffer dans un tube à essai. Si la quantité d'albumine est très faible il faut saturer l'urine avec du sulfate de soude, après avoir ajouté de l'acide acétique.

On trouve aussi fréquemment des traces presque insensibles d'albumine dans l'urine des hommes atteints de blennhorragie et dans celle des femmes dont les organes génitaux sont le siège d'une inflammation aiguë ou chronique. On rencontre aussi très souvent des hématies dans l'urine, seules ou accompagnées de leucocytes, il faut y rechercher l'albumine. A quantité égale il y a plus d'albumine pour les hématies que pour les leucocytes.

En résumé l'examen chimique de l'urine et la recherche des traces d'albumine doivent toujours compléter l'examen microscopique.

Le seul trouble produit par l'addition d'acide acétique dans une urine filtrée ne doit pas suffire pour conclure à la présence d'albumine, il faut encore qu'après une nouvelle filtration et addition de sulfate de soude, si c'est nécessaire, on obtienne un trouble par la chaleur. Il arrive parfois, en effet, que la destruction des matières épithéliales qui séjournent longtemps dans l'urine donnent des éléments qui sont précipitables par l'acide acétique bien qu'il n'y ait pas d'albumine.

L'albumine vraie ou sérine, dont nous venons de parler, n'est pas la seule qu'on rencontre dans l'urine, on y trouve encore de la globuline, et enfin de l'albumine modifiée ou peptone, que Mialhé avait désignée sous le nom d'albuminose. Ces trois types sont importants à distinguer, en effet, il résulte d'observations cliniques citées par Jaccoud, que :

1° La globuline et la peptone n'existent pas dans toutes les urines albumineuses par lésions rhénales ;

2° Lorsqu'on les rencontre elles sont toujours associées à la sérine ;

3° La présence de la globuline et de la peptone ne dépendent pas d'une lésion rénale.

La globuline est la matière albuminoïde qui existe dans les globules sanguins. Comme l'albumine vraie, elle se coagule par la chaleur, mais le liquide reste laiteux, elle est coagulable également par l'alcool, l'acide acétique et par l'iodure double de potassium et de mercure (réactif de Tanret) ; il en résulte que lorsqu'on fait usage de ce réactif on décèle simultanément la sérine et la globuline.

Comme caractère distinctif, le sulfate de magnésie précipite la globuline à froid. Si donc dans une urine on veut rechercher la globuline et la sérine, on commence par ajouter à l'urine un volume égal d'une solution saturée de sulfate de magnésie et on laisse vingt-quatre heures en repos dans un endroit frais. La réaction doit être franchement acide ou rendue telle par l'addition de quelques gouttes d'acide acétique. S'il y a de la globuline il se forme un coagulum que l'on sépare par le filtre ; le liquide filtré retient la sérine que l'on peut alors précipiter soit par la chaleur, soit par l'acide azotique. La recherche des peptones est beaucoup plus difficile et trop compliquée pour que nous puissions l'indiquer ici, nous renvoyons à notre *Manuel clinique de l'analyse des urines.*

**Dosage de l'albumine.** — La plupart du temps on dose en bloc la sérine et la globuline. Le seul procédé exact consiste à peser l'albumine contenue dans une certaine quantité d'urine après l'avoir coagulée par la chaleur. On lave avec soin le précipité recueilli sur un filtre, et on le pèse après l'avoir desséché à 100°. Si on veut doser séparément l'albumine ou sérine et la globuline, on commence par le doser en bloc par la chaleur, puis dans un volume connu d'urine on sépare la globuline par le sulfate de magnésie et après filtration on dose la sérine non précipitée : ce nouveau poids est évidemment inférieur, la différence indique la globuline.

**GLYCOSE OU SUCRE DE DIABÈTE.** — Le sucre de diabète que l'on rencontre dans l'urine des diabétiques est tout à fait identique avec le sucre de raisin et présente les mêmes caractères et propriétés. Une de ses principales propriétés et qui permet de le rechercher consiste dans le pouvoir réducteur qu'il possède, ainsi que dans son action sur la lumière polarisée.

Les urines sucrées sont en général peu colorées, mais cela n'a lieu qu'à la condition qu'il y ait en même temps polyurie. Leur densité est presque toujours supérieure à la normale, ainsi que le poids des matériaux dissous. Par évaporation elles laissent un résidu blanchâtre et poisseux qui se change ensuite en une couche farineuse. Ces croûtes se produisent sur les vêtements du malade, partout où jaillit son urine, et le plus souvent c'est ce caractère qui attire son attention et fait découvrir sa maladie. Les urines sucrées ont le plus souvent une forte densité qui peut aller jusqu'à 1040 et au delà.

Le sucre existe à l'état normal dans le sang ce fait est désigné sous le nom de glycémie, lorsqu'il passe dans le sang il y a glycosurie. Ce passage peut être léger et disparaître ou bien au contraire être de longue durée et constituer alors l'affection que l'on désigne sous le nom de diabète. Il ne suffit donc pas de rencontrer une fois du sucre dans l'urine pour conclure à l'existence du diabète. Il faut d'abord connaître la provenance de l'urine au point de vue du moment de l'émission; il arrive en effet que chez un certain nombre d'individus l'urine émise après le repas contient du sucre surtout après un repas copieux et abondant, et chez des individus habitués à la bonne chère. Lorsqu'on rencontre du sucre dans une urine il est toujours nécessaire de faire conserver au sujet l'urine de vingt-quatre heures et de l'examiner pendant plusieurs jours consécutifs, ce seul mode d'essai sera concluant.

**Recherche du sucre dans l'urine.** — 1° *Par la potasse caustique*. — On verse dans un verre un peu d'urine et on y jette cinq à six pastilles de potasse caustique, on agite avec un tube pour favoriser la dissolution; on transvase alors dans un tube à essai et on chauffe seulement la partie supérieure. S'il y a du sucre le liquide se colore en jaune brun, en brun, brun noir, si on porte jusqu'à l'ébullition et suivant la proportion du sucre. Une urine qui n'en contient pas, peut dans certaines conditions se colorer par l'action de la potasse caustique, surtout si on fait bouillir. Pour éviter cette cause d'erreur, M. Bouchardat remplace la potasse caustique par de la chaux et conseille de faire bouillir 50 gr. d'urine avec 5 gr. de chaux.

2° *Par la liqueur de Fehling ou cupro-potassique*. — Lorsqu'on chauffe de la glycose avec une solution alcaline d'oxyde de cuivre il y a réduction et précipitation de l'oxyde. Cette réaction est d'une grande sensibilité. Pour la régulariser et la faire servir à la recherche et au dosage de la glycose, on a donné un certain nombre de formules pour la préparation d'une liqueur cuprique, voici celle de la liqueur de Fehling:

| | |
|---|---|
| Sulfate de cuivre pur et cristallisé | 34,65 |
| Sel de Seignette | 173 |
| Lessive de soude | 300 |
| Eau distillée | Q. s. pour 1 litre |
| F. s. a. | |

Chaque centimètre cube de cette liqueur doit être réduit par 0 gr. 005 milligr. de glycose.

Pour rechercher le sucre on prend un tube à essai bien propre et on y verse 3 à 4 cent. cubes de liqueur de Fehling puis on porte à l'ébullition, elle doit rester bleue et parfaitement limpide. Cet essai est indispensable, car une liqueur mal préparée ou seulement ancienne peut se réduire d'elle même à l'ébullition, et si on la mélangeait à de l'urine on pourrait attribuer à cette dernière une réduction provenant de la liqueur seule.

Lors donc qu'on a porté la liqueur à l'ébullition on ajoute l'urine en la faisant glisser le long des parois du tube, de manière à ce qu'elle ne se mélang pas avec la liqueur et la surnage. Il se forme à la surface de séparation une couche d'abord bleuâtre, qui passe très rapidement au jaune, à l'orangé, au rouge, en même temps la décomposition gagne les couches inférieures de la liqueur et la zone de réduction s'étend. Si l'urine est peu riche en sucre, il est nécessaire de chauffer plus longtemps et même de porter à l'ébullition.

Cette manière d'opérer offre l'avantage d'éliminer quelques causes d'erreur (dues à l'acide urique), car il n'y a que la glucose qui puisse réduire la liqueur de Fehling aussi facilement. Dans les cas douteux on peut mélanger l'urine avec la liqueur de Fehling et laisser en contact pendant vingt-quatre heures sans chauffer, la glucose seule peut réduire à froid la liqueur de Fehling.

Il ne faut faire agir sur la liqueur de Fehling qu'une urine non albumineuse, l'albumine en effet empêche la réduction de s'opérer. On enlève l'albumine soit en la coagulant par la chaleur, soit en la précipitant par le sous-acétate de plomb.

L'acide urique et les urates réduisent, bien que faiblement, la liqueur de Fehling; il faut d'autant plus veiller à cette cause d'erreur que par suite du traitement imposé au malade contre le diabète, il est soumis à une alimentation très azotée et par suite son urine est très chargée d'acide urique. Il peut donc arriver un moment où le sucre n'existant plus qu'en faible proportion dans l'urine, on observe une réduction un peu hésitante qui peut provenir de traces de sucre ou d'un excès d'urates.

Il faut donc être en garde contre cette cause d'erreur, d'abord une urine riche en urates et acide urique présente toujours un dépôt formé par ces substances; ce fait doit éveiller l'attention; ce dépôt sera séparé par le filtre. Ensuite la réduction de la liqueur par l'acide urique n'a lieu qu'à la suite d'une ébullition assez soutenue et se produit surtout pendant le refroidissement. Si donc on opère comme nous l'avons indiqué, en faisant arriver l'urine à la surface de la liqueur, on diminuera de beaucoup les chances d'erreur. Pour plus de sûreté, on élimine les urates, en défèquant l'urine par le sous-acétate de plomb, et on enlève l'excès de ce dernier par le carbonate de soude.

En résumé, si l'urine renferme plus de 3 à 4 p. 1000 de sucre, elle réduit nettement la liqueur cupro-potassique; si elle en renferme une quantité moindre, il est nécessaire de la défèquer par le sous-acétate de plomb; on élimine du même coup toutes les substances qui peuvent induire en erreur (albumine, matériaux azotés, urates). Si alors cette urine ne réduit pas la liqueur cupro-potassique, c'est qu'elle ne renferme pas de sucre.

Signalons pour terminer une cause d'erreur bien facile à éviter. L'urine des personnes qui ont absorbé du chloroforme ou de l'hydrate de chloral réduit la liqueur cupro-potassique; mais il est toujours facile d'être renseigné sur ce sujet.

**Dosage du sucre.** — Le dosage du sucre dans l'urine peut être effectué par la liqueur de Fehling ou par l'examen optique.

1° On commence par s'assurer que la liqueur de Fehling est bien titrée, c'est-à-dire que 10 cc. de cette liqueur sont exactement réduits par 0 gr. 05 centigr. de glycose; on place alors dans un ballon 10 cc. de cette liqueur et après avoir porté à l'ébullition on y verse goutte à goutte l'urine jusqu'au moment ou la coloration bleue disparait, la quantité d'urine employée contient évidemment 0 gr. 05 centigr. de glycose, par calcul on passe à la proportion contenue dans un litre.

2° L'examen polarimétrique donne directement et par simple lecture, la quantité de glycose contenue dans un litre d'urine si on fait usage du diabétomètre à pénombres.

On peut évaluer d'une manière approximative mais souvent suffisante la quantité de glycose que renferme une urine, au moyen de la formule suivante indiquée par Bouchardat. On détermine la densité de l'urine, puis, on multiplie par deux, les deux derniers chiffres qui expriment cette densité ; ce produit est encore multiplié par le nombre de litres ou fractions de litres émis dans les vingt-quatre heures ; de ce dernier produit on retranche 50 ou 60 gr. s'il y a polyurie et la différence représente le sucre.

Exemple : Un sujet rend quatre litres d'urine de densité 1034 la quantité de sucre est égale à $34 \times 2 \times 4 = 272 - 60 = 212$ gr. de sucre.

**ÉLÉMENTS DE LA BILE. — PIGMENTS ET ACIDES BILIAIRES.** — La bile est un liquide complexe dont les principaux éléments sont :

Les **acides** et **pigments biliaires**, la **mucine** et la **cholestérine**. Lorsque ces éléments passent dans l'urine ils lui communiquent une couleur spéciale et l'urine est dite ictérique.

Parmi les matières colorantes citons : la bilirubine et la biliverdine. Lorsque la bilirubine prédomine dans l'urine la coloration est jaune, si au contraire la coloration est verte c'est la biliverdine qui est en excès. Dans le premier cas on acidifie l'urine avec de l'acide chlorhydrique et en agitant avec du chloroforme, ce dissolvant se colore en jaune ; dans le second cas on agite avec l'éther qui se colore en vert : si ce traitement ne donne pas de résultat suffisamment net, on soumet l'urine à la réaction dite de Gmelin.

Dans un verre à pied on place quelques centimètres cubes d'*acide azotique nitreux* puis au moyen d'un tube effilé, on fait arriver de l'urine préalablement filtrée. À la surface de séparation il se produit une succession de couleurs dans l'ordre suivant, *vert, bleu, violet, rouge* et *jaune*, puis au bout d'un certain temps toutes ces nuances se fondent et le mélange reste uniformément teinté en orangé. Pour que cette réaction soit caractéristique il faut constater très nettement l'existence de la couche verte et violette. L'acide azotique donne en effet une coloration rouge avec des urines qui ne renferment pas de pigments biliaires. Si l'urine renferme de l'albumine il faut préalablement s'en débarrasser.

Si on le veut, on peut constater la présence des *acides* biliaires au moyen de la réaction de *Petenkofer*, qui est assez délicate. Voici comment on la pratique : dans un verre à pied on place l'urine filtrée avec *quelques gouttes* d'une solution de sucre puis on fait tomber en petit filet d'acide sulfurique concentré, en même temps qu'on agite avec une baguette de verre, la chaleur dégagée est toujours assez suffisante pour porter le mélange à une température convenable à laquelle s'effectue la réaction. Cette réaction consiste en une coloration d'abord violette qui passe ensuite au pourpre.

Très souvent la quantité de pigments ou d'acides biliaires contenue dans une urine n'est pas suffisante pour qu'on puisse constater les réactions caractéristique. En opérant directement il faut alors isoler les pigments soit avec l'éther soit avec le chloroforme. Si on emploie ce dernier réactif on peut faire agir directement sur lui l'acide azotique nitreux.

**Causes d'erreurs.** — La rhubarbe, le séné et toutes les substances qui renferment l'acide chrysophanique colorent l'urine en jaune brun, il est facile de ne pas confondre cette coloration avec celle d'une urine ictérique ? En effet, elle vire au rouge par l'addition d'un alcali caustique. Très souvent ces urines contiennent de l'oxalate de chaux en abondance (il provient de la rhubarbe) et de plus elles ne donnent pas la réaction de Gmélin.

**URINES DITES HÉMAPHÉIQUES.** — On donne très improprement ce nom à des urines de coloration rougeâtre ou acajou, avec sédiments d'un rouge plus ou moins vif, que l'on rencontre dans un certain nombre d'affections du foie. Au premier abord, on pourrait les prendre pour des urines sanguinolentes; mais l'examen microscopique suffit pour empêcher cette erreur, d'autant plus facile à commettre que ces urines renferment parfois de l'albumine. Il peut également arriver que ces urines soient sanguinolentes ; elles renferment alors des hématies.

Les caractères de ces urines sont assez tranchés.

On ne peut, malgré leur couleur, les confondre avec des urines ictériques, car elles ne donnent pas la réaction de Gmélin. Elles se colorent en rouge violacé ou en bleu lorsqu'on les étend de deux à trois fois leur volume d'acide chlorhydrique ou sulfurique ; l'acide azotique les rougit fortement; la nuance varie de l'acajou au rouge hyacinthe.

Lorsque le sédiment est abondant, il fixe avec énergie ce pigment, et on peut enlever la matière colorante, avec difficulté, il est vrai, en traitant par l'alcool, qui se colore en rouge acajou.

M. Méhu a démontré que ce pigment, qui d'un côté a quelque ressemblance avec la bilirubine, en diffère par sa solubilité dans l'eau et dans l'alcool; ses solutions alcalines ne verdissent pas au contact de l'air; il ne donne pas lieu à la réaction de Gmélin ; enfin son pouvoir colorant est infiniment moins considérable que celui de la bilirubine, ce pigment provient du foie, aussi M. Méhu propose-t-il de désigner les urines qui en renferment sous le nom d'urines rouges hépatiques.

On leur avait donné le nom d'urines hémaphéiques, parce que l'on supposait que le principe colorant était l'hémaphéine, matière brune résultant de la décomposition de l'hématine et étudiée par Franz Simon.

Pour extraire ce pigment rouge, qui n'est autre chose que de l'urobiline, M. Méhu conseille d'aciduler l'urine et de la saturer de sulfate d'ammoniaque ; il est même bon d'employer un léger excès de ce sel. Le pigment se sépare et est recueilli sur un filtre; après dessiccation, on traite par l'alcool concentré, qui dissout le pigment et le sépare du sulfate d'ammoniaque qu'il retient. Pour le caractériser on ajoute à sa solution alcoolique un peu de chlorure de zinc et un excès d'ammoniaque, il se produit alors une coloration rouge pâle par transmission et présentant de très beaux reflets verts par réflexion.

**URINES GRASSES LAITEUSES OU CHYLEUSES.** — La présence de la graisse dans l'urine est un fait assez rare, car les urines qu'à première vue on caractérise de laiteuses ou de chyleuses doivent le plus souvent leur opacité à du pus. Une urine véritablement grasse tache le papier qui reste transparent après dessiccation, de plus cette urine s'éclaircit lorsqu'on l'agite avec du chloroforme, de l'éther ou de la benzine.

L'examen microscopique est toujours probant, les gouttelettes grasses se présentent sous forme de disques aplatis avec contours obscurs,

## SÉDIMENTS ET CALCULS ORGANIQUES

| | | |
|---|---|---|
| SÉDIMENTS ET CALCULS<br><br>FORMÉS DE<br><br>SUBSTANCES ORGANIQUES | *Existant nor-malement dans l'urine* | Acide urique et ses sels.<br>Acide hippurique. |
| | *D'origine anormale* | Cystine.<br>Xanthine.<br>Tyrosine.<br>Indigo.<br>Cholestérine. |

**ACIDE URIQUE et URATES.** — De tous ces éléments, celui qu'on rencontre le plus fréquemment à l'état de sédiment, gravelle, concrétion ou de calcul, est sans contredit l'*acide urique.*

Sous forme de sédiment l'acide urique se reconnaît toujours facilement, même par le malade, on doit donc l'interroger pour savoir *s'il a été expulsé en même temps que l'urine.* Mais ce renseignement ne suffit pas, il faut encore connaître le volume de l'urine des vingt-quatre heures, pour voir s'il n'est pas inférieur à la moyenne, auquel cas l'acide urique aurait pu se déposer faute de quantité suffisante de liquide pour le dissoudre ; en un mot il faut constater qu'il y a réellement production exagérée d'acide urique.

Les sédiments d'acide urique sont toujours colorés, en jaune, jaune orangé, rouge vif, ils sont cristallins, atteignent une grosseur parfois assez considérable et présentent de nombreuses variétés de forme. Ils possèdent au plus haut degré la propriété de fixer les matières colorantes de l'urine ; cette propriété est caractéristique. L'acide urique est souvent accompagné d'urates ; le plus fréquent est l'urate de soude, parfois l'urate d'ammoniaque et dans ce cas l'urine est ammoniale. Une simple élévation de température fait rentrer les urates en solution et fournit le moyen de les séparer de l'acide urique.

Les calculs d'acide urique se rencontrent assez fréquemment, ils sont formés par cet acide presque pur ou mélangés d'urates alcalins (soude, chaux, ammoniaque, magnésie). La couleur des calculs d'acide urique varie du jaune au rouge vif, leur grosseur peut atteindre celle d'une noix et leur cassure est souvent rayonnée.

On peut caractériser chimiquement l'acide urique au moyen de la réaction dite de la murexide. On chauffe une petite quantité de matière, après l'avoir imprégnée d'acide azotique, puis on touche le résidu avec de l'ammoniaque, il se développe immédiatement une coloration pourpre, qui passe au bleu pourpre par l'addition de potasse caustique.

Les sédiments d'urate d'ammoniaque se rencontrent assez fréquemment, on les trouve presque toujours dans les urines qui ont éprouvé la fermentation ammoniacale, il est alors le plus souvent accompagné de phosphate ammoniaco-magnésien, de phosphates terreux amorphes et souvent de pus.

**CYSTINE.** — On a parfois rencontré la cystine en dissolution dans l'urine, mais rarement. C'est presque toujours à l'état de sédiment (mélangée à l'urate de soude) et surtout à l'état de calcul qu'on peut la rencontrer, encore ces calculs sont-ils très rares. Ils sont jaunâtres, un peu translucides, de consistance cireuse et se laissent facilement rayer par l'ongle : Leur structure est rayonnée comme celle de l'acide urique.

**INDIGO.** — On rencontre assez souvent, même dans les urines qui ne renferment aucun élément anormal, des cristaux ou plutôt des fragments de cristaux, des plaques transparentes d'indigo bleu. Ces fragments sont toujours peu abondants, ils n'ont pas grande signification.

**SÉDIMENTS ET CALCULS DE NATURE MINÉRALE.** — Les bases qu'on rencontre dans les sédiments et calculs sont les mêmes que celles qui existent dans l'urine (potasse, soude, chaux, magnésie, ammoniaque), mais dans les sédiments ces bases sont combinées avec des acides qui forment avec elles des sels insolubles ; c'est exactement l'inverse de ce qui a lieu quand elles sont en dissolution dans l'urine normale. La potasse, la soude, la chaux, la magnésie et l'ammoniaque se rencontrent unies à l'acide urique. Les urates acides étant peu solubles, l'ammoniaque se rencontre combinée à l'acide phosphorique sous forme de phosphate ammoniaco-magnésien. La chaux peut être combinée à l'acide oxalique, carbonique ou phosphorique, la magnésie est unie à l'acide phosphorique ou carbonique.

**SÉDIMENTS ET CALCULS PHOSPHATIQUES.** — Ils ne peuvent se former que dans une urine dont la réaction est alcaline ou tout au moins neutre ; il n'y a d'exception que pour le phosphate bibasique de chaux, que l'on peut rencontrer dans des urines offrant une légère réaction acide, mais il suffit de chauffer légèrement ces urines pour dégager l'acide carbonique qui retient en dissolution ces phosphates et on obtient immédiatement un dépôt. Celui qui s'est déposé spontanément dans une urine est cristallin et se présente sous forme d'aiguilles ou de cristaux aciculaires groupés en étoiles.

**PHOSPHATE DE CHAUX ET DE MAGNÉSIE TRIBASISQUES.** — Le mélange de ces deux sels se précipite sous forme de sédiment amorphe toutes les fois que l'urine devient alcaline, lorsque l'urine est neutre ils peuvent rester en dissolution à la faveur de l'acide carbonique, mais se précipitent par l'action de la chaleur. Le trouble qu'ils produisent ainsi disparaît par l'addition d'acide acétique, il n'est donc pas possible de les confondre avec l'albumine. Pour que ces phosphates terreux se rencontrent dans l'urine, à l'état de sédiments, il faut que la réaction alcaline de ce liquide soit due à des carbonates alcalins, car si elle est due à du carbonate d'ammoniaque ce sel réagit sur les phosphates terreux et il se forme du phosphate ammoniaco-magnésien.

**PHOSPHATE AMMONIACO-MAGNÉSIEN OU PHOSPHATE TRIPLE.** — Ce sel est celui qu'on rencontre le plus fréquemment, et toutes les urines, normales ou non, finiront par en renfermer, si on les conserve un temps suffisant. Après leur émission cette formation n'a aucune importance clinique, il n'en est pas de même quand elle s'accomplit dans la vessie, l'urine, en effet, peut devenir ammoniacale dans ce réservoir ; le phosphate triple y prendre naissance pour constituer des plaques ou des calculs. Une fois formés, ils s'accroissent avec rapidité, ils sont une cause continuelle d'irritation, enflamment les parois de sa vessie et entretiennent constamment la formation de l'urine ammoniacale. L'impulsion donnée, l'accroissement ne s'arrête pas.

Le phosphate ammoniaco-magnésien se présente sous forme de cristaux souvent assez volumineux ; ce sont de gros prismes à base rhomboïdale, posés à plat ils ressemblent à un catafalque, d'où le nom de sel en tombeau qu'on leur donne parfois.

**OXALATE DE CHAUX.** — L'acide oxalique que l'on rencontre dans l'urine à l'état d'oxalate de chaux et surtout sous forme de sédiments est assez répandu dans le règne végétal. Il existe dans un assez grand nombre de plantes sous forme de sels de soude ou de potasse et dans quelques médicaments (rhubarbe) ; il est bon de le savoir, car on peut le rencontrer dans l'urine, à la suite de l'ingestion prolongée de l'oseille comme aliment, ou de celle de la rhubarbe comme purgatif.

L'oxalate de chaux qu'on rencontre dans l'urine est toujours cristallisé en octaèdres très brillants, très réguliers et réfractant fortement la lumière. Les angles sont très accusés et ces cristaux vus perpendiculairement ressemblent à une enveloppe à lettre, ils affectent parfois la forme de losanges ; ils sont comme ceux de phosphate ammoniaco-magnésien tout à fait caractéristiques et ne peuvent être confondus avec aucun autre.

L'oxalate de chaux qu'on rencontre dans l'urine peut provenir de deux sources tout à fait différentes et sur lesquelles il est bon d'être renseigné.

Ainsi que nous l'avons dit il peut être la conséquence de l'alimentation ou de l'ingestion de certains médicaments, dans ce cas son apparition n'a aucune signification pathologique.

On le rencontre dans l'urine dans tous les cas où l'hématose, la respiration ne s'effectuent pas librement, dans la dyspepsie et dans la convalescence de certaines maladies aiguës. Lorsqu'on le rencontre dans l'urine, après s'être enquis de l'alimentation et si rien ne justifie sa présence de ce côté, il faut s'assurer si la production est accidentelle, ou si elle persiste un certain temps, elle constitue alors ce qu'on appelle *oxalurie*, elle indique des troubles dans la respiration et dans la circulation ; une grande dépression nerveuse ou un état pathologique de l'intestin. Si cet état se prolonge on remarque, à part l'amaigrissement général, une sorte d'empoisonnement par l'oxalate de chaux, de plus on doit craindre qu'il ne s'agglomère dans quelque endroit des voies urinaires et n'y forme des calculs.

**Calculs d'oxalate de chaux ou mûraux.** — Ces calculs sont les plus résistants aux moyens de dissolution habituellement employés. A cause de cette dureté, ils ne s'arrondissent point dans la vessie, restent couverts d'aspérités, sont mamelonnés à la surface, d'où le nom de calculs mûraux, à cause de leur ressemblance avec une mûre. Ils sont toujours assez fortement colorés en brun, car leurs aspérités blessent la vessie et déterminent des hémorrhagies, ils fixent la matière colorante du sang.


## SÉDIMENTS ORGANISÉS


Une urine parfaitement normale, claire et transparente au moment de l'émission, se remplit toujours en se refroidissant d'un nuage floconneux plus ou moins dense, qui reste en suspension ou se rassemble au fond du vase. On donne généralement à ce nuage le nom de *Mucus de la vessie.* Cette dénomination est tout à fait impropre, car ce nuage se forme sans qu'il soit nécessaire que l'urine renferme de la mucine.

Ce faux mucus est constitué le plus souvent par des cellules épithéliales qui fixent soit de l'urate de soude, soit de l'oxalate de chaux, soit divers autres éléments.

L'urine peut renfermer du mucus proprement dit provenant de la vessie ; ce mucus est analogue à celui qui est secrété par les autres membranes. La *mucine* qui le constitue est précipitée par l'acide acétique et le précipité ne se redissout pas dans un excès d'acide. Cette propriété la différencie nettement de l'albumine.

La présence d'une petite quantité de mucus dans l'urine n'a pas de signification, mais il devient parfois abondant dans le catarrhe vésical, et la cystite ; il est en rapport avec l'inflammation des glandes muqueuses. On constate une augmentation de mucus dans les maladies générales qui déterminent une congestion rénale intense, puisqu'il semble démontré aujourd'hui que l'élément secréteur du rein (cellules des tubuli, contorti) peut secréter de la mucine sous forme de gouttelettes, qui entrent dans la composition des tubes muqueux.

**PUS.** — Dans un grand nombre de cas la mucine est accompagnée de pus dans l'urine, les muqueuses enflammées sécrètent d'abord une proportion plus considérable de mucus, puis les vaisseaux dilatés laissent passer les globules blancs et bientôt le pus est constitué.

De même que le sang, le pus est formé de deux parties, une liquide ou plasma et l'autre solide, constituée par des globules opaques ou blanchâtres, qui lui donnent un aspect caractéristique. Ces globules sont circulaires, aplatis, d'un diamètre un peu plus considérable que ceux du sang 8 à 10 millièmes de millimètres. Ils renferment de 1 à 4 noyaux dans leur intérieur et sont très finement granulés, ce qui leur donne un aspect caractéristique.

Il faut constater ces caractères dans l'urine récente, car à la suite d'un séjour prolongé les granulations s'effacent et les noyaux deviennent plus nets. Au contact des alcalis caustiques, le pus se gonfle et prend une consistance de gelée visqueuse adhérant fortement aux parois du vase. L'ammoniaque produit très bien cette réaction et permet de reconnaitre le pus dans l'urine et de le différencier du mucus qui se liquéfie dans les mêmes conditions.

**ÉPITHÉLIUM.** — Dans le dépôt nuageux qui se forme dans l'urine normale, on rencontre des cellules épithéliales provenant de la vessie et du vagin. La desquamation peut avoir lieu depuis les reins jusqu'à l'urèthre et les cellules qui en proviennent ont parfois une forme spéciale qui permet de reconnaître leur origine.

Les cellules épithéliales de la vessie se présentent sous forme de plaques transparentes, rectangulaires, à angles arrondis ou elliptiques, à bords plus ou moins contournés, mais ayant toujours à leur centre un noyau dont le contour est plus accentué que celui des cellules. Elles sont isolées ou réunies en plaques plus ou moins larges.

Les cellules du vagin présentent la même forme, mais elles sont plus grandes, à bords plus minces et le noyau central est plus petit. Les cellules qui proviennent des uretères sont plus petites que les précédentes en forme de massue ou fuseau et ayant le noyau dans la partie renflée, celles des bassinets sont cylindriques avec un noyau assez volumineux.

**Sang.** — On rencontre assez souvent des urines sanguinolentes, et suivant la proportion de sang extravasé, la couleur de l'urine varie du rose au rouge et même au noir. Le sang étant composé de deux parties, une liquide (sérum) et l'autre solide (fibrine, globules) on rencontre dans l'urine ces divers éléments. Le sérum renfermant de l'albumine, toute urine sanguinolente est en même temps albumineuse. Mais ce qui caractérise plus nettement l'extravasion du sang dans l'urine c'est la présence des hématies ou globules sanguins.

Cependant il peut arriver que les globules ne passent pas dans l'urine (*Hémoglobinurie*). Les Hématies se présentent sous forme de disques légèrement biconcaves d'un diamètre de 6 à 7 centièmes de millimètre avec une épaisseur de millièmes.

Vus en masse, les globules du sang paraissent rouges, ils sont jaunâtres par transparence, la dépression centrale paraît plus foncée et simule un noyau. Le centre des globules rouges normaux ou peu altérés paraît sombre ou clair, suivant qu'on rapproche plus ou moins l'objectif de la préparation. Pour bien constater la forme des globules sanguins, il faut les examiner dans une urine récente, car ils se déforment; se gonflent à la suite d'un séjour prolongé dans ce liquide, surtout lorsqu'il devient ammoniacal. La dépression centrale s'atténue, souvent même disparaît entièrement, le globule peut se trouver réduit à une enveloppe dégonflée de son contenu, elle peut même disparaître complètement.

**CYLINDRES URINAIRES.** — A l'état normal, il se fait à la surface des tubes du rein, des sécrétions très faibles, généralement muqueuses; mais en si petite quantité qu'elles passent inaperçues. Dans certains cas pathologiques ces sécrétions deviennent plus abondantes, elles se condensent, se moulent dans les tubes dont elles prennent la forme et sont ensuite entraînées par les urines. On les retrouve dans le sédiment, mélangées à d'autres sécrétions pathologiques et on les désigne sous le nom de *cylindres* on *tubes urinaires*. L'abondance de ces cylindres et leur production pendant un temps considérable indiquent toujours une altération rénale, ils peuvent être partagés en divers groupes que nous allons rapidement étudier.

1° *Cylindres muqueux* (Hyalins). On les rencontre assez souvent dans les urines et parfois assez abondants. Ils offrent une transparence parfaite et sont très légèrement granuleux, leurs bords sont effacés. Ils se colorent à peine par le carmin, ils peuvent présenter, adhérents à leur surface, divers éléments, déchets cellulaires, globules de pus, etc.

2° *Cylindres cireux* ou *colloïdes*. — Ces cylindres se distinguent facilement des précédents. Examinés dans l'urine, sans addition d'aucun réactif, ils offrent une réfringence spéciale et sont très visibles. Ils ont des bords nets et comme taillés à l'emporte-pièce. Souvent ils présentent des cassures sur leurs bords, ou bien sont enroulés sur eux-mêmes en forme de vrille. La substance qui les compose est dense et se colore fortement par les réactifs surtout par l'acide osmique.

3° *Cylindres graisseux*. — On rencontre très rarement ces cylindres et toujours en petit nombre. Les granulations graisseuses sont généralement très fines. Comme les cylindres muqueux, ils peuvent renfermer des cellules et des leucocytes ; on trouve des cylindres à la fois muqueux, graisseux avec déchets cellulaires.

**SPERME**. — La présence du sperme dans l'urine est assez fréquente. Comme le sang et le pus, le sperme est composé de deux parties : des éléments solides en suspension dans un liquide. La partie solide renferme des *spermatozoïdes*, des *leucocytes* et des *sympexions*. On rencontre ces divers éléments dans l'urine. Le spermatozoïde se compose de deux parties, la tête et la queue ; la forme générale rappelle celle du têtard de grenouille, la tête est triangulaire, allongée, à angles émoussés. La queue est très effilée, sa longueur est 10 à 12 fois plus considérable que celle de la tête, on rencontre assez souvent des spermatozoïdes incomplètement développés ou dont la queue est brisée.

**CHAMPIGNONS ET FERMENTS**. — L'apparition de ces corps dans l'urine même normale est un fait constant. On rencontre assez souvent dans l'urine un très grand nombre de substances dont la présence est souvent fort embarrassante, il est impossible de les énumérer toutes, nous renvoyons pour cela aux traités spéciaux.

**Bacilles de la tuberculose**. — Dans le cas de tuberculose des voies urinaires, on rencontre dans l'urine des bacilles de la tubercolose, récemment découvertes et étudiées par Koch. Ces bacilles se distinguent de tous les autres par l'énergie avec laquelle ils retiennent certaines matières colorantes d'aniline, une fois qu'ils les ont fixées. Leur mode de recherche est basé sur cette propriété.

On laisse déposer l'urine dans un verre conique, puis au moyen d'un tube affilé on prélève une petite quantité de ce dépôt que l'on étale sur une lamelle mince et que l'on fait dessécher, soit en l'abandonnant à l'évaporation spontanée, soit en l'exposant à une source modérée de chaleur. De toutes manières, une fois le dépôt desséché et bien adhérent, il faut chauffer la lamelle et la porter à une température suffisante pour coaguler l'albumine si l'urine en contient.

La lamelle est alors plongée dans une solution concentrée et aqueuse d'une couleur basique d'aniline (fuchsine, bleu de méthylène, violet de gentiane), solution alcalinisée avec de l'huile d'aniline. Le contact est prolongé 12 heures.

On retire alors la lamelle et on la plonge dans l'eau de manière à enlever l'excès de matière colorante, puis on la porte dans un liquide ainsi composé :

Acide azotique ordinaire .......................... 1 partie
Eau distillée..................................... 2 —

Par l'action de l'acide azotique, toute la préparation est décolorée, à l'exception des bacilles de la tuberculose ; on lave alors jusqu'à ce que toute réaction acide ait disparu, et il ne reste plus qu'à conserver la préparation. Pour cela après l'avoir déshydratée par dessiccation, on l'éclaircit par l'huile d'œillets et on la conserve dans le baume de Canada.

On suit exactement la même marche pour la recherche des bacilles dans les crachats.

Comme on le voit, le caractère différentiel des bacilles de la tuberculose est très net. Ils retiennent certaines matières colorantes d'aniline avec une énergie telle que la coloration résiste à l'acide azotique ; mais cette fixation ne se fait que lentement : c'est pour cela qu'il faut prolonger le contact pendant vingt-quatre heures en opérant à chaud.

on peut réduire à 10 minutes la durée du séjour dans le bain colorant. Tous les autres bâtonnets se colorent au contraire presque instantanément, mais leur coloration ne résiste pas à l'acide azotique.

Lorsqu'on étudie les bacilles de la tuberculose, on peut se dispenser de décolorer la préparation en la lavant à l'acide azotique ; alors tous les éléments figurés sont colorés, et il est bien difficile de différencier les bacilles de Koch des autres bactéries qui peuvent se trouver dans la préparation.

# SOLUTION COIRRE

AU

## CHLORHYDRO-PHOSPHATE DE CHAUX

**Phthisie. — Anémies. — Cachexies.**

**Scrofules. — Rachitisme. — Inappétence.**

**Dyspepsie. — État nerveux.**

**Assimilation insuffisante. — Maladies des os.**

Le **chlorhydro-phosphate de chaux** est la préparation de phosphate de chaux la plus rationnelle, la seule physiologique, puisqu'à l'état naturel ce sel ne se dissout qu'à la faveur de l'acide chlorhydrique du suc gastrique.

C'est la seule qui réunisse les effets eupeptiques de l'acide chlorhydrique et les effets reconstituants du phosphate de chaux, et concoure directement au même but.

C'est celle qui, sous le même volume, contient le plus de médicament (5 *grammes de phosphate de chaux gélatineux par cuillerée à bouche de solution*), l'acide chlorhydrique ayant sur le phosphate de chaux un pouvoir dissolvant plus considérable que tous les autres acides.

C'est également la moins acide.

C'est enfin la plus économique, condition importante pour un traitement souvent de longue durée.

Mélangée à de l'eau sucrée, de l'eau et du vin, elle n'a absolument aucun goût, de sorte que les malades ne s'en fatiguent point.

Prise au moment de manger, comme cela doit être, elle favorise la digestion d'une façon très sensible.

1 *cuillerée à bouche chez les adultes; 1 cuillerée à café chez les enfants du premier âge ; 2 cuillerées à café de 6 à 12 ans; au moment des deux principaux repas, dans de l'eau sucrée ou coupée de vin.*

## PRIX : 2 FR. 50 LE FLACON DE 310 GRAMMES

**Dans toutes les pharmacies. — Fabrique et vente en gros, 79, rue du Cherche-Midi, Paris.**

Se méfier des contrefaçons suggérées par le succès toujours croissant du **Chlorhydro-phosphate de chaux**, et exiger notre nom et notre signature, si l'on ne veut être déçu en employant des produits qui ne contiennent que des quantités extrêmement faibles de médicament.

OCTAVE DOIN, ÉDITEUR, 8, PLACE DE L'ODÉON, PARIS

# MALADIES DES YEUX

## DES OREILLES, DU LARYNX, DU NEZ ET DES DENTS

ABADIE (Ch.), ancien interne des Hôpitaux, professeur libre d'Ophtalmologie. **Traité des maladies des yeux.** 2e *édition*, revue et augmentée. 2 vol. in-8o de 500 pages chacun, avec 150 fig. 20 fr.

ABADIE (Ch.). — **Leçons de clinique ophtalmologique,** recueillies par le Dr PARENTEAU, revues par l'auteur, contenant les découvertes récentes. 1 vol. in-8o de 280 pages. 7 fr.

ANDRIEU (E.), docteur en médecine, président de la Société odonto-technique de France. **Leçons sur les maladies des dents.** — 1 vol. grand in-8o. 7 fr.

ATLAS D'ANATOMIE PATHOLOGIQUE DE L'ŒIL, par les professeurs H. PAGENSTECHER et G. GENTH, traduit de l'allemand par le Dr PARENT, chef de clinique du Dr GALEZOWSKI, avec une préface de M. GALEZOWSKI. 1 fort vol. grand in-4o, contenant 34 planches sur cuivre d'une splendide exécution, représentant en 267 dessins tous les différents cas d'anatomie pathologique des affections de l'œil. *En regard de chaque planche, se trouve le texte explicatif des dessins représentés.* En cart., 90 fr. — Relié sur onglets en maroq. rouge, tête dorée, 100 fr.

CHARPENTIER (Aug.), professeur à la Faculté de médecine de Nancy. — **L'examen de la vision au point de vue de la médecine générale.** In-8o de 137 pages avec 15 figures dans le texte. 2 fr.

GAILLARD (Dr Georges), lauréat de la Faculté de médecine de Paris, membre de la Société d'anthropologie, secrétaire de la Société odontologique, etc. — **Des déviations des arcades dentaires et de leur traitement rationnel.** 1 vol. in-8o de 200 pages, avec 80 figures dans le texte, dessinées d'après nature. 8 fr.

GUERDER (P.). — **Manuel pratique des maladies de l'oreille.** 1 joli vol. cartonné diamant de 300 pages. 5 fr.

LANDOLT, directeur adjoint au laboratoire d'ophtalmologie à la Sorbonne. — **Manuel d'ophtalmoscopie.** 1 vol. in-18 cartonné diamant avec figures dans le texte. 3 fr. 50

MASSELON (J.), premier chef de clinique du professeur de Wecker. — **Examen fonctionnel de l'œil,** comprenant : *La Réfraction. Le Choix des Lunettes. La Perception des couleurs. Le Champ visuel et le Mouvement des Yeux.* 1 joli vol. in-18 cartonné, avec figures dans le texte et 15 planches en couleur et hors texte. 8 fr.

MASSELON (J.). — **Mémoires d'ophtalmoscopie.**
I. CHORIO-RÉTINITE SPÉCIFIQUE. — Grand in-8o avec 12 dessins photographiques d'après nature. 4 fr.
II. INFILTRATION VITREUSE DE LA RÉTINE ET DE LA PAPILLE, avec 12 dessins photographiques. 4 fr.
III. DES PROLONGEMENTS ANORMAUX DE LA LAME CRIBLÉE, avec 12 dessins photographiques. 4 fr.

OCTAVE DOIN, ÉDITEUR, 8, PLACE DE L'ODÉON, PARIS

MORELL-MACKENSIE, médecin à l'hôpital des maladies de la gorge et de la poitrine à Londres, etc., etc. — **Traité pratique des maladies du larynx, du pharynx et de la trachée,** traduit de l'anglais et annoté par MM. les Dᵣˢ E.-J. MOURE et F. BERTHIER. 1 fort vol. in-8° de 800 pages, avec 150 figures. 13 fr.

MOURE (E.-J.). — **Manuel pratique des maladies des fosses nasales.** 1 vol. cartonné diamant de 300 pages avec 50 figures et 4 planches hors texte. 5 fr.

POLITZER (A.), professeur d'otologie à l'Université de Vienne. — **Traité des maladies de l'oreille,** traduit par le Dʳ JOLY (de Lyon). 1 beau vol. grand in-8° de 800 pages, avec 258 fig. 20 fr.

POYET (G.), ancien interne des hôpitaux de Paris. — **Manuel clinique de laryngoscopie et de Laryngologie.** 1 vol. in-18 cartonné diamant de 400 pages, avec 50 figures dans le texte et 24 dessins chromolithographiques hors texte. 7 fr. 50

**Société française d'ophtalmologie** (*Bulletins et Mémoires*), publiés par MM. ABADIE, ARMAIGNAC, CHIBRET, COPPEZ, GAYET, MEYER, PANAS et PONCET.

3ᵉ année. — 1885. Un beau vol. grand in-8° de 380 pages, avec figures et 8 planches en chromo et en héliogravure hors texte. 10 fr.

4ᵉ année. — 1886. Un beau volume grand in-8° de 420 pages avec 5 planches en couleur. 10 fr.

SOUS (G.), de Bordeaux. — **Hygiène de la vue.** 1 joi volume in-18 cartonné diamant de 360 pages avec 67 figures intercalées dans le texte. 6 fr.

SOUS (G.). — **Traité d'optique,** considérée dans ses rapports avec l'examen de l'œil. 1 vol. in-8° de 400 pages, avec 90 figures dans le texte. 2ᵉ *édition.* 10 fr.

TOMES, professeur à l'hôpital dentaire, membre de l'Institut royal de Londres. — **Traité d'anatomie dentaire humaine et comparée,** traduit de l'anglais et annoté par le Dʳ CRUET, ancien interne en chirurgie des hôpitaux de Paris, 1 vol. in-8° de 450 pages, avec 175 figures dans le texte. 10 fr.

WECKER (L. de). — **Thérapeutique oculaire.** Leçons cliniques recueillies et rédigées par le Dʳ MASSELON, revues par le professeur. 1 vol. in-8° de 800 pages, avec figures dans le texte. 13 fr.

WECKER (L. de). — **Chirurgie oculaire.** Leçons cliniques recueillies et rédigées par le Dʳ MASSELON. Revues par le professeur. 1 vol. in-8° de 420 pages, avec 88 figures dans le texte. 8 fr.

WECKER (L. de) et J. MASSELON. — **Echelle métrique pour mesurer l'acuité visuelle, le sens chromatique et le sens lumineux.** 2ᵉ *édition,* augmentée de planches en couleur, 1 vol. in-8° et atlas séparé, contenant les planches murales. Le tout cartonné à l'anglaise. 8 fr.

WECKER (L. de) et J. MASSELON. — **Ophtalmoscopie clinique.** Beau vol. in-18 cartonné de 280 pages, avec 40 photographies hors texte représentant, d'après nature, les différentes modifications pathologiques de l'œil. 11 fr.

WECKER (L. de) et J. MASSELON. — **Oftalmoscopia clinica.** Traducedo por REAL, gefe do clinica, en el gabeneto oftalmico del professor DE WECKER, 40 *fotographias fuero de texto.* 13 fr.

# BOTANIQUE

**Atlas des champignons comestibles et vénéneux de la France et des pays circonvoisins,** contenant 72 planches en couleur où sont représentées les figures de 210 types des principales espèces de champignons recherchés pour l'alimentation et des espèces similaires suspectes ou dangereuses avec lesquelles elles peuvent être confondues, dessinées d'après nature avec leurs organes reproducteurs amplifiés par Charles Richon, docteur en médecine, membre de la Société botanique de France. Accompagné d'une monographie de ces 210 espèces et d'une histoire générale des champignons comestibles et vénéneux, par Ernest Roze, lauréat de l'Institut, membre de la Société botanique de France, etc. Texte illustré de 45 photogravures des dessins primitifs des anciens auteurs, d'après des reproductions exécutées par Charles Rollet. *L'ouvrage sera publié en 9 fascicules in-4. Chaque fascicule contient 8 planches et 32 pages de texte.* Prix de chaque fascicule. 10 fr.

*Les six premiers fascicules sont parus. — Le septième paraîtra le 15 juin 1887, et les suivants de deux en deux mois.*

On peut souscrire dès maintenant à l'ouvrage complet au prix de 75 fr. — Les souscriptions à ce prix de 75 francs ne seront plus acceptées à partir de l'apparition du 7e fascicule. L'ouvrage, dont nous avons *tout le manuscrit et les planches* entre les mains, sera terminé dans un délai maximum d'une année.

**BAILLON (H.),** professeur d'histoire naturelle médicale à la Faculté de médecine. — **Le jardin botanique de la Faculté de médecine de Paris.** — Guide des élèves en médecine et des personnes qui étudient la botanique élémentaire et les familles naturelles des plantes. Contenant un résumé de leurs affinités et de leurs propriétés. 1 vol. in-18, cartonné diamant, avec un plan du jardin collé sur toile, 5 fr.

**BAILLON (H.). — Iconographie de la Flore Française,** paraissant par séries de planches chromolithographiées (10 couleurs), d'après les aquarelles faites d'après nature sous les yeux de l'auteur. — Le texte explicatif, très complet, est imprimé au verso même des planches. Chaque planche porte un numéro qui n'indique que l'ordre de publication. Un index méthodique et des clefs dichotomiques établissant les séries naturelles suivant lesquelles les espèces doivent être disposées, seront publiées ultérieurement. Le nom des plantes qui appartiennent à la Flore parisienne est accompagné d'un signe particulier (*). Les principales localités des environs de Paris sont indiquées à la fin du paragraphe relatif à l'habitat.

Prix de chaque série de 10 planches avec couverture. 1 fr. 25

*L'ouvrage sera publié en 40 ou 50 séries. Les 16 premières séries sont en vente (mai 1887). Il paraît en moyenne une série par mois.*

**BAILLON (H.). — Guide élémen-**

# FARINE MORTON

## *(Farine de Gruau d'Avoine)*

La FARINE MORTON contient, ainsi que l'a démontré l'analyse, en outre de ses principes nutritifs, du FER et du PHOSPHATE DE CHAUX.

Cette Farine convient donc essentiellement à l'alimentation des enfants en bas âge. Elle assure leur développement normal, les fortifie dans leur croissance en même temps qu'elle introduit dans l'organisme les éléments nécessaires à la formation des os à la dentition.

La FARINE MORTON doit être employée avec du lait et suffisamment sucrée ; sous cette forme, l'enfant l'accepte toujours avec plaisir.

## VENTE EN GROS :

PIOT Frères, 28, rue S<sup>te</sup>-Croix de la Bretonnerie

### PARIS

*Se trouve dans toutes les pharmacies.*

taire d'herborisation et de botanique pratique petit volume avec figures dans le texte. 1 fr.

CRIÉ (Louis), professeur à la Faculté des sciences de Rennes, Dr ès sciences, pharmacien de 1re classe. — **Nouveaux éléments de botanique**, pour les candidats au baccalauréat ès sciences et les élèves en médecine et en pharmacie, contenant l'organographie, la morphologie, la physiologie, la botanique rurale et des notions de géographie botanique et de botanique fossile. 1 gros vol. in-18, de 1,160 pages avec 1332 figures dans le texte. 10 fr.

CRIÉ (L.). — **Cours de Botanique** (organographie, familles naturelles), pour la classe de quatrième, et à l'usage des Ecoles d'agriculture et forestière et des Ecoles normales primaires. 3e *édition*, 1 beau vol. in-18, cartonné, de 500 p., avec 863 fig. dans le texte. 4 f. 50

CRIÉ (L.). — **Anatomie et Physiologie végétales** (cours rédigé conformément aux nouveaux programmes), pour la classe de philosophie et les candidats au baccalauréat ès lettres. 2e *édition*. 1 vol. in-18, cart., de 250 p., avec 230 fig. dans le texte. 3 fr.

CRIE (L.). — **Premières notions de Botanique**, pour la classe de huitième et les écoles primaires, 1 vol. in-18, cartonné, de 150 pages avec 132 figures. 2 fr.

CRIÉ (L.). — **Essai sur la Flore primordiale**. ORGANISATION. — DÉVELOPPEMENT. — AFFINITÉS. — DISTRIBUTION GÉOLOGIQUE ET GÉOGRAPHIQUE. Grand in-8o, avec nombreuses figures dans le texte. 3 fr.

FLUCKIGER, professeur à l'Université de Strasbourg, et HANBURY, membre des Sociétés royale et linnéenne de Londres. — **Histoire des drogues d'origine végétale**, traduite de l'anglais, augmentée de très nombreuses notes par le Dr J.-L. DE LANESSAN, professeur agrégé d'histoire naturelle à la Faculté de médecine de Paris. 2 vol. in-8o d'environ 700 pages chacun, avec 350 figures dessinées pour cette traduction. 25 fr.

FORQUIGNON (L.), professeur à la Faculté des sciences de Dijon. — **Les Champignons supérieurs** PHYSIOLOGIE — ORGANOGRAPHIE. — CLASSIFICATION. — Avec un vocabulaire des termes techniques. 1 vol. in-18, cartonné diamant, avec 100 figures. 5 fr.

GÉRARD (R.), professeur agrégé à l'école supérieure de pharmacie de Paris. — **Traité pratique de micrographie**, appliquée à l'étude de la Botanique, de la Zoologie, des Recherches cliniques et des Falsifications. 1 vol. gr. in-8o, cartonné en toile, de 500 pages de texte, avec 300 figures dans le texte et 40 planches sur cuivre hors texte, contenant plus de 1,200 dessins, 1 vol. grand in-8o, cartonné toile. 18 fr.

LANESSAN (J.-L. de), professeur agrégé d'histoire naturelle à la Faculté de médecine de Paris. — **Manuel d'histoire naturelle médicale** (botanique, zoologie). 2e *édition*. Corrigée et augmentée. 2 forts volumes in-18 formant 2,200 pages avec 2,050 figures dans le texte, 20 fr. Cartonné toile, 22 fr.

LANESSAN (J.-L. de). **Flore de Paris** (phanérogames et cryptogames), contenant la description de toutes les espèces utiles ou nuisibles, avec l'indication de leurs propriétés médicales, industrielles et économiques, et des tableaux dichotomiques très détaillés, permettant d'arriver facilement à la détermination des familles des tribus, des genres et des espèces de toutes les phanérogames et cryptogames de la région parisienne, augmentée d'un tableau donnant les synonymes latins, les noms vulgaires, l'époque de floraison, l'habitat et les locali-

tés de toutes les espèces, d'un vocabulaire des termes techniques et d'un memento des principales herborisations. 1 beau vol. in-18 jés. de 950 pag. avec 702 fig. dans le texte. Prix, broché.        3 fr.
Cartonné diamant.        9 fr.

LANESSAN (J.-L. de). — **Histoire des Drogues simples d'origine végétale.** 2 vol. in-8°. (Voir *Fluckiger et Hanbury.*)        25 fr.

LANESSAN (J.-L. de). — **Flore générale des Champignons.** (Voir *Wunsche.*)

LORENTZ et PARADE. — **Cours élémentaire de Culture des Bois.** 6e *édition* publiée par MM. A. LORENTZ, directeur des forêts au ministère de l'agriculture, et L. TASSY. 1 beau vol. in-8°, de 750 pages, avec une planche hors texte.        9 fr.

MARCHAND (Léon), professeur à l'école supérieure de pharmacie de Paris. **Botanique Cryptogamique pharmaceutico-médicale.** 2 vol. gr. in-8° de 500 pages avec de nombreuses figures dans le texte et des planches hors texte, dessinées par FAGUET.

*Le tome 1er qui comprend la 1re et la 2e partie, est en vente. Il forme 1 vol. de 500 pages, avec 130 figures dans le texte et une planche en taille-douce, hors texte,* Prix. 12 fr.

PORTES (L.), chimiste expert de l'Entrepôt, pharmacien en chef de Lourcine, et F. RUYSSEN. — **Traité de la Vigne et de ses** produits, précédé d'une préface de M. A. CHATIN, membre de l'Institut, directeur de l'École supérieure de pharmacie de Paris. 2 forts volumes de plus de 700 pages chacun avec de nombreuses figures dans le texte. Prix de l'ouvrage complet.        24 fr.
*Le Tome Ier et le 1er fascicule du tome II sont en vente ; la fin de l'ouvrage, qui se paye d'avance, sera remise aux souscripteurs en 1887.*

POULSEN (V.-A.). **Microchimie végétale,** guide pour les recherches phytohistologiques à l'usage des étudiants, traduit d'après le texte allemand, par J. Paul LACHMANN, licencié ès sciences naturelles. 1 vol. in-18.        2 fr.

QUÉLET (Lucien). — **Enchiridion Fungorum in Europa Media** et praesertim in Gallia vigentium. 1 vol. in-18, cartonnage percaline verte, tranches rouges.        10 fr.
Exemplaire interfolié de papier blanc quadrillé.        14 fr.

TASSY (L.), conservateur des forêts. — **Aménagement des forêts.** 1 vol. in-8° de 700 pages. 3e *édition* très augmentée, 1887.        8 fr.

WUNSCHE (Otto), professeur au Gymnasium de Zwickau. — **Flore générale des Champignons.** Organisation, propriétés et caractères des familles, des genres et des espèces, traduit de l'allemand et annoté par J.-L. de LANESSAN, professeur agrégé à la Faculté de médecine de Paris. 1 vol. in-18 de plus de 550 pages.        8 fr.
Cartonné diamant.        9 fr.

OCTAVE DOIN, ÉDITEUR, 8, PLACE DE L'ODÉON, PARIS

# CHIMIE

## ÉLECTRICITÉ ET MAGNÉTISME

BARDET (G.). — Traité élémentaire et pratique d'électricité médicale, avec une préface de M. le prof. C.-M. GARIEL, 1 beau vol. in-8 de 640 pages, avec 250 figures dans le texte. 10 fr.

BARETY (A.), ancien interne des hôpitaux de Paris. — Le Magnétisme animal, étudié sous le nom de force neurique rayonnante et circulante, dans ses propriétés physiques, physiologiques et thérapeutiques. 1 vol. gr. in-8 de 600 pages avec 82 figures . . . . . . . 14 fr.

BERNHEIM, professeur à la Faculté de médecine de Nancy. — De la Suggestion et de ses applications à la thérapeutique. 1 vol. in-18, cartonné diamant, de 450 pages, avec figures dans le texte. . . . . 6 fr.

BOUDET DE PARIS, ancien interne des hôpitaux de Paris. — Electricité médicale. Etudes électrophysiologiques et cliniques. 1 vol. gr. in-8 de 600 pages, avec de nombreuses figures dans le texte. Cet ouvrage paraîtra en 3 fascicules. Le 1er fascicule est en vente, il forme 100 pages. 3 fr. *Le 2e et le 3e fascicules paraîtront en 1887.*

BOUDET DE PARIS. — La Photographie sans appareils pour la reproduction des dessins, gravures, photographies et objets, plans quelconques, in-18 avec 10 planches hors texte en héliogravure . . . 3 fr. 50

DUTER (E.), agrégé de l'Université, docteur ès sciences physiques, professeur de physique au lycée Louis-le-Grand. — Cours d'électricité, rédigé conformément aux nouveaux programmes. 1 vol. in-18, cartonné toile, de 280 pages, avec 200 figures dans le texte. . . . . . 3 fr. 50

GARIEL (C.-M.), professeur à la Faculté de médecine de Paris, membre de l'Académie de médecine, ingénieur en chef des ponts et chaussées. — Traité pratique d'électricité, comprenant les applications aux *Sciences* et à l'*Industrie* et notamment à la *Télégraphie*, à

l'*Éclairage électrique*, à la *Galvanoplastie*, à la *Physiologie*, à la *Médecine*, à la *Météorologie*, etc., etc. Deux beaux volumes grand in-8, formant 1,000 pages avec 600 figures dans le texte. Ouvrage complet . . . . 24 fr.

GIBIER (P.). — Le Spiritisme (Fakirisme occidental), un vol. in-18 de 400 pages avec fig.   4 fr.

GRAHAM (professeur). — La Chimie de la panification, traduit de l'anglais, 1 vol. in-18.   2 fr.

HETET, pharmacien en chef de la marine, professeur de chimie à l'École de médecine navale de Brest. — Manuel de chimie organique avec ses applications à la médecine, à l'hygiène et à la toxicologie. 1 vol. in-18, de 880 pages, avec 50 figures dans le texte. Broché, 8 fr. — Cartonné . . . . . . . 9 fr.

JAGNAUX (R.), professeur de chimie à l'Association philotechnique, membre de la Société minéralogique de France et de la Société des ingénieurs civils, etc. — Traité de chimie générale analytique et appliquée. 4 vol. grand in-8, formant 2,200 pages avec 800 figures dans le texte, et deux planches en couleur, hors texte . 48 fr.

JAGNAUX (R.). — Traité pratique d'analyses chimiques et d'essais industriels, méthodes nouvelles pour le dosage des substances minérales, minerais, métaux, alliages et produits d'art, à l'usage des ingénieurs, des chimistes des métallurgistes, etc. 1 vol. in-18 de 500 pages, avec figures . . . 6 fr.

OCHOROWICZ (J.), ancien professeur agrégé à l'Université de Lemberg. — La Suggestion mentale. 1 vol. in-18 jésus, de 500 pages. . . . . . 5 fr.

YUNG (Emile), privat-docent à l'Université de Genève. — Le Sommeil normal et le Sommeil pathologique, magnétisme animal, hypnotisme, névrose hystérique. 1 vol. in-18. 2 fr. 50

# ZOOLOGIE ET ANTHROPOLOGIE

BÉRENGER-FERAUD (L.-J.-R.), médecin en chef de la marine. — **La Race provençale**. Caractères anthropologiques, mœurs, coutumes, aptitudes, etc., et ses peuplades d'origine. 1 vol. in-8º, de 400 pages. 8 fr.

CORRE (A.), professeur agrégé à l'Ecole de Brest. — **La Mère et l'Enfant dans les Races humaines**. In-18 de 300 pages, avec figures dans le texte. 3 fr. 50

DICTIONNAIRE DES SCIENCES ANTHROPOLOGIQUES. (Voir aux *Dictionnaires*.)

HOVELAQUE (Abel). — **Les débuts de l'humanité. L'homme primitif contemporain**. In-18 de 336 pages, avec 40 figures dans le texte. 3 fr. 50

HUXLEY (Th.), secrétaire de la Société royale de Londres et MARTIN (H.-N.). — **Cours élémentaire et pratique de Biologie**, traduit de l'anglais par F. PRIEUR, 1 vol. in-18 de 400 pages. 4 fr.

LANESSAN (J.-L.), professeur agrégé d'histoire naturelle à la Faculté de médecine de Paris. — **Traité de Zoologie. Protozoaires**. 1 beau vol. gr. in-8º de 350 pages, avec une table alphabétique, et 300 figures dans le texte. 10 fr.

Le Traité de Zoologie paraît par volumes ou parties à 300 ou 400 pages, ornés de très nombreuses figures, contenant chacune l'histoire complète d'un ou plusieurs groupes d'animaux, et terminés par une table analytique.

1re partie. — *Les Protozoaires* (paruc).

2e partie. — *Les Œufs et les Spermatozoïdes des Métazoaires. Les Cœlentérés* (sous presse).

3e, 4e et 5e partie. — *Les vers et les Mollusques.*

6e et 7e partie. — *Les Arthropodes.*

8e 9e 10e partie. — *Les Proto-Vertébrés et les Vertébrés.*

LANESSAN (J.-L. de). — **Manuel de Zootomie**, guide pratique pour la dissection des animaux vertébrés et invertébrés à l'usage des étudiants en médecine, des écoles vétérinaires et des élèves qui préparent la licence ès sciences naturelles, par AUGUST MOJSISOVICS ELDEN VON MOSJVAR, privat-docent de zoologie et d'anatomie comparée à l'Université de Gratz. Traduit de l'allemand et annoté par J.-L. DE LANESSAN, 1 vol. in-8º d'environ 400 pages avec 128 figures dans le texte. 9 fr.

LANESSAN (J.-L. de). — **Le Transformisme Évolution de la matière et des êtres vivants**. 1 fort vol. in-18, de 600 pages, avec figures dans le texte. 6 fr.

PHILIPPON (Gustave), Ex-professeur d'Histoire naturelle au Lycée Henri IV. — **Cours de zoologie, l'homme et les animaux**, rédigé suivant les nouveaux program., pour les Lycées et Collèges, et à l'usage des Ecoles normales primaires. Un joli vol. in-18 cart. toiles de 500 pages, avec 300 figures dans le texte. 4 fr. 50

RAY-LANKESTER (E.), professeur de zoologie et d'anatomie comparée à l' « University college » de Londres. — **De l'embryologie et de la classification des animaux**. 1 vol. in-18 de 107 pages, avec 37 figures hors texte. 1 fr. 50

VÉRON Eugène). — **Histoire naturelle des Religions**. — Animisme. — Religions mères. — Religions secondaires. — Christianisme. — 2 vol. in-18 formant 700 pages. 7 fr.

WAGNER (Moritz), — **De la Formation des espèces par la Ségrégation**, traduit de l'allemand. 1 vol. in-18. 1 fr. 50

# MINÉRALOGIE ET PALÉONTOLOGIE

JAGNAUX (R.), membre de la Société minéralogique de France et de la Société des Ingénieurs. — **Traité de Minéralogie appliquée aux arts, à l'industrie, au commerce et à l'agriculture**, comprenant les principes de cette science, la description des minéraux, des roches utiles et celle des procédés industriels et métallurgiques auxquels ils donnent naissance, à l'usage des candidats à la licence, des ingénieurs, des chimistes, des métallurgistes, des industriels, etc. Un très fort volume gr. in-8 de 900 pages, avec 468 figures dans le texte. 20 fr.

PORTES (L.), pharmacien en chef de l'hôpital de Lourcine. — **Manuel de minéralogie**, 1 vol. in-18 jésus, cartonné diamant, de 366 pages, avec 66 figures intercalées dans le texte. 5 fr.

ZITTEL (Karl), professeur à l'Université de Munich, et SCHIMPER (Ch.), professeur à l'Université de Strasbourg. — **Traité de Paléontologie**, traduit de l'allemand par Ch. Barrois, maître de conférences à la Faculté des sciences de Lille, 3 volgrand in-8 de 700 à 800 pages chacun, avec 1,800 figures dans le texte.

Le tome I. — *Paléozoologie*. 1 vol. in-8 de 770 pages, avec 560 figures dans le texte, est en vente. 37 fr. 50

Le tome II. — *Paléozoologie* (fin), comprenant les mollusques et les articulés, 900 pages, avec 1,109 figures dans le texte. 45 fr.

Le tome III. — *Paléobotanique* (sous presse).

4

# PRINCIPALES SUBSTANCES CHIMIQUES

## EMPLOYÉES EN MÉDECINE

PAUL ROUSSEAU & C.IE 17, RUE SOUFFLOT, PARIS.
PRINCIPALES SUBSTANCES CHIMIQUES EMPLOYÉES EN MÉDECINE
Nomenclature et synonymie par M. de Thierry

NÉCESSAIRE COMPLET AVEC NOMENCLATURE ET SYNONYMIE
Prix : Fr. 25
(Modèle déposé)

PAUL ROUSSEAU & C.IE

## INSTRUMENTS DE PHYSIQUE

## USTENSILES DE CHIMIE

4.

# CHOCOLAT MENIER

En visitant l'usine de Noisiel, près de Lagny, spécialement consacrée à la fabrication du *Chocolat Menier*, on peut se convaincre des soins inusités ailleurs qui y sont employés, et se donner en même temps une idée des développements énormes apportés à la préparation de cet aliment.

*Cacaos de premier choix achetés directement dans les pays de production, par des agents spéciaux, ou provenant en partie des plantations du* VALLE-MENIER, *au Nicaragua ;*

*Machines hydrauliques et à vapeur, d'une force totale de 500 chevaux, outillage considérable de machines broyeuses de différentes formes, tout en granit, faites exprès dans les dépendances de l'usine ;*

*Ateliers où les cacaos sont choisis et triés avec le plus grand soin ;*

*Vastes emplacements où le chocolat est refroidi sur des tables de marbre ;*

*Chemins de fer mettant tous les ateliers des divers bâtiments en communication ;*

*Personnel de 1200 ouvriers, hommes et femmes, employé au triage des cacaos et à leur torréfaction, au broyage et au pesage du chocolat, au pliage des tablettes et à la mise en caisse, chaque jour, de 38 à 40 000 kilogrammes que fournit l'usine.*

Comme on le voit, rien n'a été négligé pour que le *Chocolat Menier* soit préparé dans des conditions exceptionnelles, qui permettent d'offrir au consommateur, au prix le plus modéré, un produit excellent, que personne ne peut faire meilleur.

Le jury de l'Exposition de 1878 a d'ailleurs décerné le grand prix de la classe 74 à la maison Menier.

C'est au public surtout qu'il appartient, par quelque vigilance, d'ÉVITER LES CONTREFAÇONS.

Chaque tablette, en six ou sept divisions, porte incrusté deux fois sur chaque bâton le nom MENIER en toutes lettres, l'un en dessus, l'autre en dessous. — Il faut donc, avant toutes choses, comme garantie, EXIGER LE VÉRITABLE NOM MENIER.

## 56, RUE DE CHATEAUDUN